Susanne Denningmann

Die astrologische Lehre der Doryphorie

Beiträge zur Altertumskunde

Herausgegeben von
Michael Erler, Dorothee Gall, Ernst Heitsch,
Ludwig Koenen, Reinhold Merkelbach,
Clemens Zintzen

Band 214

K · G · Saur München · Leipzig

Die astrologische Lehre der Doryphorie

Eine soziomorphe Metapher in der antiken Planetenastrologie

Von
Susanne Denningmann

K · G · Saur München · Leipzig 2005

D 6

Bibliografische Information der Deutschen Bibliothek

Die Deutsche Bibliothek verzeichnet diese Publikation in der Deutschen Nationalbibliografie; detaillierte bibliografische Daten sind im Internet über **http://dnb.ddb.de** abrufbar.
Zugl.: Münster (Westfalen), Univ., Diss., 2004

Gedruckt auf alterungsbeständigem Papier.
Druck und Bindung: Druckhaus „Thomas Müntzer" GmbH, 99947 Bad Langensalza
ISBN-10: 3-598-77826-0
ISBN-13: 978-3-598-77826-1

Meinem Vater und Michael

Vorwort

Bei der vorliegenden Untersuchung handelt es sich um die leicht überarbeitete Fassung meiner Dissertation, die im Sommersemester 2004 von der Philosophischen Fakultät der Westfälischen Wilhelms-Universität in Münster angenommen wurde. Danken möchte ich meinem Doktorvater Herrn Professor Dr. Wolfgang Hübner, der die Untersuchung angeregt und in allen Phasen ihrer Entstehung mit fachkundigem Rat und freundlicher Unterstützung begleitet und gefördert hat. Er ermöglichte es mir, Teilergebnisse meiner Forschungen in einem von ihm eingerichteten astrologie-historischen Kolloquium in Münster vorzustellen und zu diskutieren. In diesem Zusammenhang möchte ich mich auch bei Herrn Dr. Stephan Heilen (Münster) für freundliche Hinweise, konstruktive Kritik, lebhafte Diskussionen und für die Bereitstellung seiner noch unedierten Antigonos-Edition bedanken. Seine Anregungen haben meine Forschungen stets vorangetrieben.

Herr Professor Dr. Horst-Dieter Blume (Münster) erklärte sich freundlicherweise zur Übernahme des Korreferats bereit. Ihm verdanke ich zahlreiche wertvolle Hinweise. Auch Herrn Professor Dr. Kurt Bayertz (Münster) danke ich für die Möglichkeit, philosophische Teile meiner Arbeit in seinem Doktorandenkolloquium zu diskutieren. Frau Professorin Dr. Stephanie Hellekamps (Münster) und Herrn PD Dr. Hans-Ulrich Musolff (Bielefeld) danke ich für die entgegenkommende und freundliche Unterstützung besonders in der letzten Phase der Entstehung dieser Arbeit.

Ein Promotionsstipendium der Graduiertenförderung des Landes NRW ermöglichte konzentriertes Forschen. Der ehemalige Sonderforschungsbereich 493 „Funktionen von Religion in antiken Gesellschaften des Vorderen Orients“ an der Westfälischen Wilhelms-Universität Münster (jetzt: Centrum für Geschichte und Kultur des östlichen Mittelmeerraums), in dem ich als Wissenschaftliche Mitarbeiterin tätig war, bot beste Arbeitsbedingungen. Hierfür und für einen großzügigen Druckkostenzuschuss bedanke ich mich besonders bei dem ehemaligen Vorstand.

Für freundliche Auskünfte und Ratschläge danke ich ferner Professor Dr. Guido Bastianini (Florenz), Professor Dr. Charles Burnett (London), Professor Dr. Manfried Dieterich (Münster), Professor Dr. David Pingree (Providence), PD Dr. Rüdiger Schmitt (Münster), Professor Dr. Rainer Stichel (Münster) und meiner Kollegin Dr. Simonetta Terio (Münster).

Bei den Korrekturen unterstützten mich tatkräftig: mein Vater Heribert Winter, mein Ehegatte Michael Denningmann, meine Schwester Annette Wigger, mein Schwiegervater Horst Denningmann, Dr. Petra Mayr sowie Stephanie Bermges. Die Grafiken erstellte mein Ehemann Michael Denningmann, der mir auch bei den Indices und den Verzeichnissen half. Ihnen sowie all denen, die die das Entstehen dieser Arbeit mit Zuspruch und Interesse begleitet und unterstützt haben, sei herzlich gedankt.

Den Herausgebern der „Beiträge zur Altertumskunde", insbesondere Herrn Professor Dr. Clemens Zintzen, danke ich für die Aufnahme der Arbeit in diese Reihe. Für die kompetente und freundliche Betreuung bei der Drucklegung bedanke ich mich bei Frau Dr. Elisabeth Schuhmann und ihren Mitarbeitern vom Saur-Verlag, besonders Anja Arndt und Karin Stötzer.

Mein Dank gilt besonders meiner Familie, die mit gutem Rat, Zuspruch und viel Geduld meine Forschungen mitgetragen und unterstützt haben: meinem Vater Heribert Winter, meinem Ehegatten Michael Denningmann sowie meinen Geschwistern Bernd Winter und Annette Wigger.

Meinem Vater und Michael sei dieses Buch gewidmet.

Münster, im August 2005 Susanne Denningmann, geb. Winter

Inhalt

Verzeichnis der verwendeten Symbole

Planeten:

♄	Saturn
♃	Jupiter
♂	Mars
☉	Sonne
♀	Venus
☿	Merkur
☽	Mond

Abkürzungen:

AC	Aszendent
MC	Medium Caelum (= Himmelsmitte)
DC	Deszendent
IC	Imum Caelum (= Himmelstiefe)

Tierkreiszeichen:

♈	Widder
♉	Stier
♊	Zwillinge
♋	Krebs
♌	Löwe
♍	Jungfrau
♎	Waage
♏	Skorpion
♐	Schütze
♑	Steinbock
♒	Wassermann
♓	Fische

weitere Symbole:

*	Fixstern

I. Einleitung

A. Forschungsstand und Ziel der Untersuchung

> *Et alias astrologj non ex solo ortu, nec ex Eclipsj, personis singulis imperia praedicunt* [...], *sed ex δορυφορίᾳ Solis et situ ejus in mundo*,

so schreibt Johannes Kepler am 30. Mai 1599 in einem Brief an Herwart von Hohenburg.[1] Er verweist im Zusammenhang mit dem Horoskop des römischen Kaisers Augustus auf die alte astrologische Lehre der δορυφορία, die er in den Kontext von Herrschaftsprognosen stellt. Dass noch Kepler diese archaische Lehre kennt, ist ein deutliches Zeichen ihrer großen Wirkkraft.[2]

Auch heute scheint der Begriff δορυφορία noch eine gewisse Attraktionskraft zu besitzen: In der modernen Sekundärliteratur zur antiken Planetenastrologie wird – selbst wenn es der Zusammenhang nicht zwingend erfordert – gern auf diese Lehre verwiesen, obwohl bislang weder ihre Herkunft noch ihre Bedeutung einer eingehenden Untersuchung unterzogen wurden. So führen zum Beispiel die maßgeblichen Nachschlagewerke unter dem Stichwort „Planeten" immer auch diese Lehre an. Im *RE*-Artikel von W. und H.G. Gundel heißt es, die Planeten, die östlich vor der Sonne aufgehen oder die westlich hinter ihr am Abendhimmel sichtbar werden, seien ihre δορυφόροι, und δορυφόροι des Mondes seien die, die abends vor dem Mond aufgehen.[3] E. Boer lehnt sich in ihrem Artikel in *Der Kleine Pauly* an diese Darstellung an, spricht aber lediglich von den δορυφόροι der Sonne.[4] W. Hübner liefert unter dem Stichwort „Planeten" in *Der Neue Pauly* eine ganz andere Erklärung: „Man beobachtete ferner, ob ein P. von zwei anderen

---

1 J. Kepler, ed. M. Caspar (1945), 354. „Und anderswo sagen die Astrologen nicht nur aus dem Aszendenten und nicht aus einer Verfinsterung einzelnen Personen die Herrschaft voraus [...], sondern aus der Speertragung der Sonne und ihrer Stellung im Weltall."

2 Zu Keplers Interpretation des Augustushoroskops siehe S. Terio: Keplers Horoskop (2005; im Druck).

3 W. und H.G. Gundel: Planeten (1950), 2131,50-64. Vgl. dagegen z.B. J.H. Holden: A History (1996), 58 Anm. 149: „Literally 'spear-bearers,' a technical term referring to planets that appeared before the rising of the Sun and a f t e r [Hervorhebung, S.D.] the setting of the Moon."

4 E. Boer: Planeten (1972), 886.

«umschlossen» wird (δορυφορία / *doryphoria*)."[5] Zieht man die Ausführungen in der weiteren Sekundärliteratur hinzu, ergibt sich ein äußerst heterogenes Bild.[6] Der Astrologiehistoriker A. Bouché-Leclercq hat in seinem monumentalen Werk „L'astrologie grecque" aus dem Jahre 1899, in dem er das gesamte Lehrgebäude der Astrologie in mustergültiger Weise darstellt, auch die Lehre von der δορυφορία berücksichtigt. Dabei stützt er sich nur auf zwei spätere Quellen, nämlich Porphyrios und Hephaistion, die kein repräsentatives Bild der δορυφορία bieten.[7] Inzwischen sind zahlreiche neue Quellen hinzugekommen, so dass die Ausführungen Bouché-Leclercqs zur δορυφορία überholt sind. Eine grundlegende Untersuchung dieser astrologischen Lehre wurde erst jüngst von R. Torre gefordert: Sie nimmt den Begriff δορυφόρος 1991 in eine Liste von astrologischen Termini technici auf, die dringend der Klärung bedürfen.[8] Ziel der vorliegenden Untersuchung ist eine umfassende und systematische Darstellung der astrologischen Lehre unter Berücksichtigung der gesamten in griechischer und lateinischer Sprache verfassten astrologischen Fachliteratur bis zum siebten Jahrhundert n.Chr. (Rhetorios).

---

5 W. Hübner: Planeten (2000), 1074.

6 Vgl. z.B. G. Bezza und M. Fumagallo: www.cieloeterra.it/glossario2.html s.v. Doriforia [02.09.2002]: „è una figura particolare che un astro, (doriforo, il portatore della lancia), forma rispetto ad un altro, generalmente il sole o la luna, quando vengono rispettate da ciascuno alcune condizioni di forza che coinvolgono tutti i principî più importanti della teoria astrologica: la dignità, la fase, il moto, l'aspetto, il luogo, l'hairesis. [...]"

7 A. Bouché-Leclercq: L'astrologie (1899), 252-254.

8 R. Torre: Lessico astronomico-astrologico (1991), 308. Auch in den griechischen Standardlexika wird der Begriff kaum bzw. nur unzureichend in seiner astrologischen Bedeutung erfasst: Im LSJ findet sich lediglich folgender Eintrag s.v. δορυφορέω 1b: *„attend,* i.e. *flank,* the Sun, etc." Unter den Lemmata δορυφορία und δορυφόρος findet sich im LSJ kein Hinweis auf eine astrologische Lehre. Das neue von Adrados (teilweise) edierte Lexikon bietet folgende Einträge: DGE 6 (2002): 1153 s.v. δορυφορέω III 1 „astrol. *escoltar, ser satélite de.*" Damit geht er nicht über LSJ hinaus. Allerdings verweist er auch s.v. δορυφορία auf eine astrologische Lehre: DGE 6 (2002): 1153 s.v. δορυφορία 2 „astr. *escolta, cortejo* de los planetas, una de las relaciones de posición de los planetas entre sí."

B. Die soziomorphe Welterklärung

Der Untersuchung dieser astrologischen Speziallehre liegt die Annahme zugrunde, dass sich in der Verwendung der Metapher δορυφορία jene bestimmte Denkform der Astrologie zeigt, die in dem von Ernst Topitsch in seinem Werk „Vom Anfang und Ende der Metaphysik" geprägten Ausdruck der „soziomorphen Welterklärung" ihren adäquaten Ausdruck findet.[9]

Bei der Entstehung des frühen Weltbildes dienten Vorgänge und Gegebenheiten des täglichen Lebens als Modellvorstellungen für das Weltverständnis. Topitsch unterscheidet zwischen „biomorphen" und „intentionalen" Modellvorstellungen. Biomorphe Modelle lehnen sich an biologische Prozesse wie Zeugung und Geburt, Wachstum, Tod, etc. an. So finden sich in den Grundformen des mythischen Denkens zum Beispiel die Vorstellungen vom ‚Weltenei' oder von der Weltgeburt durch ein Elternpaar.[10] Da man im Kosmos einen allen Dingen und Vorgängen zugrunde liegenden Plan und normgebende Instanzen suchte, diente vor allem das planmäßige, wertgerichtete und normbestimmte Handeln in der Gemeinschaft als Vorbild für das Weltverständnis.[11] Diese sogenannten „intentionalen" Modellvorstellungen stammen teilweise aus dem künstlerisch-handwerklichen Bereich: Einzelvorgänge oder die Gesamtheit des Universums werden als Kunsterzeugnisse vorgestellt. Topitsch nennt dies „technomorphe" Modellvorstellungen.[12] Bei weitem am bedeutendsten sind die intentionalen Modellvorstel-

---

9 E. Topitsch: Vom Ursprung ([1]1958; zitiert wird im Folgenden nach der leicht veränderten zweiten Auflage 1972).

10 Siehe E. Topitsch: Vom Ursprung ([2]1972), 18-21. Man denke auch an die vor allem in der Stoa verbreitete Vorstellung der Welt als beseelter Organismus, z.B. Manil. 1,149-254.

11 Auch der Begriff „Kosmos" stammt aus einer sozial-normativen Sphäre. Bei Homer bezeichnet ‚Kosmos' eine durch soziale Autorität geschaffene Ordnung. Das Verb κοσμεῖν bedeutet in der Ilias „ordnen des (Kriegs)volkes" als Tätigkeit des Herrschers und Feldherrn, das Substantiv κόσμος bezeichnet eine militärische und zugleich politische Ordnung. Dann wird es auch in allgemein ethischer Bedeutung im Sinne des „Geziemenden" und schließlich im Bereich der Techne verwendet und bezeichnet wohlgefügte Werke künstlerischer oder handwerklicher Fertigkeit. Im Epos ist also noch kein Bezug auf eine Natur und Gesellschaft umfassende „Weltordnung" zu finden. Die Übertragung des Wortes aus dem politischen Gebiet auf das Universum hat erst später stattgefunden, vgl. C. Haebler: Kosmos (1967). Zur Entwicklung des Kosmosbegriffes siehe auch schon W. Kranz: Kosmos als philosophischer Begriff (1938). E. Cassirer: Logos, Dike, Kosmos (1941), 23-31.

12 Man denke etwa an die Idee eines „Weltgebäudes" oder eines „Himmelszelts". Siehe dazu z.B. die Monographie von R. Eisler: Weltenmantel und Himmelszelt (1910). Vgl. auch H. Stierlien: Astrologie und Herrschaft (1988), 138-150.

lungen aus dem Bereich der sozialen Beziehungen und Ordnungen von der Familie bis zum Staat, die „soziomorphen“ Modelle.[13]

Der Gedanke von himmlischen Speerträgern ist eindeutig den soziomorphen Modellvorstellungen zuzuordnen. Die Grundlinien der soziomorphen Weltauffassung lassen sich folgendermaßen zusammenfassen: Der Staat mit seinen Herrschern und Gesetzgebern und mit seiner sozialen Hierarchie dient als Modell für das Verständnis des Universums, und zwar sowohl für die Vorstellung von Gott und Göttern als auch für die Deutung des gestirnten Himmels und der Naturmächte. Durch diese soziomorphen Analogien kommt ein „politisierter Kosmos“ zustande, in dem sich das Erdenleben weitgehend spiegelt.[14] Dieser politisierte Kosmos wird in einem zweiten Schritt in der umgekehrten Reihenfolge als wirkmächtige Hierarchie auf die Erde zurückbezogen, gewissermaßen reflektiert, und es kommt zu einer „kosmologischen Politik“: Die irdische Gesellschaft soll der astralen entsprechen. Aus dieser geforderten Identität von Weltstruktur und Herrschaftsstruktur resultiert konsequenterweise der Gedanke kosmischer Normen für das menschliche Handeln. Eine Form der politischen Theologie entsteht: Der Herrscher des Makrokosmos legitimiert den irdischen Machthaber und garantiert ihm seinen Erfolg.[15] Diese Form der politischen Theologie findet bereits in achämenidischer Zeit ihren Ausdruck: Auf einem Siegel schwebt der göttliche Weltherrscher Ahuramazda über seinem irdischen Abbild, dem persischen Großkönig.[16] Die menschliche Autorität – etwa die des Vaters in der Familie, des Königs im Staate, usw. – konnte auf diese Weise in der Herrschaftsstruktur des Universums begründet und durch sie legitimiert werden.

Nicht nur die Struktur, sondern auch die Funktion des durch soziomorphe Modellvorstellungen zustande gekommenen Weltbildes ist deutlich zu erkennen: Es bietet ein Gefüge von (vermeintlichen) Zusammenhängen erfahrbarer Daten, wie zum Beispiel von Handlungen und Handlungsfolgen.

---

[13] E. Topitsch: Vom Ursprung (^{2}1972), 29f. Bereits H. Gomperz: Problems and Methods (1943), 161-176 betont, dass das frühe Weltverständnis durch Vorstellungsmodelle aus dem täglichen Leben geprägt ist. Er unterscheidet zwischen „*biological*“, „*political*“ und „*mechanical* thought-pattern” sowie „thought-pattern [...] of *artistic creativity*”. Siehe auch G.E.R. Lloyd: Polarity (1966), 225f.

[14] Den Ausdruck „Politisierung“ des Kosmos hat wohl O. Franke geprägt, siehe O. Franke: Der kosmische Gedanke (1928), 14 mit Anm. 2.

[15] Vgl. hierzu E. Topitsch: Kosmos und Herrschaft (1955), bes. 19f. B. Gladigow: Macht und Religion (1977). Ch. Oemisch: König und Kosmos (1977). W. Röllig: Zum „Sakralen Königtum“ (1981).

[16] H.P. L'Orange: Studies on the Iconography of Cosmic Kingship (1953), 93.

Darauf können bestimmte Verhaltensregeln begründet werden: In den verschiedenen Formen der kosmischen Magie oder in den Praktiken der astrologischen Medizin erwartet man zum Beispiel ökonomische und politisch-militärische Erfolge oder Heilung von Krankheiten. In all diesen Fällen zeigt die soziomorphe Weltauffassung einen empirisch-pragmatischen Charakter: Sie soll den Weg zur Befriedigung elementarer menschlicher Lebensbedürfnisse zeigen.[17] Eng verwandt mit dem empirisch-pragmatischen Charakter ist der ethisch-politische: Das Wirken der Naturmächte bleibt nicht moralisch indifferent, sondern es scheint soziale Normen zu sanktionieren (zum Beispiel Naturkatastrophen als Strafe für menschliche Freveltaten). Zum anderen wird die soziale Hierarchie innerhalb des Staates durch die Naturordnung legitimiert. Obwohl mit fortschreitender Rationalisierung der Erfahrungswelt der Glaube schwindet, dass die Naturgewalten zum Schutze der moralisch-politischen Normen eingreifen oder die Regelmäßigkeiten des physischen Kosmos durch unsere Verfehlungen gestört werden, bleibt das Postulat bestehen, das menschliche Handeln und die menschliche Gesellschaftsstruktur solle der „natürlichen" himmlischen Ordnung entsprechen.[18] Auch lässt sich ein ästhetisch-kontemplativer Charakter der soziomorphen Welterklärung nachweisen. Die Idee der gerechten Weltordnung wurde nämlich nicht nur gebraucht, um politischen Forderungen Nachdruck zu verleihen, sondern sie flößte den Menschen auch ein Gefühl der Sicherheit und Geborgenheit ein. Bisweilen kann eine sozio-kosmische Vorstellung sowohl empirisch-pragmatische als auch ethisch-politische als auch ästhetisch-kontemplative Funktionen ausüben:

> So glaubte man bald von den »himmlischen Heerscharen«, daß sie als Sternenheer in die irdischen Kämpfe eingreifen, bald waren sie Vorbild für menschliche Sozialgebilde, bald berauschte man sich am Glanze der himmlischen Hofhaltung.[19]

Die Astrologie zeigt geradezu idealtypisch das Prinzip einer soziomorphen Welterklärung: Die menschliche Umwelt wird in den Himmel projiziert und das so zustande gekommene himmlische Abbild des irdischen Lebens wird auf die irdischen Verhältnisse zurückbezogen.

---

[17] Vgl. E. Topitsch: Vom Ursprung (^{2}1972), 120f.
[18] E. Topitsch: Vom Ursprung (^{2}1972), 121f.
[19] E. Topitsch: Vom Ursprung (^{2}1972), 122.

Betrachtet man die verschiedenen Wurzeln der Himmelskunde, wird leicht ersichtlich, woraus die große Bedeutung der Sterne für den Menschen resultierte: Die Orientierung des Menschen in Raum und Zeit verlangte die Beobachtung der Sterne. Außerordentlich bedeutsam war die Beobachtung der Gestirne seit uralter Zeit für die Seefahrt. Auf dem Meer konnte man sich nur durch genaue Kenntnisse der Stellungen und Bewegungen der Sterne orientieren. Doch dienten die Sterne nicht nur als Wegweiser, sondern bestimmte Gestirne kündigten auch die Periode der sicheren Schifffahrt an.[20] Neben der Seefahrt musste sich auch der Ackerbau nach einem streng geregelten Zeitablauf richten, und auch hier signalisierten die Sterne den Menschen, welche Feldarbeiten zu verrichten seien. Somit lässt sich schon in den Anfängen der Himmelskunde eine enge Verbindung von irdischem Geschehen und menschlichem Handeln mit Vorgängen am Himmel erkennen. Wegen der großen Bedeutung, die den Sternen für die zeitliche und räumliche Bestimmung des Lebens zukam, ist es nicht verwunderlich, dass sich aus der Abhängigkeit des alltäglichen Lebens von den Gestirnen auch der Glaube entwickeln konnte, der ganze Lebenslauf sei den Gestirnen unterworfen, bzw. das Schicksal jedes Einzelnen sei am Himmel vorgeprägt und müsse zur Lebensgestaltung nur gedeutet werden.

Letztlich beruht die gesamte Astrologie auf dem Spiel von Projektion und Reflexion. Das Bestreben, mit Hilfe der Sternbeobachtung über bestimmte bedeutsame Ereignisse in Natur und Menschenleben Voraussagen zu machen, die unter Umständen auch als Grundlage für zweckgerichtetes Handeln dienen können, bildet den Kern der Astrologie. Dies ist jedoch erst dann möglich, wenn invariante Beziehungen zwischen gewissen beobachtbaren Ereignissen – solchen im Mikrokosmos und solchen im Makrokosmos – aufgedeckt werden. Allerdings handelt es sich bei der Astrologie nicht ausschließlich um einen Prozess der Projektion und Reflexion soziomorpher Modelle. Vielmehr liegen der Vorstellung von einer kosmischen Gesellschaft neben den sozialen Elementen auch echte astronomische Daten zugrunde – die Umlaufzeiten der Planeten, die Sonnen- und Mondfinsternisse, die Planetenbewegungen, etc. Der Gestirnglaube war aufs Engste mit Astronomie und Mathematik verwandt. Diese wissenschaftliche Komponente der

---

[20] Vgl. Á. Szabó: Das geozentrische Weltbild (1992), 54f. Der erste sichtbare Morgenaufgang der Pleiaden bedeutete z.B., dass man sich getrost aufs Meer wagen konnte. Die Periode der ungefährlichen Seefahrt endete dann mit ihrem morgendlichen Untergang.

Astrologie legte die Annahme nahe, die gesamte Astrologie beruhe auf rationalen Prinzipien, was nicht zuletzt ihre große Wirkkraft in Antike und Moderne erklärt.[21]

C. Die Planeten in der Astrologie

Die Wurzeln der antiken Astrologie liegen im Morgenland. Ungefähr im dritten Jt. v.Chr. wurden in Babylon bereits Himmelsomina gedeutet.[22] Die ältesten keilschriftlich erhaltenen Omina stammen aus der kanonisch gewordenen Sammlung *Enūma Anu Enlil* und können mit einiger Sicherheit ins zweite Jt. v.Chr. datiert werden. Die Sammlung besteht aus mehr als 70 Tontafeln, die über Mond-, Sonnen- und Wetteromina sowie über Planeten- und Fixsternomina handeln. Die Vorhersagen betreffen ausschließlich den König oder das gesamten Land.[23] In Ninive wurde die Bibliothek des Königs Assurbanipel (629-627 v.Chr.) gefunden, die bezeugt, dass babylonische Könige wohl schon um 1100 v.Chr. beauftragte Himmelsbeobachter hatten und dass bereits im siebten Jh. v.Chr. ein umfangreiches Archiv zur Verfügung stand, in dem die angestellten Himmelsbeobachtungen gesammelt waren.[24] Eine erste wichtige Umbruchsphase in der Entwicklung der Astrologie stellt der Zeitraum von ungefähr 626 v.Chr. bis 331 v.Chr. dar, vom neubabylonischen Reich und dem persischen Imperium bis zu Alexander dem Großen. In dieser Zeit wurde der Tierkreis konzipiert (s.u.) und die astrale Prognostik auch auf andere Individuen als den König ausgeweitet, wie die ältesten er-

---

21 Zur empirischen Basis der Astrologie vgl. W. Hübner: Religion und Wissenschaft (1988), 9f. H. Stierlien: Astrologie und Herrschaft (1988), 131f. A. Pichot: Die Geburt der Wissenschaften (1995), 124. W. Orth: Astrologie (1996), 107.

22 Vgl. D. Pingree: From Astral Omens (1997), 12.

23 Zu Beginn des ersten Jt. v.Chr. war die Sammlung bereits kanonisch. Zu *Enūma Anu Enlil* vgl. E.F. Weidner: Die astrologische Serie Enūma Anu Enlil (1941-44). B.L. van der Waerden: Mathematics (1978), 673f. W.G. Lambert: Babylonian Astrological Omens (1987). F. Rochberg: The Cultural Locus (1993), 36. H. Hunger: Astrology and Other Predictions (1997), 11f. D. Pingree: From Astral Omens (1997), 17-19. H. Hunger und D. Pingree: Astral Sciences (1999), 12-20. E. Reiner: Babylonian Celestial Divination (1999), 22.

24 Siehe D. Pingree: From Astral Omens (1997), 15f. Zur Entwicklung der babylonischen Himmelskunde vgl. H. Hunger und D. Pingree: Astral Sciences (1999). Siehe die kurze Übersicht über die wichtigsten Perioden bei B.L. van der Waerden: Mathematics (1978), 672-680.

haltenen Keilschrifthoroskope aus dem fünften Jh. v.Chr. bezeugen.[25] Nach der Eroberung Alexanders des Großen drängt verstärkt östliches Kulturgut in die griechische Kultur ein. In seleukidischer Zeit werden babylonische Himmelsomina, die zumindest aus dem Umfeld der Sammlung *Enūma Anu Enlil* stammen, ins Griechische übersetzt. Die frühesten Fragmente kursierten unter dem Pseudonym Petosiris und stammen vermutlich aus dem zweiten Jh. v.Chr.[26] Im Hellenismus entwickelt sich dann auf der Grundlage der babylonischen Himmelskunde unter ägyptischem Einfluss durch die Verbindung mit griechischer Wissenschaft das komplexe System der Astrologie, das uns in den Texten der Fachschriftsteller entgegentritt.[27] Innerhalb der astrologischen Prognostik haben sich verschiedene Zweige ausgebildet, von denen in der folgenden Untersuchung die sogenannte „Genethlialogie", die bei ihrer Deutung vom Geburtshoroskop ausgeht, von Bedeutung sein wird.[28] Eine

---

[25] Vgl. A.J. Sachs: Naissance de l'astrologie (1967). Die beiden ältesten keilschriftlichen Geburtshoroskope stammen aus dem Jahre 410 v.Chr. Siehe hierzu F. Rochberg: Babylonian Horoscopes (1998), 51-55 (12./13. Januar –409) und 56f. (29. April –409). Insgesamt sind 28 babylonische Keilschrifthoroskope bekannt. Das jüngste stammt aus dem Jahr 69 v.Chr. Die frühesten griechischen und lateinischen Horoskope stammen aus dem ersten Jh. v.Chr. Das älteste ist das berühmte Löwenhoroskop von Antigonos von Kommagene aus dem Jahre 62 v.Chr., bei dem es sich vermutlich um das Krönungshoroskop handelt, zu den ältesten griechischen Horoskopen siehe D. Baccani: Oroscopi greci (1992), 23f.

[26] Petosiris („Geschenk des Osiris") wird oft zusammen mit Nechepso als Verfasser eines im zweiten Jh. v.Chr. entstandenen Handbuchs der Astrologie genannt, das in mystisch-religiöser Sprache wenigstens teilweise in jambischen Trimetern verfasst worden sein soll. Vgl. hierzu D. Pingree: Pseudo-Petosiris (1974), 547-549. Ders: From Astral Omens (1997), 19. 25. W. Hübner: Nechepso (2000), 781. Manetho berichtet von einem König Petosiris, der um 600 v.Chr. regiert haben soll, vgl. dazu W. Kroll: Aus der Geschichte (1901), 569. J.-L. Fournet: Un fragment (2000), 64. Man hat das Grab eines Petosiris gefunden, der im vierten Jh. v.Chr. in Hermopolis gewirkt hat. Vermutlich sind die unter den Pseudonymen Nechepso und Petosiris verfassten Schriften um 150 v.Chr. aufgezeichnet worden. Die Datierung ist umstritten. D. Pingree: The Yavanajātaka (1978), II 437 datiert das Werk ins zweite oder erste Jh. v.Chr., an anderer Stelle aber ins erste Jh. n.Chr. Vgl. dens.: Antiochus (1977), 204 und From Alexandria (2001), 7. Zur Datierung um 150 v.Chr. vgl. auch J.-L. Fournet: Un fragment (2000), 64 Anm. 10 mit weiterer Literatur und zusätzlich W. Hübner: Nechepso (2000), 781.

[27] Zum Verhältnis der griechisch-römischen Astrologie zu der babylonischen Himmelskunde vgl. A.A. Long: Astrology (1982), 165-192. F. Rochberg-Halton: New Evidence (1984). H. Hunger: Astronomie und Astrologie (1987). F. Rochberg-Halton: Elements of the Babylonian Contribution (1988). D. Pingree: From Astral Omens (1997), 21-29.

[28] F. Rochberg-Halton hat in ihrem Aufsatz: Babylonian Horoscopes and Their Sources (1989), 107 Anm. 21 mit Beispielen gezeigt, dass es in Babylon neben den Geburtshoroskopen auch Konzeptionshoroskope gegeben hat. Vgl. hierzu auch schon D. Pingree: Mesopotamian Astronomy and Astral Omens (1978), 621. In hellenistischer Zeit wurden diese wohl nicht mehr angewandt oder haben zumindest eine untergeordnete Rolle gespielt. Vgl. dazu auch Katrin Frommhold: Bedeutung und Berechnung der Empfängnis in der Astrologie der Antike, Diss. Münster 2004 (Orbis antiquus. 38).

eher untergeordnete Rolle wird die „Katarchenastrologie“ einnehmen, die der Frage nach dem richtigen Zeitpunkt für den Beginn einer Handlung gewidmet ist.[29]

Ein wesentlicher Faktor bei der Deutung von Horoskopen sind die Planeten, die im Mittelpunkt der Untersuchung über die astrologische Lehre der δορυφορία stehen werden. Der Kosmos wurde im geozentrischen Weltbild der Antike als Kugelgestalt gedacht, in deren Mittelpunkt die Erde als winzige Kugel frei schwebt. Die sieben damals bekannten Planeten (neben Sonne und Mond, die zu den Planeten gezählt wurden, sind das Merkur, Venus, Mars, Jupiter und Saturn) bewegen sich nach dieser Auffassung zwischen der Erde und der Schale des Fixsternhimmels auf eigenen Sphären. Von großer Bedeutung für die Entwicklung der Astrologie war die Benennung der Planeten mit Götternamen,[30] die dazu führte, dass der mythologische Charakter des Gottes auf den entsprechenden Planeten übertragen wurde. Darüber hinaus bestimmten aber auch die physikalischen Eigenschaften wie zum Beispiel die Leuchtkraft, die Geschwindigkeit und die Farbe den astrologischen Charakter der Planeten.[31] Zur Deutung der Planeten im Horoskop hat die antike Astrologie verschiedene Methoden entwickelt. Insgesamt lassen sich vier grundlegende Kriterien der Planetendeutung unterscheiden: die sogenannte zodiakale Stellung der Planeten, ihre mundane Stellung, ihre Stellung zur Sonne und ihr Verhalten zueinander.

Eine wichtige Bezugsebene für die Bewertung der Planeten ist ihre Stellung im Zodiak.[32] Beim Zodiak handelt es sich um den Kreis von zwölf Tierkreiszeichen zu je 30°, in dem sich Sonne, Mond und die Planeten zu bewegen scheinen. Der Tierkreis oder Zodiak wurde ungefähr im fünften Jh. v.Chr. von den Babyloniern festgelegt.[33] Später wurden verschiedene Systeme entwickelt, die Planeten mit dem Tierkreis (sei es mit einzelnen Zeichen, sei es mit bestimmten Graden) in Verbindung zu bringen. Für die folgenden Erörterungen sind zwei dieser Lehren von Bedeutung: die Lehre

---

29 Hierzu und zu anderen Zweigen der Astrologie siehe D. Pingree: Astrology (1968). W. Hübner: Astrologie (1997), 124. Ders.: Raum, Zeit und soziales Rollenspiel (2003), 11.

30 Siehe hierzu W. Hübner: Religion und Wissenschaft (1988), 12f.

31 Vgl. W. Hübner: Religion und Wissenschaft (1988), 14-16.

32 Im Folgenden werden lediglich die Methoden der Planetendeutung vorgestellt, die für die weitere Untersuchung grundlegend sind.

33 Vgl. hierzu F. Rochberg-Halton: Elements of the Babylonian Contribution (1988), 61. H. Hunger: Astrology and Other Predictions (1997), 20.

von den Tag- und Nachthäusern und die Lehre von den Erhöhungen. In der Häuserlehre werden den fünf echten Planeten je zwei Tierkreiszeichen als „Häuser" zugeteilt: ein Taghaus und ein Nachthaus. Die Luminare Sonne und Mond haben jeweils nur ein Haus: die Sonne ein Taghaus, der Mond ein Nachthaus.[34] Neben den Häusern hat jeder Planet eine „Erhöhung" im Tierkreis. Die Erhöhung ist ein bestimmter Grad eines Zeichens, wird aber häufig auf das ganze Zeichen ausgedehnt. Abgesehen von Merkur, der seine Erhöhung in seinem Taghaus hat, sind die Erhöhungen der Planeten von ihren Häusern verschieden.[35] Bereits in der babylonischen Omensammlung *Enūma Anu Enlil* ist eine ähnliche Vorstellung nachzuweisen.[36] Allerdings wird hier nicht auf Tierkreiszeichen verwiesen, sondern auf andere Sternbilder. Befinden sich die Planeten in einem ihrer Häuser oder in ihrer Erhöhung, gelten sie als wirkungsvoll.

Bei der mundanen Stellung handelt es sich um die Position des Planeten in Bezug auf den Horizont. Zur Bestimmung dieser mundanen Position wurde eine Art „sphärisches Koordinatensystem" entwickelt, die Dodekatropos:[37] Der Himmelsraum über und unter der Erde wird in zwölf Abschnitte geteilt, die heute oft „Häuser" genannt werden, was zu einer Doppeldeutigkeit des Begriffs „Haus" führt. Um einer Verwechslung mit den Planetenhäusern vorzubeugen, spricht man bisweilen von „Orten". Diesem Sprachgebrauch werde ich in der vorliegenden Arbeit folgen. Die zwölf Orte werden gegen den Uhrzeigersinn durchnummeriert: Der aufgehende Abschnitt im Osten bildet den ersten Ort, auch „Aszendent" genannt. Der sich daran unter dem Horizont anschließende Ort ist der zweite usw. Von besonderer Bedeutung sind die vier sogenannten Kentra oder Eckpunkte: der Aszendent (1. Ort), die Himmelstiefe, das ist der tiefste Punkt unterhalb des Horizonts (4. Ort), der Deszendent, der dem Aszendenten gegenüber liegt (7. Ort), und die Himmelsmitte, der höchste Punkt am Himmel (10. Ort).[38] Bei

---

34 Zur astrologischen Häuserlehre vgl. A. Bouché-Leclercq: L'astrologie (1899), 182-192. Eine Tabelle, die die Verteilung der Planeten auf die einzelnen Häuser zusammenfasst, habe ich aus Gründen der Übersichtlichkeit ans Ende gestellt, siehe S. 477, Tafel A.

35 Zur Lehre der Erhöhungen vgl. A. Bouché-Leclercq: L'astrologie (1899), 192-199. Siehe auch die Übersicht S. 477, Tafel A.

36 Vgl. F. Rochberg-Halton: Elements of the Babylonian Contribution (1988), 53-57. D. Pingree: Venus Phenomena (1993), 262. F. Rochberg: Babylonian Horoscopes (1998), 46-50. H. Hunger und D. Pingree: Astral Sciences (1999), 28f.

37 Siehe dazu die Monographie von W. Hübner: Die Dodekatropos (1995).

38 Vgl. hinten die Abbildung S. 478, Tafel D.

den verbleibenden acht Orten unterscheidet man zwischen solchen, die im Sinne der täglichen Rotation den Kentra folgen (Epanaphorai, ἐπαναφοραί), und denen, die den Kentra vorangehen (Apoklimata, ἀποκλίματα). Die Stellung eines Planeten in einer Epanaphora (2., 5., 8. und 11. Ort) wird als stärker bewertet als die Position in einem Apoklima (12., 3., 6., und 9. Ort).

Wichtig für die Deutung der Planeten ist ferner ihre Stellung zur Sonne. Vor allem wird darauf geachtet, ob ein Planet sichtbar oder in Sonnennähe unsichtbar ist. Da die verschiedenen Stellungen, die die Planeten zur Sonne einnehmen, für die Lehre der δορυφορία von entscheidender Bedeutung sind und die Termini technici, die diese Stellungen beschreiben, bislang nicht nur unzureichend geklärt, sondern teilweise sogar vollständig missverstanden wurden, ist eine detaillierte Darstellung der einzelnen Stellungen der Planeten zur Sonne und der entsprechenden Termini technici notwendig. Um aber die Struktur der Untersuchung über die δορυφορία nicht zu unterbrechen, ist diese Grundlagenforschung als Appendix I beigefügt. Auf eine Beschreibung kann daher an dieser Stelle verzichtet werden.

Zuletzt sind die Lehren vorzustellen, die sich auf das Verhalten der Planeten zueinander beziehen. Von zentraler Bedeutung ist die sogenannte Aspektlehre, bei der es sich um eine Klassifizierung anhand von Polygonalverbindungen im Kreis handelt, aus denen sich, von der zentralen Erde aus betrachtet, bestimmte Winkel ergeben. Unterschieden werden die Winkelabstände von 180° (Opposition), 120° (Gedrittschein), 90° (Geviertschein) und 60° (Sextilschein).[39] Hinter der Aspektlehre steht die Vorstellung, dass die relative Stellung der Planeten zueinander ihre Macht verändert. Ferner ist die Lehre von den Parteien (αἱρέσεις) wichtig. Man unterschied Planeten, die zum Tag gehören: Sonne, Jupiter und Saturn, und Planeten, die zur Nacht gehören: Mond, Venus und Mars; Merkur ist ambivalent. Die Planeten, die zu derselben Partei gehören, sind sich von Natur aus affin. Des Weiteren teilt man die Planeten in Wohl- und Übeltäter ein: Saturn und Mars sind die beiden Übeltäter, Jupiter und Venus die beiden Wohltäter. Merkur ist auch hier ambivalent.[40]

---

39 Siehe die Übersicht unten S. 478, Tafel C.
40 Vgl. F. Rochberg-Halton: Benefic and Malefic Planets (1988).

D. Die Quellen

Die folgende chronologische Aufstellung der für die Untersuchung relevanten Autoren soll eine erste Orientierung über die Quellenlage und die Datierung der Quellen geben.[41]

Zweites / erstes Jh. v.Chr. bis erstes Jahrhundert n.Chr.

Den wohl frühesten Beleg für die Projektion des Begriffes δορυφόρος auf die Planeten bietet der Astrologe Serapion. Die einzelnen Fragmente des Serapion sind noch nicht gesammelt und müssen zunächst vorläufig in den Anhängen der einzelnen Bände des *Catalogus Codicum Astrologorum Graecorum* (CCAG) eingesehen werden. Die für uns relevante Definition von δορυφόροι ἀστέρες ist in einer epitomierten Version innerhalb des Kompendiums des Rhetorios (s.u.) überliefert. Die Datierung Serapions ist umstritten und umfasst einen Zeitraum vom zweiten Jh. v.Chr. bis zum vierten Jh. n.Chr. Ich datiere Serapion ins zweite oder erste Jh. v.Chr.[42]

Ein weiteres frühes Zeugnis für die Bezeichnung von Planeten als Speerträger findet sich außerhalb der astrologischen Fachliteratur in einem Vergleich der sieben Planeten mit dem jüdischen Leuchter, der Menora, bei Philon von Alexandreia, der ungefähr zwischen 15 v.Chr. und 50 n.Chr. gewirkt hat. Der Vergleich findet sich in einem der zahlreichen Kommentare Philons zum Pentateuch, in der Schrift *Quis rerum divinarum heres sit.*

Aus dem ersten oder zweiten Jh. n.Chr. stammt ein bislang unediertes astrologisches Fragment (PSI 1494), das für unsere Untersuchung am Rande wichtig sein wird. Den Text machte mir freundlicherweise Prof. Dr. G. Bastianini, Istituto Vitelli, Florenz, zugänglich, der die Edition dieses Papyrus vorbereitet. Da der Papyrus an den Rändern erheblich beschädigt ist und ganze Worte zu fehlen scheinen, können wir nichts über die Bedeutung

---

41 Zu den biographischen Angaben der einzelnen Autoren siehe neben den einschlägigen Artikeln in der *RE* oder in *DNP* die Zusammenstellungen bei D. Pingree: The Yavanajātaka (1978), II 419-451, bes. 421-445 zu den griechischen und lateinischen Fachschriftstellern. A.M. Urso: La letteratura (2002). Die Übersicht beschränkt sich auf die Autoren, die von δορυφορία, δορυφόρος oder δορυφορεῖν sprechen. Im Verlauf der Arbeit werden zahlreiche andere Fachschriftsteller Berücksichtigung finden, die an Ort und Stelle vorgestellt werden.

42 D. Pingree datiert den Astrologen Serapion ins erste Jh. v. oder n.Chr. Zur der frühen Datierung Serapions siehe S. Denningmann: Die Datierung.

von δορυφόρος aussagen. Dennoch scheint der Zusammenhang, in dem von δορυφόροι die Rede ist, zumindest grob rekonstruierbar zu sein.

Zweites Jh. n.Chr.

Ptolemaios (ca. 100–178 n.Chr.) verwendet in seinem astrologischen Lehrbuch, den 'Αποτελεσματικά, den Terminus technicus δορυφόρος innerhalb seiner theoretischen Ausführungen über die Horoskopdeutung. Es geht einmal um Prognosen für die Eltern des Geborenen und an anderer Stelle um den sozialen Status des Geborenen selbst. Eine Erklärung des Begriffs bleibt er schuldig. Es scheint, als gehöre die Lehre für ihn zum Grundwissen seiner Zeit. Hephaistion (s.u.) hat beide Kapitel fast wörtlich abgeschrieben.

Auch der praktizierende Astrologe Vettius Valens, ein Zeitgenosse des Ptolemaios, benutzt in seinen *Anthologien* den Begriff δορυφορία. Eine Erklärung des Begriffes finden wir auch bei ihm nicht. Wie Ptolemaios zieht er die δορυφορία zur Beurteilung des sozialen Status des Geborenen heran. Anhand eines Beispielhoroskops können wir die konkrete Stellung der Planeten prüfen, die Valens als δορυφόροι bezeichnet.

Ebenfalls im zweiten Jh. n.Chr. ist der nur noch schemenhaft fassbare Astrologe Antigonos von Nikaia tätig gewesen. Hephaistion (s.u.) überliefert unter seinem Namen drei Horoskope, die für die Begutachtung der praktischen Anwendung der δορυφορία zentral sind. Eines der drei Horoskope ist die bekannte Genitur des Kaisers Hadrian.

Der Astrologe Antiochos von Athen, der wohl ins späte zweite Jh. n.Chr. zu datieren ist, hat zwei Prosawerke verfasst, eine *Einführung* (Εἰσαγωγικά) und die *Schätze* (Θησαυροί). Beide sind verloren. Über den Inhalt dieser Werke geben verschiedene Epitomai Auskunft, die bisher nur vorläufig im CCAG ediert sind. Antiochos hat sich offenbar in beiden Werken mit der Lehre von der δορυφορία auseinandergesetzt und liefert komplizierte Definitionen von verschiedenen Arten der δορυφορία. Der Text, den die Epitome aus den Εἰσαγωγικά bietet, ist in zwei Parallelversionen bei Porphyrios und Hephaistion erhalten. Eine epitomierte Version der Θησαυροί des Antiochos bildet zugleich die erste Hälfte des fünften Buches des Rhetorios. Hierzu existiert ein später lateinischer Vergleichstext, den der spanische Gelehrte Hugo von Santalla (zwölftes Jh. n.Chr.) bietet, der in

Spanien als Übersetzer arabischer Texte ins Lateinische tätig war.[43] Die Überlieferungsgeschichte der Epitomai des Antiochos und des Rhetorios ist kompliziert. Da die seit 1977 von D. Pingree angekündigten Editionen des Antiochos sowie des Rhetorios bisher nicht erschienen sind, halte ich mich an die im CCAG edierten Texte, wobei teilweise die Handschriften eingesehen werden mussten. Die Zitierweise richtet sich nach den Angaben, die D. Pingree zur Zuordnung der einzelnen Epitomai und zur Nummerierung der Kapitel in zwei maßgeblichen Aufsätzen gemacht hat. Im Anhang wird genau dargestellt, welche Texte aus dem CCAG welchen Rhetorios- bzw. Antiochos-Kapiteln nach D. Pingree entsprechen.[44]

Der Arzt und Astrologiegegner Sextus Empiricus definiert etwa in der zweiten Hälfte des zweiten Jhs. n.Chr. den Terminus technicus δορυφορεῖσθαι im fünften Buch seiner skeptischen Philosophie, das sich gegen die Astrologie richtet. Dieselbe Definition liefert Hippolytos fast wörtlich.

Im Michigan Papyrus 149 werden Planeten einmal im Zusammenhang mit den Parteien und einmal im Zusammenhang mit der Häuserlehre als Speerträger dargestellt. Bei diesem Papyrus handelt es sich um einen astrologischen Traktat, der im zweiten Jh. n.Chr. von einem unbekannten Autor verfasst und in Ägypten gefunden worden ist. An beiden Stellen ist der Begriff δορυφορεῖν in die Darstellung anderer astrologischer Lehren eingebettet und steht somit nicht im Mittelpunkt der Erklärung. Dennoch können wir hier einiges über die Projektion des Begriffes und seine Bedeutung ablesen.

Drittes Jh. n.Chr.

Ins frühe dritte Jh. n.Chr. gehört Hippolytos, Bischof von Rom, der im vierten Buch seines Werkes *Refutatio omnium haeresium* („Widerlegung aller Häresien") versucht die Astrologie zu widerlegen. Dabei gibt er fast wörtlich den Text des Sextus Empiricus wieder.

Der Neuplatoniker Porphyrios, der ungefähr zwischen 232 n.Chr. und 304 n.Chr. lebte, überliefert in seinem Werk „Einführung in die *Apotelesmatika* des Ptolemaios" (Εἰσαγωγὴ εἰς τὴν 'Αποτελεσματικὴν τοῦ Πτολεμαίου) das Kapitel aus den Εἰσαγωγικά des Antiochos über die δορυ-

43 Siehe C.S.F. Burnett: A Group of Arabic-Latin Translators (1977), 63. S.L. Montgomery: Science in Translation (2000), 141.

44 Siehe die Appendix II, S. 475f.

φορία fast wörtlich. An einigen Stellen weicht er jedoch von der Vorlage ab. Den Abweichungen liegt vermutlich Unverständnis der astrologischen Lehre zugrunde: Porphyrios war kein wirklicher Fachmann in astrologischen Fragen. Teilweise sind die Abweichungen jedoch auch von heuristischem Wert für das Verständnis der nur sehr schlecht überlieferten Epitome aus den Εἰσαγωγικά des Antiochos.

In der zweiten Hälfte des dritten Jhs. hat der indische Astrologe Sphujidhvaja ein Gedicht mit dem Titel *Yavanajātaka* („Griechische Horoskopdeutungen") geschrieben. Als Grundlage diente ihm der Text, den ein nicht weiter bekannter Inder unter dem Namen Yavaneśvara („Herr der Griechen") um 150 n.Chr. aus dem Griechischen in Sanskrit übersetzt hat. Sphujidvhaja bietet eine Definition für die Speertragung des Mondes.

Viertes Jh. n.Chr.

Das einzige astrologische Handbuch in lateinischer Sprache, die *Matheseos libri* des Firmicus Maternus, stammt wohl aus der ersten Hälfte des vierten Jh. n.Chr., vermutlich aus der Zeit zwischen 334 und 337 n.Chr.[45] Als Quellen dienten Firmicus Maternus vor allem die frühgriechischen Astrologen.[46] Im Zusammenhang mit Königshoroskopen bietet Firmicus Maternus eine Parallele zu Ptolemaios, die nahe legt, dass Firmicus das lateinische Verb *protegere* als Entsprechung für das griechische δορυφορεῖν verwendet haben könnte.

Hephaistion von Theben wendet gegen Ende des vierten Jhs. n.Chr. in seinen Ἀποτελεσματικά die δορυφορία innerhalb der Katarchenastrologie an. Zu dem entsprechenden Kapitel existieren zwei Epitomai. Ferner überliefert er erklärtermaßen eine zweite Parallelversion zu dem für uns relevanten Kapitel aus den Εἰσαγωγικά des Antiochos, die drei von Antigonos von Nikaia angefertigten Horoskope und eine Parallelüberlieferung zu den beiden Kapiteln des Ptolemaios.

---

45 Zur Datierung siehe F. Boll: Firmicus (1909), 2366,7-58. D. Pingree: The Yavanajātaka (1978), II 428. K. Hoheisel: Firmicus Maternus (1998), 523. A.M. Urso: La letteratura (2002), 119. L. Thorndike: A History (1923), I 526f. geht davon aus, dass das Werk nicht vor 355 vollendet war. J.H. Holden: A History (1996), 63 schließt sich ihm an.

46 Siehe D. Pingree: The Yavanajātaka (1978), II 428. J.H. Holden: A History (1996), 63. A.M. Urso: La letteratura (2002), 119f.

Paulus Alexandrinus, ein ägyptischer Astrologe, hat im Jahre 378 n.Chr. für seinen Sohn Kronammon eine *Einführung* in die Astrologie (Εἰσαγωγικά) verfasst.[47] Auf uns gekommen ist nur die zweite Edition dieses Werkes.[48] Wie eine überlieferte Inhaltsangabe anzeigt, ist das Werk einerseits unvollständig überliefert, andererseits sind viele Scholien in das Werk eingesprengt. Paulus Alexandrinus spricht einmal im Zusammenhang mit den Stellungen der Planeten zur Sonne von δορυφορία und bietet hier eine Erklärung des Terminus technicus. Ein Scholion und die Inhaltsangabe beinhalten ebenfalls Erklärungen der Lehre. An einer anderen Stelle verwendet Paulus Alexandrinus den Begriff δορυφόρος im Zusammenhang mit der Lehre von den Parteien und weist hierin eine Parallele zu dem Michigan Papyrus 149 auf.

Fünftes Jh. n.Chr.

Die Vorstellung von Planeten als δορυφόροι der Sonne finden wir im fünften Jh. bei dem Neuplatoniker und Universalgelehrten Proklos aus Konstantinopel (410-485 n.Chr.). An einer Stelle in seinem Kommentar zu Platons *Politeia* legt er im Zusammenhang mit den chaldäischen Orakeln und der chaldäischen Planetenreihe dar, dass alle Planeten die Sonne als Speerträger begleiten. Dies entspricht in etwa der von Philon geäußerten Vorstellung. An einer anderen Stelle in demselben Kommentar und in seinem Kommentar zu Platons *Timaios* stellt er nur Venus und Merkur als Speerträger der Sonne dar.

Um 500 n.Chr. ist Julianos von Laodikeia zu datieren. Die Fragmente müssen bislang noch im CCAG eingesehen werden. Der Begriff δορυφορεῖν ist in einem Kapitel überliefert, das überschrieben ist: Περὶ καταστημάτων τῶν ζ̄ ἀστέρων Ἰουλιανοῦ „Über die Stellungen der sieben Planeten nach Julianos". Es handelt von den Eigenschaften der Planeten und der chaldäischen Planetenfolge. In diesem Zusammenhang werden Merkur und Venus als δορυφόροι der Sonne bezeichnet.

---

[47] Die Datierung ergibt sich aus einem Beispiel zur Wochentagsberechnung. Als Beispiel nimmt Paulus Alexandrinus den 20. Mechir des 94. Jahres der Ära Diocletians, den er als „heutigen Tag" bezeichnet (Paul. Alex. 20 p. 41,3f.). Es ist der 14. Februar 378 n.Chr. J.H. Holden hat ein Horoskop in dem Werk entdeckt, das die Verfassungszeit von 378 n.Chr. bestätigt. Dazu J.H. Holden: The Horoscope of Cronammon (1989).

[48] D. Pingree: Paul of Alexandria (1975), 419. J.H. Holden: A History (1996), 75f.

Sechstes Jh. n.Chr.

Aus dem sechsten Jh. n.Chr. stammt die unter dem Titel *Heliodori, ut dicitur, in Paulum Alexandrinum Commentarium* überlieferte direkte Nachschrift einer Vorlesungsreihe, die Olympiodor auf der Grundlage der Εἰσαγωγικά des Paulus Alexandrinus gehalten hat.[49] Bei der Erklärung der δορυφορία weicht Olympiodor von der Darlegung des Paulus Alexandrinus ab.

Ebenfalls in das sechste Jh. n.Chr. gehört die Kompilation des indischen Astrologen Varāha Mihira, der eine parallele Vorstellung zu der Monddoryphorie von Sphujidhvaja bietet.

Siebtes Jh. n.Chr.

Der chronologisch letzte astrologische Fachschriftsteller, der in dieser Untersuchung ausführlich behandelt wird, ist Rhetorios, der wohl zu Beginn des siebten Jhs. n.Chr. gewirkt hat und vermutlich ägyptischer Herkunft ist. Er hat einen großen Teil der antiken astrologischen Literatur kompiliert. Das Werk des Rhetorios ist nur in Zusammenfassungen auf uns gekommen, die vermutlich unvollständig sind. Die einzelnen Texte müssen vorläufig im CCAG eingesehen werden. In der zweiten Hälfte des Kompendiums, in der Rhetorios offenbar nicht mehr kompiliert, sondern eine eigene Abhandlung über astrologische Themen verfasst hat, ist eine Definition von δορυφορία erhalten. Ferner finden wir dort Aussagen über die Anwendung der δορυφορία in der astrologischen Prognostik, und zwar bezogen auf den sozialen Status der Eltern sowie des Geborenen als auch bezogen auf die allgemeine Beurteilung eines Horoskops. Zudem ist Rhetorios von großer Bedeutung, weil innerhalb seines Kompendium sowohl die Definition des Serapion überliefert ist, als auch eine Epitome zu den Θησαυροί des Antiochos.

Die δορυφορία in späteren Texten

In zwei edierten byzantinischen Horoskopen findet die δορυφορία ihre praktische Anwendung: Bei einem der beiden Genituren handelt es sich um das

---

[49] Ed. E. Boer (1962). Dass es sich bei diesem „Kommentar" in Wahrheit um ein Kollegheft aus dem Jahre 564 handelt, hat L.G. Westerink: Ein astrologisches Kolleg (1971) überzeugend dargestellt. Vgl. vorher schon J. Warnon: Le commentaire attribué à Héliodore (1967).

Horoskop von Kaiser Konstantin VII. Porphyrogenitus. D. Pingree datiert das Horoskop auf den 3. September 905.[50]

Das zweite ist das Horoskop eines vornehmen venezianischen Gesandten, datiert auf den 4. Februar 1345.

Obwohl die systematische Auswertung der Quellen zeitlich mit Rhetorios endet, scheint es sinnvoll, diese beiden Horoskope bei der Untersuchung zu berücksichtigen. Sie sollen neben dem Beispielhoroskop des Valens und den drei von Antigonos gestellten Horoskopen Auskunft über die praktische Anwendung der δορυφορία geben.

Auch in anderen späteren Texten wird die δορυφορία erwähnt, wie zum Beispiel bei dem byzantinischen Astrologen Johannes Kamateros (zwölftes Jh. n.Chr.), der in seinem in politischen Versen verfassten Gedicht Εἰσαγωγὴ ἀστρονομίας die Lehre im Zusammenhang mit Prognosen hinsichtlich des sozialen Status des Geborenen nennt, oder bei Eleutherios Zebelenos aus Elis (14. Jh. n.Chr.), einem Schüler des Johannes Abramius. Diese späten Autoren werden jedoch nicht mehr detailliert untersucht, da sie keine neuen Gesichtspunkte bezüglich der δορυφορία hinzufügen, sondern sich auf die astrologischen Autoritäten, vor allem Ptolemaios, berufen. Es reicht daher, an den entsprechenden Stellen auf sie zu verweisen. Auch das reiche Quellenmaterial der arabischen Literatur, in der die Lehre der δορυφορία nachwirkt, wird grundsätzlich ausgelassen. Auf einige aufschlussreiche Parallelstellen wird lediglich verwiesen. Herangezogen wird ausnahmsweise an einer Stelle der arabische Astrologe al-Bīrūnī (973-1048 n.Chr.), da er neben Hephaistion das einzige Zeugnis für die Anwendung der Lehre der δορυφορία in der Katarchenastrologie bietet.

Nicht datierbare Texte

Das Verb δορυφορεῖν findet sich bezogen auf die Planeten auch in einem griechischen Zauberpapyrus, dessen Entstehungszeit unbekannt ist.

Von den zahlreichen astrologischen Pseudepigrapha, die kaum datierbar sind, ist für uns der unter dem mystifizierenden Namen *Hermes* [sc. *Trismegistos*] in lateinischer Sprache verfasste *Liber Hermetis* relevant, der eine Übersetzung des Rhetorios-Kapitels über die allgemeine Beurteilung

50 Vgl. D. Pingree: The Horoscope of Constantine (1973), 220.

eines Horoskops bietet. Diese Übersetzung wird lediglich vergleichend bei der Behandlung des Rhetorios-Textes hinzugezogen. Des Weiteren findet sich in diesem Werk ein Kapitel über Voraussagen die Eltern des Geborenen betreffend, in dem sich ebenfalls ein Reflex der griechischen Lehre von der δορυφορία nachweisen lässt. Diese Kompilation ist nicht vor dem siebten Jahrhundert (Rhetorios) entstanden. Einzelne Kapitel gehen jedoch auf eine frühere Zeit zurück.[51]

E. Struktur der Untersuchung

Eine chronologische Behandlung der Quellen bietet sich nicht an, da sich nach der ersten Durchsicht des Materials ein äußerst uneinheitliches Bild dessen ergeben hat, was unter δορυφορία verstanden wurde. Sogar innerhalb ein und desselben Autoren findet man widersprüchliche Aussagen, was eine typische Begleiterscheinung kompilatorischer Literatur ist. Daher werden die einzelnen Aussagen systematisch nach inhaltlichen Kriterien geordnet. Innerhalb der Systematik werden die verschiedenen Anschauungen freilich chronologisch behandelt. Die oben dargelegte Denkstruktur einer soziomorphen Welterklärung gibt die Struktur der Gliederung vor. Grob sind drei Ebenen zu unterscheiden: Zunächst ist zu klären, was als irdisches Vorbild für die Lehre von der planetaren δορυφορία gedient haben könnte (Kap. II). Darauf folgt die Untersuchung der Projektion: Welche Planetenkonstellationen werden mit dem Begriff δορυφορία beschrieben, und sind tatsächlich Parallelen zum Urbild zu erkennen (Kap. III und IV)? Schließlich ist die Ebene der Reflexion zu prüfen: Welche Rückschlüsse für das Erdenleben werden aus der kosmischen δορυφορία gezogen, und sind hier Analogien zum Urbild zu erkennen (Kap. V)? Die Untersuchung orientiert sich also in ihrem Verlauf an dem von Ernst Topitsch beschriebenen Vorgang der Projektion und Reflexion. Der Hauptakzent liegt auf einer in sachlicher Hinsicht möglichst vollständigen Darstellung, welche konkreten Lehren sich hinter dem Terminus technicus δορυφορία verbergen. Daher wird die Untersuchung der Projektionsebene (Kap. III und IV) den größten Raum einnehmen.

---

[51] Siehe dazu S. Feraboli (ed.): Hermetis Trismegisti de triginta sex decanis (1994) p. xxisq.

Erster Hauptteil (Kap. II)

Der erste Teil der Untersuchung beschäftigt sich mit dem Vorbild der δορυφορία in der irdischen Gesellschaft. Hier reicht es aus, in zusammenfassender Darstellung kurz aufzuzeigen, welche Gesellschaft als Vorbild diente, wie die δορυφόροι in Bezug auf den König angeordnet waren und welche Funktion sie einnahmen.

Zweiter Hauptteil (Kap. III)

Grundsätzlich werden in den Kapiteln III und IV, die sich mit der Ebene der Projektion beschäftigen, sämtliche Texte berücksichtigt, die die Vorstellung von δορυφόροι auf die Planeten projizieren. Diese werden nach inhaltlichen Kriterien danach untergliedert, welche Planeten potentiell Speerträger haben können. Zuerst werden die Anschauungen analysiert, in denen die Luminare Objekt der Speertragung sind, da eine solche Vorstellung am frühesten, nämlich bei Serapion, bezeugt ist (Kap. III).[52] Auch hier lassen sich verschiedene Systeme unterscheiden. Gemeinsam ist allen, dass die Luminare den Stellenwert von Königen einnehmen, da nur sie Speerträger haben können. Daher wird ein erstes einführendes Kapitel kurz aufzeigen, woher die den Griechen und Römern ursprünglich fremde Vorstellung von Sonne und Mond als Königen stammt (Kap. III.A). Dann werden gemäß der Chronologie zuerst die Texte untersucht, in denen die relative Stellung der Planeten zu Sonne bzw. Mond ausschlaggebend dafür ist, ob sie Speerträger sind oder nicht (Kap. III.B.2-7). Vor der eigentlichen Analyse der relevanten Texte werden die grundlegenden Parameter der Planetenbewegungen dargestellt (Kap. III.B.1.a). Da die Termini technici zur Beschreibung der Stellungen der Planeten zu den Luminaren noch nicht hinreichend untersucht sind und aufgrund ihrer Doppeldeutigkeit bereits in der Antike, aber auch in der Moderne zu vielen Missverständnissen und Verwechslungen geführt haben, ist es unumgänglich, eine grundlegende Analyse vorzunehmen, da diese Begrifflichkeiten immer wieder an zentralen Stellen dieser Arbeit von Bedeutung sein werden. Um jedoch die Behandlung der δορυφορία nicht durch einen längeren Exkurs zu unterbrechen, ist die Analyse dieser Begriffe als Appendix I angehängt. Die zentralen Ergebnisse werden vor der Untersuchung der Defi-

[52] Selbst wenn man der frühen Datierung Serapions nicht folgen möchte und Serapion mit D. Pingree ins erste Jh. v. oder n.Chr. datiert, ist Serapion zusammen mit Philon der älteste Schriftsteller, der eine δορυφορία der Planeten erwähnt.

nitionen von δορυφορία zusammenfassend dargestellt (Kap. III.B.1.b). Nachdem die Quellentexte detailliert analysiert sein werden, schließt eine kurze Zusammenfassung und ein Versuch, dieses System zu deuten, die Untersuchung dieser ältesten Art von δορυφορία abschließen (Kap. III.B.8). Ein anderer Gedanke steht hinter der zuerst bei Philon bezeugten Vorstellung der sechs Planeten als δορυφόροι der Sonne, die auf der absoluten Stellung der Sonne in der Mitte der so genannten chaldäischen Planetenreihe basiert. In der Sekundärliteratur wird immer wieder darauf verwiesen, dass hier eine astrologische Lehre zugrunde liegt, und davon will man gleich ableiten, dass sich der Begriff δορυφόρος in der religiösen Literatur von der astrologischen Verwendung ausgehend verbreitet hat. Man postuliert damit die Abhängigkeit der religiösen Literatur von der astrologischen in Bezug auf die Verwendung dieser Metapher. Hier gilt es zu prüfen, ob sich Philon bei der Verwendung der Metapher tatsächlich auf eine astrologische Tradition stützt. Dazu werden wir sowohl den Kontext beleuchten, in dem Philon die Planeten als Speerträger darstellt, als auch seine Verwendung der Metapher δορυφόρος in anderen Zusammenhängen prüfen. In diesem Kapitel werden ferner die Texte des Proklos relevant sein (Kap. III.C). Weitere Vorstellungen zu den Planeten als Speerträger von Sonne oder Mond finden sich im Michigan Papyrus und bei Paulus Alexandrinus im Zusammenhang mit der astrologischen Lehre der Parteien (Kap. III.D) und an einer weiteren Stelle im Michigan Papyrus im Zusammenhang mit der Häuserlehre (Kap. III.E). In einem das Thema δορυφορία der Luminare vorläufig abschließenden Kapitel wird eine kurze Übersicht über die erarbeiteten Systeme von δορυφορία gegeben (Kap. III.F).

Dritter Hauptteil (Kap. IV)

Im dritten Hauptteil, der sich weiter mit der Ebene der Projektion beschäftigt, werden die Systeme untersucht, in denen grundsätzlich jeder Planet jeden anderen Planeten als Speerträger haben kann (Kap. IV). Zunächst ist hier eine Definition, die Sextus Empiricus bietet, zu untersuchen (Kap. IV.A). Ferner müssen die äußerst komplizierten Definitionen, die aus den Epitomai des Antiochos stammen, genau analysiert werden. Da innerhalb dieser Definitionen weitere astrologische Termini technici verwendet werden, wird ein kurzes Kapitel die Grundlagen für die Untersuchung dieser Definitionen klären (Kap. IV.A.1). Zu den Epitomai des Antiochos existieren erklärtermaßen verschiedene Parallelüberlieferungen, die es zu berücksichtigen gilt. Die Informationen über die genauen Abhängigkeiten der einzelnen Texte werden in einer vorangeschickten Erklärung gegeben. Bevor die insgesamt drei verschiedenen Systeme der δορυφορία, von denen Antiochos berichtet, einzeln untersucht werden, werden die vier relevanten Texte unabhängig voneinander dargestellt, übersetzt und hinsichtlich formaler Kriterien miteinander verglichen (Kap. IV.B.2). Daran schließt sich dann die Untersuchung der einzelnen Arten von δορυφορία an (Kap. IV.B.3-5). Abschließend werden die erzielten Ergebnisse bezogen auf diese drei Arten von δορυφορία zusammengefasst.

Vierter Hauptteil (Kap. V)

Der vierte Hauptteil widmet sich den Texten, in denen das zuvor in den Himmel projizierte Bild auf irdische Verhältnisse reflektiert wird, also den Texten, die von der Anwendung der δορυφορία in der astrologischen Prognostik handeln. Zunächst werden die theoretischen Abhandlungen untersucht. Hier wird geprüft, ob Auskunft gegeben wird, welches System von δορυφορία zugrunde liegt und ob es einem der zuvor untersuchten entspricht. Dann gilt es zu analysieren, ob die abgeleiteten Prognosen einen Zusammenhang mit dem Urbild aufweisen und der Projektion-Reflexions-Mechanismus deutlich wird (Kap. V.A). Der zweite Teil dieses Kapitels widmet sich der praktischen Seite der Astrologie: Anhand der überlieferten Horoskope wird geprüft, wie die Lehre von der δορυφορία praktisch umgesetzt wurde. Dabei werden nicht die ganzen Horoskope analysiert, sondern nur die Ausschnitte, die von der δορυφορία handeln (Kap. V.B).

Fünfter Hauptteil (Kap. VI)

In einem abschließenden Kapitel werden die in dieser Untersuchung erzielten Einzelergebnisse zusammengeführt. Dabei werden in einem ersten Schritt die verschiedenen Verwendungsweisen des Begriffs δορυφόρος in den verschiedenen astrologischen Texten zusammengestellt und miteinander verglichen (Kap. VI.A). In einem zweiten Schritt werden die aus der δορυφορία abgeleiteten Prognosen in Theorie und Praxis verglichen: Inwiefern stimmen die in der Praxis abgeleiteten Prognosen mit denen überein, die in der Theorie postuliert werden? Und inwiefern schlägt sich der Vorgang der Projektion und Reflexion in der astrologischen Praxis nieder?

F. Methodik

Da einige der zu untersuchenden Texte nur vorläufig ediert, andere zwar ediert, aber weder kommentiert oder übersetzt, oder falls übersetzt, oft falsch gedeutet sind, und da zudem in den Quellen viele Termini technici verwendet werden, die bislang nicht oder falsch verstanden worden sind, ist in dieser Untersuchung vor allem philologische Grundlagenarbeit nötig. In einigen Fällen war es daher erforderlich, die Handschriften einzusehen, einige bereits edierte Texte mussten korrigiert werden. Nur diese werden mit textkritischem Apparat abgedruckt, wobei die Sigla der Handschriften von der maßgeblichen Ausgabe übernommen werden.[53] Den Texten wird jeweils eine Übersetzung beigefügt, die auf Kosten der Gefälligkeit möglichst genau zu sein versucht. Auch bemühe ich mich in den Übersetzungen nicht um Variation, sondern versuche die Termini technici der Quellen, soweit möglich, immer gleich wiederzugeben, was bisweilen zu einer Monotonie führt.

Bei der Interpretation muss einerseits versucht werden, sich auf die spezifisch astrologische Denkweise einzulassen, andererseits aber auch die nötige Distanz gewahrt werden. Die einzelnen Quellentexte, besonders die der philosophischen Schriftsteller, sind jeweils im Kontext des Gesamtwerkes zu sehen und zu interpretieren. Ferner gilt es zu vermeiden, noch unerforschte Termini technici vorschnell zu deuten. Sind diese Begriffe für die Untersuchung unabdingbar, werden sie vorab geklärt.

Die Abbildungen sind in der üblichen Weise dargestellt: Der Osten ist links, der Süden oben, der Westen rechts und der Norden unten. In den Darstellungen verläuft also die Tagesbewegung im Uhrzeigersinn.

---

53 Vereinheitlicht wurde stillschweigend der Satzbeginn mit Minuskeln.

II. Das Urbild der δορυφορία: Der persische Hof

A. Bouché-Lecercq hatte 1899 vermutet, ein (erst spät anzusetzendes) byzantinisches Hofzeremoniell sei Vorbild für die Lehre von der δορυφορία.[54] Die heute bekannten Quellen weisen jedoch in eine viel frühere Zeit, so dass ein anderer Ursprung gesucht werden muss.

In den Darstellungen der griechischen Geschichtsschreiber werden häufig die δορυφόροι des persischen Großkönigs erwähnt. Mit diesen „Speerträgern" wird die Leibwache des persischen Königs bezeichnet, und auf diese Funktion beschränken sich auch die Lexika und Erläuterungen zu den einzelnen Textstellen. Eine genauere kontextuelle Untersuchung der Quellen zeigt allerdings, dass die δορυφόροι noch eine weitere Funktion hatten: Sie waren sichtbares Zeichen königlicher Autorität. Ein Blick auf zwei ausgewählte Textstellen soll dies verdeutlichen. Bei der ersten Stelle handelt es sich um eine Nachricht bei Herodot: Die Meder haben Deiokes zum König gewählt (Hdt. 1,98,1-3 [Text 1]):

> αὐτίκα δὲ προβαλλομένων ὅντινα στήσονται βασιλέα, ὁ Δηιόκης ἦν πολλὸς ὑπὸ παντὸς ἀνδρὸς καὶ προβαλλόμενος καὶ αἰνεόμενος, ἐς ὃ τοῦτον καταινέουσι βασιλέα σφίσι εἶναι. [2] ὁ δ᾽ ἐκέλευε αὐτοὺς οἰκία τε ἑωυτῷ ἄξια τῆς βασιληίης οἰκοδομῆσαι καὶ κρατῦναι αὐτὸν δορυφόροισι. ποιεῦσι δὴ ταῦτα οἱ Μῆδοι· οἰκοδομέουσί τε γὰρ αὐτῷ οἰκία μεγάλα τε καὶ ἰσχυρά, ἵνα αὐτὸς ἔφρασε τῆς χώρης, καὶ δορυφόρους αὐτῷ ἐπιτρέπουσι ἐκ πάντων Μήδων καταλέξασθαι. [3] ὁ δὲ ὡς ἔσχε τὴν ἀρχήν, τοὺς Μήδους ἠνάγκασε ἓν πόλισμα ποιήσασθαι καὶ τοῦτο περιστέλλοντας τῶν ἄλλων ἧσσον ἐπιμέλεσθαι.

> „Als man sofort beriet, wen man zum König machen solle, wurde hauptsächlich Deiokes allgemein vorgeschlagen. Man lobte ihn so, daß zuletzt alle seiner Wahl zustimmten. Er befahl nun, sie sollten ihm einen Palast bauen, wie es sich für einen König zieme, und ihm als Macht eine Leibwache stellen. Die Meder gehorchten. Sie bauten

[54] A. Bouché-Leclercq: L'astrologie (1899), 252.

> ihm an der Stelle, die er selbst angab, einen großen, festen Palast und ließen ihn Leibwächter aus ganz Medien ausheben. Als er so die Herrschaft in seine Hand bekommen hatte, zwang er die Meder, sich in einer einzigen Stadt anzusiedeln und, indem sie dies besorgten, um alles andere sich nicht mehr zu kümmern.“[55]

Palast und Speerträger sind also wesentliche Bestandteile der Manifestation königlicher Macht: Nach seiner einstimmigen Wahl erhält Deiokes diese beiden für alle sichtbaren Auszeichnungen.

Auch an einer anderen Stelle bei Herodot wird deutlich, dass die Aufstellung von δορυφόροι zum typischen persischen Königskult zählte. Es geht um die Kindheit des Kyros (Hdt. 1,120,2 [Text 2]):

> καί μιν ἐπ' ἀγροῦ διαιτώμενον οἱ ἐκ τῆς κώμης παῖδες ἐστήσαντο βασιλέα. ὁ δὲ πάντα ὅσα περ οἱ ἀληθέϊ λόγῳ βασιλέες ἐτελέωσε ποιήσας· καὶ γὰρ δορυφόρους καὶ θυρωροὺς καὶ ἀγγελιηφόρους καὶ τὰ λοιπὰ πάντα διατάξας ἦρχε.

> „Er ist auf dem Lande aufgewachsen, und die Kinder haben ihn zu ihrem König gemacht. Er hat alle Anordnungen getroffen wie ein wirklicher König. Er hat nämlich [γάρ] Leibwächter, Torhüter und Übermittler von Anmeldungen eingesetzt und alles andere eingerichtet und war so ein richtiger Herrscher.“[56]

Über die Anordnung der δορυφόροι, ihre Stellung zum König, die später für die Übertragung des Bildes auf die Planeten noch von Bedeutung sein wird, geben die untersuchten Quellen ebenfalls Auskunft. Zusammenfassend lässt sich sagen, dass sich der persische König nur in Begleitung seiner δορυφόροι in der Öffentlichkeit zeigt, wobei diese ihn auf beiden Seiten flankieren. Zusätzlich gehen die Leibwächter manchmal auch voran oder folgen ihm. Der persische König erscheint also inmitten seiner δορυφόροι. Die Darstellung der Machtübernahme des Deiokes und des Königsspiels des Kyros bei Herodot zeigen, dass die δορυφόροι nicht nur zum Schutz des

---

[55] Übersetzung von J. Feix: Herodot. Historien. Griechisch-deutsch, München 1963, 97.
[56] Übersetzung von J. Feix: Herodot. Historien. Griechisch-deutsch, München 1963, 117.

Königs dienen, sondern sichtbares Zeichen königlicher Autorität sind. Die δορυφόροι sind also gewissermaßen Statussymbol des persischen Großkönigs. Daneben fungieren sie auch als „Zuträger“: Sie senden seine Botschaften ins Volk hinaus und tragen andererseits dem König die Botschaften aus dem Volk zu.[57] Wir können also mindestens zwischen drei Funktionen unterscheiden: Die δορυφόροι bilden zum einen die Leibwache des Königs, daneben fungieren sie als Nachrichtenübermittler, gewissermaßen als Mittelsmänner zwischen König und Volk, und außerdem spielen sie als Statussymbol eine große Rolle bei der Repräsentation des Königs in der Öffentlichkeit.[58]

Ein Kennzeichen des persischen Königtums ist der Brauch des Großkönigs, in seinem Reich herumzureisen. Dort, wo er sich gerade aufhält, ist das Zentrum seiner königlichen Macht.[59] Das Zentrum der Macht ist somit nicht statisch, sondern dynamisch. Hierin kann man eine Parallele zu den Planeten sehen: Wie der persische Großkönig durch sein Reich reist, so wandern die Planeten durch den Tierkreis.

---

57 Für freundliche Auskunft danke ich Prof. Dr. M. Dietrich, Ugarit-Forschungsstelle, Westfälische Wilhelms-Universität Münster.

58 Vgl. hierzu B. Brissonius: De regio Persarum principatu (1710), 1,197 p. 273. Siehe auch B. Meissner: Babylonien I (1920), 90f. 98. Dass dieser ganze Vorstellungskomplex in die babylonische Welt gehört, zeigt F. Cumont: L’ Égypte (1937), 36-39.

59 J. Wiesehöfer: Das antike Persien (1993), 66-71.

III. Abbilder: Systeme von δορυφορία bezogen auf die Luminare

A. Die Verehrung von Sonne und Mond in Babylon und Ägypten

Der Begriff δορυφόρος impliziert auf der interpersonalen Ebene bereits eine hierarchische Struktur: Wer von einem Speerträger spricht, denkt den dazugehörigen König (βασιλεύς) bereits mit. Da in astrologischen Texten bisweilen Planeten als Speerträger bezeichnet werden, stellt sich die Frage: Wer nimmt die Stellung des Königs in diesem Abbild ein? Die astrologischen Texte bieten hier unterschiedliche Vorstellungen. Die überwiegende Mehrheit vertritt jedoch die Anschauung, dass die Planeten Speerträger der Luminare (Sonne und Mond) sind. Die Luminare erscheinen somit in dem Bild als Könige.

Das hohe Ansehen der Luminare, das in der Vorstellung von Sonne und Mond als Königen an der Spitze einer gesellschaftlichen Hierarchie deutlich wird, war den Griechen und Römern ursprünglich fremd. Helios und Selene werden zwar in der Mythologie als Götter angesehen, aber eine kultische Verehrung von Sonne und Mond, wie wir sie bei den antiken Völkern des Vorderen Orients antreffen, gab es bei den Griechen und Römern nur vereinzelt.[60] Besonders die Verehrung der Sonne war zwar religionsgeschichtlich vorbereitet,[61] aber durchgesetzt hat sie sich wohl erst mit dem Eindringen der Astrologie.[62] Die herausragende Rolle der Luminare für die

---

[60] Auf Rhodos gab es zwar einen ausgebildeten Sonnenkult, doch ist dieser vermutlich fremder Herkunft, vgl. M.P. Nilsson: The Origin of Belief (1940), der die Gründe für die Einführung der Sonnen- und Mondverehrung bei den Griechen im Hellenismus analysiert. Dass allerdings auch hier die Luminare seit alters her Objekte religiöser Verehrung waren, zeigt z.B. ein Fragment des Xenophanes. Dort heißt es, die Sonne sei förderlich für die Entstehung und Verwaltung der Welt und der Lebewesen in ihr, der Mond aber wirke hierbei mit (A 42 = FVS I p. 125,10-12 D.-K.): τὸν μὲν ἥλιον χρήσιμον εἶναι πρὸς τὴν τοῦ κόσμου καὶ τὴν τῶν ἐν αὐτῷ ζῴων γένεσίν τε καὶ διοίκησιν, τὴν δὲ σελήνην παρέλκειν. Sophokles (frg. 1017) bezeichnet die Sonne als Vater der Götter und Vater aller, siehe dazu auch M. Wallraff: Christus Verus Sol (2001), 27-29.

[61] Zur Bedeutung des griechischen Sonnengottes in der vorsynkretistischen Phase vgl. F. Cumont: Astrology and Religion (1912), 22. M.P. Nilsson: Sonnenkalender (1933), 142f. W. Fauth: Helios Megistos (1995) p. xvii-xxxiii. R.L. Gordon: Helios (^{2}1999), 395-399. R.[L.] Gordon: Sol (2001), 693, zur Vorbereitung der Mondverehrung W.H. Roscher: Über Selene (1890), 1-11. Ders.: Nachträge (1895), 1-5. J.R. Bram: Moon (1987), 87. Zum Mond als μέσον der Welt vgl. E. Pfeiffer: Studien (1916), 120. Die kontrovers geführte Diskussion, ob diese Kulte genuin griechisch oder aber durch Einflüsse aus dem Orient geprägt sind, kann hier außer Acht bleiben.

[62] Dazu F. Cumont: La théologie solaire (1913), bes. 450f.

Zeitmessung war freilich auch den Griechen bekannt.[63] So ermöglichte es den Luminaren einerseits die religionsgeschichtliche Vorbereitung, andererseits ihre nicht zu übersehende Bedeutung für den Kalender, später eine Sonderrolle in der astrologischen Lehre der Griechen einzunehmen.[64]

Die Ursprünge der Sonnen- und Mondverehrung, wie sie uns in hellenistischer Zeit bei den Griechen entgegentritt, führen uns zu den Babyloniern und den Ägyptern. Der tägliche Auf- und Untergang der Sonne, der verantwortlich ist für den Wechsel von Licht und Dunkelheit, und die wechselnden Phasen des Mondes, die bereits früh als wesentliche Strukturmerkmale des Kalenders dienten, haben wohl erheblich zur Ausbildung eines Sonnen- und Mondkultes beigetragen.[65] Da der Mond als der größte Himmelskörper in einem regelmäßigen Zyklus von 29½ Tagen fortwährend seine Erscheinungsform verändert, bestimmt er bei vielen antiken Völkern den Kalender.[66] Der babylonische Mondmonat zum Beispiel beginnt mit der ersten Sichtbarkeit des Mondes nach Neumond.[67] Zwölf Monate ergeben ein Jahr, wobei sich Monate mit 29 und 30 Tagen abwechseln. Ein solches Mondjahr hat allerdings nur 354 (6 x 59) Tage und ist somit um 11¼ Tage kürzer als ein Sonnenjahr. Diese Inkongruenz macht es nötig, gelegentlich einen 13. Monat einzuschalten, damit sich der Kalender gegenüber den Jahreszeiten nicht verschiebt.[68] Seit der dritten Dynastie von Ur (2100-2000 v.Chr.) sind Mondbeobachtungen zu kalendarischen Zwecken literarisch be-

---

63 Vgl. die Ausführungen bei K. Reinhardt: Kosmos und Sympathie (1926), 122-129.

64 Siehe dazu M.P. Nilsson: The Origin of Belief (1940), 8.

65 M. Jastrow: Die Religion (1912), II 1,457f.

66 Auch etymologisch schlägt sich dies nieder: Im Sumerischen und im Akkadischen gibt es jeweils nur eine Bezeichnung für „Mond" und „Monat". M. Krebernik: Mondgott (1993-97), 360. Vgl. auch die etymologische Verwandtschaft von griech. μήνη bzw. μήν und lat. *mensis*, im Deutschen von „Mond" und „Monat". Zur Funktion des Mondes als Zeitmesser: J. Hehn: Siebenzahl (1907), 59-62. C. Préaux: La lune (1973), 66-87. J.R. Bram: Moon (1987), 84-86.

67 Vgl. B. Meissner: Babylonien (1925), II 402. O. Neugebauer: Astronomical Cuneiform Texts [1955], I 41. Ders.: The Exact Sciences (^{2}1957), 106.

68 Zum babylonischen Kalender siehe ausführlich F.K. Ginzel: Handbuch (1906), I 124-154. A. Pichot: Die Geburt der Wissenschaft (1995), 125-129. H. Hunger: Astrology and Other Predictions (1997), 24. Das Zeichen für Monat setzt sich in Babylon aus dem Zeichen für „Tag" und der Ziffer 30 zusammen. C. Bezold: Astronomie (1911), 51 Anm. 79. Auch der griechische Kalender war ursprünglich ein Mondkalender. Das Jahr bestand hier aus 12 Mondmonaten zu je 30 Tagen, später dann im Wechsel zwischen Monaten zu 29 und zu 30 Tagen. Hier deutet sich eine gewisse Verwandtschaft zu dem babylonischen Kalender an, wobei allerdings das babylonische Jahr mit dem Frühlingsäquinoktium begann, das griechische mit der Sommersonnenwende.

zeugt.[69] So finden wir schon im späten zweiten Jt. v.Chr. im babylonischen Schöpfungsbericht *Enūma Eliš* folgende Darstellung der Mondphasen (*EnEl* V 12-20 [Text 3]):[70]

> Er ließ *Nannar* erglänzen und vertraute ihm die Nacht an.
> Er machte ihn zum Schmuck der Nacht,
> um die Zeit zu bestimmen:
> ‚Alle Monate, unaufhörlich, mach ein Zeichen der Krone.
> Am Anfang des Monats, wenn du zu leuchten beginnst
> über die Länder,
> Solltest du an den Hörnern erglänzen, um anzuzeigen die
> sechs (ersten) Tage,
> Am siebten Tage (zeige) die Hälfte der Krone.
> Wenn Vollmond ist, stehe in Opposition (zur Sonne):
> das ist die Hälfte des Monats.
> Wenn die Sonne am Horizont dich wieder eingeholt hat,
> Verkleinere deine Krone und beginne abzunehmen.‘[71]

Der ägyptische Kalender ist anders aufgebaut: Ein Jahr besteht aus 365 Tagen, eingeteilt in zwölf Monate mit je 30 Tagen plus fünf Epagomenaltagen, die an die zwölf Monate angehängt werden.[72] Wir finden hier also eine Jahreseinteilung vor, die sich nach der Sonne richtet. Doch neben diesem bürgerlichen Kalender gab es auch bei den Ägyptern einen Mondkalender, aus dem sich vermutlich die Einteilung des Jahres in zwölf Monate mit je 30 Tagen ableitete. Dieser Mondkalender dürfte älter gewesen sein als der Sonnenkalender und diente den Priestern in religiösen Dingen auch in späterer Zeit noch zur Festlegung von Feiertagen.[73] Im Unterschied zu den Babyloniern lassen die Ägypter ihren (religiösen) Mondmonat jedoch mit dem

---

[69] A. Jeremias: Handbuch (^{2}1929), 166.

[70] Hierzu F. Rochberg: Mesopotamian Cosmology (1993), 398.

[71] Zitiert nach der Übersetzung von P. Garelli und M. Leibovici: Akkadische Schöpfungsmythen (1964), 143, vgl. auch die englische Übersetzung bei F. Rochberg: Mesopotamian Cosmology (1993), 405.

[72] Zum ägyptischen Kalender siehe O. Neugebauer: The Exact Sciences (^{2}1957), 80f. R.A. Parker: Egyptian Astronomy (1977), 706-715. A. Pichot: Die Geburt der Wissenschaft (1995), 204-216.

[73] Zum ägyptischen Mondkalender vgl. H. Bonnet: Reallexikon (1952), 474f. s.v. Mond. O. Neugebauer: The Exact Sciences (^{2}1957), 82. A. Pichot: Die Geburt der Wissenschaft (1995), 206.

ersten Abend beginnen, an dem der Mond nicht mehr sichtbar ist.[74] Und während der Beginn eines neuen Tages bei den Babyloniern auf den Sonnenuntergang fällt, beginnen die Ägypter ihren Tag mit Sonnenaufgang.[75]

Aus dieser zentralen Bedeutung der Luminare als Zeitmesser resultiert wohl auch ihre kultische Verehrung bei allen altorientalischen Völkern.[76] In Babylon wird anfangs der Mondgott *Nanna* (später akkadisch *Sîn*) vor dem Sonnengott *Utu* (später akkadisch *Šamaš*) verehrt. Seine Phasen, für alle sichtbar, dienen den Menschen weit mehr als die Sonne zur Einteilung der Zeit und als Führer, und so bestimmt er den Kalender und regelt das bürgerliche Leben.[77] Die zentrale Bedeutung als Zeitmesser erhebt ihn in der altorientalischen Epoche im babylonischen Pantheon zum höchsten Gott überhaupt.[78] Anders als bei den Griechen und Römern ist er Vater des Sonnengottes. Der Sonnengott ist somit eine zweitrangige Gottheit, die an Alter und Wertschätzung hinter dem Mondgott zurücksteht.[79] Auch Ištar (Venus) ist Tochter des Mondgottes und somit Schwester des Sonnengottes. Die babylonische Trias gehört also auch genealogisch eng zusammen.

Die unterschiedlichen Erscheinungsformen des Mondes geben Anlass zu zahlreichen mythischen Spekulationen. Man sieht zum Beispiel einen Zusammenhang von Mondphase und Menstruationszyklus und bringt den

---

[74] Die Phase der Unsichtbarkeit gehört also schon zum folgenden Monat, dazu Ph. Derchain: Mythes et dieux lunaires (1962), 30. R.A. Parker: Egyptian Astronomy (1977), 707.

[75] Zum ursprünglichen babylonischen Tagesbeginn bei Sonnenuntergang siehe M. Jastrow: Die Religion (1905), I 67. O. Neugebauer: The Exact Sciences (^{2}1957), 106. In späterer Zeit wurde der Tagesanfang auf den Sonnenaufgang verlegt, vgl. M. Jastrow: Die Religion (1905), I 75. Zum Tagesanfang bei den Ägyptern siehe R.A. Parker: Egyptian Astronomy (1977), 707. A. Pichot: Die Geburt der Wissenschaft (1995), 207.

[76] W. Röllig: Mondgottheit (2000), 363.

[77] Hierzu M. Jastrow: Die Religion (1905), I 72f. F. Cumont: La théologie solaire (1913), 449.

[78] Vgl. M. Jastrow: Die Religion (1905), I 72-75 zur Bedeutung von *Nanna* und *Sîn* vor der Zeit Hammurabis (1792-1750 v.Chr.) und ebd. I 151-153 zur Zeit Hammurabis.

[79] Dazu Bouché-Leclercq: L'astrologie grecque (1899), 44. M. Jastrow: Die Religion (1905), I 66f. F. Cumont: Astrology and Religion (1912), 69f. Ders.: La théologie solaire (1913), 449f. F. Boll, C. Bezold und W. Gundel: Sternglaube (^{3}1926), 4. Šamaš heißt wohl nicht – wie M. Jastrow: Die Religion (1905), I 66 behauptet hatte – „Diener" oder „Untergebener", siehe dazu E. Pfeiffer: Studien (1916), 7 Anm. 5 mit weiterer Literatur.

Mondgott daher mit Schwangerschaft und Geburt in Verbindung.[80] Oft wird die Konjunktion mit der Sonne als Empfängnis gedeutet, das erste Wiedererscheinen des neuen Mondes als Geburt (biomorphe Metaphern).[81] Und so soll dann auch die Erschaffung des Menschen nach babylonischer Tradition bei Neumond (im Sinne der ersten Sichtbarkeit) stattgefunden haben.[82] Es gibt zahlreiche weitere mythische und theologische Assoziationen, die sich mit dem Mondgott verknüpfen. Von besonderem Interesse für uns ist die zentrale Rolle des Mondgottes in der Königsideologie der mesopotamischen Kulturen. Schon im Schöpfungsbericht *Enūma Eliš* wird die „Krone" (*agû*) des Mondes erwähnt.[83] „*agû*" bezeichnet im Akkadischen vor allem die Krone als Insignium der Herrschaft.[84] Bezogen auf den Mond (seltener auf die Sonne oder die Sterne) beschreibt es bestimmte Erscheinungsformen des Mondes, häufig das sogenannte „Erdlicht" bei Neumond.[85] Der Mond ist „Herr der Krone".[86] Die Metapher „Krone" stammt aus dem Bereich der Herrschaftssymbolik:[87] Der Mond hat eine Krone, also ist er König. Durch sein regelmäßiges Verschwinden und Wiedererscheinen wird er zum Symbol des ewigen Neubeginns und garantiert so die stetige Erneuerung der Herr-

---

80 Im Hethitischen stammen *arma-* „Mond", *armahh-* „schwängern, schwanger werden" und *armawant-*, *armauwant-* „schwanger, trächtig sein" aus einem Wortfeld. V. Haas und D. Prechel: Mondgott (1993-97), 370f. Zu dem vermeintlichen Einfluss des Mondes auf Empfängnis, Schwangerschaft und Geburt siehe C. Préaux: La lune (1973), 88-91. J.R. Bram: Moon (1987), 84. Im Lateinischen steht *coitus* für die Konjunktion und *luna nascens* für den Neumond (i.S. der ersten Sichtbarkeit), vgl. dazu mit Quellen D. Conso: Sur les noms latins (1994), 130-132 und die griechische Terminologie σύνοδος und γέννα bei Ach. Isag. 21 p. 49,14-16 und Rhet. Plan. Nat. p. 223,4f.25-28.

81 Dazu M. Leibovici: La lune (1962), 98f. M. Krebernik: Mondgott (1993-1997), 367.

82 Während wir heute mit „Neumond" die Konjunktion von Sonne und Mond bezeichnen, war es in der Antike üblich, den Mond als „Neumond" zu bezeichnen, wenn er zum ersten Mal nach der Konjunktion mit der Sonne wieder sichtbar wird. Vgl. M. Leibovici: La lune (1962), 99 und siehe ausführlicher unten S. 426, Anm. 909 mit weiterer Literatur.

83 Siehe den oben zitierten Ausschnitt aus *Enūma Eliš*, S. 29, Text 3, Z. 14 und 17.

84 The Assyrian Dictionary I (1964), 153-156 s.v. *agû* A.1.

85 Vgl. The Assyrian Dictionary I (1964), 156f. s.v. *agû* A.2. Mit „Erdlicht" bezeichnet man das Phänomen, dass kurz nach Neumond, wenn die von der Sonne bestrahlte Mondsichel nicht zu hell ist, die Nachtseite des Mondes durch das an der Erde reflektierte Sonnenlicht leicht erhellt wird, dazu M. Jastrow: Die Religion (1912), II 1,460 mit Anm. 3. The Assyrian Dictionary I (1964), 156 s.v. *agû* A.2.a1'. M. Stol: The Moon (1992), 249. M. Krebernik: Mondgott (1993-1997), 360.

86 M. Stol: The Moon (1992), 249f. Auch der Vollmond erscheint mit einer Krone, vgl. The Assyrian Dictionary I (1964), 156 s.v. *agû* A.2.a2'. M. Krebernik: Mondgott (1993-1997), 366.

87 „Krone" ist sowohl technomorphe (als Erzeugnis des menschlichen Handwerks; siehe oben S. 3) als auch soziomorphe Metapher (als Insignium der Herrschaft).

schaft auf Erden. Der Mond wird in altorientalischer Zeit zum Archetyp des Herrschers.[88] Der oben beschriebene Projektions-Reflexions-Mechanismus ist hier deutlich zu erkennen: In Analogie zum irdischen König wird auch der Mond als König bezeichnet und damit zum Abbild des irdischen Königs. So erscheint der Mondgott dann auch mit einem ganzen Hofstaat: Er hat einen Wesir, ist umgeben von vier Wächtern, hat einen Obersiegelbewahrer, usw.[89] In einem zweiten Schritt wird der Mond dem irdischen König übergeordnet. Der irdische König wird nun zum Abbild des himmlischen Königs, des Mondes, und der Mond zum Urbild des Königs. Er „verleiht Krone und Zepter".[90] Noch der letzte neubabylonische König Nabonid (556-539 v.Chr.) sagt, er habe die Herrschaft von Sîn erhalten.[91]

Obwohl der Sonnengott Šamaš in der altorientalischen Zeit hinter Sîn zurücksteht, wird er dennoch von Anfang an verehrt.[92] Selbst in Ur, dem Zentrum des Mondkultes, hat es schon vor der Zeit Hammurabis (1792-1750 v.Chr.) einen Sonnentempel gegeben. Daneben wird von einem Tempel berichtet, der zugleich dem Mond- und dem Sonnengott geweiht war. Wie der Mondgott wird auch der Sonnengott als „Hirte" oder „König" bezeichnet und gilt ebenfalls als Schutzgott der Könige.[93] So nennt sich bereits Hammurabi „Sonnenkönig von Babylon", wie aus dem Codex Hammurabi hervorgeht.[94] Daneben lesen wir ebenda: „Der König ist leuchtend wie der Neumond und sein Haupt ist mit Glanz bedeckt."[95] Sonne und Mond sind also anfänglich nebeneinander Urbild des Herrschers.

In späterer Zeit erhält die Sonne vor dem Mond die absolute Vorrangstellung.[96] Dabei spielt zum einen die Mittelstellung der Sonne innerhalb der sogenannten chaldäischen Planetenfolge[97] eine gewichtige Rolle, zum

---

88 Dazu A. Jeremias: Handbuch (^{2}1929), 103. M. Leibovici: La lune (1962), 101. B.B. Schmidt: Moon (^{2}1999), 588f.

89 Siehe die ausführliche Darstellung bei M. Krebernik: Mondgott (1993-1997), 365f.

90 Codex Hammurabi XXI 40 nach A. Jeremias: Handbuch (^{2}1929), 103 Anm. 4. Vgl. auch ebd. Anm. 3

91 Vgl. J. Tubach: Im Schatten (1986), 130.

92 Hierzu M. Jastrow: Die Religion (1905), I 66. J. Tubach: Im Schatten (1986), 131 mit Anm. 12.

93 Siehe dazu R.C. Thompson: The Reports of the Magicians (1900), 63 Nr. 176: „The sun is the king's star". M. Jastrow: Die Religion (1905), I 69. F. Cumont: La théologie solaire (1913), 452.

94 Codex Hammurabi V 4 nach A. Jeremias: Handbuch (^{2}1929), 105.

95 Codex Hammurabi IV R^2 5,41c nach A. Jeremias: Handbuch (^{2}1929), 103 Anm. 4.

96 Dazu ausführlich F. Cumont: La théologie solaire (1913), bes. 450.

97 Zur chaldäischen Planetenreihe siehe ausführlich unten S. 108-110.

anderen die Erkenntnis, dass der Mond kein eigenes Licht hat, sondern nur das Licht von der Sonne reflektiert.[98] Die Sonnenverehrung vergrößert sich mit dem Fortschritt der Wissenschaft. Obwohl der Sonnengott an die Spitze des babylonischen Pantheons rückt, nimmt der Mondgott weiterhin eine zentrale Stellung ein. Erklärtermaßen führt noch der letzte neubabylonische König Nabonid seine Herrschaft auf Sîn zurück. Sogar aus der ersten Hälfte des dritten Jh. n.Chr. besitzen wir noch literarische Zeugnisse für die Popularität des Sînkultes.[99]

Wir können festhalten, dass zu allen Zeiten beide Luminare bei den Babyloniern eine große Rolle spielten. Der Mondgott steht, als Zeiteinteiler und damit auch als Regler des bürgerlichen Lebens, zunächst in der Götterhierarchie über dem Sonnengott, der den zweiten Platz einnimmt. Als man erkennt, dass die Sonne in der Himmelsmechanik eine viel größere Rolle einnimmt, kehren sich die Verhältnisse um: Der Sonnengott rückt an die erste Stelle, gefolgt vom Mondgott. Und so schreibt J. Tubach:[100]

> Die wenigen Belege für die unzweifelhaft zu allen Zeiten vorhandene Verehrung der Sonne legen nahe, daß die zunehmende Astralisierung der Religion in der hellenistisch-römischen Zeit für eine Umwälzung der Rangverhältnisse sorgte.

Ägypten dagegen ist das klassische Land der Sonnenverehrung. Der Sonnengott nimmt hier seit alters her mit Abstand den ersten Rang ein und ist die beherrschende Figur im religiösen Leben der Ägypter.[101] Auch an Alter ist er dem Mondgott überlegen.[102] Mit seiner Gestalt verbinden sich verschiedene Götternamen, von denen Re der wichtigste ist.[103] Schon in der Zeit der 4. Dynastie (ca. 2400 v.Chr.) lehrt die Priesterschaft von Heliopolis, der „Sonnenstadt“, eine Sonnentheologie.[104] Vor allem der tägliche Lauf der Sonne ist es, der in der heliopolitanischen Sonnentheologie gedeutet wird.

---

98 Vgl. F. Cumont: La théologie solaire (1913), 450 mit Anm. 4 und 5.

99 J. Tubach: Im Schatten (1986), 135-138. 142.

100 J. Tubach: Im Schatten (1986), 142.

101 Dazu M.P. Nilsson: Sonnenkalender (1933), 144. G. Nagel: Le culte du soleil (1943), 9. J. Assmann: Sonnengott (1984), 1087. J.R. Bram: Sun (1987), 135. A. von Lieven: Sonnengott (2001), 717f.

102 G. Nagel: Le culte du soleil (1943), 17.

103 A. von Lieven: Sonnengott (2001), 717.

104 W. Knappich: Geschichte ([2]1988), 13.

Man sieht darin zum Beispiel eine Reise oder einen Lebenszyklus.[105] Eine zentrale Rolle spielt das Herrschaftsmotiv.[106] Der Sonnenaufgang wird in der Vorstellung einer „Aufzucht zum König"[107] und einer Thronbesteigung mythisch ausgedeutet.[108] In der Phase von Sonnenaufgang bis Sonnenuntergang sieht man eine Himmelsüberfahrt des Sonnengottes Re, „der als Himmelskönig sein Reich in der traditionellen Form einer ‚Königsreise' in Besitz nimmt."[109] Auch hier tritt die soziomorphe Weltauffassung deutlich hervor. Die Sonne wird nach irdischem Vorbild als „König" bezeichnet. Diese „Königssonne" wird in einem zweiten Schritt dem irdischen König übergeordnet. So verwundert es nicht, dass die Pharaonen offiziell den Beinamen „Sohn des Re" tragen.[110]

Der ebenfalls männlich gedachte Mondgott spielt dagegen eine sekundäre Rolle. Einen eigentlichen Kult besitzt er nur in geringem Umfang.[111] In der Nacht gilt er als Stellvertreter der Sonne und wird in mythischer Weise als Wesir des Sonnengottes gedeutet.[112] Als Herr des Monats wird der Mond mit dem ägyptischen Gott Thot, dem Gott des Kalenders, des Rechnens und des Wissens identifiziert.[113] Erst in hellenistischer Zeit wird der (nun weiblich gedeutete) Mondgott mit Isis und der Sonnengott mit Osiris gleichgesetzt, und so bilden Sonne und Mond das Götterpaar Osiris und Isis.[114] Eine ältere Deutung, bei der Sonne und Mond in gewisser Weise als Paar verstanden werden, ist der Mythos, dass Sonne und Mond rechtes und linkes Auge des Himmelsgottes Horus seien. In hellenistischer Zeit findet sich in astrologischen Texten die Vorstellung einer gemeinsamen Herrschaft

---

105 Hierzu H. Bonnet: Reallexikon (1952), 731f. s.v. Sonne. J. Assmann: Sonnengott (1984), 1087f.

106 Vgl. J. Assmann: Sonnengott (1984), 1092 Anm. 23.

107 J. Assmann: Sonnengott (1984), 1089.

108 Auch hier finden wir – wie beim Neumond in Babylon – die biomorphe Metapher von der „Geburt" des Sonnengottes, vgl. dazu G. Nagel: Le culte du soleil (1943), 14f. J. Assmann: Sonnengott (1984), 1088.

109 J. Assmann: Sonnengott (1984), 1089.

110 Siehe G. Nagel: Le culte du soleil (1943), 21. J.R. Bram: Sun (1987), 135.

111 Dazu H. Bonnet: Reallexikon (1952), 471 s.v. Mond.

112 A. von Lieven: Mondgottheit (2000), 364. Ph. Derchain: Mythes et dieux lunaires (1962), 37.

113 Vgl. W. Helck: Mond (1982), 193. J.R. Bram: Moon (1987), 89. In der späteren Zeit (der Name ist nicht vor dem dritten Jh. n.Chr. belegbar) wird Thot zu Hermes Trismegistos, vgl. E. Hornung: Das geheime Wissen (1999), 17. 54.

114 H. Bonnet: Reallexikon (1952), 472 s.v. s.v. Mond.

von Sonne und Mond.[115] Zu dieser Aufwertung des Mondes hat vermutlich die zunehmende Astralisierung der Religion geführt.

Abschließend können wir festhalten: Das Bild vom Mond als obersten König finden wir in der babylonischen Vorstellungswelt. Daneben existiert das Bild der Sonne als König, die zwar nur an zweiter Stelle rangiert, aber trotzdem ebenfalls als König bezeichnet wird. In späterer Zeit tauschen Sonne und Mond die Rollen: Die Sonne wird zum obersten König. Der Mond wird zwar weiterhin kultisch verehrt, aber er tritt mehr und mehr in den Hintergrund. In Ägypten haben wir das Bild des Sonnenkönigs. Daneben erscheinen Sonne und Mond (erst spät) als Herrscherpaar. Während in Babylon also der Mondgott Sîn seine Vorrangstellung an den Sonnengott Šamaš abtreten muss, als man erkennt, dass die Sonne die zentrale Rolle in der Himmelsmechanik einnimmt, wird er in Ägypten, wo er ursprünglich kaum verehrt wurde, aufgewertet, als die Kenntnisse von Astronomie und Astrologie tiefer in das religiöse Bewusstsein eindringen.

115 F. Cumont: La théologie solaire (1913), 451. 468f. J. Kroll: Die Lehren (1914), 109. Siehe auch unten S. 164-182 zur Lehre von der Sonnen- und der Mondpartei.

B. Die Stellung zu Sonne und Mond als Kriterium für δορυφορία

1. Grundlagen für die weitere Untersuchung

a. Der synodische Lauf der Planeten

Bevor wir die Definitionen von δορυφορία untersuchen, bei denen die verschiedenen Stellungen der Planeten zu den Luminaren entscheidend sind, seien im Folgenden kurz die grundlegenden astronomischen Parameter geklärt.

Die besonderen, scheinbar unregelmäßigen Bewegungen der Planeten, die sich deutlich von dem regelmäßigen Lauf der Fixsterne unterscheiden, haben schon früh die Aufmerksamkeit der Himmelsbeobachter auf sich gezogen. So legten bereits die Babylonier das Hauptaugenmerk auf den Zyklus beobachtbarer Ereignisse in der Revolution der Planeten. Ihre Beobachtungen haben sie über Generationen gesammelt und dabei schon sehr präzise die Regelmäßigkeiten der Planetenbewegungen entdeckt.[116] Diese empirisch gesammelten Angaben lieferten später den Griechen wertvolles Datenmaterial.[117]

Ein Charakteristikum der Planeten ist ihre den Fixsternen entgegengesetzte Bewegungsrichtung: Während sich täglich der ganze Himmel von Osten nach Westen zu bewegen scheint, weisen die Planeten zusätzlich eine Eigenbewegung von Westen nach Osten auf, wobei sie jedoch auch an der täglichen Bewegung des gesamten Himmels teilhaben (Abb. 1).

---

[116] Schon die Omensammlung *Enūma Anu Enlil* behandelt besonders im vierten Teil Omina, die aus Planetenerscheinungen abgeleitet sind, vgl. H. Hunger: Astrology and Other Predictions (1997), 12. D. Pingree: From Astral Omens (1997), 18. N.M. Swerdlow: The Babylonian Theory (1998), 2f. E. Reiner: Babylonian Celestial Divination (1999), 21f. Auch das erste namentlich bekannte Kompendium der Babylonier über astronomische Beobachtungen, das *MUL.APIN*, das sich auf Beobachtungen zwischen 1400 und 900 v.Chr. stützt, enthält exakte Angaben über die Sichtbarkeitsperioden und Unsichtbarkeitsperioden der Planeten. Dazu H. Hunger: Astronomie (1997), 128. J. Evans: The History & Practice (1998), 5-8. N.M. Swerdlow: The Babylonian Theory (1998), 24-26. C. Santini: La storia (2002), 142f. Aus seleukidischer Zeit sind zahlreiche Ephemeriden aus Uruk und Babylon überliefert, in denen die charakteristischen Phänomene der Planetenbewegung genau verzeichnet sind, vgl. die Sammlung und Beschreibung dieser Ephemeriden bei O. Neugebauer: Astronomical Cuneiform Texts [1955]. Zur Himmelskunde in Mesopotamien siehe die Monographie von H. Hunger und D. Pingree: Astral Sciences (1999).

[117] Vgl. W. Burkert: Weisheit und Wissenschaft (1962), 279f. G.J. Toomer: Hipparchus (1988), bes. 357-360. Á. Szabó: Das geozentrische Weltbild (1992), 16. H. Hunger und D. Pingree: Astral Sciences (1999), 14.

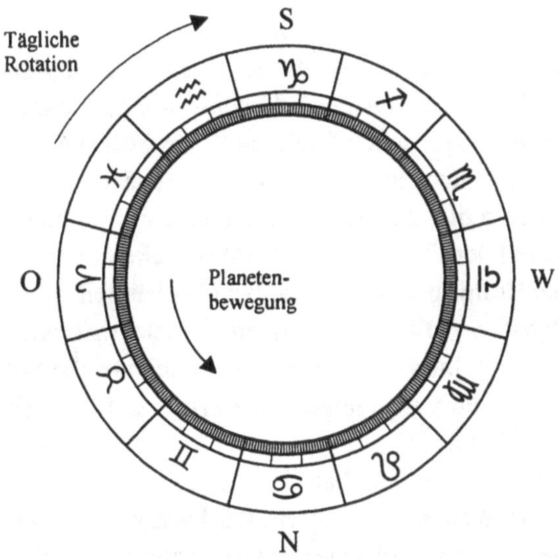

Abb. 1: Die tägliche Rotation (O → W) und die Planetenbewegung (W → O)

Doch den Planeten ist nicht nur diese dem Fixsternhimmel entgegengesetzte Bewegung in west-östlicher Richtung eigen, sondern sie zeichnen sich zusätzlich noch durch folgende Charakteristika aus: Sie scheinen während ihres Laufs stehen zu bleiben, ihre Bewegungsrichtung zu ändern, teils schneller und teils langsamer zu werden und von Zeit zu Zeit auch ihre Helligkeit zu verändern. Heute wissen wir, dass sich die Erde um sich selbst und gleichzeitig um die Sonne bewegt, der Mond ein Trabant der Erde ist, die Sonne in der Mitte unseres Sonnensystems ruht und die anderen Planeten wie die Erde in elliptischen Bahnen um die Sonne kreisen. Und wir wissen, dass die scheinbaren Stillstände, Rückläufigkeiten und die anderen Anomalien der Planetenbewegungen aus der Eigenbewegung der Erde mit der gleichzeitigen Bewegung der Planeten resultieren. Die Erklärung dieser Anomalien stellte die antiken Astronomen jedoch lange Zeit vor eine unlösbare Aufgabe.

Die Unregelmäßigkeiten der Planetenbewegungen lassen sich folgendermaßen einteilen: Als Sonderbewegungen in Bezug auf die Länge bezeichnet man die den Planeten eigene von West nach Ost gerichtete Bewegung, die Stillstände und die Rückläufigkeiten. Daneben weisen die Planeten auch eine Bewegung in der Breite auf, indem sie bald nördlich und bald südlich von der Ekliptik stehen, und eine Bewegung in der Tiefe, da sie der Erde bald näher stehen, bald weiter von ihr entfernt sind. Damit verbunden ist die scheinbare Veränderung ihrer Größen und ihrer Geschwindigkeiten.[118] Die Besonderheiten der Längenbewegung der Planeten sind während eines synodischen Umlaufs[119] zu beobachten, die Bewegungen in der Breite und der Tiefe während eines siderischen Umlaufs.[120] Im Folgenden werden kurz die Besonderheiten der Planetenbewegungen während eines synodischen Umlaufs dargestellt, also die, die sich auf die Längenbewegung der Planeten beziehen, da diese bei der Erklärung der astrologischen Lehre von der δορυφορία eine zentrale Rolle spielen werden. Nicht behandelt werden die verschiedenen, teils höchst komplizierten antiken Planetentheorien, die eben diese Anomalien erklären sollten. Hier geht es lediglich um die beobachtbaren Erscheinungen der Planeten am Himmel in Bezug auf ihre Stellung zur Sonne, nicht um deren Erklärungen.

Besonders gut beobachtbar sind die einzelnen Phasen des Mondes. Er läuft immer von Westen nach Osten, wird somit nie rückläufig und bleibt auch nicht stehen. Sein synodischer Umlauf dauert ca. 29½ Tage. Während einer Konjunktion mit der Sonne ist der Mond aufgrund der Helligkeit der Sonne unsichtbar. Da der Mond sich schneller als die Sonne in west-östlicher Richtung bewegt, wird er nach der Konjunktion zum ersten Mal wieder abends am Westhimmel als schmale Sichel sichtbar. Er hat sein Abenderst (Abb. 2, Pos. a). Gewöhnlich wurde in der Antike als Abstand, den ein Planet oder ein Fixstern zur Sonne haben muss, um nicht mehr von ihr überstrahlt zu werden und somit wieder sichtbar zu sein, eine Distanz von 15° angenommen.[121] Im Laufe der nächsten Tage steht der Mond bei Sonnenun-

---

118 Dazu W. und H.G. Gundel: Planeten (1950), 2080,31-2087,31.

119 Ein synodischer Umlauf ist die Periode, die ein Planet benötigt, um von der Erde aus gesehen wieder dieselbe Stellung zur Sonne einzunehmen, also z.B. die Zeit von einer Konjunktion mit der Sonne bis zur nächsten, vgl. H. Zimmermann und A. Weigert: Lexikon ([8]1995), 297 s.v. Planet. U. Becker: Lexikon (1997), 268 s.v. Synodische Umlaufzeit.

120 A. Jones: Planeten (2000), 1064. Nach einem siderischen Umlauf nimmt der Planet wieder die gleiche Stellung zu den Fixsternen ein.

121 15° erscheint in der antiken Literatur oft als der Wert für den Sehungsbogen, auch „Arcus visionis" genannt, der angibt, um wie viel Grad die Sonne unter dem Horizont stehen muss, damit ein auf- oder untergehender Stern sichtbar ist, vgl. schon Ps.Eudox. ars 14,7-10 p. 20f. Blass: δύντος τοῦ ἡλίου, οὐκ εὐθέως / φαίνεται τὰ ἄστρα, ἀλλ' ὅταν ὁ / ἥλιος ἀπὸ τοῦ ὁρίζοντος ἀπόσ/χη[ι] ἥμισυ ζῳδίου, mit einem Arcus visionis von ½ Zeichen. Bei den 15° scheint es sich um einen älteren Wert zu handeln, der bereits in babylonischen Texten nachzuweisen ist, siehe H. Vogt: Der Kalender (1920), 8-10. O. Neugebauer: A History (1975), II 760f. 829. A.C. Bowen und B.R. Goldstein: Meton of Athens (1988), 56. Später werden für verschiedene Planeten und Fixsterne unterschiedliche Werte angenommen. Bei den Planeten schwanken die Angaben zwischen 7° bis 15°. Siehe hierzu A. Bouché-Leclercq: L'astrologie (1899), 111 Anm. 3. O. Neugebauer: A History (1975), II 830-833. In der Astrologie setzte sich eine allgemein angenommene

tergang immer weiter östlich am Himmel, entfernt sich also – da er schneller als die Sonne den Tierkreis von Westen nach Osten durchläuft – immer weiter von der Sonne. Er ist nun in seiner zunehmenden Phase. Ungefähr nach zwei Wochen geht er bei Sonnenuntergang als Vollmond im Osten auf (Abb. 2, Pos. b). Er steht der Sonne dann diametral gegenüber. Von nun an ist der Mond in seiner abnehmenden Phase. Er verkürzt den Abstand zur Sonne täglich, bis er morgens kurz vor Sonnenaufgang zum letzten Mal gesehen werden kann, bevor er von der Sonne überstrahlt wird. Er hat sein „Morgenletzt" (Abb. 2, Pos. c).

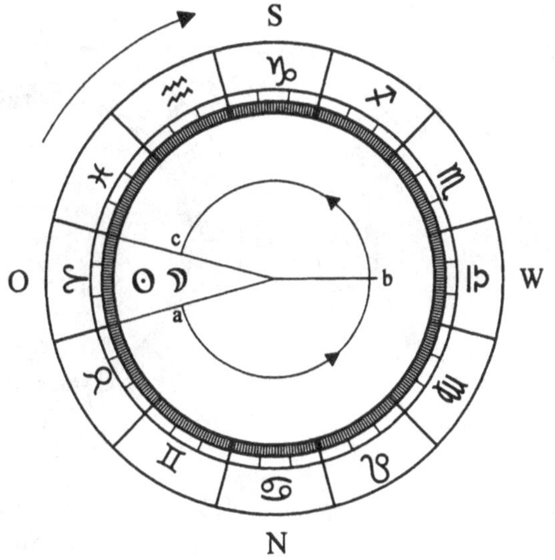

Abb. 2: Die Mondphasen

Bei den fünf echten Planeten scheint es sinnvoll, den Lauf der drei äußeren Planeten Saturn, Jupiter und Mars und den der zwei inneren Planeten Venus und Merkur getrennt zu behandeln.[122] Beginnen wir mit den drei äußeren Planeten. Sie durchlaufen den Tierkreis langsamer als die Sonne. Daher entfernt sich die Sonne nach einer Konjunktion mit einem dieser Planeten in west-östliche Richtung, so dass der Planet im Sinne der Planetenbe-

Entfernung von 15° durch. Zum Problem der Bestimmung des Arcus visionis siehe L. Ideler: Handbuch (1825), I 54-57. F. Boll: Fixsterne (1909), 2425,41-2426,26.

122 Zur Beschreibung des synodischen Umlaufs der Planeten vgl. A. Bouché-Leclercq: L'astrologie (1899), 111-121. F.K. Ginzel: Handbuch (1906), I 43-45. W. und H.G. Gundel: Planeten (1950), 2087,32-2089,42. E. Rosen: Cosmology from Antiquity (1968), 541f. D. Brown: Mesopotamian Planetary Astronomy-Astrology (2000), 82-85.

wegung hinter der Sonne zurückbleibt, im Sinne der Tagesbewegung allerdings immer weiter vor ihr steht. Wenn die Sonne sich so weit von dem Planeten entfernt hat, dass dieser morgens kurz vor Sonnenaufgang zum ersten Mal sichtbar am Osthimmel aufgeht, findet sein „heliakischer Aufgang"[123] statt (Abb. 3a). Die Sonne bewegt sich weiter von dem Planeten weg, so dass der Zeitraum zwischen dem Aufgang des Planeten und dem der Sonne immer größer wird. Hat sich die Sonne ungefähr um 120° von dem Planeten entfernt, scheint dieser stehen zu bleiben und seine Richtung zu ändern (Abb. 3b).[124]

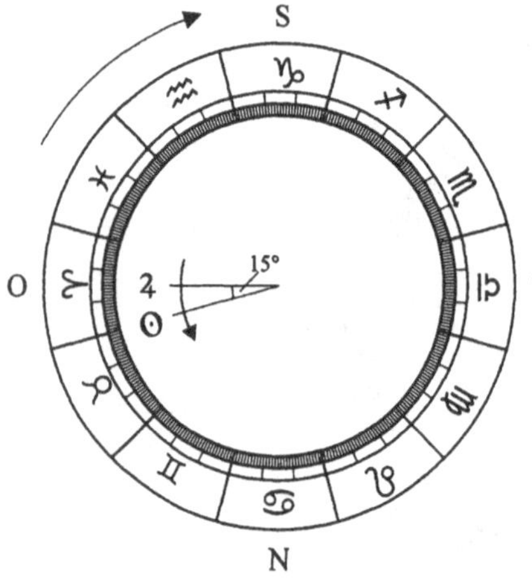

Abb. 3a: Der heliakische Aufgang

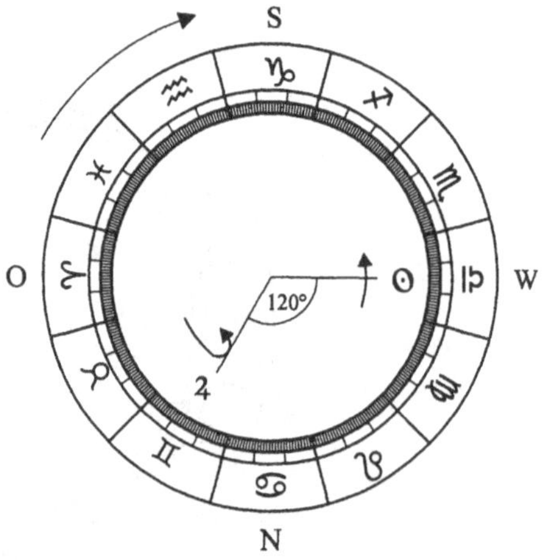

Abb. 3b: Der erste Stillstand und Beginn der Rückläufigkeit

Der Planet befindet sich nun in der Phase seiner Rückläufigkeit. Ist er, wenn auch langsamer als die Sonne, bislang hinter ihr hergelaufen, bewegt er sich nun in die entgegengesetzte Richtung, so dass die Entfernung zwischen Planet und Sonne schneller größer wird als bisher. In dieser Phase der Rückläufigkeit gelangt der Planet in Opposition zur Sonne, das heißt, er steht ihr dia-

123 Heliakischer Aufgang ist „der erste sichtbare A. eines Sterns in der Morgendämmerung". H. Zimmermann und A. Weigert: Lexikon (^{8}1995), 30 s.v. Aufgang.

124 120° ist ein approximativer Wert. Bereits die Babylonier haben für Mars einen Sonnenabstand von 120° bei den Stillständen angenommen, wie B.L. van der Waerden gezeigt hat: Babylonische Planetenrechnung (1957), 52f. und ders.: Erwachende Wissenschaft (1968), 190f. In der griechisch-römischen Literatur ist die Lehre zuerst bei Plinius fassbar (nat. 2,59f.). Dort findet man den Wert von 120° für Jupiter und Saturn, für Mars allerdings den Wert von 90°. A. Bouché-Leclercq: L'astrologie (1899), 118-120 Anm. 1. W. und H.G. Gundel: Planeten (1950), 2084,53-2085,6. O. Neugebauer: A History (1975), II 957f.

metral gegenüber (Abb. 3c). Er bleibt weiter rückläufig, bis sich ihm die Sonne auf 120° genähert hat. Nun scheint der Planet erneut stehen zu bleiben und seine Richtung zu ändern (Abb. 3d).

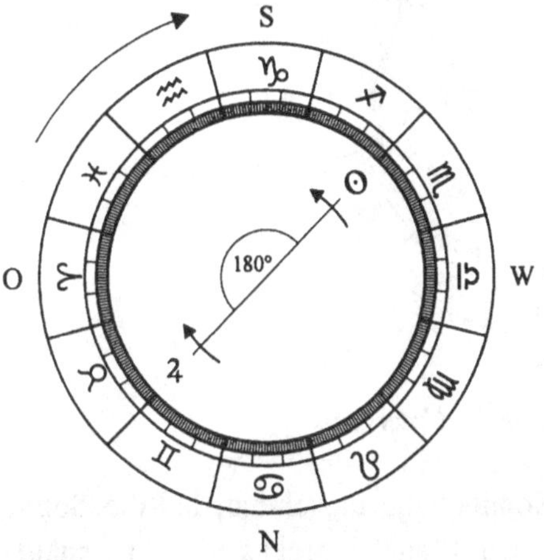

Abb. 3c: Die Opposition

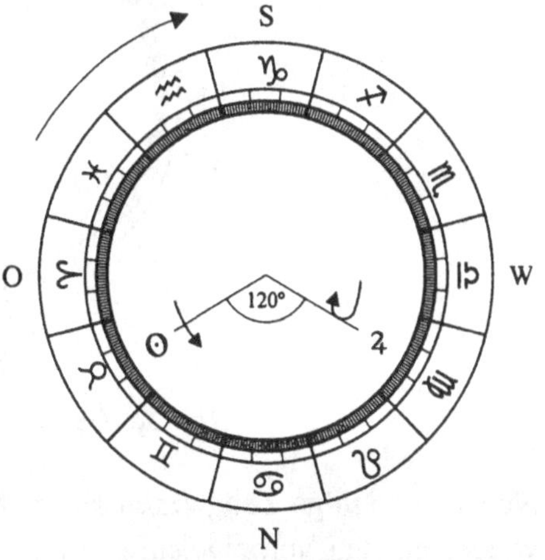

Abb. 3d: Der zweite Stillstand und Beginn der Rechtläufigkeit

Der Planet befindet sich wieder in der Phase der Rechtläufigkeit und läuft scheinbar nicht mehr auf die Sonne zu, sondern vor ihr weg. Da die Sonne aber schneller ist, holt sie den Planeten ein. Dieser geht zum letzten Mal, bevor er von der Sonne überstrahlt wird und eine Zeit lang unsichtbar bleibt, abends nach Sonnenuntergang am Westhimmel sichtbar unter. Er hat dann seinen „heliakischen Untergang“ [125] bzw. sein Abendletzt (Abb. 3e).

[125] Heliakischer Untergang ist „der letzte sichtbare Untergang eines Sterns in der Abenddämmerung“. H. Zimmermann und A. Weigert: Lexikon (^{8}1995), 30 s.v. Aufgang.

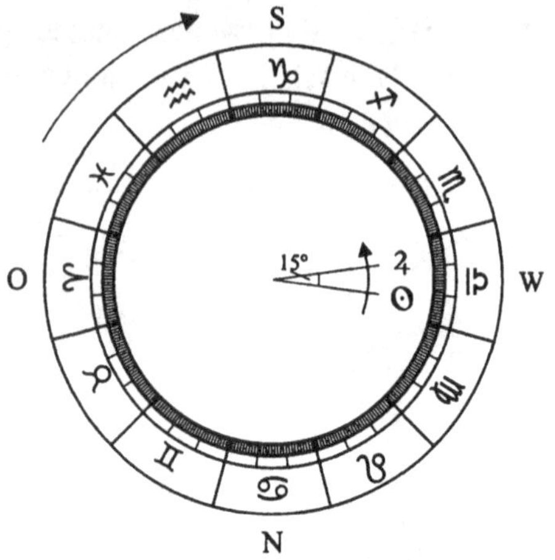

Abb. 3e: Der heliakische Untergang

Nun ist er einige Zeit wegen seiner Sonnennähe unsichtbar, bis die Sonne wieder an ihm vorbeigelaufen ist und der Planet morgens vor Sonnenaufgang seinen heliakischen Aufgang hat (oben S. 40, Abb. 3a). Die entscheidenden Punkte der scheinbaren Bewegung der oberen drei Planeten während ihrer Sichtbarkeit sind also der heliakische Aufgang, der erste Stillstand (oder Morgenkehrpunkt), bei dem die Rückläufigkeit beginnt, die Opposition, der zweite Stillstand (auch Abendkehrpunkt), bei dem der Planet wieder rechtläufig wird, sowie der heliakische Untergang.

Venus und Merkur sind im Gegensatz zu den anderen Planeten immer nur abends relativ kurz nach Sonnenuntergang am Westhimmel sichtbar oder morgens kurz vor Sonnenaufgang am Osthimmel, da sie sich nie weit von der Sonne entfernen.[126] Außerdem werden sie zweimal in einem synodi-

126 Die Babylonier kannten offenbar bereits im zweiten Jt. v.Chr. die Identität von Venus als Morgen- und Abendstern. Schon die Tafel 63 der Sammlung *Enūma Anu Enlil*, die aus der Zeit der Herrschaft von Ammisṣaduqa (1702-1682 v.Chr.) stammt, handelt von der Sichtbarkeit der Venus im Westen und Osten, siehe dazu B.L. van der Waerden: Mathematics and Astronomy (1978), 672 und 673 mit weiterer Literatur. H. Hunger: Astrology and Other Predictions (1997), 24f. D. Pingree: From Astral Omens (1997), 13. N.M. Swerdlow: The Babylonian Theory (1998), 8f. Aus seleukidischer Zeit sind Keilschrifttafeln erhalten, die diese Angaben auch für Merkur enthalten, z.B. die Tafel AO 6477 aus Uruk (= O. Neugebauer: Astronomical Cuneiform Texts [1955] II No. 801, S. 366f.), ebenfalls aus Uruk A 3456, siehe dazu die Besprechung bei H. Hunger: A 3456 (1988), 201-203. Bei den Griechen wird die Erkenntnis der Identität von Venus als Morgen- und Abendstern dem Pythagoras oder Parmenides zugeschrieben, hierzu: W. Burkert: Weisheit und Wissenschaft (1962), 285f. mit Anm. 43. B.L. van der Waerden: Erwachende Wissenschaft (1968), 49.

schen Umlauf unsichtbar. Ihre Phasen unterscheiden sich daher erheblich von denen der oberen drei Planeten. Nach einer Konjunktion mit der Sonne, während der die Planeten aufgrund der Helligkeit der Sonne unsichtbar sind, werden Venus und Merkur abends am Westhimmel kurz nach Sonnenuntergang zum ersten Mal wieder sichtbar und haben ihr „Abenderst" (Abb. 4a). Sie scheinen sich immer weiter Richtung Osten von der Sonne wegzubewegen, bis sie ihre maximale Elongation[127] erreicht haben. Für Venus hat man einen Winkelabstand von 48° veranschlagt, für Merkur einen Winkelabstand von 22°.[128] Dort machen sie kehrt und werden rückläufig (Abb. 4b).

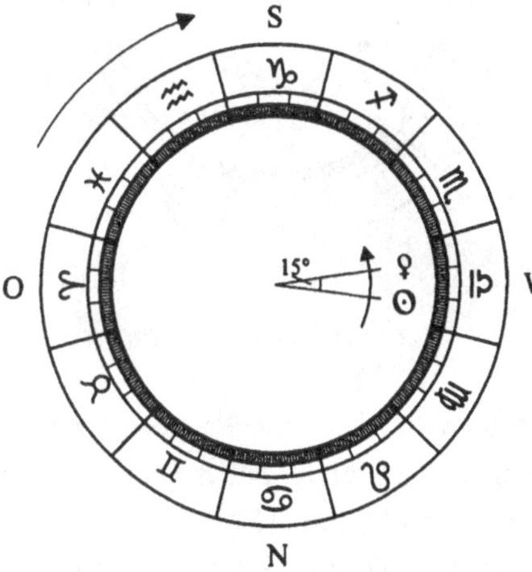

Abb. 4a: Das Abenderst

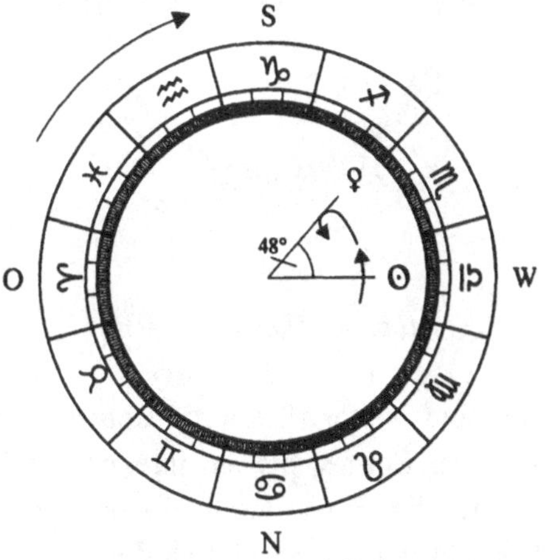

Abb. 4b: Der Abendkehrpunkt

Sie laufen also der Sonne entgegen und haben dann, kurz bevor sie von der Sonne überstrahlt und wieder unsichtbar werden, ihr „Abendletzt",[129] wenn sie vor der Periode ihrer Unsichtbarkeit abends nach Sonnenuntergang zum letzten Mal sichtbar untergehen (Abb. 4c). Nach der nun folgenden Phase

[127] Unter Elongation versteht man den Winkelabstand zwischen einem Planeten und der Sonne gemessen in Graden, vgl. H. Zimmermann und A. Weigert: Lexikon ([8]1995), 73 s.v. Elongation. U. Becker: Lexikon (1997), 79 s.v. Elongation.

[128] Bereits Kidenas, ein spätestens im zweiten Jh. v.Chr. wirkender chaldäischer Astronom, soll – wie Plinius (nat. 2,39) berichtet – gelehrt haben, dass sich Merkur nie weiter als 22° von der Sonne entfernt. Zu Kidenas bzw. Kidinnu siehe F. Cumont: Babylon (1911), 8f. P. Schnabel: Kidenas (1927), 16. W. Hübner: Kidenas (1999), 453. Die modernen Werte lauten 27°50′ als größte Elongation des Merkur und 47° bei Venus, vgl. H. Zimmermann und A. Weigert: Lexikon ([8]1995), 227 s.v. Merkur und 509 s.v. Venus.

[129] Das Abendletzt ist der heliakische Untergang der beiden Planeten. Da Venus und Merkur jedoch zweimal in einer synodischen Phase unsichtbar und dann wieder sichtbar werden, werden innerhalb dieser Untersuchung die Begriffe „Morgenerst" (anstatt „heliakischer Aufgang"), „Morgenletzt", „Abenderst" und „Abendletzt" (anstatt „heliakischer Untergang") verwendet, um Missverständnissen vorzubeugen.

der Unsichtbarkeit, in welcher die Konjunktion mit der Sonne stattfindet, erscheinen die Planeten zum ersten Mal wieder morgens kurz vor Sonnenaufgang am Osthimmel und haben ihr „Morgenerst“ (Abb. 4d).

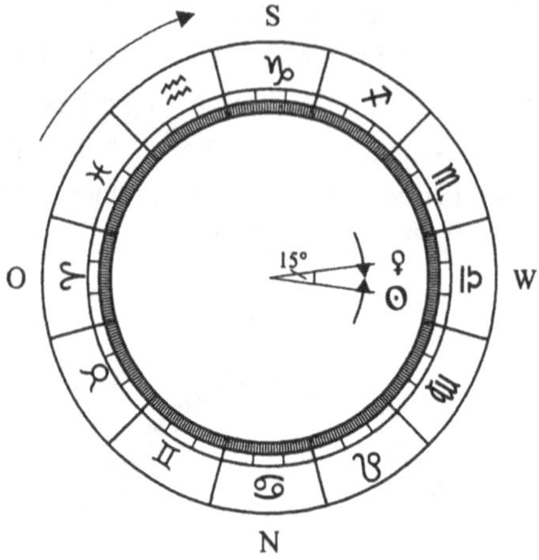

Abb. 4c: Das Abendletzt

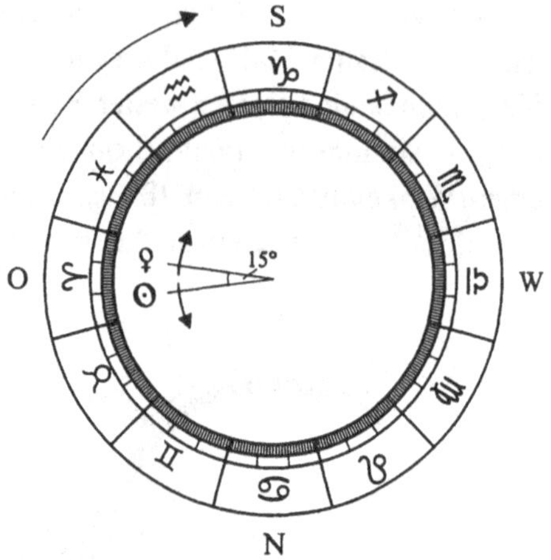

Abb. 4d: Das Morgenerst

Sie sind weiter rückläufig und entfernen sich in westliche Richtung weiter von der Sonne, bis sie ihre größte Elongation erreicht haben und wieder rechtläufig zu werden beginnen (Abb. 4e). Somit laufen sie hinter der Sonne her und verringern täglich den Abstand zur ihr. Wenn sie zum letzten Mal morgens vor der Sonne sichtbar aufgehen, haben sie ihr „Morgenletzt“ (Abb. 4f).

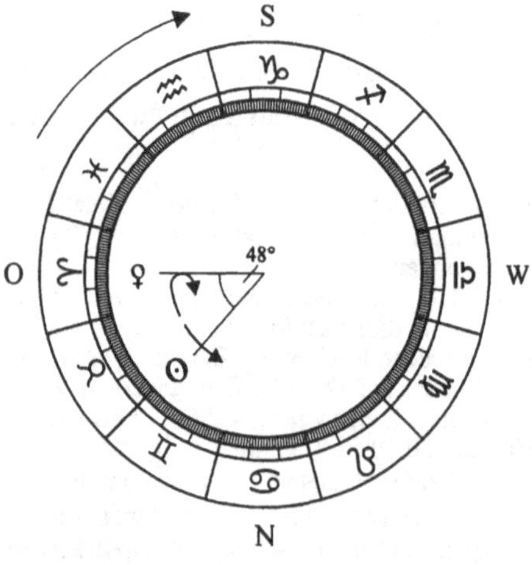

Abb. 4e: Der Morgenkehrpunkt

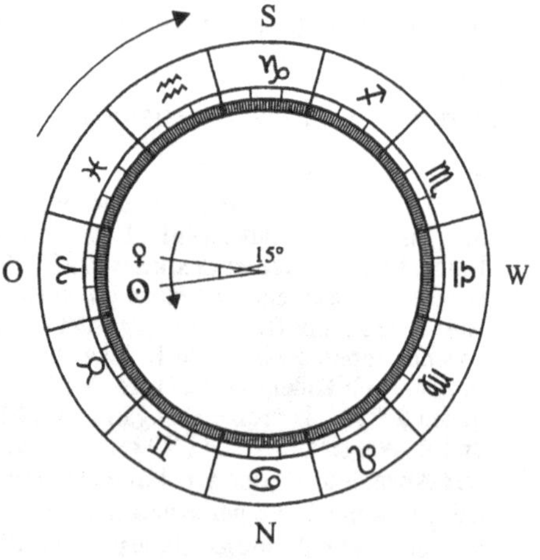

Abb. 4f: Das Morgenletzt

Sie sind für einige Zeit unsichtbar, bis sie die Sonne so weit überholt haben, dass sie abends nach Sonnenuntergang ihr Abenderst haben (Abb. 4a).

Die verschiedenen Anomalien wurden schon in frühester Zeit von den Babyloniern beobachtet. Doch während die Babylonier sich bemühten, die astronomischen Probleme mit arithmetischen Reihen, also nur mit Zahlen, zu bewältigen, beruhte die Astronomie der Griechen von Anfang an auf Geometrie.[130] Das Hauptproblem der griechischen Astronomie war es, diese Planetenbewegungen zu erklären, wobei das seit Platon in der Astronomie vorherrschende Postulat, dass sämtliche Himmelsbewegungen mit vollkommenen, gleichförmigen Kreisbewegungen erklärt werden müssten, erfüllt werden sollte.[131] Vor diesem Hintergrund entstanden mehrere höchst komplizierte Theorien zur Erklärung der scheinbaren Anomalien der Planetenbewegungen, deren Darlegung jedoch nicht an diese Stelle gehört.[132]

b. Die Bedeutungen der Begriffe ἑῴα ἀνατολή, ἑσπερία ἀνατολή, ἑῴα δύσις und ἑσπερία δύσις

In der astrologischen Lehre von der δορυφορία spielen die Begriffspaare ἑῴα ἀνατολή, ἑσπερία ἀνατολή, ἑῴα δύσις und ἑσπερία δύσις eine zentrale Rolle.[133] Die uneinheitliche Verwendungsweise dieser Termini technici in der antiken Fachsprache hat auch in der modernen Forschungsliteratur zu einer Mehrdeutigkeit der Begriffe geführt, die bis heute immer wieder Miss-

---

130 G.J. Toomer: Hipparchus (1988), 356f. 360f. Á. Szabó: Das geozentrische Weltbild (1992), 19. N.M. Swerdlow: The Babylonian Theory (1998), 27. Zur Arithmetik als Grundlage der babylonischen Astronomie siehe J. Høyrup: Babylonian mathematics (1994), 27f., zur geometrischen Astronomie der Griechen A. Jones: Greek mathematics (1994), 60-62.

131 Das Postulat wird von manchen schon auf Pythagoras zurückgeführt. Zur Konkurrenz der Überlieferung siehe W. und H.G. Gundel: Planeten (1950) 2052,21-2053,9. W. Burkert: Weisheit und Wissenschaft (1962), 301 schreibt das Postulat Platon zu. So auch A. Jones: Planeten (2000), 1065. J. Hamel: Astronomiegeschichte (1996), 9 führt es auf Pythagoras zurück.

132 Eine ausführliche und gute Darstellung der einzelnen Theorien bietet Th.S. Kuhn: Die kopernikanische Revolution (1981), bes. 46-98, vgl. auch W. und H.G. Gundel: Planeten (1950), 2038,31-2075,2. J. North: Viewegs Geschichte der Astronomie (1997), 40-83. J. Evans: The History & Practice (1998), 289-392. Eine knappere Übersicht bieten F. Krafft: Astronomie (1997), 132-136. A. Jones: Planeten (2000), 1065-1070.

133 Die Bedeutung dieser Begriffe für die Lehre von der δορυφορία hat schon W. Gundel erkannt, vgl. dens.: Neue astrologische Texte (1936), 341 Anm. 1.

verständnisse verursacht.[134] Verschiedene Autoren verwenden teils für dieselbe Stellung unterschiedliche Begriffe, teils beschreiben sie mit demselben Begriff unterschiedliche Stellungen. Daher ist eine genaue Untersuchung dieser Begriffe für die Klärung der astrologischen Lehre der δορυφορία unerlässlich. Diese detaillierte Analyse ist als Appendix I beigegeben. Im Folgenden werden die für die weitere Untersuchung der δορυφορία benötigten Ergebnisse kurz zusammengefasst:

Das Substantiv ἀνατολή kann erstens den so genannten „täglichen" Aufgang eines Planeten bzw. Fixsterns bezeichnen, der aus der Tagesrotation der Erde resultiert. Analog dazu bezeichnet δύσις den täglichen Untergang. Zweitens bezeichnet ἀνατολή (oder ἐπιτολή) den „jährlichen" Aufgang eines Planeten oder Fixsterns, der sich aus der Jahresrotation der Erde um die Sonne ergibt. Die ἑῴα ἀνατολή ist der Morgenaufgang, also der Aufgang eines Planeten oder Sterns bei Sonnenaufgang. Entsprechend bezeichnet ἑσπερία ἀνατολή (oder ἐπιτολή) den Abendaufgang, folglich den Aufgang eines Planeten oder Sterns im Osten bei Sonnenuntergang. Auch δύσις (oder κρύψις) wird in der Bedeutung „jährlicher" Untergang verwendet: ἑῴα δύσις heißt dann Morgenuntergang, ἑσπερία δύσις der Abenduntergang. Drittens kann ἀνατολή „erste Sichtbarkeit" eines Planeten nach der Phase der Unsichtbarkeit in Sonnennähe heißen, δύσις entsprechend „letzte Sichtbarkeit" in Sonnennähe. ἑῴα ἀνατολή ist dann das Morgenerst, also der „heliakische Aufgang",[135] ἑσπερία ἀνατολή das Abenderst, die erste Sichtbarkeit eines Planeten am Westhimmel nach Sonnenuntergang,[136] ἑῴα δύσις das Morgenletzt[137] und ἑσπερία δύσις das Abendletzt (d.h. der heliakische Untergang).[138]

Für die folgende Untersuchung zentral ist die vierte Bedeutung dieser Begriffe, die hauptsächlich in astrologischen Texten verwendet wird:

---

[134] So zuletzt noch bei R.H. Schmidt in seiner Übersetzung des bei Hephaistion 2,18,34 überlieferten Horoskops des Kaisers Hadrian: Hephaistio of Thebes (1998), 59, wo er in Zeile 10 seiner Übersetzung „[setting]" ergänzt, obwohl es sich hier tatsächlich um die abendliche Sichtbarkeit (vgl. „rising" in Zeile 9) handelt. Siehe die Besprechung des Horoskops (Text 99) unten S. 333-343.

[135] Zum heliakischen Aufgang der äußeren Planeten siehe oben S. 40 mit Abb. 3a, zu dem der inneren Planeten siehe oben S. 44 mit Abb. 4d. Der Mond hat kein Morgenerst.

[136] Zum Abenderst des Mondes siehe oben S. 38f. mit Abb. 2, Pos. a, zu dem der inneren Planeten S. 43 mit Abb. 4a. Die äußeren Planeten haben kein Abenderst.

[137] Nur Venus, Merkur und der Mond haben ein Morgenletzt, siehe oben S. 39 mit Abb. 2, Pos. c und S. 44 mit Abb. 4f.

[138] Zum heliakischen Untergang der äußeren Planeten siehe oben S. 41f. mit Abb. 3e, zu dem der inneren oben S. 43f. mit Abb. 4c. Der Mond hat keinen heliakischen Untergang.

Demnach kann ἀνατολή die Phase eines Planeten bezeichnen, der sich in einem Abstand von 15° bis 120° zur Sonne befindet. Ich spreche im Folgenden von der „Phase der Sichtbarkeit".[139] δύσις kann entsprechend „Phase der Unsichtbarkeit" heißen und bezeichnet dann einen Sonnenabstand von der Konjunktion bis 15°. Diese Phasen der Sichtbar- bzw. Unsichtbarkeit eines Planeten werden weiter unterteilt in die, die sich im Sinne der Tagesbewegung vor der Sonne ereignen, und die, die hinter der Sonne stattfinden: ἑῴα δύσις ist die „Phase der morgendlichen Unsichtbarkeit". Der Planet befindet sich im Sinne der Tagesrotation in einer Distanz von bis zu 15° vor der Sonne, geht also morgens kurz vor der Sonne auf, ist aber aufgrund der Nähe zur Sonne noch unsichtbar. Die ἑῴα ἀνατολή ist „die Phase der morgendlichen Sichtbarkeit". Der Planet befindet sich im Sinne der Tagesrotation 15° bis 120° vor der Sonne. Entsprechend heißt ἑσπερία δύσις die „Phase der abendlichen Unsichtbarkeit". Der Planet steht bis zu 15° hinter der Sonne, geht also abends kurz nach Sonnenuntergang unter, kann aber aufgrund seiner Nähe zur Sonne nicht gesehen werden. ἑσπερία ἀνατολή heißt „Phase der abendlichen Sichtbarkeit" und kennzeichnet die Stellung eines Planeten, der sich 15° bis 120° hinter der Sonne befindet.[140] Dieser Sprachgebrauch kann bei Paulus Alexandrinus, in den Epitomai des Antiochos, bei Olympiodor und auch bei Firmicus Maternus nachgewiesen werden, der von *matutina in ortu* und *vespertina in ortu* spricht.[141] Wichtig dabei ist, dass auch ein Planet im Westen ἑῷος und auch ἀνατολικός sein kann, wenn er die entsprechende Position zur Sonne einnimmt, ebenso wie ein Planet im Osten ἑσπέριος und auch δυτικός sein kann.

Die Unterschiede in den möglichen Bedeutungen einer Junktur können gravierend sein. Für den weiteren Verlauf der Arbeit über die δορυφορία ergibt sich aus den unterschiedlichen Verwendungsweisen zum einen die Notwendigkeit zu überprüfen, in welcher Bedeutung der jeweilige Autor die Begriffe verwendet. Zum anderen gilt es darauf zu achten, ob eventuelle Abweichungen der einzelnen Lehren voneinander beabsichtigt sind oder ob sie auf Verwechslungen oder Missverständnissen beruhen.

---

139 Freilich sind auch die Planeten sichtbar, die weiter als 120° von der Sonne entfernt sind. Ich vermute, dass die Begrenzung von 120° erst später gesetzt worden ist. Siehe dazu ausführlich unten, Appendix I, S. 451-455.

140 Diese verschiedenen Bedeutungen von ἀνατολή und δύσις sind entsprechend auf die zur Wortfamilie gehörigen Verbformen ἀνατέλλειν und δύνειν sowie die Adjektive ἀνατολικός und δυτικός zu übertragen.

141 Siehe dazu ausführlich unten S. 440-448.

2. Die Definition der δορυφόροι ἀστέρες bei Serapion

a. Rekonstruktion des Textes

Die älteste bekannte Definition von δορυφόρος findet sich in einem fragmentarischen Exzerpt mit dem Titel 'Εκ τοῦ Σαραπίωνος 'Αλεξανδρέως παρονομασίαι σχηματισμῶν τῶν ἀστέρων [Σεραπίωνος ὀνομασίαι],[142] „Die Beinamen der Schemata der Planeten aus Serapion von Alexandrien". Dieses Exzerpt aus Serapion (zweites oder erstes Jh. v.Chr.)[143] ist durch den bedeutenden Codex Parisinus graecus 2425 aus dem frühen vierzehnten Jh. n.Chr. auf uns gekommen. Der Codex, der 285 folia umfasst,[144] enthält auf den folia 4^{v}-76 die vier Bücher der 'Αποτελεσματικά des Ptolemaios.[145] Buch 5 dieses Codex (fol. 76^{r} -141^{r}) besteht aus einem Kompendium in 117 Kapiteln.[146] Buch 6 (ab fol. 141^{v}) beinhaltet im ersten Teil Exzerpte oder Zusammenfassungen von Exzerpten aus Werken verschiedener Autoren. D. Pingree vermutet, dass das gesamte fünfte Buch und der Anfang des sechsten von Rhetorios, der um 620 n.Chr. in Alexandria gewirkt hat, kompiliert wurden.[147] Die Kompilation des Rhetorios endet nach D. Pingree mit Kapitel 52 des 6. Buches (fol. 219^{v}).[148] Das Exzerpt aus Serapion ist auf den folia 156^{v}–161^{r} erhalten und somit dem sechsten Buch des Rhetorios zuzuordnen.

Die Definition der δορυφόροι ἀστέρες befindet sich auf fol. 157^{v} (Serap. apud Rhet. 6 p. 227,8-10 [Text 4]):

---

142 Ed. F. Cumont: CCAG VIII 4 (1922) p. 225-232. Die in Klammer gesetzte Überschrift ist, wie Cumont ad loc. berichtet, ein Additamentum in roter Schrift. Σαραπίων ist die ältere Form der mit e vokalisierten Form Σεραπίων, vgl. dazu F. Bechtel: Die historischen Personennamen (1917), 568.

143 Zur Datierung siehe oben S. 12 mit Anm. 42.

144 Vgl. die Beschreibungen dieses Codex von P. Boudreaux: CCAG VIII 4 (1922) p. 22-42 nr. 82. D. Pingree: Antiochus (1977), 205. Ders.: From Alexandria (2001), 21. Eine detaillierte Beschreibung von fol. 232^{v}-285^{v} findet sich bei O. Neugebauer: Commentary on the Astronomical Treatise (1969).

145 Vgl. W. Hübner (ed.): Ptolemaios. Apotelesmatika (1998) p. xix.

146 Dies ist nach D. Pingree Epitome III. Die erste Hälfte (Kap. 1-53) enthält eine Epitome der Θησαυροί des Antiochos, der zweite Teil (Kap. 54-117) eine Abhandlung über Genethlialogie, vgl. dazu D. Pingree: From Alexandria (2001), 9-12.

147 Vgl. D. Pingree: From Alexandria (2001), 12.

148 D. Pingree: From Alexandria (2001), 12. Ders.: Antiochus (1977), 222 hatte noch vermutet, das Kompendium gehe bis fol. 238.

δορυφόροι ἀστέρες λέγονται ἑῷοι μὲν πρὸς ἀναφερόμενοι ʽΗλίῳ, ἑσπέριοι δὲ [οἱ προανατέλλοντες μὲν ʽΗλίου τῇ δὲ] Σελήνῃ ἐπαναφερόμενοι.

1 δορυφῶροι cod. | post μέν: οἱ supplevit Cumont | πρὸς ἀναφερῶμενοι cod. προαναφερόμενοι coniecit Cumont coll. Ant. Epit. I 17 ex Isag. p. 115,28, ubi addas Porph. Isag. 29 p. 205,21. Heph. 1,17,4 || 2 ʽΗλίῳ Cumont siglum cod. | οἱ [...] δὲ delevi interpretamentum in textum intrusum esse suspicans || 3 ἐπαναφερῶμενοι cod.

„Speertragende[149] Planeten werden einerseits die in östlicher Stellung bei[150] der Sonne aufgehenden, andererseits die in westlicher Stellung dem Mond folgenden genannt."

Zunächst zu dem Kolon: ἑῷοι μὲν πρὸς ἀναφερόμενοι ʽΗλίῳ. Auffällig ist hier die Junktur πρὸς ἀναφερόμενοι ʽΗλίῳ und der fehlende Artikel οἱ vor πρὸς oder vor ἑῷοι.[151] Das Fehlen des Artikels fällt besonders auf, da er an keiner anderen Stelle innerhalb dieses Exzerptes fehlt. Er steht regelmäßig bei den Definitionen nach λέγονται, λέγεται bzw. εἰσίν.[152] F. Cumont ergänzt οἱ und konjiziert προαναφερόμενοι mit Verweis auf Antiochos (Ant. Epit. I 17 ex Isag. p. 115,27f. [unten S. 202, Text 72, Z. 20f.]): καθ' ὃ σχῆμα Ἥλιος μὲν δορυφορηθήσεται ὑπὸ τοῦ προαναφερομένου ἀστέρος.[153] Cumonts Text lautet: <οἱ> προαναφερόμενοι ʽΗλίῳ. Das Verb προαναφέρεσθαι heißt hier „vorangehen" (im Sinne der Tagesbewegung) und steht regelmäßig mit Genitiv. Der Dativ ʽΗλίῳ verwundert. Er ist nur zu erklären,

---

[149] Die seltene adjektivische Verwendung von δορυφόρος findet sich auch bei Aesch. Lib. 769.

[150] Zu πρός mit lokalem Dativ in der Bedeutung „bei, an" vgl. E. Schwyzer: Griechische Grammatik II (1950), 512f. Dass die seltsame Konstruktion πρὸς ἀναφερόμενοι ʽΗλίῳ zunächst Anstoß erregt, ist mir durchaus bewusst. Doch nach Prüfung sämtlicher Alternativen, den Text hier zu gestalten, scheint mir diese Variante die wahrscheinlichste zu sein. Die Gründe werden unten im Einzelnen besprochen.

[151] Vor πρὸς ἀναφερόμενοι in der Bedeutung: „Speertragende Planeten sind als östliche die [...] aufgehenden" (ἑῷοι prädikativ zu δορυφόροι ἀστέρες), vor ἑῷοι: „Speertragende Planeten sind die als östliche [...]" (ἑῷοι prädikativ zu ἀναφερόμενοι).

[152] Vgl. Serap. apud Rhet. 6 p. 225,8: λέγεται τά. ebd. 9: λέγονται οἱ. ebd. 12: εἰσίν οἱ. p. 226,1: λέγονται ἀστέρες οἱ. ebd. 3: εἰσίν οἱ. ebd. 4.7.17.24.25. p. 227,17.20.22.24.

[153] Vgl. auch Porph. Isag. 29 p. 205,21 (unten S. 205, Text 73, Z. 30-32) und Heph. 1,17,4 (unten S. 208, Text 74, Z. 18-20).

wenn wir ihn von ἑῷοι abhängig denken: „östlich zur Sonne."[154] Bei Serapion lässt sich zwar diese Konstruktion von ἑῷοι bzw. ἑσπέριοι mit Dativ nachweisen,[155] doch liegt es näher – falls man der Konjektur Cumonts folgen möchte –, das Siglum der Handschrift als Genitiv 'Ηλίου aufzulösen: „die östlich vor der Sonne aufgehenden". Allerdings scheint mir die Konjektur von F. Cumont unnötig zu sein, da sich der überlieferte Text πρὸς ἀναφερόμενοι 'Ηλίῳ durchaus halten lässt.[156] Es handelt sich um ein Hyperbaton: Präposition und das dazugehörige Substantiv sind gesperrt. Diese Sperrung ist sicherlich selten und macht den Satz schwer verständlich. Eine vergleichbare Stelle finden wir zum Beispiel auch bei Pindar (Pind. O. 6,53): ἐν κέκρυπτο γὰρ σχοίνῳ[157] oder auch bei Gregor von Nazianz (Carm. dogm. p. 430,4 Migne): τοῦ παντὸς εἴς τιν' ἀναφέροντες αἰτίαν. Speertragende Planeten sind demnach die, die „in östlicher Stellung bei der Sonne aufgehen". Im Interpretationsteil wird später genau untersucht, welche Relation zwischen Sonne und Planet hier gemeint ist.

Kommen wir nun zur Rekonstruktion des mittleren Teils des überlieferten Textes: ἑσπέριοι δὲ οἱ προανατέλλοντες 'Ηλίου.[158] Die Wendung stellt – gleichgültig, ob wir ἑσπέριος im Sinne von „westlich" bzw. „der Sonne folgend" verstehen oder von „abendlich" – ein Paradoxon dar: Weder westlich noch abendlich kann ein Planet vor der Sonne aufgehen oder sichtbar werden.[159]

---

[154] Wohl keineswegs so zu verstehen wie I. von Gleichen-Russwurm: Ein astrologischer Lehrplan (1936), 57: „Schwerttragende Sterne nennen sie die morgendlichen vor der ☉ hinaufgetragenen (nämlich über den Horizont)." Die Verwendung der Begriffe ἑῷοι und ἑσπέριοι bei Serapion wird im Folgenden untersucht.

[155] Vgl. Serap. apud Rhet. 6 p. 230,24f.: ἀμφόριστοι ἀστέρες εἰσὶν ὅσοι τῷ μὲν 'Ηλίῳ εἰσὶν ἑῷοι, τῷ δὲ ὡροσκόπῳ ἑσπέριοι. p. 230,28-30: ὅτι οἱ ἡμερινοὶ ἀστέρες χαίρουσιν ἐν ἀρσενικοῖς ζῳδίοις καὶ ἑῷοι τῷ 'Ηλίῳ· οἱ δὲ τῆς νυκτερινῆς αἱρέσεως ἐν θηλυκοῖς καὶ ἑσπέριοι τῇ Σελήνῃ.

[156] Cumont liest hier in einem Wort: προσαναφερόμενοι. Das einzige Zeugnis für das Verb προσαναφέρεσθαι in astrologischem Zusammenhang liefert der byzantinische Dichter Johannes Kamateros (Kam. Isag. 2911-2913): ὡροσκοπῶν <ὁ> Ἥλιος, τοῦτο δὲ καὶ Σελήνη, | [...] | καὶ Δὸς ἢ Παφίας τε προσαναφερομένων. Hier allerdings ohne Dativ! Zur der Stelle bei Kamateros siehe unten S. 312, Anm. 698.

[157] Vgl. dazu E. Schwyzer: Griechische Grammatik II (1950), 427.

[158] F. Cumont löst hier das Siglum erneut mit dem Dativ 'Ηλίῳ auf.

[159] Siehe dennoch die unbrauchbare Übersetzung von I. von Gleichen-Russwurm: Ein astrologischer Lehrplan (1936), 57: „abendlich die vor der ☉ aufgehenden [sc. Sterne] (Spätaufgang)."

Man könnte hier an einen Abendaufgang denken, also an den Aufgang eines Planeten bei Sonnenuntergang. Erklärungsbedürftig ist dann das Präverb προ-. Wenn wir es tilgen, stellt sich die Frage, worauf sich Ἡλίου (oder Ἡλίῳ bzw. Ἥλιον) bezieht. Hier müssten wir wohl eine Dublette annehmen und folgendermaßen konstruieren:

ἑσπέριοι οἱ [προ]ἀνατέλλοντες [Ἡλίου].

Speertragende Planeten wären dann die Planeten, die ihren Abendaufgang machen, also in Opposition zur Sonne stehen. Die Opposition gilt bei Serapion als besonders wirkungsvoll, so dass inhaltlich zunächst nichts gegen diese Deutung zu sprechen scheint. Serapion schreibt zum Beispiel über die akronychischen Planeten (Serap. apud Rhet. 6 p. 230,22f. [Text 5]):

> οἱ δ' ἀκρόνυχοι δυνατώτεροί εἰσιν μάλιστα νυκτὸς διὰ τὸ ὑπὲρ γῆν εἶναι.[160]
>
> „Die akronychischen sind besonders nachts wirksamer, weil sie sich über der Erde befinden."

Allerdings überzeugt dieser Rekonstruktionsversuch nicht, da wir zweimal in diesem kurzen Kolon in den Text eingreifen müssten. Außerdem scheint Serapion sowohl den Begriff ἑσπέριος[161] als auch den Begriff ἀνατέλλω anders benutzt zu haben, wie unten ausführlich dargelegt werden soll.

Wir können auch unter Beibehaltung des Präverbs προ- annehmen, es sei der Abendaufgang eines Planeten vor Sonnenuntergang gemeint. Dann ist δύνοντος ausgefallen, und wir müssen rekonstruieren:

ἑσπέριοι οἱ προανατέλλοντες Ἡλίου <δύνοντος>.

Der Aufgang eines Planeten vor Sonnenuntergang scheint allerdings innerhalb der antiken Astronomie und Astrologie keine Rolle gespielt zu haben.[162] Von Bedeutung waren lediglich der Aufgang eines Sterns oder Planeten bei

---

160 Vgl. auch dens. ebd. p. 229,29f.: ὅτι δυναμοῦνται οἱ ἀστέρες τετράγωνοι ἢ διάμετροι Ἡλίῳ ὄντες, κἂν ἐν ἀχρηματίστοις ὦσι τόποις. Zu dieser eher seltenen positiven Bewertung von Opposition und Geviertschein vgl. auch Ps.Petos. CCAG VI (1903) p. 62,8-17.

161 Vgl. z.B. schon die oben in Anm. 155 angeführten Passagen. Dort steht ἑσπέριος eindeutig immer in örtlicher Bedeutung im Sinne von „westlich von".

162 In babylonischen Texten wird nur für den Mond die Zeit zwischen Aufgang des Vollmondes und Sonnenuntergang gemessen. Bei den Planeten scheint dies keine Rolle gespielt zu haben. Vgl. F. Rochberg-Halton: Babylonian Horoscopes and their Sources (1989), 106f. H. Hunger: Non-mathematical Astronomical Texts (1999), 78.

gleichzeitigem Sonnenuntergang oder aber der sichtbare Abendaufgang, der sich nach Sonnenuntergang ereignet.

Vielleicht sind – entsprechend der astrologischen Bedeutung von ἑσπέριος ἀνατολικός – die Planeten gemeint, die sich in der Phase ihrer abendlichen Sichtbarkeit befinden.[163] Wir können entweder προ- und Ἡλίου tilgen und folgenden Text herstellen:

ἑσπέριοι οἱ [προ]ἀνατέλλοντες [Ἡλίου],

der wir konjizieren parallel zu πρὸς ἀναφέρομενοι Ἡλίῳ:

ἑσπέριοι δὲ οἱ πρὸς ἀνατέλλοντες μὲν Ἡλίῳ

„die westlich neben der Sonne sichtbaren".

Falls wir eine dieser vier Möglichkeiten in Betracht ziehen wollen, ist sicherlich die letzte den anderen vorzuziehen. Speertragende Planeten wären die Planeten, die in der Phase ihrer morgendlichen Sichtbarkeit sind, und die in der Phase ihrer abendlichen Sichtbarkeit, also sowohl die, die in der astrologischen Fachsprache üblicherweise als ἑῷοι ἀνατολικοί, als auch die, die als ἑσπέριοι ἀνατολικοί bezeichnet werden.[164] Diese Auffassung lässt sich allerdings nur in dem Kommentar des Olympiodor zu Paulus Alexandrinus nachweisen.[165]

Mir scheint nun allerdings eine fünfte Möglichkeit die wahrscheinlichste zu sein: Die Junktur προανατέλλοντες Ἡλίου wurde vermutlich als Interpretament für die erklärungsbedürftige Junktur πρὸς ἀναφερόμενοι Ἡλίῳ in den Text eingefügt. Ein Leser könnte die Junktur οἱ προανατέλλοντες Ἡλίου als Erklärung für πρὸς ἀναφερόμενοι Ἡλίῳ an den Rand oder zwischen die Zeilen geschrieben haben. Ein oder Exzerptor hat dieses Inter-

---

[163] Siehe dazu ausführlich unten Appendix I, S. 431-455.

[164] So verstehen es W. und H.G. Gundel: Planeten (1950), 2131,50-64 unter Berufung auf Serapion, Rhetorios, dem Michigan Papyrus 149 und schließlich Paulus Alexandrinus. Rhetorios nennt allerdings nur die der Sonne vorangehenden Planeten deren Speerträger, der Michigan Papyrus 149 legt eine völlig andere Lehre basierend auf der αἵρεσις der Planeten zugrunde, und bei Paulus Alexandrinus schließlich werden wie bei Rhetorios nur die der Sonne vorangehenden Planeten deren Speerträger genannt. Diese Lehren werden im weiteren Verlauf der Arbeit noch ausführlich besprochen. Die Deutung der Gundels scheint jedenfalls allein auf Serapion zu beruhen.

[165] Vgl. dazu unten S. 69, Text 19 mit der Besprechung S. 79-81, wo herausgestellt wird, dass die Lehre bei Olympiodor auf einem Missverständnis basiert. D. Pingree dagegen, der den Text Cumonts unverändert übernimmt, deutet offenbar den Serapiontext in der zuletzt dargestellten Weise und sieht darin eine Erweiterung der einfachen Lehre, dass ein Speerträger der Sonne vorangeht. Als Vergleichsstelle nennt er Ps.Heliodor (i.e. Olympiodor), vgl. D. Pingree: The Yavanajātaka (1978), II 272.

pretament dann in den umgebenden Text eingearbeitet, wobei er die Partikel μέν – δέ und den Artikel τῇ hinzugefügt hat, um die Glosse mit dem Satz zu verbinden.[166]

Verdächtig ist auch der Artikel οἱ im mittleren Teil. Wenn dieser Artikel im Original gestanden hat, dann müssen wir nicht nur – mit F. Cumont – vor πρὸς ἀναφερόμενοι Ἡλίῳ den Artikel ergänzen, sondern auch vor ἐπαναφερόμενοι bzw. vor Σελήνῃ.[167] Ebenfalls auffällig ist, dass Ἡλίῳ bzw. Ἡλίου beide Male ohne Artikel steht, Σελήνῃ dagegen mit.[168]

b. Interpretation

Formal weist der Text den typischen Aufbau einer Definition auf: Das Definiendum steht am Anfang des Satzes und ist durch λέγονται mit den charakteristischen Merkmalen verbunden.[169] Die meisten Definitionen in diesem Exzerpt aus Serapion sind in dieser Weise aufgebaut,[170] nur selten wird λέγονται bzw. λέγουσιν durch εἰσίν ersetzt.[171] Die Merkmale werden durch

---

166 Zu erwägen ist dann, ob hier eventuell ein (freilich unregelmäßiger) iambischer Trimeter vorliegt, wobei das Siglum der Handschrift im zweiten Vers mit Μήνῃ anstelle von Σελήνῃ aufgelöst werden muss: ἑῷοι μὲν πρὸς ἀναφερόμενοι Ἡλίῳ, || ἑσπέριοι δὲ Μήνῃ ἐπαναφερόμενοι. Wir müssten hier allerdings einige Lizenzen annehmen: So ist im zweiten Fuß des ersten Verses das erforderliche reine Elementum breve durch eine Länge ersetzt: ἑῷοι. Der zweite Vers beginnt mit einem anaklastischen Choriambus: ἑσπέριοι. Hiatkürzung wäre im fünften Fuß des ersten Verses sowie im vierten Fuß des zweiten Verses anzunehmen. Erklärt werden könnte allerdings die poetische Diktion πρὸς ἀναφερόμενοι Ἡλίῳ sowie das Fehlen der Artikel.

167 Er sind wohl kaum die Planeten gemeint, die beide Bedingungen gleichzeitig erfüllen, also als „westliche" (ἑσπέριοι) einerseits bei der Sonne sichtbar werden ([προ]ἀνατέλλοντες Ἡλίῳ), andererseits dem Mond folgen (Σελήνῃ ἐπαναφερόμενοι). In der Forschungsliteratur ging man bislang – unter Beibehaltung des mittleren Teils der Definition – davon aus, dass hier insgesamt drei Formen von δορυφορία zu den Luminaren genannt werden. Vgl. I. von Gleichen-Russwurm: Ein astrologischer Lehrplan (1936), 57. W. und H.G. Gundel: Planeten (1950), 2131,50-60. D. Pingree: The Yavanajātaka (1978), II 272.

168 In dem gesamten Exzerpt stehen in einem Satz entweder beide Luminare mit Artikel oder beide ohne. Vgl. z.B. Serap. apud Rhet. 6 p. 229,11f.: ὅτι ἡ Σελήνη χαίρει συνάπτουσα μεστὴ μὲν πρὸς τὴν τοῦ Ἡλίου αἵρεσιν. p. 230,29f.: καὶ ἑῷοι τῷ Ἡλίῳ [...] καὶ ἑσπέριοι τῇ Σελήνῃ. Ohne Artikel p. 228,11f.: οἷον ἡμέρας μὲν Ἥλιος θηλυκῷ ζῳδίῳ, νυκτὸς δὲ Σελήνη ἀρσενικῷ. p. 230,4f.: μάλιστα δὲ τοῦτο γίνεται ἐπὶ Σελήνης καὶ Ἡλίου.

169 Zum typischen Aufbau von Definitionen in Lehrbuchtexten vgl. M. Fuhrmann: Das systematische Lehrbuch (1960), 32.

170 Vgl. z.B. p. 225,8f.9f. p. 226,1f.9f.17f.24.25.28f. p. 227,6f.11f. al.

171 Vgl. p. 225,12f. p. 226,3.4f.

die antithetischen Partikel (ἑῷοι) μέν und (ἑσπέριοι) δέ in zwei Punkte unterteilt.[172] Die Gegenüberstellung der ἑῷοι und der ἑσπέριοι wird stilistisch durch den Chiasmus (πρὸς) ἀναφερόμενοι Ἡλίῳ || Σελήνῃ ἐπαναφερόμενοι betont. Die Stellung der δορυφόροι zu den Luminaren ist hier sprachlich nachempfunden: Während die Sonne ihren Speerträgern folgt, geht der Mond seinen Speerträgern voran.

Bevor wir nun die einzelnen Komponenten dieser Definition genauer analysieren, soll zunächst Serapions Verwendung der Begriffe ἑῷος, ἑσπέριος und ἀνατέλλειν untersucht werden. Auskunft über die Verwendung der Begriffe ἑῷος und ἑσπέριος gibt folgende Definition (Serap. apud Rhet. 6 p. 227,15f. [Text 6]):

> Σελήνης ἑσπερία ἀνατολὴ λέγεται, ὅταν ἀπὸ συνόδου φέρηται μέχρι πανσελήνου, ἑῴα δὲ ἀνατολὴ ἀπὸ πανσελήνου μέχρι συνόδου.
>
> „Von abendlicher Sichtbarkeit des Mondes spricht man, immer wenn er sich von der Konjunktion bis zum Vollmond bewegt, von morgendlicher Sichtbarkeit dagegen vom Vollmond bis zur Konjunktion."

Wenn sich der Mond in seiner Phase zwischen Konjunktion und Vollmond befindet, er also zunimmt, folgt er der Sonne im Sinne der Tagesbewegung und ist bei Sonnenuntergang immer schon über dem Horizont.[173] ἀνατολή kann hier also nicht „Aufgang" im Sinne von „Überschreiten des Horizonts" heißen, sondern bezeichnet eindeutig eine Mondphase.[174] Serapion nennt diese Phase ἑσπερία ἀνατολή. Wenn sich der Mond zwischen Vollmond und Konjunktion befindet (wir nennen ihn „abnehmend"), geht er der Sonne im Sinne der Tagesbewegung voran.[175] Wir sehen ihn dann nachts immer

---

[172] Die Adjektive ἑῷοι und ἑσπέριοι fasse ich prädikativ zu den Partizipien auf, somit als Teil des Definitums, siehe dazu oben S. 49, Anm. 151.

[173] Zu den Mondphasen siehe oben S. 38f. mit Abb. 2 und ausführlich unten App. I, S. 418-420 mit Abb. 46 und 47.

[174] Vgl. die abweichende Terminologie bei Ptol. Apotel. 3,5,9, der den zunehmenden Mond als ἀνατολική ohne weiteren Zusatz, den abnehmenden Mond als ἀποκρουστική bezeichnet.

[175] Die Zweiteilung des Mondmonats weist auf eine ältere Anschauung. Vgl. den Begriff διχομηνία zur Bezeichnung des Vollmondes. Siehe dazu W.H. Roscher: Die enneadischen und hebdomadischen Fristen (1903), 7 mit Anm. 16. F.K. Ginzel: Handbuch I (1906), 96. Ebd. II (1911), 301. 315-321.

später nach Sonnenuntergang aufgehen. Diese Phase nennt Serapion ἑῴα ἀνατολή. Mit σύνοδος bezeichnet Serapion hier offenbar nicht nur die genaue Konjunktion des Mondes mit der Sonne (Neumond), sondern den gesamten Bereich der Unsichtbarkeit des Mondes in Sonnennähe.[176] Aus dieser Stelle können wir schließen, dass Serapion zum einen den Begriff ἀνατολή im astrologischen Sinne als Bezeichnung einer Phase, zum anderen die Begriffe ἑῷος und ἑσπέριος im Sinne von „östlich von“ (i.S. von „vorangehend“) bzw. „westlich von“ (i.S. von „folgend“) benutzt.[177]

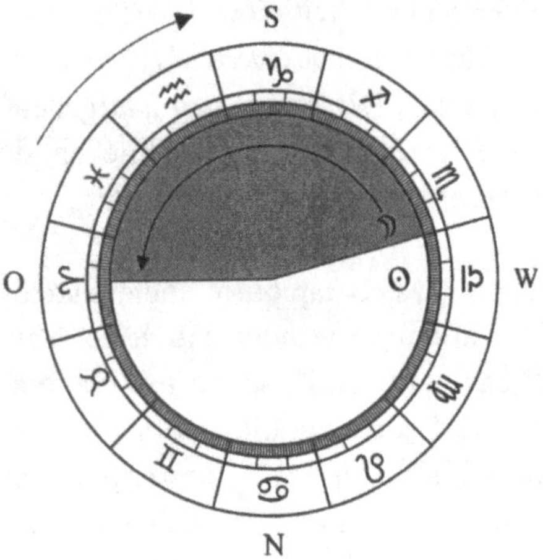

Abb. 5a: Die ἑσπερία ἀνατολή des Mondes

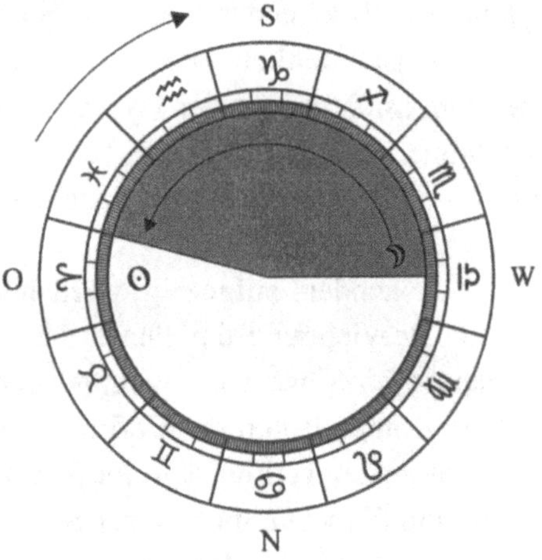

Abb. 5b Die ἑῴα ἀνατολή des Mondes

Dass Serapion das Verb ἀνατέλλειν nicht im Sinne von „aufgehen“ benutzt, zeigt auch folgende Stelle (Serap. apud Rhet. 6 p. 227,25f. 29 [Text 7]):

---

176 Für diese weiter gefasste Bedeutung von σύνοδος spricht auch Serap. apud Rhet. 6 p. 226,19: ἐν ταῖς συνόδοις ἀκριβῶς ὄντες. Das Adverb ἀκριβῶς impliziert, dass es auch „grobe“ Konjunktionen gibt. Zu den verschiedenen Bedeutungen von σύνοδος siehe unten Appendix I, S. 442f.

177 Siehe dazu ausführlich unten Appendix I, S. 434-437. Damit die Terminologie innerhalb dieser Arbeit einheitlich ist, halte ich an der Übersetzung „morgendliche“ bzw. „abendliche“ Sichtbarkeit fest anstelle von „östlicher“ bzw. „westlicher“ Sichtbarkeit. Dass darin jeweils die östliche bzw. westliche Stellung zur Sonne impliziert ist, wird in der Appendix ausführlich dargestellt.

> φωσφορίαι λέγονται ἐπὰν ἀποσπάσῃ ἡ Σελήνη τοῦ Ἡλίου μοίρας ιε̅ καὶ ἀνατείλῃ. [...]
> ὁμοίως δὲ καὶ ἐπὶ τῶν ἀστέρων φωσφορίαι λέγονται.
>
> „Von ‚Lichttragung' spricht man,[178] wenn sich der Mond um 15° von der Sonne entfernt hat und sichtbar geworden ist. [...] Ebenso spricht man auch bei den anderen Planeten von ‚Lichttragung'."[179]

φωσφορία bezeichnet somit die Phase der Sichtbarkeit eines Planeten nach seiner Unsichtbarkeit in Sonnennähe.[180] Auch hier hat ἀνατέλλειν die Bedeutung „sichtbar werden" bzw. „sichtbar sein". Die Bedeutung „aufgehen" im Sinne von „den östlichen Horizont überschreiten" ist auszuschließen, da der Mond abends am Westhimmel zum ersten Mal wieder sichtbar wird.

Nachdem aufgezeigt werden konnte, dass Serapion offenbar ἀνατολή als Bezeichnung der Phase der Sichtbarkeit verwendet und ἑῷος bzw. ἑσπέριος im Sinne von „vorangehend" bzw. „folgend", sollen nun die einzelnen Komponenten der Definition auf ihre Bedeutung hin untersucht werden. Im ersten Teil umschreibt Serapion mit ἑῷοι μὲν πρὸς ἀναφερόμενοι Ἡλίῳ die Planeten, die vor der Sonne aufgehen. Dass es sich dabei um Planeten handelt, die der Sonne vorangehen, impliziert das Prädikativum ἑῷοι.[181] Serapion sagt allerdings nicht explizit, dass die Planeten morgens vor Sonnenaufgang sichtbar aufgehen und somit weiter als ca. 15° von der

---

178 Der Plural bleibt hier unübersetzt.

179 Offenbar liegt hier eine Versprengung vor. Der ausgelassene Satz über den zweiten und den sechsten Ort gehört sicherlich nicht hierher. Vgl. die Parallelüberlieferung in einer Sammlung von Definitionen, die dem Heliodor zugeschrieben ist: Ps.Hel. CCAG VII (1908) p. 102,17-20 mit derselben Versprengung. Auf wen diese Definition tatsächlich zurückgeht, ist ungewiss. Allerdings gehört der Terminus φωσφορίαι wohl eher zu der älteren astrologischen Terminologie.

180 Den Hinweis auf das Akkadische, wo es die wörtliche Entsprechung *šarūru* („die Strahlung, Strahl") und *našû* („tragen") gibt, verdanke ich PD Dr. Rüdiger Schmitt, Alttestamentliches Seminar der Evangelischen Fakultät, Universität Münster. Die Junktur kommt in *Enūma Anu Enlil* in der Bedeutung von „sichtbar sein" vor. Vgl. H. Hunger: Astrological Reports (1992), praef. xiv und D. Brown: Mesopotamian Planetary Astronomy-Astrology (2000), 81. 90. 92. *šarūru* und *našû* zusammen können auch den heliakischen Aufgang bezeichnen, vgl. The Assyrian Dictionary 17,2 (1992), 141 s.v. *šarūru* 1a 1′.

181 Dass ἑῷος einen Planeten bezeichnet, der sich vor der Sonne befindet, wird in der Appendix I ausführlich dargelegt, siehe unten S. 436 und vgl. auch oben S. 47.

Sonne entfernt sind.[182] Dennoch liegt es nahe, an diesen Fall zu denken. So nennt Serapion zum Beispiel die Planeten, die aufgrund ihrer Sonnennähe nicht sichtbar sind, schwach (Serap. apud Rhet. 6 p. 230,16 [Text 8]): οἱ δὲ ὕπαυγοι αὐτοὶ μὲν ἀσθενεῖς. Stark sind sie dagegen unter anderem in ihren Sichtbarkeitsphasen (Serap. apud Rhet. 6 p. 226,17f. [Text 9]): ἰσχύοντες λέγονται ἀστέρες οἱ [...] καὶ οἱ ἐπὶ φάσεως.[183] Im Anschluss an die Definition von δορυφόροι ἀστέρες heißt es bei Serapion (Serap. apud Rhet. 6 p. 227,11-14 [Text 10]):

> αἱ πρὸς 'Ηλίου ιε <μοῖραι> εὐσεβῶν λέγονται, ὡς ἀπολελυμέναι ἤδη τῶν τοῦ 'Ηλίου αὐγῶν· αἱ δὲ μεθ' 'Ηλίου μοῖραι ιε ἀσεβῶν, ὅτι οἱ ἐκεῖ εὑρισκόμενοι ἀστέρες ἀδρανέστεροί εἰσιν ὑποπεπτωκότες ταῖς τοῦ 'Ηλίου αὐγαῖς.
>
> 1 πρὸς cod. πρὸ coni. Cumont | 'Ηλίου siglum cod. | μοῖραι suppl. Cumont | ἀπολελυμέναι corr. Cumont ex ἀπολελόμεναι || 2 ἤδη corr. Cumont εἴδη cod.

> „Die 15 Grade von der Sonne aus (gezählt)[184] werden die der ‚Frommen' genannt, weil sie sich schon von den Strahlen der Sonne befreit haben. Die 15 direkt bei der Sonne stehenden Grade[185] die der ‚Frevelhaften', da die Planeten, die dort gefunden werden, ziemlich unwirksam sind, weil sie unter die Strahlen der Sonne fallen."[186]

Serapion unterscheidet demnach zwischen den Planeten, die innerhalb eines Abstandes von 15° zur Sonne stehen und denen, die weiter entfernt sind. Die Planeten innerhalb der 15° sind ziemlich unwirksam. Dies für δορυφόροι ἀστέρες anzunehmen ist eher unwahrscheinlich. Speertragende Planeten

---

[182] Zum Arcus visionis von 15° siehe oben S. 38 mit Anm. 121.

[183] Zu φάσις im Sinne von „Phase der Sichtbarkeit", siehe unten Appendix I, S. 111-111.

[184] πρός mit Genitiv im Sinne von „von – her, von – aus". Vgl. E. Schwyzer: Griechische Grammatik II (1950), 514.

[185] μετά mit Genitiv steht hier wohl von „irgendeinem Zusammensein, Begleitung". E. Schwyzer: Griechische Grammatik II (1950), 484f.

[186] Der ungewöhnliche Gebrauch der Präpositionen verleitet zu Missverständnissen, wie die Konjektur Cumonts zeigt, der statt πρός πρό vorschlägt und damit den Gegensatz zwischen den Graden, die vor der Sonne liegen, und denen, die hinter der Sonne liegen, schafft. In der Tat geht es aber um die Grenze von 15°, innerhalb derer die Planeten nicht sichtbar sind. Diese sind „frevelhaft" und die Planeten darin unwirksam.

sind die, die morgens vor Sonnenaufgang sichtbar am Osthorizont aufgehen, also die, die in der astrologischen Fachsprache auch als ἑῷοι ἀνατολικοί bezeichnet werden. Auch F. Cumont will den Text offenbar so verstanden wissen, wie seine Konjektur zeigt.[187] Welche maximale Distanz die Speerträger zur Sonne haben dürfen, wird nicht gesagt.

Im zweiten Teil der Definition geht es um die Stellung von speertragenden Planeten zum Mond: Speertragende Planeten werden „die als westliche dem Mond folgenden" genannt.[188] Die pleonastische Ausdrucksweise ἑσπέριοι und ἐπαναφερόμενοι gibt Anlass darüber nachzudenken, ob ἑσπέριοι hier tatsächlich in der Bedeutung „westlich" oder aber in der Bedeutung „abendlich" steht, und somit einen Bezug zum Sonnenstand herstellt. Im Verlauf dieser Untersuchung haben wir alle Stellen dieses Serapion-Exzerpts behandelt, in denen Serapion die Adjektive ἑῷος und ἑσπέριος verwendet:[189] Er benutzt sie immer in der Bedeutung „vorangehend" oder „folgend". Allerdings konnten wir oben bei Serapions Definition von der ἑῴα ἀνατολή und der ἑσπερία ἀνατολή des Mondes zeigen, dass jener die Sichtbarkeit des Mondes als ἑσπερία bezeichnet, wenn der Mond bei Sonnenuntergang bereits über dem Horizont steht und sofort nach Sonnenuntergang sichtbar wird – selbst wenn er schon fast in Opposition zur Sonne steht. ἑῴα nennt er die Sichtbarkeit (ἀνατολή), wenn der Mond erst nach Sonnenuntergang im Osten aufgeht, und daher erst in der Zeit zwischen Sonnenuntergang und Sonnenaufgang sichtbar wird. Übertragen wir nun diese Terminologie auf die δορυφόροι ἀστέρες, dann sind ἑῷοι wohl die, die in der Zeit zwischen Sonnenuntergang und Sonnenaufgang am Osthorizont sichtbar aufgehen, ἑσπέριοι dagegen die, die bereits bei Sonnenuntergang über dem Horizont stehen. So verstanden stehen die Speerträger des Mondes bei Sonnenuntergang bereits über dem Horizont und folgen ihm im Sinne der Tagesbewe-

---

[187] So verstehen die Stelle auch W. und H.G. Gundel: Planeten (1950), 2131,56-58. D. Pingree: The Yavanajātaka (1978), II 272.

[188] Vgl. dagegen W. und H.G. Gundel: Planeten (1950), 2131,58-60: „Speerträger des Mondes sind sie, wenn sie vor [Hervorhebung S.D.] ihm am Abendhimmel aufgehen." ἐπαναφέρεσθαι samt Ableitungen sind Termini technici für das, was im Sinne der Tagesbewegung folgt. Vgl. die Definition von ἐπαναφέρεσθαι bei Heph. Epit. I 165,6. Falsch auch hier die Übersetzung von I. von Gleichen-Russwurm mit richtiger Erklärung (Ein astrologischer Lehrplan [1936], 57): „aber die vom ☽ danach hinaufgetragenen (d.h. die dem ☽ folgenden)."

[189] Siehe oben S. 50, Anm. 155.

gung. Daraus folgt, dass der Mond in seiner zunehmenden Phase ist, in der er als wirkungsvoller gilt als in seiner abnehmenden Phase (vgl. Abb. 6).[190]

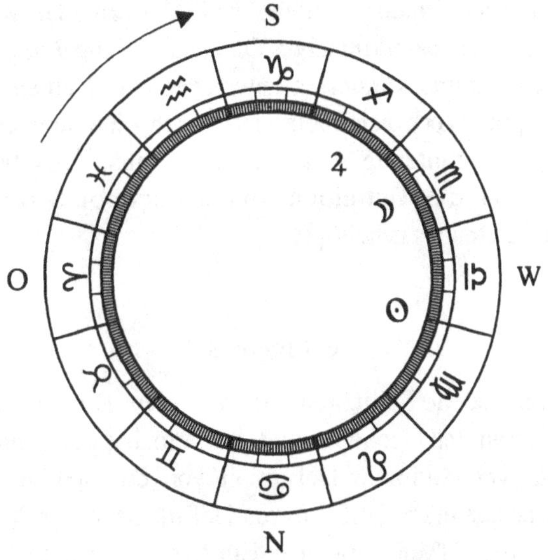

Abb. 6: Jupiter als Speerträger des Mondes

Möglich ist aber auch, dass ἑσπέριοι lediglich die Stellung zum Mond bezeichnet. Dann sind Speerträger die Planeten, die dem Mond folgen, – unabhängig von ihrem Stand zur Sonne. Welche von beiden Vorstellungen hinter der von Serapion genannten Definition steht, kann man nicht mehr mit Sicherheit klären. Als konstitutives Element für die Planeten, die in Bezug auf den Mond δορυφόροι ἀστέρες sind, lässt sich auf jeden Fall das „Folgen" im Sinne der Tagesrotation festhalten.

D. Pingree vermutet, Serapion habe direkt aus dem pseudepigraphen Werk des Nechepso und Petosiris geschöpft, das ungefähr in der Mitte des zweiten Jhs. v.Chr. (ca. 150 v.Chr.) verfasst worden sein soll.[191] Dieses

[190] Für die δορυφόροι ἀστέρες der Sonne ergibt sich bei dieser Deutung sachlich kein Unterschied zu der oben besprochenen Deutung: ἑῷοι sind die Planeten, die in der Zeit zwischen Sonnenuntergang und Sonnenaufgang aufgehen. Es könnten dann also auch Planeten sein, die schon kurz nach Sonnenuntergang aufgehen und somit fast in Opposition zur Sonne stehen. Doch impliziert der präpositionale Ausdruck πρὸς [...] Ἡλίῳ eine Nähe der Planeten zur Sonne, so dass eine allzu weite Entfernung hier sicherlich auszuschließen ist.

[191] Siehe oben S. 8 mit Anm. 26.

Pseudepigraph enthielt in mehreren nur fragmentarisch erhaltenen Büchern Grundlehren der hellenistischen Astrologie. Dabei stützt sich der Verfasser auch auf babylonische Omensammlungen. Erklärtermaßen wurden im zweiten Jh. v.Chr. Teile der babylonischen Omensammlung *Enūma Anu Enlil* ins Griechische übersetzt und kursierten unter eben dem Namen des Petosiris.[192] Das pseudepigraphe Werk zeichnete sich durch eine schwer verständliche, teilweise mystisch anmutende Ausdrucksweise aus.[193] Es liegt daher nicht fern, dass Serapion die Definition von δορυφόροι ἀστέρες direkt aus Ps.Nechepso und Petosiris geschöpft.

c. Ergebnis

Wir müssen verschiedene Schichten unterscheiden: Die Urquelle – eventuell das unter den Namen des Nechepso und des Petosiris kursierende Werk – hat eine nicht leicht verständliche Definition von δορυφόροι ἀστέρες gegeben.[194] Besonders der erste Teil unserer Definition war mit dem Ausdruck πρὸς ἀναφερόμενοι Ἡλίῳ schwierig. Ein Leser könnte erklärend die Glosse οἱ προανατέλλοντες Ἡλίου darunter oder daneben geschrieben haben, die ein späterer Abschreiber dann in den Kontext eingearbeitet hat. Inhaltlich weist die Definition auf ein hohes Alter hin: Speerträger sind die Planeten, die der Sonne vorangehen (Abb. 7a), oder die, die dem Mond folgen (Abb. 7b).

---

[192] Siehe oben S. 8.

[193] D. Pingree: Pseudo-Petosiris (1974), 548: „very obscure iambic senarii". Vgl. auch R. Merkelbach: Astrologie (1993), 52. L. Depuydt: A Demotic Table (1994), 5f. W. Hübner: Nechepso (2000), 781. Zur dunklen Ausdrucksweise vgl. Val. 3,7,1. 9,11,2: μυστικῶς. Riess: ed. Ps.Nech. et Petos. p. 364: *ipsum aenigma versibus, ut apparet, senariis iambicis compositum erat.* J.-L. Fournet: Un fragment (2000), 64.

[194] Eine dunkle, schwer verständliche Ausdrucksweise gilt als Zeichen für die älteren Astrologentexte, die noch im stärkeren Maße als die späteren astrologischen Handbücher den Charakter von Offenbarungstexten trugen, vgl. hierzu W. Gundel: Sternglaube (^{2}1959), 63.

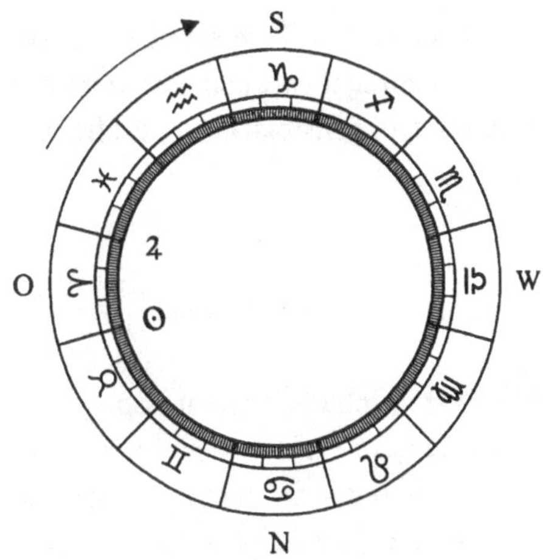

Abb. 7a: Speertragung zur Sonne

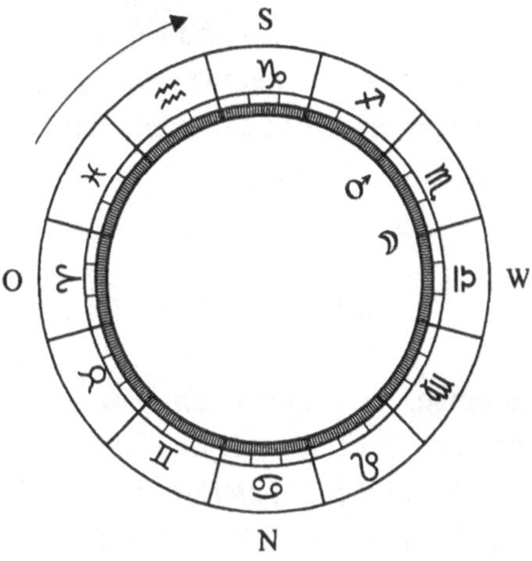

Abb. 7b: Speertragung zum Mond

Es werden keine speziell astrologischen Lehren oder Systeme wie etwa der Tierkreis, die Häuserlehre, etc. vorausgesetzt, sondern es handelt sich um einfach zu beobachtende Erscheinungen, die eher an die Protasis eines Omentextes erinnern, als an komplizierte astrologische Lehrbuchtexte. A. Sachs differenziert bei seinen Untersuchungen über die babylonischen Horoskope zwischen „horoskopischen Geburtsomina" und „pseudo-horoskopischen Geburtsomina": Erstgenannte stellen einen Bezug zum Zodiak her, letztgenannte nicht. Nach Sachs' Differenzierung ist die bei Serapion überlieferte Definition den pseudo-horoskopischen Geburtsomina zuzuweisen. Diese weisen – so Sachs – in eine Zeit, bevor Horoskope erstellt worden sind.[195] Solche Omina finden sich vor allem in der kanonisch gewordenen babylonischen Sammlung *Enūma Anu Enlil*.

Ich möchte hier vorsichtig folgende Überlegung anstellen: Die Definition selbst verweist eher auf einen Omentext, als auf eine astrologische Lehre. Da Serapion vermutlich von Ps.Nechepso und Petosiris abhängt und hier eventuell sogar direkt aus dem pseudepigraphen Werk geschöpft hat,[196]

---

[195] A. Sachs: Babylonian Horoscopes (1952), 73f. Vgl. dazu A.L. Oppenheim: Man and Nature (1978), 644. F. Rochberg: Babylonian Horoscopes (1998), 14.

[196] Siehe oben S. 60, Anm. 193 zu den „dunklen iambischen Trimetern" in dem pseudepigraphen Werk des Nechepso und Petosiris und vgl. oben S. 53, Anm. 166 zu der Überlegung, dass es sich bei der Definition des Serapion eventuell um unregelmäßige iambische Trimeter handeln könnte. Wenn man dem zustimmen mag, dann liegt die Vermutung nahe, dass Serapion die Definition von δορυφόροι ἀστέρες direkt aus dem Werk des Ps.Nechepso und Petosiris geschöpft hat.

und da Ps.Nechepso und Petosiris mit der griechischen Übersetzung der babylonischen Omentexte in Zusammenhang gebracht werden, ist denkbar, dass hier ein Stück babylonischer Omenliteratur in griechischer Sprache vorliegt.[197]

3. Ein unedierter Papyrus zur δορυφορία (PSI 1494)

In einem noch unedierten Papyrus astrologischen Inhalts werden δορυφόροι erwähnt. Prof. Dr. G. Bastianini (Florenz), der die Edition des 15. Bandes der *Papiri della Società Italiana* (PSI XV) vorbereitet, in dem er diesen Papyrus edieren wird, hat mir freundlicherweise die Transkription des Papyrus von V. Bartoletti zur Verfügung gestellt. Der Papyrus stammt aus dem ersten oder zweiten Jh. n.Chr.[198] und besteht aus Resten von 15 Zeilen. Größere syntaktische Einheiten sind kaum zu erkennen. Deutlich ist jedoch, dass der Begriff δορυφόρους (Z. 6) im Zusammenhang mit den Planetenstellungen zur Sonne oder Mond benutzt wird. In Z. 3 heißt es ὅτι πᾶς ἀστὴρ ἀνατολικός, der Rest der Zeile ist ausgefallen. Besonders interessant sind für uns die Zeilen 5-7 dort heißt es (Ergänzungen von V. Bartoletti; Text 11]):

ἀνατ]ολικοὺς ἀστέρας ἔχουσα ἀμφοτεροι̣[
]ο̣υσι δορυφόρους ὄντε̣ς οἰκε<ί>ως η̣[
ἐπαν]αφερόμενοι τῇ σελήνῃ ἑπομεν[

In Zeile 7 ist eindeutig die Rede von Planeten, die dem Mond folgen. Eventuell ist am Anfang der Zeile nicht ἐπαν]φερόμενοι zu lesen, sondern προαν]αφερόμενοι. Und am Ende von Z. 6 ἡ[λίου zu ergänzen: ἡ[λίου | προαν]αφερόμενοι, τῇ σελήνῃ ἑπόμεν[οι „die der Sonne vorangehenden, dem Mond folgenden“. Doch das kann hier nicht mit Sicherheit geklärt werden, und ich möchte der Edition von G. Bastianini nicht vorausgreifen. Der Zusammenhang macht jedoch deutlich, dass der Verfasser dieses Textes den Begriff δορυφόρος im Zusammenhang mit den Stellungen der Planeten zur Sonne bzw. mit ihren Sichtbarkeitsphasen (ἀνατολικός, Z. 3; ἀνατολικούς,

---

[197] Allerdings muss dies rein hypothetisch bleiben, da wir einen zwingenden Beweis schuldig bleiben müssen.

[198] Vgl. O. Neugebauer und H.B. van Hoesen: Astrological Papyri and Ostraca (1964), 65. W. und H.G. Gundel: Astrologumena (1966), 170.

Z. 5)[199] und im Zusammenhang mit den Stellungen zu Mond (τῇ σελήνῃ ἑπομεν[; Z. 7) benutzt.[200] Weitere Aussagen, ob die Planeten, die dem Mond folgen, Speerträger sind oder die, die ἀνατολικοί genannt werden, lässt sich allerdings aus dem Fragment nicht ableiten.

4. Die δορυφορία in der indischen Astrologie

Um 150 n.Chr. hat ein uns nicht weiter bekannter Inder unter dem Namen Yavaneśvara („Herr der Griechen") einen griechischen Text astrologischen Inhalts, der in der ersten Hälfte des ersten Jhs. n.Chr. in Alexandrien verfasst worden ist, in Sanskrit übersetzt. Diese Übersetzung wiederum diente dem indischen Astrologen Sphujidhvaja in der zweiten Hälfte des dritten Jhs. n.Chr. als Vorlage für sein Gedicht mit dem Titel *Yavanajātaka* („Griechische Horoskopdeutungen").[201] In Kapitel 10 heißt es in der englischen Übersetzung von D. Pingree (Sphuj. Yavanaj. 10,1 [Text 12]):

> If a planet is in the second place from the Moon, those who understand yogas call it sunaphā (συναφή); if it is leaving the Moon, they call it anapharā (ἀναφορά); and if (there are planets) on both sides (of the Moon), they call is daurudhura (δορυφορία).

„Annäherung" (συναφή) heißt in der griechischen Fachterminologie, wenn sich der Mond (oder ein anderer Planet) im Sinne der Planetenbewegung einem anderen Planeten annähert. Im Sinne der täglichen Rotation folgt der Planet dem Mond.[202] Der Planet, dem der Mond sich annähert, steht im

---

199 Ich gehe davon aus, dass hier die astrologische Terminologie zugrunde liegt.

200 Insgesamt erweckt dieser Papyrus eher den Eindruck aus einem theoretischen Traktat zu stammen als aus einem Horoskop: In den folgenden Zeilen werden Temporalsätze mit prospektivem ἄν (ἐπάν, Z. 9. 14.) angeführt.

201 Vgl. D. Pingree: Astronomy and Astrology in India and Iran (1963), 234f. M. Ullmann: Die Natur- und Geheimwissenschaften (1972), 289. D. Pingree: Mesopotamian Astronomy and Astral Omens (1978), 623. Ders.: The Yavanajātaka (1978), I 3-6. F. Sezgin: Geschichte des arabischen Schrifttums (1979), 90. J.H. Holden: A History (1996), 95. D. Pingree: From Astral Omens (1997), 34. W. Hübner: Raum, Zeit und soziales Rollenspiel (2003), 28f.

202 Siehe den Kommentar von Pingree ad loc: The Yavanajātaka (1978), II 272 und dens.: From Astral Omens (1997), 35.

„zweiten Ort vom Mond aus". Dies ist der (im Sinne der täglichen Rotation) folgende Ort neben dem, in dem der Mond steht (siehe Abb. 8).[203] *anapharā* geschieht, wenn der Mond sich von einem anderen Planeten entfernt. Im Sinne der täglichen Rotation geht der Planet dem Mond voran. Im Griechischen wird diese Erscheinung allerdings nicht ἀναφορά genannt, sondern ἀπόρροια, „Abfließen". Doryphorie („*daurudhura*", δορυφορία)[204] findet statt, wenn Planeten auf beiden Seiten des Mondes stehen. In welcher Distanz sich die Planeten zum Mond befinden, wird nicht explizit gesagt, doch legt der Kontext nahe, dass *daurudhura* stattfindet, wenn sowohl *sunaphā* als auch *anapharā* gegeben ist. Damit ist zumindest für die dem Mond folgenden Planeten angegeben, dass sie sich in dem Ort neben dem des Mondes befinden, da die Planeten in der *sunaphā* im „zweiten Ort vom Mond aus" stehen. Vermutlich beginnt die Annäherung bei dieser Distanz und dauert solange an, bis der Mond den Planeten eingeholt hat. Doch dies wird nicht explizit zum Ausdruck gebracht. Sobald der Mond den Planeten überholt hat, findet die *anapharā* statt. Kurz: Die Annäherung des Mondes beginnt, wenn ein Planet in dem dem Mond folgenden Ort steht. Der Mond nähert sich diesem an und direkt nach der Konjunktion, wenn der Mond den Planeten überholt, findet die *anapharā* statt. Bis zu welchem Abstand man von der *anapharā* spricht, wird nicht gesagt. Die δορυφορία wird hier als Kombination von *sunaphā* und *anapharā* dargestellt. Der Mond ist somit von zwei Planeten umgeben.

Eine ähnliche Stelle findet sich auch bei dem späten indischen Kompilator Varāha Mihira, der im sechsten Jh. n.Chr. Texte astrologischen Inhalts verfasst hat, die ebenfalls auf griechischen Vorbildern basieren.[205] Dort heißt es in der deutschen Übersetzung von W. Wulff (Var. Mih. 13,3 p. 105 [Text 13]):

---

[203] Der Ort, in dem der Mond steht, ist hier der erste Ort, der ihm im Sinne der Tagesrotation folgende Ort das zweite usw.

[204] Zur Entsprechung von *daurudhura* und δορυφορία siehe auch D. Pingree: From Astral Omens (1997), 35.

[205] Vgl. G. Thibaut: Astronomie, Astrologie (1899), 64-69. W. und H.G. Gundel: Astrologumena (1966), 277. D. Pingree: The Yavanajātaka (1978), II 450. F. Sezgin: Geschichte des arabischen Schrifttums (1979), 90f. W. Knappich: Geschichte der Astrologie ([2]1988), 123f.

> Wenn die Planeten mit Ausnahme der Sonne das 2., 12. oder das 2. und 12. Haus vom Mond einnehmen, wird das Yoga beziehentlich Sunaphā, Anaphā oder Durudhura-Yoga genannt.

Daurudhura findet also statt, wenn Planeten in den Nachbarzeichen bzw. den Nachbarorten des Mondes stehen (Abb. 8).

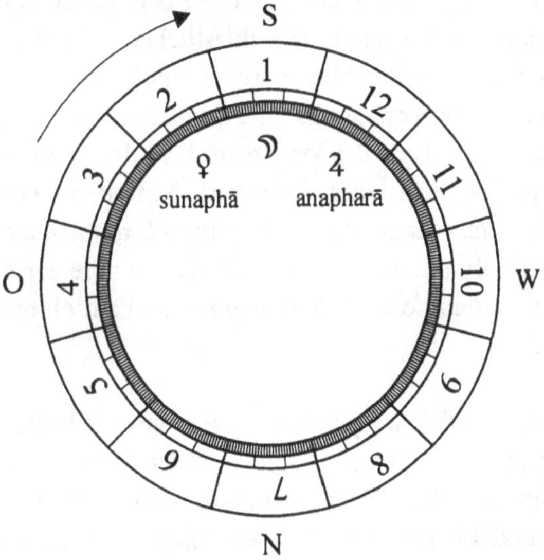

Abb. 8: Daurudhura

Von einer *daurudhura* der Sonne lässt sich in den Texten kein Nachweis finden. Das könnte daran liegen, dass die indische Himmelskunde seit ältester Zeit hauptsächlich eine lunare Astrologie war.[206] Die Anschauung über *daurudhura* von Sphujidhvaja und Varāha Mihira weicht von der Lehre des Serapion ab: Dem Mond folgt nicht nur ein Planet im Sinne der Tagesbewegung (so Serapion), sondern ihm geht ein weiterer Planet im Sinne der Tagesbewegung voran. Somit ist der Mond von zwei Planeten umgeben.[207]

206 Vgl. dazu W. Knappich: Die Geschichte der Astrologie (^{2}1988), 120.

207 Eine ähnliche Auffassung finden wir bei Sextus Empiricus. Ihm zufolge findet δορυφορία statt, sobald ein beliebiger Planet zwischen zwei anderen steht, siehe dazu unten S. 191, Text 68 mit der Besprechung auf S. 192.

5. Die Erklärung des Paulus Alexandrinus und die antiken Kommentare

a. Übersicht über die Quellentexte und Gang der Untersuchung

Der ägyptische Astrologe Paulus Alexandrinus (4. Jh. n.Chr.) behandelt in seinen Εἰσαγωγικά vor allem die astronomischen und astrologischen Grundbegriffe, wobei er sehr alte Quellen ausschöpft.[208] Der ursprüngliche Umfang und Inhalt seines Werkes ist nicht klar erkennbar, da einerseits viele Scholien eingesprengt sind,[209] das Werk andererseits unvollständig überliefert ist, wie die Inhaltsangabe eines anonymen christlichen Schreibers zeigt.[210]

Das Werk des Paulus Alexandrinus wurde populär. Olympiodor hat es zur Grundlage einer Vorlesungsreihe gemacht, die er von Mai bis Juni 564 n.Chr. gehalten hat. Eine direkte Nachschrift dieser Vorlesungsreihe, die entweder Olympiodor selbst oder einer seiner Mitarbeiter verfasst hat, ist unter dem Titel *Heliodori, ut dicitur, in Paulum Alexandrinum Commentarium* überliefert.[211] Auf Olympiodor gehen wohl auch einige der Scholien zurück, andere auf einen Anonymos aus dem neunten und auf einen aus dem zwölften Jahrhundert.[212]

Paulus Alexandrinus spricht in zwei verschiedenen Zusammenhängen von der δορυφορία: In Kapitel 6 zieht er den Begriff δορυφορία zur Erklärung der Lehre von der αἵρεσις heran, in Kapitel 14 bei der Darstellung der Stellungen und Phasen der Planeten während eines synodischen Umlaufs. An den beiden Stellen liegt ein unterschiedliches Verständnis von δορυφορία zugrunde. Das mag zunächst verwundern, da man in einem Einführungsbuch für Anfänger mit einer einheitlichen Terminologie rechnet. Doch gerade hierin zeigt sich eine typische Begleiterscheinung kompilatorischer

---

208 Zu Paulus Alexandrinus siehe oben S. 16. W. Gundel: Paulus (1949), 2382,38-42. W. Hübner: Paulos (2000), siehe auch J.H. Holden (transl.): Paul of Alexandrie (2003) p. vii.

209 W. Gundel: Paulus (1949), 2379,49-54.

210 Dazu W. Gundel: Paulus (1949), 2376,62-65. 2379,22-24. E. Boer (ed.): Paulus Alexandrinus (1958) p. xi. Die Inhaltsangabe (Ἀνακεφαλαίωσις τῆς Παύλου Εἰσαγωγῆς) ist nur in dem bedeutenden Codex Parisinus Graecus 2425 (fol. 224v) überliefert und wurde von F. Cumont unter Mitwirkung von P. Boudreaux im CCAG VIII 3 (1912) p. 95,20-97,38 ediert. E. Boer druckt die Inhaltsangabe in ihrer Edition des Paulus Alexandrinus p. xxi-xxiv ab.

211 Ed. E. Boer (1962). Dass es sich bei diesem „Kommentar“ in Wahrheit um ein Kollegheft aus dem Jahre 564 n.Chr. handelt, hat L.G. Westerink: Ein astrologisches Kolleg (1971) überzeugend dargestellt. Vgl. vorher schon J. Warnon: Le commentaire attribué à Héliodore (1967).

212 W. Gundel: Paulus (1949), 2379,49-60.

Werke: Verschiedene Elemente unterschiedlicher Systeme werden nebeneinander präsentiert.[213] Hier wird nun die Lehre von der δορυφορία untersucht, die Paulus Alexandrinus im Zusammenhang mit der Stellung der Planeten zur Sonne behandelt.[214] Bei der Untersuchung werden die Scholien zu der entsprechenden Stelle, die ᾿Ανακεφαλαίωσις sowie die entsprechenden Passagen des Kommentators Olympiodor herangezogen.

Im Folgenden sind zur Übersicht zunächst die griechischen Texte samt Übersetzungen abgedruckt. Die Scholien sind in der Art von E. Boer angegeben: Im Text des Paulus Alexandrinus sind die entsprechenden Stellen mit Asterisken und griechischer Zählung der Scholien gekennzeichnet. Die anschließende Besprechung der Quellen gliedert sich nach inhaltlichen Kriterien: Zunächst werden sämtliche Aussagen über die δορυφορία πρὸς τὸν Ἥλιον untersucht, dann die über die δορυφορία πρὸς τὴν Σελήνην.

Paul. Alex. 14 p. 30,14-26 (Text 14)

καὶ αἱ μὲν πρὸς τὸν Ἥλιον τῶν ἀστέρων γινόμεναι δορυφο-
κς * ρίαι* ἐν ταῖς προηγουμέναις μοίραις καὶ τοῖς προηγουμένοις
ζῳδίοις τοῦ Ἡλίου εἰσὶν ἕως τῆς τριγώνου πλευρᾶς. αἱ δὲ
πρὸς τὴν Σελήνην ἐν ταῖς ἑπομέναις αὐτῆς μοίραις ἕως τοῦ
ἑξῆς ζῳδίου τυγχάνουσιν.
τότε δὲ αἱ πρὸς τὸν Ἥλιον γινόμεναι τῶν ἀστέρων δορυφορίαι
ἐνεργεῖς καὶ ἰσχυρότεραι ὑπάρχουσιν, ὅταν ἐν τῷ αὐτῷ ζῳδίῳ
κζ * ἑῷοι ἀνατολικοὶ σὺν Ἡλίῳ ἐν τοῖς ἐπικαίροις τόποις* τῆς γε-
νέσεως χρηματίσαντες εὑρεθῶσι, τῆς αἱρέσεως ὄντες ἢ οἰκο-
κη * δέκτορες* τοῦ Ἡλίου ὑπάρχοντες· ὁ δὲ αὐτὸς τρόπος καὶ ἐπὶ
τῆς Σελήνης δραστικώτερος καὶ ἐνεργέστερος νοείσθω.

3 post εἰσὶν interpunxit Boer || 4 post μοίραις interpunxit Boer || 5 τυγχάνουσιν β τετεύχασι γ quos secuta est Boer

---

213 Vgl. W. und H.G. Gundel: Astrologumena (1966), 238. W. Gundel: Paulus (1949), 2383, 57-67.

214 Siehe unten S. 173-178.

1-3 „Und die Speertragungen der Planeten, die sich in Bezug auf die Sonne ereignen, finden in den der Sonne vorangehenden Graden und den ihr vorangehenden Zeichen statt, bis zur Seite des Dreiecks.
3-5 Andererseits ereignen sich die [sc. Speertragungen] in Bezug auf den Mond in seinen folgenden Graden bis zum nächsten Zeichen.
6-10 Dann aber sind die Fälle von Speertragung der Planeten, die sich zur Sonne ereignen, wirksam und stärker, wenn sie in demselben Zeichen in der Phase ihrer morgendlichen Sichtbarkeit mit der Sonne zusammen an den günstigen Orten der Genitur wirkend gefunden worden sind, wobei sie zu derselben Partei gehören oder Gastgeber
10f. der Sonne sind. Dieselbe Weise soll auch beim Mond als wirksamer und stärker erkannt werden. “

κ̅ς̅: Schol. 26 ad Paul. Alex. p. 112,7-11 (Text 15)

γίνονται γὰρ καὶ πρὸς τὴν Σελήνην δορυφορίαι καὶ ἐν τοῖς ἡγουμένοις καὶ ἑπομένοις [sc. μέρεσι] ἐν τῷ αὐτῷ ζῳδίῳ, μέχρι γὰρ τότε ἑῷον ἀνατολικὸν τὸν ἀστέρα ἢ ἑσπέριον λέγομεν, μέχρις ἂν ἐξέλθῃ τὸ ζῴδιον ἡ Σελήνη, ἐν ᾧ πεποίηνται πρὸς αὐτὴν τὰς φάσεις οἱ ἀστέρες.

1sq. an ἐν ταῖς ἡγουμέναις καὶ ἑπομέναις [sc. μοίραις]? || **2** ante μέχρι interpunxi, non ita Boer

„Denn es ereignen sich die Speertragungen auch in Bezug auf den Mond sowohl in den vorangehenden als auch in den folgenden [sc. Teilen] in demselben Zeichen, solange wir dann nämlich den Planeten morgendlich sichtbar oder abendlich nennen, bis der Mond das Zeichen verlassen hat, in dem die Planeten die Phasen zu ihm gemacht haben.“

κ̅ζ̅: Schol. 27 ad Paul. Alex. p. 112,12f. (Text 16)

τουτέστιν ἐν τῷ ὡροσκόπῳ ἢ ἐν τῷ μεσουρανήματι. οὗτοι γὰρ λέγονται ἐπίκαιροι τόποι.

„Das heißt im Aszendenten oder in der Himmelsmitte. Denn diese werden günstige Orte genannt.“

κη̅: Schol. 28 ad Paul. Alex. p. 112,14f. (Text 17)

ὅταν τὸν Ἥλιον ἔχῃ τις ἐν τῷ ἰδίῳ οἴκῳ, τότε οἰκοδέκτωρ αὐτοῦ λέγεται.

„Immer wenn irgendeiner [sc. ein Planet] die Sonne in seinem eigenen Haus hat, dann wird er ihr Gastgeber genannt. "

Olymp. 11 p. 19,6-13 (Text 18)

»οἱ δὲ πρὸς τὴν Σελήνην ἐν ταῖς ἑπομέναις αὐτῇ μοίραις« τί φησί; ὅτι ὥσπερ ἐπὶ τῶν πρὸς Ἥλιον φάσεων τῶν ἀστέρων ἐλέγομεν μέχρι τότε εἶναι αὐτοὺς ἑῴους ἀνατολικούς, μέχρι τριγωνι̣κ̣ὸ̣ν̣ σχῆμα αὐτοῦ ποιήσουσιν, οὕτως καὶ ἐπὶ τῆς Σελήνης λέγομεν μέχρι τότε αὐτῆς εἶναι ἑῷον ἀνατολικὸν τὸν ἀστέρα ἢ ἑσπέριον, μέχρις <ἂν> ἐξέλθῃ τὸ ζῴδιον ἡ Σελήνη, ἐν ᾧ πεποίηνται πρὸς αὐτὴν τὰς φάσεις οἱ ἀστέρες.

2sq. post ἐλέγομεν interpunxit Boer || **4sq.** post λέγομεν interpunxit Boer || **6** <ἂν> supplevi coll. Schol. 26

1f. „Was meint er mit ‚die in Bezug auf den Mond in den ihm folgen-
2-4 den Graden'? Dass, wie wir über die Phasen der Planeten bezogen auf die Sonne gesagt haben, dass sie bis dann morgendlich sichtbar
4-7 sind, bis sie den Gedrittschein zur ihr machen, dass wir es ebenso auch über den Mond sagen, dass ein Planet bis dann morgendlich sichtbar oder abendlich zu ihm steht, bis der Mond das Zeichen verlassen hat, in dem die Planeten auf ihn bezogen die Phasen gemacht haben."

Olymp. 11 p. 19,14-21 (Text 19)

μόνον »ἐν τοῖς ἐπικαίροις τόποις τῆς γενέσεως« τουτέστιν ἐν τῷ ὡροσκόπῳ ἢ ἐν τῷ μεσουρανήματι. τί φησί; ὅτι τότε μᾶλλόν εἰσι δραστικοὶ οἱ ἀστέρες δορυφοροῦντες τὸν Ἥλιον, τουτέστιν ἑῷοι ἀνατολικοὶ ἢ ἑσπέριοι ὄντες, ὅταν καὶ ἐν τῷ αὐτῷ ζῳδίῳ ὦσιν, ἐν ᾧ ὁ Ἥλιος, καὶ ἐν ἰδίοις οἴκοις ὑπεδέξαντο τὸν Ἥλιον, καὶ εἰ οὕτως ἔχοντες εὑρεθῶσιν ἐν τοῖς καιρίοις τόποις τῆς γενέσεως, τουτέστι ἐν τῷ ὡροσκόπῳ ἢ ἐν τῷ μεσουρανήματι.

1f. „Nur ‚in den günstigen Orten der Genitur', das heißt im Aszen-
2-4 denten oder in der Himmelsmitte. Was meint er damit? Dass die die
Sonne als Speerträger begleitenden Planeten (das sind die, die sich
in der Phase ihrer morgendlichen oder abendlichen Sichtbarkeit be-
4-7 finden), dann wirkungsvoller sind, wenn sie auch in demselben Zei-
chen sind, in dem die Sonne ist, und in den eigenen Häusern die
Sonne aufgenommen haben, und wenn sie so stehend in den günsti-
gen Orten der Genitur gefunden werden, das heißt im Aszendenten
oder in der Himmelsmitte."

Paul. Alex. Ἀνακεφαλαίωσις (praef. xxii 24-28 Boer [Text 20])

καὶ ὅτι αἱ πρὸς τὸν Ἥλιον δορυφορίαι αὐτῶν [scil. τῶν ε̅ πλανωμένων] κατὰ τὰς προηγουμένας μοίρας καὶ τὰ προηγούμενα ζῴδια λέγονται· αἱ δὲ πρὸς τὴν Σελήνην δορυφορίαι, ὅταν ἔν τε τῷ αὐτῷ ζῳδίῳ εὑρεθῶσιν καὶ ὅταν ἐν τοῖς ἑπομένοις.

1-3 „und dass man von ihren [sc. der fünf Planeten] Speertragungen in
Bezug auf die Sonne spricht unter Berücksichtigung der vorange-
3f. henden Grade und der vorangehenden Zeichen, von den Speertra-
gungen in Bezug auf den Mond aber, wenn sie in demselben Zei-
chen gefunden werden und in den folgenden."

b. Die δορυφορία zur Sonne

α. „Vorangehen" als Kriterium bei Paulus Alexandrinus

Im Folgenden werden die Stellen, die sich auf die Speertragung zur Sonne beziehen, untersucht. In einem ersten Schritt wird die von Paulus Alexandrinus dargestellte Lehre genau analysiert. Dabei werden die Scholien 27 und 28 hinzugezogen, die zwar keine Aussagen über die δορυφορία enthalten, aber zwei von Paulus Alexandrinus verwendete Termini technici erklären. Die Inhaltsangabe wird ebenfalls auf ihre Aussagen über die δορυφορία πρὸς τὸν Ἥλιον hin geprüft und mit der Lehre des Paulus Alexandrinus verglichen. Der Kommentar des Olympiodor wird erst in einem zweiten Schritt untersucht, da er von der Lehre des Paulus Alexandrinus abweicht.

Zunächst kurz zum Kontext, in dem Paulus Alexandrinus die δορυφορία behandelt: Der Abschnitt über die Speertragung bildet den Abschluss des Kapitels Περὶ ὧν ποιοῦνται φάσεων οἱ πέντε ἀστέρες πρὸς τὸν Ἥλιον (Paul. Alex. 14 p. 28,13-30,26), in dem Paulus die Stellungen behandelt, die die Planeten in einem synodischen Lauf zur Sonne einnehmen. Große Teile dieses Kapitels werden unten in der Appendix I detailliert behandelt, da Paulus hier die Termini technici ἑῷος ἀνατολικός, ἑσπέριος ἀνατολικός, ἑῷος δυτικός und ἑσπέριος δυτικός ausführlich erklärt.[215] Nachdem er zu ihrer Veranschaulichung ein Beispiel angeführt hat (p. 29,23-30,7), betont er, dass der Ausdruck προηγούμενος ἕως τῆς τοῦ τριγώνου πλευρᾶς und die Begriffe δέξιος und ἑῷος als Bezeichnungen für die Stellung eines Planeten zur Sonne synonym verwendet werden, ebenso wie der Ausdruck ἑπόμενος ἕως τῆς τοῦ τριγώνου πλευρᾶς und εὐώνυμος und ἑσπέριος (p. 30,7-14). An diese Erklärungen knüpft Paulus Alexandrinus seine Darstellung der δορυφορία an. Diese erfolgt in zwei Schritten: Zunächst gibt er eine allgemein gehaltene Erklärung der Lehre von der δορυφορία (Text 14, Z. 1-5), dann speziell eine besonders wirkungsvolle Art der δορυφορία an (Text 14, Z. 6-11). Die allgemeine Erklärung besteht in einer spezifizierenden Unterteilung in die δορυφορία πρὸς τὸν Ἥλιον und die πρὸς τὴν Σελήνην. Diese Dichotomie drückt sich formal in den Partikeln μέν - δέ aus: αἱ μὲν πρὸς τὸν Ἥλιον τῶν ἀστέρων γινόμεναι δορυφορίαι [...] – αἱ δὲ πρὸς τὴν Σελήνην [sc. δορυφορίαι].

Beginnen wir mit der δορυφορία πρὸς τὸν Ἥλιον. In der allgemeinen Erklärung heißt es (oben S. 67, Text 14, Z. 1-3):

> καὶ αἱ μὲν πρὸς τὸν Ἥλιον τῶν ἀστέρων γινόμεναι δορυφορίαι ἐν ταῖς προηγουμέναις μοίραις καὶ τοῖς προηγουμένοις ζῳδίοις τοῦ Ἡλίου εἰσὶν ἕως τῆς τριγώνου πλευρᾶς.

Paulus charakterisiert die Speertragung, von der er nun sprechen wird, zunächst durch den Genitiv τῶν ἀστέρων und den präpositionalen Ausdruck

[215] Siehe oben S. 11 und ausführlich unten S. 431-437 mit Text 123, wo herausgestellt wird, dass Paulus Alexandrinus einen Planeten ἑῷος ἀνατολικός nennt, der sich in einem Abstand von 15° bis 120° vor der Sonne befindet (im Sinne der täglichen Rotation). ἑσπέριος ἀνατολικός heißt bei ihm ein Planet, der sich in eben der Distanz von 15° bis 120° hinter der Sonne befindet. Mit ἑῷος δυτικός bezeichnet er einen Planeten, der sich bis zu einer Entfernung von 15° vor der Sonne befindet, und mit ἑσπέριος δυτικός einen, der sich bis zu einem Abstand von 15° hinter der Sonne befindet.

πρὸς τὸν Ἥλιον. Es handelt sich also um die Speertragung der Planeten und zwar bezogen auf die Sonne. Da Paulus Alexandrinus hier von der „Speertragung der Planeten" spricht, stellt sich die Frage, ob er noch eine andere Art kennt. Dafür findet sich im überlieferten Text jedoch kein Anhaltspunkt.[216] Der abstrakte Ausdruck δορυφορία τῶν ἀστέρων steht hier anstelle des konkreten Begriffs δορυφόροι. Diese δορυφορία findet in den der Sonne vorangehenden Graden und Zeichen statt, oder anders ausgedrückt: Die Planeten, die δορυφόροι der Sonne sind, befinden sich in den ihr vorangehenden Graden oder Zeichen: ἐν ταῖς προηγουμέναις μοίραις καὶ τοῖς προηγουμένοις ζῳδίοις. Als maximale Distanz von der Sonne, innerhalb derer eine Speertragung stattfindet, nennt Paulus Alexandrinus den Gedrittschein: ἕως τῆς τριγώνου πλευρᾶς, das sind 120°.[217] Die Speerträger der Sonne gehen dieser also nach Paulus Alexandrinus bis 120° voran (siehe Abb. 9).

[216] Wie bereits erwähnt, spricht Paulus Alexandrinus noch in anderem Zusammenhang und in unterschiedlicher Bedeutung von δορυφόροι, aber auch dort handelt es sich um die Planeten. Siehe dazu unten S. 173-178.

[217] Zu den Aspekten allgemein siehe oben S. 11 und die Tafel C auf S. 478. Der aus der Geometrie stammende Begriff πλευρά wird in astrologischen Texten häufig im Sinne von „in den Kreis eingeschriebene Linie", „Aspekt" benutzt und ist bereits bei Ps.Nech. et Petos. nachzuweisen (CCAG VI [1903] p. 62,9f.): <ὑ>πολαμβάνουσι πάντες τὰς τριγώνους πλευρὰς συμφώνους. Ant. Epit. II 9 ex Thes. (≈ Rhet. 5,9) p. 149,11-14: ἑκάστης οὖν τριγωνικῆς πλευρᾶς – τριγωνικῆς δὲ λέγω τῆς διὰ ε̅ ζῳδίων ἀριθμουμένης· οἷον ἀπὸ Κριοῦ εἰς Λέοντα [...] γίνονται ζῴδια ε̅ καὶ ἀποτελοῦσι τριγωνικὴν πλευρὰν <ἣ> γραμμὴν ἐν τῷ ζῳδιακῷ κύκλῳ ἀπὸ μοιρῶν ρ̅κ̅. Ders. Epit. II 22 ex Thes. p. 155,27-156,6 *passim*. Ps.Porph. Isag. 51 (≈ Ant. Epit. II 46 ex Thes., ≈ Rhet. 5,46) p. 224,4.6. Paul. Alex. 10 p. 23,8-25,7 *passim*. Ders. 16 p. 33,25 *et al.* Vgl. auch Heph. 2,2,25. 2,11,4.61.64. 2,18,52 *et al.* Olymp. 3 p. 5,10. Ders. 6 p. 9,5 *et al.* Rhet. Epit. IV 14 p. 229,11-231,31 *passim*. Rhet. Epit. III*a* p. 106,25: ὅτι δεξιὰ μὲν σχήματα λέγεται ἤτοι πλευραί.

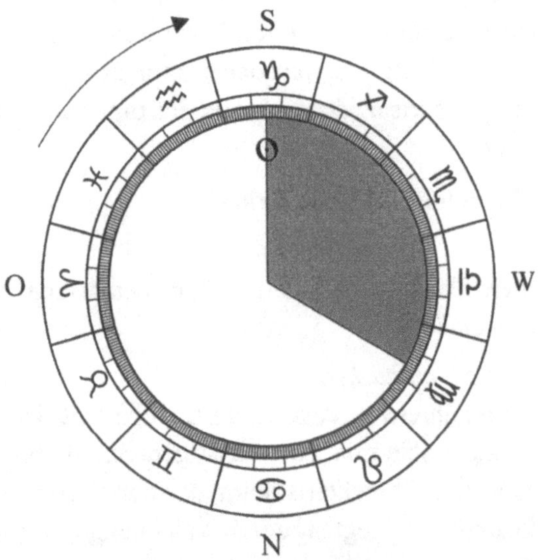

Abb. 9: Der Bereich, in dem die Speertragung der Planeten zur Sonne stattfindet

Die Bestimmung des Begriffs „Speertragung in Bezug auf die Sonne" bzw. „Speerträger der Sonne" wirft folgende Frage auf: Es heißt, dass die Speerträger der Sonne vorangehen. Das Vorangehen der Planeten ist somit ein notwendiges Kriterium für die Speertragung. Handelt es sich dabei aber bereits um ein hinreichendes Kriterium? Das hieße dann, das das konstitutive Element der Speertragung der Sonne in dem Vorangehen der Planeten besteht. Man könnte dann die Aussage „die Speerträger gehen der Sonne voran" auch umkehren zu der Aussage „die der Sonne vorangehenden Planeten sind Speerträger". Da Paulus Alexandrinus aber keine Definition von δορυφορία im engeren Sinne liefert, kann die Frage, ob das Vorangehen der Planeten ein notwendiges oder bereits ein hinreichendes Kriterium für die Speertragung ist, an dieser Stelle noch nicht geklärt werden.

Nachdem Paulus Alexandrinus die Speertragung der Planeten in Bezug auf den Mond in ebenso allgemeiner Weise bestimmt und der Speertragung der Sonne entgegengesetzt hat, nennt er im zweiten Teil des Textes verschiedene Kriterien, die die Planeten erfüllen müssen, damit es sich um eine wirkungsvolle δορυφορία handelt (oben S. 67, Text 14, Z. 6-10):

τότε δὲ αἱ πρὸς τὸν Ἥλιον γινόμεναι τῶν ἀστέρων δορυφορίαι ἐνεργεῖς καὶ ἰσχυρότεραι ὑπάρχουσιν, ὅταν ἐν τῷ αὐτῷ ζῳδίῳ ἑῷοι ἀνατολικοὶ σὺν Ἡλίῳ ἐν τοῖς ἐπικαίροις τόποις τῆς γενέσεως χρηματίσαντες εὑρεθῶσι, τῆς αἱρέσεως ὄντες ἢ οἰκοδέκτορες τοῦ Ἡλίου ὑπάρχοντες.

Paulus nennt im Einzelnen folgende Kriterien:

(a) Das Zeichen
Die speertragenden Planeten befinden sich in demselben Zeichen wie die Sonne (ἐν τῷ αὐτῷ ζῳδίῳ).[218]

(b) Die morgendliche Sichtbarkeit
Sie sind in der Phase ihrer morgendlichen Sichtbarkeit (ἑῷοι ἀνατολικοί). Dass die Planeten ἑῷοι sein müssen, war allgemeine Bedingung für die δορυφορία überhaupt. Das Charakteristikum, das nun für eine wirkungsvollere Speertragung hinzukommt, liegt in der Bezeichnung ἀνατολικοί. Mit diesem Terminus technicus bezeichnet Paulus Alexandrinus die Planeten, die mindestens 15° von der Sonne entfernt sind.[219]

Diese beiden ersten Kriterien spezifizieren also die Stellung, die ein Planet zur Sonne einnehmen muss, damit die δορυφορία wirkungsvoll ist. Sie sollen der Sonne um mindestens 15° vorangehen, aber sich noch in demselben Tierkreiszeichen befinden wie die Sonne.

(c) Die Wirksamkeit
Zusätzlich stehen die speertragenden Planeten „wirkend" mit der Sonne zusammen an den günstigen Orten der Genitur (σὺν Ἡλίῳ ἐν τοῖς ἐπικαίροις τόποις τῆς γενέσεως χρηματίσαντες). Das Verb χρηματίζειν gehört zu den nur noch schwer fassbaren astrologischen Termini technici. Gewöhnlich ist es auf einzelne Orte der Dodekatropos bezogen. Antiochos berichtet von zwei verschiedenen Systemen, dem des Timaios und dem des Nechepso.[220]

---

218 Auffällig ist hier der Subjektswechsel: Subjekt vom Hauptsatz ist αἱ [...] δορυφορίαι, während im Nebensatz als Subjekt οἱ δορυφόροι gedacht werden muss. Darauf weisen vor allem die maskuline Form ἑῷοι ἀνατολικοί hin und der Terminus technicus οἰκοδέκτωρ, zur Bedeutung siehe unten S. 76 mit An. 227.

219 Siehe oben S. 71, Anm. 215 und ausführlich unten S. 435f.

220 Ant. Epit. I 19 ex Isag. p. 116,3-12. Nach Timaios sind sieben Orte wirksam: die vier Kentra, die zwei Gedrittscheine vom Aszendenten und die Epanaphorai der Himmelsmitte. Diese Vorstellung findet sich auch im Mich. Pap. 149 col. viii 29-31, bei Ant. Epit. II 28 ex Thes. (≈ Rhet. 5,28) p. 157,13-15. Porph. Isag. 36 p. 209,18-24. Rhet. Epit. III*a* p. 107,1f., vgl. auch Dor. A I 5,2. Nach Nechepso „wirken" die vier Kentra und die vier Epanaphorai. Ihm folgt Serap. apud Rhet. 6 p. 225,8f.

Bei Thrasyllos ist noch ein drittes System erkennbar.[221] Die einzige bekannte Definition von χρηματίζειν bezogen auf die Planeten liefert Serapion (Serap. apud Rhet. 6 p. 225,9-11 [Text 21]):

> χρηματίζοντες ἀστέρες λέγονται οἱ ἐπὶ δυνάμεως ἐπίκεντροι ἢ ἐπίκληροι καὶ οἱ ἐπὶ φάσεως ἢ οἱ τρίγωνοι Ἡλίου γινόμενοι.
>
> „Wirkende Planeten werden die genannt, die in einer machtvollen Position in einem Kentron oder einem Lospunkt sind und die sich in der Phase ihrer Sichtbarkeit oder die sich im Gedrittschein zur Sonne befinden."[222]

Das Partizip „wirkend" bezieht sich demnach auf die Stellung eines Planeten zum Horizont (ἐπίκεντροι), zu einem Lospunkt (ἐπίκληροι) oder auf die Stellung zur Sonne (ἐπὶ φάσεως; τρίγωνοι Ἡλίου). Ob allein die Stellung in einem dieser genannten Punkte den Planeten zu einem „wirkenden" macht, oder ob ein weiteres Kriterium – eventuell in ἐπὶ δυνάμεως angedeutet – hinzukommen muss, kann hier nicht geklärt werden, da grundlegende Untersuchungen zu dem Begriff χρηματίζειν und dem Ausdruck ἐπὶ δυνάμεως fehlen. Die Planeten sollen wirkend mit der Sonne zusammen an den „günstigen Orten der Genitur stehen" (ἐν τοῖς ἐπικαίροις τόποις τῆς γενέσεως). Welche sind die „günstigen Orte"? Olympiodor bespricht genau diese Phrase in seinem Kommentar (oben S. 69, Text 19, Z. 1f.):

> μόνον »ἐν τοῖς ἐπικαίροις τόποις τῆς γενέσεως« τουτέστιν ἐν τῷ ὡροσκόπῳ ἢ ἐν τῷ μεσουρανήματι.

Demnach sind also der Aszendent und die Himmelsmitte, die beiden bedeutsamsten Kentra, die „günstigen Orte". Dieselbe Erläuterung findet sich auch in dem Scholion 27 (oben S. 68, Text 16). Allerdings ist auch hier nicht ganz

---

221 Thrasyllos nennt nur den Aszendenten ein χρηματίζον ζῴδιον: Thras. p. 100,30-24. Zur Katachrese von ζῴδιον und τόπος siehe W. Hübner: Die Dodekatropos (1995), 6 Anm. 7 mit weiteren Beispielen und Sekundärliteratur.

222 Die Bedeutung des präpositionalen Ausdrucks ἐπὶ δυνάμεως ist ebenfalls nur noch schwer greifbar, vgl. die Definition von ἐν δυνάμει bei Ant. Epit. II 42 ex Thes. (≈ Rhet. 5,42) p. 159,11-14: ἐν δυνάμει δὲ εἷς ἕκαστος λέγεται εἶναι τῶν πλανητῶν, ὅταν ἐν οἴκῳ ἰδίῳ ἢ ὑψώματι ἢ ὁρίοις ἢ οἰκείᾳ φάσει ἢ συσχηματισμῷ τύχῃ ἢ εὐτονωτέρῳ τινὶ τόπῳ τῆς δωδεκατοπίας. Die „Lospunkte" (κλῆροι) sind bestimmte berechnete Punkte im Horoskop. In der Regel werden sie ermittelt, indem man den ekliptikalen Abstand zwischen zwei Punkten im Horoskop (meistens zwei Planeten) berechnet. Dieser Bogenabstand wird dann von einem dritten Punkt (oft der Aszendent) addiert oder subtrahiert.

klar, wie Paulus Alexandrinus die Junktur ἐπίκαιροι τόποι verstanden hat. Eine Erklärung des Begriffes bei Serapion zeigt, dass dieser unter ἐπίκαιροι τόποι alle vier Kentra fasst,[223] während Hephaistion dagegen den Ort, an dem Sonne und Mond stehen, den Aszendenten und den Glückspunkt als ἐπίκαιροι τόποι bezeichnet.[224] Ich gehe im Folgenden davon aus, dass Paulus Alexandrinus die vier Kentra als ἐπίκαιροι τόποι bezeichnet.[225] Das zweite Kriterium, das für eine besonders wirkungsvolle Speertragung erfüllt sein muss, lautet also folgendermaßen: Der Planet muss mit der Sonne zusammen in einem Kentron stehen. Dieses Kriterium bezieht sich auf die Stellung des Planeten zum Horizont. Dass Paulus Alexandrinus eine bestimmte Stellung zum Horizont als Kriterium für eine besonders wirkungsvolle Speertragung nennt, impliziert, dass die Stellung des Speerträgers zum Horizont nicht zu den notwendigen Bedingungen für δορυφορία gehört.

(d) Partei

Die speertragenden Planeten gehören zu derselben Partei.[226]

(e) Gastgeber

Oder sie sind Gastgeber (οἰκοδέκτωρ) der Sonne. Die Speertragung ist also besonders wirkungsvoll, wenn die Sonne von Tagplaneten oder von ihrem οἰκοδέκτωρ begleitet wird. Das Scholion 28 (oben S. 69, Text 17) erklärt, dass mit diesem Begriff der Planet bezeichnet wird, der Hausherr des Zeichens ist, in dem die Sonne steht.[227]

Auch die Nennung dieser letzen beiden Kriterien, der Parteizugehörigkeit und der Hausherrschaft, impliziert, dass es sich nicht um notwendige Kriterien für eine Speertragung handelt.

---

223 Serap. apud Rhet. 6 p. 226,17-19.

224 Vgl. Heph. 3,9,20. Heph. Epit. IV 83,20. Heph. Epit. II 3,19,23 nennt nur den Ort der Sonne, des Mondes und den Aszendenten. Zum Glückspunkt siehe unten S. 298, Anm. 674.

225 Dafür spricht auch die Tatsache, dass in den Handschriften oft die Begriffe ἐπίκαιροι und ἐπίκεντροι verwechselt werden, vgl. den Index bei E. Boer. ἐπίκαιρος ist bei Paulus Alexandrinus nur an dieser Stelle zur δορυφορία einhellig überliefert.

226 Zu dem Begriff der αἵρεσις siehe ausführlich unten S. 164-172.

227 Der Begriff οἰκοδέκτωρ ist ein in der astrologischen Literatur nicht sehr verbreiteter Terminus technicus, vgl. Mich. Pap. 149 col. viii 25. Val. 4,16,17. Heph. 3,2,8. 3,42,7. Paul. Alex. 33 p. 88,14f. 36 p. 96,1 *et al.* Olymp. 9 p. 17,7f. 35 p. 116,15f. p. 122,7-9. 11. 23-25. 40 p. 141,14f. *et al.* Rhet. 5,81 p. 206,11. Rhet. Epit. IV 17 p. 239,10. Ebd. 19 p. 240,8. Steph. philos. apud Rhet. Epit. IV 27 p. 191,3. Vgl. auch die schöne Erklärung bei Firmicus, wo der soziomorphe Charakter besonders hervortritt. Es heißt in einem Vergleich (Firm. math. 2,20,9): *et hoc ex nostris actibus facili potes ratione colligere: si cuius domum hospitii gratia fueris ingressus et dominus domus felicibus sublevatur augmentis, et tu particeps felicitatis existis; laetitiae enim gaudium hospitii tui felicitatibus mutuaris.*

Im Folgenden sind die Kriterien, die bei einer besonders wirkungsvollen Form der Speertragung erfüllt sein sollen, an einem Beispiel dargestellt:

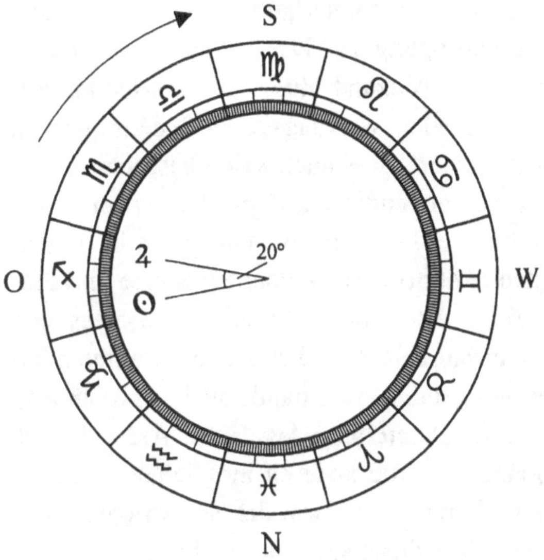

Jupiter, der derselben Partei angehört wie die Sonne (τῆς αἱρέσεως ὤν), geht dieser um 20° voran (ἑῷος ἀνατολικός). Sie stehen im Aszendenten (ἐν ἐπικαίρῳ τόπῳ) im Tierkreiszeichen Schütze, welches das Taghaus von Jupiter ist (οἰκοδέκτωρ).

Abb. 10: Besonders günstige Speertragung des Planeten Jupiter zur Sonne

Aus den Aussagen über die wirkungsvolle Form der δορυφορία können wir einiges über das Verständnis des Paulus Alexandrinus von δορυφορία im Allgemeinen schließen: Oben wurde bereits erläutert, dass zur astrologischen Beurteilung eines Planeten vier Bezugsebenen von Bedeutung sind:[228]

(1) die Stellung des Planeten innerhalb der Tierkreiszeichen (Häuser, Erhöhung, Grenzen, etc.),

(2) die Stellung zum Horizont (Aszendent, Deszendent, Apoklima, etc.),

(3) das Verhalten der Planeten zueinander (Aspekt, Partei, etc.) und

(4) die Stellung des Planeten zur Sonne (ἑῷος, ἑσπέριος, δυτικός, ἀνατολικός, etc.).

Paulus Alexandrinus nennt als erstes notwendiges Kriterium für die δορυφορία die Stellung des speertragenden Planeten zur Sonne (Kriterium 4). Die anderen drei Punkte finden sich nun bei den Kriterien, die dazu führen, dass

[228] Abgesehen von der nicht-variabeln theologisch-mythologischen Bedeutung, die jeder Planet durch die Identifikation mit einer bestimmten Gottheit innehat. Zu den vier Bezugsebenen siehe oben S. 9-11.

eine Speertragung besonders wirkungsvoll ist. Zum ersten Kriterium (= Stellung im Tierkreis) sagt Paulus, dass die δορυφορία besonders wirkungsvoll ist, wenn der Speerträger in seinem Haus steht. Daraus dürfen wir schließen, dass eine bestimmte Stellung des Speerträgers innerhalb des Tierkreises kein notwendiges Kriterium für die Speertragung ist. Das zweite Kriterium (= Stellung zum Horizont) wird bei Paulus Alexandrinus in der Forderung aufgegriffen, dass der Speerträger bei besonders wirkungsvoller Speertragung in einem Kentron stehen soll. Dies impliziert, dass auch keine bestimmte Stellung des Speerträgers zum Horizont notwendig ist, damit δορυφορία vorliegt. Das dritte Kriterium (Verhalten der Planeten zueinander) ist in folgender Bedingung für eine wirkungsvolle δορυφορία enthalten: Sonne und Planet sollen derselben Partei angehören. Auch hier ist impliziert, dass es sich nicht um ein notwendiges Kriterium handelt. Man kann also zusammenfassend festhalten, dass das einzige notwendige und damit auch hinreichende Kriterium für die δορυφορία nach der Darstellung des Paulus Alexandrinus die Stellung des Planeten zur Sonne ist. Alle anderen möglichen Kriterien sind lediglich für eine besonders wirkungsvolle Form der Speertragung notwendig. Daraus lässt sich schließen, dass diese anderen möglichen Kriterien bei einer einfachen, nicht so wirkungsvollen δορυφορία nicht vorliegen müssen und daher nicht notwendig sind. Somit kann die anfangs aufgeworfene Frage, ob der Satz „Die Speerträger gehen der Sonne voran“ auch umgekehrt werden kann in den Satz „Die Planeten, die der Sonne vorangehen, sind Speerträger“, positiv beantwortet werden: Das konstitutive Element der δορυφορία τῶν ἀστέρων πρὸς τὸν Ἥλιον liegt in dem Vorangehen des Planeten. Da Paulus Alexandrinus den Ausdruck προηγούμενος ἕως τῆς τοῦ τριγώνου πλευρᾶς und die Begriffe ἑῷος sowie δεξιός synonym verwendet, können wir auch sagen, dass jeder Planet, der ἑῷος und somit auch δεξιός ist, Speerträger der Sonne ist.

Die Definition wird in der Inhaltsangabe wiedergegeben. Dort heißt es (oben S. 70, Text 20, Z. 1-3):

> καὶ ὅτι αἱ πρὸς τὸν Ἥλιον δορυφορίαι αὐτῶν [scil.
> τῶν $\overline{\varepsilon}$ πλανωμένων] κατὰ τὰς προηγουμένας μοίρας
> καὶ τὰ προηγούμενα ζῴδια λέγονται.

Diese Definition gibt das von Paulus Alexandrinus genannte Charakteristikum, das konstitutive Element der δορυφορία zur Sonne wieder, das sich in dem Partizip προηγούμενα spiegelt: das Vorangehen der Planeten im Sinne der Tagesbewegung. Einzelne Details, wie die maximale Distanz oder die Kriterien für eine wirkungsvolle Speertragung, werden – wie für eine Zusammenfassung charakteristisch – ausgelassen.

β. „Sichtbarkeit" als Kriterium bei Olympiodor

Bei dem Kommentar des Olympiodor handelt es sich – wie oben bereits erwähnt – offenbar um die direkte Nachschrift einer Vorlesungsreihe, die Olympiodor oder einer seiner Mitarbeiter von Mai bis Juni 564 n.Chr. gehalten hat.[229] Üblicherweise sind die Vorlesungen und ebenso die Niederschriften so eingeteilt, dass das zu behandelnde Thema zunächst theoretisch erörtert wird (θεωρία) und sich dann eine Textbehandlung anschließt.[230] Der Text über die δορυφορία der Planeten (Text 19) stammt aus der achten Vorlesung.[231] In dem theoretischen Teil dieser Vorlesung (Olymp. 8-9 p. 11,21-17,17) erläutert Olympiodor die Planetenphasen während eines synodischen Umlaufs samt den entsprechenden Termini technici. Auszüge dieses Kapitels werden unten im Zusammenhang mit den Junkturen ἑῷος ἀνατολικός, ἑσπέριος ἀνατολικός, ἑῷος δυτικός und ἑσπέριος δυτικός ausführlich behandelt.[232] Im zweiten Teil der Vorlesung erklärt Olympiodor einzelne Phrasen aus dem Text des Paulus Alexandrinus (Olymp. 10-11 p. 17,20-19,21). Aus diesem zweiten Teil der achten Vorlesung stammt der nun zu untersuchende Abschnitt, in dem Olympiodor sich auf den Paulus-Text über die wirkungsvolle Art der δορυφορία zur Sonne bezieht. Nachdem er zunächst den Ausdruck ἐν τοῖς ἐπικαίροις τόποις τῆς γενέσεως erklärt hat, paraphrasiert er die Aussagen des Paulus Alexandrinus über die wirkungsvolle Art der Speertragung (oben S. 69, Text 19, Z. 2-7):

> τί φησί; ὅτι τότε μᾶλλόν εἰσι δραστικοὶ οἱ ἀστέρες δορυφοροῦντες τὸν Ἥλιον, τουτέστιν ἑῷοι ἀνατολικοὶ ἢ ἑσπέριοι ὄντες, ὅταν καὶ ἐν τῷ αὐτῷ ζῳδίῳ ὦσιν, ἐν ᾧ ὁ Ἥλιος, καὶ ἐν ἰδίοις οἴκοις ὑπεδέξαντο τὸν Ἥλιον, καὶ εἰ οὕτως ἔχοντες εὑρεθῶσιν ἐν τοῖς καιρίοις τόποις τῆς γενέσεως, τουτέστι ἐν τῷ ὡροσκόπῳ ἢ ἐν τῷ μεσουρανήματι.

---

229 Dies hat L.G. Westerink: Ein astrologisches Kolleg (1971), 6-21 überzeugend dargelegt. Vgl. auch schon J. Warnon: Le commentaire (1967), 200-203 und siehe oben S. 17.

230 L.G. Westerink: Ein astrologisches Kolleg (1971), 8f.

231 L.G. Westerink: Ein astrologisches Kolleg (1971), 9.

232 Siehe unten S. 448f. mit Text 130.

Im Unterschied zu Paulus Alexandrinus benutzt Olympiodor anstelle des abstrakten Begriffes δορυφορία den konkreten Begriff δορυφόροι. Spricht Paulus Alexandrinus von αἱ πρὸς τὸν Ἥλιον [...] τῶν ἀστέρων δορυφορίαι (oben 67, Text 14, Z. 6), so schreibt Olympiodor: οἱ ἀστέρες δορυφοροῦντες τὸν Ἥλιον. Olympiodor definiert die ἀστέρες δορυφοροῦντες τὸν Ἥλιον mit folgender Paraphrase: τουτέστιν ἑῷοι ἀνατολικοὶ ἢ ἑσπέριοι ὄντες.[233] Also begleiten die Planeten die Sonne als Speerträger, die in der Phase ihrer morgendlichen Sichtbarkeit oder ihrer abendlichen Sichtbarkeit sind. Die Planeten, die ἑῷοι ἀνατολικοί sind, gehen der Sonne in einer Distanz von mindestens 15° und höchstens 120° im Sinne der Tagesbewegung voran, die ἑσπέριοι ἀνατολικοί folgen der Sonne innerhalb derselben Distanz. Diese Definition der δορυφόροι unterscheidet sich deutlich von den Ausführungen des Paulus Alexandrinus: Charakteristisches Merkmal eines δορυφόρος bei Paulus Alexandrinus ist es, ἑῷος zu sein, also der Sonne im Sinne der täglichen Rotation voranzugehen (siehe Abb. 11a). Bei Olympiodor dagegen ist nicht mehr die Eigenschaft ἑῷος konstitutives Element, sondern das Merkmal ἀνατολικός, also in der Phase der Sichtbarkeit zu sein (siehe Abb. 11b).

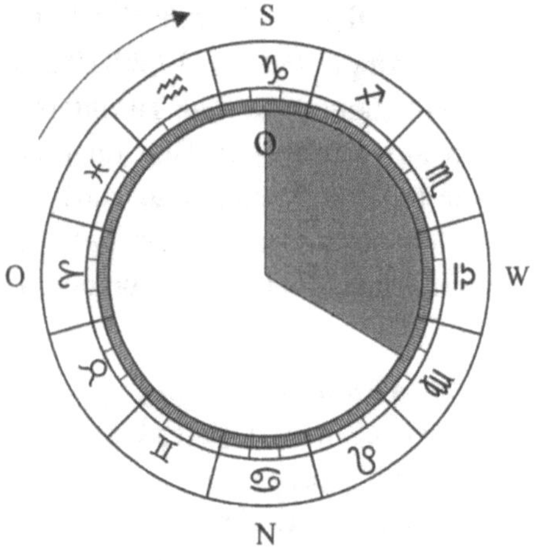

Abb. 11a: Bereich der Speertragung nach Paul. Alex.

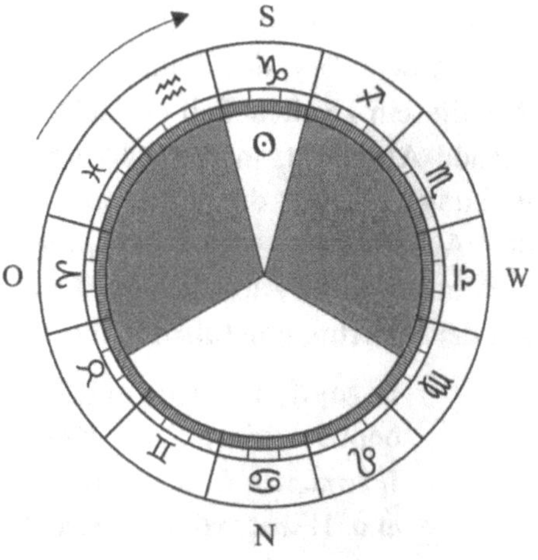

Abb. 11b: Bereich der Speertragung nach Olymp.

[233] Auch Olympiodor benutzt die Begriffe nachweislich in dieser Bedeutung. Siehe dazu oben S. 47 und ausführlich unten S. 448f. Zum persischen Akkusativ bei δορυφορέω vgl. E. Schwyzer: Griechische Grammatik II (1950), 73.

An den Ausführungen des Olympiodor fällt Folgendes auf: Auf die allgemeine Erklärung des Paulus Alexandrinus, dass die Speertragung der Planeten zur Sonne in den der Sonne vorangehenden Graden und Zeichen stattfindet, geht er überhaupt nicht ein, obwohl hier doch der geeignete Ort wäre, die δορυφορία πρὸς τὸν Ἥλιον zu definieren. Stattdessen bringt er dann bei der Besprechung der wirkungsvollen Art der δορυφορία eine Definition in Form einer Paraphrase, die mit den Ausführungen des Paulus Alexandrinus nicht übereinstimmt. Man könnte vermuten, dass hier die Überlieferung in irgendeiner Form gestört ist, eventuell eine Interpolation vorliegt. Allerdings ist die Paraphrase τουτέστιν ἑῷοι ἀνατολικοὶ ἢ ἑσπέριοι ὄντες einhellig überliefert, so dass wir wohl zunächst davon ausgehen können, dass der Text echt ist. Olympiodor scheint sich dessen nicht bewusst zu sein, dass er eine grundlegend andere Definition von δορυφορία πρὸς τὸν Ἥλιον bietet als Paulus Alexandrinus, sonst wäre er wohl auf die Unterschiede eingegangen und hätte diese erläutert. Vermutlich hat er hier die Termini technici ἑῷος und ἀνατολικός verwechselt oder aber ἑσπέριος und δυτικός, so dass die Paraphrase τουτέστιν ἑῷοι ἀνατολικοὶ ἢ ἑσπέριοι ὄντες eigentlich τουτέστιν ἑῷοι ἀνατολικοὶ ἢ δυτικοὶ ὄντες heißen sollte.[234]

Im Folgenden greift Olympiodor die einzelnen Kriterien für eine besonders wirkungsvolle Art der Speertragung auf. Wir hatten oben bei Paulus Alexandrinus fünf Kriterien (a – e) unterschieden. Von diesen Kriterien nennt Olympiodor nur drei: Wirkungsvoll sind die Speerträger, wenn sie in demselben Tierkreiszeichen stehen wie die Sonne: ὅταν καὶ ἐν τῷ αὐτῷ ζῳδίῳ ὦσιν, ἐν ᾧ ὁ Ἥλιος (dies entspricht der bei Paulus Alexandrinus genannten Bedingung a: ὅταν ἐν τῷ αὐτῷ ζῳδίῳ) und wenn sie die Sonne in den eigenen Häusern aufnehmen: καὶ ἐν ἰδίοις οἴκοις ὑπεδέξαντο τὸν Ἥλιον (mit dieser Umschreibung gibt Olympiodor den bei Paulus Alexandrinus genannten Begriff οἰκοδέκτωρ wieder: οἰκοδέκτορες τοῦ Ἡλίου ὑπάρχοντες [Bedingung e]) und wenn sie zusätzlich noch im Aszendenten oder in der Himmelsmitte stehen: καὶ εἰ οὕτως ἔχοντες εὑρεθῶσιν ἐν τοῖς καιρίοις τόποις τῆς γενέσεως, τουτέστι ἐν τῷ ὡροσκόπῳ ἢ ἐν τῷ μεσουρανήματι (dies entspricht der bei Paulus Alexandrinus genannten Bedingung: σὺν Ἡλίῳ ἐν τοῖς ἐπικαίροις τόποις τῆς γενέσεως χρηματίσαντες εὑρεθῶσι [Bedingung c]). Die bei Paulus Alexandrinus genannte Bedingung für

[234] Dass Verwechslungen dieser Art für so mancherlei Verwirrung sorgen, wird unten in der Appendix I ausführlich dargelegt, siehe S. 456-467.

eine wirkungsvolle Speertragung, dass die Planeten ἑῷοι ἀνατολικοί sein sollen, fehlt bei Olympiodor. Das kann an den unterschiedlichen Definitionen liegen: Bei Paulus Alexandrinus werden die Planeten, die ἑῷοι ἀνατολικοί sind, von denen abgegrenzt, die ἑῷοι δυτικοί sind, und als wirkungsvoller herausgehoben. Bei Olympiodor könnten höchstens die ἑῷοι ἀνατολικοί von den ἑσπέριοι abgegrenzt werden, denn die δυτικοί sind nicht in seiner Definition enthalten. Daher ist eine genaue Entsprechung in diesem Kriterium für eine wirkungsvolle Speertragung aufgrund der unterschiedlichen Definitionen nicht möglich. Ein weiterer Unterschied zu der Definition des Paulus Alexandrinus besteht darin, dass Olympiodor die Hausherrschaft des speertragenden Planeten über das Haus, in dem er mit der Sonne zusammen steht, als notwendige Bedingung für eine wirkungsvolle Speertragung nennt. Bei Paulus Alexandrinus wird die Hausherrschaft jedoch nur als eine Möglichkeit genannt. Wenn der Planet nicht Hausherr des Zeichens ist, wäre die Speertragung dennoch wirkungsvoll, wenn der Speerträger zu derselben Partei gehört wie die Sonne.

Zur besseren Übersicht werden in der folgenden Tabelle die bei Paulus Alexandrinus genannten Kriterien denen, die Olympiodor nennt, gegenübergestellt:

Paul. Alex.	Olymp.
a) ὅταν ἐν τῷ αὐτῷ ζῳδίῳ	ὅταν καὶ ἐν τῷ αὐτῷ ζῳδίῳ ὦσιν
b) ἑῷοι ἀνατολικοὶ	
c) σὺν Ἡλίῳ ἐν τοῖς ἐπικαίροις τόποις τῆς γενέσεως χρηματίσαντες εὑρεθῶσι,	ἐν ᾧ ὁ Ἥλιος,
d) τῆς αἱρέσεως ὄντες	
e) ἢ οἰκοδέκτορες τοῦ Ἡλίου ὑπάρχοντες.	καὶ ἐν ἰδίοις οἴκοις ὑπεδέξαντο τὸν Ἥλιον,
	καὶ εἰ οὕτως ἔχοντες εὑρεθῶσιν ἐν τοῖς καιρίοις τόποις τῆς γενέσεως (c)

Tab. 1: Kriterien für eine wirkungsvolle Speertragung zur Sonne

c. Die δορυφορία zum Mond

α. „Folgen“ als Kriterium bei Paulus Alexandrinus

Im Folgenden werden die Aussagen über die δορυφορία πρὸς τὴν Σελήνην untersucht. In einem ersten Schritt wird die von Paulus Alexandrinus vorgestellte Lehre analysiert. In einem zweiten Schritt wird der Kommentar des Olympiodor zu dieser Stelle herangezogen, der wider Erwarten keine Erklärung von δορυφορία liefert. Im Anschluss an Olympiodor werden dann das Scholion 26 und die Inhaltsangabe hinzugezogen, die beide stark von Paulus Alexandrinus abweichen. Beginnen wir mit der von Paulus Alexandrinus dargestellten Lehre (oben S. 67, Text 14, Z. 1-5):

> καὶ αἱ μὲν πρὸς τὸν Ἥλιον τῶν ἀστέρων γινόμεναι δορυφορίαι ἐν ταῖς προηγουμέναις μοίραις καὶ τοῖς προηγουμένοις ζῳδίοις τοῦ Ἡλίου εἰσὶν ἕως τῆς τριγώνου πλευρᾶς. αἱ δὲ πρὸς τὴν Σελήνην ἐν ταῖς ἑπομέναις αὐτῆς μοίραις ἕως τοῦ ἑξῆς ζῳδίου τυγχάνουσιν.

Nachdem Paulus Alexandrinus erläutert hat, dass die Speertragung der Planeten in Bezug auf die Sonne in den ihr vorangehenden Graden und Zeichen bis zum Gedrittschein stattfindet, fügt er an: „Andererseits ereignen sich die [sc. Speertragungen] in Bezug auf den Mond in seinen folgenden Graden bis zum nächsten Zeichen.“ E. Boer interpungiert in ihrer Ausgabe hinter μοίρας in Zeile 4 und liest τετεύχασι (Z. 5). Sie versteht also offenbar τετεύχασι als Prädikat eines mit ἕως eingeleiteten Nebensatzes. Da ἕως dann als Konjunktion aufzufassen ist, müsste der Genitiv τοῦ ἑξῆς ζῳδίου von τετεύχασι abhängen. Der Hauptsatz wäre dann stark verkürzt: Das Subjekt wäre nur durch den Artikel αἱ angedeutet, das Prädikat würde ganz fehlen. Beides könnte aus dem vorangehenden parallel gebauten Satz ergänzt werden:

> αἱ δὲ πρὸς τὴν Σελήνην [sc. τῶν ἀστέρων γινόμεναι δορυφορίαι] ἐν ταῖς ἑπομέναις αὐτῆς μοίραις [sc. εἰσίν], ἕως τοῦ ἑξῆς ζῳδίου τετεύχασι.
>
> „Die [sc. Speertragungen] in Bezug auf den Mond [sc. finden] in seinen folgenden Graden [sc. statt], bis sie das nächste Zeichen erreicht haben.“

Der Temporalsatz ἕως τοῦ ἑξῆς ζῳδίου τετεύχασι birgt allerdings in mehrfacher Hinsicht Ungenauigkeiten: Grammatisches Subjekt des Temporalsatzes ist das im Hauptsatz durch den Artikel αἱ aufgenommene Subjekt des vorigen Satzes, also das Abstraktum δορυφορίαι. Gedankliches Subjekt müssen jedoch die δορυφόροι sein. Zum anderen besteht eine sachliche Ungenauigkeit in dem durch die Konjunktion ἕως angedeuteten zeitlichen Ablauf: ἕως muss hier wohl in der Bedeutung „bis", also zur Bezeichnung der Nebensatzhandlung, die das Geschehen des Hauptsatzes abbricht, verstanden werden. Das heißt, dass die Speertragungen solange stattfinden, bis die Speerträger das nächste Zeichen erreicht haben. Die sachliche Ungenauigkeit liegt nun in der Nachlässigkeit hinsichtlich der astronomischen Tatsachen: Der Mond ist der schnellste Planet und legt pro Tag einen Bogen von ungefähr 12½° zurück, während für die ebenfalls „schnellen" Planeten Venus und Merkur ein Bogen von ungefähr 1° pro Tag angenommen wurde, für Mars ungefähr ½° pro Tag, und für die äußeren Planeten noch wesentlich kürzere Bögen. Bevor also ein hinter dem Mond stehender Planet das Zeichen verlässt, hat ihn der Mond – bis auf wenige Ausnahmefälle, wenn der Planet in den letzten Graden eines Zeichens steht – in aller Regel vorher bereits überholt, und dann ist die Bedingung, dass die Speerträger in den dem Mond folgenden Graden stehen, nicht mehr erfüllt, bevor sie das Zeichen verlassen. Kurz: In der Regel überholt der Mond die Planeten und verlässt das Zeichen, bevor die Planeten es verlassen.

Weniger Probleme bereitet die Gestaltung des Satzes ohne Nebensatzbildung. Wenn wir nicht interpungieren, ist τυγχάνουσιν[235] Hauptsatzprädikat und steht mit präpositionaler Ergänzung im Sinne von „sie befinden sich". ἕως steht als Präposition mit Genitiv. Diese Konstruktion entspricht viel eher dem Sprachgebrauch des Paulus Alexandrinus als die von E. Boer bevorzugte Lesart. Paulus Alexandrinus benutzt ἕως entweder als Präposition mit Genitiv oder aber als Konjunktion. Dann folgt regelmäßig ἄν mit prospektivem Konjunktiv.[236] Auch benutzt Paulus Alexandrinus das Verb τυγχάνειν an keiner anderen Stelle mit dem Genitiv im Sinne von „erreichen".

Festzuhalten bleibt: Die Speerträger des Mondes stehen in den ihm folgenden Graden desselben Zeichens (vgl. unten S. 90, Abb. 12a).

---

[235] Denn es liegt näher, hier parallel zu εἰσιν die Präsensform τυγχάνουσιν zu lesen, die die Klasse β überliefert.

[236] ἕως als Präp. (mit Gen.) bei Paul. Alex. 4 p. 15,9. 6 p. 20 *passim*. 14 p. 30,9.12.17. 16 p. 34,12f. 17 p. 37,13 *et al.* ἕως als Konj. (mit ἄν und Konjunktiv) bei Paul. Alex. 5 p. 18,7. 14 p. 29,8f. 15 p. 31,7f. 21 p. 44,17f. 31 p. 82,17 *et al.*

Nachdem Paulus Alexandrinus ausführlich über die Kriterien einer besonders wirkungsvollen Art der Speertragung bezogen auf die Sonne gesprochen hat, schließt er etwas lapidar an: „und dasselbe gilt für den Mond". Dabei hat Paulus Alexandrinus insgesamt fünf Kriterien für eine wirkungsvolle Speertragung zur Sonne genannt: Die Speerträger müssen in demselben Zeichen stehen (a). Sie müssen ἑῷοι ἀνατολικοί sein (b), wirksam mit dem Luminar zusammen in einem Kentron stehen (c), zu derselben Partei gehören (d) oder Hausherr des Zeichens sein, in dem das Luminar steht (e). Das zweite Kriterium, ἑῷοι ἀνατολικοί zu sein, können die Speerträger des Mondes nicht erfüllen, da das Adjektiv ἑῷοι impliziert, dass sie vorangehen, die Speerträger des Mondes ihm aber per definitionem folgen. Eventuell ist die Speertragung des Mondes wirkungsvoll, wenn die Planeten in einer Phase der Sichtbarkeit sind. Doch das kann diesem Text nicht ohne weiteres entnommen werden.[237] Paulus Alexandrinus handelt die δορυφορία πρὸς τὴν Σελήνην kurz und knapp ab. Streng genommen ist eine Erörterung über die δορυφορία der Planeten bezogen auf den Mond hier auch fehl am Platz, da es um die Stellungen der Planeten zur Sonne geht. Nachdem Paulus Alexandrinus dargelegt hat, dass die Begriffe προηγούμενος, ἑῷος und δεξιός synonym verwendet werden, kommt er zur δορυφορία der Sonne, deren konstitutives Element eben darin liegt, dass die Planeten ἑῷοι sind. Daher schließen sich Ausführungen zur δορυφορία der Sonne assoziativ gut an das Vorangegangene an. Die kurze Darstellung der δορυφορία zum Mond dient an dieser Stelle lediglich zur Abrundung und hat mit dem eigentlichen Thema des Kapitels nichts zu tun. Offenbar hat dies bereits in der Antike zu Missverständnissen geführt, wie im Folgenden gezeigt wird.

β. Eine irreführende Erklärung des Olympiodor und ihre Konsequenzen

Die hier zu untersuchende Passage stammt ebenfalls aus dem zweiten Teil der achten Vorlesung (oben S. 69, Text 18):

> »οἱ δὲ πρὸς τὴν Σελήνην ἐν ταῖς ἑπομέναις αὐτῇ μοίραις« τί φησί; ὅτι ὥσπερ ἐπὶ τῶν πρὸς Ἥλιον φάσεων τῶν ἀστέρων ἐλέγομεν μέχρι τότε εἶναι αὐτοὺς ἑῴους

[237] Siehe unten zu den „Freuden der Nachtplaneten" nach Paul. Alex. Dort heißt es, dass sich die Planeten freuen, wenn sie in der Phase ihrer abendlichen Sichtbarkeit sind und Speerträger des Mondes. Zur Sichtbarkeit der Speerträger als positiv zu bewertenden Kriterium siehe unten S. 177f. mit Tab. 6 und 367-369 mit Anm. 806.

> ἀνατολικούς, μέχρι τριγωνικὸν σχῆμα αὐτοῦ ποιήσουσιν, οὕτως καὶ ἐπὶ τῆς Σελήνης λέγομεν μέχρι τότε αὐτῆς εἶναι ἑῷον ἀνατολικὸν τὸν ἀστέρα ἢ ἑσπέριον, μέχρις <ἂν> ἐξέλθῃ τὸ ζῴδιον ἡ Σελήνη, ἐν ᾧ πεποίηνται πρὸς αὐτὴν τὰς φάσεις οἱ ἀστέρες.

Olympiodor greift zunächst eine Phrase des Paulus Alexandrinus aus der Erläuterung zur δορυφορία des Mondes auf: »οἱ δὲ πρὸς τὴν Σελήνην ἐν ταῖς ἑπομέναις αὐτῇ μοίραις«.[238] Der Hörer bzw. Leser erwartet nun von Olympiodor eine Darlegung zur δορυφορία des Mondes, doch Olympiodor geht nicht auf diese spezielle Lehre ein. Im theoretischen Teil seiner Vorlesung hat er die einzelnen Planetenphasen, also die Stellungen der Planeten zur Sonne, erläutert. Nun legt er dar, dass die Stellungen der Planeten zum Mond analog zu ihren Stellungen zur Sonne bezeichnet werden. Wie man die Stellungen der Planeten zur Sonne mit den Ausdrücken ἑῷοι ἀνατολικοί bzw. ἑσπέριοι ἀνατολικοί bezeichnet, so bezeichnet man gemäß Olympiodor auch ihre Stellung zum Mond mit denselben Ausdrücken ἑῷοι ἀνατολικοί bzw. ἑσπέριοι ἀνατολικοί. Dies gilt, solange die Planeten in demselben Zeichen stehen wie der Mond (oben S. 69, Text 18, Z. 4-7):

> λέγομεν μέχρι τότε αὐτῆς εἶναι ἑῷον ἀνατολικὸν τὸν ἀστέρα ἢ ἑσπέριον, μέχρις <ἂν> ἐξέλθῃ τὸ ζῴδιον ἡ Σελήνη, ἐν ᾧ πεποίηνται πρὸς αὐτὴν τὰς φάσεις οἱ ἀστέρες.

Bereits in dem theoretischen Teil dieser Vorlesung hatte Olympiodor betont, dass die Stellungen der Planeten zum Mond analog zu ihren Stellungen zur Sonne bezeichnet werden (Olymp. 9 p. 17,13-15 [Text 22]):[239]

> γίνονται καὶ πρὸς τὴν Σελήνην ἑῷοι ἀνατολικοὶ καὶ ἑῷοι δυτικοὶ καὶ ἑσπέριοι ὁμοίως, καὶ δεῖ καὶ ταύτας τὰς φάσεις σκοπεῖν.

---

[238] Sprachlich ändert Olympiodor den Text leicht ab: Statt der abstrakten Formulierung αἱ δέ [sc. δορυφορίαι] lesen wir bei ihm οἱ δέ [sc. δορυφόροι]. Des Weiteren hat Olympiodor ἐν ταῖς ἑπομέναις αὐτῇ μοίραις, also den Dativ αὐτῇ, der von dem Partizip ἑπομέναις abhängt, während Paulus Alexandrinus hier den separativen Genitiv αὐτῆς hat. Für die Bedeutung haben diese geringfügigen Veränderungen keine Auswirkungen.

[239] Vgl. auch Olymp. 8 p. 12,4-7: καὶ παραδίδωσι τὰς φάσεις, ἅσπερ οἱ ἀστέρες ποιοῦνται πρὸς τὸν Ἥλιον καὶ τὴν Σελήνην ἑκατέρας αὐτῶν διχῇ διῃρημένης und siehe unten S. 410 mit Anm. 867.

„Sie werden auch in Bezug auf den Mond östlich sichtbar und östlich unsichtbar und westlich ebenso, und auch diese Phasen muss man berücksichtigen.“

Olympiodor liefert an dieser Stelle keine Erläuterung der δορυφορία zum Mond, sondern versucht die Phasen der Planeten, die diese während eines synodischen Umlaufs durchlaufen und die aus ihren Stellungen zur Sonne resultieren, auf die Stellungen der Planeten zum Mond zu übertragen. So führt er aus, dass die Planeten auch in Bezug auf den Mond ἑῷοι ἀνατολικοί, ἑῷοι δυτικοί, ἑσπέριοι ἀνατολικοί und ἑσπέριοι δυτικοί seien. Und zwar sind sie solange ἀνατολικοί, wie sie in demselben Zeichen stehen wie der Mond (bezogen auf die Sonne waren es 120°). Von welchem Abstand zum Mond an die Planeten ἀνατολικοί sind, bzw. bis zu welchem Abstand sie δυτικοί sind, sagt Olympiodor nicht. Er stellt eine Analogie her, die sonst nicht belegt ist.[240] Eventuell liegt seinen Ausführungen ein Missverständnis des Textes von Paulus Alexandrinus zugrunde, indem er übersieht, dass der Mond nicht erwähnt wird, weil die Planeten zu ihm dieselben Stellungen einnehmen wie zur Sonne, sondern lediglich, um das Thema δορυφορία abzurunden.

Das Scholion 26 gibt eine Definition von δορυφορία zum Mond, die offensichtlich von dem Kommentar des Olympiodor beeinflusst ist (oben S. 68, Text 15, Z. 1-3):

γίνονται γὰρ καὶ πρὸς τὴν Σελήνην δορυφορίαι καὶ ἐν τοῖς ἡγουμένοις καὶ ἑπομένοις [sc. μέρεσι] ἐν τῷ αὐτῷ ζῳδίῳ, μέχρι γὰρ τότε ἑῷον ἀνατολικὸν τὸν ἀστέρα ἢ ἑσπέριον λέγομεν.

Der Schreiber dieses Scholions behauptet, dass die Speertragungen des Mondes sowohl in den folgenden als auch in den vorangehenden Teilen stattfinden: ἐν τοῖς ἡγουμένοις καὶ ἑπομένοις. Allerdings müssen die Speerträger in demselben Zeichen stehen. Als Begründung (γὰρ) gibt er an, dass die Planeten dann ἀνατολικοί genannt werden. Der Verfasser dieses Scholions folgt also dem Olympiodor in der Übertragung der Bezeichnung ἀνατολικός

240 Gewöhnlich wird die Stellung des Mondes zu den Planeten mit den Begriffen συναφή und ἀπόρροια charakterisiert, siehe dazu oben S. 63f.

auf die Stellung eines Planeten zum Mond.[241] Des Weiteren überträgt er dann offenbar die Aussage des Olympiodor, dass die Speerträger der Sonne ἀνατολικοί sein müssen auf die Speerträger des Mondes. Auch diese sollen – der Anschauung des Schreibers zufolge – ἀνατολικοί sein. Die Abweichung von der Darstellung des Paulus Alexandrinus ist groß: Dort war die Speertragung auf die folgenden Planeten in demselben Zeichen beschränkt, hier entfällt nun die Bedingung, dass sie folgen müssen. Die Speerträger des Mondes müssen lediglich in demselben Zeichen stehen wie der Mond (vgl. unten S. 90, Abb. 12b).[242]

Auch in der Inhaltsangabe gibt es eine Verwirrung in Bezug auf die Speertragung der Planeten zum Mond. Es heißt dort (oben S. 70, Text 20, Z. 3f.):

> αἱ δὲ πρὸς τὴν Σελήνην δορυφορίαι, ὅταν ἔν τε τῷ αὐτῷ ζῳδίῳ εὑρεθῶσιν καὶ ὅταν ἐν τοῖς ἑπομένοις.

Hier finden wir nun eine dritte Variante. Die Planeten, die in demselben Zeichen stehen wie der Mond, werden als seine Speerträger bezeichnet: ὅταν ἔν τε τῷ αὐτῷ ζῳδίῳ εὑρεθῶσιν. Dies entspricht der in dem Scholion 26 geäußerten Deutung. Doch der Autor dieser Inhaltsangabe erweitert den Bereich der δορυφορία, indem er auch noch die folgenden Zeichen als möglichen Ort für die Speertragung angibt. Unklar bleibt, welche Distanz die Angabe „folgende" genau beinhaltet (vgl. auch unten S. 90, Abb. 12c).

241 Die Erklärung der Begriffe ἑῷος ἀνατολικός bzw. ἑσπέριος ἀνατολικός übernimmt er wörtlich von Olympiodor (oben S. 69, Text 18, Z. 6f.): μέχρις <ἂν> ἐξέλθῃ τὸ ζῴδιον ἡ Σελήνη, ἐν ᾧ πεποίηνται πρὸς αὐτὴν τὰς φάσεις οἱ ἀστέρες.

242 D. Pingree: The Yavanajātaka (1978), II 272 sieht hier eine Ähnlichkeit zu Sphujidvhaja. Doch muss der Mond nach dem indischen Astrologen von zwei Planeten umgeben sein. Hier ist allerdings keine Rede von einer Umschließung oder einer Mittelstellung des Mondes zwischen zwei Planeten.

Paul. Alex. (Text 14, Z. 3-5)	Olymp. (Text 18)	Schol. 26 (Text 15)	ʼΑνακεφ. (Text 20, Z. 3f.)
αἱ δὲ πρὸς τὴν Σελήνην	»οἱ δὲ πρὸς τὴν Σελήνην	γίνονται γὰρ καὶ πρὸς τὴν Σελήνην δορυφορίαι	αἱ δὲ πρὸς τὴν Σελήνην δορυφορίαι,
ἐν ταῖς ἑπομέναις αὐτῆς μοίραις ἕως τοῦ ἑξῆς ζῳδίου τυγχάνουσιν.	ἐν ταῖς ἑπομέναις αὐτῇ μοίραις«	καὶ ἐν ταῖς ἡγουμέναις καὶ ἑπομέναις ἐν τῷ αὐτῷ ζῳδίῳ,	ὅταν ἔν τε τῷ αὐτῷ ζῳδίῳ εὑρεθῶσιν
			καὶ ὅταν ἐν τοῖς ἑπομένοις.
	τί φησί; ὅτι ὥσπερ ἐπὶ τῶν πρὸς Ἥλιον φάσεων τῶν ἀστέρων ἐλέγομεν μέχρι τότε εἶναι αὐτοὺς ἑῴους ἀνατολικούς, μέχρι τριγωνικὸν σχῆμα αὐτοῦ ποιήσουσιν,		
	οὕτως καὶ ἐπὶ τῆς Σελήνης λέγομεν μέχρι τότε αὐτῆς εἶναι ἑῷον ἀνατολικὸν τὸν ἀστέρα ἢ ἑσπέριον,	μέχρι γὰρ τότε ἑῷον ἀνατολικὸν τὸν ἀστέρα ἢ ἑσπέριον λέγομεν,	
	μέχρις <ἂν> ἐξέλθῃ τὸ ζῴδιον ἡ Σελήνη, ἐν ᾧ πεποίηνται πρὸς αὐτὴν τὰς φάσεις οἱ ἀστέρες.	μέχρις ἂν ἐξέλθῃ τὸ ζῴδιον ἡ Σελήνη, ἐν ᾧ πεποίηνται πρὸς αὐτὴν τὰς φάσεις οἱ ἀστέρες.	

Tab. 2: Synopse der Texte zur δορυφορία des Mondes nach Paul. Alex. und seinen Kommentatoren

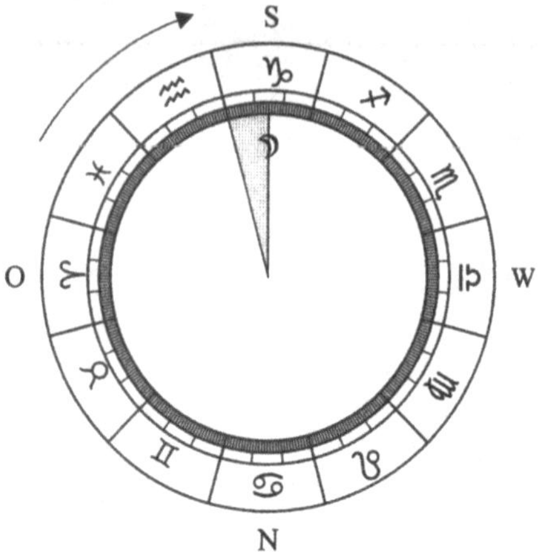

Abb. 12a: Die δορυφορία zum Mond (Paul. Alex. 14)

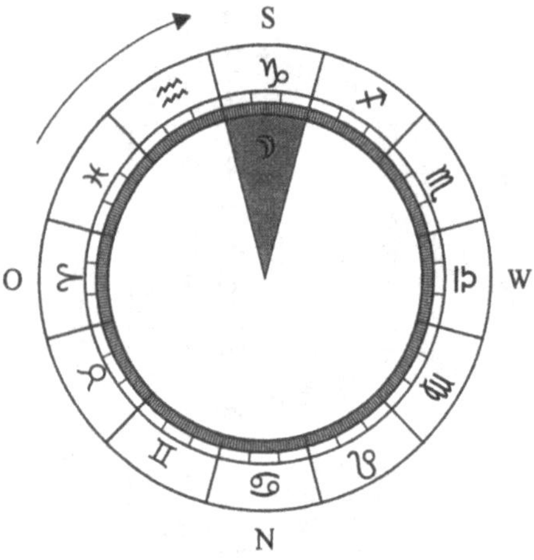

Abb. 12b: Die δορυφορία zum Mond (Schol. 26)

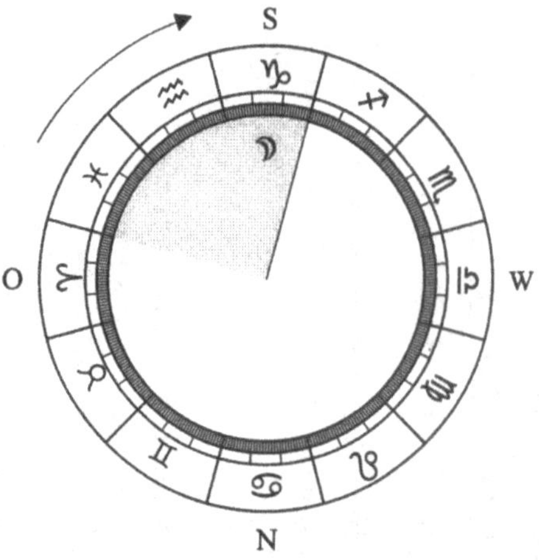

Abb. 12c: Die δορυφορία zum Mond (᾿Ανακεφαλαίωσις)

d. Ergebnisse

Paulus Alexandrinus behandelt die Lehre von der δορυφορία der Luminare am Ende seiner Darstellung des synodischen Umlaufs der Planeten. Zuvor hat er von dem Synonymenkomplex προηγούμενοι, ἑῷοι und δεξιοί gesprochen hat. Hieran schließt die Lehre von der δορυφορία πρὸς τὸν Ἥλιον gut an, da Paulus Alexandrinus den Begriff ἑῷος als konstitutives Element der δορυφορία versteht. Wohl um das Thema δορυφορία abzurunden, beschreibt er in äußerst knapper Form auch die δορυφορία πρὸς τὴν Σελήνην. Mit der eigentlichen Thematik des Kapitels, den Phasen der Planeten während eines synodischen Umlaufs, hat dies freilich nichts zu tun. Die Lehre, die Paulus Alexandrinus unter der Bezeichnung δορυφορία vorstellt, ist folgende:

> Die Speerträger der Sonne gehen dieser bis zu einem Abstand von 120° voran.
> Die Speerträger des Mondes folgen diesem, wobei sie sich in demselben Zeichen befinden wie der Mond.

Die spezifische Differenz zwischen der δορυφορία der Sonne und der des Mondes liegt also zum einen in der Stellung der Planeten zu dem jeweiligen Luminar (die Speerträger der Sonne gehen voran, die des Mondes folgen), zum anderen in der maximalen Distanz, die sie einnehmen dürfen (bei der Sonne bis zu 120°, beim Mond nur innerhalb desselben Zeichens, also maximal 30°). Das wesentliche Charakteristikum der δορυφορία ist dasselbe wie bei Serapion: Die Speerträger der Sonne gehen dieser voran, die Speerträger des Mondes dagegen folgen dem Mond. Im Gegensatz zu Serapion gibt Paulus Alexandrinus allerdings eine maximale Distanz für die jeweilige Speertragung an.

Schon bei den direkten Nachfolgern des Paulus Alexandrinus kommt es zu Missdeutungen der Lehre der δορυφορία. Bei Olympiodor sind nicht mehr die Planeten Speerträger der Sonne, die ἑῷοι sind, also ihr vorangehen, sondern die, die ἀνατολικοί, also in Sonnennähe sichtbar sind. Der Bereich der Speertragung zur Sonne bei Paulus Alexandrinus liegt somit zwischen 0° bis 120° vor der Sonne, bei Olympiodor dagegen zwischen 15° und 120° vor und hinter der Sonne. Dieses Missverständnis ist vermutlich auf eine Verwechselung der Termini technici ἑῷος und ἀνατολικός oder von ἑσπέριος und δυτικός zurückzuführen. In der Inhaltsangabe wird die Lehre des Paulus Alexandrinus über die δορυφορία der Sonne richtig wiedergegeben.

Besonders die δορυφορία zum Mond zog in der Rezeption des Paulus Alexandrinus falsche Auslegungen nach sich. Dazu führte wohl zum einen der Kontext, in dem Paulus Alexandrinus diese Lehre ausführt, zum anderen der Kommentar des Olympiodor, der sich durch eben diesen Kontext von der wesentlichen Aussage des Paulus Alexandrinus, nämlich der Darlegung der Lehre von der δορυφορία, ablenken läßt und das Hauptaugenmerk auf die vermeintliche Benennung der Planetenstellungen zum Mond legt. Daher gibt er auch keine Erklärung von δορυφορία zum Mond, sondern erklärt, dass die Planeten bezogen auf den Mond ἑῷοι bzw. ἑσπέριοι ἀνατολικοί genannt werden, solange sie in demselben Zeichen stehen wie der Mond. Das Scholion 26, das offenbar von diesem Kommentar abhängt, folgert nun – unter der Annahme, dass die Speerträger des Mondes ἀνατολικοί sein müssen: δορυφόροι des Mondes seien die Planeten, die in demselben Zeichen stehen wie der Mond. Denn diese werden ἀνατολικοί genannt. Dabei spielt es keine Rolle, ob die Planeten dem Mond vorangehen oder folgen. In der Inhaltsangabe heißt es dann, dass die Planeten, die in demselben Zeichen stehen und die in den folgenden, δορυφόροι des Mondes seien.

6. Die Definition bei Rhetorios 5,57 – eine Interpolation

Die folgende Definition ist in der zweiten Hälfte der Epitome III des Rhetorios überliefert. Diese zweite Hälfte besteht aus einer Abhandlung über Horoskopdeutungen innerhalb der Genethlialogie (Rhet. 5,54-117).[243] Das Kapitel 5,57 trägt den Titel Ἐπίσκεψις πινακική und ist in folgenden drei Handschriften auf uns gekommen: Par. gr. 2425 fol. 92 (P). Par. gr. 2424 fol. 5 (V) und dem Marc. 335 fol. 28 (A).[244] Es enthält eine Interpretation der Planeten in den 12 Orten.[245] Bei der Deutung des Mondes im ersten Ort, also im Aszendenten, wird unter anderem der Fall berücksichtigt, dass der Mond von Speerträgern begleitet wird. Eine Definition von δορυφορία, die nur der Codex Parisinus 2425 bietet, ist in diese Ausführungen eingebettet. Meines

243 D. Pingree: From Alexandria (2001), 9.
244 Das Kapitel wurde ediert von F. Cumont: CCAG VIII 4 (1922) p. 126,12-174,17.
245 Vgl. D. Pingree: Antiochus (1977), 211. J.H. Holden: A History (1996), 82.

Erachtens handelt es sich hier um eine Interpolation, wie bereits F. Cumont in seiner Edition vorsichtig vermutet hat.[246] Dieser interpolierte Text scheint aus der Aneinanderreihung verschiedener Glossen entstanden zu sein. Ich vermute, dass hier ursprünglich mindestens drei verschiedene Glossen vorlagen. Im Folgenden wird der den Absatz über den Mond einleitende Satz abgedruckt, der bei der Besprechung der Glossen hinzugezogen werden muss. Der dann folgende Text (ca. 7 Zeilen) wird von mir ausgelassen. Es folgt der Satz, zu dem vermutlich die Glossen notiert wurden, und dann die Glossen selbst (Rhet. 5,57 p. 138,3f. 11-17 [Text 23]):

> Σελήνη τῆς αἱρέσεως τυχοῦσα ἐπὶ τοῦ ὡροσκοποῦντος ζῳδίου μηδενὶ τὴν συναφὴν ποιουμένη οὐκ ἀγαθὴ κριθήσεται. [...]
>
> τῆς αἱρέσεως ἐπὶ τοῦ ὡροσκοποῦντος ζῳδίου τυχοῦσα ἱεροπράκτους [...] γεννήσει, ἐάνπερ ὑπὸ τῶν τῆς αἱρέσεως ἀστέρων δορυφορουμένη τύχῃ. [a) εἰ δὲ δορυφορία ἐστὶ τῆς Σελήνης εἰς τὸ ἔμπροσθεν μέρος ⌊ad a) ὅ ἐστιν ἑσπέριον⌋] [ὑπαρχούσης] [b) οἱ ἀστέρες ἑπόμενοι τύχωσι. τὸν γὰρ Ἥλιον οἱ ἀστέρες δορυφοροῦσιν κατὰ τὰς ἑῴους φάσεις, τὴν δὲ Σελήνην, ὡς προείρηται, κατὰ τὰς ἑσπερίους.]

1sq. τῆς αἱρέσεως [...] ποιουμένη **P** Σελήνη ἐπὶ τῆς αἱρέσεως ὡροσκοποῦσα μηδενὶ συνάπτουσα **AV** || **2** post ζῳδίου verbum erasum **P** | ποιουμένη **AV** ποιουμένην **P** | ἀγαθῶς **V** ἀγαθὸς **A** || **4-6** τῆς αἱρέσεως [...] ἀστέρων δορυφορουμένη τύχῃ **P** ποιεῖ δὲ καὶ ἀρχιερεῖς ἀγωνοθέτας ἐάνπερ ὑπὸ τῶν συναιρητικῶν δορυφορεῖται **AV** || **4** ζῳδίου coni. Cumont ζῳδιακῶς **P** om. **AV** || **6-11** εἰ δὲ δορυφορία [...] ἑσπερίους om. **AV** glossas additas esse suspicor, in quibus tres adnotationes censeo distinguendas: 6sq. *a) ad l. 5sq. pertinentem* 7sq. *ad a) l.* 6sq. εἰς τὸ ἔμπροσθεν μέρος *pertinentem* 8-11 *b) ad l. 5sq. pertinentem* || **6** εἰ **P** ἤ coni. Cumont || **8** ὑπαρχούσης delevi | ante οἱ: εἰ supplevit Cumont

[246] Siehe F. Cumont (ed.): Rhet. 5,57 p. 138 ad loc.: „fort. interpolata".

1-3 „Wenn der Mond von der derselben Parteizugehörigkeit ist [sc. wie die Genitur] und sich im aszendierenden Zeichen befindet und zu keinem eine Annäherung macht, wird er nicht als gut bewertet werden. [...]
4-6 Wenn er von derselben Parteizugehörigkeit ist [sc. wie die Genitur] und sich in dem aszendierenden Zeichen befindet, wird er Aufseher über Tempel und Opfer[247] [...] hervorbringen, immer wenn er von Planeten seiner Parteizugehö-
6f. rigkeit als Speerträger begleitet wird [a) wenn die Speertragung zum Mond auf den vorangehenden Teil gerichtet
7f. / ist ⌊ad a) das ist der westliche⌋] [b) die Planeten folgen.
8-11 Denn die Sonne begleiten die Planeten als Speerträger gemäß ihren östlichen Phasen[248], den Mond, wie gesagt, gemäß ihren westlichen].“[249]

Die Wirkung des Mondes im Aszendenten hängt nach astrologischen Vorstellungen von unterschiedlichen Faktoren ab, und Rhetorios spielt verschiedene Möglichkeiten durch. Der Absatz beginnt mit der möglichen Variante, dass der Mond bei einer Nachtgeburt[250] im aszendierenden Zeichen

---

[247] ἱερόπρακτος ist ein ἅπαξ λεγόμενον, vgl. LSJ s.v.

[248] Der Begriff φάσις ist mehrdeutig. Ptol. Phas. 2 p. 5,4-6 Heiberg definiert ihn als „erste und letzte Sichtbarkeiten von Fixsternen im Jahresverlauf“ (siehe unten die Appendix I, S. 407 mit Anm. 853). Bei Gem. 13,2 steht φάσις in der Bedeutung „erstes Erscheinen eines Planeten oder Sterns am Horizont“ (siehe unten S. 400, Text 110, Z. 2) und Adrast bezeichnet mit φάσις das Morgen- bzw. Abenderst eines Planeten (siehe unten S. 423, Text 122a, Z. 6-9). Paul. Alex. 14 schließlich verwendet φάσεις als Bezeichnung der „Phasen“ eines Planeten, die aus seinem synodischen Umlauf resultieren (siehe unten S. 431, Text 123, Z. 3-9). An unserer Stelle ist φάσις vermutlich in dieser letzten Bedeutung verwendet.

[249] G. Bezza: Arcana Mundi (1995), I 244 folgt der Lesart F. Cumonts und übersetzt: „Vi è doriforia nei confronti della Luna quand'essa si trova nella parte che precede, ovvero vespertina, se gli astri sono seguenti; mentre gli astri fanno corteo al Sole nelle loro apparenze mattutine, alla Luna, come predetto, in quelle vespertino.“

[250] Dass αἷρεσις hier die αἷρεσις der Genitur ist, ergibt sich aus dem Kontext. Bei Merkur wurde z.B. im vorangehenden Abschnitt zwischen seiner Wirkung ἐπὶ τοῦ ὡροσκοποῦντος ζῳδίου ἡμέρας τυχών (p. 137,12) und seiner Wirkung νυκτὸς δὲ ἐπὶ τοῦ ὡροσκοποῦντος ζῳδίου τυχών (p. 137,20f.) unterschieden. Wenn der Mond von derselben Parteizugehörigkeit sein soll wie die Genitur, muss es sich um eine Nachtgeburt handeln. Tatsächlich wird dann gegen Ende dieses Absatzes über den Mond im Aszendenten auch die Möglichkeit durchgespielt: ἐπὶ γὰρ τοῦ ὡρσοκοποῦντος ζῳδίου ἡμέρας ὁμόκεντρος τυχοῦσα (p. 138,20f.). Zum Begriff der αἷρεσις siehe ausführlich unten S. 164-172.

steht und zu keinem Planeten eine „Annäherung" (συναφή) macht.[251] Wenn also kein Planet dem Mond im Sinne der Tagesrotation folgt, wird der Mond nicht als gut bewertet. Ganz parallel beginnt die Passage, die für uns nun von Interesse ist: τῆς αἱρέσεως ἐπὶ τοῦ ὡροσκοποῦντος ζῳδίου τυχοῦσα (Z. 4), eine Bedingung ändert sich: statt μηδενὶ τὴν συναφὴν ποιουμένη (Z. 2) heißt es nun ἐάνπερ ὑπὸ τῶν τῆς αἱρέσεως ἀστέρων δορυφορουμένη τύχῃ (Z. 5f.). Erklärt wird der Terminus technicus δορυφορεῖν nicht, und so stellt sich die Frage, welche Lehre von der δορυφορία Rhetorios hier zugrunde legt.[252] Die Glosse εἰ δὲ δορυφορία ἐστὶ τῆς Σελήνης εἰς τὸ ἔμπροσθεν μέρος (Z. 6f.) könnte genau aus dieser Überlegung heraus entstanden sein. Auch die durch εἰς τὸ ἔμπροσθεν μέρος ausgedrückte Richtungsangabe hat dann ihren guten Sinn. Ist nämlich bei der συναφή der Mond der Akteur, der sich dem im Sinne der Tagesbewegung folgenden Planeten annähert, so ist bei der δορυφορία der folgende Planet der Akteur, von dem aus sich die δορυφορία nach vorn, nämlich zum Mond hin, richtet. Ob Rhetorios hier nun diese Lehre von δορυφορία vorausgesetzt hat, kann letztlich nicht geklärt werden. Aus dem Zusammenhang heraus ist es allerdings gut vorstellbar.

Der Relativsatz ὅ ἐστιν ἑσπέριον (Z. 7f.) ist vermutlich die Glosse eines weiteren Lesers, der wohl τὸ ἔμπροσθεν μέρος zu erklären versuchte. Unvereinbar erscheint die Erklärung von ἔμπροσθεν mit ἑσπέριον, denn, wie oben gezeigt, ist üblicherweise das, was im Sinne der Tagesbewegung vorangeht (ἔμπροσθεν) östlich (ἑῷον) und nicht westlich (ἑσπέριον). Anscheinend liegt hier ein „polar error" vor,[253] der durch eine Gedankenlosigkeit verursacht worden ist: Die δορυφορία selbst geht von dem folgenden Teil aus, also von einem ἑσπέριον μέρος, und richtet sich nach vorn, also zu einem ἑῷον μέρος. Dies ist hier offenbar verwechselt worden.

Die Worte οἱ ἀστέρες ἑπόμενοι τύχωσι (Z. 8f.) scheinen eine von den beiden anderen unabhängige Glosse zu sein, die den Konditionalsatz ἐάνπερ ὑπὸ τῶν τῆς αἱρέσεως ἀστέρων δορυφορουμένη τύχῃ (Z. 5f.) erklärt. Dadurch ist auch der Konjunktiv τύχωσι zu erklären. Die Konjunktion

---

[251] Zur „Annäherung" (συναφή) siehe oben S. 63f.

[252] Wir hatten oben schon gesehen, dass in einigen Anschauungen über die δορυφορία des Mondes die speertragenden Planeten folgen, in anderen aber auch Planeten, die dem Mond vorangehen, dessen Speerträger sind.

[253] „Polar errors" sind Verwechslungen von Gegensätzen (z.B. ‚klein' anstelle von ‚groß' oder ‚rechts' anstelle von ‚links') und können verschiedene Ursachen haben. Neben der so genannten „Freudschen Fehlleistung" kann einfach eine Verwechslung dessen, was der Schreiber einst gewusst hat, nun aber durcheinander bringt, zugrunde liegen oder einfach Unkenntnis. Vgl. dazu W.W. Briggs: Housman and Polar Errors (1983), 268-277.

ἐάνπερ wird stillschweigend weiter vorausgesetzt: „[sc. immer wenn] die Planeten folgen."

Der letzte Satz dieser Interpolation: τὸν γὰρ Ἥλιον οἱ ἀστέρες δορυφοροῦσιν κατὰ τὰς ἑῴους φάσεις, τὴν δὲ Σελήνην, ὡς προείρηται, κατὰ τὰς ἑσπερίους (Z. 9-11) bietet nun eine Erklärung der δορυφορία von Sonne und von Mond, wie wir sie bereits bei Serapion kennen gelernt haben. Die Sonne begleiten die Planeten als Speerträger, wenn sie östlich zur Sonne stehen, den Mond, wenn sie westlich zu ihm stehen. Hier könnte es sich um die Weiterführung der vorausgegangenen Glosse oder aber um eine weitere Glosse handeln. Zum ursprünglichen Rhetorios-Text gehört der Satz sicherlich nicht, denn erstens hätte es dann keinen Erklärungsbedarf gegeben, der aber – wie die anderen Glossen zeigen – bestanden hat, zweitens geht es in diesem Text um eine Anleitung, wie man Horoskope deutet, und nicht um eine Einführung in die astrologische Terminologie. Daher werden auch andere astrologische Termini technici nicht definiert, sondern als bekannt vorausgesetzt.

Es bleibt zu erklären, wie das Partizip ὑπαρχούσης (Z. 8) in den Text gedrungen ist. Meines Erachtens handelt es sich hierbei um den Versuch eines Abschreibers, die verschiedenen Glossen zu einem Satz zu verbinden. Grammatisch kann sich die Form nur auf Σελήνης beziehen und ist dann entweder als Participium coniunctum aufzufassen: „wenn es Speertragung zum Mond ist, der sich in dem vorangehenden Teil [...] befindet" oder zusammen mit Σελήνης als Genitivus absolutus: „wenn es Speertragung ist, während der Mond sich im vorangehenden Teil [...] befindet." Der Partizipialausdruck εἰς τὸ ἔμπροσθεν μέρος drückt dann nicht mehr die Richtung aus, in die sich die δορυφορία orientiert, sondern den Bereich, in dem sich der Mond befindet.[254] Ein syntaktisch korrekter Satz wird aber dennoch nicht hergestellt. Die Interpolation beginnt mir εἰ [...] ἐστιν, und dann schließt sich unverbunden der Satz οἱ ἀστέρες τύχωσι an. Der Konjunktiv ist nicht zu erklären und müsste dann wohl in τυγχάνουσιν verbessert werden. F. Cumont versucht zu korrigieren, indem er die einleitende Konjunktion εἰ durch den Artikel ἡ ersetzt und vor dem konjunktivischen Satz ein εἰ ergänzt:[255]

---

[254] Man würde dann wohl eher ein ἐν τῷ ἔμπροσθεν μέρει erwarten.

[255] Wer F. Cumont bei der Rekonstruktion folgen möchte, sollte hier wohl eher ἐὰν ergänzen.

> ἡ δὲ δορυφορία ἐστὶ τῆς Σελήνης εἰς τὸ ἔμπροσθεν μέρος, ὅ ἐστιν ἑσπέριον, ὑπαρχούσης, <εἰ> οἱ ἀστέρες ἑπόμενοι τύχωσι.

Doch inhaltlich überzeugt der Text dann immer noch nicht:

> „Die δορυφορία zum Mond, der sich in dem vorangehenden Teil befindet, der westlich ist, ist es, immer wenn die Planeten folgen."

Ferner muss bedacht werden, dass es in diesem Text um die astrologische Deutung von bestimmten Erscheinungen geht. Die Termini technici, die innerhalb dieses Textes vorkommen, werden als bekannt vorausgesetzt. So wird zum Beispiel der Begriff der συναφή nicht erklärt, ebenso wenig wie der noch seltenere Begriff κενοδρομοῦσα (Rhet. 5,57 p. 138,18), um nur zwei Beispiele zu nennen. Gerade in der Gebrauchsliteratur verwundert es nicht, dass Glossen, die zur Erklärungen der Termini technici dienten, später in den Text eingearbeitet wurden. Dasselbe Phänomen konnte schon oben bei dem Exzerpt aus Serapion beobachtet werden, das durch dieselbe Handschrift überliefert ist.

Die vermeintliche Definition in dem Rhetorios-Kapitel 5,57 hat sich somit als spätere Interpolation entpuppt. Die Anschauung, die der Lehre von der δορυφορία zugrunde liegt, entspricht der bereits bei Serapion formulierten Theorie: Die Speerträger der Sonne gehen voran, die des Mondes folgen ihm.

7. Die Definition in einem anonymen Ptolemaios-Kommentar

Ptolemaios verwendet in seinen 'Αποτελεσματικά den Terminus technicus δορυφορία in den theoretischen Ausführungen über die Deutung verschiedener Konstellationen, und zwar in den Kapiteln Περὶ γονέων (3,5) und Περὶ τύχης ἀξιωματικῆς (4,3).[256] Eine Erklärung bietet er nicht. Ein antiker Kommentar zu den *Apotelesmatika* erklärt den Begriff δορυφορία. Über Autor und Verfassungszeit haben wir kaum Anhaltspunkte. Er muss später als Porphyrios (3. Jh. n.Chr.) geschrieben haben, da er sich in seinen Ausfüh-

[256] Die beiden Kapitel werden weiter unten detailliert besprochen, siehe unten S. 293-299 zu Ptol. Apotel. 3,5. S. 306-312 zu Ptol. Apotel. 4,3.

rungen auf diesen beruft. Obwohl er mit dem Namen des Neuplatonikers Proklos (5. Jh. n.Chr.) in Verbindung gebracht wurde, stammt der Text kaum von diesem.[257] Hier heißt es (Anon. in Ptol. Apotel. p. 147 Wolf [Text 24]):

> ἐπὶ μὲν γὰρ τοῦ ἡλίου χρῆ εἶναι τὸν δορυφοροῦντα ἀστέρα μὴ πλεῖον ἑνὸς ζῳδίου ἀπέχοντα ἐν τοῖς προηγουμένοις μέρεσιν, ἐπὶ δὲ σελήνης [sc. μὴ πλεῖον ἑνὸς ζῳδίου ἀπέχοντα] ἐν τοῖς ἑπομένοις.
>
> „Denn bei der Sonne darf der speertragende Planet nicht weiter als ein Tierkreiszeichen in den vorangehenden Teilen entfernt sein, bei dem Mond [sc. nicht weiter als ein Tierkreiszeichen] in den folgenden."

Auch hier zeigt sich die Vorstellung, dass die Speerträger der Sonne vorangehen, dem Mond aber folgen. Ein neues Kriterium ist die Begrenzung: Die Speerträger dürfen maximal im angrenzenden Zeichen stehen. Im Vergleich zu der Definition des Paulus Alexandrinus wird hier der Bereich, in dem die Speertragung zur Sonne stattfindet, stark eingeschränkt: Paulus Alexandrinus nennt den Gedrittschein, also 120°, als maximale Distanz für die Speertragung zur Sonne. Nach der Erklärung unseres Anonymos darf der Planet höchstens im angrenzenden Zeichen stehen. Der Bereich, in dem die Speertragung zum Mond stattfindet, wird dagegen erweitert. Nach Paulus Alexandrinus müssen die Speerträger in demselben Zeichen stehen wie der Mond, hier dürfen sie auch noch in dem nächsten Zeichen stehen.

8. Zusammenfassung und Ergebnis

a. Vergleich der einzelnen Definitionen

Die Untersuchungen der einzelnen Definitionen bzw. Erklärungen zur δορυφορία der Planeten zu Sonne oder Mond hat kein einheitliches Bild ergeben. Vergleichen wir zunächst die verschiedenen Aussagen über die δορυφορία zur Sonne. Zur besseren Übersicht sind die Einzelaussagen in der folgenden Tabelle zusammengefasst:

---

[257] Vgl. W. und H.G. Gundel: Astrologumena (1966), 215. W. Hübner: Ptolemaios (2001), 568.

	Stellung zur Sonne	maximale Distanz
Serapion	ἑῷοι	
Paulus Alexandrinus	ἐν ταῖς προηγουμέναις μοίραις [...]	ἕως τῆς τοῦ τριγώνου πλευρᾶς
Olympiodor	ἀνατολικοί	(= 15° - 120°)
᾿Ανακεφαλαίωσις	κατὰ τὰς προηγουμένας μοίρας καὶ τὰ προηγούμενα ζῴδια	
Interpol. apud Rhet.	κατὰ τὰς ἑῴους φάσεις	
Anonymos in Ptol.	ἐν τοῖς προηγουμένοις μέρεσιν	μὴ πλεῖον ἑνὸς ζῳδίου ἀπέχοντα

Tab. 3: Übersicht über die Definitionen von δορυφορία der Planeten zur Sonne

Die Begriffe bzw. präpositionalen Ausdrücke, die die Stellung des δορυφόρος zur Sonne charakterisieren, sind also ἑῷοι (Serap., Interpolator apud Rhet.), ἐν ταῖς προηγουμέναις μοίραις o.ä. (Paul. Alex., ᾿Ανακεφαλαίωσις, Anon. in Ptol.) und ἀνατολικοί (Olymp.). Die grundlegende Untersuchung zu den Begriffen ἑῷος und ἀνατολικός zeigt, dass die Astrologen einen Planeten ἑῷος nennen, wenn er der Sonne im Sinne der Tagesbewegung vorangeht – und zwar unabhängig von der Tageszeit und von seiner Stellung zum Horizont (auch ein Planet im Westen kann ἑῷος sein). Somit bezeichnen Serapion, Paulus Alexandrinus, der Verfasser der ᾿Ανακεφαλαίωσις, der Interpolator bei Rhetorios, sowie der anonyme Kommentator zu Ptolemaios einen Planeten als δορυφόρος der Sonne, wenn dieser der Sonne im Sinne der Tagesbewegung vorangeht. In allen Texten ist die Relation von Speerträger und Sonne gleich. Nur die Darstellung des Olympiodor weicht ab: Er charakterisiert die Speerträger der Sonne als ἀνατολικοί. In der astrologischen Fachsprache wird ein Planet als ἀνατολικός bezeichnet, wenn er in einem Abstand von 15° bis 120° der Sonne entweder vorangeht oder ihr folgt. Hier scheint also eine Verwechslung von ἑῷοι und ἀνατολικοί zugrunde zu liegen.[258] Über die maximale Distanz, die die Speerträger zur

[258] Hier zeigt sich, dass die im Anhang beigefügte grundlegende Untersuchung der entsprechenden Termini technici für die Analyse der δορυφορία unterlässlich war.

Sonne einnehmen können, geben nur Paulus Alexandrinus und der anonyme Kommentator des Ptolemaios Auskunft. Paulus Alexandrinus bestimmt sie mit 120° und stellt damit einen Zusammenhang zwischen dem synodischen Umlauf der äußeren drei Planeten und der δορυφορία her. Der anonyme Kommentar nennt als maximale Entfernung ein Zeichen.

Weniger einheitlich sind die Ausführungen zur δορυφορία zum Mond:

	Stellung zum Mond	maximale Distanz
Serapion	ἑσπέριοι	
die indischen Astrologen[259]	on both sides of the moon	2. und 12. Ort vom Mond aus
Paulus Alexandrinus	ἐν ταῖς ἑπομέναις αὐτῆς μοίραις	ἕως τοῦ ἑξῆς ζῳδίου
Scholion 26	ἐν τοῖς ἡγουμένοις καὶ ἑπομένοις [sc. μέρεσι] ἐν τῷ αὐτῷ ζῳδίῳ	ἐν τῷ αὐτῷ ζῳδίῳ
Ἀνακεφαλαίωσις	ἐν τῷ αὐτῷ ζῳδίῳ καὶ [...] ἐν τοῖς ἑπομένοις	
Interpol. apud Rhet.	– εἰς τὸ ἔμπροσθεν μέρος – ἑπόμενοι – κατὰ τὰς ἑσπερίους [sc. φάσεις]	
Anonymos in Ptol.	ἐν τοῖς ἑπομένοις	[sc. μὴ πλεῖον ἑνὸς ζῳδίου ἀπέχοντα]

Tab. 4: Übersicht über die Definitionen von δορυφορία der Planeten zum Mond

Die Stellung des δορυφόρος zum Mond wird mit folgenden Ausdrücken charakterisiert: ἑσπέριος (Serap.), κατὰ τὰς ἑσπερίους (sc. φάσεις; Interpolator apud Rhet.), ἑπόμενος (Interpolator apud Rhet.), ἐν ταῖς ἑπομέναις αὐτῆς μοίραις (Paul. Alex., Anon. in Ptol.), εἰς τὸ ἔμπροσθεν μέρος (Interpolator apud Rhet.), „on both sides of the moon" (indische Astrologen), ἐν τοῖς ἡγουμένοις καὶ ἑπομένοις [sc. μέρεσι] ἐν τῷ αὐτῷ ζῳδίῳ (Schol. 26 ad Paul. Alex.) und ἐν τῷ αὐτῷ ζῳδίῳ καὶ [...] ἐν τοῖς ἑπομένοις (Ἀνακε-

[259] Ich fasse hier die oben behandelten Aussagen der indischen Astrologen Sphujidhvaja und Varahā Mihira zusammen.

φαλαίωσις). Ein Planet wird ἑσπέριος genannt, wenn er im Sinne der Tagesbewegung folgt. Somit legen Serapion, Paulus Alexandrinus, der anonyme Kommentator des Ptolemaios und der Verfasser der Interpolation bei Rhetorios dieselbe Stellung des δορυφόρος zum Mond zugrunde: Speerträger des Mondes sind die Planeten, die ihm im Sinne der Tagesbewegung folgen. Auch der präpositionale Ausdruck εἰς τὸ ἔμπροσθεν μέρος (Interpolator apud Rhet.) bezeichnet dieselbe Stellung: Die Speertragung zum Mond richtet sich nach vorn. Der Mond steht somit im Sinne der Tagesbewegung vor den Speerträgern. Von diesen Bestimmungen weichen die Ausführungen des Scholions 26 ad Paul. Alex. (ἐν τοῖς ἡγουμένοις καὶ ἑπομένοις [sc. μέρεσι] ἐν τῷ αὐτῷ ζῳδίῳ), die der Ἀνακεφαλαίωσις ab (ἐν τῷ αὐτῷ ζῳδίῳ καὶ [...] ἐν τοῖς ἑπομένοις), sowie die der indischen Astrologen ab („on both sides of the moon"). In dem Scholion 26 ad Paul. Alex. heißt es, dass die Speerträger des Mondes in demselben Zeichen stehen müssen wie der Mond und ihm vorangehen oder folgen können. Kriterium ist hier also nicht mehr die Stellung zum Mond, sondern die Nähe: Speerträger und Mond müssen sich in demselben Zeichen befinden. In der Ἀνακεφαλαίωσις heißt es, dass die Speerträger in demselben Zeichen stehen oder in den folgenden Zeichen. Offenbar können auch die Planeten, die in demselben Zeichen stehen, aber dem Mond im Sinne der Tagesbewegung vorangehen, seine Speerträger sein. Eventuell hat die verwirrende Erklärung von Olympiodor, in der er darlegt, dass die Junkturen ἑῷοι ἀνατολικοί bzw. ἑσπέριοι ἀνατολικοί auch die Stellung eines Planeten zum Mond charakterisieren (S. 69, Text 18), den Verfasser des Scholions und den der Ἀνακεφαλαίωσις beeinflusst.

Eine gänzlich andere Anschauung liefern die Texte der indischen Astrologen Sphujidhvaja und Varahāmihira. Die *daurudhura* (δορυφορία) findet statt, wenn in beiden Orten neben dem Mond mindestens ein Planet steht. Somit sind insgesamt wenigstens zwei Planeten (abgesehen vom Mond) beteiligt, während bei den griechischen Autoren ein einzelner Planet δορυφορία bilden kann. D. Pingree verweist in seinem Kommentar zu Sphujidhvaja auf Porph. Isag. 14 p. 199,24-200,5 und Rhet. 5,78 p. 202,23f. In diesen Texten geht es jedoch um die astrologische Lehre der περίσχεσις bzw. ἐμπερίσχεσις und nicht um δορυφορία.[260] Parallele Definitionen von δορυφορία zum Mond sind bei griechischen Schriftstellern nicht nachzuweisen. Eine Verwechselung bzw. Vermischung der astrologischen Lehren

[260] Zur Lehre der ἐμπερίσχεσις siehe unten S. 192f. mit Text 69.

der ἐμπερίσχεσις und der δορυφορία scheint es in anderem Zusammenhang bei griechischen Autoren allerdings gegeben zu haben, wie später noch an verschiedenen Stellen deutlich wird.

Die maximale Distanz, die die Speerträger zum Mond einnehmen können, wird als weitaus geringer bestimmt als die Distanz der Speerträger zur Sonne. Nach Paulus Alexandrinus und dem Scholion 26 müssen die Speerträger in demselben Zeichen stehen wie der Mond, der anonyme Kommentator nennt eine Distanz von maximal einem Zeichen. In der indischen Astrologie stehen die Speerträger in den benachbarten Orten des Mondes.

Trotz der Unterschiede im Detail zeigt sich in der Definition des Serapion offenbar die Grundvorstellung dieser Lehre von δορυφορία: Die Speerträger gehen der Sonne voran, dem Mond folgen sie. Innerhalb der Ausführungen über die δορυφορία zur Sonne herrscht größere Übereinstimmung zwischen den einzelnen Autoren. Nur Olympiodor liefert eine von den anderen grundsätzlich abweichende Erklärung, da bei ihm auch die der Sonne folgenden Planeten δορυφόροι sein können. Die Erklärungen der δορυφορία zum Mond weichen in stärkerem Maße voneinander ab.

b. Versuch einer Deutung: Urbild und Abbild

Die Definition des Serapion ist die älteste überlieferte Definition von δορυφόροι ἀστέρες. Formale und inhaltliche Kriterien weisen auf ein sehr hohes Alter der Lehre hin. Eventuell hat Serapion hier aus dem pseudepigraphen Werk von Ps.Nechepso und Petosiris geschöpft. Der Text scheint eher aus einem alten Omentext zu stammen als aus einem astrologischen Traktat, da speziell astrologische Elemente fehlen. Es stellt sich die Frage, welche „ominösen" Ereignisse mit den genannten Konstellationen beschrieben werden. Betrachten wir zunächst die Speertragung zur Sonne: Die Speerträger gehen ihr im Sinne der Tagesbewegung voran. Wenn die Vermutung richtig ist, dass hier ein Omentext als Vorlage diente, dürfen wir davon ausgehen, dass es sich um Planeten handelt, die morgens sichtbar vor der Sonne aufgehen.[261] Dass die Begleitumstände des Sonnenaufgangs, besonders die vor ihr aufgehenden Fixsterne und Planeten, schon früh beobachtet und genau festgehalten wurden, zeigt die Bedeutung der heliakischen Aufgänge der Fixsterne für

---

[261] Siehe B.L. van der Waerden: Mathematics and Astronomy (1977), 674, der darlegt, dass es sich bei den Omina immer um sichtbare Erscheinungen handelt.

kalendarische und für kultische Zwecke. Die überlieferten Sonnenomina im zweiten Teil der babylonischen Sammlung *Enūma Anu Enlil* belegen, dass verschiedene Begleitumstände bei Sonnenaufgang beobachtet und als Omina gedeutet wurden, wie zum Beispiel meteorologische Phänomene oder die Sichtbarkeit von Planeten vor Sonnenaufgang.[262] Dass gerade der Sonnenaufgang als ominös gewertet wurde, verwundert kaum. Wir haben oben bereits gesehen, dass die Ägypter zum Beispiel den täglichen Sonnenlauf als Königsreise mythisch ausgedeutet haben. In der persischen Religion, die auf den mythischen Gründer Zoroaster zurückgeführt wird, wurde der Sonnenlauf mit einer Königsprozession verglichen.[263] Ähnliche Vorstellungen lassen sich bei vielen Völkern finden. So war es zum Beispiel in verschiedenen Kulturen Brauch, morgens bei Sonnenaufgang Gebete zu sprechen.[264] Noch in späterer Zeit kommt dem Sonnenaufgang nicht nur in der Solartheologie eine besondere Bedeutung zu, sondern auch in der christlichen Interpretation. Auf der Ebene der Reflexion wird die Auferstehung Christi als Sonnenaufgang gedeutet, sein Tod als Sonnenuntergang.[265] Noch das „lever" Ludwigs XIV. spiegelt ein altorientalisches Zeremoniell des Sonnenaufgangs wider.[266] Den Sonnenaufgang als Ankunft des Königs zu deuten und auf der Ebene der Reflexion die Ankunft des Königs als Sonnenaufgang ist also eine verbreitete Anschauung.

---

262 Vgl. D. Pingree: From Astral Omens (1997), 17.

263 Siehe hierzu A. De Jong: Traditions of the Magi (1997), 306.

264 So sollen z.B. die Anhänger der zoroastrischen Religion bei Sonnenaufgang Gebete gesprochen haben, hierzu A. De Jong: Traditions of the Magi (1997), 306. Auch wird berichtet, dass die Pythagoreer frühmorgens die aufgehende Sonne adorierten, J. Kroll: Die Lehren (1914), 108. W. Fauth: Helios Megistos (1995), xxvi. Morgengebete waren offenbar überhaupt bei Griechen und Römern ein üblicher Brauch, F. Cumont: Astrology and Religion (1912), 89. H. Usener: Götternamen (^{3}1948), 185 mit Anm. 23. E. Heitsch: Drei Helioshymnen (1960), 140. H. Dörrie: Die Solar-Theologie (1974), 286 mit Anm. 13. Siehe auch die Etymologie von *mane* bei Varro 6,4 und den Kommentar dazu von P. Flobert: Varron. La Langue Latine VI, Paris 1985 (Les Belles Lettres), 62.

265 H. Rahner: Das christliche Mysterium (1944), 324. F.J. Dölger: Das Sonnengleichnis (1950), 16f. Horaz lässt den Sonnenaufgang vom Erscheinen des Königs abhängen (Hor. carm. 4,5,5-8): *lucem redde tuae, dux bone, patriae. | instar veris enim vultus ubi tuus | affulsit populo, gratior it dies | et soles melius nitent*, siehe ferner J.R. Fears: The Solar Monarchy of Nero (1976), 495.

266 Dazu E. Topitsch: Vom Ursprung (^{2}1972), 110. B. Gladigow: Macht und Religion (1977), 8 mit Anm. 32 und weiterer Literatur. Zum bildhaften Ausdruck der ἀνατολή des Herrschers vgl. E.H. Kantorowicz (1963), 119-177.

Die Planeten, die morgens vor der Sonne aufgehen, sind ihre δορυφόροι, heißt es in der astrologischen Lehre. In dieser Vorstellung wird die Sonne in Analogie zum irdischen Herrscher als König gedeutet, die vor ihr aufgehenden Planeten als Speerträger des Königs. Sie sind die Vorboten des „Königs" Sonne, die seine baldige Ankunft ankündigen und ihn bei seinem Erscheinen begleiten.[267] In der astrologischen Lehre von der Sonne und den ihr vorangehenden Speerträgern, können wir also deutlich die Urbild – Abbild Konstruktion erkennen.

Welcher Vorstellung entspringt es, dass die Speerträger des Mondes diesem im Sinne der Tagesbewegung folgen? Gibt es eine Analogie zwischen den Speerträgern der Sonne und denen des Mondes? Tatsächlich scheint hier eine ganz parallele Vorstellung zugrunde zu liegen. Ein dem Sonnenaufgang analoges Phänomen ist die erste Sichtbarkeit des Mondes nach seiner Phase der Unsichtbarkeit: Wie mit Sonnenaufgang ein neuer Tag beginnt, so beginnt ein neuer Monat mit der ersten Sichtbarkeit des Mondes. Die Assoziation von Sonne und Tag sowie von Mond und Monat sind durchaus parallel.[268] In Mesopotamien wurde das Wiedersichtbarwerden des Mondes nach der Konjunktion mit der Sonne aufmerksam beobachtet und gefeiert.[269] Neumondfeste sind seit ältester Zeit belegt und wurden schon vor den Vollmondsfesten praktiziert.[270] Oben wurde bereits dargelegt, dass der Mond in Babylon als Archetyp des Herrschers galt.[271] Sein monatliches Wiedererscheinen als Neumond wurde daher ebenso wie der tägliche Sonnenauf-

---

[267] Die Deutung eines vor der Sonne aufgehenden Sterns oder Planeten als „Vorbote" findet sich auch in der christlichen Sonnenmetaphorik: Johannes der Täufer wird als Morgenstern gedeutet, der vor der Sonne aufgeht und sie ankündigt, siehe dazu M. Wallraff: Christus Verus Sol (2001) 57f. Schon in der Apokalypse des Johannes (2,28) verspricht Jesus den Gläubigen den Morgenstern. An anderer Stelle (ebd. 22,16) wird er selber mit dem Morgenstern verglichen. Siehe auch die Erklärung der Doryphorie in N. de Vore: Encyclopedia (1947), 128 s.v. Doryphory: „A Ptolemaic term describing a planet which serves as a sort of bodyguard or John the Baptist to the Sun [...]."

[268] Vgl. M. Leibovici: La Lune (1962), 95f.

[269] H. Hunger: Mond (1993-97), 354f.

[270] Vgl. hierzu B. Landsberger: Der kultische Kalender (1915), 92-95. B.B. Brian: Moon (^{2}1999), 593 mit weiterer Literatur zum Mondkult. Im Altarabischen heißt *hilál* „Neumond" und „Festjubel", vgl. hierzu D. Nielsen: Die altarabische Mondreligion (1904), 50. Siehe auch F. Boll, C. Bezold und W. Gundel: Sternglaube (^{3}1926), 30 zur jüdischen Neumondheiligung.

[271] Siehe oben S. 31f.

gang als Erscheinen des Königs gedeutet.[272] „Der König ist leuchtend wie der Neumond“, heißt es im Codex Hammurabi.[273] Hier sehen wir ganz klar die Assoziation von Neumond und König, wobei schon die Ebene der Reflexion erreicht ist. Nicht der Neumond wird mit dem Erscheinen des Königs verglichen, sondern umgekehrt der König mit dem Neumond.

Als Omina deutete man die Sterne und Planeten, die an dem ersten Abend, an dem der Mond wieder sichtbar war, in seiner Nähe standen.[274] Planeten, die dem Mond im Sinne der Tagesbewegung vorangehen, sind an diesem Abend höchstens in besonderen Ausnahmefällen sichtbar. Denn sie stehen im Sinne der Tagesbewegung vor dem Mond, aber hinter der Sonne, also zwischen beiden Luminaren. Da sich der Mond gerade so weit von der Sonne entfernt hat, dass er wieder sichtbar ist, ist ein Planet vor ihm in der Regel noch unsichtbar.[275] Gewöhnlich sind also am ersten Abend der Sichtbarkeit des Mondes lediglich die Planeten sichtbar, die ihm im Sinne der Tagesbewegung folgen. Wenn die hier angestellte Überlegung richtig ist, dass der δορυφορία des Mondes eine der δορυφορία der Sonne analoge Vorstellung zugrunde liegt, dann könnte die δορυφορία des Mondes auf Beobachtungen des „Neumondes“ (im Sinne der ersten Sichtbarkeit) zurückgehen.

Besondere Beachtung hat ferner der Vollmond erfahren. Bei Vollmond sind allerdings sowohl die Planeten sichtbar, die vor dem Mond stehen, als auch die hinter ihm: Der Mond steht in Opposition zur Sonne und geht somit bei Sonnenuntergang am Osthorizont auf. Wenn die Sonne untergegangen ist, dann sind die Planeten, die vor dem Mond stehen, bereits über dem Horizont sichtbar. Die Planeten hinter dem Mond dagegen sieht man etwas später am Osthorizont aufgehen. Eventuell war der Ursprung der Lehre schon in einer frühen Zeit der hellenistischen Astrologie unbekannt. Das

---

272 Auch bei den Griechen scheinen die Neumondtage unter den regelmäßigen Monatsfesten der Selene eine Hauptrolle gespielt zu haben, vgl. Luc. Icar. 13: μεμνήσομαι [...] ταῖς νουμηνίαις πρὸς τὴν σελήνην τρὶς [...] προσεύχεσθαι und dazu W. Roscher: Mondgöttin (1890-97), 3180,28-3181,4.

273 Siehe oben S. 32.

274 Hierzu H. Hunger: Mondomina (1993-97), 376. D. Pingree: From Astral Omens (1997), 17.

275 Freilich muss man bedenken, dass in seltenen Fällen eventuell auch ein Planet vor dem Mond sichtbar sein könnte, wenn der Mond am ersten Abend seiner Sichtbarkeit recht weit von der Sonne entfernt ist. Da der Mond an einem Tag ca. 12½° zurücklegt, könnte er am ersten Abend der Sichtbarkeit weiter als 20° von der Sonne entfernt sein. Doch selbst, wenn dies der Fall ist, müssten die Sichtbedingungen ausgezeichnet sein, um einen hellen Planeten vor dem Mond sehen zu können.

könnte die vielen verschiedenen Abweichungen in den Erklärungen der Monddoryphorie erklären.

Meines Erachtens liegt es nahe, tatsächlich in Neumondbeobachtungen den Ursprung der δορυφορία zu sehen. Dass es sich um eine alte Lehre handelt, die eventuell im Zusammenhang mit der babylonischen Omensammlung *Enūma Anu Enlil* steht, legt die Definition des Serapion nahe. Wenn diese These richtig ist,[276] dann ist auch hier die Urbild-Abbild-Konstruktion deutlich zu erkennen: Wie das morgendliche Wiedererscheinen der Sonne im Sinne von „der König kommt" gedeutet wird und die vor ihr sichtbaren Planeten als ihre δορυφόροι, so kann das Wiedererscheinen des Mondes als Ankunft des Königs gedeutet werden und in gleicher Weise die in seiner Nähe sichtbaren Planeten als Speerträger.

[276] Ich möchte noch einmal betonen, dass es sich hier lediglich um den Versuch handelt, eine mögliche Herkunft der Lehre darzustellen. Zwingende Beweise für die Richtigkeit der Überlegungen können nicht erbracht werden. Gleichwohl scheinen mir Überlegungen dieser Art gerade in der vorliegenden Arbeit durchaus berechtigt zu sein, da es erklärtermaßen auch darum geht, die Urbild-Abbild-Konstruktion nachzuzeichnen.

C. Die Planeten als δορυφόροι der Sonne

1. Die Mittelstellung der Sonne und ihr Königsamt

In zwei philosophischen Schriften wird ein Bild entwickelt, in dem die Sonne von den sechs anderen Planeten als Speerträger begleitet wird. In beiden Texten wird dieser Gedanke im Zusammenhang mit der sogenannten chaldäischen Planetenreihe dargestellt, deren wesentliches Merkmal die Mittelstellung der Sonne ist. Die Sonne in der Mitte der Planeten entspricht der Vorstellung eines Königs inmitten seiner δορυφόροι. F. Cumont hat in seiner ausführlichen Abhandlung „La théologie solaire" (1913) an einschlägigen Stellen aufgezeigt, dass die Zuweisung königlicher Majestät an die Sonne als obersten Lenker und Leiter der ganzen Welt in der griechischen und römischen Literatur von Cicero bis zu den Neuplatonikern und den spätantiken Zaubertexten zu finden ist. Die Wurzel dieser Sonnenverehrung, die den Griechen und Römern ursprünglich fremd war, lag sicherlich in der vom Osten her eindringenden Astrologie bzw. Astronomie. In hellenistischer Zeit wird die zum König erhobene Sonne zum sogenannten Weltenherrscher (κοσμοκράτωρ).[277] Nachdem der römische Kaiser Elagabal im Jahre 218 n.Chr. den (syrischen) Sonnengott Baal zum Reichsgott erhoben und sich seit 220 n.Chr. selbst *Sacerdos Amplissimus Dei Invicti Solis Elagabali* genannt hatte, erhebt Kaiser Aurelian 274 n.Chr. den *Sol Invictus* zum Staatsgott.[278]

Da erklärtermaßen das Bild von der Sonne als König inmitten der speertragenden Planeten im Zusammenhang mit der „chaldäischen" Planetenreihe entwickelt wird, sei nun zunächst diese Planetenreihe dargestellt. Während die Vorsokratiker die Relation von Sonne, Mond, Planeten und

---

[277] Eine detaillierte Entwicklungsgeschichte der Sonnenverehrung in Griechenland und Rom findet sich bei W. Fauth: Helios Megistos (1995), siehe auch die kürzeren Darstellungen bei F. Cumont: Die orientalischen Religionen (^{3}1931), 122f. M. Wallraff: Christus Verus Sol (2001), 27-39.

[278] Vgl. dazu V. Ehrenberg: Athenischer Hymnus (1931), 293f. F.-N. Klein: Die Lichtterminologie (1962), 218. J. Wojaczek: Die Heliosweihe (1992), 227.

Fixsternen noch unterschiedlich bestimmt haben,[279] setzt sich mit den Schriften Platons eine Reihe durch, die lange Zeit gültig blieb.[280] Die Reihenfolge der Planeten lautet nach dieser sogenannten „platonischen" Ordnung von oben, vom Fixsternhimmel aus gesehen:[281]

Fixsternhimmel ♄ ♃ ♂ ♀ ☿ ☉ ☽ Erde

Die beiden Luminare werden vorweggenommen und rangieren so (von der Erde aus gesehen) vor den fünf echten Planeten. Diese sind nach ihren angenommenen Umlaufzeiten angeordnet. Da Venus und Merkur nahezu dieselbe Umlaufzeit haben wie die Sonne, werden ihre Positionen mitunter vertauscht.[282]

In hellenistischer Zeit setzt sich ein Planetensystem durch, in dem die Sonne in der Mitte der sieben Planeten steht. Diese Planetenreihe erlangt in der Astrologie kanonische Geltung:

Fixsternhimmel ♄ ♃ ♂ ☉ ♀ ☿ ☽ Erde

Das Charakteristikum dieser Planetenfolge ist die zentrale Stellung der Sonne: Drei Planeten stehen unter ihr, drei über ihr. Aus welcher Zeit diese Anordnung stammt, bleibt unklar. Vor Archimedes (ca. 287-212 v.Chr.) ist sie nicht belegt.[283] Macrobius schreibt dieses System in seinem Kommentar zum

---

279 So soll Anaximander (*ca. 610 v.Chr.) angenommen haben, die Luminare stünden über der Fixsternsphäre (mit der Sonne an oberster Stelle), die Planeten dagegen darunter: Sonne – Mond – Fixsterne – Planeten (von oben). Leukipp (5. Jh. v.Chr.) hat vermutet, die Sonne stünde über den anderen Sternen (ohne Differenzierung zwischen Planeten und Fixsternen), der Mond darunter: Sonne – andere Sterne – Mond (von oben). Demokrit (*ca. 460 v.Chr.) glaubte, Mond, Venus und Sonne stünden unter den anderen Planeten, die Fixsterne über den Planeten: Fixsterne – Planeten – Sonne – Venus – Mond (von oben). Vermutlich wirkt hier orientalischer Einfluss, denn die babylonische Trias Mond, Venus und Sonne sind vorweggenommen. Zu den verschiedenen Planetenordnungen siehe F. Boll: Hebdomas (1912), 2565,12-1566,21. W. und H.G. Gundel: Planeten (1950), 2039,58-2046,13. W. Burkert: Weisheit und Wissenschaft (1962), 278-301, bes. 287-299 zur Anordnung der Planeten bei den Vorsokratikern.

280 Vgl. W. Burkert: Weisheit und Wissenschaft (1962), 278f.

281 Die Griechen nennen diese Reihe auch die „ägyptische", dazu B. Bakhouche: L'astrologie (2002), 15. In ägyptischen Texten wird allerdings meistens folgende Reihenfolge benutzt: ♃ ♄ ♂ ☿ ♀, vgl. O. Neugebauer: A History (1975), II 690.

282 Vgl. Achill. Isag. 17 p. 43,23f. Maass: διαφωνία πολλὴ περὶ τῶν ἀστέρων Ἑρμοῦ καὶ Ἀφροδίτης καὶ ἡλίου und siehe W. Burkert: Weisheit und Wissenschaft (1962), 279 mit Anm. 6 und 7. O. Neugebauer: A History (1975), II 692. J. Flamant: Sotériologie (1982), 229.

283 Dazu P. Boyancé: Études sur le songe (1936), 61f. W. Burkert: Weisheit und Wissenschaft (1962), 297 mit Anm. 121. W. Hübner: Antike Kosmologie (1997), 49.

Somnium Scipionis den Chaldäern zu (Macr. somn. 1,18,2).[284] Daher hat diese Planetenreihe ihren Namen: „chaldäische" Reihe. Doch ist sie in babylonischen Quellen nicht nachzuweisen.[285]

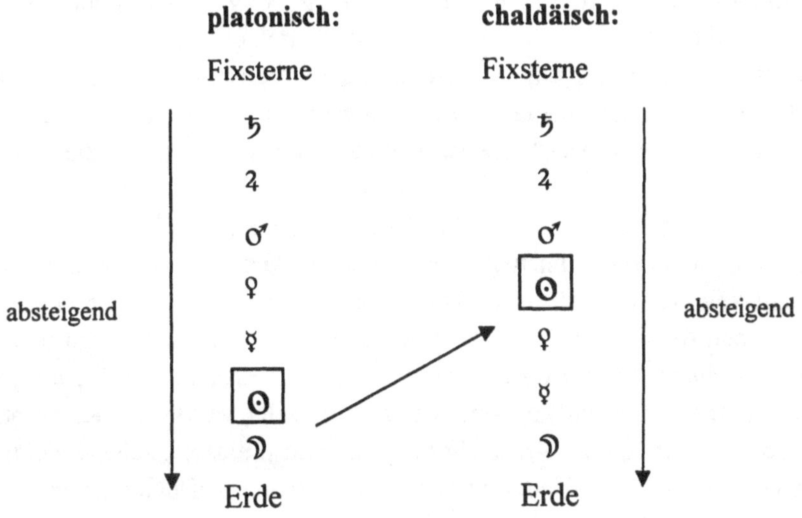

Abb. 13: Die platonische und die chaldäische Planetenreihe

---

284 Die Bezeichnung „Chaldäer" war ursprünglich ein Toponym zur Bezeichnung eines Volkes im südlichen Teil Babylons. Daneben berichten Herodot und die Alexanderviten von „Chaldäern" als Priestern des Bel. Gelegentlich wird die Bezeichnung „Chaldäer" auch in der Bedeutung „Astrologe schlechthin" benutzt. Bei griechischen Autoren finden wir häufig, besonders in astrologischen Zusammenhängen, die Unterscheidung zwischen Ägyptern, Griechen und Chaldäern. Hier sind die Chaldäer Astrologen aus Babylon. In den für uns relevanten Texten bezeichnet der Name „Chaldäer" gewöhnlich babylonische Astronomen bzw. Astrologen, vgl. dazu B.L. van der Waerden: Die „Ägypter" und die „Chaldäer" (1972), bes. 8-11. Ders.: The 'Babylonians' and the 'Persians' (1977), bes. 433-438. Ders.: Mathematics and Astronomy (1977), 678. H. Lewy: The Chaldaean Oracels (^{2}1978), 425-428. J. De Kuyper: Mesopotamian astronomy and astrology (1993), 135-137. W. Knappich: Geschichte (^{2}1988), 44.

285 In Babylon sind zwei Reihen zu unterscheiden, eine ältere: ☽ ☉ ♃ ♀ ♄ ☿ ♂ und eine jüngere: ☽ ☉ ♃ ♀ ☿ ♄ ♂. In der alten Reihe steht Saturn in der Mitte, vor ihm die zwei guten Planeten, hinter ihm der ambivalente Merkur und der schlechte Mars. Die jüngere Reihe entspricht der Sequenz der Planeten in den babylonischen Horoskopen. Es ist die typische Planetenfolge in seleukidischer Zeit. Die Abfolge richtet sich nach astrologischen bzw. mythologischen Klassifikationen der Planeten in „gut" und „böse". Merkur steht in der Mitte zwischen den beiden „bösen" und den beiden „guten" Planeten. Er ist μέσος und κοινός, siehe hierzu F. Boll: Neues zur babylonischen Planetenordnung (1914), 348. O. Neugebauer: Demotic Horoscopes (1943), 122 mit Anm. 21. S.J. Tester: A History (1987), 166f. F. Rochberg-Halton: Benefic and Malefic Planets (1988), 323. H. Hunger: Astrology and Other Predictions (1997), 11. F. Rochberg: Babylonian Horoscopes (1998), 9f.

Die Positionen von Venus und Merkur werden auch hier manchmal vertauscht. Nach K. Reinhardt[286] findet sich die kanonische Reihe in der eher schulmäßigen Literatur der astronomischen Kompendien, während sich die von ihm als „heterodoxe" bezeichnete Folge ☽ ♀ ☿ ☉ vor allem in Texten findet, die „physikalisch-theologischen" Charakter haben. In diesen Texten geht es vornehmlich um die Betonung der Mittelstellung der Sonne, wobei die religiöse Signifikanz in den Vordergrund tritt. K. Reinhardt nennt diese Reihe „poseidonisch". Sie ist weitaus seltener bezeugt als die kanonische.[287]

Was nun genau dazu geführt hat, die Sonne in die Mitte dieser Siebenerreihe zu setzen, kann wohl nicht mehr geklärt werden. Sicherlich trugen einerseits astronomische Erkenntnisse zu der Entstehung dieser Planetenreihe bei, da die relative Distanz der Sonne zur Erde hier genau erkannt ist: Man braucht nur die Position von Sonne und Erde umkehren, um zum heliozentrischen System zu kommen. Andererseits wurde die Reihe auch durch die immer stärker werdende religiöse und philosophische Bedeutung der Sonne gestützt, die wiederum durch naturwissenschaftliche Erkenntnisse gestärkt wurde. Zudem ergab die Reihe eine perfekte Symmetrie, die sicherlich auch zum Erfolg dieser Planetenreihe beitrug. Die Symmetrie ist in der folgenden Abbildung nach W. Hübner dargestellt.[288]

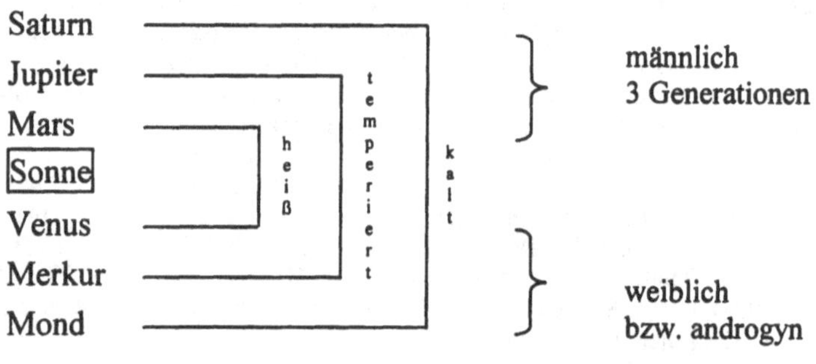

Abb. 14: Die Symmetrie der Planeten

---

[286] K. Reinhardt: Kosmos und Sympathie (1926), 131-136.

[287] Vgl. K. Reinhardt: Kosmos und Sympathie (1926), 133-135 und siehe unten S. 127 mit Text 32 zu der Planetenreihe bei Philon von Alexandreia.

[288] Die Abbildung z.B. bei W. Hübner: Geographischer und astrologischer Zonenbegriff (2001), 16, vgl. auch die Erläuterungen ebd. 16-18 und siehe dens.: Antike in der Astrologie (1993), 109-111 mit Tab. 1. Ders.: Antike Kosmologie (1997), 49-55. Ders.: Krankheit und Heilung (1999), 220. Ders.: The Ptolemaic View (2001), 65-67.

An zwei einschlägigen Beispielen soll im Folgenden aufgezeigt werden, dass die Mittelstellung der Sonne eng mit der Vorstellung von der Sonne als König verbunden war. Macht und Zentralität gehören aufs Engste zusammen. Bereits bei Cicero lesen wir im *Somnium Scipionis* (Cic. rep. 6,17 [Text 25]):

> *deinde subter* [sc. Martem] *mediam fere regionem Sol obtinet, dux et princeps et moderator luminum reliquorum, mens mundi et temperatio, tanta magnitudine ut cuncta sua luce lustret et compleat.*
>
> „Dann hat darunter [sc. unter Mars] ungefähr die mittlere Region die Sonne inne, die Führerin, die Fürstin und Lenkerin der übrigen Sterne, die Vernunft der Welt und ordnende Kraft, von solcher Größe, dass sie alles mit ihrem Lichte erhellt und erfüllt."

Scipio betrachtet die Planetensphären. Die Sonne besetzt die mittlere Sphäre unterhalb des Mars.[289] In geradezu hymnischer Weise lässt Cicero den Africanus diese als *dux et princeps et moderator luminum reliquorum* und *mens mundi et temperatio* preisen. Bevor wir auf die dahinterstehenden religiösen bzw. philosophischen Anschauungen eingehen, sei noch ein Text aus der Naturgeschichte des Plinius hinzugezogen, an dem sich deutlich zeigen lässt, inwiefern naturwissenschaftliche Erkenntnisse fruchtbar gemacht werden konnten, um die philosophisch-religiösen Anschauungen der Bedeutung der Sonne zu stärken (Plin. nat. 2,12f. [Text 26]):

> *eorum* [sc. septem siderum] *medius sol fertur amplissima magnitudine ac potestate, nec temporum modo terrarumque, sed siderum etiam ipsorum caelique rector. (13) hunc esse mundi totius animum ac planius mentem, hunc principale naturae regimen ac numen credere decet opera eius aestimantes. hic lucem rebus ministrat aufertque tenebras, hic reliqua sidera occultat, inlustrat, hic vices temporum annumque semper renascentem ex usu naturae temperat, hic caeli tristitiam discutit atque etiam humani nubila animi serenat, hic suum lumen ceteris quoque sideribus fene-*

[289] *fere* bezieht sich auf die unterschiedlichen Planetenabstände.

> *rat, praeclarus, eximius, omnia intuens, omnia etiam exaudiens, ut principi litterarum Homero placuisse in uno eo video.*

> 1-3 „In ihrer [sc. der sieben Planeten] Mitte läuft die Sonne
> mit ihrer umfassenden Größe und Macht, die Lenkerin
> nicht nur der Zeiten und Länder, sondern auch der Sterne
> 3-6 selber und des Himmels. (13) Dass diese der ganzen Welt
> Seele und, deutlicher, ihre Vernunft sei, dass sie die ober-
> ste Leitung der Natur und eine Gottheit sei, ziemt sich zu
> 6 glauben, wenn man ihre Werke in Betracht zieht. Sie
> bringt den Dingen das Licht und nimmt die Finsternis fort,
> 7f. sie verbirgt und beleuchtet die übrigen Sterne, sie lenkt
> den Wechsel der Zeiten und das sich immer wieder erneu-
> 9f. ernde Jahr nach den Naturgesetzen, sie zerstreut am Him-
> mel das Trübe und lässt auch die Wolken des menschli-
> 10-13 chen Geistes sich aufhellen, sie leiht ihr Licht auch den
> übrigen Sternen, hervorleuchtend, hervorragend, alles schau-
> end, alles auch hörend, wie es, soviel ich sehe, der erste in
> der Dichtung, Homer, nur an ihr so befunden hat."[290]

Plinius nennt also explizit als Gründe für die philosophische Anschauung der Sonne als *animus et mens mundi* (vgl. Z. 4) und für das religiöse Verständnis der Sonne als *principale naturae regimen et numen* (Z. 4f.) „ihre Werke" (*opera*, Z. 5), also die Wirkungen der Sonne bzw. ihre physikalischen Qualitäten, die ihr aufgrund naturwissenschaftlicher Erkenntnisse zugesprochen wurden, wie ihre Größe, ihre Bedeutung für die Zeitmessung und als Lichtbringer, ihren Einfluss auf die übrigen Planeten und ihre Bedeutung für die periodischen klimatischen Veränderungen im Jahr. Hier wird besonders die Wirkkraft der Verbindung von astronomischen Erkenntnissen bzw. Theorien und philosophischen Konzeptionen deutlich: Die von den Astronomen behauptete Mittelstellung der Sonne in der Siebenerreihe der Planeten macht die philosophische bzw. theologische Bedeutung der Sonne plausibel: Wer in der Mitte steht, ist „zentral", ist „König". Andersherum stützen die philosophisch-religiösen Anschauungen von der Vormachtstellung der Sonne die Mittelstellung: Wer führend ist, gehört ins Zentrum. Beide Texte spielen auf

[290] Die Übersetzung lehnt sich an die von G. Winckler: C. Plinius Secundus d.Ä. Naturkunde II (1974).

physikalische Eigenschaften der Sonne an: Cicero nennt ihr Licht, durch das sie alles erleuchtet, und Plinius preist ihr Licht und ihre Wirkung auf die Jahreszeiten sowie auf die Natur. Diese Wirkungen der Sonne konnten die Vorstellung von der herausragenden Rolle der Sonne im Kosmos hervorragend stützen, da sie für jedermann direkt eingängig waren.[291]

Die Vorstellung von der Sonne als zentrale Leitinstanz der Welt, die in den Worten Ciceros und des Plinius[292] zum Ausdruck kommt, ist nicht neu. Bereits für Kleanthes (3. Jh. v.Chr.) ist die Sonne das ἡγεμονικόν des Kosmos[293] und somit das autoritative Prinzip der Welt. Die große Verehrung der Sonne in späterer Zeit passt somit gut zu dieser stoischen Idee von der Hegemonie der Sonne. Die Stoiker platzieren das ἡγεμονικόν des Menschen als vitales Zentrum im Herzen und nicht im lokalen Mittelpunkt, der ja beim Menschen der Bauch wäre.[294] Sie fassen den Kosmos als Organismus auf: Die Sonne ist wie das Herz Zentrum der Lebensenergie. Von hier aus wird der Ausdruck *cor caeli* „Herz der Welt" als biomorphe Metapher zu einem Prädikat der Sonne.[295] Eng verbunden mit dieser Vorstellung von der Sonne

---

291 Schon Heraklit (B 100 = FVS I p. 173,7-10 D.-K.) bezeichnet die Sonne als Wächter, Aufseher, Begrenzer und Anzeiger der periodischen Veränderungen des Kosmos und der Jahreszeiten: ὧν ὁ ἥλιος ἐπιστάτης ὢν καὶ σκοπὸς ὁρίζειν καὶ βραβεύειν καὶ ἀναδεικνύναι καὶ ἀναφαίνειν μεταβολὰς καὶ ὥρας αἳ πάντα φέρουσι.

292 Vgl. die bei F. Cumont: La théologie solaire (1913), 460 Anm. 3 gesammelten Parallelstellen.

293 Euseb. praep. evang. 15,15,7 (= Ar. Did. frg. 29 Diels p. 465 = SVF I 499 p. 111f. Arnim): ἡγεμονικὸν δὲ τοῦ κόσμου Κλεάνθει μὲν ἤρεσε τὸν ἥλιον εἶναι διὰ τὸ μέγιστον τῶν ἄστρων ὑπάρχειν καὶ πλεῖστα συμβάλλεσθαι πρὸς τὴν τῶν ὅλων διοίκησιν, ἡμέραν καὶ ἐνιαυτὸν ποιοῦντα καὶ τὰς ἄλλας ὥρας. Im Mich. Pap. 149 col. iii 11 wird die Sonne ἡγεμονικώτατον genannt, siehe auch ebd. col. vi 10f. und den Kommentar von F.E. Robbins (1936), 94 zu col. iii 11, vgl. außerdem E. Pfeiffer: Studien (1916), 54 und 120 mit Anm. 3. J. Bidez: La Cité du Monde (1932), 274 mit Anm. 2. E. Topitsch: Vom Ursprung (^{2}1972), 206. H. Dörrie: Die Solar-Theologie (1974), 284. Zu derselben Zeit verehrten die Syrer schon Helios oder Baal „Kosmokrator".

294 Dazu J.H. Waszink: Studien (1964), 61-65. J. Mansfeld: Doxography (1990), 3095 mit Anm. 145 und 3212-3216.

295 Vgl. F. Cumont: La théologie solaire (1913), 458f. mit den dort (458 Anm. 2) angeführten Stellen. Weitere Stellen bei P. Boyancé: Études sur le songe (1936), 84f. Dass die Vorstellung vom Herzen als leitendes Organ echt stoisch ist, zeigen J.H. Waszink: Studien (1964), 36. 61-65 und J. Opsomer: Is a planet happier (2002), 288 mit Anm. 52. Dagegen schreiben E. Bickel: Neupythagoreische Kosmologie (1924), 361f. und J. Evans: Ptolemy's Cosmology (1993), 534 diese Vorstellung den Pythagoreern zu. Zum „Herzen der Welt" siehe ferner K. Reinhardt: Kosmos und Sympathie (1926), 331-337. W. Saltzer: Zum Problem der inneren Planeten (1970), 159. H. Dörrie: Die Solar-Theologie (1974), 285. Zu der großen Wirkung dieser Vorstellung bis hin zu Kopernikus siehe K. Hutchison: Towards a Political Iconology (1987), 104. Zu diesem Bild bei Marsilio Ficino vgl. Th. Moore: The Planetary Powers (1992), 48f. Auch Kepler bedient sich noch dieser Metaphorik, siehe K. Reich: Die Natur der Himmelskörper [1999], 88.

als *cor caeli* ist die Vorstellung von der Sonne als *mens mundi* (Text 26, Z. 4)[296]. Da man nicht annehmen wollte, dass der wohlgeordnete Kosmos von einer blinden Macht gelenkt werde, übertrug man auch die Vernunft auf die Sonne.[297] Die Sonne ist somit nicht nur Zentrum der Vitalität des Kosmos (*cor caeli*), sondern auch seiner Vernunft (*mens mundi*).[298] Die zentrale Stellung der Sonne in der Mitte der sieben Planeten und die ihr damit zuerkannte Vormachtstellung im Kosmos passt gut zu den stoischen Anschauungen. Andersherum bieten diese einen fruchtbaren Nährboden für den Erfolg der chaldäischen Planetenreihe.[299]

Cicero nennt die Sonne *moderator luminum reliquorum* (Text 25, Z. 2f.) und Plinius *siderum etiam ipsorum caelique rector* (Text 26, Z. 3). Die Sonne erscheint als Führer der Planeten. Dies passt zu den Annahmen der chaldäischen Astronomen, dass die scheinbar unregelmäßigen Planetenbewegungen von der Stellung der Planeten zur Sonne abhängen. Daraus schließen sie, dass die Sonne ihnen diese Bewegungen befehle.[300] Die Sonne wird somit gleichermaßen zum Führer der Planeten, der sie mit Hilfe seiner Strahlen lenkt.[301]

Auch zu den alten religiösen Ideen der orientalischen Gesellschaften, von denen aus die Sternkunde zu den Griechen drang, passt die Mittelstellung der Sonne gut. Šamaš war seit langer Zeit im Orient ein Schutzherr der

---

[296] Weitere Quellen bei F. Cumont: La théologie solaire (1913), 461 Anm. 3. Siehe auch A. Olivieri: Melotesia (1936), 35f.

[297] J. Kroll: Die Lehren (1914), 106.

[298] K. Reinhardt: Kosmos und Sympathie (1926), 331-335.

[299] Siehe dazu J. Flamant: Sotériologie (1982), 229.

[300] Vgl. F. Cumont: La théologie solaire (1913), 453-458. Ders: Die orientalischen Religionen (^{3}1931), 122.

[301] Siehe die bei F. Cumont: La théologie solaire (1913), 454 Anm. 1 gesammelten Stellen, vgl. außerdem Vitr. 9,1,12f. Plin. nat. 2,59f. und dazu W. Kroll: Plinius und die Chaldäer (1930), 4f. A. Jones: Pliny (1991), 149. Firm. math. 1,4,6 vom Lauf Saturns: *praedicimus etiam,* [...] *quando tarditatis eius pigros cursus regali maiestatis auctoritate vicinum Solis lumen exagitet.* Mart. Cap. 8,887 und dazu W.H. Stahl: Martianus Capella (1971), 201 mit Anm. 101 und weiteren Stellen. „Moses", ed. Pingree (1976) p. 193,9f. Dort heißt es in einem Vergleich: πρῶτός ἐστι τῶν ἄλλων καὶ ὥσπερ τις ἀρχηγὸς καὶ ἐξουσιαστής, καὶ οἷον βασιλεὺς τῶν ἄλλων πάντων προτάσσεται. Siehe auch A. Bouché-Leclercq: L'astrologie (1899), 118 mit Anm. 1 und 2. J. Kroll: Die Lehren (1914), 104f. M.P. Nilsson: The Rise of Astrology (1943), 6. W. und H.G. Gundel: Planeten (1950), 2085,3-6. 2090,59-2091,1. J. Tubach: Im Schatten (1986), 173. In der sassanidisch zoroastrischen Kosmologie gibt es eine ähnliche Vorstellung: Man denkt sich die Planeten mit Seilen an den Sonnenwagen gebunden, vgl. dazu D. Pingree: Astronomy and Astrology in India (1963), 242. A. Panaino: An «Avestan» Planetary Order? (2000), 138.

Herrscher,[302] und so lag es keinesfalls fern, in der Sonne einen König zu sehen, und in den Planeten sein Gefolge.[303] Bevor wir auf diese wirkmächtige und für die vorliegende Arbeit zentrale Vorstellung zurückkehren, soll kurz auf weitere Analogien hingewiesen werden. In der pythagoreischen Tradition spielt die Harmonie, verstanden als gleichmäßige Mischung der entgegengesetzten Grundstoffe, eine zentrale Rolle. Diese Harmonie geht nach pythagoreischer Anschauung von der Mitte, vom μέσον, aus.[304] Die Lehre von der Sphärenharmonie, die einen wichtigen Bestandteil der pythagoreischen Astronomie bildet, beruht auf den Annahmen, dass erstens die sieben Planeten wie alle bewegten Körper Töne erzeugen, dass zweitens das Verhältnis der Entfernung der Himmelskörper vom Mittelpunkt den musikalischen Intervallen entsprechen und dass drittens aus dem Zusammenklang dieser von den Planeten erzeugten Töne wie aus dem Zusammenklang der sieben Saiten der Lyra eine Harmonie entsteht. In dieser Theorie entspricht der Mond der untersten Saite und dem höchsten Ton, Saturn der obersten Saite und dem tiefsten Ton. Die Sonne in der Mitte entspricht der mittleren Saite, der Mese. Die Mitte besitzt im Bereich der Musik eine bedeutende Funktion, da die Griechen sich stets an dem Zentrum der gemeinten Oktave orientiert haben. Der Sonne wird der Ton *a* zugeteilt, und sie bildet sowohl mit dem Mond (*d'*) eine Quarte, als auch mit Saturn (*e*) und umschließt so die Siebenerreihe mit zwei Wohlklängen. Es wird ersichtlich, dass die Mittelstellung der Sonne sehr gut zu dem Streben der Pythagoreer nach einer harmonischen Mitte passt.[305]

---

302 Siehe oben S. 31f.

303 Hierzu F. Cumont: La théologie solaire (1913), 452f. R. Eisler: The Royal Art (1946), 176. R. Turcan: Martianus Capella (1959), 250f.

304 E. Pfeiffer: Studien (1916), 118f.

305 Vgl. dazu ausführlich W. Burkert: Hellenistische Pseudopythagorica (1961), 28-43 mit zahlreichen Quellen und Sekundärliteratur. H. Schavernoch: Die Harmonie der Sphären (1981), 50-56.

In einer aus dem ästhetischen Bereich stammenden Vorstellung tanzen die Planeten um die Sonne herum.[306] Während die Analogie von Sonne und König eher einen ethisch-politischen Charakter aufweist, stammt die Vorstellung von der Sphärenharmonie und dem Tanz der Sterne aus dem ästhetisch-kontemplativen Bereich.[307] Die Sonne gilt als Begründer der harmonischen Ordnung und hält sie aufrecht.[308] So wird sie in einer hermetischen Schrift als „Chorführer" (χορηγός) bezeichnet.[309] Der Neuplatoniker Kaiser Julian (4. Jh. n.Chr.) kombiniert in seiner „Rede auf den König Helios" beide oben genannten Vorstellungen (Iul. Or. IV 135[B] [Text 27]):[310]

οἱ μὲν γὰρ πλάνητες ὅτι περὶ αὐτὸν [sc. τὸν Ἥλιον] ὥσπερ βασιλέα χορεύοντες ἔν τισιν ὡρισμένοις πρὸς

---

306 Eine ähnliche Vorstellung gab es auch in Indien: Krischna, der Sonnengott mit der Flöte, gilt als Gott der Harmonie, der die ihn umkreisenden himmlischen Körper in harmonische Bewegung versetzt, hierzu F.C. Baur: Symbolik und Mythologie (1824), II 1,313. In der Vorstellung des Philolaos (Philol. A 16 = FVS I p. 403,16f. D.-K.) tanzen zehn Himmelskörper um das Zentralfeuer, das als ἑστία in der Mitte ruht: περὶ δὲ τοῦτο δέκα σώματα θεῖα χορεύειν, vgl. dazu W. Burkert: Weisheit und Wissenschaft (1962), 318. Die Vorstellungen vom Tanz der Planeten finden sich z.B. auch bei Ps.Arist. Mund. 399a (vgl. 400b). Chorführer ist hier nicht die Sonne, sondern der höchste Gott, siehe Philon Heres 88 und dazu M. Harl (ed.): Philon d'Alexandrie (1966), 96 und Anm. 1 mit weiteren Stellen. Manilius spricht vom Tanz der Tierkreiszeichen: Manil. 2,118, vgl. auch einen Anonymos aus byzantinischer Zeit, CCAG V 2 (1906) p. 134,12f.: σὺν τῷ χορῷ τῶν ἀνομοιτάτων δώδεκα ζῳδίων. Zum Himmel als Tanzplatz der Sterne H.G. Gundel: Weltbild und Astrologie (1968), 79 mit Anm. 7. Zur Vorstellung vom Sternentanz allgemein siehe G. Rudberg: Forschungen (1918), 225-227 mit zahlreichen Nachweisen. K. Kerényi: Astrologica Platonica (1923/24), 248. R. Eisler: The Royal Art (1946), 176. W. Hübner: Hören und Sehen (1993), 358f. mit Anm. 22 und weiterer Literatur. Zur ästhetischen Tendenz dieser Vorstellung vgl. W. Fauth: Helios Megistos (1995), 137.

307 Siehe oben S. 5. Ebenfalls in den ästhetisch-kontemplativen Bereich gehört die Vorstellung, dass die Sonne den Kosmos „als Kranz" trage: CH 16,7 (= II p. 234 Festugière): μέσος γὰρ ἵδρυται [sc. ἥλιος] στεφανοφορῶν τὸν κόσμον.

308 Zur Sonne als Harmoniestifter vgl. Porph. Isag. 2 p. 190,25-191,2: ὁ Ἥλιος τοίνυν καθάπερ τις κράτιστος βασιλεὺς ἐν τοῖς μετεώροις ἀστράσι τέτακται τὰ περὶ τὸν ἀέρα καὶ τὴν γῆν συνιστάμενα προφανῶς ῥυθμίζων καὶ κοσμῶν καὶ διατάττων.

309 Herm. CCAG VIII 2 (1911) p. 156,2f. χορός kann bei den Griechen dasselbe bedeuten wie κύκλος, vgl. auch den Eintrag bei Hesych Nr. 4473: κύκλιοι χόροι. Nach Festus und Isidor soll das lateinische Substantiv *corona* von χόρος abstammen: Fest. p. 37 Müller: *corona quum videatur a choro dici, caret tamen aspiratione, sive coronae dicuntur quod honorent eos, quibus imponuntur.* Isid. orig. 19,30,2: *nomen coronae hac ex causa vocatum, eo quod initio circum aras curreretur atque ad imaginem circuitus vel chori est formata et nominata corona.* Siehe dazu auch J. Köchling: De coronarum vi (1914), 6.

310 Zu Kaiser Julian und seiner Rede an den König Helios vgl. G. Mau: Die Religionsphilosophie (1907). M. Papathanassiou: Astronomie, Astrologie und Physik (1990). W. Fauth: Helios Megistos (1995), 145-164 mit weiterer Literatur.

> αὐτὸν διαστήμασιν ἁρμοδιώτατα φέρονται κύκλῳ [...] πᾶσί που δῆλον.
>
> „Denn es ist doch wohl allen klar, dass die Planeten, die um ihn wie um einen König ihren Reigentanz[311] aufführen, sich überaus harmonisch in ganz bestimmten Abständen von ihm bewegen [...].“[312]

In beiden Analogien, der Sphärenharmonie und dem Tanz der Sterne, wird deutlich, dass der Mitte harmonisierende Wirkung zugeschrieben wird. Das wiederum fügt sich gut zu der Vorstellung von einem König in der Mitte als Garant der Ordnung.[313]

Für das Bild von den Planeten als δορυφόροι ist die Analogie von Sonne und König ausschlaggebend. Die zentrale Stellung der Sonne und ihr Königsamt gehören eng zusammen. So verwundert es nicht, dass in zahlreichen Texten, in denen die Sonne als „König“ erscheint, auf ihre Mittelstellung verwiesen wird.[314] Dieses Bild vom König in der Mitte seiner Begleiter hat bis in die Neuzeit hinein eine große Wirkung. Im Mittelalter lesen wir zum Beispiel bei dem arabischen Astrologen Haly Abenragel († nach 1037 n.Chr.)[315] über die Sonne (Abenr. Iud. Astr. I 4 p. 6 [Text 28]:

---

311 Vgl. Iul. Orat. IV p. 146^CD: οἵ τε γὰρ πλανῆτες [...] περὶ αὐτὸν χορεύοντες, siehe dazu G. Mau: Die Religionsphilosophie (1907), 53. F. Cumont: La théologie solaire (1913), 454 Anm. 1.

312 Übersetzung von R. Asmus: Kaiser Julians Philosophische Werke (1908), 140f.

313 Vgl. B. Gladigow: Macht und Religion (1977), 5. K. Hutchinson: Towards a Political Iconology (1987), 97.

314 Z.B. Ptol. Apotel. 4,10,9: ὁ τῆς μέσης σφαίρας κύριος ἥλιος. Firm. math. 1,10,14, der sich eng an Cicero (rep. 6,17 = oben S. 111, Text 25) anlehnt, siehe dazu F. Boll: Paralipomena (1910), 170-172. Iul. Laodic. p. 135,30-136,2: ὁ δὲ Ἥλιος [...] μέσος ὢν πάντων, [...] βασιλεὺς καὶ ἡγεμὼν τοῦ σύμπαντος κόσμου καθεστώς, πάντων καθηγούμενος καὶ πάντων ὢν γενεσιάρχης. Zur Vorstellung von der Sonne als König vgl. auch R. Merkelbach: Mithras (1984), 24-30. A. Geneva: Astrology (1995), 177f. mit folgendem Beispiel (S. 178) aus dem Werk *Fiqiyām al-khulafā* des arabischen Astrologen Māshā'allāh (8. Jh. n.Chr.) p. 130: „The Sun among them is like a monarch in the middle of his kingdom.“

315 Zu Haly Abenragel, auch Albohazen Haly genannt (Alī ibn abī-al-Rijāl) siehe D. Pingree: The Yavanajātaka (1978), II 419. F. Sezgin: Die Geschichte des arabischen Schrifttums (1979), 186-188. J.H. Holden: A History (1996), 125f. R.G. Brand: Lehrbuch (2000), 47. Abenragel verfasste eine umfangreiche Kompilation des gesamten astrologischen Wissens seiner Zeit in acht Büchern. Er zitiert neben anderen arabischen Autoren Hermes, Dorotheos und Ptolemaios. Sein Werk wurde Anfang des 13. Jh. ins Kastilische übersetzt. Diese kastilische Übersetzung wurde dann ebenfalls im 13. Jh. von Aegidius de Tebaldis und Petrus de Regio ins Lateinische übersetzt.

> *locus eius* [sc. Solis] *in cœlo est quartus, scilicet medius 7. planetarum sicut rex sapiens qui per sensum manu tenet regnum suum, & ex consideratione ponit sedem suam in medio regni sui, ut per omnia latera attingat.*

> „Ihr [sc. der Sonne] Platz am Himmel ist der vierte, nämlich der mittlere der sieben Planeten, wie ein weiser König, der sein Reich durch Vernunft regiert und aus Überlegung seinen Platz in der Mitte seines Reichs aufschlägt, um alle Seiten zu erreichen."

Aus dem Vergleich der Positionen von Sonne und König wird deutlich, dass die Mittelstellung beider der ausschlaggebende Vergleichspunkt ist.

Noch Nikolaus Kopernikus (1473-1543) bedient sich des Vergleichs von der Sonne in der Mitte mit einem König zur Rechtfertigung des heliozentrischen Weltbildes. Die Sonne rückt in die Mitte der Welt, also an den Platz, den vorher die Erde eingenommen hatte. Wir lesen in seinem Werk *De revolutionibus orbium coelestium*, das er ungefähr in der Zeit zwischen 1510 und 1515 verfasst hat (Copern. revol. 1,10 [Text 29]):

> *in medio vero omnium residet Sol. quis enim in hoc pulcherrimo templo lampadem hanc in alio vel meliori loco poneret, quam unde totum simul possit illuminare? siquidem non inepte quidam lucernam mundi, alii mentem, alii rectorem vocant.* [...] *ita profecto tanquam in solio regali Sol residens circumagentem gubernat astrorum familiam.*

1-3 „In der Mitte von allen aber hat die Sonne ihren Sitz. Denn
wer möchte sie in diesem herrlichen Tempel als Leuchte
an einen anderen oder gar besseren Ort stellen als dorthin,
3-5 von wo aus sie das Ganze zugleich beleuchten kann? Nen-
nen doch einige sie ganz passend die Leuchte der Welt, an-
5f. dere den Weltengeist, wieder andere ihren Lenker. [...] So
lenkt die Sonne, gleichsam auf königlichem Thron sitzend,
in der Tat die sie umkreisende Familie der Gestirne".[316]

[316] Übersetzt von J. Hamel: Astronomiegeschichte (1996), 154. Zu dieser Stelle siehe auch F. Krafft: Johannes Keplers Beitrag (1973), 78. Ders.: Progressus retrogradis (1977), 41 mit Anm. 61. Th.S. Kuhn: Die kopernikanische Revolution (1981), 131. F. Krafft: Nicolaus Copernicus (1989), 331 mit Anm. 109. A. Geneva: Astrology (1995), 178. In Anlehnung

Kopernikus bedient sich einer bilderreichen Sprache. Er verwendet Metaphern aus verschiedenen Bereichen, um die Mittelstellung der Sonne (jetzt im gesamten Kosmos) emphatisch zu beschreiben. Die Welt ist ihm ein Tempel, die Sonne eine Leuchte. Diese technomorphe Metaphorik beruht auf dem Bild vom Kosmos als Tempel Gottes (Z. 1f.).[317] Die Bezeichnung der Sonne als *mens* (Z. 4) und *rector* (Z. 5) weist auf die (bereits oben besprochene) Bedeutung der Sonne in der philosophischen Tradition. Das nächste Bild stammt aus dem soziomorphen Bereich: Die Sonne sitzt auf dem königlichen Thron und lenkt die Sterne, die hier als soziales Familiengefüge erscheinen (Z. 5f.). Die Sonne wird nicht unmittelbar mit dem König verglichen, sondern nur mittelbar: Ihr Platz in der Mitte gleicht dem Königsthron. Dies impliziert allerdings die Vorstellung von der Sonne als König. Die Gestirne, die die Sonne umkreisen, nennt Kopernikus „Familie der Sterne" (*astrorum familiam*), wobei *familia* hier die Gesamtheit der Himmelskörper umfasst und nicht nur die Planeten.[318]

Wir haben einige ausgewählte Beispiele besprochen, in denen das Bild des irdischen Königs auf die Sonne projiziert wird. In einem zweiten Schritt wird dieses Bild der „Königssonne" dem irdischen König übergeordnet und dann auf ihn zurückbezogen. Dies konnte dem Herrscher als kultische Legitimation seines Herrscheramtes von besonderem Nutzen sein. Als „Sonnenkönig" leitete er seine Herrschaft von der „Königssonne" ab.[319]

Ein Beispiel soll genügen, um diesen Reflexionsmechanismus zu verdeutlichen.[320] Es handelt sich um einen Auszug aus dem Hymnus an Demetrios Poliorketes, der im Jahre 307 v.Chr. Herr über Athen wurde. Die Bevölkerung feiert ihn als Befreier von einer zehnjährigen Tyrannis und er-

---

an Kopernikus finden wir das Bild dann auch bei dem Astronomen Thomas Digges (1546-1595), vgl. dazu K. Reich: Die Natur der Himmelskörper [1999], 87. Zur Nachwirkung in der Kunst der Renaissance siehe V. Shrimplin-Evangelidis: Sun-Symbolism and Cosmology (1990).

317 Die technomorphe Metapher von der Welt als Tempel gebraucht schon Cicero (rep. 6,17): *nonne aspicis quae in templa veneris?*

318 Zur *familia* gehören nicht nur die engsten Angehörigen, sondern auch die Sklaven.

319 Zur Bedeutung der astralen Symbolik, besonders der solaren, in der hellenistischen Herrscherpropaganda vgl. E.R. Goodenough: The Political Philosophy (1928), 82f. J.R. Fears: The Solar Monarchy of Nero (1976), 495. J.P. Martin: Néron et le pouvoir des astres (1983), 65. H. Stierlin: Astrologie und Herrschaft (1988), bes. 138-150. M. Wallraff: Christus Verus Sol (2001), 31f.

320 Weitere Beispiele bei E. Topitsch: Vom Ursprung (^{2}1972), 91-97.

weist ihm und seinem Vater Antigonos göttliche Ehren. In einer späteren Phase entstand wohl nach 294 v.Chr.[321] ein Kultlied auf ihn: In diesem wird er ganz nach orientalischer Tradition der Sonne gleichgestellt (Dur. apud Athen. VI 63 = FGrHist 76 F 13 p. 141, 9-12 Jacoby [Text 30]):[322]

> [...] φίλοι πάντες κύκλῳ,
> ἐν μέσοισι δ' αὐτός,
> ὅμοιον ὥσπερ οἱ φίλοι μὲν ἀστέρες,
> ἥλιος δ' ἐκεῖνος.

> „die Freunde rings im Kreis
> und inmitten er selbst;
> dem gleichend, daß die Freunde wie die Planeten[323] sind,
> wie die Sonne jener."

Dieser Hymnus stammt von einem sonst unbekannten Dichter. Der hellenistische Historiker Duris von Samos (ca. 340-270 v.Chr.) hat ihn in sein Geschichtswerk aufgenommen. Die uns heute vorliegende Fassung ist in dem Sammelwerk „Sophistenmahl" des Athenaios enthalten (3. Jh. n.Chr.).[324] Der Dichter vergleicht hier nun nicht – wie wir es oben an einigen Beispielen gezeigt haben – die Sonne mit dem König, sondern andersherum den König Demetrios mit der Sonne.[325] Die Vergleichspunkte sind einerseits die mittlere Position von Demetrios und der Sonne, andererseits die kreisförmige Umgebung (κύκλῳ) des Königs durch die φίλοι und der Sonne durch die ἀστέρες. Die genaue Bedeutung von ἀστέρες bereitet hier Schwierigkeiten: In wessen Mitte befindet sich die Sonne, in der Mitte von Sternen oder von Pla-

---

321 Vermutlich in der Zeit zwischen 292 und 290 v.Chr., zur Datierung siehe S. Kenneth: The Deification (1928), 232.

322 Vgl. R. Bichler: Politisches Denken im Hellenismus (1988), 455. Zu Demetrios Poliorketes und seiner Erhöhung zum göttlichen König siehe auch H.-J. Gehrke: Der siegreiche König (1982), 262-264. Eine ähnliche Darstellung findet sich in der Vita Alexanders des Großen (Anon. Byz. Vita Alex. 10,2 p. 34,9-15), dazu M. Papathanassiou: Historia Alexandri Magni (1999), 124. Die Übersetzung stammt von V. Ehrenberg: Athenischer Hymnus (1931), 27.

323 Hier habe ich die Übersetzung von V. Ehrenberg verändert, der ἀστέρες mit „Sterne" übersetzt. Er selbst weist allerdings bei der Besprechung dieses Textes darauf hin, dass „bei den <Sternen> wohl in erster Linie an die Planeten zu denken ist." V. Ehrenberg: Athenischer Hymnus (1931), 293. Zu der Bedeutung von ἀστήρ und ἄστρον siehe unten S. 401, Anm. 843.

324 Vgl. V. Ehrenberg: Athenischer Hymnus (1931), 280.

325 Siehe dazu auch die Ausführungen von V. Ehrenberg: Athenischer Hymnus (1931), 293f. E. Topitsch: Vom Ursprung (^{2}1972), 93f. G. Weber: Herrscher, Hof und Dichter (1995), 303f.

neten? Wir hatten oben bereits ausgeführt, dass die chaldäische Planetenreihe mit der Sonne in der Mitte der sieben Planeten erst seit Archimedes (ca. 287-212 v.Chr.) belegt ist. Wenn in dem Hymnus auf Demetrios tatsächlich auf diese Planetenreihe angespielt wird, dann hätten wir hier das älteste Zeugnis für diese Vorstellung. Das Alter des Hymnus legt daher zunächst die Bedeutung „Sterne" näher. Welche Anschauung aber steht hinter dem Bild von der Sonne in der Mitte der ἀστέρες und worauf beruht sie? Zwei Möglichkeiten sind denkbar: Entweder entwickelt der Dichter hier ganz unspezifisch ein Bild von der Sonne inmitten der Sterne, oder aber er hat die chaldäische Planetenfolge vor Augen, in der die Sonne in der Mitte der sieben Planeten steht. Prüfen wir die erste Möglichkeit: die Sonne inmitten der Fixsterne. Welche Anschauung könnte dahinterstehen? Auf keinen Fall kann es eine unmittelbare visuelle Erfahrung sein, denn wir können die Sonne höchstens mittelbar auf einem Gemälde oder einer anderen „technischen" Darstellung inmitten der Sterne sehen, da die Sonne, wenn sie über dem Horizont steht, alle anderen Sterne mit ihre Helligkeit überstrahlt. Nehmen wir also an, der Dichter hat eine Himmelsdarstellung vor Augen, in der die Sonne inmitten der Fixsterne abgebildet ist. Dies passt nicht gut zu der Darstellung in dem Hymnus. Der Dichter nennt ja gerade die Mittelstellung (ἐν μέσοισι) des Königs im Kreise (κύκλῳ) seiner φίλοι als Vergleichspunkt von König und Sonne. Wenn hier ganz unspezifisch die Sonne inmitten der Sterne gemeint ist, was hebt sie dann besonders hervor? Auch der Mond und die anderen Planeten stehen immer inmitten der Sterne. Wäre es nicht näher liegend, dass der Dichter einen anderen Vergleichspunkt gewählt hätte, etwa den Glanz der Sonne, der alles überstrahlt?

Die zweite Möglichkeit, nämlich dass der Dichter hier auf die Vorstellung von der Sonne in der Mitte der Planeten anspielt, scheint aufgrund des Alters dieses Hymnus fragwürdig. Allerdings wissen wir nicht genau, wann die chaldäische Planetenreihe entwickelt und verbreitet wurde. Dass wir heute keine Zeugnisse aus der Zeit vor Archimedes haben, bedeutet freilich nicht, dass die Reihe nicht vorher schon bekannt gewesen sein kann. Gerade die Betonung der Mittelstellung der Sonne und der kreisförmigen Umgebung durch die ἀστέρες lässt es glaubhaft erscheinen, dass hier tatsächlich die Planeten gemeint sein könnten. Ein weiteres Argument soll diese These stützen: Die φίλοι des Königs werden mit den ἀστέρες verglichen. Diese φίλοι stellten die Spitze der königlichen Hofgesellschaft dar.[326] Wenn differen-

---

[326] Vgl. G. Weber: Herrscher, Hof und Dichter (1995), 290f. Siehe dazu auch schon W. Schubart: Griechische Inschriften (1912), 366f.

zierte soziale Gebilde in den Himmel projiziert werden, folgen in der Regel die Planeten in der Hierarchie auf Sonne und Mond, während die Fixsterne eher als gemeines Volk gedeutet werden.[327] Dies passt zu der Annahme, dass die ἀστέρες nicht beliebige Sterne sind, sondern – wie die φίλοι am Königshof – einen höheren Rang haben. An ein heliozentrisches Weltbild zu denken, halte ich hier für eher abwegig. Doch gilt es zu bedenken, dass Aristarch von Samos (ca. 320-250 v.Chr.) ungefähr zu der Zeit, in dem unser Hymnus entstanden ist, eine heliozentrische Weltanschauung postuliert hat, in der die Sonne unbeweglich im Mittelpunkt ruht und die Erde sich kreisförmig um diese bewegt.[328] Dies zeigt jedenfalls, dass die Mittelstellung der Sonne – sei es als Zentrum des Kosmos, sei es als Zentrum der sieben Planeten – offenbar ein zentrales Thema in der Astronomie dieser Zeit war. Doch selbst wenn man der These, dass die ἀστέρες die Planeten sind, nicht zustimmen mag, wird dennoch an der Schilderung des Dichters deutlich, dass die Mitte und die Königswürde eng zusammengehören. Ebenfalls deutlich wird die angenommene Analogie von König und Sonne, die hier mittels eines Vergleichs ausgedrückt wird. Der König wird hier nicht als Sonne dargestellt, sondern wie die Sonne. Dennoch rückt der Dichter den König unmissverständlich in eine kosmische Sphäre.[329] Die Wirkung der Vorstellung vom König als Sonne war groß: Noch im 17. Jh. nennt sich der französische König Ludwig XIV. „Sonnenkönig". Auch in der Kunst schlägt sich die Vorstellung nieder. Im Mittelalter und in der Renaissance wird ein König üblicherweise inmitten seines Hofes abgebildet. Dabei steht der König häufig in der Mitte von insgesamt sechs Begleitern. Drei stehen rechts von ihm, drei links. Hier ist die Parallelität zur Sonne besonders augenfällig: Sogar die Zahl der Begleiter stimmt überein![330]

---

327 Vgl. z.B. das Schlussgleichnis bei Manilius: Manil. 5,734-745 und siehe dazu L. Landolfi: Manilio e la gerarchia delle stelle (1991).

328 Hierzu Á. Szabó: Das geozentrische Weltbild (1992), 28-30. W. Hübner: The Ptolemaic View (2000), 63.

329 Dazu passte auch die Darstellung des „Weltenmantels" des Demetrios: Dur. apud Athen. XII 50 (FgrHist 76 F 14 p. 142,34-143,12 Jacoby), vgl. auch Plut. Dem. 41,6f. und dazu S. Kenneth: The Deification (1928), 230f. V. Ehrenberg: Athenischer Hymnus (1931), 295. G. Weber: Herrscher, Hof und Dichter (1995), 299f. Zur technomorphen Metapher des „Weltenmantels" siehe R. Eisler: Weltenmantel (1910), bes. I 39-45.

330 Vgl. K. Hutchison: Towards a Political Iconology (1987), 104-106 mit weiterer Literatur.

2. Philon von Alexandreia

a. Der Vergleich der sieben Planeten mit der Menora

Der jüdische Schriftsteller Philon von Alexandreia (ca. 15 v.Chr. - ca. 50 n.Chr.)[331] vergleicht in seiner Schrift Περὶ τοῦ τίς ὁ τῶν θείων ἐστὶν κληρονόμος καὶ περὶ τῆς εἰς τὰ ἴσα καὶ ἐναντία τομῆς (*Quis rerum divinarum heres sit*) den siebenarmigen heiligen Leuchter der Juden, die Menora, mit der Siebenerreihe der Planeten. Philon gilt als „der Prototyp des hellenistisch-jüdischen Synkretisten".[332] Er verbindet stoisches, pythagoreisches, platonisches und jüdisches Gedankengut und weist starke hermetische und neuplatonische Züge auf.[333] Philon war ein überaus produktiver Autor. Fast 50 Schriften sind überliefert, weitere 20 bis 25 verloren. Die meisten davon sind Kommentare zum Pentateuch, zu denen auch die Schrift *Quis rerum divinarum heres sit* zählt, in der Philon *Genesis* 2-17 in allegorischer Methode kommentiert.[334]

Im Folgenden sei kurz der Kontext skizziert, in dem Philon die Planeten als Speerträger der Sonne darstellt. Es geht um die Schöpfung der Welt durch Teilung.[335] Der Logos Gottes teilt alles. Gleichzeitig ist er das Band, das alles zusammenhält, und wirkende Ursache der Harmonie.[336] Er ist das „Werkzeug" (ὄργανον) Gottes bei der Weltbildung.[337] Wichtig bei der Teilung sind zum einen die proportionalen Verhältnisse, zum anderen die verbindenden Zwischenglieder, die μέσα.[338] Der Logos wird in seiner Funktion zu teilen und verbindende Harmonie zu schaffen in die Mitte gesetzt.[339] In

---

331 Zu Philon von Alexandreia siehe H. Leisegang: Philon (1941), 1,1-50,62. F.-N. Klein: Die Lichtterminologie (1962), 11-13. U. Früchtel: Die kosmologischen Vorstellungen (1968), 1-4. D.T. Ruina: Philon (2000), 850-856.

332 F.-N. Klein: Die Lichtterminologie (1962), 11.

333 W. Kroll: Die chaldäischen Orakel (1895), 639. D.T. Ruina: Philon (2000), 853f.

334 D.T. Ruina: Philon (2000), 851f.

335 Siehe die zweite Hälfte des Titels: Περὶ τῆς εἰς τὰ ἴσα καὶ ἐναντία τομῆς und M. Harl: Philon, *Quis heres sit* (1966), 71. U. Früchtel: Die kosmologischen Vorstellungen (1968), 41-52. G.D. Farandos: Kosmos und Logos (1976), 253-257.

336 Vgl. F. Cumont: Un mythe pythagoricien (1919), 82. M. Harl (trad.): Philon. *Quis heres sit* (1966), 68 Anm. 3. U. Früchtel: Die kosmologischen Vorstellungen (1968), 57-61.

337 Z.B. Philon LA 3,96: σκιὰ θεοῦ δὲ ὁ λόγος αὐτοῦ ἐστιν, ᾧ καθάπερ ὀργάνῳ προσχρησάμενος ἐκοσμοποίει. Zum Verhältnis von λόγος und Gott bei Philon siehe J. Kroll: Die Lehren (1914), 57-59. 78f. G.D. Farandos: Kosmos und Logos (1976), 267-275.

338 Vgl. U. Früchtel: Die kosmologischen Vorstellungen (1968), 46-48.

339 Auf die Relevanz der Mitte hatte Philon schon vorher verwiesen (Philon Heres 132), siehe dazu M. Harl (trad.): Philon. *Quis heres sit* (1966), 72. G.D. Farandos: Kosmos und Logos (1976), 257-264. Zum μεσότης-Gedanken als Leitmotiv der Strukturlehre des Platonismus vgl. H. Strohm: Studien (1952), 156.

den Paragraphen 215-225 zeigt Philon einige Parallelen zum teilenden Logos auf. Es handelt sich jeweils um symmetrische Gruppen, die von der Mitte aus in zwei gleiche Teile geteilt werden. Alles sei eine Nachbildung des teilenden Logos. Der Hebdomade komme dabei eine besondere Stellung zu. Sie sei ein „göttliches Werk“, ein Abbild Gottes.[340] Innerhalb dieser Ausführungen vergleicht Philon die Menora mit den sieben Planeten (Heres 221-223 [Text 31]):[341]

> τοσοῦτο δὲ αὐτὸ μόνον ὑπομνηστέον, ὅτι τῆς κατ᾽ οὐρανὸν τῶν ἑπτὰ πλανήτων χορείας μίμημά ἐστιν ἡ ἱερὰ λυχνία καὶ οἱ ἐπ᾽ αὐτῆς ἑπτὰ λύχνοι. [222] πῶς; ἐρήσεταί τις ἴσως· ὅτι, φήσομεν, ὅνπερ τρόπον οἱ λύχνοι, οὕτως καὶ τῶν πλανήτων ἕκαστος φωσφορεῖ· λαμπρότατοι γὰρ ὄντες αὐγοειδεστάτας ἄχρι γῆς ἀποστέλλουσιν ἀκτῖνας, διαφερόντως δ᾽ ὁ μέσος τῶν ἑπτά, ἥλιος. [223] μέσον δ᾽ αὐτὸν οὐ μόνον ἐπεὶ μέσην ἐπέχει χώραν, ὡς ἠξίωσάν τινες, καλῶ, ἀλλ᾽ ὅτι καὶ θεραπεύεσθαι καὶ δορυφορεῖσθαι πρὸς ὑπασπιζόντων ἑκατέρωθεν ἀξιώματος ἕνεκα καὶ μεγέθους καὶ ὠφελειῶν, ἃς τοῖς ἐπιγείοις ἅπασι παρέχει, δίκαιος ἄλλως ἐστί.

---

340 Zu Beginn dieses Abschnitts über den teilenden Logos, der in der Mitte einer Hebdomade steht, heißt es (Philon Heres 215): ὡς ἕβδομον τὸν τομέα εἶναι λόγον, διαστέλλοντα τὰς τριάδας, μέσον αὐτὸν ἱδρυμένον. Zur Bedeutung der Hebdomade bei Philon vgl. den Exkurs Philon Opif. 30-43 und ebd. 100, siehe auch F.E. Robbins: The Tradition (1921), 100f. mit einer Untersuchung zur Sieben- und zur Zehnzahl. P. Boyancé: Études Philoniennes (1963), 82f. M. Harl (trad.): Philon. *Quis heres sit* (1966), 87f. C. Mondésert (trad.): Philon. *Legum allegoriae* (1962), 42 Anm. 2 zur bedeutenden Stellung in der jüdischen Tradition. Zur Siebenzahl allgemein vgl. W.H. Roscher: Die Hebdomadenlehre (1906). J. Hehn: Siebenzahl (1907). K. Reinhardt: Kosmos und Sympathie (1926), 127f. A. Jeremias: Handbuch (^{2}1929), 197-199. P. Kingsley: Meetings with Magi (1995), 202 mit Anm. 187. B. Bakhouche: Arithmologie (2001).

341 Ähnlich Phil. Cong. 8: Die λυχνία ist das ἀρχέτυπον τοῦ μιμήματος. Joseph. Antiquit. 3,182. Bell. Jud. 5,217. K. Reinhardt: Kosmos und Sympathie (1926), 133f. U. Früchtel: Die kosmologischen Vorstellungen (1968), 78. R.G. Brand: Lehrbuch (2000), 142: „Die Menora, der jüdische Kerzenleuchter, ist eine Symbolisierung der sieben Himmelslichter, wobei die zentrale Achse, die der Sonne entspricht, gleichzeitig den Ständer bildet.“ Es handelt sich hierbei um eine nachträgliche Deutung. Die Siebenzahl der Arme des Leuchters ist im Ursprung unabhängig von der Siebenzahl der Planeten, siehe dazu J. Hehn: Siebenzahl (1907), 79f. Vgl. auch die Apokalypse des Johannes (Apok. 1,20): τὸ μυστήριον τῶν ἑπτὰ ἀστέρων οὓς εἶδες ἐπὶ τῆς δεξιᾶς μου καὶ τὰς ἑπτὰ λυχνίας τὰς χρυσᾶς· οἱ ἑπτὰ ἀστέρες ἄγγελοι τῶν ἑπτὰ ἐκκλησιῶν εἰσιν, καὶ αἱ λυχνίαι αἱ ἑπτὰ ἐκκλησίαι εἰσίν. Siehe dazu A. Dieterich: Abraxas (1891), 44. F. Boll: Aus der Offenbarung Johannis (1914), 21f. D.E. Aune: World Biblical Commentary, vol. 52: Revelation 1-5, Dallas 1997, 107-108.

1-3 „An dies allein mag erinnert werden, dass der heilige Leuchter und die sieben Lampen auf ihm ein Abbild des
3-8 Reigens der sieben Planeten am Himmel sind. [222] Wieso, wird man vielleicht fragen. Darauf antworten wir: Wie der Leuchter, so trägt auch jeder der Planeten Licht; denn weil sie äußerst hell sind, senden sie sehr glänzende Strahlen zur Erde nieder, besonders der mittlere von ihnen, die
8-12 Sonne. [223] Den mittleren nenne ich sie nicht nur, weil sie die mittlere Region einnimmt, wie manche behauptet haben, sondern weil es auch aus anderen Gründen wegen ihrer Würde, ihrer Größe und dem Geben von Vorteilen, die sie allen Erdbewohnern darbietet, gerecht ist, dass man ihr dient und ihr auf beiden Seiten Leibwächter beistehen."[342]

Philon nennt den heiligen Leuchter hier zunächst ein „Abbild des Reigens" der sieben Planeten: τῶν ἑπτὰ πλανήτων χορείας μίμημα (Z. 2).[343] Als Grund für den Vergleich nennt er das φῶς, das Licht, das die Leuchter und die Planeten tragen (Z. 4f.). Dies ist freilich keine Begründung für den Vergleich mit dem „Reigen", da bei der Vorstellung vom „Tanz" der Aspekt der Bewegung im Vordergrund steht, während es beim Licht um Helligkeit geht. Den Aspekt des Lichtes und besonders der Helligkeit betont Philon nachdrücklich. Schließlich ist dies (neben der Siebenzahl) der eigentliche Vergleichspunkt von Leuchter und Planeten. Die Planeten „tragen", so Philon, „Licht" (φωσφορεῖ), sind λαμπρότατοι, und senden αὐγοειδεστάτας [...] ἀκτῖνας auf die Erde.[344] Die Sonne wird wegen ihrer Lichtintensität und ihrer Mittelstellung aus dieser Siebenerreihe herausgehoben (διαφερόντως,

342 Vgl. die Übersetzung von J. Cohn: Philo von Alexandria V (1929), 273. Anstelle von „von Trabanten begleitet" übersetze ich δορυφορεῖσθαι hier mit „hilfreich zur Seite stehen". Während „begleiten" Dynamik impliziert, ist „zur Seite stehen" eher statisch. Die einzelnen Planeten sind zwar dynamisch, aber die Planetenreihe mit der Sonne in der Mitte ist statisch. Gleichwohl hatte Philon anfangs vom „Reigen der Planeten" gesprochen. Der Gedanke der Bewegung der Planeten ist demnach latent vorhanden. Doch zum Vergleich mit der Menora will dies nicht so recht passen.

343 Zur Metapher „Tanz der Planeten" siehe oben S. 116f.

344 Zum Licht im Vergleich und als Metapher bei Philon vgl. F.-N. Klein: Die Lichtterminologie (1962), 34-44. Das Substantiv φωσφορία kennen wir bereits als Terminus technicus der astrologischen Fachsprache des Serapion, siehe oben S. 56, Text 7.

Z. 7).[345] An die Ausführungen über das Licht und die Helligkeit der Planeten (§ 222) schließt Philon die Gründe an, warum er die Sonne die „Mittlere“ nennt (§ 223). Zum einen nimmt sie (innerhalb der chaldäischen Planetenreihe) tatsächlich die mittlere Region ein. Aber darüber hinaus verdient sie den Ehrenplatz in der Mitte „wegen ihrer Würde, ihrer Größe und der Vorteile, die sie den Menschen gewährt“ (Dies erinnert an die königliche Pflicht, für das Wohlergehen der Bürger zu sorgen). Hier sehen wir eine ähnliche Verknüpfung astronomischer Annahmen und religiös-philosophisch geprägter Vorstellungen, wie wir sie oben am Beispiel von Cicero und Plinius aufgezeigt haben. Nicht nur die angenommene Mittelstellung der Sonne in der Planetenreihe ist ausschlaggebend dafür, dass Philon sie die „Mittlere“ nennt, sondern auch, dass es aus anderen Gründen (ἄλλως) gerecht ist (δίκαιος), dass man ihr dient (θεραπεύεσθαι) und dass ihr Leibwächter beistehen (δορυφορεῖσθαι πρὸς ὑπασπιζόντων). Als konkrete Gründe nennt er ihre Würde (ἀξιώματος ἕνεκα), ihre Größe (μεγέθους) und die Vorteile (ὠφελειῶν), die sie allen Erdbewohnern bringt. Die Mitte ist nicht nur ein lokales Zentrum, sondern erhält zudem die Qualität eines Ehrenplatzes, den man sich verdienen muss, und bekommt so einen stark wertbetonten Aspekt. „Zentral“ ist die Sonne, so Philon, nicht nur wegen ihrer Stellung im Kosmos, sondern auch aus anderen Gründen. Das Adjektiv μέσος ist somit ambivalent. Obwohl Philon die Sonne hier nicht explizit „König“ nennt, ist klar, dass diese Vorstellung hinter seinen Ausführungen steht.[346] Die Planeten werden nicht ausdrücklich genannt, sind aber in der Infinitivkonstruktion θεραπεύεσθαι καὶ δορυφορεῖσθαι πρὸς ὑπασπιζόντων ἑκατέρωθεν (Z. 9f.) als die ὑπασπίζοντες (Leibwächter, eigentlich: Schildträger) aufzufassen, die der Sonne „beistehen“ (δορυφορεῖσθαι). Halten wir Folgendes fest: Philon vergleicht in einer Reihe von Analogien zum teilenden Logos Gottes die Menora mit den sieben Planeten. Zunächst wählt er ein Bild aus dem ästhetisch-kontemplativen Bereich: die Menora als Abbild des Reigens der Planeten. Als Grund für diesen Vergleich nennt er das Licht und die Helligkeit der Planeten, besonders der Sonne in der Mitte (auch dies gehört noch in den ästhetisch-kontemplativen Bereich). Nun wechselt er zu einem Vergleich aus dem ethisch-politischen Bereich: Die Sonne (und somit indi-

---

345 Vgl. Philon Mos. 2,103: ὁ γὰρ ἥλιος ὥσπερ ἡ λυχνία μέσος τῶν ἓξ τεταγμένος ἐν τετάρτῃ χώρᾳ φωσφορεῖ τοῖς ὑπεράνω τρισὶ καὶ τοῖς ὑφ’ αὐτὸν ἴσοις, ἁρμοζόμενος τὸ μουσικὸν καὶ θεῖον ὡς ἀληθῶς ὄργανον, siehe dazu P. Boyancé: Études sur le songe (1936), 100 mit Anm. 1 und M. Harl (trad.): Philon. *Quis heres sit* (1966), 69.

346 Vgl. Philon Opif. 56: τῷ Ἡλίῳ, οἷα μεγάλῳ βασιλεῖ.

rekt der Logos) wird mit einem König verglichen, der in der Mitte seiner Untergebenen steht, die ihm dienen und ihm hilfreich zur Seite stehen.[347] Die Planeten erscheinen hier gewissermaßen als Hofstaat der Sonne.

In der Anordnung der Planeten folgt Philon der poseidonischen Tradition mit der Venus unter Merkur (Heres 224 [Text 32]):[348]

> εἰκοτολογοῦσιν, ἄριστα δ' ἐμοὶ στοχάζεσθαι δοκοῦσιν οἱ τὴν μέσην ἀπονενεμηκότες ἡλίῳ τάξιν, τρεῖς μὲν ὑπὲρ αὐτὸν καὶ μετ' αὐτὸν τοὺς ἴσους εἶναι λέγοντες, ὑπὲρ αὐτὸν μὲν φαίνοντα, φαέθοντα, πυρόεντα, εἶθ' ἥλιον, μετ' αὐτὸν δὲ στίλβοντα, φωσφόρον, τὴν ἀέρος γείτονα σελήνην.

1-3 „Doch scheint mir die Vermutung derer am besten zu sein,
die der Sonne die Stellung in der Mitte zuerteilen und meinen, daß drei (Planeten) vor ihr und ebenso viele sich hin-
3 ter ihr befinden, vor ihr der leuchtende (Saturn), der strahlende (Jupiter) und der feurige (Mars), dann die Sonne,
4f. hinter ihr der glänzende (Merkur), der lichtbringende (Morgenstern) und der dem Luftkreis benachbarte Mond."[349]

Nach K. Reinhardt wird diese poseidonische Planetenreihe in „physikalisch-theologischem" Kontext benutzt:

> Sie tradiert sich nicht schulmäßig, sondern nur mit solchen Themen und Problemen, immer im Zusammenhang mit Poseidonischen Gedanken.[350]

Wenn wir K. Reinhardt zustimmen, dann ist anzunehmen, dass sich in der Darstellung Philons poseidonisches Gedankengut spiegelt.

Die einzige parallele Vorstellung von den sechs die Sonne als Speerträger begleitenden Planeten finden wir in Proklos' Kommentar zu Platons

---

[347] Auch hier wird deutlich, dass die Mittelstellung zu dem Bild vom König inmitten seiner Untergebenen geradezu einlud: Der Bildwechsel (vom ästhetisch-kontemplativen zum ethisch-politischen) erfolgt direkt nach der Erwähnung der Mittelstellung der Sonne.

[348] Die kanonische Folge ☽ ☿ ♀ ☉ verwendet Philon Cher. 22, vgl. dazu K. Reinhardt: Kosmos (1926), 134.

[349] Übersetzung von J. Cohn: Philons Werke V (1929), 273. Zu den Namen der Planeten siehe F. Cumont: Les noms des planètes (1935), 19-32. P. Radici Colaca: Gli epiteti dei pianeti (1992), 191-193.

[350] K. Reinhardt: Kosmos und Sympathie (1926), 135. Verbunden mit dem Problem des großen Jahres benutzt diese Reihe z.B. auch Cic. nat. deor. 2,53.

Politeia.[351] W. Kroll hatte bereits 1901 in seiner Edition dieses Kommentars zur Stelle (Prokl. In Remp. II 220,27) vermerkt: „δορυφορεῖν *terminus astrologorum*". F. Cumont greift diesen Gedanken auf und schreibt mit Verweis auf die besprochene Passage bei Philon und den Proklostext:

> L'origine astrologique de cette conception ressort de l'emploi de δορυφορεῖσθαι, qui est un terme technique pour parler de planètes qui en accompagnent une autre.[352]

In der Folge hat man immer wieder behauptet, die Anschauung, dass die sechs Planeten die Sonne „als Speerträger begleiten", sei astrologischen Ursprungs.[353] Dass Philon tatsächlich etwas von einer astrologischen Lehre der δορυφορία gehört hat, zeigt eine einzige Stelle (Philon Som. 2,114), an der er erklärt, von einem astrologiekundigen Mann gehört zu haben, dass es auch unter den Sternen Rivalitität gebe und die geringeren die größeren als Speerträger begleiten.[354] Dies ist allerdings eine gänzlich andere Vorstellung als die von der Sonne inmitten der Planeten.

In Texten verschiedener Religionssysteme findet der Begriff δορυφόρος Verwendung. In diesem Zusammenhang wird in der Sekundärliteratur immer wieder auf ein astrologisches Vorbild verwiesen. So schreibt J. Kroll:

> daß bei diesen δορυφόροι astrologische Vorstellungen von den Satrapen der Hauptgestirne vorliegen, die überhaupt die religiöse Literatur mit beeinflußt haben.[355]

---

351 Die Stelle wird unten ausführlich behandelt, siehe S. 146-153 mit Text 44.

352 F. Cumont: La théologie solaire (1913), 453 Anm. 1.

353 So z.B. D.D. Amand: Fatalisme et liberté (1945), 88: „Il semble l'avoir connue [sc. l'astrologie] et même goûtée. Il rapporte sans les critiquer quantité de détails relatifs à des théories apotélesmatiques: la «doryphorie» planetaire [...]."

354 Vgl. Phil. Som. 2,114: μέμνημαι δὲ καὶ πρότερόν τινος ἀκούσας ἀνδρὸς οὐκ ἀμελῶς οὐδὲ ῥαθύμως τῷ μαθήματι προσενεχθέντος, ὅτι οὐκ ἄνθρωποι μόνοι δοξομανοῦσιν, ἀλλὰ καὶ οἱ ἀστέρες καὶ περὶ πρωτείων ἁμιλλώμενοι δικαιοῦσιν οἱ μείζους ἀεὶ πρὸς τῶν ἐλαττόνων δορυφορεῖσθαι. Die astrologische Lehre der δορυφορία, von der Philon gehört hat, ist eindeutig eine andere als die Anschauung von der Sonne in der Mitte der sieben Planeten: Offenbar kann nach der astrologischen Lehre nicht nur die Sonne Speerträger haben, denn Philon spricht im Plural von οἱ μείζους. Dass es Rivalität unter den Planeten gibt, deutet zudem darauf hin, dass es sich nicht um ein fixes System von δορυφορία handelt, sondern um ein flexibles. Auf welche Lehre er hier anspielt, kann nicht genau geklärt werden, da er keine weiteren Ausführungen hierzu macht. Es kommt somit jedes flexible System in Betracht, in welchem mehr Planeten als nur die Sonne Speerträger haben können.

355 J. Kroll: Die Lehren (1914), 270 Anm. 2. R. Reitzenstein: Poimandres (1904), 364 Anm. 6 (zu S. 116) vermutet bereits einen Zusammenhang mit der astrologischen Literatur, aber postuliert nicht direkt eine Abhängigkeit der religiösen Literatur von der astrologischen.

Nach Untersuchung sämtlicher Stellen, an denen Planeten als δορυφόροι erscheinen, scheint mir der Sachverhalt anders zu liegen. Im Folgenden möchte ich aufzeigen, dass Philon mit der Verwendung des Begriffes δορυφορεῖν in einer philosophischen Tradition steht, die letztlich wohl auf Platon zurückgeht und in der religiösen Literatur weiterwirkt. Exemplarisch wird diese philosophische Tradition anhand zweier Philontexte aufgezeigt.[356] In diesen ausgewählten Beispielen geht es zum einen um die Vorstellung von den Sinnen als δορυφόροι der Vernunft, zum anderen um den Gedanken, dass Gott mittels seiner δορυφόροι auf die Erde einwirkt. Eine genaue Analyse der Entwicklung dieser philosophisch-religiösen Tradition kann und muss im Rahmen dieser Arbeit nicht geleistet werden. Bezweckt wird lediglich, die philosophische Tradition kurz zu skizzieren, um diese von dem Gebrauch des Begriffes δορυφόρος in der astrologischen Fachliteratur abgrenzen zu können. Abschließend gilt es zu prüfen, inwiefern der philosophische Gehalt bei der Übertragung des Begriffes auf die Planeten zum Tragen kommen kann. Dafür ist es nötig, kurz aufzuzeigen, welche Rolle die Planeten im Weltbild Philons spielen, und inwiefern die Übertragung des Begriffes δορυφορεῖν auf die Planeten durch die philosophisch-theologische Tradition des Begriffes erklärt werden kann.

[356] Philon benutzt den Begriff δορυφόρος in seinen Schriften sehr häufig. So überträgt er das Bild von einem König und seinen δορυφόροι auch auf den Baum des Lebens, der in der Mitte des Paradieses steht, damit er, wie ein König, auf beiden Seiten von Speerträgern flankiert wird (Philon LA 1,59): τούτου χάριν καὶ μέσον ἵδρυται τοῦ παραδείσου, τὴν συνεκτικωτάτην χώραν ἔχον, ἵνα ὑπὸ τῶν ἑκατέρωθεν βασιλέως τρόπον δορυφορῆται, siehe auch Philon Mig. 37. An anderer Stelle (Philon Mos. 1,189) sind die Äste des Lebensbaums dessen δορυφόροι. Zur Vorstellung vom Lebensbaum bei Philon vgl. U. Früchtel: Die kosmologischen Vorstellungen (1968), 57-61. In einem anderen Bild ist der mittlere von drei Wegen der königliche. Er nimmt den leitenden Platz ein und vereinigt die beiden anderen, die ihn wie einen König flankieren (Philon Spec. 4,168): βασιλικὴν δ' εἴωθε Μωυσῆς ὀνομάζειν ὁδὸν τὴν μέσην, [...] καὶ ἄλλως ἐπειδὴ τὸ μέσον ἐν τριάδι τὴν ἡγεμονίδα τάξιν εἴληχεν, ἁρμοζόμενον τὰ παρ' ἑκάτερα εἰς ἕνωσιν ἀδιαλύτῳ δεσμῷ, ὑφ' ὧν καὶ δορυφορεῖται τρόπον βασιλέως.

b. Philon und die philosophische Tradition des Begriffes δορυφόρος

α. Die Sinne als δορυφόροι der Vernunft: Die Rezeption einer platonischen Metapher

Philon verwendet häufig das Bild vom νοῦς (oder vom ἡγεμονικόν) als König und den Sinnen als dessen δορυφόροι. So schreibt er (Philon LA 3,115 [Text 33]):[357]

> τριμερῆ συμβέβηκε τὴν ψυχὴν ἡμῶν εἶναι καὶ ἔχειν μέρος μὲν ἓν λογιστικόν, δεύτερον δὲ θυμικόν, τρίτον δὲ ἐπιθυμητικόν. ἔνιοι μὲν οὖν τῶν φιλοσόφων τὰ μέρη ταῦτα δυνάμει μόνον διέκριναν ἀλλήλων, τινὲς δὲ καὶ τόποις· εἶτα ἔνειμαν τῷ μὲν λογιστικῷ τὸν περὶ κεφαλὴν χῶρον εἰπόντες, ὅπου ὁ βασιλεύς, ἐκεῖ καὶ οἱ δορυφόροι, δορυφόροι δὲ αἱ αἰσθήσεις τοῦ νοῦ περὶ κεφαλὴν οὖσαι, ὥστε καὶ ὁ βασιλεὺς εἴη ἂν ἐκεῖ, ὥσπερ ἄκραν ἐν πόλει λαχὼν οἰκεῖν.

1-3 „Dreifach ist unsere Seele geteilt: in einen denkenden,
einen mutvoll strebenden und einen begehrenden Teil.
3-5 Einige Philosophen haben nun diese Teile nur ihrer Wirksamkeit nach von einander unterschieden, andere aber
5-9 auch nach ihrem Sitz; diese haben dem denkenden Teil den Kopf als Aufenthaltsraum zugewiesen, da sie sagten, wo der König sei, dort seien auch die „Zuträger“ und Boten[358]; und da die Zuträger und Boten des Geistes, die Sin ne, am Kopf sind, so müsse auch der König dort sein, der

[357] Vgl. z.B. auch Philon Spec. 4,92: λόγῳ μὲν ὡς ἡγεμόνι τὴν ἄκραν ἀπένειμαν οἰκειότατον ἐνδιαίτημα κεφαλήν, ἔνθα καὶ τῶν αἰσθήσεων αἱ τοῦ νοῦ καθάπερ βασιλέως δορυφόροι τάξεις παρίδρυνται. Zur Funktion der Sinne für den Verstand: Philon Opif. 139: τὸν δὲ βασιλέα λογισμὸν ἐνιδρυσάμενος τῷ ἡγεμονικῷ παρέδωκε δορυφορεῖσθαι πρὸς τὰς χρωμάτων καὶ φωνῶν χυλῶν τε αὖ καὶ ἀτμῶν καὶ τῶν παραπλησίων ἀντιλήψεις, ἃς ἄνευ αἰσθήσεως δι' αὐτοῦ μόνου καταλαβεῖν οὐχ οἷός τε ἦν. Siehe außerdem Philon Spec. 3,111. 4,123. Det. 85. Die Sinne als δορυφόροι der Seele bei Philon Det. 33. Conf. 19.

[358] Statt „Leibwächter“ (Übersetzung I. Heinemann) übersetze ich hier „Zuträger und Boten“, da die Sinne keine beschützende Funktion haben. Auch sind sie wohl kaum als Statussymbol zu verstehen. δορυφόροι sind sie im Sinne der Informationsübermittlung, eine Funktion, die die Speerträger am persischen Hof innehatten, vgl. dazu oben S. 25f.

> gleichsam die Burg in der Stadt des Körpers zum Wohnsitz erhalten habe."[359]

Es geht um die Seelenlehre. Philon nimmt wie Platon und Poseidonios eine Dreiteilung der Seele in einen vernünftigen (τὸ λογιστικόν), einen muthaften (τὸ θυμοειδές) und einen begehrlichen (τὸ ἐπιθυμητικόν) Seelenteil an.[360] Gerecht ist nach platonischer Lehre (und somit der optimale Zustand), wenn

> jede innerpsychische Kraft die ihr eigene Tugend entwickelt hat und sich dem ihr zukommenden Über- und Unterordnungsverhältnis gemäß ausrichtet. Der Vernunft, deren Tugend Weisheit ist, gebührt es zu entscheiden; der Wille, dessen Tugend Tapferkeit ist, muß das von der Vernunft als richtig Erkannte durchsetzen; der Trieb, der mit den anderen Kräften die Besonnenheit gemein haben soll, muß die eigene Beschränkung auf das Notwendige und Zuträgliche hinnehmen.[361]

Philon berichtet, dass einige Philosophen diese drei Seelenteile an verschiedenen Stellen im Körper lokalisiert haben. Der vernünftige Seelenteil sitzt im Kopf.[362] Wie ein König hat er die Burg des Körpers als Aufenthaltsort erhalten (ὥσπερ ἄκραν ἐν πόλει λαχὼν οἰκεῖν, Z. 8f.). Dieser Vergleich stammt von Platon (Tim. 70^A^) und ist in dessen Folge weit verbreitet.[363] Auch in der Zuordnung der beiden anderen Seelenteile folgt Philon platonischen Vorstellungen: Der muthafte Seelenteil (τὸ θυμοειδές) hat seinen Sitz

---

359 Übersetzung von I. Heinemann: Philo von Alexandreia III (1919), 122f., vgl. auch C. Mondésert (trad.): Philon. *Legum Allegoriae* (1962), 237.

360 An anderen Stellen folgt Philon auch der stoischen Auffassung von der Achtteilung der Seele, siehe dazu M. Pohlenz: Philon von Alexandreia (1942), 453.

361 B. Zehnpfennig: Platon (1997), 104.

362 Die Stoiker dagegen lokalisierten das ἡγεμονικόν im Herzen, siehe oben S. 113 mit Anm. 295. Das stoische ἡγεμονικόν entspricht dem platonischen λογιστικόν, vgl. dazu Th.H. Billings: The Platonism (1919), 49.

363 Schon Plat. Tim. 44^D^ heißt es: τοῦτο ὃ νῦν κεφαλὴν ἐπονομάζομεν, ὃ θειότατόν τέ ἐστιν καὶ τῶν ἐν ἡμῖν πάντων δεσποτοῦν. Zur Metapher der ἀκρόπολις vgl. J.G. Kempf: *arx* (1902), 743,37. W.W. Jaeger: Nemesios von Emesa (1914), 22f. mit Anm. 1, der ausführt, dass das Bild von der ἀκρόπολις ursprünglich wohl aus der medizinischen Literatur stamme, aus der Platon es dann übernommen haben soll, siehe auch G. Rudberg: Forschungen (1918), 206. K. Vretska: Platonica (1956), 419f. A.S. Pease: M. Tulli Ciceronis de natura deorum libri secundus et tertius, Cambridge 1958, zu Cic. nat. deor. 2,140 mit zahlreichen Parallelstellen. W. Hübner: Die geometrische Theologie (1980), 18 Anm. 2. H.J. Schaefer: Phronesis (1981), 358 Anm. 593. D.T. Ruina: Philo of Alexandria (1983), 265 mit sämtlichen Stellen bei Philon. J. Mansfeld: Doxography (1990), 3105 Anm. 202 mit zahlreichen Quellentexten. W. Hübner: Die Dodekatropos (1995), 66.

in der Brust, speziell im Herzen,[364] der begehrliche Teil (τὸ ἐπιθυμητικόν) befindet sich im Unterleib.[365]

Der Ursprung dieses Bildes liegt in Platons *Timaios*, wenngleich Platon nicht die Sinne als δορυφόροι bezeichnet.[366] Er lokalisiert vielmehr den muthaften Seelenteil in der Brust zwischen Zwerchfell und Hals, so dass er in der Nähe der Vernunft sei, damit er ihr gehorche und mit ihr zusammen den begehrlichen Seelenteil im Zaum halte (Tim. 70^{A}). In diesem Zusammenhang spricht Platon vom Herzen und sagt, dass das Herz in der δορυφορικὴ οἴκησις platziert ist (unten Text 34, Z. 1f.). Er spricht also weder von den Sinnen als δορυφόροι, noch lokalisiert er den muthaften Seelenteil in der δορυφορικὴ οἴκησις. Dennoch steht das Herz im „Doryphorenhaus" in engem Bezug zum muthaften Seelenteil. Die Aufgabe des Herzen beschreibt Platon nämlich folgendermaßen (Tim. 70^{B} [Text 34]):

> τὴν δὲ δὴ καρδίαν […] εἰς τὴν δορυφορικὴν οἴκησιν κατέστησαν, ἵνα, ὅτε ζέσειεν τὸ τοῦ θυμοῦ μένος, τοῦ λόγου παραγγείλαντος ὥς τις ἄδικος περὶ αὐτὰ γίγνεται πρᾶξις ἔξωθεν ἤ καί τις ἀπὸ τῶν ἔνδοθεν ἐπιθυμιῶν, ὀξέως διὰ πάντων τῶν στενωπῶν πᾶν ὅσον αἰσθητικὸν ἐν τῷ σώματι, τῶν τε παρακελεύσεων καὶ ἀπειλῶν αἰσθανόμενον, γίγνοιτο ἐπήκοον καὶ ἕποιτο πάντῃ, καὶ τὸ βέλτιστον οὕτως ἐν αὐτοῖς πᾶσιν ἡγεμονεῖν ἐῷ.

> „Das Herz aber […] setzten sie gleichsam in die Wachstube, damit, sooft die Gewalt des Zorns aufbrauste, weil die Vernunft meldete, dass irgendeine ungerechte Tat von außen auf die Glieder einwirke oder auch eine von den Begierden von innen, alles, was im Körper die Fähigkeit zur Wahrnehmung besitzt, heftig durch alle schmalen Gänge hindurch die Ermunterungen und Drohungen wahrnehme,

[364] Plat. Tim. 70^{A-B}. Philon LA 3,115.

[365] Plat. Tim. 70^{E}. Philon LA 3,115.

[366] Dazu W.W. Jaeger: Nemesios von Emesa (1914), 21-25. P. Boyancé: Études Philoniennes (1963), 110: „Mais il est très certain que l'origine de cette comparaison est encore dans le *Timée*, p. 76 bc" [gemeint ist wohl 70^{B-C}]. F. Regen: Apuleius (1971), 32 mit Anm. 114. D.T. Ruina: Philo of Alexandria (1983), 265-267. J. Whittacker: Alcinoos, Enseignements des doctrines de Platon. Introduction, texte étable et commenté, Paris 1990, 123 Anm. 332 mit zahlreichen Parallelstellen. Gleichwohl hatte Platon die Sinne zuvor als besonders wichtig für die Erkenntnis hervorgehoben (Tim. 47^{A-E}).

gehorsam werde und überallhin folge und so zulasse, dass das Beste in allen Gliedern die Führung habe."[367]

Muthafter Seelenteil und Herz gehören also eng zusammen: Während der Seelenteil eine eher abstrakte Instanz ist, ist das Herz bzw. das Blut das ausführende Organ. Etwas später lokalisiert Platon den θυμός direkt im Herzen (Tim. 70^{D}): ὁ θυμὸς ἡνίκα ἐν αὐτῇ [sc. τῇ καρδίᾳ] ἀκμάζοι. Festzuhalten ist: Platon nennt nicht die Sinne δορυφόροι und siedelt auch nicht sie in der δορυφορικὴ οἴκησις an, sondern den muthaften Seelenteil. Der muthafte Seelenteil steht gleichsam als Vermittler zwischen Vernunft und Begierde.[368] Wenngleich Platon den vernünftigen Seelenteil nicht βασιλεύς nennt, sondern ihn lediglich auf der ἀκρόπολις platziert, und den muthaften Seelenteil nicht δορυφόρος nennt, sondern ihn nur in der δορυφορικὴ οἴκησις lokalisiert, können wir hier wohl eine Analogie von König und Vernunft sowie von δορυφόρος und muthaftem Seelenteil erkennen.[369] Die Dreiteilung der Seele entspricht der Dreiteilung der Gesellschaft: Wie der König über seine Mittelsmänner das Volk regiert, so herrscht der vernünftige Seelenteil unter Mitwirkung des muthaften Seelenteils über die Begierden, wobei an der Spitze jeweils ein eminent werthaftes Prinzip steht.

Das Bild von den Sinnen als „Boten" der Seele soll schon Chrysipp benutzt haben (SVF II 879 p. 235,34-37 von Arnim = Calc. comm. 220 [Text 35]):

totaque anima sensus, qui sunt eius officia, […] *ex principali parte illa* […] *pandit, futuros eorum quae sentiunt nuntios, ipsa de iis quae nuntiaverint iudicat ut rex.*

„Die Seele in ihrer Gesamtheit läßt die Sinne, die ihre Bediensteten sind, sich […] vom Hegemonikon aus […] ausbreiten, damit sie Boten dessen sind, was sie wahrnehmen;

---

367 Übersetzung von Th. Paulsen und R. Rehn: Platon. Timaios (2003), 149.

368 Der θυμός unterstützt den λόγος in seinem Kampf gegen die Begierden, vgl. Plat. Pol. 440^{B}: σύμμαχον τῷ λόγῳ γιγνόμενον τὸν θυμόν und dazu E. Topitsch: Vom Ursprung (^{2}1972), 162f.

369 Dagegen D.T. Ruina: Philo of Alexandria (1983), 267: „[…] has been superimposed on Plato's account, which contains no reference to a king and in fact does not use imagery to describe the inhabitants of the acropolis and the guardhouse." In der antiken Platonrezeption wurde dies allerdings bereits anders gedeutet, siehe Chrysipp frg. mor. 416 (= SVF III p. 102 von Arnim): ἔστι δὲ ὁ θυμὸς τὸ δορυφορικὸν τοῦ λογισμοῦ. Ps.Pythag. von Metopos p. 119,18-23 Thesleff. Prokl. In Tim. 11^{D} I 33,31-34,3. 13^{C} I 40,6-8.

> sie selbst urteilt über das von ihnen Gemeldete wie ein König."[370]

Die Sinne sind also „Bedienstete" (*officia*) der Seele, die sich vom ἡγεμονικόν, das die Stoiker im Herzen lokalisieren, ausbreiten. Sie sind „Boten" (*nuntii*), die der Seele mitteilen, was sie empfinden. Die Seele beurteilt das Gemeldete wie ein König. Das erinnert an die δορυφόροι des persischen Königs, die diesem die Nachrichten aus dem Volk überbringen. Leider haben wir kein Zeugnis darüber, welches griechische Wort Calcidius hier mit *nuntius* übersetzt. Deutlich wird jedoch die Funktion der Sinne als Überbringer von Informationen.

Bei Cicero finden wir dann das Bild von den Sinnen als „Begleiter" und „Boten" der Vernunft (Cic. leg. 1,26 [Text 36]):

> *ipsum autem hominem eadem natura non solum celeritate mentis ornavit, sed <ei> et sensus tamquam satellites attribuit ac nuntios.*

> „Den Menschen selbst aber schmückte dieselbe Natur nicht nur mit der Gewandtheit des Verstandes aus, sondern teilte ihm auch die Sinne gleichsam als Begleiter und Boten zu."

Cicero vergleicht die Sinne mit *satellites* und *nuntii* des Verstandes. Dies entspricht den griechischen δορυφόροι. Ein *satelles* ist ein Begleiter, Diener oder Leibwächter eines Königs, ein *nuntius* ein Bote.[371] Beide Begriffe decken somit einen Bedeutungsinhalt der griechischen Ämterbezeichnung δορυφόρος ab: Die δορυφόροι des persischen Königs fungierten nicht nur als Begleitung oder Leibwächter des Königs, sondern auch als Boten, indem sie für den Informationsaustausch zwischen König und Volk zuständig waren.[372]

In der griechischen Literatur ist das Bild von den Sinnen als δορυφόροι der Vernunft wohl zuerst bei Galen (2. Jh. n.Chr.) belegt, der zunächst festhält, dass das Gehirn im Kopf wie auf einer Akropolis ganz nach Art des

---

[370] Übersetzung von K.-H. Rolke: Die bildhaften Vergleiche (1974), 75. Vgl. auch die Deutung dieses Bildes ebd. 309f.

[371] Dazu A.J. van Windekens: L'origine de lat. *satelles* (1956), bes. 201f. J. Hellegouarc'h: Le vocabulaire latin (1963), 90. Calc. comm. 231 p. 245,3-8 Waszink spricht von den Sinnen als den *comites*.

[372] Zur Funktion der δορυφόροι am persischen Hof siehe oben S. 25f.

Großkönigs angesiedelt ist,[373] und dann fortfährt (Galen Plac. Hipp. Plat. 2,230 p. 189,17-190,1 Mueller [Text 37]): καθάπερ τινὰς δορυφόρους ἔχει τὰς αἰσθήσεις περιῳκισμένας „gleichsam als ob er die Sinne, die um ihn herum liegen, als Zuträger und Boten hat."[374] Diese Vorstellung von den Sinnen als δορυφόροι des Verstandes könnte von einer stoischen Platonrezeption geprägt sein: Im Unterschied zu Platons Dreiteilung der Seele postulieren die Stoiker eine Achtteilung. Danach besteht die Seele aus dem ἡγεμονικόν, den fünf Sinnen, der Sprachkraft und der Zeugungskraft.[375] Im Unterschied zu Platons Seelenlehre gehören die Sinne bei den Stoikern also zur Seele. Das ἡγεμονικόν sitzt als „seelisches Kraft- und Organisationszentrum"[376] im Herzen. Die anderen Seelenteile sind seine Instrumente.[377] Die Sinne sind für den Vorgang der Wahrnehmung und der Erkenntnis unerlässlich. Sie leiten dem ἡγεμονικόν der Seele die äußeren Eindrücke zu, so dass diese dann als Vorstellungen in das Bewusstsein aufgenommen werden können. Sie sind, sofern sie gesund sind, zuverlässige Zeugen der Wirklichkeit,[378] fungieren als Boten des ἡγεμονικόν und bilden so die Verbindung zwischen Innenwelt und Außenwelt des Menschen. Auch hier können wir eine „Mittlerfunktion" als Charakteristikum der δορυφόροι ausmachen.[379] Während es in der platonischen Konzeption der Seele um einen innerweltlichen Prozess des Ausgleichs verschiedener psychischer Kräfte ging, steht in der Auffassung von den Sinnen als δορυφόροι die Frage nach dem Bezug von Innenwelt und Außenwelt im Vordergrund. Philon (oben S. 130, Text 33) benutzt das Bild von den Sinnen als δορυφόροι des vernünftigen Seelenteils zur Begründung der platonischen Vorstellung, dass die Vernunft am Kopf lokalisiert ist: Da die δορυφόροι dort angesiedelt sind, muss dort auch

---

373 Galen Plac. Hipp. Plat. 2,230 p. 189,14-16 Mueller.

374 Vgl. auch Alcin. Did. 17 p. 39,9f. Whittacker und dazu T. Göransson: Albinus (1995), 123f. Galen, De usu partium 8,2 vol. I p. 445,14-17 Helmreich. Maxim. von Tyros: Diss. 10,8 p. 123,13-14 H. Min. Fel. Octav. 17,11. Denis v. Alexandr. apud Euseb. Praep. Evang. 14,26,5 p. 329,11-15 Dindorf. Greg. Nyss. De hom. opif. 12. Synes. De somn. 5 p. 153,2-9 Terzaghi. Synes. Ep. 101. Nem. Nat. Hom. 6,177 p. 57, 7-10 Morani. Vgl. auch W.W. Jaeger: Nemesios (1914), 21-26. P. Boyancé: Études Philoniennes (1963), 110.

375 Vgl. SVF II 827-833 von Arnim und M. Forschner: Die stoische Ethik (^{2}1995), 59.

376 M. Forschner: Die stoische Ethik (^{2}1995), 59.

377 Siehe dazu die Ausführungen bei M. Forschner: Die stoische Ethik (^{2}1995), 58-61 mit zahlreichen Belegen.

378 Vgl. M. Forschner: Die stoische Ethik (^{2}1995), 68-70. Im Unterschied dazu geht Platon davon aus, dass man die Ideen nur geistig erfassen kann.

379 Philon Som. 1,27 charakterisiert die Sinne als ἄγγελοι διανοίας [...] καὶ δορυφόροι ψυχῆς, siehe dazu Th.H. Billings: The Platonism (1919), 95f.

der König sein.[380] Hier sehen wir deutlich die Verbindung platonischer und stoischer Elemente: Die Lokalisierung des λογιστικόν am Kopf ist platonisch. Die Stoiker siedelten ihr ἡγεμονικόν im Herzen an. Die Vorstellung von den Sinnen als Boten und Werkzeuge der Vernunft wiederum stammt aus der stoischen Seelenlehre.

Das Bild von den Sinnen als δορυφόροι der Vernunft können wir also nicht direkt aus Platons *Timaios* herleiten. Es ist wohl eher die Art, wie Platon in der Antike rezipiert wurde. W.W. Jaeger vermutet, dass die Platonrezeption des Stoikers Poseidonios eine zentrale Rolle bei der Verbreitung dieses Bildes gespielt hat.[381] Er legt dar, dass Platons Psychologie auf Poseidonios gewirkt hat. Von Poseidonios haben dann, nach W.W. Jaeger, Galen und Philon das Bild übernommen, und so wirkte es über diese in der neuplatonischen Literatur weiter.[382] Wir wollen der Frage hier nicht nachgehen, wie das Bild in dieser von der platonischen Vorlage abweichenden Form Eingang in die philosophische und theologische Literatur gefunden hat. Wichtiger für die vorliegende Untersuchung ist es festzuhalten, dass die δορυφόροι in den untersuchten Stellen weder als bloßes Statussymbol eines Königs zu verstehen sind, noch als „Vorboten", „Leibwächter" oder bloße „Begleiter", sondern dass sie in ihrer konkreten Funktion als „Vermittler" zwischen zwei Instanzen aufgefasst werden. Bei Platon, der das Bild zur Schilderung eines innerweltlichen Vorgangs benutzt, steht es sinnbildlich für die Vermittlung innerhalb einer (dreigliedrigen) hierarchischen Ordnung, die für den Austausch zwischen der höchsten und der niedrigsten Instanz zuständig ist. Bei Philon, der von den Sinnen als δορυφόροι des Verstandes spricht, ist es die Vermittlung zwischen Innenwelt und Außenwelt, die mit dem Bild der δορυφόροι dargestellt wird. Besonders sinnfällig ist der zweigliedrige Ausdruck *satellites* [...] *ac nuntios* bei Cicero: Die Sinne sind nicht nur Begleiter, sondern auch Boten.

---

380 Hier zeigt sich deutlich, dass δορυφόροι nicht ohne König zu denken sind.

381 Vgl. W.W. Jaeger: Nemesios (1914), 22f. G. Rudberg: Forschungen (1918), 206.

382 W.W. Jaeger: Nemesios (1914), 139-143.

β. Die δυνάμεις Gottes als δορυφόροι

Besonders häufig benutzt Philon das Bild von Gott, der von seinen zwei höchsten Kräften (δυνάμεις) begleitet wird.[383] Wir hatten oben bereits aufgezeigt, dass in der philonischen Vorstellung der Logos Gottes zwei Funktionen erfüllt: Er erschafft die Welt durch Teilung und erhält sie als verbindendes Prinzip. Diese Doppelfunktion kann auch von zwei anderen Größen, den δυνάμεις Gottes, übernommen werden. Dabei unterscheidet Philon die „Schöpferkraft“ (δύναμις ποιητική) und die „Herrscherkraft“ (δύναμις βασιλική).[384] Diese nennt Philon häufig δορυφόροι Gottes, die diesen (in der Mitte von beiden stehend) begleiten. Von Gott und seinen beiden Kräften heißt es (Philon Abr. 121f. [Text 38]):[385]

> πατὴρ μὲν τῶν ὅλων ὁ μέσος, ὃς ἐν ταῖς ἱεραῖς γραφαῖς κυρίῳ ὀνόματι καλεῖται ὁ ὤν, αἱ δὲ παρ' ἑκάτερα αἱ πρεσβύταται καὶ ἐγγυτάτω τοῦ ὄντος δυνάμεις, ἡ μὲν ποιητική, ἡ δ' αὖ βασιλική. [...] [122] δορυφορούμενος οὖν ὁ μέσος ὑφ' ἑκατέρας τῶν δυνάμεων παρέχει τῇ ὁρατικῇ διανοίᾳ τοτὲ μὲν ἑνὸς τοτὲ δὲ τριῶν φαντασίαν.

> 1-5 „Es ist aber [...] der Vater des Weltalls der mittlere, der in den heiligen Schriften mit seinem eigentlichen Namen „der Seiende“ genannt wird, auf beiden Seiten aber sind die höchsten und nächsten Kräfte, die schöpferische und
> 5-8 die regierende. [...] [122] Begleitet also von diesen beiden Kräften zeigt der Mittlere dem schauenden Geiste bald die Erscheinung eines Einzigen, bald die von dreien.“[386]

Die Mittelstellung des „Vaters“ betont Philon auch hier, ebenso wie die symmetrische Begleitung durch die δυνάμεις, die den Vater „als Speerträger“

[383] Z.B. Spec. 1,45. Sac. 59 (ähnlich Deo 109). QE 2,67. Legat. 6. Siehe die Ausführungen bei M. Pohlenz: Philon von Alexandreia (1942), 442. E.R. Goodenough: By Light, Light (1960), 39-43. Zum Verhältnis von Gott und seinen Mächten vgl. É. Bréhier: Les idées philosophiques (^{3}1959), 136-151. G.D. Farandos: Kosmos und Logos (1976), 227-230.

[384] Siehe dazu W. Theiler: Sachweiser, in: J. Cohn, I. Heinemann et al.: Philo von Alexandria VII (1964), 399f. U. Früchtel: Die kosmologischen Vorstellungen (1968), 18f.

[385] Vgl. auch Abr. 143. Deo 4. Sacrif. 59. QG 4,8. Immut. 109. Siehe dazu M. Harl (trad.): Philon. *Quis heres sit* (1966), 100 mit Anm. 4. U. Früchtel: Die kosmologischen Vorstellungen (1968), 18-23 mit den Abbildungen auf S. 21 und 22. E.R. Goodenough: By Light, Light (1969), 39-43.

[386] Übersetzt von L. Cohn: Philo von Alexandria I (1909), 121f.

begleiten. In dieser Konzeption sind die Kräfte (δυνάμεις) eine Art Mittelwesen, durch die der in die Ferne gerückte Gott in der Welt wirkt.[387] Sie überbrücken die Kluft, die zwischen Gott und der irdischen Welt besteht. Es sind hier also metaphysische Wesenheiten, die Gott als Speerträger begleiten. Sie führen Gottes Befehle aus, sind gleichsam seine Werkzeuge, mit deren Hilfe er in der Welt wirkt.[388]

Ähnliche soziomorphe Vorstellungen als Leitmotiv des Weltverständnisses finden wir auch in dem pseudoaristotelischen Werk *De mundo*.[389] Dieses Werk stammt aus dem ersten Jahrhundert v.Chr. oder n.Chr. und ist von einem unbekannten Autor verfasst worden, der viel aus Poseidonios geschöpft haben soll.[390] Wie bei Philon haben wir auch hier die Vorstellung, dass Gott mittels seiner δύναμις wirkt (Ps.Arist. Mund. 397^{B}-398^{A} [Text 39]):

> σωτὴρ μὲν γὰρ ὄντως ἁπάντων ἐστὶ καὶ γενέτωρ τῶν ὁπωσδήποτε κατὰ τόνδε τὸν κόσμον συντελουμένων ὁ θεός, οὐ μὴν αὐτουργοῦ καὶ ἐπιπόνου ζῴου κάματον ὑπομένων, ἀλλὰ δυνάμει χρώμενος ἀτρύτῳ, δι᾽ ἧς καὶ τῶν πόρρω δοκούντων εἶναι περιγίνεται [...] ἔξω δὲ τούτων [sc. τειχῶν μεγάλων] ἄνδρες οἱ πρῶτοι καὶ δοκιμώτατοι διεκεκόσμηντο, οἱ μὲν ἀμφ᾽ αὐτὸν τὸν βασιλέα δορυφόροι τε καὶ θεράποντες, οἱ δὲ ἑκάστου περι-

---

[387] Vgl. die Ausführungen dazu bei J. Kroll: Die Lehren (1914), 76-79. M. Pohlenz: Philon von Alexandreia (1942), 441-444. Der Begriff δύναμις ist doppeldeutig und bezeichnet sowohl eine politische Macht als auch eine physikalische Kraft. Die δυνάμεις Gottes stellen auf der einen Seite seine Macht dar: Gott ist im Besitz der politischen Mächte, andererseits kommt hier auch eine physikalische Konnotation zum Tragen, denn die δυνάμεις sind die Kräfte, durch die Gott wirkt. Zum Begriff δύναμις in diesem Kontext vgl. E. Peterson: Der Monotheismus (1935), 16-21. G.E.R. Lloyd: Polarity and Analogy (1966), 230.

[388] Diese Funktion der Mittelwesen erfüllen sonst auch die Engel in der jüdischen Vorstellung, siehe dazu M. Pohlenz: Philon von Alexandreia (1942), 439. W. Nestle: Zur griechischen Religiosität (1934), 75. Zum Zusammenhang des Kräftebegriffs und des Engelsbegriffs siehe J. Barbel: Christos Angelos (1941), 182 mit Anm. 6. Ich danke Prof. Dr. R. Stichel, Seminar für Byzantinistik, Universität Münster, für den wertvollen Hinweis auf diese Monographie.

[389] Hierzu E. Zeller: Die Philosophie der Griechen (^{5}1923), IIIa 653-671. J.P. Maguire: The Sources (1939), 111-167. M. Pohlenz: Philon von Alexandreia (1942). A.J. Festugière: La révélation II (1949), 460ff. H. Strohm: Studien (1952), 137-175. F. Regen: Die Residenz (1972).

[390] E. Zeller: Die Philosophie der Griechen (^{5}1923), IIIa 666-670.

βόλου φύλακες, πυλωροί τε καὶ ὠτακουσταὶ λεγόμενοι, ὡς ἂν ὁ βασιλεὺς αὐτός, δεσπότης καὶ θεὸς ὀνομαζόμενος, πάντα μὲν βλέποι, πάντα δὲ ἀκούοι.

1-5 „Denn wirklich ist Gott zwar Erhalter und Schöpfer von allem, was irgendwie in dieser Welt vollendet wird, doch nimmt er dabei nicht die Mühe eines Geschöpfes auf sich, das selbst Hand anlegen und sich plagen muß; nein, er bedient sich einer unerschöpflichen Kraft, durch die er auch
5-11 das scheinbar Fernste beherrscht. […] Außerhalb davon [sc. der mächtigen Mauern] aber waren die vornehmsten und angesehensten Männer aufgereiht, teils persönliche Leibwache und Gefolge des Königs, teils Aufseher der einzelnen Höfe, sogenannte Torhüter und Horcher, damit der König selbst, Gott und Herr genannt, alles sehe und alles höre."[391]

Die Vorstellung ist der Philons sehr ähnlich: Gott durchdringt die Welt mit Hilfe seiner δύναμις (Z. 4f.).[392] Während Philon im Plural von den δυνάμεις spricht, ist es bei Ps.Aristoteles kollektiv eine δύναμις, durch die Gott in der Welt wirkt.[393] In dem ausgelassenen Stück führt der Verfasser mit Beispielen aus, dass auch die irdischen Herrscher nicht alle Tätigkeiten selbst verrichten, sondern diese von anderen ausführen lassen. Als Beispiel führt er die Herrschaft des persischen Großkönig an: Das Walten Gottes entspricht dem des persischen Großkönigs. Dieser wohnt für alle unsichtbar in einem wunderbaren Schloss und Palastbezirk und überträgt die Ausführungen seiner Befehle seinen zahllosen Dienern und Beamten, die außerhalb der Mauern aufgestellt sind. Die höchsten und angesehensten Männer unter ihnen sind seine persönliche Leibwache und sein Gefolge (οἱ μὲν ἀμφ' αὐτὸν τὸν βασιλέα δορυφόροι τε καὶ θεράποντες)[394] sowie die Aufseher der einzelnen Höfe (οἱ δὲ ἑκάστου περιβόλου φύλακες). Darauf folgt die Aufzählung von zahlreichen weiteren Ämtern. All diese Diener und Beamten zusammen ent-

[391] Übersetzung von O. Schönberger: Aristoteles (1991), 19f.

[392] Siehe dazu W. Capelle: Die Schrift von der Welt (1907), 39. E. Peterson: Der Monotheismus (1935), 16f.

[393] Siehe M. Pohlenz: Philon von Alexandreia (1942), 438f.

[394] Vgl. die wörtlichen Anklänge bei Philon Heres 223 (oben S. 124, Text 31, Z. 8-10): μέσον δ' αὐτὸν οὐ μόνον ἐπεὶ μέσην ἐπέχει χώραν […], ἀλλ' ὅτι καὶ θεραπεύεσθαι καὶ δορυφορεῖσθαι.

sprechen der einen δύναμις Gottes. In der philonischen sowie in der pseudoaristotelischen Konzeption hat der Kosmos eine monarchische Verfassung. Gott selbst bleibt als „Drahtzieher“ unsichtbar und verborgen.[395] Er wirkt nicht direkt auf die Welt ein, sondern mittels seiner ausführenden Organe, die Philon auch δορυφόροι nennt.

Sowohl in dem Bild von Gott und seinen beiden δορυφόροι, als auch in der Vorstellung von den Sinnen als δορυφόροι der Vernunft sind die δορυφόροι mehr als bloße Statussymbole. Sie sind es, die im Namen Gottes auf der Erde wirken, wie die δορυφόροι am Hofe des persischen Königs die Aufgabe hatten, dafür zu sorgen, dass die Anweisungen des Königs im Volk umgesetzt wurden. Während die Sinne die Botschaften an den König herantragen, ist die Richtung der Vermittlung im Bild von den δορυφόροι Gottes umgekehrt: Die δορυφόροι überbringen dem Volk die Befehle des Königs.[396] Astrologische Bezüge lassen sich nicht erkennen. Vielmehr zeigt sich an den behandelten Stellen deutlich die philosophische Tradition des Begriffes.

c. Die Planeten als δορυφόροι

Welche Rolle spielen nun die Planeten in dem Vergleich mit der Menora? Philon hatte in geradezu hymnischen Worten die große Bedeutung der Sonne gepriesen. Sie verdiene es auf beiden Seiten von Speerträgern begleitet zu werden. Dass die Planeten als die Speerträger gedacht werden, ergibt der Kontext. Es geht darum, die Sonderstellung der Sonne zu unterstreichen. In diesem Sinne fungieren die als Speerträger dargestellten Planeten als Statussymbol. Doch scheint dieses Bild mehr zu implizieren. Oben wurde bereits erklärt, dass Philon sehr häufig das Bild von Gott inmitten seiner beiden δορυφόροι benutzt. Wenn er in einer Reihe von Analogien zum Logos Gottes von der Sonne sagt, sie verdiene es, auf beiden Seiten von Speerträgern be-

---

395 Zum Gott-König Vergleich siehe E. Peterson: Der Monotheismus (1935), 107 mit Anm. 28. H. Strohm: Studien (1952), 158-172, bes. 159-164. F. Regen: Apuleius (1968), 28- 32.

396 H.A. Wolfson: Philo (^{3}1962), I 221 mit Anm. 22 und E.R. Goodenough: By Light, Light (1969), 39 behaupteten, dass Philon den Begriff δορυφόρος immer im eigentlichen Sinne von „Leibwächter“ oder „Begleiter“ eines Königs benutzt. Dies konnte hier widerlegt werden. H.A. Wolfson: Philo (^{3}1962), I 373 beschreibt in dem Kapitel „Souls, Angels, Immortality“ die Mächte Gottes (δυνάμεις) als „intermediaries“. Als griechische Begriffe bei Philon zur Bezeichnung dieser Zwischenwesen nennt er ὕπαρχοι, ὑπηρέται und θεραπευταί. Die δορυφόροι sind zu ergänzen.

gleitet zu werden, dann erinnert das im Kontext des philonischen Werkes zuerst an Gott inmitten seiner δορυφόροι, nicht an eine astrologische Lehre. Diese Assoziation von Gott und Sonne bei Philon ist nicht ungewöhnlich. Die natürliche Sonne ist für Philon ein Abbild der geistigen Sonne, dessen Urbild wiederum Gott ist (Som. 1,75 [Text 40]): ὁ θεὸς φῶς ἐστι [...] καὶ οὐ μόνον φῶς, ἀλλὰ καὶ παντὸς ἑτέρου φωτὸς ἀρχέτυπον „Gott ist Licht [...] und nicht nur Licht, sondern jedes anderen Lichtes Vorbild".[397] Geistige Sonne ist der Logos Gottes. Vereinfacht erhalten wir folgende Reihe:

Gott
ist Urbild

⇓

geistige Sonne / Logos
ist Vorbild

⇓

natürliche Sonne.[398]
ist Abbild

Abb. 15: Gott als Urbild der Sonne

Philon betont, dass die Planeten „Licht tragen" (φωσφορεῖ, S. 124, Text 31, Z. 5). Gott ist καὶ παντὸς ἑτέρου φωτὸς ἀρχέτυπον (oben Text 40). Die Planeten tragen also das göttliche Licht. Ferner bezeichnet Philon sie als λαμπρότατοι und sagt, sie senden αὐγοειδεστάτας [...] ἀκτῖνας auf die Erde (oben S. 124, Text 31, Z. 6f.). Die Elative fallen ins Auge. Und es ist sicherlich kein Zufall, dass Philon an anderer Stelle von Gott sagt, er sei das φῶς αὐγοειδέστατον[399] und erleuchte alles λαμπροτάτῳ φωτί.[400] Die Terminologie, die Philon innerhalb des Vergleichs verwendet, erinnert stark an seine Gottesdarstellungen. An anderen Stellen verwendet er „Sonne" sogar metaphorisch für Gott.[401]

Wenn das Bild von der Sonne inmitten der Planeten tatsächlich eine Anspielung auf Gott enthält, dann müssen die Planeten den δυνάμεις Gottes

---

[397] Dies erinnert an Platons *Timaios*, wo es heißt, das natürliche Licht sei der Idee des geistigen Lichtes nachgebildet, vgl. dazu F.-N. Klein: Die Lichtterminologie (1962), 36.

[398] Dazu F.-N. Klein: Die Lichtterminologie (1962), 37f. G.D. Farandos: Kosmos und Logos (1976), 220.

[399] Philon Virt. 179, siehe auch G.D. Farandos: Kosmos und Logos (1976), 220.

[400] Philon Fug. 1,136, vgl. D. Tarrant: Greek Metaphors (1960), 183f. zu λαμπρός und φῶς.

[401] Z.B. Philon Som. 1,87. Zur Sonnenmetapher bei Philon vgl. F.-N. Klein: Die Lichtterminologie (1962), 31-33.

entsprechen. Welche Rolle aber spielen die Planeten in Philons Weltanschauung? Die Planeten sind für ihn, wie alle Sterne, reine Seelen und geistige Wesen, die Gott in ihrer ewigen Ordnung lenkt und erhält. Sie sind göttliche Abbilder und haben göttliche Natur. Sie wirken auf die sublunare Welt ein, führen aber dabei nur den Willen Gottes aus.[402] Eigenen Willen besitzen sie nicht. Dies erinnert stark an die δυνάμεις Gottes, wenngleich diese keinesfalls mit den Planeten identisch sind. Philon gleicht vielmehr durch diese Konzeption der auf Gottes Befehl wirkenden Planeten den Gedanken einer durch die Gestirne verwalteten Heimarmene mit seiner religiösen Vorstellung des Monotheismus aus.[403] Die Konzeption der Welt entspricht der eines Staates. Philon schreibt (Spec. 1,13 [Text 41]):

> Μωυσεῖ δ᾽ ὁ κόσμος ἔδοξεν εἶναι καὶ γενητὸς καὶ καθάπερ πόλις ἡ μεγίστη, ἄρχοντας ἔχουσα καὶ ὑπηκόους, ἄρχοντας μὲν τοὺς ἐν οὐρανῷ πάντας ὅσοι πλάνητας καὶ ἀπλανεῖς ἀστέρες, ὑπηκόους δὲ τὰς μετὰ σελήνην ἐν ἀέρι καὶ περιγείους φύσεις· τοὺς δὲ λεχθέντας ἄρχοντας οὐκ αὐτεξουσίους, ἀλλ᾽ ἑνὸς τοῦ πάντων πατρὸς ὑπάρχους [...].

> „Moses aber war der Meinung, daß die Welt geworden und gleichsam als der größte Staat aufzufassen sei, der Befehlshaber und Untergebene habe, zu Befehlshabern alle Sterne am Himmel, Planeten und Fixsterne, zu Untergebenen die in der Luft unterhalb des Mondes befindlichen Wesen. Die erwähnten Befehlshaber seien indessen nicht selbständig, sondern dem Vater aller Dinge untergeordnet [...].“[404]

Der Kosmos wird als Polis dargestellt.[405] Oberster Herrscher ist Gott. Darunter folgen in der Hierarchie die Planeten und die Fixsterne als Befehlshaber

402 Vgl. L. Thorndike: A History (1923), I 353f. H. Leisegang: Philon (1942), 40,12-48. D.D. Amand: Fatalisme et liberté (1945), 88f. É. Bréhier: Les idées philosophiques (^{3}1950), 165-171. Zur Stellung des Judentums zur Astrologie vgl. K. von Stuckrad: Geschichte (2003), 129-140, zur Vorstellung von den Planeten als Engeln bes. 132-134. Schon im zwölften Buch der Metaphysik des Aristoteles sind die Sterne und Planeten als Vermittler zwischen dem Ersten Beweger und den unteren Wesen dargestellt. Siehe dazu M. Ullmann: Die Natur- und Geheimwissenschaft (1972), 287.

403 Siehe dazu W. Bousset: Jüdisch-Christlicher Schulbetrieb (1915), 22f. mit Anm.

404 Übersetzung von I. Heinemann: Philo von Alexandria II (1910), 15f.

405 Vgl. zur Vorstellung eines politisierten Kosmos oben S. 4.

(ἄρχοντες).[406] Obwohl Befehlshaber, sind sie dennoch dem Befehl Gottes untergeordnet und somit nicht selbstständig.[407] Die unterste Ebene der Hierarchie bildet die sublunare Welt.

Vorbild: monarchische Konzeption	theologisch	kosmologisch	psychologisch (nach Platon)	erkenntnistheoretisch (stoisch)
König (Akropolis)	Gott	Sonne	Vernunft (Kopf)	Vernunft (Kopf)
δορυφόροι	δυνάμεις	Planeten	Mut (Brust / Herz)	Sinne
Volk	irdischer Bereich	sublunarer Bereich	Begierde (Unterleib)	Außenwelt

Tab. 5: Die Dreiteilung von Gesellschaft, Welt und Seele

Der Vergleich der Menora mit den sieben Planeten erweist sich als großer Komplex von Anspielungen auf andere Analogien, die Philon innerhalb seines umfangreichen Textcorpus herstellt. So sagt er zum Beispiel in demselben Werk von der Sonne (Heres 263 [Text 42]):

> ὅπερ γὰρ ἐν ἡμῖν λογισμός, τοῦτο ἐν κόσμῳ ἥλιος, ἐπειδὴ φωσφορεῖ ἑκάτερος, ὁ μὲν τῷ παντὶ φέγγος αἰσθητὸν ἐκπέμπων, ὁ δὲ ἡμῖν αὐτοῖς τὰς νοητὰς διὰ τῶν καταλήψεων αὐγάς.

> „Denn was in uns die Vernunft ist, das ist in der Welt die Sonne; beide sind Lichtträger [nota bene!]: Diese sendet in

---

406 Zu dem Begriff „Archonten" vgl. R. Reitzenstein: Poimandres (1904), 76f. F. Cumont: Die orientalischen Religionen (³1931), 270f. Anm. 88. W. und H.G. Gundel: Planeten (1950), 2121,17-42. Zur soziomorphen Deutung des Sternenhimmels im Judentum siehe E. Topitsch: Vom Ursprung (²1972), 63-68.

407 Vgl. Calc. comm. 231 p. 246,13-23. 233 p. 247,2-12 Waszink: Die Dreiteilung von Gesellschaft, Welt und Seele sind analog zu begreifen: Wie die Herrscher über ihre Befehlshaber das Volk regieren, so beherrschen die himmlischen Götter durch Engel und Dämonen die Menschen auf der Erde, und ebenso vermittelt das Herz als Sitz des muthaften Seelenteils zwischen dem Verstand und dem begehrlichen Seelenteil. Siehe hierzu auch K. Hutchison: Towards a Political Iconology (1987), 102f.

> das All ein wahrnehmbares Licht hinaus und jene gibt uns selbst geistige Lichtstrahlen durch die begriffliche Erfassung."[408]

In Philons Weltanschauung ist die Sonne ein Analogon zu Gott und zur Vernunft. Wie die Sinne die Vernunft „doryphorieren", und wie die beiden Kräfte Gott „doryphorieren", so „doryphorieren" die Planeten die Sonne. Die Sinne, die beiden Kräfte Gottes und die Planeten entsprechen sich somit in diesen Analogien.[409] Vor allem die Analogie von Gott inmitten seiner Kräfte und der Sonne inmitten der Planeten rückt die Planeten in die Nähe von Engeln, die Gottes Befehle ausführen.[410] Philon spielt in dem Vergleich der Menora mit den sieben Planeten auf eine Reihe verschiedener Analogien an und verbindet diese zu einem äußerst komplexen Bild. Die außerordentliche Komplexität der allegorischen Deutungen des Philon ist wohlbekannt und erschwert die Lektüre erheblich.[411]

In verschiedenen Religionssystemen werden Engel δορυφόροι genannt. So heißt es zum Beispiel in einem hermetischen Traktat, dass bei dem Eintritt der Seele in den Körper zwei δορυφόροι mitwirken, der ψυχοταμίας und der ψυχοπομπός (CH frg. 26,3 ex Stob. [= IV p. 81 N.-F.; Text 43]):[412]

---

408 Übersetzung von J. Cohn: Philo von Alexandria V (1929), 283.

409 Zur Analogie von Sinnen und Planeten vgl. Hildegard von Bingen (ed. Paulus Kaiser, Leipzig 1903, Ndr. 1980): *Causae et curae* 1 p. 9,28-31 Kaiser: *et sicut quinque sensus corporis hominis corpus eius continent et ornamenta eius sunt, ita etiam isti quinque planetae solem continent atque decor ipsius sunt.* Siehe auch das Motto bei A. Olivieri: Melotesia (1936), 3: „L'uomo è un sole, i suoi sensi sono i pianeti."

410 Dazu F. Münter: Der Stern der Weisen (1827), 40. W. Bousset: Jüdisch-Christlicher Schulbetrieb (1915), 21-23 mit weiterer Lit. Zur Vorstellung von Engeln und Dämonen bei Philon vgl. Th.H. Billings: The Platonism (1919), 26-46 bes. 45. É. Bréhier: Les idées philosophiques (^{3}1950), 126-133, bes. 127f. zu Philon Spec. 1,13 (Text 41). Hierzu auch schon [W.] Bousset: rez. J. Kroll: Die Lehren (1914), 723 mit Anm. 1. In religiösen Systemen ist die Vorstellung von den Planeten als Engel oder Dämonen weit verbreitet, siehe dazu F. Münter: Der Stern der Weisen (1827), 37. R. Reitzenstein: Poimandres (1904), 74-77. W. Bousset: Kyrios Christos (^{2}1921), 185-187. A. Caquot: Anges et démons (1971), 138.

411 Vgl. D.T. Ruina: Philon (2000), 852 mit weiterer Literatur.

412 Vgl. J. Kroll: Die Lehren (1914), 270 mit Anm. 2. E.R. Goodenough: By Light, Light (1969), 42. ψυχοταμίας ist ein ἅπαξ λεγόμενον. Dazu A.J. Festugière (ed.): Corpus Hermeticum IV (1954), 89 Anm. 7. J. Holzhausen (transl.): Das Corpus Hermeticum (1997), II 468.

> εἰσὶ γὰρ ἄνωθεν οἱ δορυφόροι, <δύ'> ὄντες, τῆς καθόλου προνοίας, ὧν ὁ μὲν ψυχοταμίας, ὁ δὲ ψυχοπομπός. [...] καὶ ὁ μὲν τηρεῖ, ὁ δὲ προίησι κατὰ γνώμην τοῦ θεοῦ.
>
> „Es gibt nämlich dort oben Wächter, <zwei> sind es, der allgemeinen Vorsehung: der eine ist der Seelen-Gebieter (ψυχοταμίας), der andere der Seelen-Geleiter (ψυχοπομπός). [...] Nach Gottes Willen sorgt der eine für die Bewahrung, der andere für die Entsendung."[413]

Die δορυφόροι sind also in philosophisch-theologischen Texten eine Art „Mittelwesen". Die Sinne vermitteln zwischen Innenwelt und Außenwelt, die Kräfte Gottes führen dessen Befehle aus und fungieren als Überbrückung der Distanz zwischen Gott und der Welt. Die Planeten beeinflussen auf Gottes Geheiß das Geschehen in der sublunaren Welt. Philon benutzt die poseidonische Planetenfolge im Zusammenhang mit unserem Vergleich. Nach K. Reinhardt tradierte sich diese nur im Zusammenhang mit poseidonischen Gedanken. Man darf daher mutmaßen, dass Poseidonios die Quelle ist, aus der Philon das Bild von der Sonne inmitten der Planeten übernimmt.[414] Ebenfalls haben wir aufgezeigt, dass Poseidonios nach W.W. Jaeger eine bedeutende Rolle für die Verbreitung des platonischen Bildes von der Akropolis der Vernunft und der δορυφορία des Mutes bzw. der Sinne spielt, das Philon ebenfalls benutzt. Vermutlich kennt Philon den Begriff δορυφορία in seiner philosophischen Tradition ebenfalls aus Poseidonios. Ob dieser allerdings die Planeten im Zusammenhang mit der Mittelstellung der Sonne δορυφόροι nennt, kann nicht geklärt werden, da wir darüber keine Zeugnisse besitzen. Als gesichert darf aber gelten, dass der Begriff δορυφορεῖν eine philosophische Tradition hat, die von Platon auszugehen scheint. Innerhalb

---

413 Übersetzung von J. Holzhausen: Das Corpus Hermeticum (1997), II 473. Vgl. ferner CH frg. 23,6 ex Stob. (= IV p. 53 N.-F.). CH frg. 24,5 ex Stob. (= IV p. 53 N.-F.). Auch in der christlichen Literatur begegnet der Begriff δορυφόρος in ähnlicher Bedeutung, siehe z.B. Methodius von Olymp, Symposium 10,6 = GCS 128,23f. Bonwetsch: τὰς δύο λέγων ἀρχεγόνους δυνάμεις εἶναι τὰς δορυφορούσας τὸν θεόν. Georg. Cedr. Hist. Compend. = PG 121,748[B]: ταῖς ἀγγελικαῖς ἀοράτως δορυφορούμενον τάξεσιν. Häufig begegnet der Begriff auch in den griechischen Zauberpapyri, vgl. z.B.: PGM II 102 = I 50 M.-T.: <ὃν> [sc. Ἥλιον] δορυφοροῦσιν οἱ δεκαέξ γίγαντες. PGM XXXVI 215 = II 56 M.-T.: ὃν [sc. Ἥλιον] δορυφοροῦσιν οἱ θεοὶ πάντες. PGM XIII 787 = I 184 M.-T. PGM XXI 18 = I 138 M.-T.: ὃν [sc. Ἥλιον] δορυφοροῦσιν οἱ η̅ φύλακες.

414 Dass Philon von Poseidonios beeinflusst ist, zeigt W. Bousset: Jüdisch-Christlicher Schulbetrieb (1915), 21.

dieser Tradition stehen die δορυφόροι nicht so sehr als Statussymbole im Vordergrund, sondern eher als „Mittler" zwischen zwei Instanzen. Es konnte aufgezeigt werden, dass Philon den Begriff δορυφόρος bzw. δορυφορεῖν in anderen Zusammenhängen eindeutig in diesem philosophischen Sinn benutzt. Hinweise auf eine astrologische Speziallehre lassen sich dagegen nicht finden. Zudem sei schon einmal vorausgeschickt, dass es keine astrologische Lehre von der δορυφορία gibt, in der die Mittelstellung der Sonne innerhalb der chaldäischen Planetenreihe eine Rolle spielt. Und das verwundert auch nicht, denn ein solches fixes System hat für die astrologische Praxis überhaupt keine Relevanz, da in ihm alle Planeten immer δορυφόροι sind.

3. Proklos

a. Alle Planeten als δορυφόροι der Sonne

Die Sonne steht in der Mitte und wird von den sechs anderen Planeten als Speerträgern begleitet. Einen weiteren Beleg für diese Vorstellung finden wir nach Philon erst im fünften Jh. n.Chr. Der Neuplatoniker Proklos (ca. 410-484 n.Chr.), der letzte bedeutende Vorsteher der Akademie, äußert diesen Gedanken in seinem Kommentar zu Platons *Politeia*.[415] Nachdem er dargelegt hat, dass Platon die Sonne von der Fixsternsphäre aus gerechnet an die siebte Stelle über dem Mond ansiedelte,[416] heißt es über die anders geartete chaldäische Reihe (Prokl. In Remp. II 220,11-221,8 [Text 44; Z. 1-5 = Orac. Chald. 58):

> ἀλλὰ τῶν παρὰ Χαλδαίοις θεουργῶν ἀκούσας, ὡς ἄρα ὁ θεὸς ἐμεσεμβόλησεν τὸν ἥλιον ἐν τοῖς ἑπτὰ καὶ ἀνεκρέμασεν ἀπ' αὐτοῦ τὰς ἓξ ἄλλας ζώνας, καὶ τῶν θεῶν αὐτῶν, ὅτι τὸ ἡλιακὸν πῦρ κραδίης τόπῳ ἐστήριξεν [...] ἕπομαι μὲν τοῖς ἐκ τῶν θεῶν πεφασμένοις [...]. εἰ δὲ δὴ κρατοίη τὸν μὲν ἥλιον ἐν τῷ μέσῳ τάττειν τῶν ἑπτά, καθάπερ οἱ θεουργικοὶ λόγοι καὶ θεοί φασιν, τὸν δὲ Ἑρμῆν ὑπὲρ σελήνην, σκόπει τὴν τάξιν, ὅπως ἐστὶ προσήκουσα τοῖς τῆς γενέσεως ὅλης προστάταις. ὁ μὲν

---

[415] Vgl. zur Datierung R. Beutler: Proklos (1957), 187,3-27. Zum Leben allgemein H.D. Saffrey: Proklos (2001), 383f.

[416] Die Fixsternsphäre ist hier als erste Sphäre mitgezählt.

γὰρ ὡς καὶ τῶν ὁρατῶν πάντων βασιλεὺς καὶ τὰς δημιουργικὰς δυνάμεις διὰ τῶν τοῦ φωτὸς ἀκτίνων ἀπομιμούμενος ὑπὸ πάντων δορυφορεῖται τῶν κοσμοκρατόρων, γενν<ῶν τε καὶ> ζωῆς πληρῶν <καὶ> ἀνανεάζων τὰς γενέσεις.

1-5 „Aber da ich von den Theurgen bei den Chaldäern gehört habe, dass nämlich Gott die Sonne in die Mitte der sieben [sc. Zonen] geworfen hat und von ihr die anderen sechs [sc. Planeten-] Zonen abhängig gemacht hat, und von den Göttern selbst [sc. gehört habe], dass er das Sonnenfeuer
5-9 an der Stelle des Herzen festgemacht hat, [...] folge ich den Sprüchen der Götter [...]. Wenn es nun besser ist, die Sonne in die Mitte der sieben zu stellen, wie die Lehren der Theurgen und die Götter sagen, und den Merkur über den Mond, betrachte, wie die Ordnung in Verbindung steht
9-14 zu den Vorstehern der gesamten Schöpfung.[417] Denn dieser [sc. der Sonne] stehen wie dem König von allem Sichtbaren und, als ob sie die Schöpferkräfte durch die Strahlen des Lichtes nachahmt, alle Weltherrscher hilfreich zur Seite, während sie zeugt, mit Leben erfüllt und die Schöpfung beständig erneuert."

Proklos referiert, wie er selbst sagt, eine Lehre von den „Theurgen bei den Chaldäern" (Z. 1, vgl. Z. 7.) und den „Göttern selbst" (Z. 3f. 7). Mit den „Theurgen" sind wohl die beiden Juliani gemeint, der Vater Julian der Chaldäer und sein gleichnamiger Sohn Julian der Theurge, die vermutlich im zweiten Jahrhundert n.Chr. gelebt haben und mit den chaldäischen Orakeln in Verbindung gebracht werden.[418] Bei den chaldäischen Orakeln handelt es sich um ein in Hexametern verfasstes theosophisches Offenbarungsbuch, das als ganzes verloren ist und nur noch in verstreuten Fragmenten in zahlrei-

[417] Gemeint ist damit die sublunare Welt, γένεσις steht hier im Sinne von „alles, was erschaffen wurde", vgl. LSJ s.v. γένεσις IV und siehe dazu A.J. Festugière (trad.): Timée IV (1968), 85 Anm. 1.

[418] Zu Julian und den chaldäischen Orakeln siehe L. Thorndike: A History I (1923), 297. 317-319. F.W. Cremer: Die Chaldäischen Orakel (1969), 85. H. Lewy: Chaldaean Oracles (^{2}1978), 4f. mit Anm. 2. R. Majercik (ed.): The Chaldean Oracles (1989), 1f. Zu dem Begriff θεουργός und seiner Verwendung H. Lewy: Chaldaean Oracles (^{2}1978), 461-464. R. Majercik (ed.): The Chaldean Oracles (1989), 21-25.

chen Zitaten und Paraphrasen der Neuplatoniker fassbar ist.[419] Wer von den beiden Juliani diese Orakel verfasst hat, war offenbar bereits in der Antike nicht klar. Daher sprechen die Quellen oft im Plural von den Theurgen. Heute geht man allgemein davon aus, dass der jüngere Julian der Verfasser der Orakel ist.[420] Außer den Orakeln soll er auch eine Einführung in das religiöse System der Orakel (*Hyphegetica*)[421] verfasst haben, das ebenfalls nur durch einige Zitate in neuplatonischen Werken belegt ist. Aus einem Proklosreferat, in dem sich dieser auf ein Werk Julians *Über die Zonen* bezieht (In Tim. 4,246[F] III 27,10: ὡς 'Ιουλιανὸς ἐν ἑβδόμῃ Τῶν Ζωνῶν), leitet H. Lewy die Vermutung ab, dass dieses Werk mit dem Titel Περὶ ζώνων mit den *Hyphegetica* identisch ist. Die „Götter selbst" (Z. 3f. 7), auf die sich Proklos bezieht, sind die Orakel gebenden Götter. Der Anfang der oben angeführten Passage (Z. 1-5) stammt wohl aus den *Hyphegetica*, wie eine Parallelstelle bei dem Proklosschüler Damaskios nahe legt (Dam. In Parm. III 128,19-129,5 Westerink = II 203,26-30 Ruelle [Text 45]):[422]

> οἱ θεοὶ καὶ αὐτὸς ὁ θεουργὸς [...] φησὶν ἐν τοῖς ὑφηγητικοῖς καὶ τὸν ἥλιον μεσεμβολῆσαι τοῖς ἑπτὰ κοσμοκράτορσι.

> „Die Götter und der Theurge selbst [...] und sie sagen in den *Hyphegetica*, dass er [sc. der Vater] die Sonne in die Mitte der sieben Weltherrscher geworfen hat."[423]

---

419 Siehe hierzu R. Majercik (ed.): The Chaldean Oracles (1989), 2-5.

420 Dazu E.R. Dodds: The Greeks (1951), 283f. C. Zintzen: Die Wertung (1965), 73f. mit Anm. 13. O. Geudtner: Die Seelenlehre (1971), 1f. É. des Places (ed.): Oracles chaldaïques (1971), 7f. H. Lewy: Chaldaean Oracles (^{2}1978) p. xiii.

421 Zu der Bezeichnung *Hyphegetica* vgl. H. Lewy: Chaldaean Oracles (^{2}1978), 123.

422 Ob der folgende Text ebenfalls von den chaldäischen Orakeln bzw. der Einführung dazu inspiriert ist oder nicht, kann nicht geklärt werden. Doch liegt dies nahe, da Proklos am Ende der Passage (oben S. 147, Text 44, Z. 12f.) wie Damaskios die Planeten als κοσμοκράτορες bezeichnet. Für die Identität der *Hyphegetica* und *Über die Zonen* spricht, dass Proklos in Text 44 (oben S. 146), Z. 3, der nach dem Zeugnis des Damaskios wohl aus den *Hyphegetica* stammt, von „Zonen" spricht. Hierzu H. Lewy: The Chaldaean Oracles (^{2}1978 [^{1}1956]), 123 mit Anm. 220. E.R. Dodds: The Greeks (1951), 284. F.W. Cremer: Die Chaldäischen Orakel (1969), 88f. mit Anm. 442. Die ganze Lehre von der Sonne in der Mitte der Weltherrscher scheint also in die *Hyphegetica* zu gehören.

423 Siehe F.W. Cremer: Die Chaldäischen Orakel (1969), 88 und vgl. Prokl. In Tim. 4,280[B] III 132,33-133,1: ὁ θεουργὸς περὶ τῶν πλανομένων ἓξ αὐτοὺς ὑπέστησεν ἕβδομον Ἥλιον μεσεμβολήσας πῦρ, τὸ ἄτακτον αὐτῶν εὐτάκτοις ἀνακρέμασας ζώναις. Prokl. In Tim. 4,258[C] III 63,21-24. Weitere Parallelstellen bei H. Lewy: Chaldaean Oracles (^{2}1978), 124 Anm. 221. Proklos kannte die Kommentare zu den Orakeln von Porphyrios und Jamblich, soll selbst eine Vorlesung über die Orakel gehalten und ein Werk mit dem Titel Χαλδαικὰ ἐπιτηδεύματα verfasst haben, vgl. dazu C. Zintzen: Die Wertung (1965), 96 mit Anm. 90.

Um das oben angeführte Proklosreferat deuten zu können, ist es sinnvoll, kurz einige wesentliche Züge der Lehre der chaldäischen Orakel aufzuzeigen.[424] Das Weltbild ist dualistisch: Intellegible Welt und Sinnenwelt sind streng voneinander geschieden. An der Spitze der intellegiblen Welt steht der Vater, das heilige, transzendente Feuer oder auch der erste νοῦς genannt. Unter diesem steht der zweite νοῦς, der der eigentliche Demiurg ist. Nur durch Vermittlung dieses zweiten tritt der Vater mit der Sinnenwelt in Verbindung.[425] Der Sonne kommt eine zentrale Stellung in diesem Weltbild zu: Sie nimmt bisweilen die Stelle des eigentlichen Demiurgen ein oder wird mit diesem verglichen, da sie nach chaldäischer Lehre ihr Licht von dem transzendenten Feuer, der intelligiblen Sonne, erhält und es durch Lichtkanäle zur Erde hinabsendet.[426] Ein ebenfalls bei Proklos überliefertes Orakel heißt (In Tim. 3,172^{C} II 107,10f. = Orac. Chald. 65 [Text 46]):

καὶ πέμπτον μέσον ἄλλο πυρήοχον, ἔνθα κάτεισι
μέχρις ὑλαίων ὀχετῶν ζωηφόριον πῦρ.

„und es gibt ein Fünftes in der Mitte, das ein anderes
Feuer enthält, wo
das Leben spendende Feuer bis in die Kanäle der Materie
hinabsteigt."[427]

Hier wird die exponierte Stellung der Sonne besonders deutlich: Sie ist das fünfte Feuer[428] in der Mitte und steht somit im Zentrum der Planeten. Von

---

424 Im Folgenden werden nur die Elemente dargestellt, die bei der Deutung der Proklostextes wichtig sind.

425 Vgl. W. Kroll: Die chaldäischen Orakel (1895), 630. Auch in der Hermetik wird die Sonne manchmal mit dem Demiurgen gleichgesetzt, siehe dazu: K. Reinhardt: Kosmos und Sympathie (1926), 365-376.

426 Vgl. W. Theiler: Die chaldäischen Orakel (1942), 24 mit Anm. 3. O. Geudtner: Die Seelenlehre (1971), 54. H. Lewy: Chaldaean Oracles (^{2}1978), 151f. R. Majercik (ed.): The Chaldean Oracles (1989), 168.

427 Vgl. die Übersetzungen von O. Geutnder: Die Seelenlehre (1971), 54. H. Lewy: Chaldaean Oracles (^{2}1978), 153.

428 Siehe dazu H. Lewy: The Chaldaean Oracles (^{2}1978), 153f. und R. Majercik (ed.): The Chaldean Oracles (1989), 168. Zur Unterscheidung von dem transzendenten Urfeuer heißt das Sonnenfeuer hier ἄλλο, vgl. O. Geudtner: Die Seelenlehre (1971), 54 Anm. 221. R. Majercik (ed.): The Chaldean Oracles (1989), 168. Da die Sonne das göttliche Feuer aussendet, wird sie in den Orakeln auch als πυρὸς ταμίας bezeichnet (Prokl. In Tim. 3,141^{F} II 9,17f.): τὸν ἥλιον καλούντων καὶ πυρὸς ταμίαν, vgl. auch Lyd. Mens. 2,6 p. 23,14. Prokl. Hymn. 1,2 und dazu W. Theiler: Die chaldäischen Orakel (1942), 24 Anm. 3. H. Lewy: Chaldaean Oracles (^{2}1978), 154 Anm. 324 mit weiteren Parallelstellen aus Sonnenhymnen. Offenbar haben diese die chaldäischen Orakel beeinflusst. Auch in astrologischen Schriften lässt sich die Vorstellung nachweisen: Ant. Epit. II 7 ex Thes. (≈ Rhet. 5,7) p. 147,26f.: λέγομεν γὰρ εἶναι τὸν Ἥλιον πυρὸς καὶ φωτὸς ταμεῖον. Bei Val. App. 2,18 ist die Sonne ψυχῆς ταμίας, vgl. ψυχοταμίας im CH frg. 26,3 ex Stob. (oben S. 145, Text 43, Z. 2).

dort steigt das Leben spendende Feuer, ohne das nichts unterhalb des Mondes lebensfähig ist, in die sublunare Welt hinab.[429]

Proklos (oben S. 146f., Text 44) referiert zunächst die chaldäische Lehre: Gott habe die Sonne in die Mitte der sieben Zonen gesetzt.[430] Das Verb μεσεμβολεῖν ist ein Begriff, der – wie es scheint – in den Orakeln bzw. den *Hyphegetica* benutzt wurde.[431] Dass die anderen Zonen von der Sonne abhängig seien, passt gut zu der auch von den chaldäischen Theurgen gehegten Vorstellung, dass die Sonne für die Bewegung der Planeten verantwortlich sei und über sie herrsche.[432] Proklos spricht einmal von dem Sonnenfeuer (τὸ ἡλιακὸν πῦρ, Text 44, Z. 4). Dies ist guter chaldäischer Sprachgebrauch: Die Sonne ist Abbild und Emanation des höchsten, transzendenten Feuers.[433] Wenn man die chaldäische Planetenreihe anerkennt, soll man darauf achten, wie diese Ordnung zu den Vorstehern der gesamten Schöpfung (τοῖς τῆς γενέσεως ὅλης προστάταις, Z. 8f.) passt.[434] „Schöpfung" bezeichnet die sublunare Welt, deren Vorsteher die Planeten sind (Prokl. In Tim. 4,271^{C} III 94,12f. [Text 47]): ἡ γένεσις ὑπέστη διὰ τὴν τῶν ἑπτὰ κοσμοκρατόρων φοράν. „Die Schöpfung hat mit dem Umschwung der sieben Weltherrscher zu sein begonnen."[435] Die sieben Weltherrscher sind die sieben Planeten.[436] Man soll also darauf achten, wie die Reihenfolge der Planeten zu den Planeten passt. Das mutet zunächst etwas merkwürdig an, doch wird im weiteren Verlauf deutlich, dass Proklos eine Verbindung zwischen

---

429 H. Lewy: The Chaldaean Oracles (^{2}1978), 409-413.

430 Zum Begriff der „Zone" siehe W. Hübner: Geographischer und astrologischer Zonenbegriff (2001).

431 Orac. Chald. frg. 200, vgl. auch A.J. Festugière (trans.): République III (1970), 172 mit Anm. 6. É. des Places (ed.): Oracles chaldaïques (1971), 149. R. Majercik (ed.): The Chaldean Oracles (1989), 214. Der Begriff wird auch in der astrologischen Fachliteratur benutzt: Val. 2,31,17-19. 2,34,1. 2,38,22. Ant. Epit. II 36 ex Thes. (≈ Rhet. 5,36) p. 158,19-21. Porph. Isag. 16 p. 200,14-23. Heph. 1,1 *passim* (μεσεμβόλημα). 2,10,26. Rhet. 5,109,9.

432 Siehe oben S. 151f. Zur Herzstellung der Sonne vgl. auch Prokl. Hymn. 1,5f. und siehe oben S. 113f. mit Anm. 295.

433 Zu dem dogmatischen Begriff πύρ der Chaldäer vgl. W.F. Cremer: Die Chaldäischen Orakel (1969), 145-147.

434 Hier endet das Referat der chaldäischen Orakel.

435 „Schöpfung" auch hier im Sinne von „sublunarer Welt", vgl. die Übersetzung von A.J. Festugière: Timée IV (1968), 123: „le monde sublunaire", siehe auch Prokl. In Tim. 4,278^{C} III 127,12-18.

436 Zu den Planeten als κοσμοκράτορες vgl. A. Dieterich: Abraxas (1891), 44. W. und H.G. Gundel: Planeten (1950), 2122,32-43. W.F. Cremer: Die Chaldäischen Orakel (1969), 87 mit Anm. 419 und 421.

der Reihenfolge der Planeten und ihrer Funktion als Vorsteher der gesamten Schöpfung sieht.

Proklos schließt einen Vergleich an: ὁ μὲν γὰρ ὡς καὶ τῶν ὁρατῶν πάντων βασιλεύς. ὁ μὲν (oben S. 146, Text 44, Z. 9) bezeichnet die Sonne. Später folgt die Behandlung der oberen drei Planeten (ἀνωτέρω δέ, p. 221,1), dann die der unteren drei (κατωτέρω δέ, p. 221,10). Wie der König von allem Sichtbaren (τῶν ὁρατῶν πάντων βασιλεύς) wird die Sonne von den Weltherrschern begleitet.[437] „König von allem Sichtbaren" ist hier wohl der zweite νοῦς, der eigentliche Demiurg und König der Sinnenwelt, wie aus dem Folgenden klar hervorgeht (Text 44, Z. 10-12): καὶ τὰς δημιουργικὰς δυνάμεις διὰ τῶν τοῦ φωτὸς ἀκτίνων ἀπομιμούμενος. Die Sonne ahmt mit ihren Lichtstrahlen gleichsam die Schöpferkräfte nach.[438] Sie wird mit dem Demiurgen verglichen, ihre Strahlen mit den Schöpferkräften. Nun folgt der für uns wichtige Vergleichspunkt: Wie der König von allem Sichtbaren, so wird die Sonne von den Weltherrschern als Speerträger begleitet. Zunächst gilt es zu betonen, dass die Weltherrscher hier nur zweitrangige Götter sind.[439] Diese begleiten die Sonne als Speerträger, „wenn sie zeugt, mit Leben erfüllt und die Schöpfung beständig erneuert". Ich fasse den Partizipialausdruck (Text 44, Z. 13f.) γενν<ῶν τε καὶ> ζωῆς πληρῶν <καὶ> ἀνανεάζων τὰς γενέσεις temporal auf, zur Bezeichnung des gleichzeitigen Schöpfungsaktes der Sonne. In diesem dreigliedrigen Partizipialausdruck mit wachsenden Gliedern spiegelt sich die immerwährende Neuschöpfung durch die Sonne: Sie zeugt, füllt mit Leben und erneuert beständig die Schöpfung. Während dieses sich immer wiederholenden Schöpfungsaktes „doryphorieren" die Planeten sie. Dass „doryphorieren" mehr impliziert als eine Begleitung, wird im Folgenden deutlich: Proklos legt dar, welche Funktionen die einzelnen Planeten bei der Schöpfung erfüllen. Er teilt die sechs Planeten in zwei Triaden. Den Einfluss der oberen Triade beschreibt er folgendermaßen: Saturn verbindet (συγκρίνων), Mars scheidet (διακρίνων) und Jupiter

---

[437] Nicht ganz exakt die Deutung bei F.W. Cremer: Die Chaldäischen Orakel (1969), 87 Anm. 418: „Der βασιλεύς ist die Sonne". Es handelt sich hier um einen Vergleich (ὡς), nicht um eine Metapher.

[438] Die δημιουργικὰς δυνάμεις erinnern an die philonische Vorstellung von der δύναμις ποιητική Gottes.

[439] In astrologischen Texten steht κοσμοκράτωρ für den höchsten Regenten des ganzen Kosmos, meistens für die Sonne, vgl. dazu F. Cumont: L'Égypt (1937), 27 mit Anm. 2 und 3. Ders.: Trajan «Kosmokrator»? (1940), 409-411. G. Ristow: Zum Kosmokrator (1978).

mischt beides.[440] Über den gesamten Vorgang des Werdens heißt es (Prokl. In Remp. II 221,8-10 [Text 48]):

> ἁπάσης μὲν τῆς γενέσεως διὰ συγκρίσεών τινων καὶ διακρίσεων ἐπιτελουμένης, τῶν δὲ συνθέτων ἀμφοτέρων τούτων μεμετρημένως δεομένων.
>
> „da sich das gesamte Werden[441] durch gewisse Vereinigungen und Trennungen vollzieht, wobei diese beiden unter Beachtung des richtigen Maßes kombiniert sein müssen."

Proklos betont hier die Bedeutung der ideal ausgewogenen Mitte zwischen den Extremen der Trennung und Teilung.[442] Auch in der unteren Triade sieht er ein Mesotes-Schema erfüllt (In Remp. II 221,13-19). Venus schafft Einheit (ἑνίζουσα), der Mond Fülle (πληθύουσα), und der mittlere Merkur gleicht die beiden Kräfte aus. Die Reihenfolge der Planeten in der chaldäischen Planetenreihe passt somit sehr gut zu den ihnen zugesprochenen Funktionen beim Schöpfungsprozess. Die Sonne steht in der Mitte von zwei Triaden, diese trennend und gleichzeitig verbindend. Jede der beiden Triaden erfüllt ein ausgewogenes Mesotes-Schema. Das wollte Proklos hier zeigen.

Für die Bedeutung von δορυφορεῖν ergibt sich Folgendes: Die Planeten sind aktiv an der Schöpfung beteiligt. Sie sind mehr als nur „Begleiter" der Sonne, sie stehen ihr bei der Schöpfung hilfreich zur Seite.[443] Das scheint mir in dem Begriff δορυφορεῖν impliziert zu sein.

---

440 Prokl. In Remp. II 221,1-5.

441 γένεσις hier in der Bedeutung τὸ γίγνεσθαι, vgl. LSJ s.v. γένεσις III. Hier ist der Entstehungsprozess gemeint, nicht das Ergebnis, siehe auch die Übersetzung von A.J. Festugière: République III (1970), 173: „la génération".

442 Zu diesem spätplatonisch-aristotelischen Mesotes-Schema vgl. W. Hübner: Geographischer und astrologischer Zonenbegriff (2001), 17f.

443 Zur Funktion der Planeten als Helfer der Sonne vgl. auch SVF I 510 p. 114,29f. von Arnim: ἀλλ' ὅτι <καὶ> οἱ ἀστέρες, θεοὶ ὄντες, πρὸς τὴν ἑαυτῶν φθορὰν συνεργοῦσι τῷ ἡλίῳ, συνεργοῦντές τι πρὸς τὴν ἐκπύρωσιν. Porph. Isag. 2 p. 191,2-4: οἱ δὲ λοιποὶ ἀστέρες ἐλαχίστης κρατοῦντες μεταβολῆς ἐν ταῖς πρὸς αὐτὸν [sc. τὸν Ἥλιον] συνοικειώσεσι συνεργοῦσιν ἢ ἀποσυνεργοῦσιν. Die Vorstellung von den Planeten als „Werkzeuge" Gottes, mit deren Hilfe dieser die Schöpfung vollzieht, finden wir in der „Theologie des Aristoteles", einer Schrift, die vermutlich im vierten Jh. n.Chr. verfasst worden ist (Ps.Arist. Utul. 74,7): „Die Planeten sind gewissermaßen das eingesetzte Werkzeug, das zwischen dem Demiurgen und dem Werk vermittelt". Die Übersetzung des arabischen Textes ist zitiert nach M. Ullmann: Die Natur- und Geheimwissenschaften (1972), 276. Zu der Schrift siehe F. Sezgin: Geschichte der arabischen Schrifttums (1979), 61f.

Eine ähnliche Verwendung von δορυφορεῖν findet sich auch in einem griechischen Zauberpapyrus. Die Entstehungszeit des Textes ist unbekannt. Es handelt sich um ein Gedicht an den Sonnengott als Weltschöpfer. Die Planeten helfen bei der Schöpfung mit (PGM III 556f. = II 16 M.-T. [Text 49]):

ἀστέρες ἀέριοι, ἑῷοι περιδινοπλανῆται,
αὐταῖς σαῖς βουλαῖς σοι δορυφοροῦσιν ἅπαντα.

„die Sterne in der Luft, die morgendlichen, die sich im Kreis herumdrehenden Planeten[444]
sie stehen dir nach deinem Ratschluss in allen Dingen hilfreich zur Seite.“[445]

b. Venus und Merkur als δορυφόροι der Sonne

In Proklos' Kommentar zu Platons *Timaios* heißt es, dass Venus und Merkur die Sonne als Speerträger begleiten. Proklos kommentiert an dieser Stelle die schwierige Passage Plat. Tim. 38^{D}, in der Venus und Merkur mit der Sonne „gleichlaufend“ (ἰσόδρομοι) bezeichnet werden.[446] Er schreibt (In Tim. $4,258^{A}$ III 62,17-22 [Text 50]):

ὅ γέ τοι Πτολεμαῖος ἐν μὲν τῇ Συντάξει [9,1] τῷ εὐλόγῳ καὶ τῷ πιθανῷ φησιν ἀκολουθοῦντας τίθεσθαι προσήκειν τῶν ἑπτὰ μέσον τὸν ἥλιον, ἵνα τῶν πέντε πλανωμένων πρὸ αὐτοῦ μὲν ὦσιν οἱ παντελῶς αὐτοῦ ἀφιστάμενοι, μετ' αὐτὸν δὲ οἱ συνόντες αὐτῷ καὶ προπομπεύοντες ἢ δορυφοροῦντες αὐτόν.

„Ptolemaios hat ja in seiner *Syntaxis* [9,1] gesagt, dass man, wenn man dem folgt, was wohlbegründet und überzeugend ist, die Sonne in die Mitte der sieben setzen muss,

444 Zu der Bezeichnung περιδινοπλανῆται siehe H.G. Gundel: Weltbild und Astrologie (1968), 41 Anm. 2. Es scheint sich hier um ein ἅπαξ λεγόμενον zu handeln. Im LSJ findet sich kein Eintrag.

445 Bei der Übersetzung des ersten Verses folge ich R. Merkelbach und M. Totti: Abrasax (1991), II 16. Den zweiten Vers übersetzen diese: „sie dienen dir als Satelliten nach deinem Ratschluss in allen Dingen.“ Man beachte, dass die Planeten, die die Sonne als Speerträger begleiten, ἑῷοι genannt werden. Allerdings scheint ἑῷοι hier untechnisch gebraucht zu sein.

446 Siehe dazu ausführlich unten Appendix I, S. 421, Text 121.

> damit die von den fünf Planeten, die sich ganz von ihr entfernen können, vor ihr stehen, die aber, die mit ihr zusammen sind und ihr in feierlichem Aufzuge vorausgehen oder ihr hilfreich zur Seite stehen, hinter ihr."

Proklos begründet unter Berufung auf Ptolemaios (Ptol. Synt. 9,1) die Mittelstellung der Sonne mit der Trennung der sogenannten äußeren Planeten, die jede Entfernung zur Sonne einnehmen können, und den beiden inneren, die immer in Sonnennähe sind.[447] Den Mond lässt er hier geschickt aus (er spricht nur von τῶν πέντε πλανωμένων, Z. 3f.), obwohl er zuvor von der Mitte der „sieben Planeten" gesprochen hat. Die Siebenzahl benötigt er für die Mittelstellung, der Mond passt aber nicht so recht zur Argumentation, da er wie die äußeren drei Planeten jede Entfernung zur Sonne einnehmen kann.[448] Im Unterschied zu den äußeren drei Planeten, die „sich ganz von ihr entfernen können" (οἱ παντελῶς αὐτοῦ ἀφιστάμενοι, Z. 4f.), bleiben Venus und Merkur immer in Sonnennähe: οἱ συνόντες αὐτῷ (Z. 5). Um den Gegensatz zu οἱ παντελῶς αὐτοῦ ἀφιστάμενοι herauszustellen, genügt dieser Partizipialausdruck, doch Proklos fügt noch ausschmückend hinzu: καὶ προπομπεύοντες ἢ δορυφοροῦντες αὐτὸν (Z. 5f.). Damit verlässt Proklos die rein sachliche Ebene des Ptolemaios und bringt das Ganze in einen mystischen Zusammenhang. Das Verb προπομπεύειν benutzt Proklos insgesamt nur fünfmal in seinen Werken. An den vier anderen Stellen sind es ausschließlich Engel oder Dämonen, die „in feierlichem Aufzuge vorangehen".[449] Proklos scheint hier eine Assoziation von Engeln und den beiden inneren Planeten, sowie von Sonne und Gott anzudeuten. Da er δορυφορεῖν als Alternative zu προπομπεύοντες nennt, könnte man erwägen, ob es hier „folgen" heißt, doch scheint mir aus Gründen, die noch dargelegt werden, die Übersetzung „hilfreich zur Seite stehen" treffend. Um die Kontamination der Vorstellungen, die hier offenbar enthalten sind, darlegen zu können, seien weitere Stellen hinzugezogen.

Auch in dem Kommentar zu Platons *Politeia* erscheinen Venus und Merkur als δορυφόροι der Sonne. Im Zusammenhang mit der Frage nach

---

447 Der Bezeichnung von Venus und Merkur als δορυφόροι der Sonne liegt also nicht, wie man zunächst annehmen könnte, die heliosatellitische Theorie zugrunde, nach der Venus und Merkur die Sonne umkreisen, siehe dazu unten S. 459 mit Anm. 994.

448 Dies hatte Proklos bereits bei Ptol. Synt. 9,1 so vorgefunden.

449 Prokl. In Tim. 5,41^D III 262,16f. Prokl. In Tim. 11^D I 34,9. 112^D I 369,27 (unten S. 156, Text 52). Prokl. In Parm. 736,29.

der Wirkung der Planeten bei der Empfängnis heißt es (In Remp. II 58,24-59,2 [Text 51]):[450]

> καὶ γὰρ τῶν μὲν ὑπὲρ αὐτὸν [sc. τὸν Ἥλιον] τριῶν αἱ προσθαφαιρέσεις γίνονται κατὰ τὰ πρὸς αὐτὸν τρίγωνα. [...] τῶν δὲ μετ' αὐτὸν οἳ μὲν δορυφοροῦσιν αὐτόν, ἣ δὲ χορεύει περὶ αὐτόν, ἀπ' αὐτοῦ κινουμένη καὶ ἐπ' αὐτόν.

> 1-3 „Und die Vor- und Rückläufigkeiten von den drei über ihr [sc. der Sonne] geschehen gemäß des Gedrittscheins
> 3-5 zu ihr. [...] Von denen unter ihr begleiten die einen sie als Speerträger [sc. Venus und Merkur], der andere aber [sc. der Mond] tanzt rings um sie, indem er sich von ihr weg und zu ihr hin bewegt."

Hier scheint nicht so sehr die Entfernung der Planeten ausschlaggebend für den Gebrauch von δορυφορεῖν, als vielmehr die Form der Bewegung. Proklos spricht von den Vor- und Rückläufigkeiten der oberen drei Planeten. Wenn die Planeten im Gedrittschein zur Sonne stehen, also in einem Winkel von 120°, ändern sie ihre Bewegungsrichtung und werden vor- bzw. rückläufig.[451] Dann heißt es, dass Venus und Merkur die Sonne als Speerträger begleiten und der Mond rings um die Sonne tanzt, „indem er sich von ihr weg und zu ihr hin bewegt". Der Ausdruck χορεύει περὶ αὐτόν (Z. 4) verwundert, da der Mond sich nicht um die Sonne bewegt, somit nicht um sie herum tanzt.[452] Die Präposition περί kann auch mit Zurücktreten der Bedeutung „um" in der Bedeutung „in der Gegend von", „bei" stehen.[453] Allerdings scheint mir eine Übersetzung wie „tanzt bei der Sonne" zu schwach, da ich annehme, dass die Präposition περί auf die gleichmäßige und kreisförmige Bewegung des Mondes anspielen soll. Im Unterschied zu den anderen Planeten wird der Mond nicht rückläufig und bleibt auch nicht stehen, sondern bewegt sich bis zur Opposition von der Sonne weg, dann wieder auf sie

---

[450] Zum vermeintlichen Einfluss der Planeten auf den Embryo vgl. G. Bezza und M. Fumagalli: Scuola di Astrologie (2003), Lekt. 9 Kap. 124. Siehe dazu auch R.G. Brand: Lehrbuch (2000), 298f.

[451] Zur προσθαφαίρεσις vgl. die Ausführungen bei A.J. Festugière (trad.): République (1970), I 167 Anm. 2.

[452] Dass ἣ δὲ sich auf den Mond und nicht auf Venus bezieht, ergibt der Zusammenhang. Es wäre kaum plausibel anzunehmen, dass Mond und Merkur zusammengefasst werden und Venus von ihnen abgegrenzt wird.

[453] Vgl. E. Schwyzer: Griechische Grammatik II (1950), 504.

zu. Während der Mond „tanzt“, „doryphorieren“ Merkur und Venus die Sonne. Ihre Bewegungen unterscheiden sich von denen des Mondes in zweifacher Hinsicht: Zum einen können sie sich nicht weit von der Sonne entfernen, zum anderen sind ihre Bewegungen wesentlich ungleichförmiger. Offenbar beinhaltet das Verb δορυφορεῖν hier neben der Nähe auch eine gewisse Agilität oder Flexibilität.[454] Der ganze Ausdruck erinnert an eine andere Stelle in Proklos’ Kommentar zu Platons *Timaios* (In Tim. 1,112^{D} I 369,26f. [Text 52]), an der er die Dämonen als οἱ περὶ αὐτὸν [sc. τὸν πατέρα] χορεύοντες „um ihn [sc. den Vater] herum tanzend“ bezeichnet und dann fortfährt καὶ ἄγγελοι δημιουργικοὶ προπομπεύοντες „und die in feierlichem Aufzug vorangehenden Schöpferengel“. In demselben Kommentar führt Proklos unter Berufung auf den „göttlichen Jamblich“ Gründe an, warum Venus und Merkur mit der Sonne gleichlaufend sind (In Tim. 4,259^{A} III 65,22-26 [Text 53]):

> ὑπὲρ δὲ ἥλιον ᾿Αφροδίτην καὶ ῾Ερμῆν, ἡλιακοὺς ὄντας καὶ συνδημιουργοῦντας αὐτῷ καὶ πρὸς τὴν τελεσιουργίαν τῶν ὅλων αὐτῷ συντελοῦντας [sc. τετάχθαι]· διὸ καὶ ἰσόδρομοι τυγχάνουσι ὄντες ἡλίῳ καὶ περὶ αὐτόν εἰσιν ὡς συγκοινωνοῦντες αὐτῷ τῆς ποιήσεως.

> „dass über der Sonne Venus und Merkur stehen, die zur Sonne gehören[455] und mit ihr zusammen bei der Schöpfung wirken und mit ihr zur Vollendung des Ganzen beitragen: Deshalb laufen sie mit der Sonne zusammen und sind um sie herum, weil sie mit ihr an der Schöpfung teilnehmen.“[456]

Proklos hebt Venus und Merkur deutlich von den anderen ab. Sie sind „Mit-Schöpfer“ und gehen mit der Sonne eine Art „heilige Dreieinigkeit“ ein.[457] Das Ganze erinnert an die Wiedergabe der chaldäischen Orakel (bzw. der *Hyphegetica*) bei Proklos. Allerdings heißt es dort, dass alle Planeten der Sonne bei der Schöpfung hilfreich zur Seite stehen, hier werden nun Venus

---

[454] Dies ist eine weitere Eigenschaft von δορυφόροι, die sowohl die δορυφόροι des persischen Königs auszeichnet, als auch zu der Vorstellung von den Sinnen als δορυφόροι passt.

[455] Dies ist eindeutig nicht astrologisch bestimmt, denn nach astrologischer Lehre gehört Venus zum Mond, Merkur ist ambivalent, siehe dazu unten S. 164.

[456] Vgl. die Übersetzung von A.J. Festugière: Timée IV (1968), 90.

[457] W. Saltzer: Zum Problem der inneren Planeten (1970), 155.

und Merkur hervorgehoben, indem sie zu „Syndemiurgen“ (συνδημιουργοῦντας)[458] erhoben werden. Sie entsprechen den ἄγγελοι δημιουργικοί in Text 52 (S. 156), die dort προπομπεύοντες genannt werden, wie Venus und Merkur in Text 50 (S. 153, Z. 5f.). Ähnlich wie bei Philon haben wir auch hier komplexe Vorstellungen, die im Kontext der entsprechenden Weltanschauung betrachtet wesentlich mehr implizieren, als auf den ersten Blick deutlich wird. Wir befinden uns hier im Gebiet der Dämonologie, nicht der Astrologie. Ein Hinweis auf eine astrologische Lehre findet sich nicht. Proklos scheint den Begriff δορυφορεῖν aus der philosophisch-religiösen Tradition heraus zu begreifen, in der dieser mehr impliziert als ein räumliches Beisammensein, eine Begleitung oder ein Statussymbol. Es schwingt immer auch eine aktive Beteiligung an dem Wirken der Sonne mit. Wie bei Philon rücken die Planeten – seien es alle, seien es nur Venus und Merkur – in die Nähe von Engelsgestalten.[459] Im Mittelpunkt der besprochenen Texte (Texte 50 und 51) stehen die Art der Bewegung von Venus und Merkur, die geringe Entfernung und die Beweglichkeit. Als Grund für diese Eigenschaften nennt Proklos ihre Funktion als „Syndemiurgen“ (Text 53).[460] Wir befinden uns auf der Ebene der Reflexion: Venus und Merkur sind nicht Syndemiurgen, weil sie immer in der Nähe der Sonne sind, sondern umgekehrt: Sie sind, so Proklos, immer in Sonnennähe, weil sie Syndemiurgen sind.

Die Vorstellung, dass Venus und Merkur der Sonne bei der Schöpfung helfen, findet sich auch in einem astrologischen Text. Bei Antiochos heißt es (Ant. Epit. I 5 ex Isag. p. 113,19-22 [Text 54]):

> καὶ ὡς βασιλέων μὲν ἐπέχουσιν λόγον Ἥλιος καὶ Σελήνη ἕπεται δὲ καὶ ὑπηρετεῖ τῷ Ἡλίῳ μὲν Ἀφροδίτη καὶ

---

[458] Das Verb συνδημιουργέω ist zuerst beim Kaiser Julian belegt, dann bei Jamblich und bei Hierokles, siehe LSJ s.v. συνδημιουργέω. Es handelt sich hier offenbar um typisch neuplatonische Terminologie.

[459] Proklos benutzt in seinen Schriften den Begriff δορυφορεῖν selten. Er verwendet ihn in Bezug auf die Funktion der Seelenteile: der muthafte Seelenteil „doryphoriert“ den vernünftigen Seelenteil (Prokl. In Tim. 12^{D} 34,1f. 13^{C} 40,7f. In Alk. 325,7), ferner bezogen auf die Planeten (Text 44 bezogen auf alle Planeten; Texte 50 und 51 bezogen auf Venus und Merkur), dann in Bezug auf die Begleitung von Göttern, vgl. Prokl. In Parm. 674,26. Prokl. In Tim. $1{,}34^{E}$ I 111,22.

[460] Von einer heliosatellitischen Theorie findet sich auch in diesem Kontext keine Spur, vgl. zur Stelle W. Saltzer: Zum Problem der inneren Planeten (1970), bes. 149-156. Über Ursprung und Alter der heliosatellitischen Theorie wird kontrovers diskutiert, siehe unten S. 459 Anm. 994 mit weiterer Literatur.

> ʽΕρμῆς, ἡ μὲν ἀφῆς καὶ ὀρέξεως καὶ γονῆς, ὁ δὲ λόγου καὶ φρονήσεως συνεργάται.
>
> „und weil Sonne und Mond die Wertschätzung von Königen innehaben, folgen und dienen der Sonne Venus und Merkur, die eine als Helferin beim Gefühl, dem Verlangen und der Zeugung, der andere als Helfer beim Verstand und bei der Einsicht."

Hier scheinen zwei Traditionen vermischt worden zu sein: Sonne und Mond haben den Stellenwert von Königen, sie erscheinen also gleichwertig nebeneinander. Weil das so ist, folgen und dienen (ἕπεται δὲ καὶ ὑπηρετεῖ, Z. 2) Venus und Merkur der Sonne und sind ihre Helfer (συνεργάται, Z. 4). Helfer des Mondes aber werden keine genannt. Man könnte nun annehmen – da der Text des Antiochos nur in Form einer Epitome überliefert ist –, dass die Partie über die Helfer des Mondes ausgefallen ist. Doch ist dies recht unwahrscheinlich. Dass Venus und Merkur Helfer der Sonne genannt werden, passt eher zu einem Text, in dem der Sonne die absolute Vorrangstellung eingeräumt wird. Werden Sonne und Mond gemeinsam als Könige bezeichnet, dann sind gewöhnlich Venus zusammen mit Mars die Helfer oder Diener des Mondes, Jupiter und Saturn die der Sonne.[461]

Dass die beständige Nähe von Venus und Merkur zur Sonne schon früh zu einem Vergleich mit Begleitern einlud, zeigen zum Beispiel folgende Stellen: Bei Cicero heißt es im *Somnium Scipionis* (Cic. rep. 6,17 [Text 55]): *hunc* [sc. solem] *ut comites consequuntur Veneris alter, alter Mercurii cursus*, „Dieser [sc. der Sonne] folgen wie Begleiter die Bahnen der Venus und des Merkur."[462] Bei Firmicus Maternus lesen wir (Firm. math. 1,10,14 [Text 56]): *fidi Solis comites Mercurius et Venus* „Merkur und Venus, die treuen Begleiter der Sonne".[463] Aus der Vorstellung einer Begleitung entwickelte

---

[461] Siehe dazu unten S. 164-172.

[462] Vgl. W. Hübner: Antike Kosmologie (1997), 63f. mit Anm. 67 zum Chiasmus und zur Etymologie von *comes*. Cicero spricht von *cursus*, nicht von den Planeten. Dies erinnert an die Darstellung bei Platon Tim. 38^D^, der die Kreisbahn (κύκλον) „gleichlaufend" nennt, nicht die Planeten selber: [sc. ὁ θεὸς ἔθηκεν] ἑωσφόρον δὲ καὶ τὸν ἱερὸν ʽΕρμοῦ λεγόμενον εἰς τὸν τάχει μὲν ἰσόδρομον ἡλίῳ κύκλον ἰόντας [...]. Siehe dazu unten S. 421, Text 121, Z. 1-3.

[463] Vgl. auch Calc. comm. 123 p. 167,20-168,2 Waszink. Macr. somn. 1,19,4. Zu den verschiedenen Bedeutungen von *comes* siehe A.D. Nock: The emperor's divine *comes* (1947). E.H. Kantorowicz: Oriens Augusti (1963), 127.

sich dann der Gedanke, dass Venus und Merkur der Sonne gehorchen, somit die Vorstellung einer klaren hierarchischen Unterordnung, die später zu dem Bild von Venus und Merkur als Diener der Sonne weiter ausgestaltet wurde.[464] So heißt es bei Cicero, dass (nat. deor. 2,119 [Text 57]): *infraque Martem duae Soli oboediant* „die zwei unterhalb von Mars der Sonne gehorchen". Der Astrologe Julianos von Laodikeia (ca. 500 n.Chr.) vergleicht Merkur mit dem Diener eines Königs (Jul. Laodic. p. 136,23-27 [Text 58]):

> συμπεριπολῶν [sc. Ἑρμῆς] ἀεὶ τῷ ἡλίῳ καὶ ποτὲ μὲν προπορευόμενος αὐτοῦ, ποτὲ δὲ ἑπόμενος ὡς βασιλεῖ ὑπηρέτης ἢ ὑπαγγελεὺς[465] ἢ προχειροφόρος[466] ἐπὶ τοῦ λαοῦ καὶ τῶν οἰκονομιῶν τεταγμένος.
>
> „[sc. Merkur] der immer mit der Sonne zusammen herumkreist,[467] ihr bald vorauseilt, bald folgt, als ob er einem König als Diener oder Bote oder als ein beauftragter Vertreter vom Volk und der Staatsverwaltung aufgestellt ist."

Auch hier wird deutlich, dass die ständige Sonnennähe an das Bild eines Königs mit seinem Diener erinnert. Dass Julianos hier nur Merkur mit einem Diener vergleicht, Venus, deren Behandlung vorangeht, dagegen nicht,[468] mag daran liegen, dass Merkur in der Mythologie der Sklave *par excellence* ist.[469]

Wir halten fest: Die Vorstellung, dass Venus und Merkur die Sonne begleiten oder ihr dienen, ist alt und resultiert aus ihrer ständigen Nähe zur Sonne. In der neuplatonischen Deutung bei Proklos werden sie zu den engsten Helfern der Sonne, die zum Demiurgen erhöht ist: Venus und Merkur helfen dem Demiurgen bei der Schöpfung. Um diese hilfreiche Unterstüt-

---

464 Dass *comes* nicht zwingend eine untergeordnete Stellung impliziert, zeigt A.D. Nock: The emperor's divine *comes* (1947), 103. Vgl. E.H. Kantorowicz: Oriens Augusti (1963), 127.

465 Für ὑπαγγελεύς führen LSJ nur diese Stelle an.

466 προχειροφόρος ist nur in zwei Papyri und als Glosse zu *amanuensis* belegt, siehe LSJ Suppl. s.v. προχειροφόρος und F. Vollmer: *amanuensis* (1900), 1812,58-71. A. Pérez Jiménez: El mensajero Hermes (1999), 108 übersetzt: „representante encargado del pueblo y de la administración del Estado."

467 Auch an dieser Stelle ist aus dem Kontext ersichtlich, dass hier nicht die heliosatellitische Theorie zugrunde liegt. Julianos legt die Reihenfolge der Planeten gemäß der babylonischen Reihe mit der Sonne in der Mitte und Venus und Merkur unter der Sonne dar.

468 Er führt allerdings für beide Planeten ihre Wirkungen als δορυφόροι der Sonne an. Den Stellen können wir jedoch nichts über sein Verständnis von δορυφορία entnehmen, vgl. Jul. Laodic. p. 136,10 (Venus) und p. 136, 26f. (Merkur): δορυφορῶν τὸν ἥλιον.

469 Siehe dazu Au. Pérez Jiménez: El mensajero Hermes (1999), 102-116.

zung, dieses Mitwirken zu beschreiben, wählt Proklos das Verb δορυφορεῖν. Damit steht er ganz in der von Platon ausgehenden philosophisch-religiösen Tradition.

4. Ergebnis: Die planetare δορυφορία in philosophisch-theologischen Schriften

Philon von Alexandreia und Proklos entwickeln im Zusammenhang mit der chaldäischen Planetenreihe das Bild von den die Sonne als Speerträger begleitenden Planeten. Immer wieder wurde behauptet, dass der Begriff δορυφορεῖν auf eine astrologische Herkunft dieser Anschauung hindeutet, da δορυφορεῖν ein Terminus technicus der Astrologen sei. Es konnte jedoch gezeigt werden, dass der Begriff δορυφόρος auch eine philosophische Tradition hat, die von Platon ausgeht. Platon hat in seiner Darstellung der Funktion und der Lokalisierung der einzelnen Seelenteile den muthaften Seelenteil im Herzen angesiedelt und dieses als „Doryphorenhaus" bezeichnet. Der muthafte Seelenteil agiert auf Befehl des vernünftigen Seelenteils und hält den begehrlichen Seelenteil im Zaum. Er ist also als ausführendes Organ des vernünftigen Seelenteils zu verstehen. In der stoischen Seelenlehre wird dieses Bild in leicht abgewandelter Gestalt rezipiert: Die Sinne sind δορυφόροι des ἡγεμονικόν. Um das Verhältnis von ἡγεμονικόν und Sinnen darzustellen, bedienten sich die Stoiker verschiedener Bilder, von denen das Bild des Königs und seiner δορυφόροι besonders die leitende Funktion des ἡγεμονικόν und die dienende Funktion der Sinne herausstellt.[470]

Philon steht bei der Verwendung des Begriffes δορυφόρος in dieser philosophischen Tradition. An zahlreichen Stellen spricht er in Anlehnung an stoische Vorstellungen von den Sinnen als δορυφόροι der Vernunft oder der Seele. In einem anderen Bild nennt Philon die beiden „Kräfte" (δυνάμεις) Gottes δορυφόροι. Auch diese Verwendung ist bei Philon häufig belegt. Durch diese Kräfte wirkt Gott auf die Erde ein. Die δυνάμεις sind die ausführenden Organe des in die Ferne gerückten Gottes. Dieses Bild scheint mir ebenfalls durch die philosophische Tradition geprägt: Die δορυφόροι sind zweitrangige Wesen, die zwischen einer höheren und einer niedrigeren Instanz vermitteln, sei es als Boten und Zuträger, wie im Bild von den Sinnen, sei es als ausführende Organe der Befehle einer höchsten Instanz, wie

---

[470] Siehe K.-H. Rolke: Die bildhaften Vergleiche (1975), 309f.

der θυμός in Platons Seelenlehre oder die Kräfte Gottes bei Philon. Der Gedanke, dass ein höchster Gott durch Mittelwesen auf die Erde einwirkt, scheint zur Zeit Philons verbreitet gewesen zu sein. Auch in dem pseudaristotelischen Werk *De Mundo* finden wir diese Vorstellung. Dort wird das Wirken des transzendenten Gottes mit dem Walten des persischen Großkönigs verglichen, der nicht selbst tätig wird, sondern alles seine Diener verrichten lässt.[471] Von hier aus ist der Begriff δορυφόρος in den religiösen Texten der Spätantike zu verstehen, in denen Engel oder anderen Zwischenwesen als δορυφόροι bezeichnet werden.

Auch das Bild von der Sonne in der Mitte und den Planeten als ihren δορυφόροι steht in der philosophisch-religiösen Tradition. Das zeigt sich besonders deutlich an dem Kontext, in dem Philon dieses Bild entwickelt. Er zählt Analogien zum teilenden und verbindenden Logos Gottes auf. Der Hebdomade kommt dabei eine besondere Bedeutung zu. Die Sonne teilt die sieben Planeten von der Mitte aus in zwei Triaden und wird von den anderen Planeten „doryphoriert“. Im Kontext des philonischen Werkes erinnert dies an die Vorstellung, dass Gott in der Mitte seiner beiden Mächte (δυνάμεις) von Speerträgern begleitet wird. Damit werden die Planeten zu einer Art Zwischenwesen erhoben: Sie wirken auf Gottes Befehl auf die sublunare Welt ein. Eigene Macht haben sie nicht, sondern führen nur den Willen Gottes aus. Die Sonne nimmt auch darum unter den Planeten eine Sonderrolle ein, da sie einerseits wie die anderen Planeten die Befehle Gottes ausführt, andererseits aber auch sichtbares Abbild Gottes ist. Eine astrologische Lehre ist hinter dem Text Philons nicht zu erkennen. Vielmehr scheint die Metapher δορυφόρος mindestens zwei Traditionen zu haben: eine astrologische und eine von Platon ausgehende philosophisch-religiöse.

Bei Proklos haben wir eine ähnliche, wenn auch im Detail nicht identische Vorstellung. Er spricht von der Mittelstellung der Sonne innerhalb der chaldäischen Planetenfolge und sagt, dass die Sonne von den Weltherrschern (d.h. Planeten) als Speerträgern belgeitet wird. Allerdings benutzt er das Verb δορυφορεῖν nicht in unmittelbarem Zusammenhang mit der Mittelstellung der Sonne, sondern bei der Darlegung des Schöpfungsprozesses: Die Planeten „doryphorieren“ die Sonne beim Akt des Schöpfens. Als Welt-

[471] Zur Beziehung der persischen Lehre von den Satrapen und den Dämonen vgl. Celsus apud Origenem 8,35 (GCS III p. 250) und H. Chadwick: Origen: *Contra Celsum*. Translated, with an Introduction & Notes, Cambridge, al. ²1980 [1. Aufl. 1953] p. xvii-xix.

herrscher sind die Planeten für alles in der sublunaren Welt zuständig. Dennoch sind sie nur sekundäre Wesen, die auf Befehl des höchsten Gottes handeln. Innerhalb der Planeten nimmt die Sonne, wie bei Philon, eine Vorrangstellung ein: Sie ist Abbild des höchsten Gottes und Herrscher über die Planeten. Bei Proklos tritt die mit dem Verb δορυφορεῖν verbundene Aktivität, das hilfreiche Mitwirken der Planeten, deutlicher hervor als bei Philon, da Proklos den Begriff direkt in die Beschreibung des Schöpfungsvorgangs einbettet. Die Planeten sind gleichsam das „Werkzeug" Gottes, also eine Art Zwischenwesen, die auf Gottes Befehl handeln.

An anderen Stellen spricht Proklos nur von Venus und Merkur als δορυφόροι der Sonne. Auf den ersten Blick scheint hier die beständige Nähe der beiden inneren Planeten ausschlaggebend für diese Terminologie zu sein. Nach genauerer Analyse zeigte sich jedoch, dass die Darstellung von Venus und Merkur auffällige Parallelen zu den Engelsdarstellungen von Proklos aufweisen. Aufschlussreich ist die Erklärung des Proklos, warum Venus und Merkur ἰσόδρομοι sind. Sie laufen mit der Sonne zusammen, weil sie ihre Syndemiurgen sind. Venus und Merkur nehmen hier also eine exponierte Stellung beim Schöpfungsakt ein. Sie stehen der Sonne mehr als die anderen Planeten bei der Schöpfung hilfreich zur Seite. Und dies ist der Grund, weshalb sie immer in ihrer Nähe sind (und nicht umgekehrt!), so Proklos, und meines Erachtens auch der Grund, weshalb Proklos sie δορυφόροι nennt.

Eine astrologische Lehre, die von der chaldäischen Planetenreihe ausgehend besagt, dass alle Planeten δορυφόροι der Sonne sind, ist bei den astrologischen Fachschriftstellern nicht belegbar und hätte für die astrologische Praxis auch keine Relevanz, da es in der Astrologie um Variabilität geht: Welcher Planet wann wessen δορυφόρος ist, entscheidet sich situativ, je nach Stellung der Planeten im Horoskop. Auch die Vorstellung, dass Venus und Merkur δορυφόροι der Sonne sind, ist in den astrologischen Schriften nicht nachzuweisen. Vielmehr weisen die Texte von Philon und Proklos solartheologische Züge auf. Obwohl die Sonne in beiden Weltbildern ontologisch der sichtbaren Welt zugeordnet ist, erhält sie dennoch als Abbild des höchsten Gottes eine exponierte Stellung. In Philons monotheistischem Weltbild ist die Sonne Abbild Gottes, im henotheistischen Weltbild von Proklos ist sie Abbild des Einen, des Demiurgen. Diese herausragende Rolle passt gut zu ihrer Mittelstellung innerhalb der Planetenreihe. Dass die Planetenreihen in beiden Texten Ausgangspunkt für die Metaphorik vom König und seinen Speerträgern ist, heißt nicht zugleich, dass hier eine astrologische

Lehre zugrunde liegt. Vielmehr zeigt sich hierin die stärker werdende Astralisierung der griechischen Religion im Hellenismus. Die zunehmende Solarisierung passt gut zu allen monarchisch geprägten Weltsystemen und lädt zu der Analogie vom höchsten Gott und der Sonne geradezu ein.[472] Die Deutung von Planeten als Engel oder anderen Zwischenwesen resultiert ebenfalls aus der vom Orient eindringenden Dämonisierung und Astralisierung der Religion und ist in den spätantiken synkretistischen Religionssystemen weit verbreitet.[473] Die Dämonen oder Engel stehen in der Mitte zwischen Göttern und Menschen und dienen als Dolmetscher oder Diener des höchsten Gottes.[474] Meines Erachtens stehen sowohl Philon als auch Proklos unter diesem Einfluss. Die Wahl des Begriffes δορυφόροι zur Bezeichnung der Planeten steht in der philosophisch-religiösen Tradition, in der die Metapher δορυφόρος ein Mittelwesen bezeichnet, das auf Befehl einer herrschenden Instanz handelt und zwischen dieser und einer niedrigeren Instanz als Vermittler fungiert.

---

472 Siehe hierzu W. Nestle: Griechische Religiosität (1934), 82-86.

473 Vgl. W. Nestle: Griechische Religiosität (1934), 72-82 zur Dämonisierung der griechischen Religion. Besonders in den Mysterienreligionen des ausgehenden Altertums ist der Gedanke verbreitet, dass die Gestirngötter dem Willen ihres höchsten Gottes unterstehen, siehe hierzu W. Gundel: Sternglaube (^{2}1959), 47f.

474 Diodor 2,30 berichtet, dass die Chaldäer die Planeten bereits als Dolmetscher (ἑρμηνεῖς) der Götter bezeichnet haben. Damit ist eine Analogie von Planeten und Dämonen oder Engeln zumindest angedeutet.

D. Die Lehre von der δορυφορία und die αἷρεσις der Planeten: Ein fixes System

1. Der Terminus technicus αἷρεσις: Die Tag- und die Nachtpartei

Grundlage für die im Folgenden darzustellende Projektion des Begriffes δορυφόροι auf die Planeten ist die Klassifikation in Tag- und Nachtplaneten. Außer den Planeten werden auch die Tierkreiszeichen,[475] die Dreiecke[476] und die Häuser dem Tag oder der Nacht zugeteilt. Für die Untersuchung der planetaren δορυφορία reicht es, die Verteilung der Planeten auf Tag und Nacht darzulegen. Die Sonne steht in direktem Bezug zum Tag, der Mond zur Nacht. Natürlicherweise gehört die Sonne zu den Tagplaneten, der Mond zu den Nachtplaneten. Die anderen Planeten werden ebenfalls nach dem Gegensatzpaar Tag – Nacht geordnet: Saturn und Jupiter werden dem Tag zugeteilt, Mars und Venus der Nacht. Tagplaneten (ἡμερινοί) sind somit Sonne, Saturn und Jupiter, Nachtplaneten (νυκτερινοί) Mond, Mars und Venus. Merkur ist – wie in allen Klassifikationen – ambivalent.[477] Der griechische Terminus technicus für die Gruppe der Tag- bzw. der Nachtplaneten ist αἷρεσις, den ich mit „Partei“ übersetze.[478] Häufig wird die Partei durch den Zusatz τοῦ Ἡλίου bzw. τῆς Σελήνης als „Partei der Sonne“ bzw. „Partei des Mondes“ bezeichnet. Im Unterschied zu der neutralen Bezeichnung ἡμερινός („zum Tag gehörend“) bzw. νυκτερινός („zur Nacht gehörend“) ist in dem Ausdruck τοῦ αἱρέσεως τοῦ Ἡλίου bzw. τῆς Σελήνης ὄντος („zur

---

475 Es gibt vier verschiedene Systeme, die Zeichen nach Parteizugehörigkeit einzuteilen, vgl. A. Bouché-Leclercq: L'astrologie (1899), 155-157. D. Pingree: The Yavanajātaka (1978), II 232. W. Hübner: Die Eigenschaften (1982), 460. 482. 487f.

476 Zur Theorie der Dreiecke (auch Triplizitäten genannt) vgl. A. Bouché-Leclercq: L'astrologie (1899), 199-206. Zur Verteilung der Planeten als Tag- und Nachtherrscher der Dreiecke siehe Ptol. Apotel. 1,19. Ant. Epit. II 9 ex Thes. (≈ Rhet. 5,9) p. 149,10-24.

477 Zu dieser Einteilung der Planeten siehe auch A. Bouché-Leclercq: L'astrologie (1899), 103f.

478 In diesem von dem Verb αἱρεῖν abgeleiteten Nomen actionis ist zum einen die Bedeutung des Einnehmens, Eroberns und Gefangennehmens enthalten. In letzterer Bedeutung nennen W. und H.G. Gundel den Begriff αἷρεσις als Terminus technicus dafür, dass ein schnellerer Planet einen vorangehenden langsameren Planeten einholt: W. und H.G. Gundel: Planeten (1950), 2135,26-34. Die Quelle, auf die sie dabei verweisen (Serap. apud Rhet. 6 p. 226,1f.), spricht allerdings nicht von αἷρεσις. Einen Beleg für die von den Gundels genannte Bedeutung konnte ich nicht finden. Zum anderen impliziert der Begriff αἷρεσις aber auch die Bedeutung von „Wahl“, „das Erwählte“ und dann auch „die Partei“. In dieser Bedeutung ist das Nomen, wie gezeigt wird, im astrologischen Zusammenhang von Bedeutung. Auch bei diesem Begriff handelt es sich also um eine soziomorphe Metapher.

Partei der Sonne bzw. des Mondes gehörend“) eine gewisse Hierarchie impliziert, da die Luminare hier als Namensgeber der Partei eine besondere Rolle einnehmen.

Die Bezeichnung δορυφόροι für die Planeten finden wir bei zwei Autoren in eine Erklärung der Lehre von den Parteien eingebettet. Um die Eigentümlichkeit dieser beiden Darstellungen bestimmen zu können, wird im Folgenden zunächst aufgezeigt, wie das Thema αἵρεσις in anderen Quellen erklärt wird. Die Lehre ist schon in früher Zeit bezeugt. Bei dem Astrologen Teukros von Babylon, der spätestens ins erste Jh. v.Chr. zu datieren ist,[479] ist die Einteilung in Tag- und Nachtzugehörigkeit bereits fassbar. So unterscheidet er die Wirkungen des Mondes bei einer Taggeburt (ἐπὶ ἡμερινοῦ θέματος) von denen, die der Mond hat, wenn er „zur Partei gehört“ (αἱρετικῆς οὔσης), nämlich bei einer Nachtgeburt.[480] Die offenbar älteste überlieferte Erklärung der αἵρεσις finden wir in der Inhaltsübersicht eines Werkes des Thrasyllos († 36 n.Chr.), des Hofastrologen des römischen Kaisers Tiberius.[481] Das Werk selbst ist verloren; Nur eine Epitome, die in byzantinischer Zeit angefertigt worden ist, zeigt uns den Inhalt an. Dort heißt es (Thras. p. 100,19-27 [Text 59]):

> εἶτα καὶ ὡς Ἡλίῳ μὲν ἕπεται Κρόνος καὶ Ζεύς, Σελήνη δὲ Ἄρης καὶ Ἀφροδίτη, διὸ οἱ μὲν λέγονται τῆς αἱρέσεως Ἡλίου, οἱ δὲ τῆς Σελήνης, † ἀφὴν δὲ κοινὸς ὁ Ἑρμῆς· καὶ ὡς κεκλήρωται καθ᾽ ἑκάστην αἵρεσιν ὁ Ἥλιος μὲν τὰ ἀρσενικὰ τῶν ζῳδίων, Σελήνη δὲ τὰ θηλυκά, καὶ ὡς δύο κεκλήρωται ἡ Σελήνη τρίγωνα, τό τε τοῦ Ταύρου, φημί, καὶ τοῦ Καρκίνου.

1-3 „Ferner, dass der Sonne Saturn und Jupiter folgen, dem
Mond aber Mars und Venus, weshalb die einen ‚zur Son-
nenpartei gehörig‘ genannt werden, die anderen ‚zur
3f. Mondpartei gehörig‘, † Merkur aber in seiner Berührung
4-6 [sc. beiden] gemeinsam: und dass gemäss einer jeden Par-

---

[479] Vgl. W. Hübner: Ein verschollenes System [1993], 78. Ders.: Teukros (2002), 206. Überholt ist die Datierung ins erste Jh. n.Chr. z.B. bei W. Gundel: Teukros (1934), 1132,15f. F.H. Cramer: Astrology (1954), 26. Im Allgemeinen nimmt man an, dass er aus dem ägyptischen Babylon stammte, siehe J.H. Holden: A History (1996), 31f.

[480] Teucr. CCAG IX 2 (1953) p. 182,9. 11.

[481] Siehe W. und H.G. Gundel: Astrologumena (1966), 148-151. J.H. Holden: A History (1996), 25f.

> tei die Sonne die männlichen von den Zeichen erhalten
> 6f. hat, der Mond aber die weiblichen, und dass der Mond
> zwei Dreiecke erhalten hat, das des Stiers, sage ich, und
> das des Krebses."[482]

Zuvor hat der Verfasser dieser Epitome konstatiert, dass Thrasyllos sich mit der Heptazonos,[483] der Natur der Planeten und mit der Frage, welche Orte[484] sich welche Planeten zu Eigen gemacht haben, auseinandergesetzt habe. Dann fügt er ganz im Stil der Epitomai an (εἶτα καὶ ὡς, Z. 1), dass der Sonne Saturn und Jupiter folgen (ἕπεται, Z. 1), dem Mond Mars und Venus. Das Verb ἕπεσθαι ist doppeldeutig. Es kann zum einen ein rein lokales Folgen bezeichnen, zum anderen aber auch metaphorisch eine Hierarchie.[485] Fassen wir es hier rein lokal auf, dann passt das damit ausgewiesene Nacheinander der Planeten zu ihrer Reihenfolge in dem verbreiteten System der Dodekatropos:[486] Teilt man den Himmelskreis in eine Tag- und eine Nachthälfte, wobei der Aszendent (I. Ort) und der Deszendent (VII. Ort) die Grenzen bilden, so ergibt sich auf dem Tagbogen (also dem Bogen über dem Horizont) in Rotationsrichtung folgende Planetenordnung: Sonne im IX. Ort gefolgt von Jupiter im XI. und Saturn im XII. Ort, auf dem Nachtbogen (dem Bogen unter dem Horizont): Mond im III. Ort gefolgt von Venus im V. Ort und Mars im VI. Ort (Abb. 16):

---

482 Zu den Dreiecken siehe unten S. 168. 169-172 und die Tafel B auf S. 477.

483 Mit „Heptazonos" wird die in der Astrologie als kanonisch geltende Anordnung der Planeten nach ihrer Umlaufszeit (Saturn – Jupiter – Mars – Sonne – Venus – Merkur – Mond) bezeichnet, vgl. Paul. Alex. 21 p. 42,16-43,15, die Inhaltsangabe dazu, abgedruckt bei E. Boer (ed.): Paulus Alexandrinus (1958) p. xxiii 11-19, und Schol. 13 ad Paul. Alex. 4 p. 106,20-107,2. Siehe auch E. Cassirer: Die Begriffsform (1922), 26. Th. Dombart: Septizonium (1923), 1582,14-30. J.-F. Bara: Apotelesmatique et initiatives (1980), 70f. W. Hübner: Geographischer und astrologischer Zonenbegriff (2001), 16-22.

484 Dass hier die Orte und nicht die Zeichen gemeint sind, geht aus dem Zusammenhang hervor: Die Häuserlehre der Planeten ist bereits zuvor erwähnt, ebenso wie die Lehre von den Erhöhungen und Erniedrigungen (Thras. p. 100,6-8): τίνα τε τούτων [sc. ζῳδίων] τίνος τῶν ζ ἀστέρων οἰκητήρια καὶ τίνα ὑψώματα καὶ λαμπῆναι καὶ βασιλεῖαι· τίνα τε τίνων ταπεινώματα. Zur Katachrese von ζῴδιον und τόπος siehe oben S. 75 mit Anm. 221.

485 Zu der doppelten Bedeutung von ἕπεσθαι vgl. L. Stroux: Vergleich und Metapher (1965), 29f. 41. 48.

486 Es gibt mindestens zwei verschiedene Systeme, siehe dazu W. Hübner: Die Dodekatropos (1995), 6f.

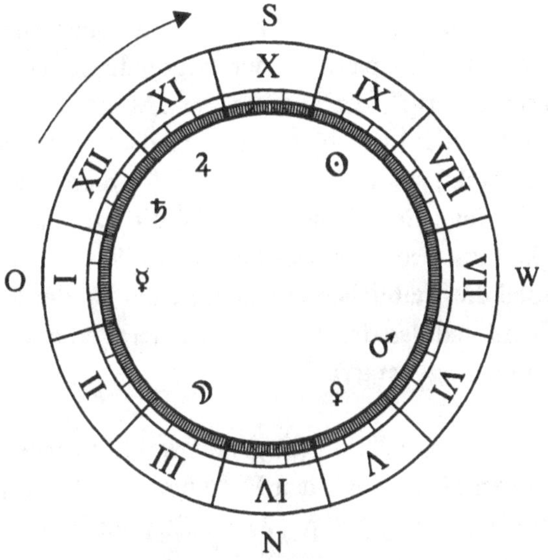

Abb. 16: Die Dodekatropos und die Planeten

Auf dem Tagbogen folgen also im Sinne der täglichen Rotation Jupiter und Saturn der Sonne, auf dem Nachtbogen Venus und Mars dem Mond. Dass Saturn und Jupiter der Sonne folgen, Mars und Venus dem Mond, sei die Begründung (διὸ, Z. 2) für die Zuordnung der Planeten zur Sonnen- bzw. Mondpartei. Da die Lehre von den αἱρέσεις vermutlich älter ist als die Lehre von der Dodekatropos,[487] halte ich es nicht für wahrscheinlich, dass die Verteilung der Planeten innerhalb der Dodekatropos ausschlaggebend für die Zuordnung der Planeten zur Sonnen- bzw. Mondpartei war. Wenn Thrasyllos bzw. der Epitomator hier tatsächlich mit ἕπεσθαι auf die Reihenfolge der Planeten innerhalb der Dodekatropos anspielen wollte, dann verwundert es ferner, dass er Saturn vor Jupiter nennt und Mars vor Venus: Nach der Abfolge der Dodekatropos folgt Jupiter vor Saturn der Sonne und Venus vor Mars dem Mond.[488] Näher liegt es meines Erachtens, an ein „Folgen" in einem hierarchischen Sinne zu denken: Saturn und Jupiter bilden das Gefolge der Sonne, Mars und Venus das Gefolge des Mondes. Sonne und Mond

[487] Die Lehre von einer Dodekatropos ist vor Manilius und Thrasyllos (beide erste Hälfte des ersten Jhs. n.Chr.) nicht belegt, vgl. W. Hübner: Die Dodekatropos (1995), 6f. Die αἵρεσις dagegen ist schon bei Teukros von Babylon (spätestens erste Jh. v.Chr.) nachzuweisen, siehe oben S. 165.

[488] Diese Reihenfolge nennt Firm. math. 2,7,2: *conditionem itaque Solis secuntur Iuppiter et Saturnus*. Das Kapitel weist große Lücken auf. Eine Darstellung über die Mondpartei fehlt. Das Verb *sequi* ist ebenso doppeldeutig wie ἕπεσθαι im Griechischen.

sind die „Anführer" der jeweiligen Partei. Somit haben wir hier eine klare hierarchische Struktur. Das passt zu der Begründung, dass man die einen „zur Sonnenpartei gehörig", die anderen zur „Mondpartei gehörig" nennt. Welche Vorstellung allerdings hinter dem Gedanken eines Gefolges von Sonne und Mond steht, wird nicht gesagt.[489] An diese Darstellung knüpft Thrasyllos verschiedene Beziehungen an, die die Luminare aufgrund ihrer Parteizugehörigkeit mit dem Tierkreis haben: Die Sonne hat die männlichen Zeichen, der Mond die weiblichen erhalten. Ferner hat der Mond zwei Dreiecke: das des Stiers und das des Krebses, wie der Verfasser dieser Epitome selbst erklärend hinzufügt (φημί).[490]

Spätestens ins erste Jh. n.Chr. gehört wohl folgender unter dem Namen des Galen überlieferte Text, den F. Cumont im Jahre 1935 ediert hat. Dort heißt es (Ps.Galen. Prognost. p. 125,1-7 Cumont [Text 60]):[491]

> αἱρέσεις δέ εἰσι τῶν ἀστέρων αἵδε· οἱ μὲν γάρ εἰσι τῆς τοῦ Ἡλίου αἱρέσεως <ἡμερινοί, Φαίνων καὶ Φαέθων>, οἱ δὲ τῆς Σελήνης νυκτερινοί [τῆς Σελήνης εἰσὶν νυκτερινοί] Πυρόεις καὶ Ἕσπερος.
>
> „Es sind die Parteien der Planeten aber folgende: Die einen gehören nämlich zur Partei der Sonne, die zum Tag gehörenden, Saturn und Jupiter, die anderen zu der [sc. Partei] des Mondes, die zur Nacht gehörenden, Mars und Venus."[492]

Diese Darstellung ist neutral: Sonne und Mond erscheinen als Namensgeber der Parteien und erhalten damit eine gewisse Vorrangstellung. Eine Unterordnung der Planeten wird nicht explizit zum Ausdruck gebracht.[493]

---

[489] Nach welchem Kriterium die Planeten der Sonnen- oder der Mondpartei zugeteilt wurden, war den hellenistischen Astrologen offenbar nicht mehr bekannt, wie die wenig überzeugenden Erklärungsversuche von Ptolemaios (Apotel. 1,7) und Porphyrios (Isag. 4 p. 196,1-10) zeigen.

[490] Zu der Lehre von den Trigonokratoren siehe unten S. 169-172 und Tafel B, S. 477.

[491] F. Cumont: Les "Prognostica de decubitu" (1935), 125,1-7. Der Text stammt aus dem Codex Laurentianus 28,34 fol. 15ᵛ, zur Datierung siehe F. Cumont, ebd. 131.

[492] Vgl. auch die Parallelüberlieferung der jüngeren Handschriften, die Cumont a.O. ebenfalls ediert hat.

[493] Ähnlich sind die Darstellungen bei Ant. Epit. I 1 ex Isag. p. 112,9-12: τῆς αἱρέσεώς εἰσιν τοῦ Ἡλίου [...] τῆς Σελήνης αἱρέσεώς εἰσιν und Porph. Isag. 4 p. 196,1-10.

Ptolemaios erklärt die Einteilung der Planeten folgendermaßen (Apotel. 1,7,1f. [Text 61]):

> νυκτερινοὺς [sc. ἀστέρας] μὲν ἀκολούθως παραδεδώκασι τήν τε σελήνην καὶ τὸν τῆς Ἀφροδίτης, ἡμερινοὺς δὲ τόν τε ἥλιον καὶ τὸν τοῦ Διός [...(2)...]. ἔνθεν τὸν μὲν τοῦ Κρόνου ψυκτικὸν ὄντα τῷ θερμῷ τῷ τῆς ἡμέρας ἀπένειμαν, τὸν δὲ τοῦ Ἄρεως ξηρὸν ὄντα τῷ ὑγρῷ τῷ τῆς νυκτός [...].

> 1-3 „So haben sie folgerichtig überliefert, dass Mond und Venus zur Nacht gehören, zum Tag dagegen Sonne und Jupiter [...(2)...]. 3-6 Daher teilten sie den Saturn, weil er kalt ist, der Wärme des Tages zu, den Mars, da er trocken ist, der Feuchte der Nacht."

Ptolemaios stellt die Zuteilung der Planeten völlig neutral dar.[494] Er deutet keine Hierarchien an, sondern versucht die Differenzierung von Tagplaneten und Nachtplaneten auf physikalische Eigenschaften zurückzuführen. Dies entspricht seinem Bemühen, die astrologische Prognostik frei von mystischen, magischen und abergläubischen Vorstellungen als mathematische Wissenschaft darzustellen.[495]

Der praktische Astrologe und Fachschriftsteller Vettius Valens hat in der zweiten Hälfte des zweiten Jhs. n.Chr. ein umfangreiches Werk verfasst, in dem er viele wichtige astrologische Einzellehren behandelt.[496] In den Büchern 1 und 2 seiner *Anthologien* behandelt er die grundlegenden astrologischen Lehren.[497] Das erste Kapitel von Buch 2 handelt von den Dreiecken. Als „Dreieck" werden die drei Tierkreiszeichen bezeichnet, die im Tierkreis

---

494 Vgl. auch die neutrale Darstellung bei Ant. Epit. II 2 ex Thes. (≈ Rhet. 5,2) p. 146,2f.: ἐπὶ τῶν ἡμερινῶν γενέσεων αἱρεσιαρχοῦσιν Ἥλιος, Κρόνος, Ζεύς, ἐπὶ δὲ τῶν νυκτερινῶν Σελήνη, Ἀφροδίτη, Ἄρης.

495 Vgl. E. Boer: Ptolemaios (1959), 1837,58-64. M. Riley: Science and Tradition (1988), 67 mit Anm. 2. G.J. Toomer: Ptolemy (1975), 198. Für die schwierige Erklärung, warum Mars zu den Nachtplaneten gezählt wird, muss Ptolemaios dann allerdings doch auf die mythologisch-anthropomorphe Vorstellung von Saturn und Mars als Übeltäter zurückgreifen.

496 Zu Vettius Valens siehe O. Neugebauer: The Chronology (1954). J.-F. Bara: Apotelesmatique et initiatives (1980), 49-53. W. Hübner: Vettius (2002), 150f. M. Riley: A Survey of Vettius Valens (2002), Kap. Biography.

497 Zur Komposition der Anthologie vgl. J.H. Holden: A History (1996), 49f. M. Riley: A Survey of Vettius Valens (2002), Kap. The Composition and Contents of the *Anthologiae*.

ein gleichseitiges Dreieck bilden. Diesen werden jeweils drei Planeten als Herrscher, sogenannte Trigonokratoren, zugewiesen. Es existierten mindestens zwei konkurrierende Systeme der Trigonokratie, das des Dorotheos und das des Ptolemaios.[498] Das System des Dorotheos ist das gebräuchlichere. Ihm folgt auch Valens, der die Trigonokratie mit der αἵρεσις der Planeten begründet (Val. 2,1,1.3.6 [Text 62]):[499]

Περὶ τριγώνων

(1) τοῦ ζῳδιακοῦ κύκλου κατὰ διαφορὰν καὶ οἰκειότητα τεταγμένου εὕρομεν αἱρέσεις δύο – Ἡλίου τε καὶ Σελήνης, ἡμερινὴν καὶ νυκτερινήν. [...] (3) Δία δὲ καὶ Κρόνον τῇ ἰδίᾳ αἱρέσει προσηρμόσατο [sc. ὁ Ἥλιος] συνεργοὺς καὶ φύλακας τῶν ὑπ᾽ αὐτοῦ τελουμένων, τὸν μὲν Δία ἀντίμιμον ἑαυτοῦ καὶ διάδοχον τῆς βασιλείας, ἀγαθῶν αἱρέτην, δόξης τε καὶ ζωῆς δοτῆρα, τὸν δὲ Κρόνον ὑπουργὸν κακίας καὶ ἐναντιωμάτων καὶ χρόνων ἀφαιρέτην. [...]
(6) ἔσχε [sc. ἡ Σελήνη] δὲ συναιρετιστὰς Ἀφροδίτην καὶ Ἄρεα, Ἀφροδίτην μὲν εἰκότως εἰς τὸ εὐεργετεῖν καὶ δόξας καὶ χρόνους μερίζειν, Ἄρεα δὲ εἰς τὸ παραβλάπτειν τὰς γενέσεις.

„Über die Dreiecke

2-4 (1) Da der Tierkreis nach Verschiedenartigkeit und Verwandtschaft geordnet worden ist, finden wir zwei Parteien – die der Sonne und die des Mondes, die zum Tag gehö-
4-10 rende und die zur Nacht gehörende. [...] (3) Den Jupiter und den Saturn hat sie [sc. die Sonne] sich ihrer eigenen Partei hinzugefügt als Gehilfen und Wächter über das, was von ihr bewirkt wird, den Jupiter als ihren Nachahmer und Ablöser im Königsamt, als einen Wähler des Guten und als Spender von Ruhm und Leben, den Saturn als Helfer beim Unheil und bei Hindernissen und als Wegnehmer der Zeit. [...]

---

[498] Siehe Dor. G I 1f. p. 323,1-14 Pingree (vgl. Dor. A I 1,2f.). Ptol. Apotel. 1,19. Ptolemaios begründet die Zuordnung der Planeten zu den Dreiecken mit der Häuserlehre.

[499] Zum System des Dorotheos vgl. W. Knappich: Geschichte (^{2}1988), 58f. Diesem System folgen auch Manetho, Rhetorios, Paulus Alexandrinus und die Araber.

11-14 (6) Er [sc. der Mond] hat aber als Parteigenossen Venus und Mars, die Venus natürlich, damit sie Gutes tut und Ruhm und Lebenszeit verteilt, den Mars aber, damit er hilft, den Geburten zu schaden."

Zunächst konstatiert Valens, dass es zwei Parteien gibt, die der Sonne und die des Mondes, die Tag- und die Nachtpartei (Z. 2-4).[500] In dem hier ausgelassenen Textstück erläutert Valens, dass Widder, Löwe und Schütze das Tagtrigon bilden, das – wie die Sonne – von feuriger Natur ist. Dann fährt er fort, dass die Sonne ihrer eigenen Partei Jupiter und Saturn als Mithelfer und Wächter hinzugefügt hat (Z. 4-9).[501] Die Sonne erscheint somit als Anführer der Tagpartei und hat sich Jupiter und Saturn als Helfer und Wächter συνεργοὺς καὶ φύλακας (Z. 6) selbst ausgesucht. Jupiter ist ihr „Nachahmer" (ἀντίμιμον, Z. 7)[502] und löst sie in der Herrschaft ab (διάδοχον τῆς βασιλείας, Z. 7f.).[503] Valens schildert hier die Trigonokratie nach der Parteizugehörigkeit als soziales Rollenspiel: Die Sonne hat die Herrschaft. Jupiter und Saturn sind ihre Helfer und Wächter, wobei Jupiter vor Saturn rangiert, da er nachts, als Nachahmer der Sonne, über das Dreieck herrscht. Dass Jupiter als „guter Planet" eine Mitwirkung bei den guten Gaben, Saturn als „schlechter Planet" bei den schlechten unterstellt wird, verwundert nicht. Nachdem Valens so die Herrschaft der Planeten im ersten Dreieck mit der Parteizugehörigkeit begründet hat, bespricht er das zweite: Stier, Jungfrau und Steinbock. Hier herrscht der Mond und hat Venus und Mars als Parteigenossen (συναιρετιστάς, Z. 11), die Venus, damit sie ihre guten Eigenschaften einbringt, Mars seine schlechten.

---

500 Hier haben wir die seltene Bezeichnung ἡμερινὴ αἵρεσις und νυκτερινὴ αἵρεσις.

501 Eventuell haben wir hier ein Indiz für das ursprüngliche Verständnis von αἵρεσις, auch wenn Valens hier nicht αἱρεῖν benutzt: Die Sonne hat ihrer Partei Saturn und Jupiter hinzugefügt. Sie hat also offenbar selbst die Wahl getroffen, welche Planeten zu ihr gehören. αἵρεσις τοῦ Ἡλίου impliziert dann die Wahl der Sonne, wobei τοῦ Ἡλίου als Genitivus subiectivus aufzufassen ist.

502 Die Bezeichnung Jupiters als „Nachahmer" der Sonne ist ungewöhnlich. In Babylonien galt vielmehr Saturn als „Hauptvertreter der Sonne", vgl. dazu W.H. Roscher: Planeten (1902-09), 2522 Anm. F. Cumont: Babylon (1911), 3f. F. Boll, C. Bezold und W. Gundel: Sternglaube (^{3}1926), 5. F. Cumont: Les noms des planètes (1935), 11 mit Anm. 6 und 14 mit Anm. 2. St. Weinstock: A New Greek Calendar (1948), 40f. mit Anm. 46. W. Burkert: Weisheit und Wissenschaft (1962), 279f. mit Anm. 10. W. Hübner: Die Dodekatropos (1995), 14. R. Waterfield: The Evidence (1999), 7. D. Brown: Mesopotamian Planetary Astronomy (2000), 69f.

503 Jupiter löst die Sonne in der Herrschaft ab, da er nachts über das Dreieck herrscht. Eine ähnliche Vorstellung finden wir bei Philon Spec. 1,16 vom Mond als διάδοχος τοῦ ἡλίου.

Valens betont in diesem Kapitel sehr stark die hierarchischen Strukturen innerhalb der Parteien. Dies geschieht zwar im Zusammenhang mit der Lehre von der Trigonokratie, aber trotzdem wird die Vorstellung von Sonne und Mond als Anführer einer Partei (und nicht nur des jeweiligen Dreiecks) und den je zwei Parteiangehörigen als ihren Untergebenen besonders deutlich. Angedeutet war ein solches hierarchisches Verhältnis eventuell bei Thrasyllos,[504] doch ist die Bedeutung von ἕπεσθαι ambivalent, so dass wir nicht mit Gewissheit behaupten können, dass eine hierarchische Folge impliziert ist. In den anderen Quellen fungieren Sonne und Mond als Namensgeber der jeweiligen Partei und erhalten dadurch zumindest eine gewisse Vorrangstellung. Lediglich Ptolemaios stellt die Zugehörigkeit der Planeten zu den Parteien völlig neutral dar.[505]

2. αἵρεσις und δορυφορία im Michigan Papyrus 149

Der unbekannte Verfasser des Michigan Papyrus 149[506] bringt an einer Stelle die Lehre von der αἵρεσις und die δορυφορία der Planeten in Zusammenhang (Mich. Pap. 149 col. viii 16-19 [Text 63]):

αἱρέσεις δέ εἰσιν δύο· νυκτὸς καὶ ἡμέρας, ἡλίου καὶ σελήνης· ἄρχει δὲ ἥλιος μὲν ἡμέρας, νυκτὸς δὲ σελήνη· καὶ δορυφοροῦσιν ἥλιον μὲν Κρόνος, Ζεύς· σελήνην δὲ Ἄρης, Ἀφροδίτη· Ἑρμῆς δὲ νυκτὸς μὲν σελήνης ἐστί, ἡμέρας δὲ ἡλίου.

1f. „Es gibt zwei Parteien, die der Nacht und die des Tages, der Sonne und des Mondes: Die Sonne herrscht tags,
3f. nachts der Mond. Und es begleiten die Sonne Saturn und Jupiter als Speerträger, den Mond aber Mars und Venus.
4f. Merkur gehört nachts zum Mond, tags zur Sonne."

---

[504] Ähnlich Firm. math. 2,7,2, siehe oben Anm. 488.

[505] Vgl. auch die neutrale Darstellung bei Antiochos, dazu oben Anm. 494. Als Namensgeber der Parteien nennt Ptolemaios die Luminare in Kapitel 1,19 seiner *Apotelesmatika* (1,19,1): παρὰ τὴν αἵρεσιν τὴν ἡλιακήν. (1,19,2): διά τε τὴν τῆς σελήνης αἵρεσιν. (1,19,4): διὰ τὴν πρὸς τὸν ἥλιον αἵρεσιν.

[506] Siehe oben S. 14. Vgl. die Beschreibung des Papyrus in der Einleitung von F.E. Robbins: Michigan Papyri III (1936), 62-65 sowie W. und H.G. Gundel: Astrologumena (1966), 36.

Der Autor des Textes unterscheidet – wie in der astrologischen Lehre üblich – zwei Parteien, nämlich die Nachtpartei und die Tagpartei, die der Sonnenpartei und der Mondpartei entsprechen. Die Anordnung νυκτὸς καὶ ἡμέρας und ἡλίου καὶ σελήνης ist chiastisch, da die Nachtpartei die des Mondes ist, die Tagpartei die der Sonne. Die Herrschaft von Sonne und Mond über eine Partei wird in diesem Text durch das Verb ἄρχειν hervorgehoben. Die den Luminaren zugeschriebene Vormachtstellung impliziert die Untergebenheit der anderen Planeten. Die „Parteigenossen“ werden zu δορυφόροι von Sonne und Mond, wobei Saturn und Jupiter die Sonne als Speerträger begleiten, Mars und Venus den Mond. Diese Einteilung entspricht also der in der Astrologie üblichen Einteilung in die Parteien. Merkur ist wie immer ambivalent: Nachts gehört er zum Mond und tags zur Sonne, hat also immer dieselbe Parteizugehörigkeit wie die Genitur. Bei Nachtgeburt ist er Nachtplanet, bei Taggeburt entsprechend Tagplanet.[507]

3. αἵρεσις und δορυφορία bei Paulus Alexandrinus

Oben wurde bereits eine Erklärung des Paulus Alexandrinus zur δορυφορία untersucht. δορυφόροι der Sonne sind, so heißt es dort, die Planeten, die ihr in einem Abstand bis zu 120° vorangehen, δορυφόροι des Mondes, die dem Mond folgen und in demselben Zeichen stehen wie dieser.[508] Schon vorher hat Paulus Alexandrinus in seinen Εἰσαγωγικά von der δορυφορία gesprochen. Im sechsten Kapitel lesen wir (Paul. Alex. 6 p. 18,11-19,20 [Text 64]):

> Περὶ τῆς τῶν δύο φωστήρων αἱρέσεως
>
> ἐπειδὴ τὰ ὅλα διοικεῖται ἐξ Ἡλίου καὶ Σελήνης καὶ οὐδὲν τῶν ἐν τῷ κόσμῳ ὄντων δίχα τῆς τῶν ἀστέρων τούτων δεσποτείας γίνεται, ἀναγκαῖόν ἐστι διδάξαι τήν τε ἡλιακὴν καὶ τὴν σεληνιακὴν αἵρεσιν, τί τε κεκλήρω-

[507] Dieses Kriterium für die Zuordnung Merkurs findet sich nur hier. Ptol. Apotel. 1,7,1 und Paul. Alex. 6 p. 19,5-7 (siehe unten Text 64, Z. 12-14) ordnen ihn der Tagpartei zu, wenn er der Sonne vorangeht, der Nachtpartei, wenn er ihr folgt. In abgewandelter Form teilt Porphyrios Merkur der Tagpartei zu, wenn er der Sonne vorangeht, der Nachtpartei, wenn er dem Mond folgt (Porph. Isag. 4 p. 196,8-10). Hier liegt wohl ein Missverständnis vor, denn diese Zuordnung ist nicht eindeutig: Merkur kann gleichzeitig der Sonne vorangehen und dem Mond folgen. Ein gänzlich anderes System bietet Valens (3,5,3), der die Zugehörigkeit des Merkur an dem Hausherrn festmacht, in dessen Gebiet sich dieser befindet.

[508] Siehe dazu oben S. 67, Text 14 mit der Besprechung S. 83f.

ται, καὶ ὅτι διὰ τούτων πάντα συνέστηκεν. ὁ μὲν οὖν Ἥλιος ἐκληρώσατο τὴν ἡμέραν καὶ τὴν ἑῴαν ἀνατολὴν καὶ τὰ ἀρρενικὰ ζῴδια, δορυφόρους δὲ ἔχει τὸν τοῦ Κρόνου καὶ τὸν τοῦ Διὸς ἀστέρα, ἡ δὲ Σελήνη τὴν νύκτα καὶ τὴν ἑσπερίαν ἀνατολὴν καὶ τὰ θηλυκὰ ζῴδια, δορυφόρους δὲ ἔχει τὸν τοῦ Ἄρεως καὶ τὸν τῆς Ἀφροδίτης ἀστέρα, τοῦ Ἑρμοῦ κοινοῦ τὴν φύσιν ὑπάρχοντος καὶ μετὰ μὲν Ἡλίου ἐπὶ τῆς ἑῴας ἀνατολῆς χαίροντος, μετὰ δὲ τῆς Σελήνης ἐπὶ τῆς ἑσπερίας. [...] χαίρουσι δὲ ἐπὶ μὲν τῶν ἡμερινῶν γενέσεων Ἥλιος καὶ Κρόνος καὶ Ζεὺς ἐν ἀρσενικοῖς ζῳδίοις ἐπὶ ἀγαθῶν τόπων κεχρηματικότες, μάλιστα δὲ Κρόνου καὶ Διὸς ἑῴων ἀνατολικῶν ὑπαρχόντων, ἐπὶ δὲ τῶν νυκτερινῶν Σελήνη, Ἄρης, Ἀφροδίτη ἑσπερίας ἀνατολῆς ὄντες καὶ τὰ θηλυκὰ ζῴδια ἐπέχοντες τῆς Σελήνης ἐπὶ δορυφορίας τεταγμένων τῶν δυοῖν τούτων ἀστέρων.

„Über die Partei der beiden Luminare

2-6 Da das Ganze von Sonne und Mond verwaltet wird, und nichts von dem, was es in der Welt gibt, ohne die Herrschaft dieser beiden Planeten geschieht, ist es notwendig, von der Sonnen- und der Mondpartei zu unterrichten, was [sc. eine jede von ihnen] erhalten hat, und dass alles durch
6-9 diese besteht. Die Sonne hat nun den Tag erhalten und die Phase der morgendlichen Sichtbarkeit und die männlichen Zeichen, als Speerträger hat sie den Planeten des Saturn
9-12 und den des Jupiter, der Mond dagegen die Nacht und die Phase der abendlichen Sichtbarkeit und die weiblichen Zeichen, als Speerträger hat er den Planeten des Mars[509]
12-14 und den der Venus, während der des Merkur ambivalent ist hinsichtlich seiner Natur und sich mit der Sonne in der Phase seiner morgendlichen Sichtbarkeit freut, mit dem Mond in der Phase seiner abendlichen Sichtbarkeit. [...]
14-18 Es freuen sich einerseits bei Taggeburten die Sonne, Sa-

[509] Obwohl ich sonst ὁ τοῦ Ἄρεως, etc. mit „Mars" wiedergebe, halte ich hier an der wörtlichen Übersetzung „der [sc. Planet] des Mars" fest, weil die Bezeichnung der Planeten in diesem Abschnitt wechselt und dieser Wechsel für die Interpretation nicht unbedeutend zu sein scheint.

turn und Jupiter in männlichen Zeichen, wenn sie an guten Orten wirken, besonders aber wenn Saturn und Jupiter in
18-21 der Phase ihrer morgendlichen Sichtbarkeit sind, andererseits bei Nachtgeburten der Mond, Mars und Venus, wenn sie in der Phase ihrer abendlichen Sichtbarkeit sind und weibliche Zeichen einnehmen, wenn diese beiden Planeten zur Speertragung des Mondes angeordnet sind."

Paulus Alexandrinus betont nachdrücklich die absolute Herrschaft von Sonne und Mond über den gesamten Kosmos: Alles wird von ihnen verwaltet (διοικεῖται, Z. 2), und nichts geschieht ohne ihre Herrschaft (δεσποτείας, Z. 4). Die Weltordnung ist hier eine soziale Ordnung. Da alles von Sonne und Mond abhängt, sei es nötig, über die Sonnen- und die Mondpartei zu unterrichten. Im Folgenden führt Paulus Alexandrinus aus, was zur Sonne und was zum Mond gehört. Die Sonne hat den Tag, die morgendliche Sichtbarkeit[510] und die männlichen Zeichen, der Mond die Nacht, die abendliche Sichtbarkeit und die weiblichen Zeichen.[511] Die Zuordnung des Tages und der morgendlichen Sichtbarkeit zur Sonne sowie die Zuordnung der Nacht und der abendlichen Sichtbarkeit zum Mond leuchten unmittelbar ein. Dass die männlichen Zeichen der Sonne und die weiblichen Zeichen dem Mond zukommen, ist ebenfalls plausibel:[512] Die Sonne ist männlich, der Mond weiblich. Auch mit der Lehre von den physikalischen Qualitäten lässt sich dies gut erklären: Sowohl der Tag als auch das männliche Prinzip weisen sich durch Wärme und Aktivität aus, während der Mond und das weibliche Prinzip feucht und passiv sind.[513]

Als Speerträger hat die Sonne Saturn und Jupiter, der Mond Mars und Venus. Paulus Alexandrinus nennt hier also die Mitglieder der Sonnenpartei δορυφόροι der Sonne, die der Mondpartei entsprechend δορυφόροι des Mondes. Merkur ist wie in allen Klassifikationen ambivalent. Er ist flexibel und freut sich mit der Sonne in der Phase seiner morgendlichen Sichtbarkeit und mit dem Mond in der Phase seiner abendlichen Sichtbarkeit. Ob

510 Zur Bedeutung der Junkturen ἑῴα ἀνατολή und ἑσπερία ἀνατολή bei Paulus Alexandrinus siehe unten Appendix I, S. 431-439 mit Abb. 50.

511 Dass die männlichen Zeichen zur Sonne, die weiblichen Zeichen zum Mond gehören, berichtet auch Thrasyllos, siehe oben Text 59, S. 165.

512 Vgl. schon Ps.Nech. et Petos. apud Val. 3,7,7.9 (frg. 18 Riess). Serap. apud Rhet. 6 p. 230,28-30.

513 Vgl. Ptol. Apotel. 1,7.

dies bedeutet, dass er dann auch jeweils der Speerträger des Luminar ist, oder ob er hier ganz aus der Speertragung herausgenommen wird, wird nicht ausgedrückt.[514] Wie schon im Michigan Papyrus 149 erscheint hier der Begriff δορυφόρος zur Bezeichnung eines Angehörigen einer von Sonne oder Mond angeführten Partei. Als astrologische Termini technici für die Angehörigen einer Partei finden wir sonst Ableitungen oder Komposita von αἵρεσις wie zum Beispiel συναιρέτης,[515] συναιρετίστης[516] oder αἱρετίστης.[517]

Am Ende dieses Kapitels (Z. 14-21) scheint Paulus Alexandrinus - den Begriff δορυφορία allerdings in einer anderen Bedeutung zu benutzen. Er führt aus, wann sich die Planeten einer jeden Partei „freuen". Sonne, Saturn und Jupiter freuen sich entsprechend der oben genannten Zuordnungen bei Tag (Z. 15f.), in männlichen Zeichen (Z. 16) und an guten Orten wirkend[518] (Z. 16f.). Die Wirksamkeit kommt zu den oben erwähnten Zuordnungen neu hinzu. Besonders freuen sich die Planeten, wenn Saturn und Jupiter in der Phase ihrer morgendlichen Sichtbarkeit sind, das heißt, wenn sie der Sonne mindestens 15° bis höchsten 120° vorangehen. Mond, Mars und Venus, die Nachtplaneten, freuen sich bei Nachtgeburten, in der Phase ihrer abendlichen Sichtbarkeit, also in einem Abstand von 15° bis 120° hinter der Sonne, und in weiblichen Zeichen.[519] Es folgt der Genitivus absolutus: τῆς

[514] Vgl. die Schemata in den Codices Vossianus Leiden Gr.F. 9 und der Vindobonensis hist. Gr. 122, beide zur Klasse β gehörig, die in der Textausgabe von E. Boer ad loc. abgedruckt sind.

[515] Vgl. z.B. Dor. G II 22 p. 362,17 Pingree. Ant. Epit. I 17 ex Isag. p. 115,32f. (unten S. 202, Text 72, Z. 25). Olymp. 3 p. 6,9. 9 p.17,16. 19 p. 39,15. *et al.* Val. App. XI 12.16. App. XVI 4 (unten S. 324, Text 96).

[516] Val. 2,1,6. 2,2,11. Val. App. XI 12. Porph. Isag. 29 p. 205,25 (unten S. 205 Text 73, Z. 36). Heph. 1,17,5 (unten S. 208, Text 74, Z. 23)

[517] Rhet. 5,54 p. 118,3.

[518] Zum Begriff χρηματίζων siehe oben S. 74f.

[519] Vgl. Serap. apud Rhet. 6 p. 230,28-30: ὅτι οἱ ἡμερινοὶ ἀστέρες χαίρουσιν ἐν ἀρσενικοῖς ζῳδίοις καὶ ἑῷοι τῷ Ἡλίῳ· οἱ δὲ τῆς νυκτερινῆς αἱρέσεως ἐν θηλυκοῖς καὶ ἑσπέριοι τῇ Σελήνῃ. Die Nachtplaneten freuen sich in westlicher Stellung zum Mond, nicht zur Sonne. Zuvor hat Serapion bereits erklärt, wann sich die männlichen, wann die weiblichen Planeten freuen (Serap. apud Rhet. 6 p. 231,16-18): ὅτι χαίρουσιν οἱ ἀστέρες, ὁ μὲν Κρόνος καὶ Ζεὺς καὶ Ἄρης ἑῷοι ὄντες καὶ συσχηματιζόμενοι, Σελήνη δὲ καὶ Ἀφροδίτη ἑπόμεναι καὶ ἑσπέριαι. Die männlichen Planeten freuen sich in ihrer morgendlichen Stellung, die weiblichen in ihrer abendlichen Stellung. Da Serapion seine Zuordnung vom Geschlecht der Planeten ausgehend vornimmt, teilt er den männlichen Mars der morgendlichen Stellung zu, obwohl er sich in seiner Eigenschaft als Nachtplanet freuen müsste, wenn er ἑσπέριος ist. Gerade bei Mars bereitet die Analogie von nächtlich und weiblich Schwierigkeiten.

Σελήνης ἐπὶ δορυφορίας τεταγμένων τῶν δυοῖν τούτων ἀστέρων. Die Nachtplaneten freuen sich also, wenn Mars und Venus in „Doryphorie-Stellung" zum Mond angeordnet sind. Hier liegt demnach eine andere Bedeutung von δορυφορία zugrunde: Mars und Venus sind nicht schon per se δορυφόροι, sondern es muss eine bestimmte Stellung zum Mond erfüllt sein. Paulus Alexandrinus sagt allerdings nicht, wie Mars und Venus angeordnet sein müssen, damit δορυφορία vorliegt. Stellen wir die Aussagen über die „Freuden" der Tagplaneten den Aussagen über die der Nachtplaneten gegenüber:

Sonne, Saturn, Jupiter	**Mond, Mars, Venus**
Taggeburten	Nachtgeburten
männliche Zeichen	weibliche Zeichen
Saturn, Jupiter: ἑῷοι ἀνατολικοί	ἑσπέριοι ἀνατολικοί
	Mars, Venus: ἐπὶ δορυφορίας τεταγμένοι

Tab. 6: Die „Freuden" der Tag- und Nachtplaneten nach Paul. Alex.

Warum spricht Paulus Alexandrinus nur von der δορυφορία zum Mond, nicht von der δορυφορία zur Sonne? Freuen sich die Tagplaneten nicht, wenn sie zur δορυφορία der Sonne angeordnet sind? Paulus Alexandrinus gibt für beide Parteien die ihnen jeweils verwandte Tageszeit an, das verwandte Geschlecht der Zeichen und die jeweils affine Stellung zur Sonne. Nur bei der Nachtpartei macht er den Zusatz über die δορυφορία des Mondes. Vermutlich unterstellt Paulus Alexandrinus hier die Lehre von der δορυφορία, die auf der Stellung der Planeten zu den Luminaren beruht. Daher ist ein Zusatz bei der Tagpartei nicht nötig: Wenn Saturn und Jupiter ἑῷοι ἀνατολικοί sind, sind sie in „Doryphorie-Stellung" zur Sonne, und zwar in einer besonders günstigen.[520] Beim Mond dagegen wird ein weiterer Zusatz notwendig, da die Junktur ἑσπέριοι ἀνατολικοί eine Stellung zur Sonne bezeichnet und nicht zum Mond. Da die Planeten dem Mond nach der von Pau-

[520] Vgl. die Ausführungen zur besonders wirkungsvollen δορυφορία bei Paul. Alex. 14 (oben S. 67, Text 14, Z. 6-10) und die Ausführungen dazu oben S. 73-78. Dort wurden folgende Kriterien genannt: ἑῷοι ἀνατολικοί, χρηματίσαντες, τῆς αἱρέσεως ὄντες.

lus Alexandrinus in Kapitel 14 dargestellten Lehre folgen müssen, ist der Zusatz, dass Mars und Venus zur δορυφορία angeordnet sein sollen, nötig.[521]

Dass Paulus Alexandrinus in einem Kapitel das Wort δορυφορία in zwei völlig unterschiedlichen Bedeutungen benutzt, verwundert. Eventuell hat er den Anfang des Kapitels aus einer anderen Quelle geschöpft als das Ende. Dafür spricht auch der altertümliche Sprachgebrauch im ersten Teil, wo er stets von „dem Planeten" des Jupiter, der Venus, usw. spricht, während er im zweiten Teil (ab Z. 14) dem jüngeren Sprachgebrauch folgend die Planeten mit den Göttern identifiziert. Dass in einem Text verschiedene Elemente unterschiedlicher astrologischer Systeme vermischt werden, ist eine typische Begleiterscheinung kompilatorischer Werke.

4. Die geteilte Herrschaft von Sonne und Mond und die Planeten als δορυφόροι

Der Verfasser des Michigan Papyrus 149 und Paulus Alexandrinus verwenden den Begriff δορυφόρος im Sinne von „Parteiangehöriger". Im Unterschied zu den in der Fachsprache üblicheren Bezeichnungen wie συναιρέτης, αἱρέτης oder συναιρετίστης impliziert der Begriff δορυφόρος eine soziale Hierarchie innerhalb der Parteien. Wo ein δορυφόρος ist, dort ist auch ein König. Als Anführer der Parteien fungieren Sonne und Mond. Wir haben hier also die Vorstellung von einer sideralen Doppelmonarchie. Die nachdrückliche Betonung des Herrschaftsaspektes unterscheidet die Darstellungen der αἵρεσις-Lehre im Michigan Papyrus 149 und bei Paulus Alexandrinus von anderen Darstellungen. Lediglich bei Vettius Valens ließ sich eine ähnliche Auffassung von einer Sozialordnung ausmachen: Er nannte Saturn und Jupiter συνεργοὺς καὶ φύλακας (oben S. 170, Text 62, Z. 6).[522] Bei Thrasyllos könnte eine soziale Hierarchie angedeutet sein, doch ist dies aufgrund der Ambivalenz von ἕπεσθαι nicht sicher zu klären.

---

521 Es handelt sich hier um eine Konstellation, die ungefähr im ersten Viertel des zunehmenden Mondes, also kurz nach Neumond, stattfindet. Dies könnte die oben geäußerte These von einem Zusammenhang der Monddoryphorie und den Mondbeobachtungen bei der ersten Sichtbarkeit des Mondes stützen.

522 Zur Vorstellung vom Kosmos als Polis, die hier besonders deutlich in Erscheinung tritt, siehe oben S. 4.

Immer wieder wurde behauptet, dass dieses Doppelkönigtum von Sonne und Mond eindeutig ein ägyptisches Konstrukt sei,[523] während die absolute Monarchie der Sonne auf babylonisches Gedankengut zurückgehe. Aus diesem Grunde hat man die gesamte Lehre von der αἵρεσις als typisch ägyptisch aufgefasst.[524] Dieser Argumentation muss man allerdings nicht folgen, denn die der αἵρεσις-Lehre zugrunde liegende Anschauung ist die Teilung zwischen Tag und Nacht. Dass die Sonne zum Tag gehört und der Mond zur Nacht, ist eine Grundanschauung, die sich in allen Kulturkreisen finden lässt. Schon im Alten Testament, in der *Genesis*, heißt es (1,16-18 [Text 65]):[525]

> (16) So machte denn Gott die beiden großen Leuchten: die größere, daß sie den Tag beherrscht, die kleinere zur Beherrschung der Nacht, und dazu die Sterne.
> (17) Gott setzte sie als Leuchten über die Erde an das Gewölbe des Himmels,
> (18) zu beherrschen Tag und Nacht und zu trennen zwischen Licht und Finsternis.

Wenngleich hier die Sonne als „größere" Leuchte und der Mond als „kleinere" bezeichnet wird, liegt die Betonung darauf, dass die Sonne über den Tag herrscht, der Mond über die Nacht. Dies entspricht der in der astrologischen Lehre von der αἵρεσις formulierten Anschauung, und dieser Dualis-

---

523 F. Cumont: La théologie solaire (1913), 468: „on reconnaîtra que le système qui donne au Soleil l'hégémonie du ciel s'oppose à un autre, certainement d'origine égyptienne, qui partage cette souveraineté entre le Soleil et la Lune." Ders.: Écrits Hermétiques (1918), 75f. Ihm folgen z.B. J. Kroll: Die Lehren (1914), 109. F.E. Robbins (ed.): Michigan Papyri (1936), 99. W. Gundel: Sternglaube (^{2}1959), 47.

524 Vgl. F. Cumont (ed.): Thrasyllos (1912) p. 100 Anm. 2: *de hac doctrina Aegyptiaca*. Ihm folgen F.E. Robbins (ed.): Michigan Papyrus 149 (1936), 99. E. Boer und St. Weinstock (edd.): Porphyrios (1940), 196 app. crit. Dass Sonne und Mond bereits in Babylon nebeneinander als Könige verehrt worden sind, wurde oben gezeigt, siehe oben S. 27-35.

525 Die *Genesis* besteht aus drei zu unterscheidenden Schichten. Unser Text gehört zu der so genannten Priesterschrift, die ungefähr im 6. Jh. v.Chr. niedergeschrieben worden sein soll, siehe hierzu J. Bottéro: Jüdische Schöpfungsmythen (1964), 186f. 189-192 und zur Deutung dieser Stelle B.B. Schmidt: Moon (^{2}1999), 590 und Philon Opif. 56: τῆς μὲν ἡμέρας τὸ κράτος ὁ πατὴρ ἀνεδίδου τῷ Ἡλίῳ, οἷα μεγάλῳ βασιλεῖ, τῆς δὲ νυκτὸς σελήνῃ καὶ τῷ πλήθει τῶν ἄλλων ἀστέρων. Aug. gen. c. Manich. 1,14,23 (PL 34 p. 184,3-9): […] *ut soli dies detur, nox autem lunae et sideribus caeteris*. Vgl. auch eine Glosse zu Lucan I 77, ediert von Berthe M. Marti: Arnulfi Aurelianensis glosule super Lucanum, Rom 1958, p. 20: *illa* [sc. luna] *enim preest nocti sicut ille* [sc. sol] *diei*.

mus Tag und Sonne – Nacht und Mond bildet den Ausgangspunkt für die Einteilung der Planeten in die αἱρέσεις.[526]

Die Anschauung, dass Sonne und Mond die Anführer der anderen Planeten sind, soll auf die Chaldäer zurückgehen, heißt es bei dem Arzt und Astrologiegegner Sextus Empiricus (2. Hälfte 2. Jh. n.Chr.), der berichtet (5,31 [Text 66]):

> πλὴν τῶν ἑπτὰ [sc. ἀστέρων] ἡγεῖσθαι μὲν τὸν ἥλιον καὶ τὴν σελήνην [sc. Χαλδαῖοι] οἴονται, ἐλάττονα δὲ τούτων δύναμιν ἔχειν πρὸς τὰς τῶν ἀποτελεσμάτων ἐκβάσεις τοὺς λοιποὺς πέντε· παρ' ἣν αἰτίαν οἱ Αἰγύπτιοι βασιλεῖ μὲν καὶ δεξιῷ ὀφθαλμῷ ἀπεικάζουσι τὸν ἥλιον, βασιλείᾳ δὲ καὶ ἀριστερῷ ὀφθαλμῷ τὴν σελήνην, ῥαβδοφόροις δὲ τοὺς πέντε ἀστέρας, τῷ δὲ λοιπῷ λαῷ τοὺς ἄλλους ἀπλανεῖς.

1-4 „Außerdem glauben sie [sc. die Chaldäer], dass die Anführer der sieben [sc. Planeten] Sonne und Mond seien und dass die übrigen fünf eine geringere Kraft als diese zur
4-6 Durchsetzung ihrer Einflüsse haben. Aus diesem Grund haben die Ägypter die Sonne mit dem König und dem
6f. rechten Auge verglichen, den Mond mit der Königin und dem linken Auge, die fünf Planeten mit Stabträgern und
7f. die anderen, die Fixsterne, mit dem übrigen Volk."

[526] Von einem Wechsel bzw. einer Teilung der Herrschaft von Sonne und Mond mit eindeutiger Unterordnung des Mondes spricht auch Philon: Tags herrscht die Sonne, nachts übernimmt der Mond als „Diener und Ablöser der Sonne" die Herrschaft (Philon Spec. 1,16): σελήνην δ' ὑπηρέτιν καὶ διάδοχον τοῦ ἡλίου νύκτωρ τὴν ἐπιμέλειαν καὶ προστασίαν ἀνειληφυῖαν ὧν μεθ' ἡμέρας ἥλιος. Siehe auch Aug. gen. c. Manich. 1,23,38 (PL 34 p. 191). Zur Wirkung dieser Vorstellung auf der Ebene der Reflexion siehe den Vergleich des Mächteverhältnisses von kirchlicher und königlicher Autorität mit dem von Sonne und Mond im 12. Jh. bei Papst Innozenz III. (Reg. I 401 [PL 214 p. 377^{A}f.]): *Sicut* [...] *Deus duo magna luminaria in firmamento cœli constituit, luminare majus, ut præesset diei, et luminare minus, ut nocti præesset; sic ad firmamentum universalis Ecclesiæ, qæ cœli nomine nuncupatur, duas magnas instituit dignitates: majorem, quæ quasi diebus animabus præesset, et minorem, quæ quasi noctibus præesset corporibus: quæ sunt pontificalis auctoritas et regalis potestas. porro sicut luna lumen suum a sole sortitur, quæ re vera minor est illo quantitate simul et qualitate, situ pariter et effectu: sic regalis potestas ab auctoritate pontificali suæ sortitur dignitatis splendorem.* Siehe dazu F. Kempf: Papsttum und Kaisertum (1954), 284-289. K. Hutchinson: Towards a Political Iconology (1987), 99 mit Anm. 8 und weiterer Literatur.

Sextus Empiricus gibt hier die Lehre der Chaldäer wieder.[527] Diese glauben, dass Sonne und Mond die übrigen Planeten anführen. Das erinnert an die Darstellung der αἵρεσις-Lehre bei Thrasyllos, der in umgekehrter Blickrichtung von den Planeten sagt, dass diese der Sonne folgen (ἕπεται, oben S. 165, Text 59, Z. 1). Aus diesem Grund haben die Ägypter, so Sextus Empiricus weiter, die Sonne mit dem König und dem rechten Auge verglichen und den Mond mit der Königin und dem linken Auge.[528] Die fünf Planeten hätten sie mit Stabträgern (ῥαβδοφόροι, Z. 7),[529] die Fixsterne mit dem übrigen Volk verglichen. Der Grundgedanke, der hinter diesem Weltmodell steht, ist nicht speziell ägyptisch: Es ist die in allen frühen Kulturen anzutreffende Idee vom politisierten Kosmos. Welches Detail nun Sextus Empiricus veranlasst hat, dieses System für die Ägyptern zu vindizieren, sei dahingestellt. Die Vorstellung von Sonne und Mond als rechtem und linkem Auge ist erklärtermaßen ägyptisch. Aber die Dualität von Tag und Nacht und der Gedanke, dass die Sonne über den Tag herrscht, der Mond über die Nacht, ist sicherlich ebenso wenig typisch ägyptisch wie die Idee vom politisierten Kosmos.[530]

Die philosophische Anschauung vom Kosmos als Polis ist hier mit der astrologischen Lehre von der αἵρεσις der Planeten verbunden. Die irdische Sozialordnung wird auf die Himmelskörper projiziert. Im Ganzen scheint mir die Vorstellung von Sonne und Mond als Königen eher astral-

---

527 Es wurde bereits darauf verwiesen, dass der Begriff „Chaldäer" mehrdeutig ist, siehe dazu oben S. 109 mit Anm. 284. Da hier jedoch die Ägypter von den Chaldäern geschieden werden, ist davon auszugehen, dass Sextus mit „Chaldäer" babylonische Astrologen bezeichnet und nicht Astrologen schlechthin.

528 Zur Vorstellung von Sonne und Mond als rechtem und linkem Auge bzw. ihrer Wirkung auf das rechte bzw. das linke Auge vgl. Plut. De Isid. 51, 371[E]. Val. 1,1,2.5, siehe auch F. Cumont: Écrits Hermétiques (1918), 75 mit Anm. 3 und weiterer Literatur. Ders.: Il sole (1923), 65. Ders.: Les "Prognostica de decubitu" (1935), 130 Anm. 1. H. Bonnet: Reallexikon (1952), 733f. Ph. Derchain: Mythes et dieux lunaires (1962), 20f. W. Helck: Mond (1982), 193f. Zur ägyptischen Tradition der Gliedervergottung vgl. J.F. Quack: Dekane (1995), 98.

529 Siehe auch Schol. ad Apoll. Rhod. IV 262 p. 274, 18 Wendel: <καὶ> τὰ μὲν ιβ̄ ζῴδια θεοὺς βουλαίους προσηγόρευον, τοὺς δὲ πλάνητας ῥαβδοφόρους und hierzu H.G. Gundel: Zodiakos (1992), 30.

530 Vgl. auch Sphuj. 1,116: Sonne und Mond sind Könige, Merkur ein Prinz, Venus und Jupiter Berater, Mars ein General und Saturn ein Sklave. Siehe hierzu den Kommentar von D. Pingree: The Yavanajātaka (1978), II 246f.

religiös als astrologisch.[531] Sie ist uralt und vor allem im mesopotamischen Kulturkreis vorzufinden. Die Verbindung von Nacht und Mond sowie von Sonne und Tag ist zu evident, als dass man sie als typischen Gedanken einer bestimmten Kultur ausweisen könnte. Die Ausdifferenzierung des Kosmos zu einer Kosmopolis ist ebenfalls in verschiedenen Kulturen schon früh verbreitet, so dass man auch diesen Gedanken nicht als besonderen Verdienst einer einzelnen Kultur ansehen kann. Daher scheint mir die Lehre von der αἵρεσις keineswegs zwingend ägyptisch.

[531] Die Anschauung findet allerdings auch in der Astrologie ihren Niederschlag. So werden Sonne und Mond gemeinsam als oberste Könige und Herrscher bezeichnet, vgl. z.B. Val. 9,16,2. Ptol. Apotel. 2,9,2. (≈ Heph. 1,20,25. Epit. IV 17,12.). Porph. Isag. 2 p. 190,25 von der Sonne: καθάπερ τις κράτιστος βασιλεύς. p. 191,31f. vom Mond: ὥσπερ βασιλὶς ἰσχυροτάτη. Paul. Alex. 3 p. 13,12-16. Heph. 3,5,1. (≈ Epit. II 3,1,7. IV 81,1). Auf der Ebene der Reflexion heißt es bei Manetho (Maneth. III[II] 219-225), dass Sonne und Mond βασιλῆες sind und βασιλῆας hervorbringen, vgl. auch dens. I[V] 277-283 und siehe unten S. 308, Anm. 690.

E. Die Lehre von den Tag- und Nachthäusern und die δορυφορία im Michigan Papyrus 149

Im Michigan Papyrus 149 findet sich eine ähnliche Anschauung von den Luminaren als Königen und den Planeten als ihren Speerträgern. Bei der Häuserlehre handelt es sich um eine wichtige zodiakale Methode der Planetendeutung. Jeder Planet bekommt bestimmte Tierkreiszeichen als seine „Häuser" zugewiesen. Da die Siebenzahl schwer mit der Zwölfzahl der Zeichen zu kombinieren ist, haben Sonne und Mond jeweils nur ein Haus erhalten, die anderen Planeten jeweils zwei, ein Taghaus und ein Nachthaus (Abb. 17):[532]

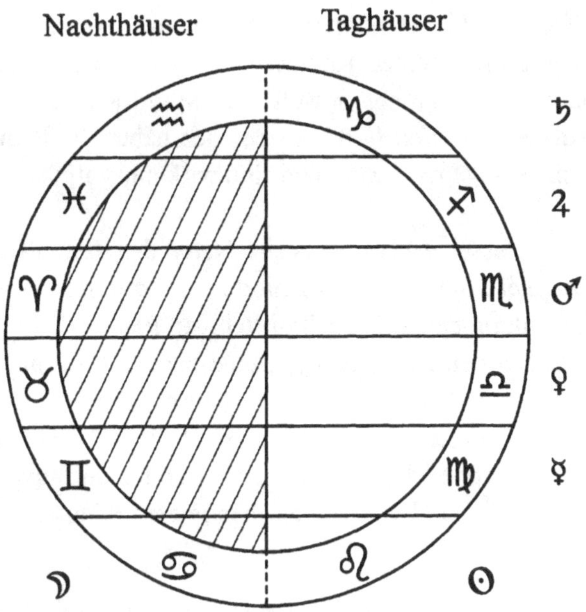

Abb. 17: Die Tag- und die Nachthäuser der Planeten

[532] Vgl. Ptol. Apotel. 1,18 und den Similienapparat in der Edition von W. Hübner: Claudius Ptolemaeus (1998). Zur Häuserlehre siehe A. Bouché-Leclercq: L'astrologie (1899), 182-192 mit Abb. 24. F. Boll, C. Bezold und W. Gundel: Sternglaube (^{3}1926), 58f. W. Knappich: Geschichte (^{2}1988), 58 mit der Abb. auf S. 59. L.S. Larsen, E. Michael und P.K. Rasmussen: Astrologie (2000), 64f. W. Hübner: Geographischer und astrologischer Zonenbegriff (2001), 19f. Ders.: Tierkreiszeichen, Himmelsrichtungen (2002), 126-128.

Im Michigan Papyrus 149 heißt es von den Zeichen und den Planeten (col. xvi 7-23 [Text 67]):

> ἥλιος μὲν γὰρ ἡμέρας ἔχει ἀρχήν, σελήνη δὲ νυκτός· οὗτοι [sc. οἱ θεοὶ] δὲ καὶ νυκτὸς καὶ ἡμέρας λειτουργοῦσι τοῖς δυσὶ βασιλεῦσι· [...] οὕτως τε ἐκ τούτων τῶν χωρίων καὶ τὴν σελήνην καὶ τὸν ἥλιον δορυφοροῦσιν· ἐπὶ τούτων τῶν ζῳδίων οἱ ἀστέρες τὰς ἰδίας ἔχουσιν δυνάμεις καί εἰσιν εὔτονοι.

1 γὰρ Robbins παρ pap.

1-3 „Denn die Sonne hat tags die Herrschaft, der Mond nachts: Diese [sc. die Planetengötter] dienen sowohl nachts als
3-6 auch tags diesen beiden Königen. [...] Und so begleiten sie von diesen Regionen sowohl den Mond als auch die Sonne als Speerträger: In diesen Zeichen haben die Planeten die ihnen eigenen Kräfte und sind wirkungsvoll."

Zuvor hat der Verfasser erklärt, dass die Natur den fünf Planeten jeweils zwei Häuser zugeteilt hat.[533] Der Beginn des abgedruckten Abschnitts erinnert an die Darstellung der αἵρεσις im Michigan Papyrus 149 (oben S. 172, Text 63): Die Sonne herrscht tags, der Mond nachts. Im Folgenden werden Sonne und Mond als Könige bezeichnet (βασιλεῦσι, Z. 3), denen die anderen fünf Planeten dienen (λειτουργοῦσι, Z. 2f.).[534] Das Verb λειτουργεῖν ist eine soziomorphe Metapher aus dem Bereich der ägyptisch-griechischen Militärsprache.[535] In der astrologischen Fachterminologie steht der Be-

[533] Die Häuser von Sonne und Mond werden nicht genannt. Es wird lediglich gesagt, dass der Krebs ein weibliches Zeichen, der Löwe ein männliches ist, vgl. auch Ptol. Apotel. 1,18,3. Allerdings ist zu Beginn des Abschnitts einiges ausgefallen, eventuell auch die Zuweisung der beiden Zeichen an die Luminare. Der Verfasser spricht in dieser Passage von den „männlichen" und den „weiblichen" Häusern und nennt nach der oben bereits dargelegten Analogie von täglich und männlich sowie von nächtlich und weiblich die Taghäuser männlich, die Nachthäuser weiblich. Die Einteilung der Zeichen in männlich und weiblich wurde in der Antike unterschiedlich vorgenommen, siehe dazu W. Hübner: Die Eigenschaften (1982), 152-156. Für unsere Untersuchung ist diese Klassifizierung nicht weiter wichtig.

[534] Auch Ptolemaios nennt im Zusammenhang mit der Häuserlehre die Luminare die „größten" und „mächtigsten" (Apotel. 1,18,2): ὅ τε Καρκίνος καὶ ὁ Λέων ἐστί, τὰ δύο ταῦτα τοῖς μεγίστοις καὶ κυριωτάτοις, τουτέστι τοῖς δύο φωσὶν ἀπένειμαν οἴκους.

[535] Siehe dazu J. Lesquier: Les institutions militaires (1911), 33. 54f. 214. A. Scherer: Gestirnnamen (1953), 213.

griff λειτουργός in engem Zusammenhang mit der ägyptischen Lehre von den Dekanen.[536] Dabei handelt es sich um die Einteilung eines Ekliptikzwöftels von 30° in drei Dekane zu je 10°.[537] Den insgesamt 36 Dekanen wurden wiederum jeweils drei Götter untergeordnet, die man λειτουργοί nannte.[538] Bei diesen „Dienern“ handelt es sich um Fixsterne, die sich in den Gebieten der Dekane befinden und gleichzeitig mit diesen aufgehen. Da jedes Zeichen drei Dekane hat, denen dann wiederum drei Diener untergeordnet sind, hat nach dieser Lehre jedes Zeichen neun Diener. Der Verfasser des Michigan Papyrus benutzt λειτουργοῦσιν also untechnisch.

In dem von mir ausgelassen Stück legt der Verfasser dar, welche Häuser welchen Planeten zukommen.[539] Dann schließt er den Hinweis an, dass die Planeten von diesen Häusern aus den Mond und die Sonne als Speerträger begleiten (δορυφοροῦσιν).[540] Der das Thema „Häuserlehre“ abschließende Satz, dass die Planeten in ihren Häusern ihre Kräfte entfalten und stark sind, entspricht der üblichen astrologischen Anschauung.

Dass die Planeten die Luminare als Speerträger begleiten, erinnert an die Aussage zu Beginn des Abschnitts: οὗτοι δὲ καὶ νυκτὸς καὶ ἡμέρας λειτουργοῦσι τοῖς δυσὶ βασιλεῦσι (Z. 2f.). Wir haben gesehen, dass λειτουργεῖν zwar ein astrologischer Terminus technicus ist, den der Autor hier

---

536 Auch die Bezeichnung δεκανός stammt aus der ägyptisch-griechischen Militärsprache und bezeichnet einen Befehlshaber über zehn Berittene oder über zehn Soldaten auf den Polizeischiffen des Nils, hierzu: A. Scherer: Gestirnnamen (1953), 213. K. von Stuckrad: Geschichte (2003), 74.

537 Zum Ursprung und zur Bedeutung der Dekanlehre siehe A. Jeremias: Handbuch (^{2}1929), 279f. W. Gundel: Dekane (1936). A. Scherer: Gestirnnamen (1953), 212-225. H.G. Gundel: Zodiakos (1992), 35. J. Quack: Dekane (1995), bes. 99-103. E. Hornung: Das geheime Wissen (1999), 34-36. A. Pichot: Die Geburt der Wissenschaft (1995), 208-211. R.G. Brand: Lehrbuch (2000), 101-104. L.S. Larsen, E. Michael und P.K. Rasmussen: Astrologie (2000), 45. 242f. K. von Stuckrad: Geschichte (2003), 73f.

538 Vgl. Firm. math. 2,4,4: *quidam hunc locum volentes suptilius explicare terna numina decanis singulis applicarunt, quos munifices appellandos esse voluerunt id est liturgos, ita ut per signa singula novem possint munifices inveniri, ut ternis munificibus decani singulis praeferantur.* Im Lateinischen wird λειτρουργός also mit *munifex* wiedergegeben. Siehe dazu auch A. Le Bœuffle: Le vocabulaire latin (1973), I 283: „ils ont appelé les éléments de cette 'armée céleste' soumise aux décans λειτουργοί, '(soldats) de service', 'gardes d'honneur'.“ Zur Lehre von den λειτρουργοί vgl. A. Bouché-Leclercq: L'astrologie (1899), 216f. Anm. 3. 225f. Anm. 1. F. Boll: Sphaera (1903), 392-394. W. Gundel: Dekane (1936), 299. A. Le Bœuffle: Astronomie (1987), 166 s.v. *liturgi.* S.J. Tester: A History (1987), 116f.

539 Auch hier spricht der Verfasser nicht von den Tag- bzw. Nachthäusern, sondern von den männlichen und weiblichen Häusern. Da er der üblichen Einteilung folgt, verzichte ich hier darauf, den Text im Wortlaut wiederzugeben.

540 Auffälligerweise steht hier der Mond an erster Stelle.

aber untechnisch verwendet. Eine gewisse parallele Vorstellung ist sicherlich zu der Verwendung von δορυφορεῖν zu sehen: οὕτως τε ἐκ τούτων τῶν χωρίων καὶ τὴν σελήνην καὶ τὸν ἥλιον δορυφοροῦσιν (Z. 3f.). Die Vorstellung, dass die fünf Planeten Untergebene von Sonne und Mond sind, ist beiden Sätzen gemein. Trotz dieser grundsätzlichen Übereinstimmung sind folgende Unterschiede festzuhalten: Die Planeten dienen (λειτουργοῦσιν) den beiden Königen tags und nachts, also immer. Dies ist recht unspezifisch und erinnert an die astralreligiöse Vorstellung von Sonne und Mond als den mächtigsten Königen, denen alle anderen Planeten und Sterne untergeben sind. Als Speerträger begleiten sie die Luminare aus ihren Häusern heraus. An die Speertragung der Planeten ist also die konkrete Bedingung geknüpft, dass sich die Planeten in ihrem Tag- oder ihrem Nachthaus befinden, wenngleich genauere Angaben fehlen. Ferner stellen sich die Fragen, ob Sonne und Mond auch in ihren Häusern stehen müssen, damit sie Speerträger haben können, oder ob ihre Stellung keine Rolle spielt, und ob der Planet, der in seinem Haus steht, Speerträger beider Luminare ist oder ob er in seinem Taghaus Speerträger der Sonne ist, im Nachthaus Speerträger des Mondes. Festhalten können wir lediglich, dass bei der Vorstellung von δορυφορία, die hinter den Ausführungen des Verfassers dieses Textes steht, die Häuserlehre offenbar eine zentrale Rolle spielt. Überprüfen wir, welche Verbindungen zwischen den Häusern der Luminare und denen der Planeten bestehen, stellen wir fest, dass jeder Planet aus einem seiner Häuser das Haus der Sonne und aus dem anderen das Haus des Mondes aspektiert: Saturn bildet aus seinem Taghaus Steinbock eine Opposition zum Mondhaus Krebs und aus seinem Nachthaus Wassermann eine Opposition zum Löwen, dem Haus der Sonne. Jupiter aspektiert die Häuser der Luminare im Gedrittschein, aus seinem Taghaus Schütze das Haus der Sonne (Löwe) und aus seinem Nachthaus, den Fischen, das Haus des Mondes (Krebs). Mars bildet in seinem Nachthaus Widder einen Geviertschein zum Mondhaus und einen Gedrittschein zum Haus der Sonne. Aus seinem Taghaus Skorpion aspektiert er das Sonnenhaus im Geviertschein und das Mondhaus im Gedrittschein. Venus aspektiert aus ihrem Nachthaus Stier das Mondhaus Krebs im Sextilschein, das Sonnenhaus Löwe im Geviertschein und aus ihrem Taghaus Waage das Sonnenhaus Löwe im Sextilschein und das Mondhaus Krebs im Geviertschein. Im Sextilschein aspektiert Merkur aus seinem Nachthaus Zwillinge den Löwen, das Haus der Sonne, und aus seinem Taghaus Jungfrau das Haus des Mondes, den Krebs (siehe Abb. 18).

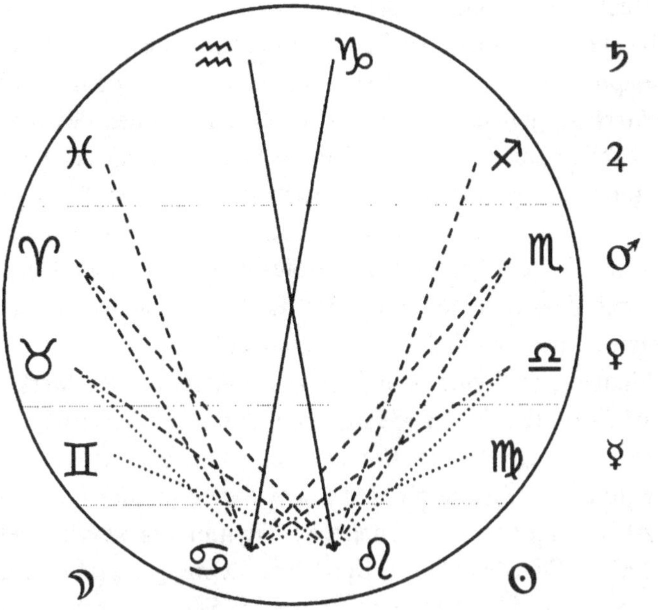

— Opposition --- Gedrittschein

-·-·- Geviertschein ······· Sextilschein

Abb. 18: Die Aspekte der Planetenhäuser

Hier könnte ein Verständnis von δορυφορεῖν zugrunde liegen, bei dem die Aspektbildung aus einem Haus heraus grundlegend ist. δορυφορεῖν stünde dann im Sinne von „einen Aspekt aus seinem Haus zu Sonne oder Mond, die ebenfalls in ihrem Haus stehen, bilden". Obwohl der Autor nicht von Aspekten spricht, sondern lediglich von der Häuserlehre, sehe ich keine andere Verbindung, die alle Planeten in ihren Häusern sowohl zur Sonne als auch zum Mond haben (καὶ τὴν σελήνην καὶ τὸν ἥλιον). Im Vergleich zu den bisher untersuchten Definitionen ist sowohl die explizit ausgedrückte Bedingung neu, dass die Speerträger in ihren Häusern stehen, als auch das von mir vermutete Kriterium der Aspektbildung. Wir werden weiter unten sehen, dass es eine andere Definition von δορυφορία gab, bei der die Stellung beider an der δορυφορία beteiligten Planeten im eigenen Haus und auch die Aspektbildung zu den notwendigen Kriterien gehören.[541]

[541] Siehe unten S. 216-243 und 248-254.

F. Zusammenfassung: Die Luminare und die δορυφορία der Planeten

Die Untersuchung der verschiedenen Texte, in denen der Begriff δορυφόρος auf die Planeten projiziert wird, hat ein uneinheitliches Bild der Verwendung dieser Metapher gezeigt. Der älteste erhaltene Text, in dem die Planeten δορυφόροι ἀστέρες genannt werden, ist unter dem Namen des Serapion überliefert. Es handelt sich um eine Definition, die eventuell aus dem verlorenen Pseudepigraph des Nechepso und Petosiris stammen könnte. Die δορυφόροι ἀστέρες werden als Planeten definiert, die der Sonne vorangehen, und die, die dem Mond folgen. Die bestimmte Stellung zu den Luminaren ist somit grundlegendes Kriterium für diese Art der Speertragung. Daher wurden in einem ersten Schritt sämtliche Texte untersucht, in denen die relative Stellung der Planeten zu Sonne oder Mond charakteristisches Merkmal der δορυφορία ist (Kap. III.B). Die Mehrheit der Autoren vertritt wie Serapion die Lehre, dass die Speerträger der Sonne vorangehen, dem Mond folgen. Lediglich in der indischen Astrologie und in der Rezeption des Paulus Alexandrinus sind Abweichungen zu konstatieren. Olympiodor verwechselt den Terminus technicus für „östlich“ im Sinne von „vorangehend“ (ἑῷος) mit dem Terminus technicus für „sichtbar“ (ἀνατολικός). Dadurch ist bei ihm die Sichtbarkeit der Planeten wesentliches Charakteristikum der Speerträger der Sonne und nicht das Vorangehen. Sowohl die Planeten, die morgens sichtbar vor der Sonne aufgehen, als auch die, die abends im Westen nach Sonnenuntergang sichtbar werden, sind bei ihm δορυφόροι der Sonne. Auf dieser Olympiodor-Stelle scheinen die Erläuterungen von W. und H.G. Gundel im *RE*-Artikel „Planeten“ sowie von E. Boer in *Der Kleine Pauly* s.v. „Planeten“ zu beruhen.[542] Die Untersuchung der Texte hat allerdings ergeben, dass diese Vorstellung keineswegs repräsentativ ist, sondern lediglich eine Ausnahme unter mehreren überlieferten Definitionen darstellt. Formal handelt es sich bei diesen Texten um Definitionen aus astrologischen Handbüchern.[543] Daran zeigt sich deutlich, dass die Metapher δορυφόρος bzw. δορυφορία in der astrologischen Fachsprache zu einem technischen Begriff geworden ist. Über die ursprüngliche Vorstellung, die zu der Verwendung des Begriffs δορυφόρος bzw. δορυφορία als Terminus technicus geführt hat, geben die Texte keine Auskunft. Das vermutlich hohe Alter der Defini-

---

542 Siehe oben S. 1.

543 Der Papyrus PSI 1494 wird ausgenommen. Hier ist nicht erkennbar, in welchem genauen Kontext der Begriff δορυφόρος steht.

tion des Serapion legt die Vermutung nahe, dass sich die Lehre aus babylonischen Omentexten entwickelt haben könnte. Der Ursprung dieser Lehre könnte in der besonderen mythischen Deutung des Sonnenaufgangs und der ersten Sichtbarkeit des Mondes liegen. Das Erscheinen der Luminare wird als Ankunft von Königen gedeutet. Sind Planeten in ihrer Nähe sichtbar, so werden diese als Speerträger angesehen. Diese Deutung muss jedoch ein vorsichtiger Versuch bleiben, den möglichen Ursprung der Lehre aufzuzeigen.

In einem zweiten Schritt wurden die Texte der philosophischen Schriftsteller Philon und Proklos untersucht (Kap. III.C). Im Zusammenhang mit der chaldäischen Planetenreihe übertragen diese den Begriff δορυφορεῖν auf die Planeten. Hierbei scheint eine astralreligiöse Auffassung ausschlaggebend zu sein: Die Sonne ist der höchste König, alle anderen sechs Planeten sind ihre δορυφόροι. Für die astrologische Praxis hätte eine solche Lehre keinerlei Relevanz, da alle Planeten immer δορυφόροι sind. Obwohl in der Sekundärliteratur immer wieder auf einen Zusammenhang mit dem astrologischen Terminus technicus verwiesen wird, konnte gezeigt werden, dass Philon und Proklos mit der Verwendung der Metapher in einer von Platon ausgehenden philosophischen Tradition stehen: In philosophischen und in religiösen Texten werden Mittelwesen als δορυφόροι bezeichnet, deren charakteristisches Merkmal es ist, zwischen zwei Instanzen zu vermitteln oder als ausführende Organe einer absoluten Instanz zu fungieren. Die Planeten rücken hier in die Nähe von Engeln oder Dämonen, die auf Befehl des höchsten Gottes auf die sublunare Welt einwirken. Dieses Verständnis der Planeten ist sowohl für Philon als auch für Proklos belegt. Die Sonne ist in der Weltanschauung beider Dreh- und Angelpunkt zwischen der intellegiblen Welt und der Sinnenwelt: Ontologisch gehört sie der Sinnenwelt an und zählt zu den Planeten. Doch nimmt sie unter den Planeten eine herausragende Stellung ein, da sie Abbild des höchsten Gottes ist. Während man bei Philon diese Implikation des Begriffes δορυφορεῖν nur durch Parallelstellen aufzeigen und im Ganzen schwer fassen kann, ist sie bei Proklos leichter nachzuweisen, da er die Tätigkeit der Planeten während des Schöpfungsprozesses der Sonne mit der Metapher δορυφορεῖν bezeichnet. Im Kontext dieses Proklos-Textes wird deutlich, dass hier ein aktives Mitwirken beim Schöpfungsvorgang gemeint ist. Philon und Proklos projizieren den Begriff δορυφορεῖν zwar auf die Planeten, verwenden ihn aber (im Sinne der astrologischen Fachsprache) untechnisch.

Im astrologischen Kontext finden wir die Metapher δορυφόρος in zwei Texten innerhalb der Lehre von den Parteien (Kap. III.D). Die Erklärung der αἵρεσις ist in den Texten in die Vorstellung vom Kosmos als Polis eingebettet. Sonne und Mond bilden die oberste Leitung der Welt. Von ihnen hängt alles ab. Die Darstellung der absoluten Vorrangstellung der Luminare steht im Mittelpunkt. Die Parteiangehörigen werden als δορυφόροι des jeweiligen Luminars bezeichnet. Der Begriff ist in beiden Texten in keinem technischen Sinne benutzt, sondern lediglich als Synonym zu αἱρέτης, wobei die Bezeichnung δορυφόροι besonders die soziale Hierarchie und die Überlegenheit der Luminare unterstreicht. Der Gebrauch von δορυφόρος ist in diesen Texten nicht durch die astrologische Lehre der δορυφορία geprägt, sondern durch die Intention der Verfasser, die Luminare als höchste Könige zu charakterisieren.

In einem einzigen Text, dem Michigan Papyrus 149, wird das Verb δορυφορεῖν im Zusammenhang mit der Häuserlehre benutzt (Kap. III.E). Die Planeten begleiten die Luminare aus ihren Häusern heraus als Speerträger. Hier könnte eventuell eine zweite technische Verwendung des Begriffs δορυφορεῖν zugrunde liegen, die auf der Häuserlehre und der Aspektlehre beruht: Jeder Planet bildet aus jedem seiner beiden Häuser einen Aspekt zum Sonnen- oder Mondhaus. Vielleicht liegt hier implizit die Vorstellung zugrunde, dass δορυφορία stattfindet, wenn ein Planet, der in seinem Haus steht, Sonne oder Mond aspektiert, wobei sich diese ebenfalls in ihrem Haus befinden. Zu dieser Überlegung führt eine andere Definition, die weiter unten noch zu untersuchen sein wird. Dem Text des Michigan Papyrus ist dies nicht ohne weiteres zu entnehmen, da weder von Aspekten die Rede ist, noch davon, dass die Luminare in ihrem Haus stehen.

Die einzige technische Verwendung des Begriffs δορυφορία, die in diesem Kapitel mit Sicherheit ausgemacht werden konnte, ist die zuerst dargestellte Lehre, dass die Speerträger der Sonne vorangehen und dem Mond folgen. Eine zweite technische Verwendung könnte eventuell im Zusammenhang mit der Häuserlehre stehen.

IV. Abbilder: Definitionen von δορυφορία bezogen auf alle Planeten

A. Sextus Empiricus und Hippolytos: δορυφορία als „Umschließung"

Sextus Empiricus hat das Gedankengebäude der pyrrhonischen Skepsis umfassend dargestellt.[544] Im fünften Buch seiner Schrift *Adversus mathematicos* behandelt er die Astrologie kritisch und versucht ihre Unhaltbarkeit nachzuweisen. Zunächst umreißt er kurz den Charakter der Genethlialogie und legt rein deskriptiv die astrologischen Grundlehren dar (Kap. 1-42).[545] Erst dann beginnt seine Kritik (ab Kap. 43). In dem ersten, rein deskriptiven Teil handeln die Kapitel 29-40 von den Planeten. Sextus Empiricus beginnt mit den Klassifikationen der Planeten in Wohltäter und Übeltäter und in Tag- und Nachtplaneten (29-32), dann erklärt er die von den Astrologen postulierten Bezüge der Planeten zum Tierkreis (33-37). Darauf folgen Ausführungen zu den relevanten Stellungen der Planeten zueinander (38-40). In Kapitel 38 definiert er den Terminus technicus δορυφορεῖσθαι. Diese Definition ist fast wörtlich bei Hippolytos, dem Bischof von Rom, der wohl im frühen dritten Jh. n.Chr. gelebt hat, erhalten (Sext. Emp. 5,38 [≈ Hippol. Ref. Haer. 4,1,1; Text 68]):[546]

> δορυφορεῖσθαι δὲ ἀστέρας λέγουσιν, ὅταν μέσοι ὦσιν ἄλλων ἀστέρων ἐν συνεχείᾳ ζῳδίων, οἷον ἐὰν τοῦ αὐτοῦ ζῳδίου ὃς μέν τις ἀστὴρ τὰς πρώτας ἐπέχῃ μοίρας, ὃς δὲ τὰς τελευταίας, ὃς δὲ τὰς ἐν μέσῳ, δορυφορεῖσθαι λέγεται ὁ ἐν μέσῳ ὑπὸ τῶν τὰς ἐπ' ἄκροις ἐπεχόντων μοίρας.

1f. „Sie sagen, dass die Planeten von Speerträgern begleitet werden, immer wenn sie sich innerhalb der Nachbarschaft der Zeichen in der Mitte von anderen Planeten befinden,
2-5 wie zum Beispiel, wenn von demselben Zeichen ein Planet die ersten Grade einnimmt, ein anderer die letzten, wieder ein anderer die in der Mitte, gesagt wird, dass der in der Mitte von denen, die die Grade an den Rändern innehaben, als Speerträger begleitet wird."

---

[544] Zu Sextus Empiricus vgl. K. Janáček: Eine anonyme skeptische Schrift (1964). W. und H.G. Gundel: Astrologumena (1966), 296f. D.K. House: The Life of Sextus Empiricus (1980) und oben S. 14. 180.

[545] Die Astronomie und die Astrometeorologie klammert er aus seiner Invektive aus.

[546] Da Hippolytos vermutlich direkt aus Sextus Empiricus geschöpft hat und die Definition fast wortgetreu wiedergibt, wird hier lediglich der Text des Sextus Empiricus angegeben.

Nach dieser Definition kann jeder Planet andere Planeten als δορυφόροι haben. Voraussetzung ist, dass er in der Mitte von zwei anderen Planeten steht. Diese dürfen maximal im angrenzenden Zeichen stehen: ἐν συνεχείᾳ ζῳδίων (Z. 2). Das Beispiel, das Sextus Empiricus heranzieht, verdeutlicht, dass auch dann δορυφορία vorliegt, wenn sich alle Planeten in demselben Zeichen befinden. Diese Erklärung erinnert an die Definition von *daurudhura* der indischen Astrologen. Dort heißt es, dass der Mond von Speerträgern begleitet wird, wenn er von Planeten umgeben ist.[547] Ob der Planet, der sich zwischen den ihn umgebenden Planeten befindet, genau in der Mitte von beiden stehen muss, geht aus der Definition nicht hervor. D. Pingree verweist in seinem Kommentar zu Sphujidhvaja 10,1 (Text 12) auf einige vermeintliche griechische Parallelstellen. Die Definition des Sextus Empiricus erwähnt er dagegen nicht, obwohl diese die einzige vergleichbare ist.

Eine ähnliche Lehre wird in der astrologischen Fachschriftstellerei unter der Bezeichnung ἐμπερίσχεσις „Umschließung“ behandelt. So heißt es zum Beispiel in der Epitome der Εἰσαγωγικά des Antiochos (Ant. Epit. I 12 ex Isag. p. 114,23-27 [Text 69]):[548]

> ὡς ἐμπερίσχεσις λέγεται ὅταν δύο πλανῆται ἕνα μὲν περιλάβωσιν, μηδενὸς ἄλλου ἀστέρος εἰς τὰ μετάξυ αὐτῶν βάλλοντος ἀκτῖνα, μήτε μὴν ἐντὸς ζ̄ μοιρῶν, ἐφ’ ἃς παρελήλυθεν ἢ ἐφ’ ἃς ἔρχεται. ἡ δὲ τοιαύτη ἐμπερίσχεσις ὑπὸ ἀγαθῶν μὲν γινομένη ἀγαθή, φαύλη δὲ ὑπὸ φαύλων.

1-4 „Dass man es „Umschließung“ nennt, immer wenn zwei Planeten einen einschließen, wobei kein anderer Planet einen Strahl in ihren Zwischenraum werfen darf und auch nicht innerhalb von 7°, in die er hineingegangenen ist oder
4-6 auf die er zugeht. Eine solche Umschließung von Wohltätern ist gut, von Übeltätern schlecht.“

„Umschließung“ nennt Antiochos es also, wenn zwei Planeten einen anderen umgeben, wobei kein anderer Planet, weder von dort, wo er steht, noch aus

---

[547] Während bei Sphujidvhaja keine genauen Entfernungen angegeben sind, heißt es bei Varāha Mihira, dass die Planeten in den Orten neben dem Mond stehen müssen, siehe dazu oben S. 63-65 mit Texten 12 und 13.

[548] Vgl. Porph. Isag. 15 p. 200,6-13.

den 7° davor oder dahinter, einen Aspekt bilden darf, der in den Zwischenraum der umschließenden Planeten fällt.[549] Ähnliche Definitionen von ἐμπερίσχεσις finden sich zum Beispiel in der Epitome II aus den Θησαυροί des Antiochos und bei Porphyrios.[550] Hephaistion definiert ἐμπερίσχεσις in ähnlicher Weise. Seine Definition enthält jedoch die Bedingung, dass sich entweder der Mond oder der Aszendent in der Mitte von zwei Planeten befindet.[551]

Im Unterschied zu der Definition von δορυφορεῖσθαι des Sextus Empiricus beinhalten die Definitionen von ἐμπερίσχεσις die Bedingung, dass kein Planet einen Aspekt zwischen die beiden Planeten wirft, die die Umschließung bilden. Die Grundkonstellation ist jedoch die gleiche: Zwei Planeten umgeben einen dritten. Ob Sextus Empiricus hier die ἐμπερίσχεσις mit der δορυφορία verwechselt hat oder ob eine Lehre unter zwei verschiedenen Termini technici existiert hat, kann an dieser Stelle nicht geklärt werden.[552] Wir werden jedoch im weiteren Verlauf der Untersuchung sehen, dass die Lehre von der δορυφορία bisweilen mit der Lehre von der ἐμπερίσχεσις in Zusammenhang gebracht wurde.

---

549 Zu dem Partizipialausdruck ἀκτῖνα βάλλων siehe unten S. 194f.

550 Ant. Epit. 2,41 (≈ Rhet. 5,41) p. 159,7-10. Porph. Isag. 15 p. 200,6-13. Vgl. auch Rhet. Epit. III*a* p. 107,28f. Hugo von Sant. 2,6. Zu der Lehre der ἐμπερίσχεσις siehe ferner A. Bouché-Leclercq: L'astrologie (1899), 251f. Daneben gibt es weitere kompliziertere Definitionen. Drei verschiedene Arten von ἐμπερίσχεσις unterscheidet z. B. ein Anonymos (ed. A. Olivieri): CCAG I (1898) p. 92f. Vgl. eine ähnliche Vorstellung bei Ps.Nech. et Petos. frg. 12, l. 40 p. 352 Riess ohne Nennung des Terminus technicus: οἱ δὲ μεταξὺ ἀστέρες, ὡς ἔφην, ἐπικοινωνοῦσι τῆς ἀλλήλων δυνάμεως.

551 Heph. 1,15,3.

552 Vgl. die unzulängliche Erklärung der δορυφορία von J.-F. Bara: Apotelesmatique et initiatives (1980), 80: „le vocable "garde du corps", employé également en astronomie, se dit de deux planètes entourant une autre dans une suite favorable." J.-F. Bara gibt keine Quellen an. Sie hätte sich jedoch höchstens auf diese Stelle beziehen können, da die anderen Definitionen von δορυφορία nicht von einer Umschließung sprechen. In der Astronomie wurde der Begriff, soweit ich überschauen kann, nicht verwendet.

B. Drei verschiedene Arten von δορυφορία bei Antiochos, Porphyrios, Hephaistion, Rhetorios und Hugo von Santalla

1. Grundlagen für die weitere Untersuchung: Der Terminus technicus ἀκτινοβολία und der technische Ausdruck κατ' ἰσοσκελῆ γραμμήν

Die folgenden Definitionen zur astrologischen Lehre der δορυφορία sind äußerst komplex. Für ihr Verständnis spielt der Terminus technicus ἀκτινοβολία „Strahlenwurf" eine zentrale Rolle. Die zweite Art wird sogar als „die nach dem Strahlenwurf" bezeichnet. Daher soll im Folgenden kurz vorab geklärt werden, welche Bedeutung der Begriff in der astrologischen Fachsprache hat, um störende Exkurse innerhalb der Analysen der Definitionen zu vermeiden.

Bei einigen astrologischen Fachschriftstellern finden wir Versuche, terminologisch zwischen den Aspekten zu unterscheiden, die sich im Sinne der Tagesbewegung nach vorn richten, und denen, die sich im Sinne der Tagesbewegung nach hinten richten. Als Fachbegriff für einen Aspekt, den ein Planet auf einen im Sinne der Tagesbewegung vorangehenden Planeten wirft, wird einige Male der Begriff ἀκτινοβολία verwendet. Da alle vier griechischen Texte, die es im Folgenden zu untersuchen gilt, den Terminus technicus kurz vor der δορυφορία definieren, liegt es nahe, dass sie diesen Begriff in der vorher von ihnen definierten Bedeutung verwenden. In der Epitome I aus den Εἰσαγωγικά des Antiochos heißt es (Epit. I 13 ex Isag. p. 114,28-33 [Text 70]):

> ὡς ἀκτινοβολεῖ ἀστὴρ ἀστέρα ὁ προηγούμενος τὸν ἑπόμενον κατὰ σχῆμα, οἷον ὁ ἐν Κριῷ ἀκτινοβολεῖ τὸν ἐν Αἰγοκέρῳ καὶ ἐπὶ τῶν ὁμοίων· ὁ δὲ ἑπόμενος τὸν προηγούμενον ἐφορᾷ μὲν καὶ καθυπερτερεῖ φερόμενος ἐπ' αὐτόν, οὐκ ἀκτινοβολεῖ δέ· πάσης γὰρ αὐγῆς ἡ ὄψις εἰς τοὔμπροσθεν φέρεται, ἡ δὲ ἀκτὶς εἰς τοὐπίσω· λέγεται δὲ ἀκτινοβολεῖν ζῳδιακῶς καὶ μοιρικῶς.

1-3 „Dass ein Planet, der vorangeht, einem Planeten, der gemäß einem Aspekt folgt, den Strahl zuwirft, wie zum Beispiel einer im Widder den Strahl einem im Steinbock zu-
3-5 wirft und unter ähnlichen Bedingungen. Der Folgende sieht zu dem Vorangehenden und ist ihm überlegen, da er

auf ihn zu läuft, aber er wirft ihm nicht den Strahl zu:
5f. Denn das Sehen eines jeden Strahls [αὐγή] richtet sich
6f. nach vorn, der Strahl aber nach hinten [ἀκτίς]. Man sagt,
dass sie nach Tierkreiszeichen den Strahl werfen und nach
Graden."

Strahlenwurf ist also der Aspekt eines folgenden Planeten zu einem vorangehenden (Z. 1f.). Das Beispiel zeigt, dass bei den Begriffen προηγούμενος (Z. 1) und ἑπόμενον (Z. 1f.) die Richtung der Planetenbewegung zugrunde liegt: Ein Planet im Widder wirft einem anderen Planeten, der sich im Steinbock befindet, den Strahl zu. Der Widder folgt dem Steinbock im Sinne der Tagesbewegung. Im Sinne der Tagesrotation richtet sich der Strahlenwurf also von einem folgenden auf einen vorangehenden Planeten. Als Antonyme zu ἀκτινοβολεῖν nennt Antiochos ἐφορᾶν „hinblicken" und καθυπερτερεῖν „überlegen sein". Ein Planet blickt also zu einem, der ihm im Sinne der Eigenbewegung vorangeht und somit im Sinne der Tagesbewegung folgt. Der Planet, der im Sinne der Tagesbewegung vorangeht, wird als stärker bewertet. Er ist dem folgenden Planeten überlegen (καθυπερτερεῖν).[553] Das „Sehen" (ὄψις) richtet sich nach vorn im Sinne der Planetenbewegung, der Strahl (ἀκτίς) nach hinten. Im letzten Satz heißt es, dass die Planeten nach Tierkreiszeichen und nach Graden den Strahl werfen (Z. 6f.). Dies ist eine innerhalb der astrologischen Lehre typische Anschauung: Man unterscheidet zwischen Aspekten, die gradgenau sind, also das zugrunde liegende Winkelmaß exakt erfüllen, und Aspekten, die nur grob anhand der Zeichen bestimmt werden. So aspektiert zum Beispiel ein Planet, der bei 15° Krebs steht, einen Planeten, der bei 15° Fischen steht, gradgenau im Gedrittschein, während ein Planet bei 2° Krebs einen anderen bei 29° Fischen zwar nicht gradgenau, aber dennoch nach Zeichen aspektiert. Inhaltlich bieten Porphyrios, Hephaistion und die Epitome II aus den Θησαυροί dieselbe Definition.[554] Die Epitome II nennt allerdings als Antonyme zu ἀκτινοβολεῖν nicht ἐφορᾶν und καθυπερτερεῖν, sondern ἐπιθεωρεῖν und ἐπιμαρτυρεῖν. Den Terminus technicus ἀκτινοβολεῖν übersetze ich im Folgenden mit „durch Strahlenwurf aspektieren".

---

[553] Zu dem Terminus technicus καθυπερτερεῖν bzw. καθυπερτέρησις siehe unten S. 250 mit Anm. 616.

[554] Porph. Isag. 24 p. 202,10-16. Heph. 1,16,1f. Ant. Epit. II 20-21 ex Thes. (≈ Rhet. 5,20-21) p. 155,15-26. Rhet. Epit. III*a* 21 und 22 p. 106,20-24. Vgl. zur ἀκτινοβολία auch A. Bouché-Leclercq: L'astrologie grecque (1899), 247-251.

Ein weiterer technischer Ausdruck der in den folgenden Definitionen angewendet wird, ist der präpositionale Ausdruck κατ' ἰσοσκελῆ γραμμήν „gemäß der gleichschenkligen Linie". Zu diesem schwierigen Begriff liegt bislang keine Untersuchung vor. Das gesammelte Material kann im Rahmen dieser Arbeit zur δορυφορία nicht dargestellt werden. Die Durchsicht der Stellen, an denen der Begriff ἰσοσκελής verwendet wird, zeigt, dass es sich um einen Terminus technicus innerhalb der Aspektlehre handelt.[555] Sicherlich nicht korrekt ist die Angabe im LSJ s.v. ἰσοσκελία „κατ' ἰσοσκελίαν in trine aspect". Bei Valens ist zum Beispiel die Opposition „gemäß der gleichschenkligen Linie",[556] in einem Scholion zu Paulus Alexandrinus der Sextilschein.[557] Eine zentrale Stelle für die Klärung des Begriffes scheint mir das Kapitel 15 der Epitome II aus den Θησαυροί des Antiochos zu sein, das von E. Boer und St. Weinstock als Porph. Isag. 51 p. 223,10-225,14 ediert worden ist.[558] Dort werden drei Arten von Aspekten unterschieden: gradgenaue Aspekte (μοιρικῶς), zeitgleiche (χρονικῶς) und Aspekte nach Zeichen (ζῳδιακῶς).Von den zeitgleichen Aspekten heißt es dort (Ant. Epit. II 15 ex Thes. ≈ Porph. Isag. 51 p. 223,17-20 [Text 71]):

> ἡ δὲ δευτέρα ἐστὶν ἡ χρονική, ἣν 'Αντίγονος καὶ Φνάης ὁ Αἰγύπτιος καὶ ἄλλοι τινὲς ὑπέταξαν καὶ ὠνόμασαν ἰσοσκελὲς τρίγωνον τῶν ἀναφορῶν τῶν ζῳδίων.
>
> „Der zweite ist der zeitgradgenaue, den Antigonos und der Ägypter Phnaes und einige andere unterstellen und den sie das gleichschenklige Dreieck der Aufgangszeiten der Zeichen nennen."

Eventuell steht κατ' ἰσοσκελῆ γραμμήν in astrologischen Texten im Sinne von χρονικῶς und bezeichnet einen Aspekt gemessen an den Aufgangs-

---

555 Vgl. z.B. Ptol. Apotel. 3,10,2-4 (≈ Heph. 2,10,2-4). Val. 2,38,9. Schol. 90 ad Paul. Alex. 34 p. 131,25 *et al.*

556 Val. 2,38,9.

557 Schol. 90 ad Paul. Alex. 34 p. 131,25.

558 D. Pingree hat überzeugend dargelegt, dass Demophilos dieses Kapitel aus den Θησαυροί des Antiochos entnommen und in den Text des Porphyrios, der die Epitome I aus den Εἰσαγωγικά des Antiochos abschreibt, hinzugefügt hat. Vgl. dazu D. Pingree: Antiochus (1977), 207. Ders.: From Alexandria (2001), 7f.

zeiten der Zeichen.[559] In den Definitionen von δορυφορία nimmt der Ausdruck κατ' ἰσοσκελίαν keinen zentralen Stellenwert ein, so dass es an dieser Stelle genügt festzuhalten, dass der Begriff aus dem Bereich der Aspektlehre stammt und nicht zwingend einen Gedrittschein bezeichnet. Bei der Übersetzung und der Analyse der folgenden Definitionen von δορυφορία gebe ich den präpositionalen Ausdruck mit „gemäß der gleichschenkligen Linie" wörtlich wieder, um nicht vorschnell eine bestimmte Bedeutung, wie etwa einen Aspekt nach Zeitgraden, zu unterstellen, bevor der Begriff geklärt ist.

2. Die Quellen

a. Die Autoren und ihre Abhängigkeiten voneinander

Die Quellenlage der Definitionen, die im Folgenden untersucht werden, ist äußerst kompliziert. Fünf Texte sind zu berücksichtigen, die zumindest indirekt auf die zwei verlorenen Werke des Antiochos von Athen zurückgehen. Über den Inhalt dieser Werke geben zwei Epitomai Auskunft. Die Epitome aus den Εἰσαγωγικά (Epit. I ex Isag.)[560] trägt den Titel Τῶν 'Αντιόχου εἰσαγωγικῶν βιβλίου α̅ συγκεφαλαίωσις und ist nur in der wichtigen Sammelhandschrift Parisinus graecus 2425 fol. 232^{v}-237^{v} als Kapitel 62 von Buch 6 erhalten.[561] F. Cumont hat sie im CCAG VIII 3 (1912) p. 111-118 ediert. Die Epitome geht vermutlich auf das 10. oder 11. Jh. zurück.[562]

Eng verwandt mit den Εἰσαγωγικά des Antiochos sind die Εἰσαγωγικά des Neuplatonikers Porphyrios, der zahlreiche Kapitel seiner *Einführung* fast wörtlich von Antiochos übernommen zu haben scheint.[563] Auch das für uns im Folgenden relevante Kapitel 29 stimmt teilweise wörtlich mit dem

---

559 Die zwölf Tierkreiszeichen gehen aufgrund ihrer Neigung zum Äquator unterschiedlich schnell auf. Die Aufgangszeit der Zeichen misst man vom Aufgehen des ersten Grades eines Zeichens am Osthorizont bis zum Aufgehen des 30. Grades am Osthorizont. Die Aufgangszeiten sind je nachdem, in welchen Breiten man sich auf der Erde befindet, unterschiedlich. Zur Berechnung werden in der Antike verschiedene Klimata angenommen, deren Zahl in der Antike ebenso schwankt wie ihre Einteilung, vgl. dazu E. Honigmann: Die sieben Klimata (1929).

560 Zur Epitome I siehe D. Pingree: Antiochus (1977), 205f. Dens.: From Alexandria (2001), 7. Die folgende Darstellung der einzelnen Zusammenhänge richtet sich nach diesen beiden maßgeblichen Aufsätzen von D. Pingree.

561 Zum Parisinus Graecus 2425, der auch die Epitome aus Serapion enthält, siehe oben S. 48.

562 D. Pingree: Antiochus (1977), 205.

563 Vgl. J.H. Holden: A History (1996), 62f. D. Pingree: From Alexandria (2001), 7.

Text, den die Epitome I bietet, überein. Die Version des Porphyrios, die uns heute zur Verfügung steht, ist von Demophilos verfasst worden, der um 990 n.Chr. in Konstantinopel tätig war.[564] Demophilos hat einige Kapitel zum ursprünglichen Text des Porphyrios hinzugefügt: So sind zum Beispiel die Kapitel 47-52 aus der Epitome II aus den Θησαυροί des Antiochos von Demophilos in den Porphyrios-Text eingefügt worden, wie D. Pingree überzeugend dargelegt hat. Auch die Kapitel 46 und 53-55 sind nicht dem Porphyrios zuzuschreiben.[565] Bei der Untersuchung des Porphyrios-Textes müssen wir bedenken, dass etwaige Abweichungen von der Epitome I durch Eingriffe des Demophilos zu erklären sein könnten.

Hephaistion von Theben bietet gegen Ende des vierten Jhs. n.Chr. in seinen Ἀποτελεσματικά einen dritten Text, der die von Antiochos und Porphyrios benutzte Definition von δορυφορία ebenfalls fast wörtlich wiedergibt. Neben dem Haupttext des Hephaistion hat D. Pingree vier Epitomai ediert, von denen keine das für uns im Folgenden wichtige Kapitel 1,17 enthält. Allerdings verweist er an einer Stelle in seinem textkritischen Apparat auf die Epitome IV, so als ob es dort eine Entsprechung gebe. Er scheint sich auf den Codex Parisinus graecus 2501 aus dem 15. Jh. zu berufen, der auf dem folium 114^r eine epitomierte Version dieses Kapitels enthält. Warum er dieses Kapitel nicht in seine Edition der Epitomai aufgenommen hat, wird nicht deutlich. Dass er es ursprünglich beabsichtigte, zeigt sein Apparat zu Hephaistion 1,17.[566] Bei den folgenden Untersuchungen wird diese Epitome nur an den Stellen hinzugezogen, an denen sie zur Erhellung der anderen Texte dient.[567] Hephaistion hat zahlreiche frühere Autoren zitiert und para-

---

564 Siehe dazu D. Pingree: From Alexandria (2001), 7f.

565 D. Pingree: From Alexandria (2001), 8.

566 Vgl. D. Pingree (ed.): Hephaistion (1973) p. 41 ad l. 7 und die Übersicht bei dems. (ed.): Hephaistionis [...] Epitomae quattuor (1974), 351. Den Codex Parisinus graecus 2501 zieht er grundsätzlich bei seiner Edition der Epitome IV hinzu: siehe die Praefatio der Edition der Epitomai (1974) p. xiv und p. xxvii. In der Praefatio zum zweiten Band seiner Hephaistion-Edition (1974, p. xiv) legt D. Pingree dar, dass die Folia 106sqq. des Codex Parisinus graecus 2501 (ohne genaue Angabe des letzten Folium) den Folia 99-189^v des Codex Laurentianus 28,13 entsprechen, der die Epitome IV enthält. Vgl. auch die Auflistung der früheren Editionen der Epitome IV aus dem Codex Parisinus graecus 2501 (i bei Pingree) im zweiten Band der Hephaistion-Ausgabe (1974; p. xxvii), hier lässt Pingree das von J. Heeg im CCAG VIII 2 (1911) p. 49f. publizierte Kapitel aus. Den Codex Parisinus gr. 2501 ziehe ich im Folgenden an den Stellen heran, an denen er zur Erhellung beiträgt. Dabei stütze ich mich auf die Edition von Heeg.

567 J. Heeg hat die Varianten, die dieser Codex bietet, im CCAG VIII 2 (1911) p. 49sq. ediert. Auf diese Edition berufe ich mich im Folgenden, wenn von der epitomierten Version des Hephaistion die Rede ist.

phrasiert. Das Kapitel über die δορυφορία (1,17) soll er laut D. Pingree aus Porphyrios abgeschrieben haben.[568] Da sich Hephaistion jedoch in seinem Werk sowohl auf Antiochos als auch auf Porphyrios beruft,[569] könnte er auch direkt aus Antiochos geschöpft haben. Aufgrund dieser komplizierten Überlieferungsgeschichte ist es schwer festzustellen, welche dieser drei Versionen dem ursprünglichen Text des Antiochos am nächsten kommt. Die Epitome und Porphyrios scheinen von derselben bereits verdorbenen Vorlage abzuhängen. Folgende mögliche Abhängigkeiten lassen sich rekonstruieren:

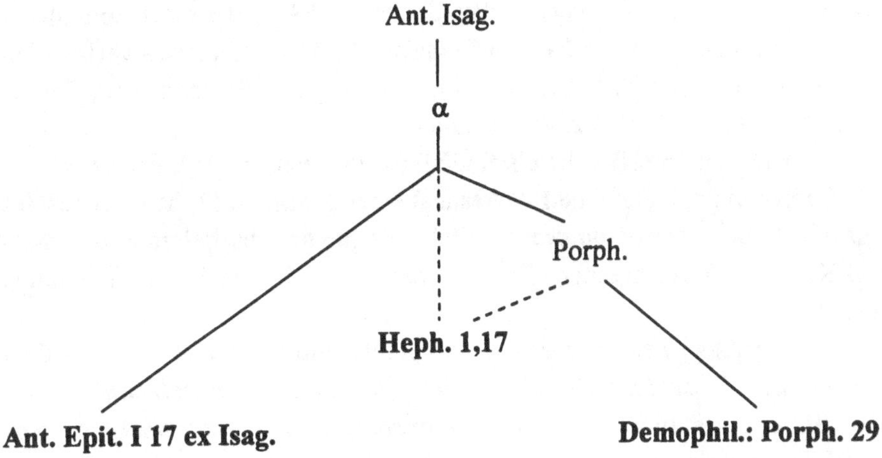

Abb. 19: Die Abhängigkeiten von Ant. Epit. I 17 ex Isag., Porph. 29 und Heph. 1,17

Obwohl die Epitome des Antiochos vermutlich erst aus dem zehnten oder elften Jh. n.Chr. stammt und die Redaktion des Porphyrios durch Demophilos ebenfalls im zehnten Jh. stattgefunden hat, richtet sich die Reihenfolge der Behandlung dieser Texte, wie üblich, nach der angenommenen Chronologie der zugrunde liegenden Autoren, also Antiochos – Porphyrios – Hephaistion. Das Hauptaugenmerk der folgenden Untersuchung liegt auf der Klärung der astrologischen Lehre hinter dem Terminus technicus δορυφορία. Doch soll daneben auch geprüft werden, ob wir Hinweise finden, die die Annahme D. Pingrees, Hephaistion habe aus Porphyrios und nicht aus Antiochos geschöpft, bestätigen oder widerlegen.

568 D. Pingree: From Alexandria (2001), 7 Anm. 39.

569 Auf Antiochos beruft er sich in Heph. 2,1,5. 2,10,9.29, auf Porphyrios in 2,10,23 und in 2,18,15.

Zwei weitere Texte sind bei dieser Untersuchung hinzuzuziehen: Der erste Text geht auf die Θησαυροί des Antiochos zurück, die ebenfalls in Form einer Epitome (Epit. II) auf uns gekommen sind. Diese ist im Codex Laurentianum 28,34 (saec. XI) überliefert, enthält 53 Kapitel und trägt den Titel Ἐκ τῶν Ἀντιόχου θησαυρῶν ἐπίλυσις καὶ διήγησις πάσης ἀστρονομικῆς τέχνης. D. Pingree hat überzeugend dargelegt, dass diese Epitome vermutlich im fünften oder sechsten Jh. n.Chr. verfasst worden ist.[570] F. Boll hat diese Epitome mit Varianten aus den Epitomai II*a*, II*b* und III*c* im CCAG I (1898) p. 140-164 unter dem Namen des Rhetorios ediert.[571] Die 53 Kapitel dieser Epitome II entsprechen den ersten 53 Kapiteln der Epitome III aus dem fünften Buch des Parisinus graecus 2425, die Rhetorios verfasst haben soll (Rhet. 5,1-53).[572] Die Definition von δορυφορία ist in Ant. Epit. II 23-25 ex Thes. (≈ Rhet. 5,23-25) erhalten.

Die Epitome III*a*, die als Kapitel 61 des sechsten Buches des Par. gr. 2425 erhalten ist, bietet eine Inhaltsangabe des gesamten fünften Buches des Par. gr. 2425.[573] Dort sind drei Kapitelüberschriften überlieferten, die unseren Kap. 23-25 entsprechen. Diese werden zum Vergleich ebenfalls unten abgedruckt.

Der letzte Text, den es hier zu berücksichtigen gilt, stammt aus dem *Liber Aristotilis de ducentis quinquaginta quinque Indorum voluminibus universalium questionum tam genetialium quam circularium summam continens* von Hugo von Santalla, einem spanischen Astronomen und Übersetzer am Hof von Alfonso VII. von Kastilien,[574] der dieses Werk ungefähr in der Zeit zwischen 1141 und 1151 aus dem Arabischen übersetzt hat.[575] Seine Vorlage war ein heute verlorenes Werk von Māshā'allāh, einem persischen Juden aus Basra, der in der zweiten Hälfte des achten Jhs. gewirkt hat. Māshā'allāh hat als eine seiner Hauptquellen das Werk des Rhetorios benutzt, das ihm vermutlich durch Theophilos von Edessa zugänglich gemacht worden ist.[576] In

570 D. Pingree: Antiochus (1977), 207.

571 Siehe zu Epit. II*a* und II*b* D. Pingree: Antiochus (1977), 208-210, zu Epit. III*c* ebd. 215f.

572 Hierzu D. Pingree: Antiochus (1977), 210. Siehe zu den Entsprechungen und der Zitierweise in dieser Arbeit die Übersicht, die als Appendix II beigefügt ist, unten S. 475f.

573 Dass diese Epitome nicht von Rhetorios selbst stammen kann, zeigt D. Pingree: From Alexandria (2001), 10.

574 Zu Hugo von Santalla siehe Ch. Burnett: A Group of Arabic-Latin Translators (1977), 63-70 sowie dens. und D. Pingree (ed.): The Liber Aristotilis (1997), 1.

575 D. Pingree: Classical and Byzantine Astrology (1989), 227f.

576 Vgl. D. Pingree: Classical and Byzantine Astrology (1989), 228f. D. Pingree: Māshā' allāh (1997), 124. Zu Māshā'allāh siehe ferner F. Sezgin: Geschichte (1979), 102-108.

dem *Liber Aristotilis* des Hugo von Santalla finden sich ganze Kapitel von Buch 5 des Rhetorios, dessen erster Teil erklärtermaßen auch eine Epitome aus den Θησαυροί des Antiochos enthält.[577] Das Kapitel 12 von Buch II des *Liber Aristotilis* hat den Titel *De stellarum adusturia* (d.h. δορυφορία) und basiert offenbar auf Rhetorios 5,23-25 (≈ Ant. Epit. II 23-25 ex Thes.). Wir haben somit folgende Abhängigkeiten festzuhalten:

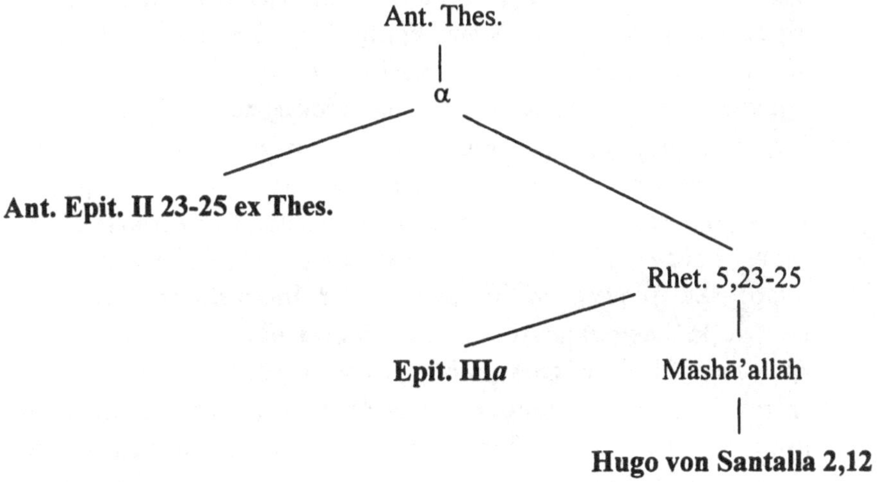

Abb. 20: Die Abhängigkeiten von Ant. Epit. II 23-25 ex Thes., Rhet. 5,23-25 und Hugo von Santalla

b. Die Texte

Zunächst werden alle fünf Texte zusammenhängend mit textkritischem Apparat abgedruckt und übersetzt. Ich beginne mit der Epitome I aus den Εἰσαγωγικά des Antiochos. Es folgen ausnahmsweise gegen die Chronologie Porphyrios und Hephaistion, da diese drei Texte eng zusammenhängen und alle drei auf die Εἰσαγωγικά des Antiochos zurückzuführen sind. Erst darauf folgen die Epitome II aus den Θησαυροί des Antiochos und der *Liber Aristotilis* von Hugo von Santalla.

[577] Vgl. D. Pingree: Classical and Byzantine Astrology (1989), 232.

Ant. Epit. I 17 ex Isag. p. 115,10-116,2 [Text 72]

ιζ. ὡς δορυφορίας γένη ἐστὶν τρία· ἓν μέν, ἐάν τινα ὄντα ἀστέρα ἐν ἰδίῳ οἴκῳ ἢ ὑψώματι <ἕτερος ἐν ἰδίῳ οἴκῳ ἢ ὑψώματι> κατὰ σχῆμα κατοπτεύῃ ἐπὶ τὴν ἀναφερομένην αὐτοῦ μοῖραν τὴν ἀκτῖνα βάλλων, οἷον ἐν Λέοντι τοῦ Ἡλίου ὄντος Κρόνος ἐν Ὑδροχόῳ διαμετρῶν δορυφορεῖ καὶ Ζεὺς ἐκ Τοξότου τριγωνίζων καὶ μὴν καὶ Ἄρης ἐκ τοῦ Κριοῦ, ἑξαγωνίζων καὶ Ἀφροδίτη ἀπὸ Ζυγοῦ, ἀπὸ Διδύμων Ἑρμῆς ἢ τὸ ἀνάπαλιν· καθόλου γὰρ ὁ ἐπικεντρότερος δορυφορεῖται· καὶ τοῦτο ὁμοίως καὶ ἐπὶ τῆς τῶν λοιπῶν ζ <πρὸς> ἀλλήλους σχέσεως τῶν πλανωμένων. ἕτερον δὲ δορυφορίας εἶδος τὸ κατὰ ἀκτινοβολίαν, ὃ γίνεται, ὅταν ἐν τῷ ὡροσκόπῳ ἢ τῷ μεσουρανήματι φωστῆρα κείμενον καὶ ἐν ἀλλοτρίῳ οἴκῳ ὁ ἀστὴρ τῆς αἱρέσεως ὧν ἀκτινοβολήσῃ, οἷον <πρὸς> Ἥλιον μὲν εἰς τὴν προαναφερομένην μοῖραν, <πρὸς> Σελήνην δέ, ἐφ' ἣν ἔρχεται, κατ' ἰσοσκελῆ γραμμὴν τὴν ἀκτῖνα βάλλων· αἱ μέντοι τρίγωνοι δορυφορίαι ἀμείνους τῶν τετραγώνων καὶ διαμέτρων, αἱ δὲ ἑξάγωνοι ἀσθενέστατοι.

τρίτον δὲ γένος δορυφορίας ἐστίν, ὅταν ἐν τῷ ὡροσκόπῳ ἢ τῷ μεσουρανήματι ἄστρα ὄντα ἐν ἡμερινῇ μὲν γενέσει ἡμερινά, ἐν νυκτερινῇ δὲ νυκτερινὰ δορυφορήσωσιν προηγουμένων ἢ ἑπομένων· καθ' ὃ σχῆμα Ἥλιος μὲν δορυφορηθήσεται ὑπὸ τοῦ προαναφερομένου ἀστέρος, Σελήνη δὲ ὑπὸ τοῦ ἐντὸς ζ μοιρῶν ἐπαναφερομένου. τὸν μέντοι Ἥλιον οὐ βλάψουσιν δορυφοροῦντες, οὐδ' ἂν ιε μοίρας αὐτοῦ ἐν τῷ προαναφέρεσθαι διαστῶσιν ἀνατολικοὶ ὄντες καὶ δύναμιν ἔχοντες· κατὰ τὰ αὐτὰ δὲ καὶ Ἥλιος δορυφορήσει τὸν συναιρέτην ἐπίκεντρον ὄντα καὶ ἡ Σε-

578 Hier endet das Kapitel 17 der Epit. I. In der Handschrift schließen sich zwar ohne Kapitelgrenze Ausführungen zu dem astrologischen Terminus technicus κάκωσις an, doch scheint mir dies ein Fehler des Abschreibers zu sein. Als nächstes Kapitel folgt in der Handschrift Kapitel 19. Cumont folgt der Handschrift (p. 115,35. 116,3). Ich schlage vor, hinter die Ausführungen zur δορυφορία <ιη> zu ergänzen (p. 115,35). D. Pingree dagegen schlägt vor, das Kapitel 19 als Kapitel „18“ zu benennen, vgl. D. Pingree: Antiochus (1977), 206 mit Anm. 18: „The remaining chapters are misnumbered 19-29 in Cumont's edition.“ Meines Erachtens liegt es jedoch näher, dass hier lediglich die Kapitelzählung ausgefallen ist. Auch in den vergleichbaren Texten ist dem Thema κάκωσις jeweils ein eigenes Kapitel gewidmet, vgl. Porph. Isag. 28 p. 204,13-17. Ant. Epit. II 27 ex Thes. (≈ Rhet. 5,27) p. 157,7-12. Rhet. Epit. III*a* p. 106,34-38. So ist dann die Zählung bei Cumont, der das nächste Kapitel (wie die Handschrift) als Kapitel „19“ bezeichnet, durchaus korrekt.

λήνη ὁμοίως. παρ' αἵρεσιν δὲ δορυφορία γίνεται, ὅταν οἱ ἡμερινοὶ τοὺς νυκτερινοὺς καὶ οἱ νυκτερινοὶ τοὺς ἡμερινοὺς δορυφορήσωσιν.[578]

P Parisinus graecus 2425 saec. XIV

2 ἕτερος ... ὑψώματι suppl. Cumont coll. Porph. Isag. 29 p. 204,20 (textus 73, l. 3), ubi addas Heph. 1,17,2 (textus 74, l. 3sq.). Ant. Epit. II 23 ex Thes. (≈ Rhet. 5,23) p. 156,9 (textus 75, l. 3) || **5sq.** post τριγωνίζων interpunxit Cumont, non ita post Κριοῦ || **8** ἐπικεντρότερος conieci ἐπικεντρόμερος **P** ἐπικεντρούμενος coni. Cumont || **9** πρὸς suppl. Cumont || **11** φωστῆρα κείμενον conieci coll. Porph. 29 p. 205,11sq. (textus 73, l. 21sq.), Heph. 1,17,3 (textus 74, l. 9sq.) φωστὴρ κήμενων (*sic*) **P** φωστήρων κειμένων Cumont tacite || **12** ὁ ἀστὴρ coni. Cumont ἢ ἀστὴρ **P** | ἀκτινοβολήσῃ corr. Cumont ἀκτινοβωλήσει **P** || **13sq.** πρὸς (*bis*) supplevi | Ἥλιον et Σελήνην ita solvi sigla cod. Ἥλιος et Σελήνη Cumont || **14** κατ' ἰσοσκελῆ coni. Cumont κατασοκελλὴ **P** || **18sq.** ἐν νυκτερινῇ coni. Cumont ενυκτερηνὴ **P** (*sic*) || **19** post νυκτερινὰ interpunxit Cumont | post προηγουμένων interpunxit Cumont, non ita post ἑπομένων || **21sq.** ἐπαναφερομένου conieci coll. Porph. Isag. 29 p. 205,22 (textus 73, l. 32sq.), vide etiam Serap. apud Rhet. 6 p. 227,8-10 (textus 4), Paul. Alex. 14 p. 30,17-19 (textus 14, l. 3-5), Rhet. 5,57 (textus 23), Anon. in Ptol. Apotel. p. 147 (textus 24) προαναφερομένου **P**, quem secutus est Cumont || **23sq.** διαστῶσιν ἀνατολικοὶ coni. Cumont διεστάσιν ἀνατολικῶ **P**

1-4 „17. Dass es drei Arten von Speertragung gibt: eine, wenn irgendeinen Planeten, der sich in seinem Haus oder seiner Erhöhung befindet, ein anderer, der sich in seinem Haus oder seiner Erhöhung befindet, gemäß einem Aspektschema anschaut, wobei er dessen auf-
4-7 gehenden Grad durch Strahlenwurf aspektiert, wie zum Beispiel, wenn sich die Sonne im Löwen befindet, Saturn sie im Wassermann eine Opposition bildend als Speerträger begleitet und Jupiter aus dem Schützen einen Gedrittschein bildend und wahrlich auch Mars aus dem Widder und einen Sextilschein bildend auch Venus von der
7-9 Waage, von den Zwillingen Merkur oder andersherum: Im Allgemeinen wird nämlich der von einem Speerträger begleitet, der mehr in einem Kentron steht: Und dies gilt ebenso bei der Stellung der übrigen sieben Planeten zueinander.
10-12 Eine andere Art der Speertragung ist die gemäß dem Strahlenwurf, die sich ereignet, immer wenn ein Luminar, das sich im Aszendenten oder in der Himmelsmitte befindet, ein sich sogar in einem fremden Haus befindender Planet von der Partei durch Strahlenwurf

13-15 aspektiert, wie zum Beispiel in Bezug auf die Sonne, wenn einer ge-
mäß der gleichschenkligen Linie durch Strahlenwurf den vor [sc.
ihr] aufgehenden Grad aspektiert, in Bezug auf den Mond aber
15f. einen, auf den er [sc. der Mond] zugeht. Freilich sind die Speertra-
gungen im Gedrittschein besser als die im Geviertschein und die in
der Opposition, die im Sextilschein am schwächsten.
17-20 Die dritte Art der Speertragung ist, immer wenn Planeten, die sich
im Aszendenten oder in der Himmelsmitte befinden, bei Taggeburt
Tagplaneten bei Nachtgeburt Nachtplaneten als Speerträger beglei-
20-22 ten, wobei sie vorangehen oder folgen. Nach diesem Schema wird
die Sonne von dem vorangehenden Planeten als Speerträger beglei-
tet werden, der Mond aber von dem, der innerhalb von 7° folgt.
22-24 Freilich werden die speertragenden Planeten der Sonne nicht scha-
den, auch nicht, wenn sie 15° von ihr entfernt im Vorangehenden
24-26 stehen, wobei sie sichtbar sind und Macht haben. Auf dieselbe Wei-
se wird auch die Sonne einen Parteiangehörigen, der sich in einem
Kentron befindet, als Speerträger begleiten und der Mond ebenso.
26-28 Gegen die Partei geschieht die Speertragung, immer wenn die Tag-
planeten die Nachtplaneten und die Nachtplaneten die Tagplaneten
als Speerträger begleiten.“

Porph. Isag. 29 p. 204,18-205,29 (Text 73)

29. Περὶ δορυφορίας

δορυφορίας γένη ἐστὶ τρία· πρῶτον μέν, ἐάν τινα ἐν οἴκῳ ὄντα ἰδίῳ ἢ ὑψώματι ἐπίκεντρον ἕτερος ἐν οἴκῳ ἰδίῳ ἢ ὑψώματι κείμενος κατὰ σχῆμα κατοπτεύῃ ἐπὶ τὴν προαναφερομένην αὐτοῦ μοῖραν τὴν ἀκτῖνα βάλλων, οἷον ἐὰν ἐν Λέοντι Ἥλιον ὄντα [κείμενον] Κρόνος ἐξ Ὑδροχόου διαμετρήσῃ ἢ Ζεὺς ἐκ Τοξότου τριγωνίσῃ, ἢ πάλιν τὸν Δία ἐν Καρκίνῳ κείμενον Ἄρης ἐν Αἰγοκέρωτι ὢν διαμετρήσῃ, ἢ ἐν Τοξότῃ κείμενον [sc. τὸν Δία] Ἄρης ἐκ Κριοῦ τριγωνίσῃ ἢ Ἑρμῆς ἐκ Διδύμων διαμετρήσῃ, ἢ Σελήνην ἐν Καρκίνῳ κειμένην Ἄρης ἀπὸ Σκορπίου τριγωνίσῃ ἢ Ζεὺς ἢ Ἀφροδίτη ἀπὸ Ἰχθύων, ἢ πάλιν Σελήνην ἐν Ταύρῳ κειμένην Ἀφροδίτη ἢ Ζεὺς ἀπὸ Ἰχθύων ἐξαγωνίσωσιν, ἢ ἐν Καρκίνῳ Σελήνην κειμένην Ἀφροδίτη ἀπὸ Ταύρου ἐξαγωνίσῃ [ἢ ἀπὸ Ἰχθύων Ζεὺς ἢ Ἀφροδίτη τριγωνίσῃ]. μεγάλη μὲν οὖν ἐστιν ἡ γένεσις, ἐὰν οἱ τῆς αἱρέσεως οἰκοδεσπόται δορυφορηθῶσιν, οὐ φαύλη δέ, ἐὰν ἐναλλάξ (ἐκτὸς εἰ μὴ παντάπασιν φθοροποιοὶ τύχωσι), καὶ οὗτοι τὰ μὲν βλάψουσι, τὰ δὲ ὠφελήσουσιν. οὐδεὶς γὰρ ἀστὴρ ἐν ἰδίῳ οἴκῳ ἢ ἐν ἰδίῳ ὑψώματι χρηματίζων ἀνενέργητος ὑπάρχει.

ἕτερον γένος δορυφορίας τὸ κατὰ τὴν ἀκτινοβολίαν λεγόμενον, οἷον ἐὰν ἐπίκεντρον <ἐν> τῷ ὡροσκόπῳ φωστῆρα ἢ τῷ μεσουρανήματι, κἂν ἐν ἀλλοτρίῳ οἴκῳ κείμενον, τῆς αἱρέσεως ἀστὴρ ἀκτινοβολῇ, <πρὸς> Ἥλιον μὲν εἰς τὴν προαναφερομένην μοῖραν, <πρὸς> Σελήνην δὲ εἰς τὴν ἑξῆς, ἐφ' ἣν ἔρχεται, κατὰ ἰσοσκελῆ γραμμὴν τὴν ἀκτῖνα βάλλων. πᾶσαι δὲ αἱ τρίγωνοι δορυφορίαι ἀμείνονες τῶν τετραγώνων καὶ ἑξαγώνων καὶ διαμέτρων, αἵπερ εἰσὶν ἀσθενέσταται.

τρίτον γένος ἐστὶ δορυφορίας, ἐὰν ἐπικείμενον ἢ τῷ ὡροσκόπῳ ἢ τῷ μεσουρανήματι ἀστέρα ἡμερινῇ μὲν γενέσει ἡμερινοί, νυκτερινῇ δὲ νυκτερινοὶ δορυφορήσωσι προηγούμενοι ἢ ἑπόμενοι. κατὰ τοῦτο δὲ τὸ σχῆμα Ἥλιος μὲν δορυφορηθήσεται ὑπὸ τοῦ προαναφερομένου, Σελήνη δὲ ὑπὸ τοῦ ἐντὸς ζ̄ μοιρῶν ἐπαναφερομένου. τὸν μέντοι Ἥλιον οὐ βλάπτουσιν δορυφοροῦντες οἱ τὰς ιε̄ μοίρας αὐτοῦ ἐν τῷ προαναφερομένῳ [sc. μέρει] διεστῶτες, ἵνα ὦσιν ἀνατολικοὶ καὶ δύναμιν ἔχωσι. κατὰ τὰ αὐτὰ δὲ καὶ αὐτὸς ὁ Ἥλιος δορυφορεῖν δύναται τὸν συναιρετιστὴν ἐπίκεντρον ὄντα, ἥ τε Σελήνη ὁμοίως. παρ' αἵρεσιν δὲ γίνονται αἱ δορυφορίαι, ὅταν οἱ ἡμερινοὶ τοὺς νυκτερινοὺς δορυφορήσωσιν ἢ οἱ νυκτερινοὶ τοὺς ἡμερινούς, ἀλλ' ὅμως, ἐὰν ὑπὸ ἀγαθοποιῶν ἡ δορυφορία γίνηται, οὐδ' οὕτως ἄσημος ἡ γένεσις ἔσται.

D Laurentianus 28,20 saec. XIV **M** Marcianus 314 saec. XIV **S** Monacensis 419 saec. XIV

1 δορυφοριῶν **S** || **6** κείμενον deleverunt Boer-Weinstock || **9** post τριγωνίσῃ interpunxerunt Boer-Weinstock || **9sq.** ἢ Ἑρμῆς ... τριγωνίσῃ om. **S** || **9** ἐκ (*alterum*) **M** ἐν **D** | διαμετρήσει **D** || **10** κειμένη **DM** | τριγωνίσει **D** || **12** post ἑξαγωνίσωσιν interpunxi || **12sq.** Σελήνην **S** Σελήνη **M** om. **D** || **13** κειμένη **D** | ἑξαγωνίσει **D** || **13sq.** ἢ ἀπὸ Ἰχθύων ... τριγωνίσῃ textum uncis inclusi, non ita Boer-Weinstock, verba aliunde intrusa esse videntur | ἢ (*bis*) **SM** εἰ (*bis*) **D** | τριγωνίσει **D** || **15** δορυφορηθῶσιν **DM** δορυφορῶσιν **S**, quem secuti sunt Boer-Weinstock || **16** φθοροποιοῦ **D** || **17** βλάψωσι **D** || **18** ἀνευεργέτητος **DM** || **21** ἐπίκεντρος **D** | ἐν supplevi || **23** ἀκτινοβολεῖ **M** || **23** πρὸς supplevi | παραφερομένην **D** || **24** πρὸς supplevi | τὴν **S** τὸν **DM** || **25** πᾶσι **DM** || **26** ἑξαγώνων καὶ διαμέτρων **SDM,** quos secuta sum διαμέτρων καὶ ἑξαγώνων transposuerunt Boer-Weinstock coll. Porph. Isag. p. 198,6, ubi addas Ant. Epit. I 17 ex Isag. p. 115,24 (textus 72, l. 16), Heph. 1,17,3 (textus 74, l. 14) || **27** ἀσθενέσταται **M** ἀσθενέστεραι **S**, quem secuti sunt Boer-Weinstock coll. Heph. 1,17,3 (textus 74, l. 14sq.) ἀσθενέστατοι **D** Ant. Epit. I 17 ex Isag. p. 115,24 (textus 72, l. 16) || **34** ἵνα **SDM** ἐὰν coniecerunt Boer-Weinstock

„29. Über die Speertragung

2-5 Es gibt drei Arten der Speertragung: die erste, wenn einen, der sich
in seinem eigenen Haus oder seiner Erhöhung in einem Kentron befindet, ein anderer, der sich in seinem eigenen Haus oder seiner Erhöhung befindet, gemäß einem Aspektschema anschaut, wobei er
5-14 durch Strahlenwurf einen ihm vorangehenden Grad aspektiert, wie
zum Beispiel, wenn Saturn die Sonne, die sich im Löwen befindet, aus dem Wassermann diametral aspektiert oder Jupiter aus dem Schützen im Gedrittschein oder wiederum wenn den Jupiter, der sich im Krebs befindet, Mars, der im Steinbock steht, diametral aspektiert oder wenn ihn [sc. Jupiter], wenn er sich im Schützen befindet, Mars aus dem Widder im Gedrittschein aspektiert oder Merkur aus den Zwillingen diametral oder wenn Mars den Mond, der sich im Krebs befindet, vom Skorpion im Gedrittschein aspektiert oder Jupiter oder Venus von den Fischen oder wiederum wenn Venus oder Jupiter den Mond, der sich im Stier befindet, von den Fischen im Sextilschein aspektieren oder wenn Venus den Mond, der
14-17 sich im Krebs befindet, vom Stier im Sextilschein aspektiert. Bedeu-
tend ist nun die Genitur, wenn die Hausherren von der Partei von Speerträgern begleitet werden, nicht schlecht aber, wenn [sc. die Hausherren] von der entgegengesetzten [sc. Partei begleitet werden] (außer wenn sie durch und durch schädlich sind), und diese werden
17-19 teils schaden, teils nützen. Denn kein Planet, der im eigenen Haus
oder in seiner Erhöhung wirksam steht, bleibt ohne Wirkung.
20-25 Es gibt eine andere Art von Speertragung, die ‚gemäß dem Strahlen-
wurf' genannt wird, wie zum Beispiel wenn ein Luminar in einem Kentron, im Aszendenten oder in der Himmelsmitte, auch wenn es sich in einem fremden Haus befindet, ein Planet der Partei durch Strahlenwurf aspektiert, wobei er in Bezug auf die Sonne gemäß der gleichschenkligen Linie den [sc. ihr] vorangehenden Grad, in Bezug auf den Mond aber einen folgenden, auf den er [sc. der Mond] zu-
25-27 geht, durch Strahlenwurf aspektiert. Alle die Speertragungen im Ge-

drittschein sind besser als die im Geviertschein oder die im Sextilschein oder die in der Opposition, welche wirklich die schwächsten sind.

28-30 Die dritte Art der Speertragung ist, wenn einen Planeten, der sich im Aszendenten oder in der Himmelsmitte befindet, bei einer Taggeburt Tagplaneten, bei einer Nachtgeburt Nachtplaneten als Speerträger

30-33 begleiten, wobei sie vorangehen oder folgen. Nach diesem Schema wird die Sonne von einem vorangehenden, der Mond aber von einem, der innerhalb von 7° folgt, als Speerträger begleitet werden.

33-35 Der Sonne freilich fügen die Speerträger keinen Schaden zu, die sich in dem vorangehenden [sc. Teil] 15° von ihr entfernt haben, damit

35-37 sie sichtbar sind und Macht haben. In derselben Weise kann auch die Sonne selbst einen Parteiangehörigen, der in einem Kentron

37-40 steht, als Speerträger begleiten und der Mond ebenso. Entgegen die Partei entstehen die Speertragungen, immer wenn die Tagplaneten die Nachtplaneten als Speerträger begleiten oder die Nachtplaneten die Tagplaneten, aber dennoch: wenn die Speertragung von guten Planeten kommt, so wird die Geburt nicht unbedeutend sein."

Heph. 1,17 (Text 74)

<ιζ> Περὶ δορυφορίας

δορυφορίας δὲ γένη ἐστὶ τρία. (2) πρῶτον, ἐάν τινα ἐν οἴκῳ ὄντα ἰδίῳ ἢ ὑψώματι ἐπίκεντρον ἕτερος ἐν οἴκῳ ἰδίῳ κείμενος ἢ ὑψώματι κατοπτεύῃ ἐπὶ τὴν προαναφερομένην αὐτοῦ μοῖραν τὴν ἀκτῖνα βαλών, οἷον ἐὰν ἐν Λέοντι τὸν Ἥλιον ὄντα ὁ Κρόνος ἐν Ὑδροχόῳ ἴδῃ κατὰ διάμετρον ἢ Ζεὺς ἐν Τοξότῃ <κατὰ> τρίγωνον ἢ πάλιν Δία ἐν Καρκίνῳ Ἄρης ὢν ἐν Αἰγοκέρῳ ἴδῃ.

(3) δεύτερον γένος τὸ κατὰ τὴν ἀκτινοβολίαν λεγόμενον, οἷον ἐὰν ἐπίκεντρον ἐν τῷ ὡροσκόπῳ φωστῆρα ἢ τῷ μεσουρανήματι κἂν ἐν ἀλλοτρίῳ οἴκῳ κείμενον τῆς αἱρέσεως ἀστὴρ ἀκτινοβολῇ, <πρὸς> Ἥλιον μὲν εἰς τὴν προαναφερομένην μοῖραν, <πρὸς> Σελήνην δὲ εἰς τὴν ἑξῆς ἐφ' ἣν φέρεται, κατ' ἰσοσκελῆ γραμμὴν τὴν ἀκτῖνα βαλών· πᾶσαι δὲ αἱ τρίγωνοι δορυφορίαι ἀμείνονες τῶν τετραγώνων καὶ διαμέτρων, αἱ δὲ ἑξάγωνοι ἀσθενέστεραι.

(4) τρίτον γένος, ἐὰν ἐπικείμενον τῷ ὡροσκόπῳ ἢ τῷ μεσουρανήματι ἀστέρα ἡμερινῇ μὲν γενέσει ἡμερινοί, νυκτερινῇ δὲ νυκτερινοὶ δορυφορήσωσι προηγούμενοι ἢ ἑπόμενοι· κατὰ τοῦτο δὲ τὸ σχῆμα Ἥλιος μὲν δορυφορηθήσεται ὑπὸ τοῦ προαναφερομένου, Σελήνη δὲ ὑπὸ τῶν ἐντὸς ἑπτὰ μοιρῶν <ἐπαναφερομένων>. (5) τὸν μέντοι Ἥλιον οὐ βλάπτουσι δορυφοροῦντες παραιρέται ἀφεστῶτες αὐτοῦ ιε̅ μοίρας καὶ ὄντες ἀνατολικοί· κατὰ τὰ αὐτὰ δὴ καὶ αὐτὸς ὁ Ἥλιος δορυφορεῖν δύναται τὸν συναιρετίστην ἐπίκεντρον, ἥ τε Σελήνη ὁμοίως. (6) παρ' αἵρεσιν δὲ γίνονται δορυφορίαι ὅταν ἡμερινοὶ μὲν τοὺς νυκτερινοὺς δορυφορήσωσιν, νυκτερινοὶ δὲ τοὺς ἡμερινούς· ἐὰν δὲ ὑπὸ ἀγαθοποιῶν ἡ δορυφορία γένηται, οὐδὲ οὕτως ἀσήμους ποιεῖ.

A Parisinus Graecus 2841 saec. XIII **C** Marcianus graecus 332 saec. XIV

3 ἐπικέντριος **C** | post ἢ add. καὶ **C** || **4** καθοπτεύῃ **A** || **6** κατὰ suppl. Pingree coll. Paris. graec. 2501 fol. 114^{r} || **8** β̅ **C** | γένος … λεγόμενον om. **C** || **10** ἀλλοτρίου **C** || **11sq.** πρὸς (*bis*) supplevi | Ἡλίου et Σελήνης **A**, quem secuti sunt Engelbrecht et Pingree sigla **C** || **13** βάλλων **C** || **13-15** πᾶσαι … ἀσθενέστεραι om. **C** || **16** γ̅ **C** | γένος, ἐὰν om. **C** | ὡροσκόπων **A** || **17sq.** νυκτερινοὶ om. **A** || **18** δωρυφορυφορήσωσι **A** | προηγούμενοι ἢ ἑπόμενοι om. **C** | δὲ **A** μὲν **C** || **20** μοιρῶν **A** ἡμερῶν **C** | ἐπαναφερομένων supplevi coll. Porph. Isag. 29 p. 205,22 (textus 73, l. 32sq.) || **21sq.** τὸν … ἀνατολικοί om. **C** || **23** συναιρετίστην **C** συναιρέστην **A**, quem secuti sunt Engelbrecht et Pingree tacite || **24** δὲ om. **C** || **25-27** ἡμερινοὶ … ποιεῖ **A** παρ' αἵρεσιν ἀλλήλους δορυφορήσωσιν **C**

„17. Über die Speertragung

2-5 Es gibt drei Arten der Speertragung: (2) Die erste, wenn einen, der in seinem eigenen Haus oder seiner Erhöhung in einem Kentron ist, ein anderer, der in seinem eigenen Haus oder seiner Erhöhung liegt, anschaut, wobei er durch Strahlenwurf einen ihm vorangehenden
5-7 Grad aspektiert, wie zum Beispiel, wenn Saturn die Sonne, die sich im Löwen befindet, im Wassermann diametral aspektiert oder Jupiter im Schützen gemäß dem Gedrittschein oder wiederum wenn den Jupiter im Krebs Mars, der sich im Steinbock befindet, aspektiert.
8-13 (3) Es gibt eine zweite Art, die ‚gemäß dem Strahlenwurf' genannt wird, wie zum Beispiel wenn ein Luminar in einem Kentron, im Aszendenten oder in der Himmelsmitte, auch wenn es sich in einem fremden Haus befindet, ein Planet der Partei durch Strahlenwurf

aspektiert, wobei er in Bezug auf die Sonne gemäß der gleich-
schenkligen Linie einen [sc. ihr] vorangehenden Grad, in Bezug auf
den Mond aber einen, auf den er [sc. der Mond] zugeht, durch Strah-
13-15 lenwurf aspektiert. Alle die Speertragungen im Gedrittschein sind
besser als die im Geviertschein oder die in der Opposition, die im
Sextilschein sind schwächer.
16-18 (4) Die dritte Art ist, wenn einen Planeten, der sich im Aszendenten
oder in der Himmelsmitte befindet, Tagplaneten bei einer Tagge-
burt, Nachtplaneten bei einer Nachtgeburt als Speerträger begleiten,
18-20 wobei sie vorangehen oder folgen. Nach diesem Schema wird die
Sonne von einem vorangehenden, der Mond aber von denen, die in-
21f. nerhalb von 7° folgen, als Speerträger begleitet werden. (5) Der
Sonne freilich fügen die Begleiter keinen Schaden zu, die nicht von
22-24 ihrer Partei sind, wenn sie 15° von ihr entfernt und sichtbar sind. In
genau derselben Weise kann auch die Sonne selbst einen Parteiange-
hörigen, der in einem Kentron steht, als Speerträger begleiten und
24-27 der Mond ebenso. (6) Gegen die Partei entstehen die Speertragun-
gen, immer wenn Tagplaneten die Nachtplaneten als Speerträger be-
gleiten, die Nachtplaneten die Tagplaneten: wenn aber die Speertra-
gung von guten Planeten bewirkt wird, so wird die Geburt nicht un-
bedeutend sein.“

Ant. Epit. II 23-25 ex Thes. (≈ Rhet. 5,23-25) p. 156,7-22 (Text 75)

23. Περὶ δορυφορίας τῶν ἀστέρων

δορυφορία δέ ἐστιν, ὅταν ἐν οἴκῳ ἢ ὑψώματι ἰδίῳ ἀστέρα ἐπίκεντρον ἕτερος ἐν οἴκῳ ἢ ὑψώματι ἰδίῳ ἀκτινοβολῇ οἷον τῆς Ἀφροδίτης ἐν Ζυγῷ οὔσης Κρόνου δὲ ἐν Αἰγοκέρωτι <ὄντος Ἀφροδίτη> ἀκτινοβοληθήσεται ὑπὸ Κρόνου· ἢ πάλιν Κρόνου ἐν Ζυγῷ ὄντος ἀκτινοβολήσει αὐτὸν ἀπὸ τοῦ Αἰγοκέρωτος Ἄρης ἢ πάλιν ἀντὶ τοῦ Κρόνου τὴν Ἀφροδίτην [sc. ἀκτινοβολήσει Ἄρης] ἢ πάλιν ὁ Ζεὺς ἀπὸ τοῦ Τοξότου [καὶ Ἀφροδίτη ἐν Ζυγῷ]· ἢ ἔμπαλιν κειμένων τῶν ἀστέρων εἰς τὸν ὡροσκόπον ἢ τὸ μεσουράνημα ἐν ἡμερινῇ γενέσει ἡμερινός, νυκτερινῇ δὲ νυκτερινὸς δορυφορήσει, κἂν ἐν ἀλλοτρίῳ οἴκῳ ἢ ὑψώματι τυγχάνῃ ὅ τε δορυφορῶν καὶ ὁ δορυφορούμενος· ἢ ὅταν ἐπίκεντρος ἐν τῷ ὡροσκόπῳ ἢ τῷ μεσουρανήματι φωστὴρ ᾖ, κἂν ἐν ἀλλοτρίῳ οἴκῳ τυγχάνῃ, ἀστὴρ τῆς αἱρέσεως ἀκτινοβολήσει <πρὸς> Ἥλιον μὲν εἰς τὴν προαναφερομένην μοῖραν, <πρὸς> Σελήνην δὲ εἰς τὴν ἐπαναφερομένην· οἷον ἐπὶ τοῦ ὡροσκόπου Σελήνης οὔσης ἡ Ἀφροδίτη ἐκ Παρθένου ἢ ἀπὸ Ζυγοῦ ἀκτινοβολήσει. ἔτι δὲ δορυφορία λέγεται, ὅταν τοῦ Ἡλίου ἢ τῆς Σελήνης ἐπικέντρων ὄντων ἀστὴρ τῆς αἱρέσεως δορυφορήσῃ.

24. Περὶ δορυφορίας παραιρετῶν

παρ᾽ αἵρεσιν δὲ δορυφοροῦσιν, ὅταν οἱ ἡμερινοὶ τοὺς νυκτερινοὺς δορυφορήσωσιν καὶ οἱ νυκτερινοὶ τοὺς ἡμερινούς.

25. Περὶ συμφωνίας

σύμφωνοι δὲ καὶ ἄλλων μείζονες αἱ τριγωνικαὶ δορυφορίαι καὶ αἱ τετράγωναι· αἱ γὰρ ἑξάγωνοι ἀνειμένως ἐνεργοῦσιν.

L	Laurentianus 28,34 saec. XI	Epit. II sec. Pingree
a	Laurentianus 28,7 saec. XV	Epit. II*b* sec. Pingree
p	Monacensis 170 saec. XVI	
q	Monacensis 105 saec. XV	
f	Vaticanus 1444 saec. XV	
m	Marcianus 335 saec. XV	
n	Marcianus 336 saec. XV	Epit. II*a* sec. Pingree
o	Marcianus 324 saec. XV	
r	Monacensis 287 saec. XIV	Epit. III*b* sec. Pingree
s	Berolinensis 173 saec. XV	

1 tit. inscribitur περὶ δορυφορίας **m** περὶ δορυφορίας ἀστέρων **r** || **3** ἀκτινοβολήσει **L** ἀκτινοβολεῖ **r** || **4sq.** ὄντος Ἀφροδίτη supplevi || **7** ἀντὶ **Lq** αὐτὸν **r** || **7sq.** τῇ ἀφροδίτῃ ἢ ὁ ζεὺς **L** τῇ ἀφροδίτῃ ἢ πάλιν ὁ ζεὺς **r** τὴν ἀφροδίτην ἢ τὸν δία **q** || **8sq.** καὶ Ἀφροδίτη ἐν Ζυγῷ delevi interpretamentum intrusum esse suspicans || **9** τὸ] τῷ **r** || **11** τυγχάνει **L** τύχει **r** τυγχάνουσιν **q** || **11sq.** ὅ τε] εἴτε ὁ **r** ὁ om. **L** || **12** ἐπίκεντρον **L** | ἐν τῷ] ἐν τὸν **L^1** (corr. **L^2**) **r** || **13** ὡροσκόπον **L^1** (corr. **L^2**) | μεσουράνημα **L^1** (corr. **L^2**) | φωστῆρα **L** φωστηρει **r** || **14sq.** πρὸς (*bis*) supplevi | μὲν εἰς τὴν] ἢ **r** || **16** δὲ καὶ **r** || **17** ἐν παρθένῳ **r** || **20** cap. 24 in codd. **a, m, n, o, p, q,** sine titulo cum priore coniungitur in cod. **r** cap. 24 non extat || **24** καὶ (*primum*) om. **L** | ἄλλων coni. Boll ἀλλήλων **Lq** || **25** ἀνειμέναι **L**

„23. Über die Speertragung der Planeten

2f. Speertragung ist, immer wenn einen Planeten, der sich in seinem
eigenen Haus oder seiner Erhöhung in einem Kentron befindet, ein
anderer, der sich im eigenen Haus oder seiner Erhöhung befindet,
3-9 durch Strahlenwurf aspektiert, wie zum Beispiel, wenn sich Venus
in der Waage und Saturn im Steinbock befinden, Venus von Saturn
durch Strahlenwurf aspektiert werden wird, oder wenn sich Saturn
in der Waage befindet, Mars vom Steinbock aus ihn durch Strahlen-
wurf aspektiert oder anstelle von Saturn Venus oder Jupiter vom
9-12 Schützen [sc. sie aspektiert]; oder wiederum, wenn sich Planeten im
Aszendenten oder in der Himmelsmitte befinden, ein Tagplanet [sc.
sie] bei Taggeburt, bei Nachtgeburt ein Nachtplanet als Speerträger
begleiten wird, auch wenn sich sowohl der Speerträger als auch der,
der von dem Speerträger begleitet wird, in einem fremden Haus oder
12-16 einer fremden Erhöhung befinden, oder, immer wenn sich ein Lumi-
nar in einem Kentron, im Aszendenten oder in der Himmelsmitte,
befindet, ein Planet derselben Partei, auch wenn er in einem fremden
Haus steht, [sc. es] durch Strahlenwurf aspektiert, in Bezug auf die
Sonne einen [sc. ihr] vorangehenden Grad, in Bezug auf den Mond
16f. einen [sc. ihm] folgenden, wie zum Beispiel wenn sich der Mond im
Aszendenten befindet, ihn Venus aus der Jungfrau oder von der
18f. Waage durch Strahlenwurf aspektieren wird. Außerdem wird es
Speertragung genannt, immer wenn, während sich Sonne oder Mond
in einem Kentron befinden, ein Planet der Partei sie als Speerträger
begleitet.

20-22 24. Über die Speertragung von Planeten, die von der anderen Partei
sind

Entgegen die Partei begleiten sie als Speerträger, immer wenn die Tagplaneten die Nachtplaneten begleiten und die Nachtplaneten die Tagplaneten.

23-25 25. Über die Harmonie

Die Speertragungen im Gedrittschein und im Geviertschein sind harmonisch und bedeutender als die anderen; die im Sextilschein nämlich wirken geschwächt.“

Rhet. Epit. III*a* p. 106,27-29 (Text 76)

κδ Περὶ δορυφορίας τῶν ἀστέρων καὶ πῶς γίνεται
κε Περὶ δορυφορίας παραιρετῶν
κς Ποῖαι δορυφορίαι μᾶλλον ἐνεργεῖς, καὶ ποῖαι οὐ τοιαῦται

„24. Über die Speertragung der Planeten und wie sie sich ereignen
25. Über die Speertragung von Planeten, die von der anderen Partei sind
26. Welche Speertragungen wirkungsvoller sind, und welche nicht so sind.

Hugo von Santalla: Lib. Arist. 2,12 (Text 77)

De stellarum adusturia

1 *quoniam adusturia summum in natalibus discernendis prestat a<m>miniculum, hoc in loco <eam> subscribere dignum existimo.* **2** *hanc autem cum in dextris a Sole et ceteris sideribus semper efficiatur tali artificio licebit discernere, quociens videlicet stellam in cardine, domo inquam propria vel regno, locatam, alia quelibet de cardine et domo vel regno respexerit.* **3** *ut si Venus in oriente, Libra scilicet, sub Saturni de Capricorno et terre cardine locata moretur aspectu, si vero extra cardinem discurrat, dum utraque tamen de trigono aut exagono sive tetragono vel opposicione alterno fruatur aspectu, non abest adusturia, cuiusmodi est Venus in oriente Libra sub Iovis respectu de exagono consistens.* **4** *est et aliud genus adusturie, dum videlicet stella qualibet oriens occupante, alia quelibet – diurna scilicet sub diurno natali, nocturna sub nocturno – medium obtineat celum, sed extra domum et regnum consistens.* **5** *que autem precessit maiorem hac exibet efficaciam.* **6** *Solis quidem est adusturia eo in Ariete cum oritur vel medio celo commorante dum Saturnus Capricornum vel Aquarium obtineat.* **7** *Lunarem namque dicimus adusturiam dum in Cancro oriente discurrat, Mercurius in Virgine, Venus in Libra moretur.* **8** *Sole item et Luna extra proprias domos et regna sed sub respectu stellarum quas superios quietas diximus constitutis, aliud adusturie genus occurrit.* **9** *inquietas rursum vel pocius sol<l>icitas libuit appellari dum diurne nocturnas, nocturne diurnas a dextris aspiciant.*

„Über die Speertragung der Planeten.
2f. (1) Da sich ja die Speertragung beim Beurteilen von Horoskopen als
ein sehr wichtiges Hilfsmittel erweist, halte ich es für angemessen,
3-7 es an dieser Stelle anzufügen. (2) Diese [sc. die Speertragung] aber
wird man, da sie immer in den von der Sonne und den übrigen Pla-
neten aus rechten [sc. Teilen] bewirkt wird, nach solcher Theorie er-
kennen müssen, sooft freilich einen Planeten, der sich in einem Ken-
tron, im Haus, und zwar dem eigenen, oder seiner Erhöhung befin-
det, ein beliebig anderer aus einem Kentron und aus seinem Haus
7-9 oder seiner Erhöhung aspektiert haben wird. (3) Wie zum Beispiel,
wenn sich Venus im Aszendenten, freilich in der Waage, unter dem
Aspekt des Saturns aus dem Steinbock und der Himmelstiefe befin-
9-11 det. Wenn er aber außerhalb eines Kentrons läuft, fehlt die Speertra-
gung nicht, solange sie beide dennoch einen gegenseitigen Aspekt
aus dem Gedrittschein oder dem Sextilschein oder dem Geviert-
11f. schein oder der Opposition genießen, wie wenn Venus in der aszen-
dierenden Waage unter dem Aspekt Jupiters aus dem Sextilschein
12-15 steht. (4) Es gibt auch eine andere Art der Speertragung, wenn nun,
während irgendein Planet den Aszendenten besetzt, ein beliebiger
anderer – freilich ein Tagplanet bei einer Taggeburt, ein Nachtplanet
bei einer Nachtgeburt – die Himmelsmitte besetzt, aber er sich
15f. außerhalb seines Hauses oder seiner Erhöhung befindet. (5) Der
16-18 aber, der vorangegangen ist, hat größere Wirkung als dieser. (6) Die
Speertragung der Sonne freilich ist es, wenn, während sie sich im
Widder, während er aszendiert oder in der Himmelmitte befindet,
18-20 Saturn den Steinbock oder den Wassermann besetzt. (7) Die Mond-
speertragung (denn so nennen wir sie) [sc. findet statt], wenn er im
aszendierenden Krebs läuft und Merkur sich in der Jungfrau, Venus
20-22 in der Waage befinden. (8) Wenn sich ebenso Sonne und Mond
außerhalb ihrer eigenen Häuser und Erhöhungen aber unter dem
Aspekt von Planeten, die wir oben „friedlich“[579] genannt haben, be-
22-24 finden, ereignet sich eine andere Art von Speertragung. (9) „Nicht
friedlich“ wiederum oder besser „aufrührerisch“ mag es genannt

[579] Als lateinische Entsprechung für αἵρεσις benutzt Hugo von Santalla *quies*: Lib. Arist. 2,10,2: *stellarum item classis earundem appellatur quies*, vgl. dazu den Kommentar von Ch. Burnett und D. Pingree: *The Liber Aristotilis* (1997), 133 ad loc. Die Planeten, die zu derselben Partei gehören, sind *quieti*.

werden, wenn die Tagplaneten die Nachtplaneten und die Nachtplaneten die Tagplaneten von rechts anblicken."

c. Vergleich der Struktur der Texte

Schon beim ersten Vergleich der fünf Texte fällt auf, dass die drei Texte, die auf die Εἰσαγωγικά des Antiochos zurückgehen, klar strukturiert sind: Mit der formelhaften Wendung δορυφορίας γένη ἐστὶν τρία wird die Zahl der folgenden Glieder angegeben. Drei Arten von δορυφορία sind zu unterscheiden. Durch die logische Operation der Einteilung wird der Versuch einer Systembildung unternommen. Sie dient als Mittel der wissenschaftlichen Stoffbewältigung und ist das typische Darstellungsschema eines Lehrbuchs.[580] Die einzelnen Glieder werden durch methodologische Ausdrücke klassifiziert: ἓν μέν (Ant.) bzw. πρῶτον μέν (Porph., Heph.), dann ἕτερον [...] εἶδος (Ant.) bzw. ἕτερον γένος (Porph.) bzw. δεύτερον γένος (Heph.) und schließlich τρίτον γένος. Die Begriffe γένος und εἶδος deuten eine logische Relation an: δορυφορία ist die Gattung, der übergeordnete Begriff, unter den drei verschiedene Arten fallen. Die vorgenommene Einteilung konstituiert das Dispositionsschema: Es werden drei Arten von δορυφορία besprochen. Die Besprechung der einzelnen Arten ist ebenfalls auf einer formalen Ebene gut strukturiert. So gliedert sich zum Beispiel die Erklärung der ersten Art in der Epitome I aus den Εἰσαγωγικά des Antiochos folgendermaßen: Zunächst wird die Definition gegeben (ἐάν, Text 72, Z. 1), dann Beispiele angeführt (οἷον, Z. 4) und schließlich folgt ein weiterer erklärender Zusatz (καθόλου, Z. 7). Die Besprechung der anderen Arten ist ähnlich aufgebaut.

Gänzlich anders ist die Form der Darstellung in der Epitome II aus den Θησαυροί des Antiochos. Hier fehlt eine klare Einteilung. Auch wird nicht unmittelbar ersichtlich, dass überhaupt verschiedene Arten zu unterscheiden sind. Der Text beginnt mit der typischen einleitenden Formel: δορυφορία δέ ἐστιν, ὅταν (Text 75, Z. 2). Dann folgen verschiedene Beispiele (οἷον, Z. 3), die untereinander mit ἤ bzw. ἢ πάλιν verbunden sind. Mit ἢ ἔμπαλιν (Z. 9) wird dann völlig unvorbereitet eine andere Art von δορυφορία eingeleitet, die der dritten Art der anderen Texte entspricht. Darauf folgt dann (hier nun als dritte) die „zweite Art" der anderen Texte, die ebenso

[580] M. Fuhrmann: Das systematische Lehrbuch (1960), 8.

unvermittelt mit ἢ ὅταν anschließt. Eingeleitet durch οἷον (Z. 16) fügt der Verfasser ein Beispiel an. Das erste Kapitel zum Thema δορυφορία schließt mit dem Satz ἔτι δὲ δορυφορία λέγεται, ὅταν [...] (Z. 18f.). Dies weist auf eine weitere (also vierte) Art hin. Im anschließenden Kapitel (Kap. 24, Z. 20-22) spricht der Verfasser über die δορυφορία gegen die Parteizugehörigkeit (die anderen Texte bringen dieses Kapitel als Zusatz zur dritten Art der δορυφορία). Zum Abschluss des Themas δορυφορία folgt ein Kapitel über die Wertigkeit der Aspekte bezogen auf die δορυφορία (Kap. 25, Z. 23-25). Dieses Thema behandeln die anderen drei Texte im Zusammenhang mit der zweiten Art der δορυφορία. Trotz der völlig anders gearteten Struktur zeichnen sich inhaltlich so große Parallelen zu den Darstellungen der anderen Texte ab, dass es sinnvoll erscheint, diesen Text zusammen mit den anderen zu besprechen.

Das Kapitel über die Speertragung im *Liber Aristotilis* von Hugo von Santalla trägt die Überschrift *De stellarum adusturia. adusturia* ist von dem arabischen Wort *al-dustūrīya* abgeleitet, welches das griechische Wort δορυφορία übersetzt.[581] Zu Beginn des Kapitels beteuert Hugo von Santalla die Bedeutung der Speertragung bei der Beurteilung eines Horoskops. Seine Ausführungen zum Thema δορυφορία sind nicht so klar strukturiert, wie die Texte, die auf den Εἰσαγωγικά des Antiochos basieren. Eine erste Art führt er mit einem einleitenden bedingendem *cum*-Satz[582] ein (Text 77, Z. 4) zur Bestimmung einer allgemeinen Voraussetzung. Die spezielleren Bedingungen werden in einem iterativen Temporalsatz, eingeleitet durch *quociens*, genannt (Z. 5-7). Darauf folgen Beispiele. Die zweite Art setzt er nachdrücklich von der ersten ab: *est et aliud genus adusturie* (Z. 12f.). Es folgt die Definition einer „Speertragung der Sonne“ *Solis* [...] *adusturia* (Z. 16f.) und einer „Mondspeertragung“ (*lunarem* [...] *adusturiam*, Z. 18). Eine weitere Art von Speertragung setzt er durch den Satz *aliud adusturie genus occurrit* (Z. 22) von den anderen ab. Er schließt seine Erklärungen mit einer weiteren Art, die „nicht friedlich“ genannt wird: *inquietas rursum* [...] *libuit appellari* (22f.). Der sehr späte Text von Hugo von Santalla wird nur an denjenigen Stellen hinzugezogen, an denen er für die Klärung der anderen eine Hilfe bietet. Von einer detaillierten Untersuchung dieses späten Textes sehe ich ab.

581 Vgl. D. Pingree: The *Liber Aristotilis* (1997), 133.

582 In Begriffsbestimmungen werden *cum* und *si* ohne Unterschied benutzt, siehe J.B. Hofmann, A. Szantyr: Lateinische Grammatik II (1965), 620 § 332.

Die folgende Übersicht gibt die Entsprechung der einzelnen Teile der Definitionen wieder. Die Bezeichnung der einzelnen Arten in der linken Spalte richtet sich nach der in den Εἰσαγωγικά vorgenommenen Einteilung:[583]

	Ant. Epit. I	**Porph.**	**Heph.**	**Ant. Epit. II**	**H. v. Sant.**
Einleitung	1	2	2	—	—
1. Art	1-4	2-5	2-5	2f.	4-7
Bsp.	4-7	5-14	5-7	3-9	7-12
Zusatz	7-9	—	—	—	—
	—	14-19	—	—	—
2. Art	10-12	20-23	8-11	12-14	20-22
speziell	13-15	23-25	11-13	14-16	—
Bsp.	—	—	—	16f.	—
Zusatz	15f.	25-27	13-15	23-25	—
3. Art	17-20	28-30	16-18	9-12	cf. 12-16
Bsp.	20-22	30-33	18-20	—	—
Zusatz 1	22-24	33-35	21f.	—	—
Zusatz 2	24-26	35-37	22-24	—	—
Zusatz 3	26-28	37-39	24-26	20-22	22-24
Zusatz 4	—	39f.	26f.	—	—

Tab. 7: Übersicht über die Entsprechungen der verschiedenen Definitionen

3. Die erste Art der δορυφορία: Tierkreiszeichen und Aspekte

a. Die deskriptiven Teile der Definitionen

Die Detailuntersuchung richtet sich nach der in einigen Quellen vorgegebene Differenzierung der drei Arten von δορυφορία: Zunächst werden die Definitionen zur ersten Art der δορυφορία zum leichteren Vergleich in synoptischer Form dargestellt. Die Beispiele werden aus Gründen der Platzersparnis ausgelassen, zumal sie stark voneinander abweichen. Unter der Tabelle sind die verschiedenen erklärenden Zusätze von Antiochos (Epit. I), Porphyrios und Hugo von Santalla abgedruckt.

[583] Die Zahlen beziehen sich auf meine Zeilenzählung.

Ant. Epit. I (Text 72, Z. 1-4)	Porph. (Text 73, Z. 2-5)	Heph. (Text 74, Z. 2-5)	Ant. Epit. II (Text 75, Z. 2f.)	H. v. Sant. (Text 77, Z. 5-7)
ὡς δορυφορίας γένη ἐστὶν τρία·	δορυφορίας γένη ἐστὶ τρία·	δορυφορίας δὲ γένη ἐστὶ τρία·	δορυφορία δέ ἐστιν,	
ἓν μέν,	πρῶτον μέν,	πρῶτον,		
ἐάν τινα ὄντα ἀστέρα ἐν ἰδίῳ οἴκῳ ἢ ὑψώματι	ἐάν τινα ἐν οἴκῳ ὄντα ἰδίῳ ἢ ὑψώματι	ἐάν τινα ἐν οἴκῳ ὄντα ἰδίῳ ἢ ὑψώματι	ὅταν ἐν οἴκῳ ἢ ὑψώματι ἰδίῳ ἀστέρα	[sc. hanc licebit discernere], *quociens videlicet stellam in cardine, domo inquam propria vel regno, locatam,*
	ἐπίκεντρον	ἐπίκεντρον	ἐπίκεντρον	
<ἕτερος ἐν ἰδίῳ οἴκῳ ἢ ὑψώματι>	ἕτερος ἐν οἴκῳ ἰδίῳ ἢ ὑψώματι κείμενος	ἕτερος ἐν οἴκῳ ἰδίῳ κείμενος ἢ ὑψώματι	ἕτερος ἐν οἴκῳ ἢ ὑψώματι ἰδίῳ	*alia quelibet de cardine et domo vel regno*
κατὰ σχῆμα κατοπτεύῃ ἐπὶ τὴν ἀναφερομένην αὐτοῦ μοῖραν	κατὰ σχῆμα κατοπτεύῃ ἐπὶ τὴν προαναφερομένην αὐτοῦ μοῖραν	κατοπτεύῃ ἐπὶ τὴν προαναφερομένην αὐτοῦ μοῖραν		
τὴν ἀκτῖνα βάλλων [...].	τὴν ἀκτῖνα βάλλων [...].	τὴν ἀκτῖνα βαλών [...].	ἀκτινοβολῇ [...].	*respexerit.*

Tab. 8: Übersicht über die Definitionen der ersten Art der δορυφορία

Zusatz Ant. Epit. I (Text 72, Z. 7-9): [...] ἢ τὸ ἀνάπαλιν· καθόλου γὰρ ὁ ἐπικεντρότερος δορυφορεῖται· καὶ τοῦτο ὁμοίως καὶ ἐπὶ τῆς τῶν λοιπῶν ζ <πρὸς> ἀλλήλους σχέσεως τῶν πλανωμένων.

Zusatz Porph. (Text 73, Z. 14-19): μεγάλη μὲν οὖν ἐστιν ἡ γένεσις, ἐὰν οἱ τῆς αἱρέσεως οἰκοδεσπόται δορυφορηθῶσιν, οὐ φαύλη δέ, ἐὰν ἐναλλάξ (ἐκτὸς εἰ μὴ παντάπασιν φθοροποιοὶ τύχωσι), καὶ οὗτοι τὰ μὲν βλάψουσι, τὰ δὲ ὠφελήσουσιν. οὐδεὶς γὰρ ἀστὴρ ἐν ἰδίῳ οἴκῳ ἢ ἐν ἰδίῳ ὑψώματι χρηματίζων ἀνενέργητος ὑπάρχει.

Zusatz Hugo von Sant. (Text 77, Z. 9-11): *si vero extra cardinem discurrat, dum utraque* [sc. stella] *tamen de trigono aut exagono sive tetragono vel opposicione alterno fruatur aspectu, non abest adusturia* [...].

Als eine notwendige Bedingung für diese erste Art von δορυφορία nennen die Autoren einstimmig, dass sich beide beteiligten Planeten in ihrem Haus oder ihrer Erhöhung befinden und einen Aspekt miteinander bilden. Hinsichtlich der weiteren Details gibt es folgende Abweichungen: Außer der Epitome I nennen alle anderen Texte einhellig, dass der Planet, der aspektiert wird, in einem Kentron steht.[584] Eine weitere Abweichung zeigt sich in den Erklärungen, wohin der Aspekt zielt. Die Epitome I, Porphyrios und Hephaistion ergänzen die Erklärung mit einem partizipialen Ausdruck: ἐπὶ τὴν [...] μοῖραν τὴν ἀκτῖνα βάλλων.[585] In dem hier ausgesparten Stück weicht die Epitome I von den beiden anderen Texten ab. Es heißt: „wobei er durch Strahlenwurf dessen aufgehenden Grad aspektiert" (ἐπὶ τὴν ἀναφερομένην αὐτοῦ μοῖραν), bei Porphyrios und Hephaistion dagegen lesen wir: „wobei er durch Strahlenwurf einen vor ihm aufgehenden Grad aspektiert" (ἐπὶ τὴν προαναφερομένην αὐτοῦ μοῖραν). Der „aufgehende Grad" in der Epitome I ist der aszendierende Grad. αὐτοῦ ist Genitivus possessivus und bezieht sich auf den Planeten, der aspektiert wird: „dessen aszendierender Grad", im Sinne von „der aszendierende Grad, den er besetzt." Bei Porphyrios und Hephaistion dagegen richtet sich der Aspekt nicht auf einen aszendierenden Grad, sondern auf einen „vorangehenden Grad". Der Genitiv αὐτοῦ ist hier von προαναφερομένην abhängig: „ihm vorangehend", wobei sich αὐτοῦ

584 Hugo von Santalla nennt zusätzlich die Bedingung, dass auch der Planet, der den Aspekt bildet, in einem Kentron stehen muss, doch relativiert er dies später.

585 Hephaistion verwendet den effektiven Aorist (βαλών). Der Planet „trifft" den anderen mit seinem Strahl. Antiochos und Porphyrios haben lineares Präsens: βάλλων.

nun reflexiv auf den Planeten bezieht, von dem der Aspekt ausgeht. In der Epitome II aus Antiochos und bei Hugo von Santalla fehlt der Partizipialausdruck.

Wir haben oben (S. 194f.) gezeigt, dass ἀκτινοβολεῖν bzw. das Substantiv ἀκτινοβολία einen Aspekt bezeichnet, der von einem im Sinne der Tagesbewegung folgenden Planeten auf einen vorangehenden gerichtet ist. Der Planet, der einem anderen „den Strahl zuwirft", folgt diesem somit im Sinne der Tagesbewegung. Da alle vier griechischen Texte kurz vor der Behandlung des Themas δορυφορία die oben besprochenen Definitionen von ἀκτινοβολία anführen, liegt es nahe, dass sie diesen Terminus technicus hier in seiner technischen Bedeutung „einen Aspekt zu einem vorangehenden Planeten werfen" benutzen.[586] Legen wir diese Terminologie zugrunde, dann folgt der aspektbildende Planet dem aspektierten Planeten auch gemäß der Epitome I. Bei Porphyrios und Hephaistion ist der Partizipialausdruck pleonastisch: ἐπὶ τὴν προαναφερομένην αὐτοῦ μοῖραν τὴν ἀκτῖνα βάλλων. Die Epitome II bietet als Prädikat des ὅταν-Satzes ἀκτινοβολῇ. Der gesamte Partizipialausdruck kann ohne Informationsverlust fehlen, da ἀκτινοβολῇ im technischen Sinne benutzt wird. Hugo von Santalla bietet als lateinische Entsprechung *respexerit*. Das Verb *respicere* beinhaltet vermutlich wie ἀκτινοβολεῖν bereits die Richtung: Der Planet, der im Sinne der Tagesbewegung folgt, geht dem anderen im Sinne seiner Eigenbewegung voran und schaut auf ihn zurück.[587]

---

586 Da wir es hier mit Gebrauchsliteratur zu tun haben, könnte man einwenden, dass die Definition von ἀκτινοβολεῖν eventuell gar nicht aus dem auf Antiochos zurückgehenden Text stammt und erst später hinzugefügt wurde. Doch dies ist unwahrscheinlich, da alle vier griechischen Texte vor der Behandlung von δορυφορία den Begriff ἀκτινοβολία definieren: Epit. I 13 (δορυφορία in I 17), Porph. Isag. 24 (δορυφορία in 29), Heph. 16 (δορυφορία in 17), Epit. II 21 (δορυφορία in II 23). Wir können daher davon ausgehen, dass der Themenkomplex ἀκτινοβολία – δορυφορία bereits in der grundlegenden Quelle nacheinander behandelt wurde.

587 Eine grundlegende Untersuchung der Termini technici der Aspektlehre fehlt bislang. Zumindest an einigen Stellen scheint Firmicus Maternus das Verb *respicere* in der Bedeutung von ἀκτινοβολεῖν zu verwenden, vgl. Firm. math. 2,19,4: *respicere enim horoscopum de exagono* [sc. tertius locus] *videtur*, ebenso vom vierten (ebd. 5) und vom fünften Ort (6). Beim neunten (ebd. 10), zehnten (11) und elften Ort (12), die dem Aszendenten im Sinn der Tagesbewegung vorangehen, benutzt Firmicus das Verb *videre*. Firm. math. 3,4,17: *in septimo loco Mars ab horoscopo partiliter constitutus, idest in occasu, maxima mala et inmensa pericula decernit.* [...] *quodsi non fuerit horoscopus in domo Martis, oligochronios reddit, praesertim si per quadratum vel diametrum, idest in hora vel in MC., pleno lumine constitutam Lunam respexerit.* Mars im Deszendenten „schaut"

Wir können festhalten: Beide Planeten stehen in ihrem Haus oder ihrer Erhöhung und bilden einen Aspekt miteinander. Der Planet, der den Aspekt bildet, folgt dem anderen im Sinne der Planetenbewegung. Der aspektierte Planet steht nach der Darstellung in der Epitome I gradgenau im Aszendenten, nach der Darstellung der anderen Autoren in einem beliebigen Kentron. Keiner der Autoren erklärt, welcher von beiden Planeten der δορυφόρος ist. Es liegt allerdings nahe, dass der aktive Planet, also der aspektbildende, der Akteur der δορυφορία ist und somit als Speerträger fungiert. Diese Vermutung wird durch die Beispiele in der Epitome I gestützt.

Man könnte erwägen, in der Epitome I ἐπίκεντρος zu ergänzen und προαναφερομένην μοῖραν zu konjizieren. Da schon das Subjekt ἕτερος und die präpositionale Bestimmung ἐν ἰδίῳ οἴκῳ ἢ ὑψώματι ausgefallen und sicherlich zu Recht von F. Cumont ergänzt worden sind, wäre eine Ergänzung von ἐπίκεντρον leicht zu rechtfertigen, da es bei Porphyrios und Hephaistion genau vor dem in der Epitome I ausgefallenen Stück steht.[588] Dennoch führt weder die Ergänzung von ἐπίκεντρον noch die Konjektur προαναφερομένην zu einer befriedigenden Lösung, wie im weiteren Verlauf der Untersuchung deutlich werden wird.

b. Die Beispiele

Untersuchen wir die Beispiele der verschiedenen Autoren und prüfen, inwieweit sie der jeweils vorangegangenen Erklärung entsprechen. Die Epitome I bietet folgende Beispiele für die erste Art von δορυφορία (Text 72, Z. 4-7):

> οἷον ἐν Λέοντι τοῦ Ἡλίου ὄντος Κρόνος ἐν Ὑδροχόῳ διαμετρῶν δορυφορεῖ καὶ Ζεὺς ἐκ Τοξότου τριγωνίζων καὶ μὴν καὶ Ἄρης ἐκ τοῦ Κριοῦ, ἑξαγωνίζων καὶ Ἀφροδίτη ἀπὸ Ζυγοῦ, ἀπὸ Διδύμων Ἑρμῆς ἢ τὸ ἀνάπαλιν [...].

demnach auf den Mond in der Himmelsmitte oder im Aszendenten „zurück". Besonders deutlich wird dieser Gebrauch von *respicere* in dem fiktiven Horoskop von Ödipus, das Firm. math. 6,30,1 folgendermaßen darstellt: Saturn steht in den Fischen und geht dem Mond, der sich im Krebs befindet, im Sinne der Tagesbewegung voran. Im Sinne der Planetenbewegung folgt er dem Mond und „schaut zu ihm" (*aspicere*). Mars dagegen befindet sich in der Waage und folgt dem Mond im Sinne der Tagesbewegung, im Sinne der Planetenbewegung geht er ihm voran und „schaut zurück" (*respicere*).

588 Die Ergänzung ist durchaus plausibel: Zum einen benötigen wir ein Subjekt, zum anderen steht in dem folgenden Beispiel der Planet, der aspektiert wird, in seinem Haus. Vermutlich handelt es sich hier um einen Augensprung von ὑψώματι zu ὑψώματι.

Die Beispiele werden mit οἷον eingeleitet. Der aspektbildende Planet ist der Speerträger: Κρόνος [...] διαμετρῶν δορυφορεῖ. Die Bedingung, dass alle Planeten in ihren Häusern oder ihren Erhöhungen stehen müssen, ist erfüllt: Die Sonne befindet sich im Löwen (Taghaus), Saturn im Wassermann (Nachthaus), Jupiter im Schützen (Taghaus), Mars im Widder (Nachthaus), Venus in der Waage (Taghaus) und Merkur in den Zwillingen (Nachthaus). Alle Planeten stehen somit in ihren Häusern. Zu der mundanen Stellung der Planeten, also ihrer Stellung zum Horizont, haben wir keine Angaben. Wir müssen wohl stillschweigend voraussetzen, dass sich gemäss der Definition der aspektierte Planet im Aszendenten befindet. Bevor wir nun die Aspekte und ihre Richtungen genauer betrachten, sei zunächst gezeigt, warum die Zeichensetzung von F. Cumont, der hinter τριγωνίζων und nicht hinter Κριοῦ (Text 72, Z. 5f.) interpungiert, korrigiert werden muss.

Interpunktion nach F. Cumont	korrigierte Interpunktion
καὶ Ζεὺς ἐκ Τοξότου τριγωνίζων, καὶ μὴν καὶ Ἄρης ἐκ τοῦ Κριοῦ ἐξαγωνίζων καὶ Ἀφροδίτη ἀπὸ Ζυγοῦ, ἀπὸ Διδύμων Ἑρμῆς.	καὶ Ζεὺς ἐκ Τοξότου τριγωνίζων καὶ μὴν καὶ Ἄρης ἐκ τοῦ Κριοῦ, ἐξαγωνίζων καὶ Ἀφροδίτη ἀπὸ Ζυγοῦ, ἀπὸ Διδύμων Ἑρμῆς.

Tab. 9: Die Interpunktion in Ant. Epit. I 17 ex Isag.

Wollten wir F. Cumont folgen, müssten wir übersetzen: „und Jupiter aus dem Schützen einen Gedrittschein bildend [sc. begleitet die Sonne als Speerträger] und wahrlich auch Mars aus dem Widder einen Sextilschein bildend und Venus von der Waage, von den Zwillingen Merkur." Mars aspektiert allerdings die Sonne nicht im Sextilschein (Widder und Löwe bilden einen Gedrittschein). Man könnte nun annehmen, dass durch καὶ μὴν καί ein ganz neues Beispiel eingeleitet werden soll,[589] in dem nicht mehr die Sonne im Löwen Bezugspunkt ist, sondern Mars im Widder. Doch würden wir dann parallel zu ἐν Λέοντι τοῦ Ἡλίου ὄντος erwarten: τοῦ Ἄρεως ἐν Κριῷ ὄντος. Die Handschrift bietet für Ἄρης und für Κριός Siglen, so dass wir diese als Genitiv und Dativ auflösen könnten. Doch der Artikel τοῦ fehlt, es fehlt ὄντος, und die Handschrift überliefert die Präposition ἐκ statt ἐν, was eher auf den aktiven Teil der Speertragung hinweist, also auf den Speerträ-

[589] καὶ μήν steht oft zur emphatischen Einführung eines neuen Beispiels oder eines neuen Faktums, siehe J.D. Denniston: The Greek Particles (^{2}1954), 351f. Das zweite καί steht kopulativ im Sinne von „auch".

ger.[590] Neben diesem sprachlichen Problem ergibt sich auch ein inhaltliches: Worauf bezieht sich ἐξαγωνίζων? Venus aspektiert aus der Waage den Mars im Widder nicht im Sextilschein, sondern steht in Opposition.[591] Dann wird Merkur genannt, der von den Zwillingen einen Aspekt bildet. Die Zwillinge befinden sich nun tatsächlich im Sextilschein zu Mars im Widder. Ist man überzeugt, dass Antiochos mit καὶ μὴν καί nachdrücklich ein zweites Beispiel einleitet, dann müsste man ziemlich stark in den Text eingreifen und ihn etwa so rekonstruieren: καὶ μὴν καὶ <τοῦ> Ἄρεως ἐν (coni. ἐκ P) Κριῷ <ὄντος> ἐξαγωνίζων [καὶ Ἀφροδίτη ἀπὸ Ζυγοῦ] ἀπὸ Διδύμων Ἑρμῆς [sc. δορυφορεῖ] „und wahrlich auch, wenn sich Mars im Widder befindet, Merkur einen Sextilschein aus den Zwillingen bildend [sc. ihn als Speerträger begleitet].“ Oder aber wir nehmen an, dass der Verfasser hier die Beispiele durcheinandergebracht hat und der ursprüngliche Text etwa so gelautet haben muss: καὶ μὴν καὶ <τοῦ> Ἄρεως ἐν (coni. ἐκ cod.) Κριῷ <ὄντος> [ἐξαγωνίζων] καὶ Ἀφροδίτη ἀπὸ Ζυγοῦ <διαμετροῦσα, ἐξαγωνίζων> ἀπὸ Διδύμων Ἑρμῆς [sc. δορυφορεῖ] „und wahrlich auch, wenn sich Mars im Widder befindet, auch Venus von der Waage eine Opposition bildend, einen Sextilschein von den Zwillingen Merkur [sc. ihn als Speerträger begleiten]“. Wir hätten dann folgende Beispiele:

Beispiel a)	☉ im ♌	← ♄ aus ♒	(Opposition)
		← ♃ aus ♐	(Gedrittschein)
Beispiel b)	♂ im ♈	← ♀ aus ♎	(Opposition)
		← ☿ aus ♊	(Sextilschein)

Wenn wir den Text so rekonstruieren, sind sämtliche Bedingungen der theoretischen Erklärung der ersten Art von δορυφορία erfüllt: Alle Planeten befinden sich in ihrem Haus, alle Speerträger bilden einen Aspekt zu dem jeweils anderen Planeten und folgen ihm im Sinne der täglichen Rotation. Doch ist es meines Erachtens unnötig, den Text zu verändern: Wenn wir nicht hinter τριγωνίζων interpungieren, wohl aber hinter Κριοῦ, ergeben die Beispiele ihren guten Sinn. Allerdings stimmen dann die Richtungen der Aspekte nicht mit der Forderung überein, dass der Speerträger im Sinne der Tagesbewegung folgt. Die Sonne befindet sich im Löwen und ist Bezugspunkt für alle folgenden Beispiele der Speertragung. Diese Prämisse ist als

[590] Nur bei Saturn im Wassermann bietet die Handschrift ἐν, wo wir eher separatives ἐκ erwarten. Die Präposition ἐν bringt zum Ausdruck, dass sich ein Planet in einem bestimmten Zeichen befindet, ἐκ dagegen, dass er aus dem Zeichen heraus agiert.

[591] Zudem würde man eher ἐξαγωνίζουσα erwarten.

Genitivus absolutus vorausgeschickt: „Wenn sich die Sonne im Löwen befindet". Es folgt als Hauptsatz zunächst Κρόνος δορυφορεῖ „begleitet sie Saturn als Speerträger", dann folgen die Nominative Ζεύς, Ἄρης, Ἀφροδίτη und Ἑρμῆς. Das gemeinsame Prädikat δορυφορεῖ steht ἀπὸ κοινοῦ. Saturn steht im Wassermann in Opposition zur Sonne. Da die Richtung der Opposition ambivalent ist, sind alle Kriterien erfüllt. Jupiter aspektiert die Sonne aus dem Schützen im Gedrittschein. Auch hier ist die geforderte Richtung erfüllt. Das Partizip τριγωνίζων steht ἀπὸ κοινοῦ und bezieht sich auch auf Mars, der die Sonne aus dem Widder im Gedrittschein aspektiert. Allerdings verläuft dieser Aspekt gegen die geforderte Richtung, da der Widder dem Löwen im Sinne der täglichen Rotation vorangeht. Die Partikel καὶ μὴν καί stehen hier in der Tat zur nachdrücklichen Einführung eines neuen Faktums, doch ist das neue Faktum kein neues Beispiel, sondern die Tatsache, dass Mars aus dem Widder die Sonne gegen die geforderte Richtung aspektiert.[592] Es handelt sich offenbar nicht um ein versehentlich angeführtes „unpassendes" Beispiel: Darauf hätte der Autor sicherlich nicht nachdrücklich verwiesen. Dann geht es weiter: „und einen Sextilschein bildend [sc. begleiten die Sonne als Speerträger] auch Venus von der Waage, von den Zwillingen Merkur." Richtig ist, dass beide Planeten aus den genannten Zeichen einen Sextilschein zur Sonne im Löwen bilden. Allerdings geht Merkur in den Zwillingen der Sonne im Sinne der Tagesbewegung voran. Auch hier entspricht somit der Aspekt nicht der geforderten Richtung. Das Partizip ἑξαγωνίζων bezieht sich sowohl auf Venus als auch auf Merkur und ist in Spitzenstellung vorangestellt. Man würde eventuell eher ἑξαγωνίζουσα erwarten, da als erstes Venus genannt wird, oder aber im Plural auf beide bezogen ἑξαγωνίζοντες. Es handelt sich hier um ein syntaktisch kompliziertes Zeugma.[593] Stilistisch werden die entgegengesetzten Richtungen durch den Chiasmus deutlich: Ἀφροδίτη ἀπὸ Ζυγοῦ, ἀπὸ Διδύμων Ἑρμῆς. Die Beispiele in der Epitome I lassen sich also folgendermaßen darstellen:

[592] Die Partikel καὶ μὴν markieren hier etwas Unerwartetes, vgl. J.D. Denniston: The Greek Particles (1951), 293: „καί marks an addition to the content of the preceding [...] context: 'also'. Further, when the addition is surprising, or difficult to accept, and when a sense of climax is present, 'also' becomes 'even'."

[593] Vgl. hierzu H. Lausberg: Handbuch (^{3}1990), 350f. §701-704.

☉ im ♌ ← ♄ aus ♒ (Opposition)
← ♃ aus ♐ (Gedrittschein)
← ♂ im ♈ (Gedrittschein)
← ♀ aus ♎ (Sextilschein)
← ☿ aus ♊ (Sextilschein)

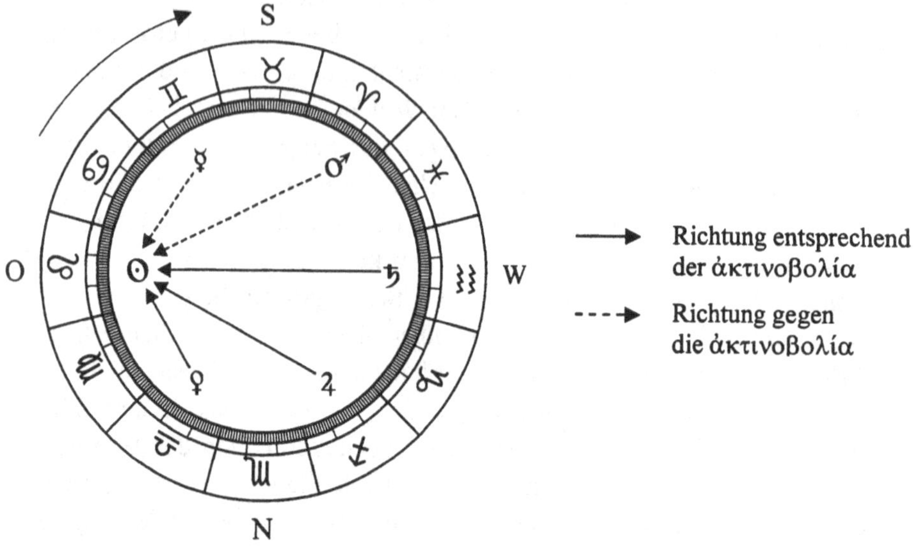

Abb. 21: Beispiele der ersten Art von δορυφορία nach der Epitome I aus den Εἰσαγωγικά des Antiochos

Wir haben jeweils zwei Beispiele für den Gedrittschein und den Sextilschein, wobei sich diese an der Oppositionsachse spiegeln. Die Planeten sind in der absteigenden Planetenfolge aufgezählt. Der Mond wurde ausgelassen. Sein Haus, der Krebs, bildet keinen Aspekt zum Löwen. Ferner fällt auf, dass es kein Beispiel für einen Geviertschein gibt und kein Planet in seiner Erhöhung steht.[594]

[594] Das mag an der Einheitlichkeit der Beispiele liegen: Einen Geviertschein zum Löwen bilden Stier und Skorpion. Der Stier ist das Nachthaus der Venus, die hier allerdings in ihrem Taghaus Waage steht. Sie müsste dann doppelt genannt werden. Ferner ist der Stier die Erhöhung des Mondes. Doch liefert der Autor kein anderes Beispiel für eine Erhöhung. Der Skorpion ist das Taghaus von Mars, der bereits genannt ist. Eine Erhöhung hat kein Planet im Skorpion. Wenn der Autor also ein Beispiel aus dem Geviertschein anführen wollte, wäre die Symmetrie der Beispiele gestört. Eventuell liegt der Grund dafür, dass kein Geviertschein genannt wird, auch darin, dass der Geviertschein als schlechter Aspekt gilt. Doch auch die Opposition wird gewöhnlich als schlecht bewertet, ist hier aber genannt.

Bezogen auf die durch die Junktur ἀκτῖνα βάλλων angegebene Richtung haben wir jeweils ein passendes und ein unpassendes Beispiel für den Gedrittschein und den Sextilschein. Man könnte erwägen, ob die Junktur hier zwar technisch im Sinne von „einen Aspekt bildend" aber nicht in der speziellen Bedeutung „einen Aspekt zu einem vorangehenden Planeten bildend" steht. Doch befriedigt diese Lösung nicht, da erklärtermaßen kurz vorher der Terminus technicus ἀκτινοβολεῖν in seiner speziellen Bedeutung definiert worden ist. Des Weiteren wäre fraglich, worauf καὶ μὴν καί nachdrücklich verweisen soll: Wenn keine bestimmte Richtung gefordert wäre, dann würde das erste Beispiel, in dem der Aspekt gegen die Tagesbewegung verläuft, nicht weiter verwundern. An das letzte Beispiel schließt der Autor folgenden Zusatz an (oben S. 202, Text 72, Z. 7-9):

> ἢ τὸ ἀνάπαλιν· καθόλου γὰρ ὁ ἐπικεντρότερος δορυφορεῖται· καὶ τοῦτο ὁμοίως καὶ ἐπὶ τῆς τῶν λοιπῶν ζ̄ <πρὸς> ἀλλήλους σχέσεως τῶν πλανωμένων.

ἢ τὸ ἀνάπαλιν impliziert zweierlei: Zum einen ist die Bedingung, dass der Speerträger im Sinne der Tagesbewegung folgen muss, außer Kraft gesetzt, zum anderen wird deutlich, dass auch die Sonne selbst Speerträger sein kann. Während die Bedeutung des mittleren Teils nicht unmittelbar einleuchtet, ist der letzte Teil unmissverständlich: „Und dies gilt ebenso bei der Stellung der übrigen sieben Planeten zueinander." Antiochos hatte ein Beispiel gewählt, in dem die Sonne alle anderen echten Planeten als Speerträger hat. Dieser Zusatz verdeutlicht, dass jeder Planet jeden anderen zum Speerträger haben kann. Betrachten wir den mittleren Teil: καθόλου γὰρ ὁ ἐπικεντρότερος δορυφορεῖται, „denn im Allgemeinen wird der von einem Speerträger begleitet, der mehr in einem Kentron steht." Offenbar war sich Antiochos bewusst, dass noch Erklärungsbedarf besteht, und fügt mit explikativem γάρ eine Regel an, die sich auf einen allgemeinen Fall (καθόλου) bezieht. Bevor wir auf den Inhalt eingehen, muss zunächst ein textkritisches Problem erörtert werden: ἐπικεντρόμερος ist überliefert. F. Cumont konjiziert ἐπικεντρούμενος und nimmt somit ein von einem Verb ἐπικεντροῦσθαι gebildetes Partizip an. Dieses Verb ist allerdings an keiner anderen Stelle belegt. Wir hätten hier ein ἅπαξ λεγόμενον.[595] Mir scheint es näher liegend, den Komparativ ἐπικεντρότερος zu konjizieren, der auch an an-

[595] LSJ folgen der Konjektur von F. Cumont und nehmen das Verb ἐπικεντροῦσθαι als ἅπαξ λεγόμενον auf.

deren Stellen belegt ist.[596] Das Adjektiv ἐπίκεντρος bezeichnet in astrologischen Texten einen Planeten, der in einem Kentron, also im ersten, vierten, siebten oder zehnten Ort steht. Als Antonym dazu erscheint zur Bezeichnung eines Planeten, der sich nicht in einem Kentron befindet, manchmal der Begriff ἔκκεντρος.[597] Da streng genommen nur ein einzelner Grad das κέντρον darstellt, bedeutet der Komparativ ἐπικεντρότερος wohl: „in einem Kentron liegen, und zwar näher an dem kardinalen Punkt". Dass ein Planet, der ἐπικεντρότερος ist, sich bereits in einem Kentron befindet, ist naheliegend, da kaum anzunehmen ist, dass von zwei Planeten, die ἔκκεντροι sind, einer als ἐπικεντρότερος bezeichnet wird.[598] Das Adverb καθόλου gibt zunächst an, dass es sich hier um eine allgemeine Regel handelt. Diese lautet also, dass ein Planet, der mehr in einem Kentron steht, begleitet wird. Der Verfasser der Epitome I ging offenbar davon aus, dass dem Leser noch nicht ganz klar ist, welcher von den beiden beteiligten Planeten den anderen zum Speerträger hat, da einige Beispiele gegen die zuvor geforderte Richtung verliefen: Zuerst hieß es in der Beschreibung der δορυφορία, dass der Planet, der aspektiert wird, im Aszendenten steht (ἐπὶ τὴν ἀναφερομένην μοῖραν) und der andere, der δορυφόρος, ihm im Sinne der Tagesbewegung folgt (impliziert in ἀκτῖνα βάλλων). Dann schließt der Verfasser Beispiele an, in denen der δορυφόρος dem begleiteten Planeten vorangeht. Und schließlich erklärt er in einem Zusatz, dass im Allgemeinen der Planet begleitet wird, der mehr in einem Kentron steht und schränkt damit die Forderung ein, dass der begleitete Planet im Aszendenten steht. Alles in allem ist diese Darstellung wenig überzeugend. Selbst wenn wir die oben vorgeschlagenen Konjekturen vornähmen, also ἐπίκεντρος ergänzen und προαναφερομένην anstelle von ἀναφερομένην konjizieren, wäre der Text nicht plausibel: Das Problem, das die Richtungen der Aspekte liefern, wäre noch nicht gelöst und der Zusatz über die „kardinalere" Stellung wäre nicht weniger verwunderlich.

---

596 Z.B. Ptol. Apotel. 2,8,3 (≈ Heph. 1,20,13). 4,6,4 (≈ Heph. 2,22,4). Paul. Alex. 33 p. 89,11.12.

597 Schon Ps.Nech. et Petos. unterscheiden zwischen Planeten in einem Kentron (ἐπίκεντροι) und außerhalb eines Kentrons (ἔκκεντροι), vgl. Ps.Nech. et Petos. frg. 18 p. 361,43 Riess: ἢ ἔκκεντρος ἢ ἐπίκεντρος. frg. 21 p. 367,64-70. Vgl. auch Val. 2,30,8-10. 12.14.26. 2,38,76. 4,4,3 *et al.* Val. 3,3,47 unterscheidet zwischen ἐπίκεντρος, ἐπαναφερόμενος und ἔκκεντρος.

598 Auch aus den anderen Stellen, in denen der Komparativ verwendet wird (siehe die Belege in Anm. 596), ist die Bedeutung nicht unmittelbar ersichtlich. Es könnte sich auch so verhalten, dass ein Planet, der sich nicht in einem Kentron befindet, ἐπικεντρότερος ist, wenn er näher an einem Kentron steht als ein anderer Planet.

Es drängt sich der Verdacht auf, dass hier eine starke Verkürzung des ursprünglichen Textes vorliegt, die auf einem Missverständnis beruht. Nehmen wir einmal Folgendes an: δορυφορία findet statt, sobald sich zwei Planeten in ihrem Haus oder ihrer Erhöhung befinden und einen Aspekt miteinander bilden: ἐάν τινα ὄντα ἀστέρα ἐν ἰδίῳ οἴκῳ ἢ ὑψώματι <ἕτερος ἐν ἰδίῳ οἴκῳ ἢ ὑψώματι> κατὰ σχῆμα κατοπτεύῃ (Text 72, Z. 1-3). Nun gilt es festzustellen, welcher Planet Speerträger ist und welcher Planet die Rolle des Königs einnimmt. Der Zusatz καθόλου γὰρ ὁ ἐπικεντρότερος δορυφορεῖται weist auf eine allgemeine Regel hin: Steht ein Planet mehr im Kentron als ein anderer, nimmt er den Rang des Königs ein. Daraus folgt: Wenn ein Planet in einem Kentron steht, ist dieser der König. Stehen beide in einem Kentron, ist die Nähe zum kardinalen Grad ausschlaggebend, welcher von ihnen König und welcher δορυφόρος ist.[599]

Doch woran macht man fest, wer δορυφόρος ist, wenn keiner von beiden in einem Kentron steht? Hier könnte der Gesichtspunkt der Richtungen ausschlaggebend sein: Wenn keiner in einem Kentron steht, dann ist der δορυφόρος, der „den Strahl wirft" (ἀκτῖνα βάλλων), der also dem anderen im Sinne der Tagesbewegung folgt. Falls diese These richtig sind, dann könnte die Definition etwa folgendermaßen gelautet haben:

> δορυφορία findet statt, wenn sich zwei Planeten in ihrem Haus oder ihrer Erhöhung befinden und einen Aspekt miteinander bilden. Der Planet, der den anderen durch Strahlenwurf aspektiert, begleitet diesen als Speerträger, es sei denn, einer von beiden steht in einem Kentron. Dann wird dieser von dem anderen als Speerträger begleitet.

In der Epitome I ist zunächst ein ganz eindeutiger Fall als Definition angegeben, in denen beide alternativen Möglichkeiten zur Bestimmung des δορυφόρος enthalten sind: Der begleitete Planet steht nicht nur gradgenau im Aszendenten (ist also ἐπικεντρότατος), sondern er geht dem anderen zusätzlich im Sinne der Tagesbewegung voran. An den Beispielen wird deutlich, dass nicht zwingend beide Kriterien erfüllt sein müssen: Auch die Speerträger können im Sinne der Tagesrotation vorangehen. Der Zusatz macht deutlich, dass in der Regel die kardinale Stellung eines Planeten ausschlaggebend ist für die Aufstellung der sozialen Hierarchie der beiden Planeten. Wir dürfen davon ausgehen, dass für den Fall, dass keiner von beiden in einem Kentron steht, das Vorangehen im Sinne der Tagesrotation entscheidend ist. Obwohl

---

599 Vgl. Dor. A 1,26,4: „as the nearer it is to the degree of the cardine, the higher it is for his rank in eminence and fortune."

dies nicht mit Sicherheit bewiesen werden kann, scheint mir diese These insofern zumindest plausibel, da hierdurch die gut durchdachten und strukturierten Beispiele erklärbar sind, die kaum als Versehen gelten können. Ferner macht dann der Zusatz ἢ τὸ ἀνάπαλιν· καθόλου γὰρ ὁ ἐπικεντρότερος δορυφορεῖται (Text 72, 7f.) seinen guten Sinn. Die Beispiele des Porphyrios, die es nun zu untersuchen gilt, scheinen diese These zu stützen.

Die Beispiele des Porphyrios (oben S. 204, Text 73, Z. 5-14)

Bsp. 1 οἷον ἐὰν ἐν Λέοντι Ἥλιον ὄντα [κείμενον] Κρόνος ἐξ
Bsp. 2 Ὑδροχόου διαμετρήσῃ ἢ Ζεὺς ἐκ Τοξότου τριγωνίσῃ,
Bsp. 3 ἢ πάλιν τὸν Δία ἐν Καρκίνῳ κείμενον Ἄρης ἐν Αἰγοκέρωτι ὢν διαμετρήσῃ,
Bsp. 4 ἢ ἐν Τοξότῃ κείμενον [sc. τὸν Δία] Ἄρης ἐκ Κριοῦ τρι-
Bsp. 5 γωνίσῃ ἢ Ἑρμῆς ἐκ Διδύμων διαμετρήσῃ,
Bsp. 6 ἢ Σελήνην ἐν Καρκίνῳ κειμένην Ἄρης ἀπὸ Σκορπίου
Bsp. 7 τριγωνίσῃ ἢ Ζεὺς ἢ Ἀφροδίτη ἀπὸ Ἰχθύων,
Bsp. 8 ἢ πάλιν Σελήνην ἐν Ταύρῳ κειμένην Ἀφροδίτη ἢ Ζεὺς ἀπὸ Ἰχθύων ἐξαγωνίσωσιν,
Bsp. 9 ἢ ἐν Καρκίνῳ Σελήνην κειμένην Ἀφροδίτη ἀπὸ Ταύ-
Bsp. 10 ρου ἐξαγωνίσῃ [ἢ ἀπὸ Ἰχθύων Ζεὺς ἢ Ἀφροδίτη τριγωνίσῃ].

Prüfen wir zunächst, ob alle genannten Planeten in einem ihrer Häuser oder in ihrer Erhöhungen stehen:

(a) Die Sonne befindet sich im Löwen in ihrem Taghaus.
(b) Saturn im Wassermann ist in seinem Nachthaus.
(c) Jupiter liegt im Schützen in seinem Taghaus (vgl. f).
(d) Jupiter hat im Krebs seine Erhöhung.
(e) Mars steht im Steinbock in seiner Erhöhung.
(f) Jupiter ist im Schützen in seinem Taghaus (vgl. c).
(g) Mars befindet sich im Widder in seinem Nachthaus.
(h) Merkur hat die Zwillinge als Nachthaus.
(i) Der Mond befindet sich im Krebs in seinem Nachthaus (vgl. i).
(j) Mars liegt im Skorpion in seinem Taghaus.
(k) Jupiter ist in den Fischen in seinem Nachthaus (vgl. o, r).
(l) Venus hat in den Fischen ihre Erhöhung (vgl. n, s).
(m) Der Mond im Stier steht im Zeichen seiner Erhöhung.

(n) Venus befindet sich in den Fischen in ihrer Erhöhung (vgl. l, s).
(o) Jupiter hat die Fische als Nachthaus (vgl. k, r).
(p) Der Mond befindet sich im Krebs in seinem Nachthaus (vgl. i)
(q) Venus steht im Stier in ihrem Nachthaus.
(r) Jupiter ist in den Fischen in seinem Nachthaus (vgl. k, o).
(s) Venus hat in den Fischen ihre Erhöhung (vgl. l, n).

Alle Planeten stehen in ihrem Haus oder ihrer Erhöhung. Somit ist eine grundlegende Bedingung erfüllt. Besprechen wir nun die einzelnen Beispiele: In den ersten beiden Beispielen wird die Sonne im Löwen begleitet: „wie zum Beispiel, wenn Saturn die Sonne, die sich im Löwen befindet, aus dem Wassermann diametral aspektiert oder Jupiter aus dem Schützen im Gedrittschein." Diese Beispiele entsprechen den ersten beiden aus der Epitome I (unten Abb. 22a). Das dritte Beispiel lautet: „oder wiederum wenn den Jupiter, der sich im Krebs befindet, Mars, der im Steinbock steht, diametral aspektiert". Dieses Beispiel ist nicht bei Antiochos überliefert. Die Richtung in der Opposition ist ambivalent, so dass alle Bedingungen erfüllt sind (siehe Abb. 22b).

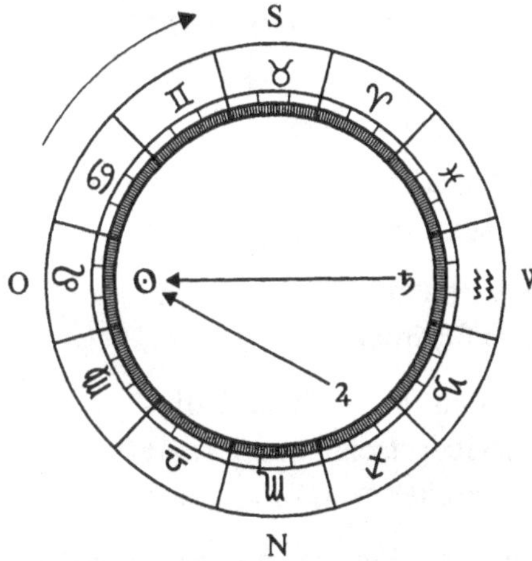

Abb. 22a: Beispiele 1 und 2 bei Porphyrios

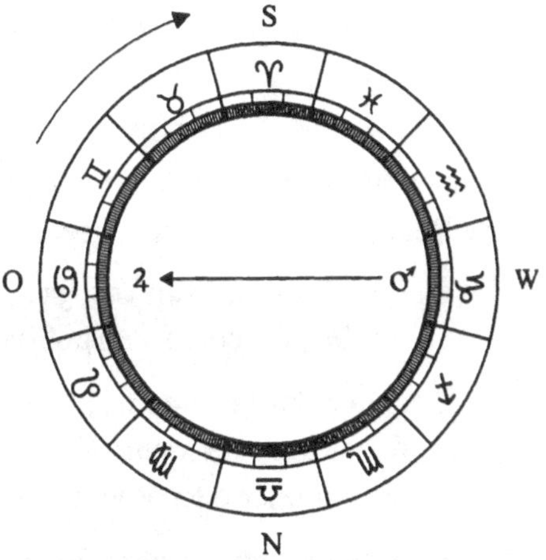

Abb. 22b: Beispiel 3 bei Porphyrios

Im vierten und fünften Beispiel wird Jupiter im Schützen begleitet: „oder wenn ihn [sc. Jupiter], wenn er sich im Schützen befindet, Mars aus dem Widder im Gedrittschein aspektiert oder Merkur aus den Zwillingen diametral." Die Richtungen sind eingehalten (siehe Abb. 22c). Im sechsten und im siebten Beispiel hat der Mond im Krebs Speerträger: „oder wenn Mars den Mond, der sich im Krebs befindet, vom Skorpion im Gedrittschein aspektiert oder Jupiter oder Venus von den Fischen.“ Hier bietet Porphyrios ein Beispiel, das gegen die von ihm postulierte Richtung des Aspektes geht: Venus und Jupiter gehen in den Fischen dem Mond im Krebs voran (siehe Abb. 22d).

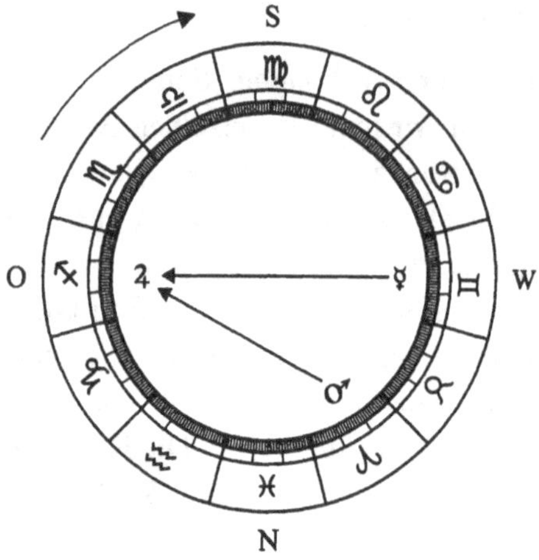

Abb. 22c: Beispiele 4 und 5 bei Porphyrios

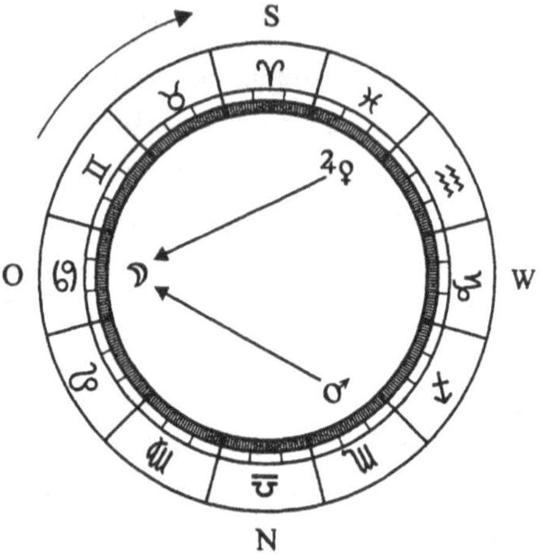

Abb. 22d: Beispiele 6 und 7 bei Porpyrios

Im Codex Monacensis 419 (S) liegt eine Auslassung vor: Das dritte und das vierte Beispiel sind zusammengezogen (≈ Text 73, Z. 8-11):

> ἢ ἐν Τοξότῃ κείμενον [sc. τὸν Δία] Ἄρης ἐκ Κριοῦ τριγωνίσῃ ἢ Ζεὺς ἢ Ἀφροδίτη ἀπὸ Ἰχθύων.
>
> „oder ihn [sc. Jupiter], wenn er sich im Schützen befindet, Mars aus dem Widder im Gedrittschein aspektiert oder Jupiter oder Venus von den Fischen.“

Der Aspekt, den Jupiter oder Venus von den Fischen aus zu Jupiter im Schützen bilden, wird nicht genannt. Es handelt sich um einen Gevierschein. Die Richtung entspricht der Forderung. Allerdings aspektiert sich Jupiter hier selbst. Das macht nicht viel Sinn. Die Auslassung ist leicht zu erklären: Es handelt sich um einen Augensprung von τριγωνίσῃ zu τριγωνίσῃ.

Im achten Beispiel des Porphyrios wird der Mond, der im Stier steht, begleitet: „oder wiederum wenn Venus oder Jupiter den Mond, der sich im

Stier befindet, von den Fischen im Sextilschein aspektiert.“ Die Fische gehen dem Stier im Sinne der Tagesbewegung voraus. Die geforderte Richtung wird somit nicht eingehalten (siehe Abb. 22e). Im neunten [und dem getilgten zehnten] Beispiel wird der Mond im Krebs begleitet: „oder wenn Venus den Mond, der sich im Krebs befindet, vom Stier im Sextilschein aspektiert [oder von den Fischen Jupiter oder Venus im Gedrittschein].“ Die Richtungen sind nicht erfüllt (siehe Abb. 22f). Der zweite Teil wiederholt den zweiten Teil des vierten Beispiels.

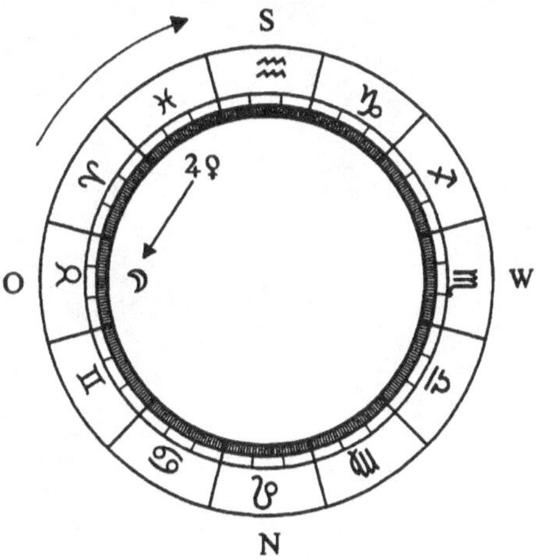

Abb. 22e: Beispiel 8 bei Porphyrios

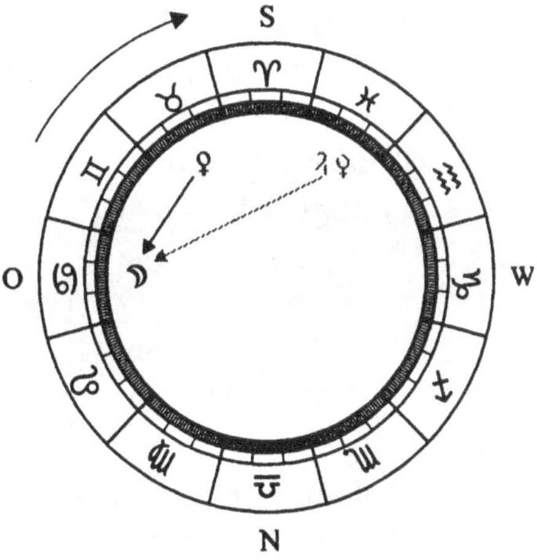

Abb. 22f: Beispiele 9 und 10 bei Porphyrios

Folgendes ist festzuhalten: In keinem Beispiel wird ausdrücklich gesagt, welcher von beiden Planeten Speerträger ist. Auch in dem vorangehenden erklärenden Teil fehlt dieser wesentliche Punkt. So lässt die Definition des Porphyrios nur die Vermutung zu, dass der Akteur, der „Strahlenwerfer“, δορυφόρος ist. Aufgrund der veränderten Erklärung, die explizit die Stellung in einem Kentron sowie das Vorangehen eines Planeten fordert, können die Beispiele, die gegen die geforderte Richtung verlaufen, nicht erklärt werden. Ferner verwundern folgende doppelte Nennungen: Jupiter im Schützen, Mond im Krebs, Jupiter in den Fischen und Venus in den Fischen. Bei der genauen Analyse der Beispiele fällt Folgendes auf: Die Beispiele, in denen Planeten in ihrer Erhöhung stehen, werden jeweils von einer Doppelung eingerahmt. In der folgenden Übersicht habe ich die Beispiele mit Erhöhungen eingerückt und umrahmt:

(a) Sonne im Löwen
(b) Saturn im Wassermann
(c) Jupiter im Schützen
> (d) Jupiter im Krebs
> (e) Mars im Steinbock

(f) Jupiter im Schützen
(g) Mars im Widder
(h) Merkur in den Zwillingen
(i) Mond im Krebs
(j) Mars im Skorpion
(k) Jupiter in den Fischen
> (l) Venus in den Fischen
> (m) Mond im Stier
> (n) Venus in den Fischen

(o) Jupiter in den Fischen
(p) Mond im Krebs
(q) Venus im Stier
(r) Jupiter in den Fischen
> (s) Venus in den Fischen

Diese Struktur legt den Gedanken nahe, dass die Beispiele, die von Planeten in ihren Erhöhungen handeln, eventuell erst später eingefügt wurden. Für diese These spricht, dass diese Beispiele scheinbar assoziativ von den vorangegangenen Beispielen abgeleitet sind: An ein Beispiel mit Jupiter im Schützen ist ein Beispiel mit Jupiter im Krebs angeknüpft, und auf ein Beispiel mit Jupiter in den Fischen folgt ein Beispiel mit Venus in den Fischen. Die Wiederholung des jeweils vorher genannten Planeten und seines Hauses diente vielleicht als Anknüpfung an das vorangegangene Beispiel. Wenn wir uns die Reihenfolge der genannten Planeten einmal unter Auslassung der Beispiele mit den Erhöhungen anschauen: Sonne im Löwen, Saturn im Wassermann, Jupiter im Schützen, Mars im Widder und Merkur in den Zwillingen, dann ergibt sich die absteigende Planetenfolge, nur Venus fehlt. Das

Ganze erinnert an die Beispiele von Antiochos (siehe oben S. 224, Abb. 21). Betrachten wir noch einmal den ersten Teil der Beispiele (oben S. 204, Text 73, Z. 5-9):

> οἷον ἐὰν ἐν Λέοντι Ἥλιον ὄντα [κείμενον] Κρόνος ἐξ Ὑδροχόου διαμετρήσῃ ἢ Ζεὺς ἐκ Τοξότου τριγωνίσῃ, ἢ πάλιν τὸν Δία ἐν Καρκίνῳ κείμενον Ἄρης ἐν Αἰγοκέρωτι ὢν διαμετρήσῃ, ἢ ἐν Τοξότῃ κείμενον [sc. τὸν Δία] Ἄρης ἐκ Κριοῦ τριγωνίσῃ ἢ Ἑρμῆς ἐκ Διδύμων διαμετρήσῃ.

Es ergeben sich folgende Bezüge:

Sonne im Löwen
← Saturn im Wassermann (Opposition)
← Jupiter im Schützen (Gedrittschein)
    Jupiter im Krebs
    ← Mars im Steinbock (Opposition)
Jupiter im Schützen
← Mars im Widder (Gedrittschein)
← Merkur in den Zwillingen (Opposition)

Jupiter im Schützen ist zuerst δορυφόρος der Sonne. In einem zweiten Beispiel wird er selbst von Mars als Speerträger begleitet. Allerdings wird Jupiter beim zweiten Mal nicht explizit genannt. Dies verwundert, weil hier ein neues Beispiel beginnt. Zudem wirkt die Anordnung der Beispiele unstrukturiert: Wenn gezeigt werden sollte, dass Jupiter im Schützen einerseits δορυφόρος der Sonne ist, wenn diese im Löwen steht, andererseits selbst den Mars als δορυφόρος hat, wenn sich dieser im Widder befindet, dann wäre es einfacher, erst die beiden Beispiele mit Jupiter im Schützen und dann Jupiter im Krebs als Beispiel für eine Erhöhung anzuführen. Ich vermute, dass das Beispiel mit Jupiter im Krebs und Mars im Steinbock eine nachträgliche Erweiterung ist. Es ist gut möglich, dass ursprünglich die in der Epitome I überlieferten Beispiele als Vorlage dienten:

Epitome I aus Antiochos	Porphyrios
οἷον ἐν Λέοντι τοῦ Ἡλίου ὄντος	οἷον ἐὰν ἐν Λέοντι τὸν Ἥλιον ὄντα
Κρόνος ἐν Ὑδροχόῳ διαμετρῶν δορυφορεῖ	Κρόνος ἐξ Ὑδροχόου διαμετρήσῃ
καὶ Ζεὺς ἐκ Τοξότου τριγωνίζων	ἢ Ζεὺς ἐκ Τοξότου τριγωνίσῃ,
	ἢ πάλιν τὸν Δία ἐν Καρκίνῳ κείμενον
	Ἄρης ἐν Αἰγοκέρωτι ὢν διαμετρήσῃ,
	ἢ ἐν Τοξότῃ κείμενον [sc. τὸν Δία]
καὶ μὴν καὶ Ἄρης ἐκ τοῦ Κριοῦ,	Ἄρης ἐκ Κριοῦ τριγωνίσῃ
ἑξαγωνίζων καὶ Ἀφροδίτη ἀπὸ Ζυγοῦ,	
ἀπὸ Διδύμων Ἑρμῆς.	ἢ Ἑρμῆς ἐκ Διδύμων διαμετρήσῃ.

Tabelle 10: Vergleich der Beispiele des Porphyrios mit denen des Antiochos

Fügt man das Beispiel Jupiter im Krebs und Mars im Steinbock ein, wird der Bezugspunkt für die nächsten Beispiele unklar, da Mars aus dem Widder nicht Jupiter im Krebs im Gedrittschein, sondern im Geviertschein aspektiert. Merkur bildet von den Zwillingen aus keinen Aspekt zu Jupiter im Krebs. Dies hat Porphyrios vermutlich dazu veranlasst,[600] wieder auf Jupiter im Schützen zu rekurrieren: Denn zum Schützen bildet Mars aus dem Widder einen Gedrittschein. Bei Porphyrios wird nun Merkur in den Zwillingen angeführt, der in Opposition zu Jupiter im Schützen steht. Wenn meine Vermutung richtig ist, dann hat in der Vorlage gestanden „Merkur aus den Zwillingen im Sextilschein", da die Sonne im Löwen Bezugspunkt war. Nun hat sich aber durch die Ergänzung der Bezugspunkt zu Jupiter im Schützen ver-

[600] Der Einfachheit halber gehe ich davon aus, dass Porphyrios die Beispiele erweitert hat. Es könnte auch sein, dass er bereits eine Vorlage hatte, die diese Beispiele enthielt. Dann müssen wir allerdings annehmen, dass Porphyrios und der Verfasser der Epitome von zwei verschiedenen Quellen abhängen. Zudem war Porphyrios kein Fachastrologe, so dass man ihm gut derartige Missverständnisse zutrauen darf. Dass erst Demophilos den ursprünglichen Text erweitert hat, ist auszuschließen, da eines von den Beispielen, das ich für eine spätere Ergänzung halte, bereits bei Hephaistion nachzuweisen ist, der es vermutlich aus dem Porphyrios-Text übernommen hat.

ändert. Hierzu bildet Merkur aus den Zwillingen eine Opposition. Ich vermute folgende Entwicklung: Die Beispiele lauteten:

Die Sonne ist im Löwen.

- Sie wird von Saturn, der im Wassermann steht, begleitet.
- Sie wird von Jupiter, der im Schützen steht, begleitet.

  Hier wird nun assoziativ eingefügt:
  Jupiter steht im Krebs und wird von Mars, der im Steinbock steht, begleitet.
  Daraus ergibt sich ein Problem mit der Anknüpfung des nächsten Beispiels. Daher wird nun noch einmal Jupiter im Schützen aufgenommen, der dadurch nun selbst zum begleiteten Planeten wird.
- Sie wird von Mars, der im Widder steht, begleitet.

  Dieses Beispiel passt auch zum neuen Bezugspunkt, nämlich Jupiter im Schützen. In beiden Fällen liegt ein Gedrittschein vor.
- Sie wird von Venus in der Waage begleitet.

  Dieses Beispiel fehlt bei Porphyrios. Es passt auch zu dem neuen Bezugspunkt. Die Waage bildet sowohl zum Löwen als auch zum Schützen einen Sextilschein.
- Sie wird von Merkur in den Zwillingen begleitet.

  Hier verändert sich nun der Aspekt: Zum Löwen bilden die Zwillinge einen Sextilschein, zum Schützen dagegen die Opposition.

In der folgenden Abbildung sind diese Aspekte vergleichend abgebildet. Der Übersichtlichkeit zuliebe habe ich das vermutlich eingefügte Beispiel mit den Erhöhungen ausgelassen. Dass Porphyrios bei Mars und Merkur nur den Bezugspunkt verändert hat, lässt sich hier deutlich erkennen:

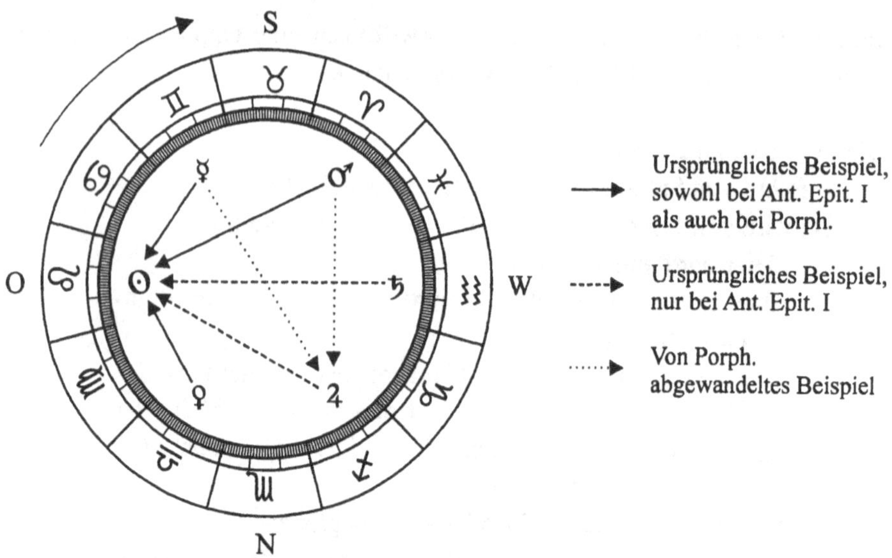

Abb. 23: Die Beispiele aus der Epitome I und von Porphyrios

Noch mehr Verwirrungen zeigen sich in den folgenden Beispielen. Es fällt auf, dass in allen folgenden Beispielen der Mond begleitet wird. Das legt die Vermutung nahe, dass eventuell in Analogie zur Sonne im Löwen ursprünglich ein Beispiel zugrunde lag, in dem der Mond im Krebs steht und von den anderen Planeten aus ihren Häusern heraus begleitet wird. Der Einfachheit halber konstruiere ich zunächst dieses Beispiel:

Der Mond steht im Krebs in seinem (Nacht-)Haus und wird begleitet von:
- Saturn im Steinbock (Taghaus; Opposition),
- Jupiter in den Fischen (Nachthaus; Gedrittschein),
- Mars im Skorpion (Taghaus; Gedrittschein),
- Venus im Stier (Nachthaus; Sextilschein),
- Merkur in der Jungfrau (Taghaus; Sextilschein).

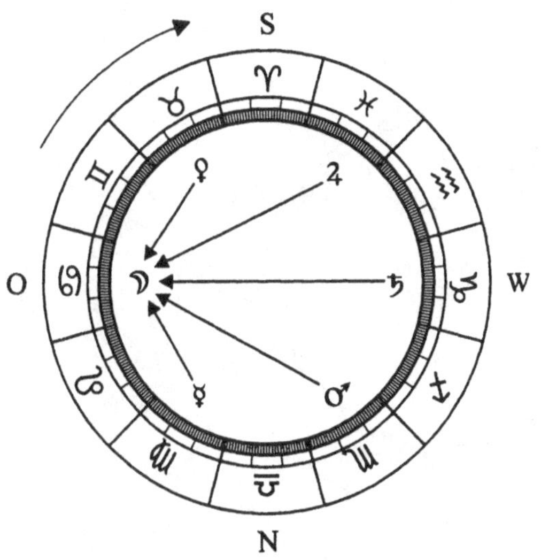

Abb. 24: Die erste Art der δορυφορία zum Mond: alle Planeten in ihren Häusern

Die Beispiele bei Porphyrios lauten (oben S. 204, Text 73, Z. 9-14):

> ἢ Σελήνην ἐν Καρκίνῳ κειμένην Ἄρης ἀπὸ Σκορπίου τριγωνίσῃ ἢ Ζεὺς ἢ Ἀφροδίτη ἀπὸ Ἰχθύων, ἢ πάλιν Σελήνην ἐν Ταύρῳ κειμένην Ἀφροδίτη ἢ Ζεὺς ἀπὸ Ἰχθύων ἑξαγωνίσωσιν, ἢ ἐν Καρκίνῳ Σελήνην κειμένην Ἀφροδίτη ἀπὸ Ταύρου ἑξαγωνίσῃ [ἢ ἀπὸ Ἰχθύων Ζεὺς ἢ Ἀφροδίτη τριγωνίσῃ].

Auch hier scheinen die Beispiele, in denen die Planeten in ihrer Erhöhung stehen, nachträgliche Zusätze und gleichzeitig Ursache für die Verwirrungen zu sein. Wir haben folgende Konstellationen:

Mond im Krebs
← Mars im Skorpion (Gedrittschein)
← Jupiter in den Fischen (Gedrittschein)
    Zusatz: oder Venus in den Fischen
    Mond im Stier
    ← Venus in den Fischen (Sextilschein)
    ← Jupiter in den Fischen (Sextilschein)
Mond im Krebs
← Venus im Stier (Sextilschein)
    Wiederholung: Jupiter in den Fischen (Gedrittschein)
    Zusatz: oder Venus in den Fischen

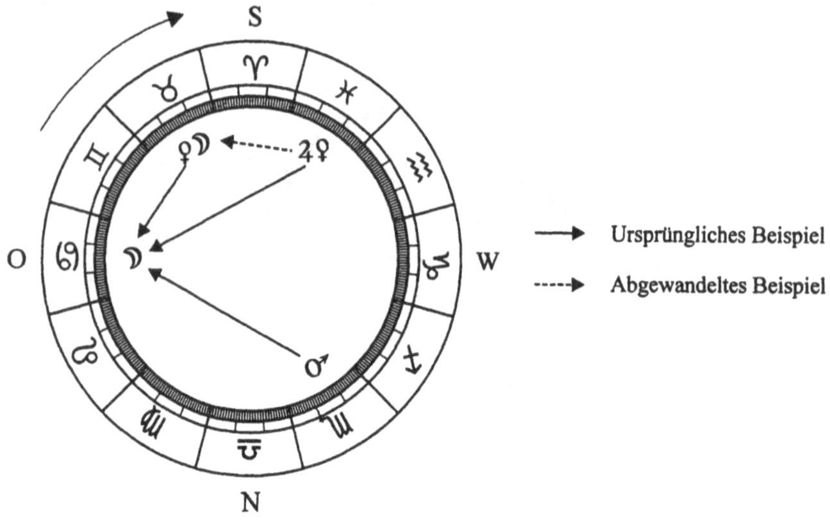

Abb. 25: Die Beispiele für die erste Art der δορυφορία zum Mond bei Porphyrios

Die Wiederholungen im Text des Porphyrios lassen sich durch die eingefügten Zusätze erklären: Die Struktur der Beispiele gerät durch die Ergänzungen durcheinander, die Beispiele werden unübersichtlich, und es kommt zu Wiederholungen.

Die Beispiele des Hephaistion

Prüfen wir nun die Beispiele, die Hephaistion liefert (oben S. 207, Text 74, Z. 5-7):

> οἷον ἐὰν ἐν Λέοντι τὸν Ἥλιον ὄντα ὁ Κρόνος ἐν Ὑδροχόῳ ἴδῃ κατὰ διάμετρον ἢ Ζεὺς ἐν Τοξότῃ <κατὰ> τρίγωνον ἢ πάλιν Δία ἐν Καρκίνῳ Ἄρης ὢν ἐν Αἰγοκέρῳ ἴδῃ.

Zunächst zur Textkritik: D. Pingree ergänzt κατὰ. Im Apparat verweist er auf die Epitome IV aus Hephaistion. Nach seinen Angaben gibt es jedoch zu unserem Kapitel keine Parallelstelle innerhalb der Epitomai.[601] Allerdings enthält der Codex Parisinus graecus 2501 aus dem 15. Jh. eine Parallelüberlieferung, die an dieser Stelle κατὰ überliefert.[602] In den ersten beiden Bei-

[601] Siehe D. Pingree (ed.): Hephaistionis Thebani Apotelesmaticorum Epitomae Quattuor (1974), 352.

[602] Vgl. die Edition von J. Heeg im CCAG VIII 2 (1911) p. 49f. Zum Codex Paris. gr. 2501 und der Epitome IV siehe oben S. 198 mit Anm. 566.

spielen ist die Sonne im Löwen Bezugspunkt. Sie wird von Saturn im Wassermann (Opposition) und von Jupiter im Schützen (Gedrittschein) begleitet. Die beiden Beispiele entsprechen den ersten beiden aus der Epitome I und den ersten beiden des Porphyrios (siehe oben Abb. 39a). Das folgende Beispiel lautet: „oder wiederum wenn den Jupiter im Krebs Mars, der sich im Steinbock befindet, aspektiert.“ Dies entspricht dem dritten Beispiel bei Porphyrios (siehe Abb. 39b). Wir können wohl davon ausgehen, dass Hephaistion diese Beispiele direkt seiner Vorlage entnommen hat. Daraus folgt, dass Hephaistion offenbar nicht von Antiochos, sondern von Porphyrios abhängt, falls die These richtig ist, dass es sich bei den Beispielen, in denen Planeten in ihren Erhöhungen stehen, um nachträgliche Ergänzungen handelt. Alle Beispiele, die Hephaistion aufnimmt, verlaufen in der Richtung, die in der Definition gefordert wird: Der Speerträger folgt dem anderen Planeten im Sinne der Tagesbewegung. Vermutlich hat Hephaistion als Fachmann die Diskrepanz zwischen der Erklärung seiner Vorlage (vermutlich Porphyrios) und den Beispielen deutlich gespürt und deshalb nur Beispiele ausgewählt, die mit der Erklärung übereinstimmen. Bei Hephaistion haben wir nun eine in sich schlüssige Lehre, nach welcher die kardinale Stellung des Planeten, der begleitet wird, und sein Vorangehen im Sinne der Tagesbewegung zu den notwendigen Bedingungen gehört.

Die Beispiele in der Epitome II

Die Beispiele in der Epitome II lauten (oben S. 209, Text 75, Z. 3-9):

> οἷον τῆς 'Αφροδίτης ἐν Ζυγῷ οὔσης Κρόνου δὲ ἐν Αἰγοκέρωτι <ὄντος 'Αφροδίτη> ἀκτινοβοληθήσεται ὑπὸ Κρόνου· ἢ πάλιν Κρόνου ἐν Ζυγῷ ὄντος ἀκτινοβολήσει αὐτὸν ἀπὸ τοῦ Αἰγοκέρωτος Ἄρης ἢ πάλιν ἀντὶ τοῦ Κρόνου τὴν 'Αφροδίτην ἢ πάλιν ὁ Ζεὺς ἀπὸ τοῦ Τοξότου [καὶ 'Αφροδίτη ἐν Ζυγῷ].

Zunächst ist festzuhalten, dass alle Planeten in ihrem Haus oder ihrer Erhöhung stehen: Die Waage ist das Taghaus der Venus, Saturn steht im Steinbock ebenfalls in seinem Taghaus, die Waage ist seine Erhöhung. Mars steht im Steinbock in seiner Erhöhung. Venus befindet sich in der Waage in ihrem Taghaus und Jupiter im Schützen ebenfalls in seinem Taghaus. Bevor wir den Inhalt der Beispiele untersuchen, muss zunächst ein textkritisches Problem im ersten Beispiel erörtert werden. Überliefert ist einheitlich: οἷον τῆς

'Αφροδίτης ἐν Ζυγῷ οὔσης, Κρόνου δὲ ἐν Αἰγοκέρωτι ἀκτινοβοληθήσεται ὑπὸ Κρόνου. F. Boll folgt in seiner Edition der Überlieferung. Dieser Satz ist syntaktisch kaum zufrieden stellend: Wir haben kein Subjekt, und es ist fraglich, wovon der Genitiv Κρόνου abhängt. Gedankliches Subjekt muss Venus sein, die sich in der Waage befindet und von Saturn, der sich im Steinbock aufhält, aspektiert wird.[603] Mir scheint hier eine Auslassung vorzuliegen: ὄντος ist zu ergänzen und bildet mit Κρόνου einen zweiten Genitivus absolutus. Ferner ist 'Αφροδίτη als Subjekt zu ergänzen. Zunächst wird also durch die Genitivkonstruktion τῆς 'Αφροδίτης ἐν Ζυγῷ οὔσης Κρόνου δὲ ἐν Αἰγοκέρωτι <ὄντος> zwei Bedingungen angegeben: „wenn sich Venus in der Waage befindet und wenn sich Saturn im Steinbock aufhält". Dann folgt der Hauptsatz <'Αφροδίτη> ἀκτινοβοληθήσεται ὑπὸ Κρόνου. Das erste Beispiel lautet somit: „wie zum Beispiel, wenn sich Venus in der Waage und Saturn im Steinbock befinden, Venus von Saturn durch Strahlenwurf aspektiert werden wird." Venus und Saturn stehen im Geviertschein, wobei Saturn der Venus im Sinne der täglichen Rotation folgt. Alle Voraussetzungen sind somit erfüllt (Abb. 26a). Das zweite und dritte Beispiel lautet: „oder wenn sich Saturn in der Waage befindet, Mars vom Steinbock aus ihn durch Strahlenwurf aspektiert oder anstelle von Saturn Venus" (Abb. 26b). Hier werden dieselben Zeichen genannt wie im vorangegangenen Beispiel, nur mit anderer Planetenbesetzung. ἢ πάλιν ἀντὶ τοῦ Κρόνου τὴν 'Αφροδίτην wirkt nachgeschoben. Zudem wurde Venus in der Waage als aspektierter Planet bereits im vorangehenden Beispiel genannt. Dann geht es weiter „oder wiederum Jupiter vom Schützen". Jupiter im Schützen steht hier alternativ zu Mars im Steinbock. Objekt ist immer noch Venus in der Waage. Es folgt im Text: „und Venus in der Waage". Dies ist vermutlich ein Interpretament, denn es ist kaum anzunehmen, dass Venus sich selbst aspektiert. Vermutlich hat der knapp gefasste Ausdruck ἢ πάλιν ἀντὶ τοῦ Κρόνου τὴν 'Αφροδίτην zu einer Textverwirrung geführt. Dies bezeugen auch die Handschriften, die hier mehrere Varianten überliefern, die im Einzelnen zu diskutieren nicht lohnt, da sie zur Lösung des Problems, den der Ausdruck καὶ 'Αφροδίτη ἐν Ζυγῷ stellt, nicht beitragen. Ein Leser hat eventuell noch einmal als Interpretament hinzugefügt, dass Venus in der Waage steht.

---

[603] Vgl. auch das Beispiel bei Hugo von Santalla (oben S. 212, Text 77, Z. 7-9): *ut si Venus in oriente, Libra scilicet, sub Saturni de Capricorno et terre cardine locata moretur aspectu.*

Saturn in der Waage
← Mars im Steinbock
anstelle von Saturn:
Venus (sc. in der Waage)
← Jupiter im Schützen
[Venus in der Waage]
Die Richtungen des Strahlenwurfs werden in den Beispielen eingehalten.

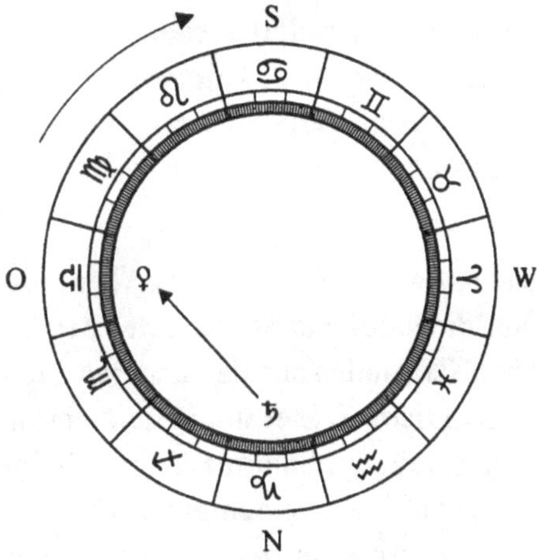

Abb. 26a: Beispiel 1 Ant. Epit. II

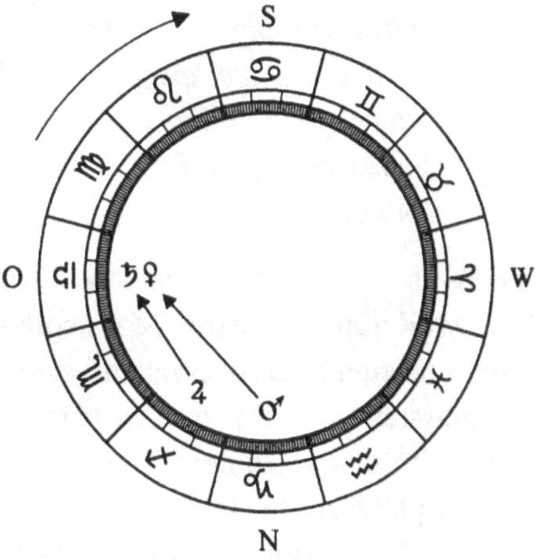

Abb. 26b: Beispiele 2 und 3 Ant. Epit. II

Die Beispiele bei Hugo von Santalla

Hugo von Santalla fordert über Porphyrios, Hephaistion und die Epitome II hinausgehend, dass auch der aspektierende Planet in einem Kentron zu stehen habe.[604] Zu Beginn seiner Erklärung nennt er eine allgemeine Voraussetzung (oben S. 212, Text 77, Z. 4f.): „da sie [sc. die Speertragung] immer in den von der Sonne und den übrigen Planeten aus rechten [sc. Teilen] bewirkt wird.“ Auf den ersten Blick verwundert diese Ortsangabe. In den anderen Definitionen hieß es, dass der Speerträger im Sinne der Tagesbewegung dem andern Planeten folgt, also links von ihm steht. Dem Text des Hugo von Santalla liegt wohl die Vorstellung zugrunde, dass die Speertragung dort

[604] Vgl. auch die epitomierte Version von Hephaistion im Codex Par. gr. 2501, der folgenden Text bietet (ed. J. Heeg CCAG VIII 2 [1911] p. 49): πρῶτον, ἐάν τινα ἀστέρα ἐν οἴκῳ ὄντα ἰδίῳ ἢ ὑψώματι ἐπίκεντρον ἕτερος ἐπίκεντρος ἐν οἴκῳ ἰδίῳ κείμενος ἢ ὑψώματι κατοπτεύῃ [...].

stattfindet, wo der Planet steht, der aspektiert wird, das heißt: wenn ein Planet Speerträger ist, richtet sich der Aspekt, den er mit einem anderen bildet, nach rechts. Die Speertragung wird rechts vom Speerträger bewirkt, findet also dort statt, wo der Planet steht, der einen anderen als Speerträger hat.[605] Betrachten wir das Beispiel (Text 77, Z. 7-12):

> 3 *ut si Venus in oriente, Libra scilicet, sub Saturni de Capricorno et terre cardine locata moretur aspectu, si vero extra cardinem discurrat, dum utraque* [sc. stella] *tamen de trigono aut exagono sive tetragono vel opposicione alterno fruatur aspectu, non abest adusturia, cuiusmodi est Venus in oriente Libra sub Iovis respectu de exagono consistens.*

Venus ist in der Waage in ihrem Taghaus, Saturn im Steinbock ebenfalls. Hier wird nun zum ersten Mal explizit auf die kardinale Stellung des begleiteten Planeten hingewiesen. Bei sämtlichen Beispielen aus den anderen Texten mussten wir voraussetzen, dass der aspektierte Planet in einem Kentron steht. Venus wird in der Waage im Aszendenten von Saturn aus dem Steinbock aspektiert, der in der Himmelstiefe steht.[606] Sie bilden einen Geviertschein. Das Beispiel entspricht dem ersten Beispiel in der Epitome II aus Antiochos (oben S. 229, Abb. 22a). Nun wird der Zusatz angefügt: *si vero extra cardinem discurrat, dum utraque* [sc. stella] *tamen de trigono aut exagono sive tetragono vel opposicione alterno fruatur aspectu, non abest adusturia.* Als grammatisches Subjekt ist Venus anzunehmen. Dann muss der aspektierte Planet nicht in einem Kentron stehen, denn solange die beiden einen Aspekt miteinander bilden, liegt Speertragung vor. Diese Passage könnte die oben geäußerte These stützen, dass die kardinale Stellung des begleiteten Planeten ursprünglich nicht zu den notwendigen Bedingungen zählte. Hugo von Santalla führt ein weiteres Beispiel an: „wie wenn Venus im Aszendenten in der Waage unter dem Aspekt Jupiters aus dem Sextilschein steht.“ Dies entspricht dem zweiten Beispiel in der Epitome II aus Antiochos

---

[605] Nach G. Bezza: Commento al primo libro della Tetrabiblos di Claudio Tolemeo (1990), 137 soll Guido Bonatti das persische Wort *dastûriyyah* auch mit *dexteratio* wiedergegeben haben. Zu *dastûriyyah* siehe unten S. 323 mit Anm. 721.

[606] *terre cardo* ist ein seltener Ausdruck für die Himmelstiefe, vgl. den Ausdruck *angulus terrae* bei Herm. 24,3 p. 78,12f. Feraboli und A. Le Bœuffle: Astronomie (1987), 154 s.v. *imum caelum* und siehe W. Hübner: Raum, Zeit und soziales Rollenspiel (2003), 43-47 und 283 mit Fig. 2.

(vgl. oben S. 229, Abb. 22b). Venus steht nun doch als begleiteter Planet im Aszendenten. Jupiter aspektiert sie im Sextilschein. Daraus folgt, dass er im Schützen, seinem Taghaus, steht, da er weder aus seinem Nachthaus, noch aus seinem Taghaus einen Sextilschein zur Waage bildet. Der Schütze folgt der Waage im Sinne der Tagesrotation, so dass die Richtung eingehalten ist. Offenbar müssen wir in dem Zusatz dann einen Subjektswechsel annehmen: *si vero extra cardinem discurrat* „wenn er [sc. Saturn] sich aber außerhalb eines Kentron bewegt." Dann muss zwar der aspektierte Planet in einem Kentron stehen, der δορυφόρος dagegen nicht. Auf jeden Fall können wir auch hier eine Unsicherheit bzw. eine Ungenauigkeit ausmachen, die die Stellung der Planeten in einem Kentron betrifft: Erst heißt es, dass beide in einem Kentron stehen müssen, dann wiederum, dass auch δορυφορία vorliegt, wenn einer von beiden nicht in einem Kentron steht, wobei nicht ganz deutlich wird, welcher Planet im Kentron stehen muss und welcher nicht.

c. Der Zusatz des Porphyrios

Bei Porphyrios schließt sich an die Definition der ersten Art von δορυφορία ein Zusatz an, den kein anderer Text bietet (oben S. 204f., Text 73, Z. 14-19):

> μεγάλη μὲν οὖν ἐστιν ἡ γένεσις, ἐὰν οἱ τῆς αἱρέσεως οἰκοδεσπόται δορυφορηθῶσιν, οὐ φαύλη δέ, ἐὰν ἐναλλάξ (ἐκτὸς εἰ μὴ παντάπασιν φθοροποιοὶ τύχωσι), καὶ οὗτοι τὰ μὲν βλάψουσι, τὰ δὲ ὠφελήσουσιν. οὐδεὶς γὰρ ἀστὴρ ἐν ἰδίῳ οἴκῳ ἢ ἐν ἰδίῳ ὑψώματι χρηματίζων ἀνενέργητος ὑπάρχει.

Der erste ἐάν-Satz birgt einige Schwierigkeiten: Was hat es mit den Hausherren auf sich und wessen Partei ist gemeint? Zunächst zu der Frage, ob wir δορυφορῶσιν zu lesen haben oder eher δορυφορηθῶσιν. Der Codex Monacensis 419 (S) überliefert δορυφορῶσιν, der Laurentianus 28,20 (D) und der Marcianus 314 (M), die auf denselben Archetyp zurückgehen,[607] haben δορυφορηθῶσιν. E. Boer und St. Weinstock folgen der Lesart von S.[608] In beiden Fällen haben wir prospektiven Konjunktiv. Die von E. Boer und St.

---

[607] Siehe E. Boer und St. Weinstock (ed.): Porphyrii Philosophi Introductio (1940), 188.

[608] E. Boer und St. Weinstock (ed.): Porphyrii Philosophi Introductio (1940), 188: „hic Monacensis unicus est codex alterius classis, [...] cuius varias lectiones ceteris, quoad fieri potuit, praetulimus."

Weinstock gewählte Lesart (δορυφορῶσιν) müssen wir übersetzen: „immer wenn die Hausherren der Partei [sc. jemanden] als Speerträger begleiten" (lineares Präsens), die Lesart von D und M dagegen: „immer wenn die Hausherren der Partei von Speerträgern begleitet werden" (faktitiver Aorist). Syntaktisch fügt sich δορυφορηθῶσιν besser ein, denn wir haben kein Objekt zu der aktiven Form δορυφορῶσιν. Einen weiteren Hinweis darauf, dass δορυφορηθῶσιν zu lesen ist, bietet uns der letzte Satz: „Denn kein Planet, der in seinem eigenen Haus oder seiner eigenen Erhöhung wirkungsvoll steht, bleibt ohne Wirkung." χρηματίζων impliziert die kardinale Stellung des Planeten.[609] Im Kentron steht nach der Definition von Porphyrios der Planet, der von einem Speerträger begleitet wird. Da dieser letzte Satz eine Erklärung zum Vorangegangenen darstellt, ist anzunehmen, dass die οἰκοδεσπόται die Planeten sind, die im Kentron stehen, und somit diejenigen sind, die Speerträger haben. Daher lese ich gegen E. Boer und St. Weinstock δορυφορηθῶσιν. Zudem ist die Entstehung der Variante δορυφορῶσιν aus δορυφορηθῶσιν eher zu erklären als umgekehrt. Nun stellt sich die Frage, was der Ausdruck οἱ τῆς αἱρέσεως οἰκοδεσπόται bedeutet. Entweder heißt dies, dass die Planeten, die begleitet werden, in ihren eigenen Häusern stehen (und nicht in ihren Erhöhungen), oder dass sie Hausherren der Zeichen sind, in denen die Speerträger stehen. Oder aber οἰκοδεσπότης heißt „Herr der Genitur" (οἰκοδεσπότης τῆς γενέσεως). Da jedoch weder Sonne noch Mond Herr der Genitur sein können,[610] scheidet diese Möglichkeit wohl aus, da – wie sich noch zeigen wird – besonders die Horoskope günstig beurteilt werden, in denen die Luminare begleitet werden. Prüfen wir die Möglichkeit, dass die Planeten begleitet werden, die Hausherren der Zeichen sind, in denen ihre δορυφόροι stehen. Der δορυφόρος muss dann in seiner Erhöhung stehen. Stünde er in einem seiner Häuser, wäre er selbst Hausherr. Folgende Konstellationen sind möglich:

(a) Wenn die Sonne δορυφόρος ist, muss sie in ihrer Erhöhung im Widder stehen. Der Widder ist das Nachthaus des Mars. Wenn die Sonne also im Widder steht, ist Mars ihr Hausherr. Das Taghaus des Mars ist der Skor-

[609] Wir hatten oben S. 74f. zwar verschiedene Bedeutungen von χρηματίζων angeführt. Von diesen Möglichkeiten kommt hier allerdings nur die kardinale Stellung in Betracht, da es sich um ein Kriterium handeln muss, das in allen Fällen von δορυφορία der ersten Art zum Tragen kommt.

[610] Vgl. die Ausführungen zur Bestimmung des οἰκοδεσπότης τῆς γενέσεως bei Ps.Nech. et Petos. frg. 18 p. 360-362 Riess. Porph. Isag. 30 p. 206,1-208,5. Firm. math. 4,19,4: *illud tamen scire debemus, quod neque Sol neque Luna in aliqua genitura domini efficiantur.* Paul. Alex. 36. Heph. 1,13. Olymp. 40. Rhet. Epit. IV 17 p. 239,9-21.

pion und seine Erhöhung der Steinbock. Wenn Mars im Steinbock steht, bildet die Sonne aus dem Widder einen Geviertschein zu ihm und folgt ihm im Sinne der täglichen Rotation. Mars ist somit Hausherr der Sonne und wird von ihr begleitet. Steht er im Skorpion, bilden Sonne und Mars keinen Aspekt und somit liegt keine Speertragung vor.

(b) Der Mond hat im Stier seine Erhöhung. Der Stier ist das Nachthaus der Venus, die ihre Erhöhung in den Fischen hat, ihr Taghaus in der Waage. Steht der Mond im Stier und Venus in den Fischen, folgt der Mond der Venus im Sextilschein. Die Bedingungen für δορυφορία sind erfüllt. Befindet sich die Venus in der Waage, liegt kein Aspekt zum Mond im Stier vor.

(c) Saturns Erhöhung ist die Waage, deren Hausherrin Venus ist. Nachthaus der Venus ist der Stier und ihre Erhöhung hat sie in den Fischen. Da die Waage weder einen Aspekt zum Stier noch zu den Fischen bildet, kann Saturn nach diesem Schema kein Speerträger der Venus sein.

(d) Jupiter hat seine Erhöhung im Krebs, dem Haus des Mondes. Der Mond hat seine Erhöhung im Stier. Steht Jupiter im Krebs aspektiert er den Mond im Stier im Sextilschein und folgt ihm im Sinne der Tagesbewegung. Die Bedingungen für Speertragung sind somit erfüllt.

(e) Mars hat seine Erhöhung im Steinbock. Der Steinbock ist das Taghaus von Saturn, der im Wassermann sein Nachthaus und in der Waage seine Erhöhung hat. Befindet sich Mars im Steinbock und Saturn im Wassermann, bilden sie keinen Aspekt miteinander. Befindet sich aber Mars im Steinbock und Saturn in der Waage, dann bilden sie einen Geviertschein. Mars folgt Saturn und ist sein δορυφόρος.

(f) Venus hat ihre Erhöhung in den Fischen, die das Nachthaus Jupiters sind. Jupiters Taghaus ist der Schütze, seine Erhöhung der Krebs. Aus den Fischen aspektiert Venus den Jupiter im Schützen im Geviertschein. Sie folgt ihm und ist somit sein δορυφόρος. Steht Jupiter im Krebs, aspektiert Venus ihn aus den Fischen im Gedrittschein. Hier verläuft der Aspekt jedoch gegen die geforderte Richtung. Nicht Venus ist δορυφόρος von Jupiter, sondern Jupiter δορυφόρος von Venus. Doch ist Venus nicht Hausherr von Jupiter.

(g) Merkur hat seine Erhöhung in der Jungfrau, die gleichzeitig sein Nachthaus ist. Daher kommt Merkur als begleitender Planet in diesem System nicht in Betracht.

Somit sind folgende Planetenstellungen möglich, in denen ein δορυφόρος in einem Haus des begleiteten Planeten steht:

(1) Die Sonne ist im Widder δορυφόρος von Mars im Steinbock.
(2) Der Mond im Stier begleitet Venus in den Fischen.
(3) Jupiter ist im Krebs δορυφόρος vom Mond im Stier.
(4) Mars begleitet aus dem Steinbock Saturn in der Waage.
(5) Venus ist in den Fischen δορυφόρος von Jupiter im Schützen.

Insgesamt gibt es also nur fünf Konstellationen, die eine bedeutende Genitur anzeigen, wenn wir den Zusatz des Porphyrios so deuten, dass die „Hausherren" die Hausherren der δορυφόροι sind. Nehmen wir jetzt noch den Genitiv τῆς αἱρέσεως dazu: „Hausherren der Partei". Entweder gehören die Hausherren zu derselben Partei wie die Speerträger. Dann ist nur eine Planetenkonstellation möglich, die auf eine bedeutende Genitur weist, nämlich der Mond als δορυφόρος der Venus. Oder der Genitiv weist auf die Partei der Genitur. Dann ist eine Geburt bedeutend, wenn bei einer Nachtgeburt die Hausherren der Nachtpartei begleitet werden, bei einer Taggeburt die Hausherren der Tagpartei. Auffällig ist, dass die Sonne nicht Hausherrin des Zeichens sein kann, in dem ihr δορυφόρος steht. Falls eine Genitur besonders bedeutend sein soll, wenn der begleitete Planet Hausherr des Zeichens ist, in dem der Speerträger steht, dann kommt die Speertragung zur Sonne für eine bedeutende Genitur nicht in Betracht. Dies ist kaum vorstellbar. Daher dürfen wir wohl davon ausgehen, dass οἰκοδεσπόται nicht bedeutet, dass der begleitete Planet Hausherr des Zeichens ist, in dem der δορυφόρος steht. Eventuell soll lediglich darauf hingewiesen werden, dass eine Speertragung auf eine bedeutende Genitur weist, wenn der begleitete Planet in seinem Haus und nicht in seiner Erhöhung steht. In diesem Fall können wir hier eine deutliche Prävalenz des Hauses vor der Erhöhung konstatieren.[611] Diese Deutung von οἰκοδεσπόται scheint mir die plausibelste:[612] μεγάλη μὲν

---

[611] Vgl. auch Kam. Zod. 145f.: κύριος οἴκου πέντε δυνάμεις ἔχει | τέσσαρας ὑψώματος ἔσχε δεσπότης.

[612] Ferner könnte man erwägen, ob οἰκοδεσπόται hier untechnisch gebraucht wird und nicht den Herren eines Hauses bezeichnet, sondern „die Herrscher über die Partei" und die Luminare als Anführer je einer Partei bezeichnet werden. Der Michigan Papyrus 149 col. xvi (oben S. 184, Text 67, Z. 1-3) spricht von der ἀρχή der Luminare und nennt diese Anführer der Parteien βασιλεῖς. Paul. Alex. 6 (oben S. 173, Text 64, Z. 3f.) spricht von der δεσποτεία der Luminare. Doch der im Zusatz des Porphyrios folgende Text spricht gegen diese Deutung: Weder Sonne noch Mond können παντάπασιν φθοροποιοί „durch und durch schlecht" sein.

ἐστιν ἡ γένεσις, ἐὰν οἱ τῆς αἱρέσεως οἰκοδεσπόται δορυφορηθῶσιν. „Bedeutend ist die Genitur, wenn Hausherren von der Partei von Speerträgern begleitet werden." „Hausherren" steht dann für „Planeten in ihren Häusern". Der Genitiv τῆς αἱρέσεως kann sich auch bei dieser Deutung entweder auf die αἵρεσις der Speerträger oder die der Genitur beziehen. An die Ausführungen zur dritten Art der δορυφορία schließt sich bei Porphyrios ein Zusatz über die Qualität eines Aspektes gegen die Parteizugehörigkeit an. Wenn Tagplaneten Nachtplaneten als Speerträger begleiten, so heißt es dort, wird die Genitur nicht unbedeutend sein, wenn die Speertragung von guten Planeten bewirkt wird. Wir können daher vermuten, dass auch in dem Zusatz zur ersten Art die Parteizugehörigkeit von Speerträgern und begleitetem Planeten gleich sein soll, damit die Genitur bedeutend ist.

Der Zusatz geht folgendermaßen weiter: οὐ φαύλη δέ [sc. ἐστιν ἡ γένεσις], ἐὰν [sc. οἱ τῆς] ἐναλλάξ [sc. αἱρέσεως οἰκοδεσπόται δορυφορηθῶσιν]. „Nicht schlecht [sc. ist die Genitur], wenn [sc. Hausherren] von der entgegengesetzten [sc. Partei begleitet werden]." Eine Genitur ist somit nicht schlecht, wenn bei Taggeburt Nachtplaneten begleitet werden und bei Nacht Tagplaneten. Nun folgt eine Einschränkung: ἐκτὸς εἰ μὴ παντάπασιν φθοροποιοὶ τύχωσι „außer wenn sie durch und durch schlecht sind". Wenn also die begleiteten Planeten Übeltäter sind und der αἵρεσις der Speerträger entgegengesetzt sind, dann ist die Genitur schlecht. Dies passt gut zu den Anschauungen über die von der αἵρεσις abhängigen Wirkungen der Planeten: Bei Rhetorios heißt es über die Wirkungen der Planeten gemäß oder entgegen ihrer αἵρεσις (Rhet. Plan. Nat. p. 218,26-30 [Text 78]):

> τὸ γὰρ ὅλον νοεῖν χρή, ὅτι ἀστέρες οἱ μὲν ἀγαθοποιοὶ ἐλαττοῦσι τὰς εὐεργεσίας παρ' αἵρεσιν χρηματίζοντες, οἱ δὲ φθοροποιοὶ τὸ δραστήριον ἐν ἰδίοις οἴκοις καὶ καθ' αἵρεσιν μετὰ τοῦ βλαβεροῦ [sc. χρηματίζοντες] καὶ ἐπικίνδυνον καὶ κακότροπον παρέχονται. ἐν ἀνθαιρετιστοῦ δὲ τόποις καὶ παρὰ τὴν αἵρεσιν χρηματίζοντες χαλεπώτεροί εἰσι τὰς βλάβας.

> „Denn man muss überhaupt wissen, dass die wohltätigen Planeten auf der einen Seite ihre guten Taten verringern, wenn sie gegen ihre Partei wirken, dass die Übeltäter auf der anderen Seite, wenn sie in ihren eigenen Häusern und entsprechend ihrer Partei mit einem Schädlichen zusammen wirken, ihre Energie gefährlich und schlecht machen.

> In den Orten von einem von der Gegenpartei und entgegen ihrer Partei wirkend sind sie allzu bösartig hinsichtlich des Schadens."

Die Übeltäter sind also besonders schädlich, wenn sie gegen ihre Partei wirken. Bei Porphyrios heißt es weiter (Text 73, Z. 17): καὶ οὗτοι τὰ μὲν βλάψουσι, τὰ δὲ ὠφελήσουσιν. Als Subjekt sind die Hausherren zu denken, die gegen die αἵρεσις wirken, aber nicht ausschließlich die zuletzt genannten Übeltäter, denn diese würden kaum „teils nützen". Der ἐκτὸς εἰ μή - Satz ist eingeschoben. Der letzte Satz erklärt das Vorhergegangene: οὐδεὶς γὰρ ἀστὴρ ἐν ἰδίῳ οἴκῳ ἢ ἐν ἰδίῳ ὑψώματι χρηματίζων ἀνενέργητος ὑπάρχει. Dieser Satz dient als Erklärung dafür, dass die gegen die αἵρεσις wirkenden Hausherren teils schaden und teils nützen werden. Da sie sowohl in ihrem Haus oder ihrer Erhöhung stehen und in einem Kentron, ist es ausgeschlossen, dass sie keine Wirkung auf die Genitur haben. Es gibt demnach drei verschiedene Wertigkeiten von δορυφορία der ersten Art:

(1) Bedeutend ist die Genitur, wenn Tagplaneten von Tagplaneten und Nachtplaneten von Nachtplaneten begleitet werden und die, die begleitet werden, in ihren Häusern stehen (und nicht in ihren Erhöhungen).
(2) Nicht schlecht ist die Genitur, wenn Tagplaneten Nachtplaneten und Nachtplaneten Tagplaneten begleiten.
(3) Schlecht ist die Genitur, wenn Saturn von Nachtplaneten begleitet wird und Mars von Tagplaneten.

Hier sehen wir, dass δορυφορία zumindest in der Version des Porphyrios nicht zwingend einen positiven Befund in einem Horoskop darstellt. Vermutlich handelt es sich bei diesem Zusatz um eine spätere Ergänzung. Dass sie aus dem Antiochos-Text stammt, halte ich für unwahrscheinlich, da kein anderer Text Ähnliches bietet.

d. Zusammenfassung und Deutung: Zodiakale Stellung, mundane Stellung und Aspekte

Porphyrios, Hephaistion und die Epitome II aus den Θησαυροί des Antiochos überliefern inhaltlich eine in sich stimmige Definition der ersten Art von δορυφορία: Ein Planet, der sich in seinem Haus oder seiner Erhöhung und in einem Kentron befindet, hat einen anderen Planeten, der sich in seinem Haus oder seiner Erhöhung befindet und dem anderen im Sinne der Tagesbewegung folgt, als δορυφόρος.[613] Grundlegende Bedingung ist somit, dass sich beide Planeten in ihrem Haus oder ihrer Erhöhung befinden. Sowohl in ihren Häusern gelten die Planeten als besonders wirkungsvoll,[614] als auch in ihren Erhöhungen.[615] Bei der δορυφορία der ersten Art sind somit

613 So stellte die Lehre bereits 1899 A. Bouché-Leclercq (L'astrologie, 252) dar, der sich nur auf Porphyrios und Hephaistion berufen konnte, da ihm die anderen Quellen noch nicht bekannt waren. Verfehlt dagegen ist die Deutung von I. von Gleichen-Russwurm: Ein astrologischer Lehrplan (1936), 56, die sich auf die beiden Epitomai aus Antiochos bezieht: „Bei dieser ersten Form der Schwerttragung werden also immer zwei Figuren zugleich gebildet, einmal die eine zur ☉ nach Zeichen, Diameter, Trigon, Quadrat, Sextil, das anderemal die andere, die zweite, zu einem anderen Stern.“ Ebenso wenig befriedigt die Darstellung von S. Feraboli (ed.): Claudio Tolomeo ([2]1989), 421 ad 3,5,11: „gli astrologi antichi menziano tre tipi di δορυφορία o scorta di elementi celesti satelliti: 1) quando due pianeti sono entrambi nel proprio domicilio o esaltazione; il pianeta angolare ha per scorta l'altro pianeta (es. Giove in Sagittario e Sole in Leone; Marte in Scorpione e Luna in Cancro).” Sie vergisst die Aspektbildung der beiden Planeten als notwendige Bedingung, sowie das Vorangehen des einen Planeten. Ihr erstes Beispiel (Jupiter im Schützen und Sonne im Steinbock) entspricht dem zweiten Beispiel der Epit. I, dem zweiten Beispiel des Porph. und dem zweiten des Heph., das zweite Beispiel (Mars im Skorpion und Mond im Krebs) dem sechsten Beispiel des Porph.

614 Zur Wirkung der Planeten in ihren Häusern vgl. z.B. Mich. Pap. 149 col. xvi 22f.: ἐπὶ τούτων τῶν ζῳδίων οἱ ἀστέρες τὰς ἰδίας ἔχουσιν δυνάμεις καί εἰσιν εὔτονοι. Firm. math. 2,2,3f.: *est itaque Sol †et Leo et in hoc signo habet domicilium et potestatem, Lunae Cancer.* [...] (4) *ceteri vero quinque planetae bina, sicut superius diximus, habent signa, in quibus imperii sui exerunt potestatem.* Siehe auch A. Bouché-Leclercq: L'astrologie (1899), 182-192.

615 Zur Wirkung in ihren Erhöhungen siehe Firm. math. 2,3,1f.: *scire etiam altitudinem et humiliationem debemus, quae sint stellarum altitudines singularum, in quibus naturali quadam sublimitate magnitudinis eriguntur,* [...]. (2) *in altitudinibus itaque suis gaudent constitutae.* Serapion bezeichnet die Erhöhung mit der soziomorphen Metapher λαμπήνη „Wagen“ (Serap. apud Rhet. 6 p. 227,6f.): ἐν ἰδίας λαμπήναις λέγονται οἱ ἀστέρες ὅταν ἐπὶ τῶν ἰδίων ὑψωμάτων τύχωσι. Im Michigan Papyrus wird die Erhöhung θρόνος „Thron“ genannt (Mich. Pap. 149 col. xvi 23-26): καὶ θρόνους ἔνειμεν ἡ φύσις αὐτοῖς [sc. ἀστράσι] καὶ φυλακάς· θρόνους μὲν ἐφ' ὧν ὑψοῦνται ζῳδίων καὶ δύναμιν βασιλικὴν ἔχουσιν. Nach Antiochos dagegen befindet sich ein Planet in seinem „Wagen“, wenn er sich in seinem Haus oder seiner Erhöhung oder seinem Gebiet befindet (Ant. Epit. I 14 ex Isag. p. 114,34-37): ὡς ἐν λαμπήναις ἰδίαις ἀστέρες λέγονται εἶναι ἐπὰν οἴκῳ ἰδίῳ ἢ ὑψώματι ἢ ὁρίοις ὦσιν· ὁ γὰρ τοιοῦτος δυνατὸς κἂν ὑπὸ τὰς αὐγὰς τελῇ τοῦ Ἡλίου, ἐὰν δὲ καὶ ἀνατέλλωσιν ἢ ἐπίκεντροι ὦσιν ἢ καὶ τὴν Σελήνην ἐφορῶσιν ἐξουσιαστικὴν δηλοῦσιν τὴν γένεσιν. Ebenso Ant. Epit. II 43 ex Thes. p. 159,15-19, vgl. auch die Aussagen darüber, wann die Planeten ἐν δυνάμει sind bei Ant. Epit. II 42 ex Thes. (≈ Rhet. 5,42) p. 159,11-14 und Rhet. Epit. III*a* p. 107,33f. Bei Ptolemaios wiederum sind θρόνος und λαμπήνη gleichbedeutend: Damit ein Planet in seinem Wagen oder auf seinem Thron ist, muss er jedoch mindestens zwei Affinitäten zu dem Tierkreiszeichen aufweisen (Ptol. Apotel. 1,23,2 [≈ Heph. 1,19,2]), vgl. auch Porph. Isag. 25 p. 203,17-20: ἐν λαμπήναις δὲ ἰδίαις λέγονται ἀστέρες κεῖσθαι, ὅταν ἐν οἴκῳ ἰδίῳ ἢ τριγώνῳ ἢ ὑψώματι κεῖνται καὶ ὁρίοις ἰδίοις. ἔσται δὲ καὶ οὕτω δυ-

zwei Planeten beteiligt, die beide in einem ihnen affinen Zeichen stehen, und nach astrologischer Lehre ihre Wirkung besonders gut entfalten können. Eine Beziehung zwischen den beiden besteht durch den Aspekt. Der Planet, der von einem Speerträger begleitet wird, steht in einem Kentron und geht seinem Speerträger im Sinne der Tagesbewegung voran. Er zeichnet sich durch seine mundane Stellung in zweifacher Weise vor dem anderen aus: Zum einen wird ein Planet in einem Kentron als besonders wirkungsvoll gedeutet, zum anderen ist ein Planet einem anderen Planeten überlegen, wenn er ihm im Sinne der Tagesbewegung vorangeht und einen Aspekt zu ihm bildet. Der Terminus technicus hierfür ist καθυπερτέρησις.[616] In Bezug auf ihre zodiakale Stellung sind beide Planeten gleichwertig, da sie beide in ihrem Haus oder ihrer Erhöhung stehen. Die soziale Vorrangstellung, die dem begleiteten Planeten in dem Bild vom König und seinem δορυφόρος eingeräumt wird, wird anhand der mundanen Stellung festgemacht: Der Planet, der einen anderen zum δορυφόρος hat, steht in einem Kentron, wo er besonders wirkungsvoll ist, und ist dem anderen überlegen, da er ihm im Sinne der täglichen Rotation vorangeht.

νατώτατος, ἐὰν καὶ δεδυκὼς ᾖ ὑπὸ τὰς αὐγὰς τοῦ Ἡλίου· πλείω γὰρ ἰσχύει τῶν ἄλλων. Zum zodiakalen „Thron" der Planeten vgl. J. Wilson: A Complete Dictionary (1880), 380. A. Bouché-Leclercq: L'astrologie (1899), 242. 244. N. de Vore: Encyclopedia (1947), 417 s.v. Throne.

616 Zu dieser Lehre siehe Ant. Epit. I 10 ex Isag. p. 114,12-16: ὡς ἐπιδεκατεύειν λέγεται καθυπερτερῶν ἀστὴρ ἀστέρος ὁ ἐν τῷ δεξιῷ ζῳδίῳ τὰ ἐν τῷ εὐωνύμῳ καθ' ὁπότερον τῶν πολλάκις εἰρημένων δ̄ σχημάτων, καὶ ὡς ὁ καθυπερτερῶν ἰσχυρότερος μέν, ἐὰν δὲ καὶ ἀνατολικὸς ᾖ καὶ ἐπίκεντρος, ἀγαθὸς μὲν ἐπίσημον τὴν γένεσιν σημαίνει, κακὸς δὲ λυμαίνεται ταύτην, vgl. auch Ant. Epit. II 26 ex Thes. p. 157,1-6 (≈ Rhet. 5,26), wo eine zweite Bedeutung genannt wird (ebd. p.157,2-4): ἐπιδεκατεία καὶ καθυπερτέρησίς ἐστιν, ὅταν <ἀστὴρ> ἐν τῷ δεκάτῳ τόπῳ κείμενος τῷ εὐωνύμῳ τετραγωνίζῃ. Καρκίνος ὡροσκόπος ἔσται· καθυπερτεροῦσιν οὖν οἱ ἐν Κριῷ τὸν ἐν Καρκίνῳ. Hier bezeichnet καθυπερτέρησις die Überlegenheit eines Planeten der sich in der Himmelsmitte aufhält, über einen, der sich im Aszendenten befindet. Beide Bedeutungen nennen auch Porph. Isag. 20 und 21 p. 201,7-23. Heph. 1,16,2f. Rhet. Epit. III*a* p. 106,30-33. Nur in der letzten Bedeutung steht der Begriff bei Heph. Epit. I 165,5. Bei Serapion ist ein Planet im 9. Zeichen, also einer, der im Gedrittschein vorangeht, überlegen und einer, der in demselben Zeichen vorangeht: Serap. apud Rhet. 6 p. 226,28-227,5. Vgl. auch die Erklärung des Anonymos in Ptol. Apotel. p. 74 Wolf: καθυπερτερεῖν λέγονται ἀστέρες, ὅταν ἐλαττόνων μοῖραν εἰσι, καθυπερτερεῖσθαι δὲ ὅταν πλειόνων. In der Deutung des Anonymos reicht das Vorangehen im Sinne der Tagesbewegung aus, damit ein Planet überlegen ist. Eine Aspektbildung scheint nicht nötig. Dass der vorangehende Planet größere Wirkung hat, findet sich auch bei Hugo von Santalla (Lib. Arist. 2,12,5 [oben S. 212, Text 77, Z. 15f.]): *que autem precessit maiorem hac exibet efficaciam.*

Während bei Hephaistion und in der Epitome II aus den Θησαυροί des Antiochos alle Beispiele die in der Definition genannten Bedingungen erfüllen, finden wir bei Porphyrios vier von zehn Beispielen, in denen der Speerträger im Sinne der Tagesbewegung vorangeht. Da die Beispiele des Porphyrios auf den ersten Blick äußerst disparat erscheinen, könnte man vermuten, dass er einiges durcheinander gebracht hat oder aber dass ein späterer Abschreiber, eventuell Demophilos, die Beispiele eingefügt hat. Doch auch in der Epitome I aus den Εἰσαγωγικά des Antiochos verlaufen zwei von fünf Beispielen gegen die geforderte Richtung. In diesem Text ist zudem die Definition in sich nicht stimmig, so dass man auch hier von einem Missverständnis des ursprünglichen Textes ausgehen muss. Die Disposition der Beispiele in der Epitome I macht allerdings glaubhaft, dass diese Beispiele sorgfältig konstruiert und nicht zufällig gewählt sind und somit nicht versehentlich gegen die Richtung verlaufen:

- Die Beispiele sind symmetrisch gebaut: Wir haben zwei Beispiele mit dem Gedrittschein, zwei mit dem Sextilschein, eines mit der Opposition, wobei sich die anderen Beispiele an dieser Oppositionsachse spiegeln.
- Die Planeten werden in der absteigenden Planetenfolge behandelt.
- Auf das erste Beispiel, das gegen die erwartete Richtung verläuft, wird nachdrücklich durch καὶ μὴν καί hingewiesen.
- Auf die Beispiele folgt ein Zusatz, der deutlich macht, dass die Bestimmung, welcher von beiden Planeten Speerträger ist, noch erklärungsbedürftig war.
- Ferner scheint der erste Teil der Beispiele des Porphyrios, die trotz veränderter Definition teilweise gegen die geforderte Richtung verlaufen, auf die Beispiele des Antiochos zurückzugehen, wie die detaillierte Analyse gezeigt hat.
- Auch der zweite Teil der Beispiele des Porphyrios, die alle von dem Fall handeln, dass der Mond begleitet wird, könnten auf ein ähnliches Schema zurückgehen, in dem der Mond im Krebs von den Planeten, die ebenfalls in einem ihrer Häuser stehen, begleitet wird.

Dies lässt erwägen, dass sich die bei Hephaistion und in der Epitome II beschriebene Art von δορυφορία aus einer älteren entwickelt haben könnte, in der das Folgen des Speerträgers nicht zu den notwendigen Bedingungen zählte, sondern lediglich in dem Fall zum Tragen kam, wenn kein Planet in einem Kentron stand.

Wir haben oben gesehen, dass sich der ranghöhere Planet in den vermutlich späteren Definitionen gleich durch zwei Kriterien vor dem anderen auszeichnet: Er steht in einem Kentron, und er geht dem anderen im Sinne der Tagesbewegung voran. Oben wurde die These entwickelt, dass in dem ursprünglichen Text des Antiochos, auf den die Epitome I zurückgeht, eine Theorie zugrunde liegen könnte, nach welcher δορυφορία vorliegt, wenn zwei Planeten in ihrem Haus oder ihrer Erhöhung stehen und einen Aspekt miteinander bilden (Ant. Epit. I 17 ex Isag. [S. 202, Text 72, Z. 1-3]): ἐάν τινα ὄντα ἀστέρα ἐν ἰδίῳ οἴκῳ ἢ ὑψώματι <ἕτερος ἐν ἰδίῳ οἴκῳ ἢ ὑψώματι> κατὰ σχῆμα κατοπτεύῃ. Nun muss entschieden werden, welcher Planet δορυφόρος ist. Im allgemeinen Fall wird der begleitet, der mehr in einem Kentron steht (Ant. Epit. I 17 ex Isag. [Text 72, Z. 7f.]): καθόλου γὰρ ὁ ἐπικεντρότερος δορυφορεῖται. Das bedeutet, dass, wenn nur ein Planet in einem Kentron steht, dieser begleitet wird. Stehen beide in einem Kentron (etwa im Geviertschein oder der Opposition), dann wird der begleitet, der näher an dem kardinalen Punkt liegt. Falls keiner von beiden in einem Kentron liegt, dann – so könnte die Regel gelautet haben – wird der begleitet, der dem anderen im Sinne der Tagesbewegung vorangeht. Später wurden dann die beiden alternativen Möglichkeiten zur Bestimmung des Speerträgers additiv in die Definition aufgenommen. Es gibt also Indizien, die darauf hinweisen, dass es sich bei Hephaistion und in der Epitome II um eine modifizierte Lehre handelt. Falls diese Überlegungen richtig sind, stellt die Erklärung des Porphyrios eine Zwischenstufe dar: Die Definition liegt bereits in der modifizierten Form vor, die Beispiele dagegen stützen sich auf die ältere Version. Der erste Teil seiner Beispiele könnte, wie die Analyse gezeigt hat, von dem in der Epitome I dargestellten Schema abgeleitet sein, in dem die Sonne Bezugspunkt war für die Speertragung der fünf echten Planeten. Die Beispiele des zweiten Teils beziehen sich ausnahmslos auf die δορυφορία zum Mond. Hier könnte ein dem ersten Schema analoges Vorbild mit dem Mond als Bezugspunkt für die Speertragung der fünf Planeten zugrunde gelegen haben. Falls in der ursprünglichen Vorlage tatsächlich diese beiden Schemata vorlagen, in denen die Luminare in ihren Häusern von den anderen fünf Planeten aus ihren Häusern heraus aspektiert werden, dann könnte ein Zusammenhang zu der im Michigan Papyrus 149 geäußerten Vorstellung gesehen werden, wo es hieß, dass die Planeten aus ihren Häusern sowohl die Sonne als auch den Mond begleiten.[617] Die angenommene Vorlage für die

[617] Siehe dazu oben S. 184, Text 67 und die Besprechung S. 184-187 mit Abb. 18.

Beispiele zur ersten Art der δορυφορία entspräche dann dem oben im Zusammenhang mit dem Michigan Papyrus dargestellten Schema.

Im Folgenden möchte ich den Versuch unternehmen, anhand der Indizien eine mögliche Entwicklung dieser Lehre aufzuzeigen. Im Michigan Papyrus nehmen die Sonne und der Mond den Rang von Königen ein, die anderen Planeten bilden aus ihren Häusern heraus die Begleitung dieser Könige. Wer Speerträger und wer „König“ ist, ist in dieser Konzeption klar. Später hat man diese Lehre wohl in zweifacher Hinsicht ausgeweitet: Zum einen werden die Erhöhungen der Planeten mit einbezogen, zum anderen kann jeder Planet Speerträger haben. Erkennt man der Sonne und dem Mond die absolute Vorrangstellung ab und weitet diese Funktion auf alle Planeten aus, dann muss man ein Kriterium einführen, nach welchem die soziale Hierarchie festgelegt werden kann. Stehen zwei Planeten in ihrem Haus oder ihrer Erhöhung und bilden einen Aspekt miteinander, ist nicht unmittelbar ersichtlich, wer von ihnen Speerträger des anderen ist. Eventuell gab es hier zunächst zwei alternative Kriterien: die kardinale Stellung und das Vorangehen im Sinne der Tagesrotation. So könnte folgende mögliche Entwicklung nachgezeichnet werden (siehe auch unten Tab. 11):

(a) Die zugrunde liegende Lehre ist eine, auf die sich der Michigan Papyrus 149 stützt. Befindet sich ein Luminar in seinem eigenen Haus und wird von einem Planeten aspektiert, der sich in seinem Haus aufhält, dann ist der Planet δορυφόρος des Luminars.

(b) Diese Lehre wird auf alle Planeten ausgeweitet. Zusätzlich werden die Erhöhungen mit berücksichtigt: Befinden sich zwei Planeten in ihren Häusern oder ihren Erhöhungen und bilden einen Aspekt miteinander, liegt δορυφορία vor. Nun muss man allerdings ein Kriterium einführen, an dem man festmachen kann, wer von ihnen δορυφόρος ist. Hier gab es vielleicht zunächst zwei alternative Möglichkeiten:
   (1) Wer mehr in einem Kentron steht, hat den anderen als δορυφόρος.
   (2) Wer im Sinne der Tagesbewegung vorangeht, hat den anderen als δορυφόρος.

(c) Anschließend wird die Lehre dahingehend modifiziert, dass der Planet, der den anderen als Speerträger hat, beide Kriterien additiv erfüllen muss: Er muss vorangehen und zusätzlich in einem Kentron stehen. Somit liegt nicht automatisch δορυφορία vor, wenn zwei Planeten in ihrem Haus oder ihrer Erhöhung einen Aspekt miteinander bilden, sondern nur wenn einer von ihnen in einem Kentron steht und dem anderen im Sinne der Tagesrotation vorangeht. In dieser letzten Form finden wir die Lehre bei Hephaistion und in der Epitome II. Porphyrios hat bereits die modifizierte Definition, aber seine Beispiele scheinen sich auf eine ältere Version zu beziehen. In der Epitome I, besonders in dem Zusatz, zeigt sich, dass die Bestimmung, welcher von beiden Planeten δορυφόρος ist, nicht ganz klar war. Eine solche Weiterentwicklung einer Lehre ist in der astrologischen Literatur keine Besonderheit, da sie als Gebrauchsliteratur mehr als andere Textgattungen der Veränderung unterlag.

	Stufe a	**Stufe b**		**Stufe c**
Zeugnisse				
	Mich. Pap. 149	Ant. Epit. I		Heph.; Ant. Epit. II
„König“				
möglicher Planet	☉ oder ☽	alle möglich		wie vorher
zodiakale Stellung	Haus	Haus oder Erhöhung		wie vorher
mundane Stellung	beliebig	alternativ		additiv
		Kentron		Kentron
			vorangehend	vorangehend
Speerträger				
zodiakale Stellung	Haus	Haus oder Erhöhung		wie vorher
Verbindung				
	Aspekt	Aspekt	ἀκτινοβολία	ἀκτινοβολία

Tab. 11: Die möglichen Entwicklungsstufen der ersten Art von δορυφορία

4. Die zweite Art der δορυφορία: Strahlenwurf, Horizont und Partei

a. Übersicht und allgemeiner Teil

Die „zweite Art"[618] der Speertragung wird in der Epitome II aus den Θησαυροί des Antiochos erst an dritter Stelle behandelt, die dritte an zweiter Stelle, also in umgekehrter Reihenfolge. Ch. Burnett und D. Pingree legen in ihrem Kommentar zum *Liber Aristotilis* des Hugo von Santalla dar, dass die Paragraphen 6 und 7 dieser Art entsprechen.[619] Das scheint mir nicht ganz richtig zu sein. Vielmehr bietet Hugo von Santalla erst in Paragraph 8 eine entsprechende Vorstellung. Ein Beispiel für diese zweite Art von δορυφορία bietet nur die Epitome II aus den Θησαυροί des Antiochos.

An die Erklärungen zur δορυφορία schließen sich Ausführungen über die Wertigkeit der Aspekte an. In der Epitome II aus den Θησαυροί des Antiochos wird die Wertigkeit der Aspekte in einem eigenen Kapitel (25) behandelt. Die Epitome III*a* bezeugt, dass auch Rhetorios in seiner Kompilation dem Thema ein eigenes Kapitel gewidmet hat (oben S. 212, Text 76, Z. 3).

---

[618] Die Bezeichnung „erste Art", etc. bezieht sich immer auf die Darstellung in der Epitome I, bei Porphyrios und bei Hephaistion.

[619] Vgl. Ch. Burnett und D. Pingree (ed.): The *Liber Aristotilis* of Hugo von Santalla (1997), 133.

Ant. Epit. I (Text 72, Z. 10-16)	Porph. (Text 73, Z. 20-27)	Heph. (Text 74, Z. 8-15)	Ant. Epit. II (Text 75, Z. 12-16. 23-25)	H. v. Sant. (Text 77, Z. 20-22)
ἕτερον δὲ δορυφορίας εἶδος τὸ κατὰ ἀκτινοβολίαν,	ἕτερον γένος δορυφορίας τὸ κατὰ τὴν ἀκτινοβολίαν λεγόμενον,	δεύτερον γένος τὸ κατὰ τὴν ἀκτινοβολίαν λεγόμενον,		
ὃ γίνεται,	οἷον	οἷον	ἢ	**8** *Sole item* [sc. in signo oriente vel in medio caelo] *et Luna*
ὅταν ἐν τῷ ὡροσκόπῳ ἢ τῷ μεσουρανήματι φωστῆρα κείμενον	ἐὰν ἐπίκεντρον <ἐν> τῷ ὡροσκόπῳ φωστῆρα ἢ τῷ μεσουρανήματι,	ἐὰν ἐπίκεντρον ἐν τῷ ὡροσκόπῳ φωστῆρα ἢ τῷ μεσουρανήματι	ὅταν ἐπίκεντρος ἐν τῷ ὡροσκόπῳ ἢ τῷ μεσουρανήματι φωστὴρ ᾖ,	
καὶ ἐν ἀλλοτρίῳ οἴκῳ	κἂν ἐν ἀλλοτρίῳ οἴκῳ κείμενον,	κἂν ἐν ἀλλοτρίῳ οἴκῳ κείμενον	κἂν ἐν ἀλλοτρίῳ οἴκῳ τυγχάνῃ,	*extra proprias domos et regna,*
ὁ ἀστὴρ τῆς αἱρέσεως ὢν ἀκτινοβολήσῃ,	τῆς αἱρέσεως ἀστὴρ ἀκτινοβολῇ,	τῆς αἱρέσεως ἀστὴρ ἀκτινοβολῇ,	ἀστὴρ τῆς αἱρέσεως ἀκτινοβολήσει,	*sed sub respectu stellarum quas superius quietas diximus constitutis,*
οἷον <πρὸς> Ἥλιον μὲν εἰς τὴν προαναφερομένην μοῖραν,	<πρὸς> Ἥλιον μὲν εἰς τὴν προαναφερομένην μοῖραν,	<πρὸς> Ἥλιον μὲν εἰς τὴν προαναφερομένην μοῖραν,	<πρὸς> Ἥλιον μὲν εἰς τὴν προαναφερομένην μοῖραν,	*alius adustrurie genus occurrit.*

Ant. Epit. I	Porph.	Heph.	Ant. Epit. II	H. v. Sant.
<πρὸς> Σελήνην δέ, ἐφ' ἣν ἔρχεται, κατ' ἰσοσκελῆ γραμμὴν τὴν ἀκτῖνα βάλλων.	<πρὸς> Σελήνην δὲ εἰς τὴν ἑξῆς, ἐφ' ἣν ἔρχεται, κατὰ ἰσοσκελῆ γραμμὴν τὴν ἀκτῖνα βάλλων.	<πρὸς> Σελήνην δὲ εἰς τὴν ἑξῆς ἐφ' ἣν φέρεται, κατ' ἰσοσκελῆ γραμμὴν τὴν ἀκτῖνα βαλών.	<πρὸς> Σελήνη δὲ εἰς τὴν ἐπαναφερομένην [...].	
αἱ μέντοι τρίγωνοι δορυφορίαι ἀμείνους τῶν τετραγώνων καὶ διαμέτρων, αἱ δὲ ἑξάγωνοι ἀσθενέστατοι.	πᾶσαι δὲ αἱ τρίγωνοι δορυφορίαι ἀμείνονες τῶν τετραγώνων καὶ ἑξαγώνων καὶ διαμέτρων, αἵπερ εἰσὶν ἀσθενέσταται.	πᾶσαι δὲ αἱ τρίγωνοι δορυφορίαι ἀμείνονες τῶν τετραγώνων καὶ διαμέτρων, αἱ δὲ ἑξάγωνοι ἀσθενέστεραι.	25. περὶ συμφωνίας. σύμφωνοι δὲ καὶ ἄλλων μείζονες αἱ τριγωνικαὶ δορυφορίαι καὶ αἱ τετράγωναι· αἱ γὰρ ἑξάγωνοι ἀνειμένως ἐνεργοῦσιν.	

Tab. 12: Übersicht über die Definitionen zur zweiten Art von δορυφορία

Die Definitionen der zweiten Art von δορυφορία gliedern sich in einen allgemeinen Teil und einen speziellen. Im allgemeinen Teil wird eine Definition von δορυφορία gegeben, die sich auf beide Luminare bezieht,[620] im zweiten Teil wird diese Art der δορυφορία spezifiziert.[621] Betrachten wir zunächst den allgemeinen Teil! Gleich der einleitende Satz gibt ein typisches Charakteristikum dieser Speertragung an: „Eine andere Art der Speertragung ist die gemäß dem Strahlenwurf." Allerdings ist der Strahlenwurf kein spezifisches Merkmal der zweiten Art von Speertragung, sondern vielmehr eine den beiden ersten Arten gemeinsame Voraussetzung. Bei Porphyrios und Hephaistion wird durch das Partizip λεγόμενον deutlich, dass sie κατὰ ἀκτινοβολίαν gleichsam als Namen dieser Art verstehen: „Speertragung gemäß dem Strahlenwurf". Doch verwundert dies einerseits, weil die beiden anderen Arten keine spezielle Bezeichnung haben, andererseits, weil der Strahlenwurf erklärtermaßen eine den beiden ersten Arten von δορυφορία gemeinsame Bedingung ist. Eventuell hat der ursprüngliche griechische Text so gelautet: <τὸ> ἕτερον δὲ δορυφορίας εἶδος τὸ κατὰ ἀκτινοβολίαν <γενόμενον> „es gibt eine zweite Art der Speertragung gemäß dem Strahlenwurf".[622] Wenn auch erklärtermaßen die ἀκτινοβολία kein spezifisches Merkmal der zweiten Art der δορυφορία ist, so wird damit dennoch auf ein wesentliches Merkmal hingewiesen: Die Speertragung findet κατὰ σχῆμα, also durch einen Aspekt, und zwar speziell durch einen von links (κατὰ ἀκτινοβολία) statt und nicht durch körperliche Anwesenheit (κατὰ σῶμα).

Die zweite Art beschränkt sich auf die Speertragung der Luminare. Diese müssen im Aszendenten oder der Himmelsmitte liegen.[623] Ein Planet ihrer Partei aspektiert sie durch Strahlenwurf. Der von F. Cumont hergestellte Text lautet (Ant. Epit. 1,17 [vgl. Text 72, Z. 11f.]):

---

[620] Ant. Epit. I 17 ex Isag. (oben S. 202, Text 72, Z. 10-12). Porph. Isag. 29 (oben S. 205, Text 73, Z. 20-23). Heph. 1,17 (oben S. 207, Text 74, Z. 8-11). Ant. Epit. II 23 ex Thes. (oben S. 209f., Text 75, Z. 12-14). Hugo v. Sant.: Lib. Arist. 2,12,8 (oben S. 212, Text 77, Z. 20-22).

[621] Ant. Epit. I 17 ex Isag. (oben S. 202, Text 72, Z. 13-15). Porph. Isag. 29 (oben S. 205, Text 73, Z. 23-25). Heph. 1,17 (oben S. 207, Text 74, Z. 11-13). Ant. Epit. II 23 ex Thes. (oben S. 210, Text 75, Z. 14-16). Anders Hugo v. Sant.: Lib. Arist. 2,12,6f. (oben S. 212, Text 77, Z. 16-20).

[622] Oder aber diese Bezeichnung stammt aus einer Zeit, in der der Strahlenwurf noch nicht zwingend zur Speertragung der ersten Art gehörte. Dies könnte meine These hinsichtlich der verschiedenen Entwicklungsstufen stützen.

[623] Bei Porphyrios und Hephaistion wird die Erklärung mit οἷον als Beispiel eingeführt. Dies impliziert, dass es noch andere Arten von Speertragung durch ἀκτινοβολία gibt.

ὅταν ἐν τῷ ὡροσκόπῳ ἢ τῷ μεσουρανήματι φωστήρων κειμένων [...] ὁ ἀστὴρ τῆς αἱρέσεως ὢν ἀκτινοβολήσῃ.

„immer wenn die Luminare im Aszendenten oder der Himmelsmitte liegen, [...] ein Planet von der Partei [sc. sie] durch Strahlenwurf aspektiert."

F. Cumont liest φωστήρων κειμένων. Wenn wir den Text so rekonstruieren, wird impliziert, dass beide Luminare im Aszendenten oder der Himmelsmitte liegen müssen. Der „Planet von der Partei" müsste dann die gleiche Partei haben wie die Genitur. Die Handschrift bietet hier allerdings φωστὴρ κήμενων (*sic*!). Dies ist nicht haltbar, da sich die Formen syntaktisch nicht in den Satz einfügen. Ich schlage deshalb vor, an dieser Stelle φωστῆρα κείμενον zu lesen, was Porphyrios und Hephaistion bezeugen. Es muss nur ein Luminar im Aszendenten oder in der Himmelsmitte liegen, und ein Planet von seiner Partei aspektiert dies durch Strahlenwurf. Ich fasse den Genitiv τῆς αἱρέσεως im Sinne von τῆς αὐτῆς αἱρέσεως auf und gehe davon aus, dass die Partei des jeweiligen Luminars gemeint ist. Saturn, Jupiter und der ambivalente Merkur sind potentielle Speerträger der Sonne; Mars, Venus und Merkur sind potentielle Speerträger des Mondes. Eine ähnliche Vorstellung hatten wir bereits oben im Michigan Papyrus 149 (S. 172, Text 63) und bei Paulus Alexandrinus (S. 173f., Text 64) kennen gelernt: Die Parteigenossen von Sonne und Mond fungieren als deren δορυφόροι. Man könnte allerdings auch erwägen, dass die Partei der Genitur gemeint sei. Dann wären bei einer Taggeburt die Tagplaneten Speerträger von Sonne oder Mond, bei einer Nachtgeburt die Nachtplaneten.[624]

Wenn die Sonne im Aszendenten oder der Himmelsmitte steht, dann hat sie als Speerträger einen Planeten ihrer Partei, wenn dieser einen Aspekt mit ihr bildet und ihr im Sinne der Tagesbewegung folgt. Die Richtung des Aspekts ergibt sich aus dem Terminus technicus ἀκτινοβολία. Ein Planet braucht nicht in seinem Haus zu stehen, so die Erklärung. Der Bezug von καὶ ἐν ἀλλοτρίῳ οἴκῳ (Epit. I) ist nicht ganz klar. Das καὶ steht hier keines-

[624] Bei der dritten Art der Speertragung ist eine solche Vorstellung nachzuweisen. Dort wird allerdings nachdrücklich darauf verwiesen, dass die αἵρεσις der Speerträger mit der der Genitur übereinstimmen muss. Siehe dazu unten S. 277f.

wegs kopulativ,[625] sondern steigernd. Wir könnten es also entweder als nachgeschobene Ergänzung verstehen: „immer wenn ein Luminar, das sich im Aszendenten oder der Himmelsmitte befindet (sogar in einem fremden Haus) ein Planet derselben Partei durch Strahlenwurf aspektiert." Oder aber das καὶ ἐν ἀλλοτρίῳ οἴκῳ steht voran und gehört zu dem partizipialen Ausdruck καὶ ἐν ἀλλοτρίῳ οἴκῳ ὁ ἀστὴρ τῆς αἱρέσεως ὢν „der sich sogar in einem fremden Haus befindende Planet der Partei." Diese letzte Deutung scheint näher zu liegen. Man würde den präpositionalen Ausdruck sonst eher vor dem Partizip κείμενον erwarten: ὅταν ἐν τῷ ὡροσκόπῳ ἢ τῷ μεσουρανήματι καὶ ἐν ἀλλοτρίῳ οἴκῳ φωστῆρα κείμενον. Ferner wäre das Partizip ὢν überflüssig. Bei Porphyrios und Hephaistion bezieht sich der Ausdruck jedoch eindeutig auf das Luminar: καὶ ἐν ἀλλοτρίῳ οἴκῳ κείμενον [sc. φωστῆρα]. Auch bei Hugo von Santalla ist der Text in dieser Weise zu verstehen. In der Epitome II dagegen ist der Bezug wiederum nicht ganz klar. F. Boll interpungiert in seiner Edition folgendermaßen: ὅταν ἐπίκεντρος ἐν τῷ ὡροσκόπῳ ἢ τῷ μεσουρανήματι φωστὴρ ᾖ, κἂν ἐν ἀλλοτρίῳ οἴκῳ τυγχάνῃ ἀστὴρ τῆς αἱρέσεως, ἀκτινοβολήσει. Danach muss der Strahlenwerfer nicht in seinem Haus stehen. Diese Auffassung wird durch die epitomierte Version des Hephaistion im Codex Parisinus Graecus 2501 gestützt, wo der präpositionale Ausdruck καὶ ἐν ἀλλοτρίῳ οἴκῳ καὶ ὑψώματι (hier durch die Erhöhung erweitert) durch das Partizip κείμενος eindeutig mit dem Subjekt (dem Planeten der Partei) verbunden ist. Welcher Planet auch gemeint sein mag, der Zusatz dient dazu, die zweite Art von der ersten abzugrenzen. Dort mussten beide Planeten in einem ihrer Häuser oder ihrer Erhöhung stehen. Da es nun bei der zweiten Art heißt, dass ein Planet nicht in seinem Haus zu stehen braucht, können wir schließen, dass der andere dagegen sehr wohl in seinem eigenen Haus steht.[626]

Die Epitome II überliefert ein Beispiel, das eventuell darüber Auskunft geben kann, welcher Planet in seinem Haus stehen muss. Dort heißt es (Ant. Epit. II 23 ex Thes. [oben S. 210, Text 75, Z. 16f.]):

---

[625] Wenn καὶ kopulativ stünde, verbände es ἐν τῷ ὡροσκόπῳ ἢ τῷ μεσουρανήματι [...] mit ἐν ἀλλοτρίῳ οἴκῳ „[sc. ein Luminar], das sich im Aszendenten oder der Himmelsmitte und in einem fremden Haus befindet." Somit wäre die Möglichkeit ausgeschlossen, dass sich das Luminar in seinem eigenen Haus befindet. Diese Vorstellung scheint jedoch eher abwegig.

[626] Dieser Schluss scheint mir nahe liegend: Wenn es heißt, dass einer von zweien nicht in seinem Haus sein muss, dann deutet dies darauf hin, dass der andere sich sehr wohl in seinem Haus befinden muss.

οἷον ἐπὶ τοῦ ὡροσκόπου Σελήνης οὔσης ἡ 'Αφροδίτη ἐκ Παρθένου ἢ ἀπὸ Ζυγοῦ ἀκτινοβολήσει.

Venus aspektiert aus der Jungfrau oder der Waage den Mond im Aszendenten. Über die Richtung des Aspekts können wir zunächst nichts aussagen, da nicht unmittelbar ersichtlich ist, in welchem Zeichen sich der Mond befindet. Deutlich wird aber, dass der aspektbildende Planet, hier Venus, nicht zwingend in einem seiner Häuser stehen muss, da die Jungfrau die Erniedrigung der Venus ist. Daher können wir vermuten, dass das aspektierte Luminar in seinem Haus steht, also der Mond im Krebs. Steht der Mond im Krebs, dann aspektiert ihn Venus aus der Jungfrau im Sextilschein und aus der Waage im Geviertschein. Venus gehört zur Partei des Mondes und folgt ihm im Sinne der Tagesbewegung, so dass die Bedingung des Strahlenwurfs erfüllt ist.[627]

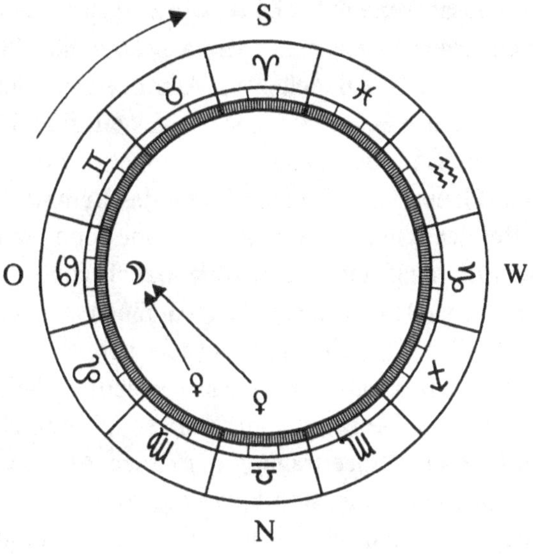

Abb. 27: Beispiel zur zweiten Art der δορυφορία (Ant. Epit. II)

[627] Man muss allerdings auch in Erwägung ziehen, dass eine Auslassung vorliegt. Ein ähnliches Beispiel bietet Hugo von Santalla für die sogenannte „Monddoryphorie" (Lib. Arist. 2,12,7 [oben S. 212, Text 77, Z. 18-20]). Dort steht der Mond im Krebs im Aszendenten, Merkur in der Jungfrau und Venus in der Waage. Wenn dieses Beispiel auch dem in der Epitome II gebotenen Beispiel zugrunde liegt, dann ist zwar richtig, dass der Mond im Krebs steht, doch steht dann Merkur anstelle von Venus in der Jungfrau, der dort sein Taghaus hat. Aus diesem Beispiel können wir dann keine Schlüsse darüber ziehen, welcher Planet in seinem Haus stehen muss und welcher nicht. Verwundern würde das bei Hugo von Santalla präsentierte Beispiel an unserer Stelle allerdings insofern, dass es ein Beispiel ist, welches zu der Definition der ersten Art von δορυφορία passt.

Festzuhalten bleibt, dass in den vorliegenden Texten verschiedene Anschauungen darüber zu konstatieren sind, welcher Planet in seinem Haus stehen muss und welcher nicht. Bei Porphyrios, Hephaistion und Hugo von Santalla ist es eindeutig das Luminar, das sich nicht in seinem Haus befinden muss, in der epitomierten Fassung des Hephaistion dagegen ist es ohne Zweifel der aspektierende Planet. In den beiden Epitomai aus Antiochos ist der Bezug nicht mit Sicherheit zu bestimmen. Das in der Epitome II enthaltene Beispiel deutet jedoch darauf hin, dass – wie in der epitomierten Version des Hephaistion – der aspektbildende Planet nicht zwingend in seinem Haus stehen muss.

Worin bestehen Unterschiede zur ersten Art von δορυφορία, und worin liegen Gemeinsamkeiten?[628] Gehen wir zunächst davon aus, dass das Luminar in seinem Haus liegen muss, der aspektierende Planet aber nicht (Variante 1). Sonne oder Mond stehen im Aszendenten oder der Himmelsmitte und in ihrem eigenen Haus. Wenn sie so gestellt sind, könnte auch eine Speertragung der ersten Art stattfinden. Eine δορυφορία der zweiten Art findet statt, wenn ein Planet von derselben Partei das Luminar durch Strahlenwurf aspektiert. Bei der ersten Art müsste der δορυφόρος in seinem eigenen Haus oder seiner Erhöhung liegen und könnte auch von der anderen Partei sein. Die zweite Art stellt eine leichte Abwandlung dar. Grundlegend ist, dass der aspektierte Planet in seinem Haus (oder bei der ersten Art in seiner Erhöhung) und in einem Kentron steht und der andere ihn durch Strahlenwurf aspektiert. Stehen beide beteiligten Planeten in ihren Häusern oder ihren Erhöhungen, liegt eine Speertragung der ersten Art vor. Liegt aber nur einer in seinem Haus, kann nur dann Speertragung vorliegen, wenn es sich hierbei um Sonne oder Mond handelt und diese ihm Aszendenten oder der Himmelsmitte stehen. Der andere Planet muss dann zur Partei des Luminars gehören (Variante 1).

Wenn wir nun annehmen, dass nicht das Luminar in seinem Haus stehen muss, sondern der δορυφόρος (Variante 2), haben wir folgenden Bezug zur ersten Art: Wenn ein Planet in seinem Haus steht und einen anderen durch Strahlenwurf aspektiert, dann liegt δορυφορία der ersten Art vor, wenn der aspektierte Planet in seinem eigenen Haus oder seiner Erhöhung und in einem beliebigen Kentron steht. Steht der aspektierte Planet jedoch

[628] Siehe zu den folgenden Ausführungen auch die Tab. 13 auf der nächsten Seite.

nicht in seinem Haus (oder seiner Erhöhung), liegt nur dann δορυφορία vor, wenn es sich um Sonne oder Mond handelt und diese im Aszendenten oder der Himmelsmitte stehen (Variante 2). Gleich, welche der beiden möglichen Deutungen wir für die zweite Art von δορυφορία bevorzugen, die Verwandtschaft mit der ersten Art ist offensichtlich. Der spezifische Unterschied zwischen der ersten und der zweiten Art besteht darin, dass ein Planet nicht in seinem Haus stehen muss. Anstelle einer bestimmten zodiakalen Stellung müssen andere Kriterien erfüllt sein: Die mundane Stellung des Luminars ist auf den Aszendenten und die Himmelsmitte beschränkt. Ferner müssen Speerträger und Luminar derselben Partei angehören. Die Aspektbildung durch Strahlenwurf ist beiden Arten gemeinsam.

	1. Art	**2. Art**	
		Variante 1	Variante 2
„König"			
möglicher Planet	alle möglich	☉ oder ☽	
mundane Stellung	Kentron	AC oder MC	
zodiakale Stellung	Haus oder Erhöhung	Haus	beliebig
Speerträger			
mundane Stellung	jede	jede	
zodiakale Stellung	Haus oder Erhöhung	beliebig	Haus
Verhalten zueinander			
Aspekt	Strahlenwurf	Strahlenwurf	
Partei	beliebig	wie Luminar	

Tab. 13: Vergleich der ersten und der zweiten Art von δορυφορία

b. Der spezifizierende Teil

Kommen wir nun zu dem Teil der Definition, der in der Epitome I als Beispiel ausgewiesen wird und in den anderen Texten als fester Bestandteil in die Definition mit eingegangen ist. Dieser Zusatz bereitet einige Schwierigkeiten, wie die verschiedenen Editionen zeigen. Der Kasus der Luminare ist bald der Nominativ (F. Cumont: Epit. I), bald der Akkusativ (E. Boer und St. Weinstock: Porph., F. Boll: Epit. II), bald auch der Genitiv (D. Pingree: Heph.). Das von mir ergänzte πρός lasse ich zunächst aus und diskutiere die

Möglichkeiten der Deutung, die sich ohne die Ergänzung ergeben. F. Cumont stellt den Text folgendermaßen her (~ Text 72, Z. 13-15):

> οἷον Ἥλιος μὲν εἰς τὴν προαναφερομένην μοῖραν, Σελήνη δὲ ἐφ' ἣν ἔρχεται κατ' ἰσοσκελῆ γραμμὴν τὴν ἀκτῖνα βάλλων.
>
> „wie zum Beispiel, wenn die Sonne einen vorangehenden Grad durch Strahlenwurf gemäß der gleichschenkligen Linie aspektiert, der Mond aber einen [sc. Grad], auf den er [sc. der Mond] zugeht."

Diese Lösung scheint mir wenig befriedigend, da im allgemeinen Teil der Definition festgelegt wurde, Sonne und Mond seien Objekte und somit Empfänger des Strahlenwurfs. Ferner richtet sich der Aspekt des Mondes hier gegen die Lehre vom Strahlenwurf rückwärts. Dass dies kaum anzunehmen ist, wurde bereits oben dargelegt.

Eine andere Möglichkeit besteht darin, das Siglum mit dem Akkusativ aufzulösen (E. Boer und St. Weinstock: Porph.; F. Boll: Epit. II). Ich gebe im Folgenden den Porphyrios-Text von E. Boer und St. Weinstock wieder (~ Text 73, Z. 21-25):

> ἐὰν [...] φωστῆρα [...] ἀστὴρ ἀκτινοβολῇ, Ἥλίον μὲν εἰς τὴν προαναφερομένην μοῖραν, Σελήνην δὲ εἰς τὴν ἑξῆς, ἐφ' ἣν ἔρχεται κατὰ ἰσοσκελῆ γραμμὴν τὴν ἀκτῖνα βάλλων.
>
> „wenn [...] ein Luminar [...] ein Planet durch Strahlenwurf aspektiert: die Sonne auf den vorangehenden Grad, den Mond auf den folgenden, auf den er [sc. der Planet] zugeht, wobei er [sc. ihn] durch Strahlenwurf gemäß der gleichschenkligen Linie aspektiert."

Der Akkusativ ist nur möglich, wenn man davon ausgeht, dass er von ἀκτινοβολῇ abhängt und nicht von dem Partizipialausdruck τὴν ἀκτῖνα βάλλων. Denn dieser kann kein weiteres Akkusativobjekt bei sich haben.[629] Falls man geneigt ist, hier den Akkusativ zu setzen, dann sollte man viel-

[629] Bei ἀκτῖνα βάλλων wird immer eine Richtung bzw. ein Ziel mit εἰς oder ἐπί τινα angegeben, kein weiteres Objekt, vgl. z.B. die Beschreibung der ersten Art von δορυφορία: Ant. Epit. I (oben S. 202, Text 72, Z. 3f.). Porph. Isag. 29 (oben S. 204, Text 73, Z. 4f.). Heph. 1,17,2 (oben S. 207, Text 74, Z. 4f.) und siehe auch Heph. 2,10,26.29 (*bis*).

leicht eher das Komma vor Ἥλιον durch einen Hochpunkt ersetzen. Das Relativpronomen ἣν bezieht sich in diesem Satz auf das zu ergänzende μοῖραν. Subjekt des Relativsatzes ist der aspektierende Planet. Der partizipiale Ausdruck κατὰ ἰσοσκελῆ γραμμὴν τὴν ἀκτῖνα βάλλων gehört bei dieser Satzkonstruktion in den Relativsatz. Somit bezieht sich die nähere Bestimmung des Aspekts durch κατὰ ἰσοσκελῆ γραμμήν lediglich auf den Aspekt zum Mond. Nur dieser muss „gemäß der gleichschenkligen Linie" verlaufen.[630] In der Epitome II fehlt der gesamte Relativsatz. Was in den anderen Texten umständlich mit εἰς τὴν ἑξῆς, ἐφ' ἣν ἔρχεται oder ähnlich ausgedrückt wurde, ist hier schlicht mir εἰς τὴν ἐπαναφερομένην wiedergegeben. Die zusätzliche Bestimmung, dass es sich um einen gleichschenkligen Aspekt handelt, fehlt in der Epitome II. Verstehen wir den Text in der dargelegten Weise, dann verläuft der Aspekt gegen die Richtung des Strahlenwurfs: Die Speerträger des Mondes aspektieren diesen gegen die Definition von ἀκτινοβολία nach hinten.

Versuchen wir nun eine weitere Möglichkeit der Rekonstruktion und Deutung des Textes. D. Pingree entscheidet sich in seiner Hephaistion-Edition (wie vor ihm schon August Engelbrecht) für den Genitiv, den der Codex Parisinus Graecus 2841[631] aus dem 13. Jh. überliefert (~ Text 74, Z. 9-13):

> ἐὰν [...] φωστῆρα [...] τῆς αἱρέσεως ἀστὴρ ἀκτινοβολῇ, Ἡλίου μὲν εἰς τὴν προαναφερομένην μοῖραν, Σελήνης δὲ εἰς τὴν ἑξῆς ἐφ' ἣν φέρεται, [...] τὴν ἀκτῖνα βαλών.

Der Genitiv schließt sich an den Ausdruck τῆς αἱρέσεως ἀστὴρ an:

> „wenn ein Luminar [Objekt! ...] ein Planet der Partei durch Strahlenwurf aspektiert, wobei einer von der [sc. Partei] der Sonne den vorangehenden Grad, einer von der [sc. Partei] des Mondes den folgenden [sc. Grad], auf den er zugeht, [...] durch Strahlenwurf gemäß der gleichschenkligen Linie aspektiert."

[630] Dass dieser Ausdruck in die Aspektlehre gehört, wurde oben gezeigt. Wir können daher ausschließen, dass er zu dem Verb ἔρχεται gehört, etwa: „auf den er gemäß der gleichschenkligen Linie zuläuft."

[631] Ich danke Herrn Dr. Stephan Heilen, Institut für Altertumskunde, Universität Münster, der so freundlich war, dies während eines Besuchs der Nationalbibliothek in Paris für mich zu überprüfen.

Die Planeten von der Sonnenpartei richten den Aspekt im Sinne der Tagesbewegung nach vorn, die des Mondes nach hinten. Gehen wir davon aus, dass der Planet „der Partei" von der Partei sein soll wie das Luminar, dann beinhaltet diese Erklärung, dass die Speerträger der Sonne folgen, dem Mond vorangehen. Bezieht sich dagegen „Planet der Partei" auf die Partei der gesamten Genitur, so könnte zum Beispiel Mars bei einer Nachtgeburt die Sonne als Speerträger begleiten, wenn er ihr im Sinne der Tagesbewegung vorangeht. Allerdings ist auch hier das Problem der Richtung nicht gelöst. Die Speerträger der Mondpartei gehen im Sinne der Tagesbewegung voran und aspektieren ihn somit gegen die Theorie des Strahlenwurfs rückwärts.

Zieht man eine der genannten Deutungsmöglichkeiten in Betracht, müsste man davon ausgehen, dass der Begriff ἀκτινοβολεῖν in dieser Definition untechnisch verwendet wird. Dass dies jedoch kaum plausibel ist, da in allen Texten der Begriff als Terminus technicus kurz vorher definiert worden ist, wurde oben bereits dargelegt.[632] Zudem wird diese Art von δορυφορία sogar „die gemäß dem Strahlenwurf" genannt. Auch das Beispiel, das die Epitome II bietet, spricht – sofern unsere Rekonstruktion mit dem Mond im Krebs richtig ist – gegen diese Deutung, denn dort geht der Mond gemäß der Definition von Strahlenwurf seinem Speerträger voran (siehe oben S. 261 mit Abb. 27).

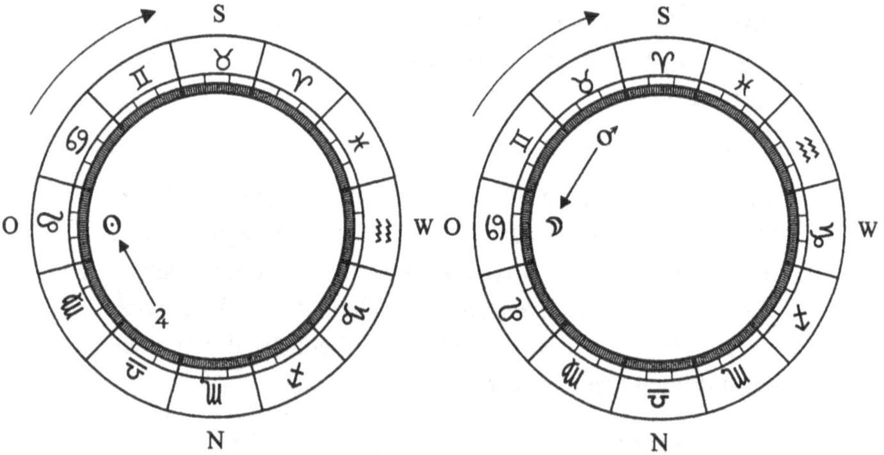

Abb. 28: Deutung der zweiten Art: ἀκτινοβολία untechnisch

[632] Siehe oben S. 194f.

Das Problem der Richtung lässt sich nur beheben, wenn sich die Bestimmungen „vorangehend“ und „folgend“ nicht auf den aspektbildenden Planeten beziehen, sondern auf die Luminare, da sich der Aspekt des Speerträgers per definitionem immer auf einen vorangehenden Grad richten muss. Doch das gibt der Text nicht ohne weiteres her. Man könnte zwar erwägen, mit D. Pingree den Genitiv zu lesen und ihn abhängig von προαναφερομένην zu denken: Ἡλίου μὲν εἰς τὴν προαναφερομένην μοῖραν „auf den der Sonne vorangehenden Grad“ und beim Mond: Σελήνης δὲ εἰς τὴν ἑξῆς, ἐφ' ἣν φέρεται „aber auf einen dem Mond folgenden Grad, auf den [sc. Grad] er [sc. der Mond] zuläuft.“ Das Problem der Richtung des Aspekts wäre dann gelöst: Der aspektierende Planet folgt den Luminaren im Sinne der Tagesbewegung. Nun aspektiert er allerdings nicht die Sonne direkt, sondern „einen Grad“ vor ihr, wobei nicht klar wird, ob es genau der Grad vor der Sonne ist, oder ein beliebiger Grad vor der Sonne. Den Mond aspektiert er ebenfalls nicht direkt, sondern einen Grad, auf den der Mond, der dann als Subjekt im Relativsatz anzunehmen ist, zugeht, also einen Grad, der sich im Sinne der Tagesbewegung hinter dem Mond befindet. Die Satzstellung spricht allerdings gegen diese Deutung. Daher könnte man erwägen, den Text etwa folgendermaßen umzustellen (Ant. Epit. I): οἷον εἰς τὴν Ἡλίου μὲν προαναφερομένην μοῖραν, <εἰς τὴν>, ἐφ' ἣν Σελήνη δὲ ἔρχεται „wie zum Beispiel auf einen Grad, der der Sonne vorangeht, auf einen, auf den der Mond aber zu geht“, bzw. bei Porphyrios und Hephaistion εἰς τὴν Ἡλίου μὲν προαναφερομένην μοῖραν, εἰς τὴν Σελήνης δὲ ἑξῆς, ἐφ' ἣν ἔρχεται (bzw. φέρεται) „auf einen Grad, der der Sonne vorangeht, auf einen dem Mond aber folgenden, auf den er zu geht“ bzw. in der Epitome II εἰς τὴν Ἡλίου μὲν προαναφερομένην μοῖραν, εἰς τὴν Σελήνῃ δὲ ἐπαναφερομένην „auf einen Grad, der der Sonne vorangeht, auf einen, der dem Mond aber folgt“:

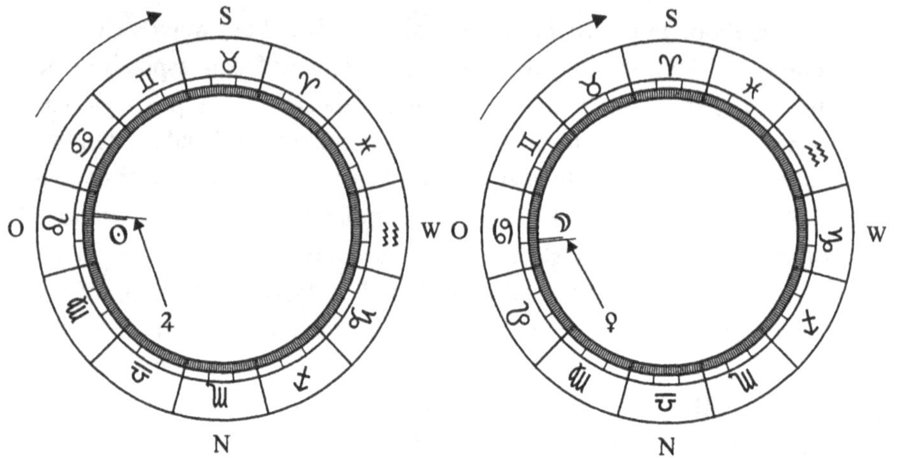

Abb. 29: Deutung der zweiten Art: ἀκτινοβολία technisch

Eine weitere Möglichkeit der Textrekonstruktion besteht in der von mir gewählten Ergänzung von πρός. Ich vermute, dass der spezifizierende Teil ursprünglich nicht als notwendige Bedingung zu dieser Definition gehörte. Diese Vermutung wir dadurch gestützt, dass der zweite Teil dieser Definition in der Epitome I als ein Beispiel angeschlossen wird. Es scheint sich hier um eine nachträgliche Ergänzung zu handeln, die eine Ableitung von der ältesten Art von δορυφορία darstellen könnte. Diese besagt, dass die Speerträger der Sonne vorangehen und dem Mond folgen. Eventuell liegt hier nun die Theorie zugrunde, dass der Planet durch Aspekt an der Stelle im Zodiak, den er aspektiert, vertreten wird.[633] Wir hatten oben aufgezeigt, dass der allgemeine Teil der Definition eine Verwandtschaft mit der ersten Art aufweist. Bei dem speziellen Teil könnte es sich um eine Abwandlung der ursprünglichen Anschauung handeln, dass die Speerträger der Sonne vorangehen und dem Mond folgen.

[633] Vgl. dazu A. Bouché-Leclercq: L'astrologie (1899), 246f. Auch bei Ptolemaios findet sich ein Beleg dafür, dass Aspekte nicht genau auf die Luminare zielen, sondern vor oder hinter sie (Ptol. Apotel. 3,10,6): ἐὰν δὲ αἱ μὲν τῶν κακοποιῶν ἀκτῖνες εἰς τὰ προηγούμενα φέρωνται τῶν φώτων, αἱ δὲ τῶν ἀγαθοποιῶν εἰς τὰ ἑπόμενα, τὸ γεννώμενον ἐκτεθὲν ἀναληφθήσεται καὶ ζήσεται.

c. Zusammenfassung

Grundlegende Bedingungen für die zweite Art von δορυφορία sind folgende: Sonne oder Mond müssen sich im Aszendenten oder in der Himmelsmitte, also in einem der beiden bedeutendsten Kentra, befinden. Ein Planet von ihrer Partei aspektiert sie durch Strahlenwurf. Einer von beiden muss offenbar in seinem Haus stehen, der andere nicht. Der in allen Definitionen folgende Teil ist verwirrend.[634] Entweder widerspricht er der Definition von ἀκτινοβολία, und die Speerträger des Mondes gehen diesem im Sinne der Tagesbewegung voran, oder der jeweilige Aspekt richtet sich nicht auf die Luminare, sondern auf einen Grad, der vor der Sonne liegt bzw. einen Grad, der hinter dem Mond liegt. Die zweite Lösung scheint mir die wahrscheinlichere zu sein. Es scheint sich hier um eine Abwandlung der ältesten, bereits bei Serapion nachzuweisenden Auffassung von δορυφορία zu handeln, nach welcher die Speerträger der Sonne vorangehen und dem Mond folgen. Hier stehen nun die Speerträger nicht κατὰ σῶμα vor der Sonne bzw. hinter dem Mond, sondern werfen einen Aspekt vor die Sonne bzw. hinter den Mond, sie sind somit κατὰ σχῆμα dort vertreten. Dass dies eine notwendige Bedingungen für die Speertragung der zweiten Art ist, halte ich für wenig wahrscheinlich. Es scheint sich eher um eine spätere Erweiterung beziehungsweise Spezifizierung der allgemeinen Regel zu handeln.

d. Vergleich mit Hugo von Santalla: Liber Aristotilis 2,12,7f.

Ch. Burnett und D. Pingree vermuten in ihrem Kommentar zu Hugo von Santalla, dass die Paragraphen 6 und 7 der zweiten Art von δορυφορία entsprechen. Ich möchte kurz aufzeigen, dass dies keineswegs der Fall ist (Hugo von Santalla: Lib. Arist. 2,12,6f. [oben S. 212, Text 77, Z. 16-20]):

> **6** *Solis quidem est adusturia eo in Ariete cum oritur vel medio celo commorante dum Saturnus Capricornum vel*

[634] Die Diskrepanz zwischen der allgemeinen Bedingung und dem speziellen Teil sah auch schon A. Bouché-Leclercq: L'astrologie (1898), 253 Anm. 3 (zu 252): „Dans le second mode de doryphorie, les satellites du Soleil tirent sur lui; mais ceux de la Lune devraient la regarder, et cependant, on dit aussi qu'ils actinobolisent." A. Bouché-Leclercq bezieht das „Vorangehen" und „Folgen" auf den Strahlenwerfer, nicht auf die Luminare, woraus sich dann der Widerspruch zur Theorie des Strahlenwurfs ergibt. Im Unterschied dazu lässt S. Feraboli bei ihrer Erklärung der δορυφορία in ihrem Kommentar zu den 'Αποτελεσματικά des Ptolemaios die Bedingung des Strahlenwurfs außer Acht und „bereinigt" auf diese Weise die Diskrepanz. Damit wird sie allerdings meines Erachtens dem Gegenstand nicht gerecht.

Aquarium obtineat. 7 Lunarem namque dicimus adusturiam dum in Cancro oriente discurrat, Mercurius in Virgine, Venus in Libra moretur.

Die Sonne steht im Widder in ihrer Erhöhung, Saturn steht im Wassermann in seinem Nachthaus oder im Steinbock in seinem Taghaus. Der Mond im Krebs befindet sich in seinem eigenen Haus, Merkur in der Jungfrau in seinem Taghaus, Venus in der Waage in ihrem Taghaus. Alle Planeten befinden sich somit in ihren Häusern bzw. ihrer Erhöhung. Es ist nicht ersichtlich, was das Eigentümliche der Monddoryphorie ist. Dieses Beispiel erfüllt alle Bedingungen für die erste Art der δορυφορία nach Antiochos. Beim Sonnenbeispiel ist die Richtung des Aspektes umgekehrt. Dies erinnert an die Beispiele zu der ersten Art von δορυφορία in der Epitome I und bei Porphyrios. Ich vermute, dass hier einiges durcheinander geraten ist und diese Beispiele zur Behandlung der (ursprünglichen) ersten Art gehören. Dass diese Beispiele der zweiten Art von δορυφορία entsprechen, halte ich allein deshalb für unplausibel, weil die Richtungen hier genau umgekehrt verlaufen (siehe unten Abb. 30 und vgl. oben S. 266, Abb. 28). Gehen wir davon aus, dass der Speerträger bei der zweiten Art von δορυφορία den Aspekt auf Sonne oder Mond richtet und nicht auf einen Grad vor oder hinter ihnen, dann aspektiert der Speerträger die Sonne εἰς τὴν προαναφερομένην μοῖραν (Ant. Epit. II; Text 75, Z. 15), den Mond aber (entgegen den Strahlenwurf) εἰς τὴν ἐπαναφερομένην (Ant. Epit. II; Text 75, Z. 16) – also genau in die der Lehre der Sonnen- und der Monddoryphorie des Hugo von Santalla entgegengesetzte Richtung.

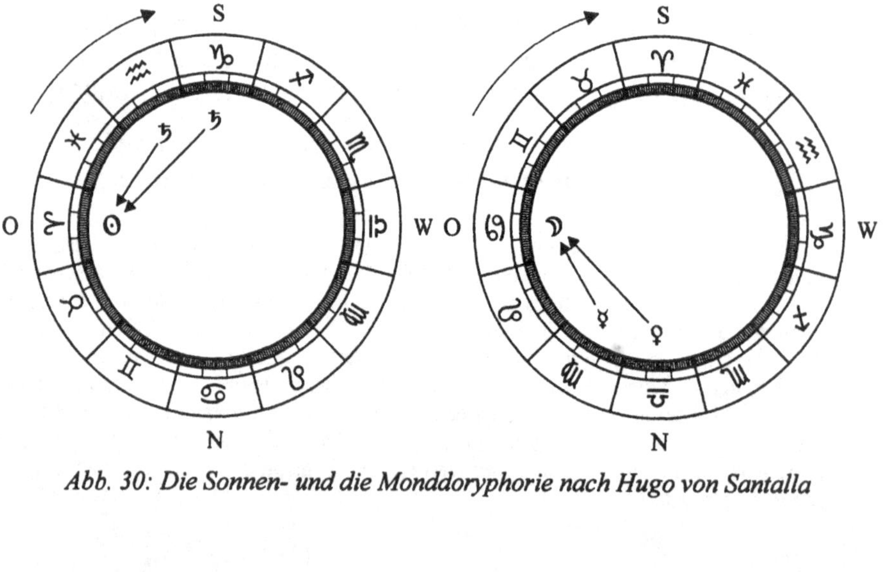

Abb. 30: Die Sonnen- und die Monddoryphorie nach Hugo von Santalla

e. Zusatz über die Wertigkeit der durch Aspekte verursachten Speertragungen

Im Anschluss an die Behandlung der zweiten Art von δορυφορία fügt sich in der Epitome I, bei Porphyrios und Hephaistion ein Zusatz über die Wertigkeit der Aspekte an. In der Epitome II werden dieselben Aussagen in einem das Thema δορυφορία abschließenden Kapitel (25) behandelt. In der Epitome I heißt es (oben S: 202, Text 72, Z. 15f.):

> αἱ μέντοι τρίγωνοι δορυφορίαι ἀμείνους τῶν τετραγώνων καὶ διαμέτρων, αἱ δὲ ἑξάγωνοι ἀσθενέστατοι.

Der Komparativ ἀμείνους steht in der Bedeutung „wirkmächtiger, energievoller" und heißt nicht „besser" im Sinne von „positiver" oder „harmonischer", was vor allem an dem Gegensatz zu ἀσθενέστατοι[635] deutlich wird. Die Speertragungen, die durch einen Gedrittschein bewirkt werden, haben somit stärkere Wirkung als die durch einen anderen Aspekt bewirkten. Dass der Gedrittschein als starker Aspekt bewertet wird, hat in der antiken Astrologie allgemeine Gültigkeit.[636] Die Speertragungen, die durch den Gesechstschein entstehen, sind die schwächsten. Nach astrologischer Lehre wirkt der Sextilschein zwar positiv wie der Gedrittschein, aber schwächer als dieser.[637]

Porphyrios weicht von der Darstellung in der Epitome I leicht ab (oben S. 205, Text 73, Z. 25-27):[638]

> πᾶσαι δὲ αἱ τρίγωνοι δορυφορίαι ἀμείνονες τῶν τετραγώνων καὶ ἑξαγώνων καὶ διαμέτρων, αἵπερ εἰσὶν ἀσθενέσταται.

Hier ist die Stellung von ἑξαγώνων und διαμέτρων vertauscht. Der Relativsatz αἵπερ εἰσὶν ἀσθενέσταται schließt somit an διαμέτρων an und charakterisiert die Opposition als den schwächsten Aspekt. E. Boer und St. Weinstock haben den Text entsprechend der Epitome I und Hephaistion umgestellt. Da der Text allerdings einheitlich in der inhaltlich sicherlich nicht korrekten Form überliefert ist, sollte man die Stellung meines Erachtens beibe-

---

[635] Die maskuline Form des Superlativs ist überliefert und wird daher beibehalten. Sie ist vermutlich durch die Endung von ἑξάγωνοι beeinflusst.

[636] Vgl. z.B. Maneth. III[II] 361f. Ant. Epit. I 6 ex Isag. p. 113, 25f. Porph. Isag. 8 p. 198,2f.: καὶ ὁ μὲν κατὰ τρίγωνον σχηματισμὸς συμπαθὴς καὶ ὠφέλιμος. Siehe auch A. Bouché-Leclercq: L'astrologie (1899), 169f.

[637] Vgl. Manil. 2,358f. Firm. math. 2,22,7.

[638] Die Version des Hephaistion entspricht inhaltlich der Epitome I.

halten. Ich vermute, dass sich hier ein Fehler des Porphyrios zeigt, der offenbar verwechselt hat, dass es nicht um gute bzw. schlechte Aspekte geht, sondern um starke und schwache. Die Opposition gilt als der schlechteste Aspekt und bildet unter diesem Gesichtspunkt genau das Gegenstück zum Gedrittschein. Der schwächste Aspekt ist aber der Sextilschein.[639] Eine ähnliche Verwirrung zeigt sich in der Epitome II aus den Θησαυροί des Antiochos. Das Kapitel trägt die Überschrift „Über die Harmonien". Schon in dem Titel kündigt sich ein Unterschied an, denn die Gegensätze gut-schlecht und stark-schwach entsprechen sich in der Aspektlehre nicht. Es heißt (Ant. Epit. II 25 ex Thes.; oben S. 210, Text 75, Z. 24f.):

> σύμφωνοι δὲ καὶ ἄλλων μείζονες αἱ τριγωνικαὶ δορυφορίαι καὶ αἱ τετράγωναι· αἱ γὰρ ἑξάγωνοι ἀνειμένως ἐνεργοῦσιν.

Der Gedrittschein wird erklärtermaßen sowohl als ein harmonischer als auch als ein starker Aspekt angesehen. Der Geviertschein dagegen gilt – anders als hier – gewöhnlich als ἀσύμφωνος. Dies ist die typische Auffassung der antiken Astrologen über die Wertigkeit der Aspekte (Ptol. Apotel. 1,14,3 [Text 79]):[640]

> τούτων μέντοι τῶν συσχηματισμῶν οἱ μὲν τρίγωνοι καὶ ἑξάγωνοι σύμφωνοι καλοῦνται [...], ἀσύμφωνοι δὲ οἵ τε τετράγωνοι καὶ οἱ κατὰ διάμετρον.
>
> „Von diesen Aspekten nun werden die Gedrittscheine und die Sextilscheine harmonisch genannt [...], disharmonisch dagegen die Geviertscheine und die gemäß der Opposition."

Dem Text der Epitome II scheint ein Missverständnis zugrunde zu liegen. Es geht nämlich hier nicht um gute oder schlechte, harmonische oder unharmonische Aspekte, sondern um starke und schwache. In der Überschrift, die in

---

639 E. Boer und St. Weinstock haben sich mit Verweis auf Hephaistion entschieden, mit dem Codex S ἀσθενεστέραι (*sic!*) zu lesen. Der Codex D überliefert ἀσθενέστατοι, der Codex M ἀσθενέσταται. Ich lese den Superlativ, den auch Antiochos bietet, wähle allerdings die im Codex M überlieferte grammatisch korrekte Form ἀσθενέσταται. Der Komparativ steht allerdings auch Ant. Epit. I ex Isag. p. 113,29: ἀδρανέστερον δὲ τῶν ἄλλων τὸ ἑξάγωνον. Porph. Isag. 8 p. 198,6.

640 Der Geviertschein gilt traditionell als schlecht, vgl. Ptol. Apotel. 1,14,3. Ant. Epit. I 6 ex Isag. p. 113,27. Porph. Isag. 8 p. 198,4. Firm. math. 2,22,6. Siehe auch A. Bouché-Leclercq: L'astrologie (1899), 170f.

der Epit. III*a* überliefert ist, wird dies besonders deutlich (Text 76, Z. 3): ποῖαι δορυφορίαι μᾶλλον ἐνεργεῖς, καὶ ποῖαι οὐ τοιαῦτα. Es geht um die Wirksamkeit, die ἐνέργεια der Aspekte, nicht um ihre συμφωνία.

Der Zusatz über die Wertigkeit der Aspekte bezieht sich wohl auf beide bisher behandelten Arten von δορυφορία: Beide werden durch Aspekte, nämlich den Strahlenwurf, bewirkt. Mit diesem allgemeinen Zusatz scheint sich ein Abschluss des Themas δορυφορία durch Aspekte anzukündigen. So ist zu erwarten, dass die dritte Art von einer Speertragung κατὰ σῶμα handelt.

f. Eine ‚vierte' Art bei Antiochos (Epit. II)

In der Epitome II aus den Θησαυροί schließt sich folgender Hinweis auf eine weitere Art, also ein vierte an (oben S. 210, Text 75, Z. 18f.):

> ἔτι δὲ δορυφορία λέγεται, ὅταν τοῦ ῾Ηλίου ἢ τῆς Σελήνης ἐπικέντρων ὄντων ἀστὴρ τῆς αἱρέσεως δορυφορήσῃ.

Da das Verb δορυφορεῖν selbst in der Definition benutzt wird, können wir nicht viel über die Speertragung aussagen, außer dass ausschließlich die Luminare als begleitete Planeten in Betracht kommen und sie in einem Kentron stehen müssen, während die Speerträger von derselben Partei sein müssen wie die Luminare. Es könnte sich hier um eine Speertragung κατὰ σῶμα handeln, die der zweiten Art κατὰ ἀκτινοβολίαν entspricht: Findet die Speertragung durch Strahlenwurf statt, müssen die Luminare im Aszendenten oder in der Himmelsmitte stehen und in ihrem Haus. Der Speerträger muss ihnen folgen. Findet die Speertragung κατὰ σῶμα statt, dann können die Luminare in jedem beliebigen Kentron stehen und müssen sich nicht in ihrem Haus befinden.

5. Die dritte Art der δορυφορία: Horizont und Partei

a. Übersicht und allgemeiner Teil

Diese letzte Definition von δορυφορία findet sich in der Epitome II und bei Hugo von Santalla zwischen der ersten und der zweiten Art. Die Definitionen sind folgendermaßen strukturiert: Zuerst wird eine allgemeine Definition gegeben, darauf folgen verschiedene Zusätze. Der erste handelt von den Luminaren als Objekt der Speertragung, der zweite gibt eine weitere Erklärung für den Fall, dass die Sonne von Speerträgern begleitet wird, der dritte handelt von den Luminaren als Speerträger. Diese drei Ergänzungen bieten die Epitome I, Porphyrios und Hephaistion. In der Epitome II und bei Hugo von Santalla fehlen sie. Dann folgt in allen fünf Texten eine Erklärung zu der Speertragung gegen die Parteizugehörigkeit. Bei Porphyrios und Hephaistion schließt sich noch eine Aussage über die Qualität der Speertragung gegen die Partei an, wenn sie von guten Planeten bewirkt wird.

Ant. Epit. I (Text 72, Z. 17-28)	Porph. (Text 73, Z. 28-39)	Heph. (Text 74, Z. 16-26)	Ant. Epit. II (Text 75, Z. 9-12. 20-22)	H. v. Sant. (Text 77, Z. 12-16. 22-24)
τρίτον δὲ γένος δορυφορίας ἐστίν, ὅταν ἐν τῷ ὡροσκόπῳ ἢ τῷ μεσουρανήματι ἄστρα ὄντα ἐν ἡμερινῇ μὲν γενέσει ἡμερινά, ἐν νυκτερινῇ δὲ νυκτερινὰ δορυφορήσωσιν προηγουμένων ἢ ἑπομένων·	τρίτον γένος ἐστὶ δορυφορίας, ἐὰν ἐπικείμενον ἢ τῷ ὡροσκόπῳ ἢ τῷ μεσουρανήματι ἀστέρα ἡμερινῇ μὲν γενέσει ἡμερινοί, νυκτερινῇ δὲ νυκτερινοὶ δορυφορήσωσι προηγούμενοι ἢ ἑπόμενοι.	τρίτον γένος, ἐὰν ἐπικείμενον τῷ ὡροσκόπῳ ἢ τῷ μεσουρανήματι ἀστέρα ἡμερινῇ μὲν γενέσει ἡμερινοί, νυκτερινῇ δὲ νυκτερινοὶ δορυφορήσωσι προηγούμενοι ἢ ἑπόμενοι·	ἢ ἔμπαλιν κειμένων τῶν ἀστέρων εἰς τὸν ὡροσκόπον ἢ τὸ μεσουράνημα ἐν ἡμερινῇ γενέσει ἡμερινός, νυκτερινῇ δὲ νυκτερινὸς δορυφορήσει,	*est et aliud genus adusturie, dum videlicet stella qualibet oriens occupante, alia quelibet – diurna scilicet sub diurno natali, nocturna sub nocturno – medium obtineat celum,*
			κἂν ἐν ἀλλοτρίῳ οἴκῳ ἢ ὑψώματι τυγχάνῃ ὅ τε δορυφορῶν καὶ ὁ δορυφορούμενος [...]	*sed extra domum et regnum consistens.*
καθ' ὃ σχῆμα Ἥλιος μὲν δορυφορηθήσεται ὑπὸ τοῦ προαναφερομένου ἀστέρος, Σελήνη δὲ ὑπὸ τοῦ ἐντὸς ζ̅ μοιρῶν ἐπαναφερομένου.	κατὰ τοῦτο δὲ σχῆμα Ἥλιος μὲν δορυφορηθήσεται ὑπὸ τοῦ προαναφερομένου, Σελήνη δὲ ὑπὸ τοῦ ἐντὸς ζ̅ μοιρῶν ἐπαναφερομένου.	κατὰ τοῦτο δὲ τὸ σχῆμα Ἥλιος μὲν δορυφορηθήσεται ὑπὸ τοῦ προαναφερομένου, Σελήνη δὲ ὑπὸ τῶν ἐντὸς ἑπτὰ μοιρῶν <ἐπαναφερομένων>.		*que autem precessit maiorem hac exibet efficaciam* [...].

Ant. Epit. I	Porph.	Heph.	Ant. Epit. II	H. v. Sant.
τὸν μέντοι Ἥλιον οὐ βλάψουσιν δορυφοροῦντες, οὐδ᾽ ἂν $\overline{\text{ιε}}$ μοίρας αὐτοῦ ἐν τῷ προαναφέρεσθαι διαστῶσιν ἀνατολικοὶ ὄντες καὶ δύναμιν ἔχοντες·	τὸν μέντοι Ἥλιον οὐ βλάπτουσιν δορυφοροῦντες οἱ τὰς $\overline{\text{ιε}}$ μοίρας αὐτοῦ ἐν τῷ προαναφερομένῳ [sc. μέρει] διεστῶτες, ἵνα ὦσιν ἀνατολικοὶ καὶ δύναμιν ἔχωσι.	τὸν μέντοι Ἥλιον οὐ βλάπτουσιν δορυφοροῦντες παραιρέται ἀφεστῶτες αὐτοῦ $\overline{\text{ιε}}$ μοίρας καὶ ὄντες ἀνατολικοί·		
κατὰ τὰ αὐτὰ δὲ καὶ Ἥλιος δορυφορήσει τὸν συναιρέτην ἐπίκεντρον ὄντα καὶ ἡ Σελήνη ὁμοίως.	κατὰ τὰ αὐτὰ δὲ καὶ αὐτὸς ὁ Ἥλιος δορυφορεῖν δύναται τὸν συναιρετιστὴν ἐπίκεντρον ὄντα, ἥ τε Σελήνη ὁμοίως.	κατὰ τὰ αὐτὰ δὴ καὶ αὐτὸς ὁ Ἥλιος δορυφορεῖν δύναται τὸν συναιρετιστὴν ἐπίκεντρον, ἥ τε Σελήνη ὁμοίως.		
παρ᾽ αἵρεσιν δὲ δορυφορία γίνεται, ὅταν οἱ ἡμερινοὶ τοὺς νυκτερινοὺς καὶ οἱ νυκτερινοὶ τοὺς ἡμερινοὺς δορυφορήσωσιν.	παρ᾽ αἵρεσιν δὲ γίνονται αἱ δορυφορίαι, ὅταν οἱ ἡμερινοὶ τοὺς νυκτερινοὺς δορυφορήσωσιν ἢ οἱ νυκτερινοὶ τοὺς ἡμερινούς.	παρ᾽ αἵρεσιν δὲ γίνονται δορυφορίαι, ὅταν ἡμερινοὶ μὲν τοὺς νυκτερινοὺς δορυφορήσωσιν, νυκτερινοὶ δὲ τοὺς ἡμερινούς.	24. Περὶ δορυφορίας παραιρέτων παρ᾽ αἵρεσιν δὲ δορυφοροῦσιν, ὅταν οἱ ἡμερινοὶ τοὺς νυκτερινοὺς δορυφορήσωσιν καὶ οἱ νυκτερινοὶ τοὺς ἡμερινούς.	*inquietas rursum vel pocius sol<l>icitas libuit appellari dum diurne nocturnas, nocturne diurnas a dextris aspiciant.*

Tab. 14: Übersicht über die Definitionen der dritten Art von δορυφορία

Die allgemeine Regel wird in den wesentlichen Punkten innerhalb der griechischen Texte einheitlich überliefert, wobei alle Autoren in dem definierenden Teil das Verb δορυφορεῖν verwenden. Betrachten wir zunächst die sprachliche Gestaltung in der Epitome I. Es heißt dort (Ant. Epit. I 17 ex Isag. [oben S. 202, Text 72, Z. 17-20]):

> ὅταν ἐν τῷ ὡροσκόπῳ ἢ τῷ μεσουρανήματι ἄστρα ὄντα ἐν ἡμερινῇ μὲν γενέσει ἡμερινά, ἐν νυκτερινῇ δὲ νυκτερινὰ δορυφορήσωσιν προηγουμένων ἢ ἑπομένων.

Ungewöhnlich ist in diesem Kontext die Form ἄστρα.[641] Man könnte erwägen, ἀστέρα zu konjizieren, doch müssten wir dann auch im Folgenden anstelle der Nominative[642] ἡμερινά und νυκτερινά die Nominative ἡμερινοί bzw. νυκτερινοί schreiben. Da die Handschrift in allen Fällen aber Formen des Neutrums überliefert, ist an dieser Lesart festzuhalten. Auch die Genitive der Partizipien προηγουμένων ἢ ἑπομένων verwundern, da wir hier eher die Participia coniuncta προηγούμενα und ἑπόμενα erwarten. Doch folgt manchmal ein absoluter Genitiv dem Kasus, auf den er sich als Participium coniunctum beziehen muss. Dieses Phänomen ist besonders am Satzende zu beobachten. Das Subjektglied des Genitivus absolutus wird bisweilen nicht ausgedrückt, wenn es dem Zusammenhang zu entnehmen ist.[643] Es besteht somit kein Grund, hier eine Änderung vorzunehmen.

Offenbar handelt es sich bei der Speertragung der dritten Art um eine Anhäufung von Planeten, wobei in Bezug auf die Menge von Speerträgern bzw. begleiteten Planeten unterschiedliche Vorstellungen zugrunde liegen: Lesen wir in der Epitome I ἄστρα, dann liegen offenbar mehrere Planeten als Objekte der Speertragung im Aszendenten oder der Himmelsmitte. Diese Vorstellung liegt wohl auch dem Text der Epitome II zugrunde: κειμένων τῶν ἀστέρων (Ant. Epit. II 23 ex Thes. [oben S. 209, Text 75, Z. 9]). Porphyrios und Hephaistion bieten dagegen den Singular: ein Planet (ἀστέρα) wird begleitet (Porph. Isag. 29 [oben S. 205, Text 73, Z. 29], Heph. 1,17,4 [oben S. 208, Text 74, Z. 17]). Auch die Angaben über den aktiven

---

641 Zur Unterscheidung von ἀστήρ und ἄστρον siehe oben S. 120, Anm. 323 und unten S. 401, Anm. 843.

642 Dass es sich hier Nominative und nicht um weitere Ergänzungen zum vorangegangenen ἄστρα handelt, zeigen die Paralleltexte. Ferner hätten wir sonst auch kein Subjekt.

643 Vgl. E. Schwyzer: Griechische Grammatik II (1950), 400.

Part der Speertragung schwanken: In der Epitome I sind es offenbar mehrere Planeten, die begleiten, und mehrere, die begleitet werden. In der Epitome sind zwar mehrere Planeten Objekt der Speertragung, doch scheint hier ein Planet allein als δορυφόρος fungieren zu können. Das ursprüngliche Bild ist geradezu umgekehrt: Ein Speerträger begleitete mehrere andere Planeten. Doch der Schreiber der Epitome II relativiert später: ὅ τε δορυφορῶν καὶ ὁ δορυφορούμενος (Ant. Epit. II 23 ex Thes. [oben S. 209, Text 75, Z. 11f.]). Also scheint es sich doch um einen Speerträger und einen begleiteten Planeten zu handeln. Bei Porphyrios und Hephaistion begleiteten mehrere Planeten einen anderen als Speerträger. Diese Details mögen auf den ersten Blick weniger bemerkenswert erscheinen, da es vermutlich nicht auf die Zahl der Planeten ankommt: In der Epitome II wird deutlich, dass ein Speerträger und ein begleiteter Planet offenbar ausreichen, um von δορυφορία zu sprechen. Und das ist auch plausibel. Dennoch deutet sich in den unscharfen Formulierungen etwas durchaus Beachtenswertes an: Das ursprüngliche Bild vom δορυφόρος und dem König scheint zumindest den Schreibern der Epitome I und II nicht mehr deutlich vor Augen zu stehen. Sie benutzen zwar die Metapher als technischen Begriff, die Bildhaftigkeit des Wortes δορυφορία scheint jedoch nahezu vergessen: Dass ein Speerträger mehrere „Könige" begleitet, ist geradezu kontraintuitiv.

Genauere Einzelheiten bleiben unklar, etwa die Frage, wie man entscheiden kann, wer Speerträger ist und wer begleitet wird, wenn mehrere Planeten von derselben Parteizugehörigkeit wie die Genitur im Aszendenten oder der Himmelsmitte stehen, oder wie groß die Distanz der Speerträger zu dem begleiteten Planeten sein darf. Deutlich wird lediglich, dass sich der begleitete Planet in einem der beiden bedeutenden Kentra befinden muss und dass der Speerträger von derselben Partei sein muss wie die Genitur. Auch scheint impliziert zu sein, dass der Speerträger in der Nähe steht und nicht durch Aspekt wirkt. Darauf deuteten bereits die Ausführungen über die Wertigkeit der Aspekte nach der Besprechung der zweiten Art hin. In der Epitome II und bei Hugo von Santalla findet sich noch der Zusatz, dass keiner in seinem Haus oder seiner Erhöhung zu stehen braucht. Der Grund liegt vermutlich darin, dass sie die dritte Art direkt nach der ersten behandeln, nach der beide Planeten in ihrem Haus oder ihrer Erhöhung stehen.

b. Die Zusätze bei Antiochos (Epit. I), Porphyrios und Hephaistion bezogen auf die Luminare

Den speziellen Teil bieten nur die drei auf den Εἰσαγωγικά des Antiochos beruhenden Texte. Die dritte Art der δορυφορία, die im Gegensatz zur zweiten Art grundsätzlich für alle Planeten gilt, wird nun auf die Luminare angewandt. Die Sonne wird nach diesem Schema, so der Zusatz, von einem Planeten als Speerträger begleitet werden, der ihr vorangeht. Bei einer Taggeburt hat die Sonne demnach zum Beispiel Saturn und Jupiter als Speerträger, bei einer Nachtgeburt dagegen Mars und Venus, wenn diese Planeten ihr im Sinne der Tagesbewegung vorangehen. Die Stellung der Speerträger zum Mond dagegen ist nicht einheitlich überliefert: Die Epitome I überliefert προαναφερομένου ἀστέρος, Porphyrios ἐπαναφερομένου [sc. ἀστέρος]. Bei Hephaistion lautet der Text (Heph. 1,17,4 [oben S. 208, Text 74, Z. 18-20]):

> κατὰ τοῦτο δὲ τὸ σχῆμα Ἥλιος μὲν δορυφορηθήσεται ὑπὸ τοῦ προαναφερομένου, Σελήνη δὲ ὑπὸ τῶν ἐντὸς ἑπτὰ μοιρῶν.

Die Sonne wird also von dem vorangehenden [sc. Planeten],[644] der Mond von denen innerhalb von sieben Grad begleitet. Auffällig ist hier der Wechsel von Singular (ὑπὸ τοῦ [sc. ἀστέρος]) zu Plural (ὑπὸ τῶν [sc. ἀστέρων]). Es könnten die Planeten gemeint sein, die sowohl innerhalb von 7° vor als auch innerhalb von 7° hinter dem Mond stehen, so dass nicht das Vorangehen oder das Folgen der entscheidende Faktor für die Speertragung des Mondes ist, sondern die Nähe.[645] Dass Hephaistion den Antiochos–Text am besten wiedergibt, ist kaum anzunehmen.[646] Vermutlich ist hier etwas ausgefallen, und zwar entweder προαναφερομένων (vgl. Ant. Epit. I) bzw. ἐπαναφερομένων (vgl. Porph.). Gehen die Speerträger dem Mond voran oder folgen sie ihm? Die älteste Form der planetaren Speertragung lautet, dass die

---

[644] Bei der Sonne kann offenbar ein einzelner Planet Speerträger sein. Aus dem allgemeinen Teil ging nicht deutlich hervor, ob in dieser dritten Art mehrere Planeten gleichzeitig als Speerträger fungieren müssen.

[645] In dem Scholion 26 zu Paulus Alexandrinus lässt sich eine ähnliche Anschauung nachweisen: Dort sind die Planeten Speerträger des Mondes, die in demselben Zeichen stehen wie der Mond, auch wenn sie ihm vorangehen. Siehe dazu oben S. 68, Text 15 und die Ausführungen auf S. 87f.

[646] Wir hatten oben bereits darauf hingewiesen, dass Hephaistion in diesem Kapitel vermutlich aus Porphyrios schöpft (so D. Pingree). Die Beispiele zur ersten Art der δορυφορία legten nahe, dass diese Annahme richtig ist.

Speerträger der Sonne vorangehen und dem Mond folgen. Innerhalb der verschiedenen Texte können Abweichungen von dieser Grundlehre konstatiert werden, die sich fast ausnahmslos auf die Stellung der Speerträger zum Mond beziehen.[647] Allerdings gibt es keine Lehre, die besagt, dass die Speerträger dem Mond vorangehen müssen. Bei den Abweichungen handelt es sich immer um eine Erweiterung der Lehre: Die Speerträger des Mondes folgen ihm o d e r gehen ihm voran. Ich vermute daher, dass an dieser Stelle Porphyrios den besten Text wiedergibt, der ἐπαναφερομένου bietet. Auch ist nicht anzunehmen, dass in der Epitome I eine veränderte Auffassung zugrunde liegt und der Epitomator absichtlich den Antiochos–Text ‚korrigiert' hat. Vermutlich ist hier ein Augensprung Ursache für die Verwirrung. Aus diesem Grunde konjiziere ich sowohl in der Epitome I als auch bei Hephaistion an dieser Stelle das bei Porphyrios bezeugte Partizip ἐπαναφερομένου.

Während bei der Sonne keine maximale Distanz der Planeten angegeben ist, ist die Entfernung der Speerträger vom Mond auf 7° beschränkt. Der Grund für eine Beschränkung ist grundsätzlich ebenso wenig ersichtlich wie die Wahl von 7°. Die Siebenzahl hängt allerdings traditionell eng mit dem Mond zusammen[648] und spielt auch in anderen astrologischen Lehren eine Rolle.[649]

Nicht plausibel erscheint, dass mehr Bedingungen erfüllt sein müssen, wenn Sonne und Mond begleitet werden: Bei den anderen Planeten ist es offenbar gleichgültig, ob die Speerträger vorangehen oder folgen. Somit ist die Speertragung in Bezug auf die Luminare beschränkt. Ich vermute,

---

[647] In Bezug auf die Sonne weicht lediglich Olympiodor ab, der erklärt, dass die Speerträger der Sonne in der Phase ihrer Sichtbarkeit sein müssen, und zwar entweder in der Phase ihrer morgendlichen Sichtbarkeit (vorangehend) oder in der Phase ihrer abendlichen Sichtbarkeit (folgend). Es konnte gezeigt werden, dass diese Abweichung auf einer Verwechslung der Termini technici ἀνατολικοί und ἑῷοι beruhen könnte. Siehe oben S. 69, Text 19 und die Ausführungen auf S. 79-81.

[648] Ob die Entstehung der siebentägigen Woche mit dem Mondlauf zusammenhängt, wird in der Literatur kontrovers diskutiert, vgl. z.B. W.H. Roscher: Die Hebdomadenlehre (1906), bes. 156-169, der eine Abhängigkeit postuliert. Dagegen sieht A. Pichot den Ursprung der Vierteilung des Monats in vier Wochen zu je sieben Tagen nicht in der Vierteilung des synodischen Mondmonats, da dieser 29½ Tage dauert, siehe A. Pichot: Die Geburt der Wissenschaft (1995), 127.

[649] Zum Beispiel unterscheiden einige antiken Astrologen die Wirkung der Annäherung des Mondes an einen anderen Planeten (συναφή) nach dem Abstand des Planeten: Je weiter der Planet entfernt ist, desto geringer wird die Wirkung. Die Abstände, an denen diese Einteilung festgemacht wird, sind 3°, 7°, 15° und 30°, vgl. Paul. Alex. 17 p. 37,9-16. Nach einer anderen Lehre ist es für die Beurteilung eines Horoskops wichtig, darauf zu achten, wo der Mond am 3., 7. und 40. Tag nach der Geburt steht.

dass der Zusatz nicht als Einschränkung intendiert ist, sondern dass es sich hier um ein Additamentum handeln könnte. Keine der drei Arten von δορυφορία, die in diesen Texten behandelt werden, enthalten die älteste Form von δορυφορία, nach der die Speerträger der Sonne vorangehen und dem Mond folgen. Eventuell resultiert dieser Zusatz aus dem Versuch, die älteste Form einem dieser drei Schemata zuzuordnen. Oder das Additamentum ist dadurch entstanden, dass Antiochos[650] hier rein assoziativ an das Thema δορυφορία κατὰ σῶμα die ursprüngliche Form ergänzend angefügt hat.

Zweiter Zusatz

Der folgende Zusatz bezieht sich auf die Speerträger der Sonne. Es heißt, dass die Speerträger der Sonne nicht schaden, wenn sie 15° von ihr entfernt vor ihr stehen, sichtbar sind und mächtig sind. Bei den genannten 15° handelt es sich um den angenommenen Arcus visionis der Planeten. Wenn die Planeten 15° vor der Sonne stehen, dann stehen sie nach astrologischer Lehre[651] genau auf der Grenze zwischen der Unsichtbarkeitsphase in Sonnennähe und ihrer Sichtbarkeitsphase, wobei ein Planet nach astrologischer Regel bei 15° als sichtbar (ἀνατολικός) gilt. Saturn, Jupiter und Mars haben ihr Morgenerst, der Mond sein Morgenletzt, Venus und Merkur entweder ihr Morgenerst (rückläufig) oder ihr Morgenletzt (rechtläufig). Gleichgültig, in welcher Phase die Planeten sich befinden, wenn sie 15° vor der Sonne stehen, dann sieht man sie gerade noch in der Morgendämmerung vor Sonnenaufgang aufgehen. Nach astrologischer Lehre gelten diese Planeten dann als besonders stark.[652] Der Gedanke, dass diese Planeten der Sonne schaden könnten, verwundert und ist wohl damit zu erklären, dass die Planeten, wenn

---

[650] Meine These impliziert nicht, dass es sich um eine Interpolation handeln muss. In der astrologischen Literatur lässt sich an einigen Stellen eine assoziative Vorgehensweise bei der Behandlung der einzelnen Themen feststellen. Ähnliches konnte oben bereits bei Paulus Alexandrinus beobachtet werden, der das Thema δορυφορία offenbar auch rein assoziativ an das Kapitel über die Stellungen der Planeten zur Sonne anfügte. Diese assoziative Vorgehensweise resultiert vermutlich aus dem Bestreben um Vollständigkeit.

[651] Die Astrologen rechnen bei allen Planeten mit 15°. Dass der Arcus visionis der Planeten unterschiedlich ist, spielt in den astrologischen Schriften keine Rolle. Vgl. aber Firm. math. 2,9 (unten S. 446, Text 128).

[652] So werden die Planeten z.B. männlich, wenn sie 15° vor der Sonne stehen, siehe Ant. Epit. II 1 ex Thes. (≈ Rhet. 5,1) p. 145,2-6 (unten S. 438, Text 124). Vgl. auch die Nachricht aus dem neunten Jh. n.Chr. bei Zahel (CCAG V 3 [1910] p. 101,27-37), der die Wirkung der Planeten in verschiedenen Abständen zur Sonne beschreibt: Wenn sie weniger als 12° von der Sonne entfernt sind, sind sie unwirksam, es sei denn, sie stehen gradgenau mit der Sonne zusammen, dann sind sie besonders wirksam. Bei 12° sind sie mächtig und bei 15° haben sie ihre allergrößte Macht: τότε ἔχει τὴν μεγαλωτέραν αὐτοῦ δύναμιν.

sie so gestellt sind, besonders wirkungsvoll sind. Dennoch fügen sie der Sonne keinen Schaden zu. Hephaistion nennt als Subjekt παραιρέται. Eventuell ist dies ein Interpretament, das aus der Frage heraus entstanden ist, ob und warum Planeten der Sonne schaden sollten: Selbst die Planeten der entgegengesetzte Partei schaden der Sonne nicht, wenn sie 15° vor ihr stehen und mächtig sind.

Der Text des Porphyrios birgt ein textkritisches Problem. Überliefert ist die Konjunktion ἵνα, E. Boer und St. Weinstock konjizieren ἐάν (oben S. 205, Text 73, Z. 33-35):

> τὸν μέντοι Ἥλιον οὐ βλάπτουσιν δορυφοροῦντες οἱ τὰς ιε̅ μοίρας αὐτοῦ ἐν τῷ προαναφερομένῳ [sc. μέρει] διεστῶτες, ἐὰν ὦσιν ἀνατολικοὶ καὶ δύναμιν ἔχωσι.
>
> „Der Sonne freilich schaden die Speerträger nicht, die 15° vor ihr in dem vorangehenden [sc. Teil] entfernt stehen, wenn sie sichtbar sind und Macht haben."

Die beiden Editoren fassen also den Nebensatz als Konditionalsatz auf. Es gibt allerdings keinen Grund für eine Konjektur, denn der überlieferte Text hat seinen guten Sinn: Die Speerträger haben sich 15° von der Sonne entfernt,[653] damit sie sichtbar sind und Macht haben. Zudem macht ein Konditionalsatz wenig Sinn, da die Planeten nach astrologischer Lehre immer sichtbar sind, wenn sie 15° von der Sonne entfernt stehen.

Dritter Zusatz

Im dritten Zusatz geht es um den Fall, dass Sonne und Mond selbst als Speerträger fungieren. Sie können allerdings nur einen Planeten von ihrer Partei als Speerträger begleiten. Vorher hieß es, dass der Speerträger dieselbe Partei haben muss, wie die gesamte Genitur. Hier muss nun auch die Partei von Speerträger und begleitetem Planeten übereinstimmen. Somit kann die Sonne einen Tagplaneten bei einer Taggeburt als Speerträger begleiten, der Mond einen Nachtplaneten bei einer Nachtgeburt. Die Planeten, die von

[653] Folgte man der Konjektur E. Boer und St. Weinstock, dann ist es sinnvoller, das resultative Perfekt mit dem Präsens wiederzugeben, also anstelle von „haben sich entfernt" präsentisch: „sind bzw. stehen entfernt." Behält man den überlieferten finalen Nebensatz bei, erhellt eine Übersetzung im Perfekt den Sinn besser.

den Luminaren begleitet werden, stehen im Aszendenten oder in der Himmelsmitte.

Zusammenfassung

Es verwundert, dass eine allgemeine Definition von δορυφορία, die für alle Planeten gelten soll, in Bezug auf die Luminare eingeschränkt wird: Bei den anderen Planeten spielt es keine Rolle, ob die Speerträger vorangehen oder folgen. Der Sonne allerdings müssen die Speerträger gemäß dem Zusatz, der in der Epitome II fehlt und für den sich auch bei Hugo von Santalla keine Entsprechung finden lässt, vorangehen, dem Mond innerhalb von 7° folgen. Oben wurde bereits konstatiert, dass dieser Zusatz stark an die Definition der ältesten Art von δορυφορία erinnert, die bereits bei Serapion belegt ist. Eventuell dient dieser erste Zusatz nicht dazu, die allgemeine Definition einzuschränken, sondern stellt den Versuch dar, diese alte Form der Speertragung einer der drei Definitionen zuzuordnen. Dass die Speerträger der Sonne nicht schaden, auch wenn sie 15° vor ihr stehen, scheint assoziativ angefügt worden zu sein. Der dritte Zusatz wiederum hat einen engeren Bezug zu der allgemeinen Definition: Auch Sonne und Mond können nach dieser (allgemeinen) Lehre als Speerträger der Planeten ihrer eigenen Partei fungieren.

c. Die Definition bei Hugo von Santalla

Die Definition des Hugo von Santalla weicht stark von den antiken Definitionen ab. Man kann dennoch eine gewisse Ähnlichkeit der Prämissen erkennen, so dass es scheint, als sei die bei ihm dargestellte Art aus den alten Definitionen hervorgegangen. Nach Hugo von Santalla muss ein beliebiger Planet im Aszendenten stehen und ein anderer Planet steht in der Himmelsmitte. Dieser muss derselben Partei angehören wie die Genitur. Der Planet, der vorangeht (das ist der Planet in der Himmelsmitte), hat größere Wirksamkeit. Diese Definition scheint zwar in irgendeiner Form mit der dritten Art von δορυφορία verwandt zu sein, bzw. von dieser abzustammen, doch spiegelt sie keineswegs exakt die dritte Art von δορυφορία wider, wie sie in den anderen Texten dargestellt wird: Die Speertragung geschieht durch Aspekt, nämlich durch den Geviertschein. Die Positionen beider Planeten sind streng geregelt: Einer muss im Aszendenten, der andere in der Himmelsmitte stehen. Der in der Himmelsmitte hat die Partei der Genitur und ist wirkmächtiger. Welcher von beiden der Speerträger ist, wird nicht explizit gesagt, da jedoch der Planet, der vorangeht, mehr Macht hat, liegt es nahe, dass der Planet im Aszendent Speerträger des anderen ist. Damit wäre hier im Vergleich zu den anderen Definitionen auch die Bedingung der Parteizugehörigkeit vertauscht: In den griechischen Texten mussten die Speerträger die Partei der Genitur haben. Hier hat nun der wirkmächtigere der beiden beteiligten Planeten die Partei der Genitur. Im Ganzen scheint die bei Hugo von Santalla überlieferte Version auf der Lehre von der καθυπερτέρησις zu beruhen, was hier nicht das Überlegensein jedes Planeten, der einem anderen im Aspekt vorangeht, meint, sondern den konkreten Fall, dass ein Planet in der Himmelsmitte einem Planeten im Aszendenten überlegen ist.[654] Wir haben hier somit eine δορυφορία κατὰ καθυπερτέρησιν. Diese ist in griechischen Quellen nicht zu belegen.[655]

d. Speertragung gegen die Parteizugehörigkeit

Speertragung gegen die Partei findet statt, wenn Tagplaneten die Nachtplaneten als Speerträger begleiten und umgekehrt. Dies ist bei dieser dritten Art von δορυφορία grundsätzlich möglich, da nur die Partei der Speerträger und der Genitur übereinstimmen muss. Lediglich wenn die Luminare Speerträger sind, müssen sie dieselbe Partei haben wie der Planet, den sie begleiten. Auch bei der ersten Art von δορυφορία ist eine Speertragung gegen die Parteizugehörigkeit möglich.[656]

---

[654] Siehe oben S. 250 Anm. 616 mit Belegen.

[655] Eine ähnliche Anschauung lässt sich in der arabischen Astrologie nachweisen. Bei Alcabitius, einem arabischen Astrologen, der 967 n.Chr. in Saragossa gestorben ist, heißt es (Alcabitius, *Introductorius*, diff. 3,6 p. 298 Burnett-Yamamoto: *Et ex hoc duztoria planete, hoc est, ut sit planeta in suo haiz et in aliquo angulorum ascendentis, et aliquod luminarium in suo haiz similiter in loco sibi consimili, in quadrante eius, videlicet in alio angulo, ita quod sit planeta in die orientalis a Sole et occidentalis in nocte a Luna.* Hier geht es um die Speertragung von Planeten zu Sonne oder Mond. Sowohl der Speerträger als auch das Luminar müssen in ihnen affinen Orten stehen und einen Geviertschein zueinander bilden. Bei Tag muss der Speerträger der Sonne im Sinne der Tagesbewegung vorangehen, bei Nacht dem Mond im Sinne der Tagesbewegung folgen. Zur Entsprechung des Begriffs *duztoria* und δορυφορία siehe G. Vitali: Lexicon mathematicum (1668) p. 199 Bezza. Vgl. auch G. Bezza (comm.): Ptol. Apotel. I (1990), 137 und Anm. 102-108 auf S. 166 mit weiteren Stellenangaben und R.G. Brand: Lehrbuch (2000), 180. Daneben findet man in den Texten der arabischen Astrologen allerdings auch die Vorstellung, dass die Speerträger der Sonne in einer Distanz von ca. 15°-120° vorangehen, siehe dazu unten S. 323.

[656] Siehe den Zusatz des Porphyrios zur ersten Art über eine bedeutende Genitur.

Der Zusatz bei Porphyrios und Hephaistion

Bei Porphyrios und Hephaistion schließt sich ein weiterer Zusatz an, der den Gedanken, dass die Speertragung gegen die Parteizugehörigkeit stattfindet, weiterführt. ἀλλ' ὅμως bei Porphyrios zeigt an, dass es sich um einen konzessiven Gedanken handelt: Selbst wenn die Speertragung gegen die Parteizugehörigkeit verläuft, wird die Genitur nicht unbedeutend sein, sofern die Speertragung von guten Planeten bewirkt wird. Deutlich wird, dass die Speertragung gegen die Partei eine Einschränkung der offenbar positiv gedeuteten Wirkung von δορυφορία bedeutet, dass diese Einschränkung jedoch nicht so groß ist, wenn die Speerträger gute Planeten sind.

e. Zusammenfassung

Der begleitete Planet muss im Aszendenten oder in der Himmelsmitte stehen. Dies ist offenbar die einzige Bedingung, die er erfüllen muss. Die Speerträger müssen von derselben Partei sein wie die Genitur: Bei Tag können somit Tagplaneten Speerträger sein, bei Nacht Nachtplaneten. Auch eine Speertragung gegen die Partei ist möglich, wenn bei Tag ein Nachtplanet im Aszendenten oder in der Himmelsmitte steht und ihn Tagplaneten begleiten, oder wenn bei Nacht ein Tagplanet in der Himmelsmitte steht und ihn Nachtplaneten begleiten.

6. Zusammenfassung und Vergleich der drei Arten von δορυφορία

Das Aufbauschema und die methodischen Hilfsmittel (zum Beispiel die Einteilung in drei Arten, die strukturierte Darstellung der einzelnen Arten) gibt den drei Texten, die auf die Εἰσαγωγικά des Antiochos zurückzuführen sind, weit mehr das Gepräge eines Lehrbuches als die unstrukturierte Darstellung in der Epitome II. Auch die Reihenfolge der Behandlung der einzelnen Arten scheint in diesen drei Texten nicht zufällig zu sein: Die erste und die zweite Art weisen eine gewisse Ähnlichkeit zueinander auf, da sie beide κατὰ σχῆμα, genauer κατ' ἀκτινοβολίαν bewirkt werden, während es sich bei der dritten um eine Speertragung κατὰ σῶμα handelt. Die zweite und dritte Art weisen wiederum eine Gemeinsamkeit auf: Beide finden nur im Aszendenten oder in der Himmelsmitte statt, während die erste in jedem beliebigen Kentron (und ursprünglich eventuell sogar außerhalb eines Kentrons) stattfinden kann. Im Detail allerdings fehlt die entscheidende Klarheit der Definitionen. Diese Probleme scheinen hauptsächlich überlieferungsgeschichtlicher Natur zu sein: Die beiden grundlegenden Texte des Antiochos sind verloren. Die Epitome I und Porphyrios hängen vermutlich von einer einzigen Quelle ab, die bereits einen verfälschten Text bietet, Hephaistion hängt von Porphyrios ab. Die Definitionen sind in allen Einzelheiten nicht mehr exakt zu rekonstruieren, und so konnte hier lediglich der Versuch unternommen werden sie zu entwirren. Gleichwohl konnten einige zentrale Punkte herausgearbeitet werden: Die beiden zuerst behandelten Arten von δορυφορία werden durch die ἀκτινοβολία bewirkt. Der Komplementärbegriff zu ἀκτινοβολία ist καθυπερτέρησις. Wenn ein Planet einen anderen durch Strahlenwurf aspektiert, ist der andere nach astrologischer Lehre dem Strahlenwerfer überlegen (καθυπερτερεῖ). Die soziale Hierarchie, die sich darin spiegelt, dass ein Planet von den beiden, die einen Aspekt bilden, δορυφόρος ist und der andere somit indirekt als König dargestellt wird, ist hier wohl vor allem durch die Lehre der καθυπερτέρησις bedingt.

Die erste Art

Bei der ersten Art der δορυφορία ist die zodiakale Stellung sowohl von König als auch von δορυφόρος neben dem Aspekt ausschlaggebend dafür, dass Speertragung vorliegt: Beide müssen sich in ihrem Haus oder ihrer Erhöhung befinden. Zudem muss sich der Planet, der dem anderen überlegen ist, durch die Stellung in einem Kentron auszeichnen. Seine Vorrangstellung vor dem anderen ist gleich durch zwei astrologische Faktoren bedingt: Nach der Lehre der καθυπερτέρησις ist er dem Strahlenwerfer überlegen. Zudem ist seine Macht überaus groß, da er sich nicht nur in einer zodiakalen Würdestellung, sondern zusätzlich in einer wirkungsvollen mundanen Stellung, nämlich einem Kentron befindet. Diese Lehre, die bei Hephaistion und in der Epitome II in der dargestellten Form bezeugt ist, scheint sich aus einer älteren Form entwickelt zu haben, bei der die ἀκτινοβολία noch keine ausschlaggebende Rolle gespielt hat. Dies legen die wohl durchdachten und strukturierten Beispiele in der Epitome I nahe, die teilweise gegen die geforderte Richtung von ἀκτινοβολία verlaufen. Auch die Beispiele des Porphyrios scheinen auf dieselbe Vorlage zurückzugehen, wie die Analyse gezeigt hat. Eventuell handelt es sich hier um die Ausweitung einer Lehre, die sich ursprünglich nur auf die Luminare bezog: Steht die Sonne bzw. der Mond im eigenen Haus und wird von einem Planeten aspektiert, der sich ebenfalls in einem seiner Häuser befindet, dann ist dieser Planet δορυφόρος von Sonne bzw. Mond. An eine solche Lehre könnte der Schreiber des Michigan Papyrus 149 gedacht haben, als er bei seinen Ausführungen zu der Häuserlehre schrieb, dass die Planeten die Luminare aus ihren Häusern heraus als Speerträger begleiten. Die Ausweitung dieser Lehre auf alle Planeten machte es nötig, ein Kriterium zur Bestimmung des Speerträgers festzulegen. Hieraus könnten die Ungereimtheiten in der Epitome I und bei Porphyrios stammen, wie oben ausführlich dargelegt wurde.

1. Art	
„König"	
Planet	alle möglich
zodiakale Stellung	Haus oder Erhöhung
mundane Stellung	Kentron
Speerträger	
zodiakale Stellung	Haus oder Erhöhung
mundane Stellung	beliebig
Verbindung	Strahlenwurf

Tab.15: Die spätere Form der ersten Art von δορυφορία

Die zweite Art

Bei der zweiten Art von Speertragung durch Strahlenwurf können nur Sonne und Mond begleitet werden, wenn sie sich im Aszendenten oder in der Himmelsmitte befinden. Der Speerträger muss zu der Partei gehören wie das Luminar und dem Luminar gemäß der Definition von ἀκτινοβολία im Sinne der Tagesrotation folgen. Einer der beiden Planeten braucht nicht in seinem Haus zu stehen. Ob dies der Speerträger oder das Luminar ist, kann nicht mehr mit Sicherheit geklärt werden, da hier in den Quellen unterschiedliche Anschauungen vorliegen. Bis hierher reicht der allgemeine Teil der Definition, der eine Abwandlung der ersten Art von δορυφορία zu sein scheint. Der spezifizierende Teil, der in der Epitome I in Form eines Beispiels angeschlossen wird, bereitet Schwierigkeiten, da sich der Aspekt einmal auf einen vorangehenden und einmal auf einen folgenden Grad richtet. Dies scheint mit der Forderung, dass es ein Aspekt durch Strahlenwurf sein soll, im Widerspruch zu stehen, der nur aufgelöst werden kann, wenn man annimmt, dass sich „vorangehend" und „folgend" nicht auf den aspektierenden

Planeten bezieht, sondern auf die aspektierten Luminare: Dann aspektieren die Speerträger der Sonne durch Strahlenwurf einen Grad, der sich vor der Sonne befindet, die Speerträger des Mondes einen Grad, der sich hinter dem Mond befindet. Hierbei könnte es sich um eine Abwandlung der ältesten bezeugten Art von δορυφορία handeln, die besagt, dass die Speerträger der Sonne vorangehen und dem Mond folgen. Nur stehen hier nicht mehr die Planeten selbst (κατὰ σῶμα) vor der Sonne bzw. hinter dem Mond, sondern sind mittels Strahlenwurf vor der Sonne bzw. hinter dem Mond vertreten. In den Darstellungen der einzelnen Autoren scheinen sich auch hier verschiedene Entwicklungsstufen abzuzeichnen: Der Anschluss dieses Zusatzes an den vorangehenden allgemeinen Teil bereitet in den drei auf die Εἰσαγωγικά des Antiochos zurückgehenden Texte Schwierigkeiten und zwar nicht nur inhaltlicher Art, sondern auch syntaktischer, wie oben gezeigt wurde. In der Epitome II dagegen ist dieser Zusatz fest in der allgemeinen Erklärung verankert und gehört offenbar zu den notwendigen Bedingungen. Der gesamte Zusatz scheint mir ursprünglich nicht zu der vorher genannten Art von Speertragung durch Strahlenwurf zu gehören. Vielmehr vermute ich, dass der allgemeine Teil der Definition eine Abwandlung der ersten Art von Speertragung darstellt, wie oben verdeutlicht wurde. Der zweite Teil dagegen könnte eine Weiterentwicklung der ursprünglichen Form von δορυφορία darstellen, bei der ein Planet durch Aspekt dort vertreten ist, wo er als Speerträger κατὰ σῶμα stehen müsste. Eventuell wurde dieser Teil assoziativ hier am Ende des Themas Speertragung durch Strahlenwurf angefügt und später mit der zweiten Art von Speertragung vermischt.

Zum Schluss des Abschnitts über Speertragung durch Strahlenwurf bieten die Epitome I, Porphyrios und Hephaistion nach dieser zweiten Art eine kurze Ausführung über die Wertigkeit der Speertragungen durch Aspekte. Ganz nach den üblichen Anschauungen in der Aspektlehre sind die Speertragungen, die im Gedrittschein stattfinden, am stärksten, die im Sextilschein am schwächsten. Die Epitome II widmet diesem Thema ein eigenes Kapitel, das nahezu denselben Inhalt bietet.

2. Art		
	allgemeiner Teil	Zusatz
„König"		
Planeten	☉ oder ☽	
zodiakale Stellung	Haus (oder beliebig)	
mundane Stellung	AC oder MC	
Speerträger		
zodiakale Stellung	beliebig (oder Haus)	oder einer aspektiert einen der Sonne vorangehenden bzw. einen dem Mond folgenden Grad.
mundane Stellung	beliebig	
Partei	wie der König	
Verbindung	Strahlenwurf	

Tab. 16: Die zweite Art von δορυφορία

Die dritte Art

Die dritte Art von Speertragung bezieht sich auf alle Planeten. Es handelt sich hier um eine Speertragung κατὰ σῶμα. Der Planet, der andere als Speerträger hat, muss im Aszendenten oder in der Himmelsmitte stehen. Die Speerträger müssen dieselbe Partei haben wie die Genitur und können dem anderen vorangehen oder folgen. Nach dieser allgemeinen Definition schließen sich in den drei auf die Εἰσαγωγικά des Antiochos zurückgehenden Texte zusätzliche Ausführungen an, die von der Speertragung von Sonne und Mond handeln. Es heißt, dass die Sonne „nach diesem Schema" von einem vorangehenden Planeten als Speerträger begleitet wird, der Mond von einem, der innerhalb von 7° folgt. Zunächst mutet dies wie eine Einschränkung der dritten Art von Speertragung an, wenn es um die Luminare geht. Das erscheint jedoch nicht plausibel. Hier könnte jemand den Versuch unternommen haben, die älteste bezeugte Lehre von δορυφορία einem ihm bereits vorliegenden System von Definitionen zuzuordnen. Schon bei der zweiten Art von Speertragung drängte sich der Verdacht auf, dass der zweite Teil, in dem es über die Speertragung der Luminare durch Strahlenwurf geht, eine Ergänzung darstellt, die ursprünglich nicht zu der allgemeinen Definition gehörte. Sowohl in dem zweiten Teil der zweiten Art von δορυφορία als auch in dem zweiten Teil der dritten Art geht es um die Speertragung der Luminare, einmal κατὰ σχῆμα, einmal κατὰ σῶμα. An beiden Stellen bewirken diese Aussagen Probleme, da sie sich inhaltlich nicht gut einfügen. Eventuell sind an beiden Stellen assoziativ Zusätze gemacht worden, um die ursprüngliche Art von δορυφορία dem vorliegenden System von Definitionen zuzufügen, in dem sie sonst gänzlich fehlt (siehe dazu die folgende tabellarischen Übersicht, Tab. 17). Wer diese Zusätze angefügt hat, kann nicht geklärt werden. Vorstellbar ist durchaus, dass sie schon von Antiochos selbst stammen, der sie aus Gründen der Vollständigkeit an den gegebenen Stellen eingefügt hat. Ebenso gut könnten sie allerdings auch durch Glossen in den Text gedrungen sein.

<table>
<tr><th colspan="3">3. Art</th></tr>
<tr><td></td><td>allgemeiner Teil</td><td>Zusatz</td></tr>
<tr><td colspan="3">„König“</td></tr>
<tr><td>Planeten</td><td>alle</td><td rowspan="8">Unter diese Art fällt, dass die Sonne von einem vorangehenden, der Mond von einem folgenden Planeten als Speerträger begleitet wird.</td></tr>
<tr><td>zodiakale Stellung</td><td></td></tr>
<tr><td>mundane Stellung</td><td>AC oder MC</td></tr>
<tr><td colspan="2">Speerträger</td></tr>
<tr><td>zodiakale Stellung</td><td>beliebig (oder Haus)</td></tr>
<tr><td>mundane Stellung</td><td>vor oder hinter dem „König“</td></tr>
<tr><td>Partei</td><td>wie die Genitur</td></tr>
<tr><td>Verbindung</td><td>Nähe</td></tr>
</table>

Tab. 17: Die dritte Art von δορυφορία

Folgende astrologische Grundlehren spielen in diesem System eine Rolle: Die zodiakale Stellung der Planeten ist lediglich bei der ersten Art von Belang. Dort allerdings ist sie das charakteristische Merkmal. Der Strahlenwurf ist eine notwendige Bedingung der ersten und der zweiten Art, wobei ἀκτινοβολία hier trotz der daraus resultierenden Schwierigkeiten technisch zu verstehen ist. Bei der zweiten und dritten Art spielt die Partei der Planeten eine Rolle. Während jedoch bei der zweiten Art die Partei von Speerträger und begleitetem Planet übereinstimmen muss, müssen die Speerträger bei der dritten Art von δορυφορία dieselbe Partei haben wie die Genitur. Die mundane Stellung der Planeten, und zwar derer, die von anderen begleitet werden, spielt in allen drei Arten eine Rolle,[657] wobei bei der zweiten und dritten Art nur der Aszendent und die Himmelsmitte (also die beiden bedeutendsten Kentra) in Betracht kommen, bei der ersten Art hingegen alle vier. Die Systeme von δορυφορία, die hier vorliegen, bestehen also aus verschiedenen Kombinationen von zentralen astrologischen Grundlehren. Dabei fällt auf, dass in allen drei Arten nicht explizit ausgedrückt wird, welcher Planet Speerträger ist und welcher begleitet wird. Bei der ersten Art bezeugte das Beispiel in der Epitome I, dass die naheliegende Vermutung, der Strahlenwerfer sei als aktiver Teil δορυφόρος, richtig ist. Gänzlich unklar bleibt bei der dritten Art die Frage, wer Speerträger ist und wer begleitet wird, wenn mehrere Planeten von der Partei der Genitur im Aszendenten oder der Himmelsmitte stehen. Hier scheint weiter im Vordergrund zu stehen, dass überhaupt ein System der δορυφορία vorliegt. Das ursprüngliche Bild vom König und seinen δορυφόροι tritt in den Hintergrund. Es geht nicht mehr vorrangig um eine soziale Hierarchie zwischen zwei Planeten, sondern schlicht um die Tatsache, dass δορυφορία vorliegt. Die Lehre von der δορυφορία erscheint hier als komplizierte Theorie, wobei lediglich der Name an die Ursprünge erinnert. Je mehr also die astrologische Lehre von der δορυφορία ausgeweitet und theoretisiert wird, desto mehr scheint die ursprüngliche Bedeutung des Begriffes δορυφορία und seine Herkunft zu verblassen.

657 Bei der ersten Art ist dies eventuell eine erst später hinzugekommene notwendige Bedingung.

V. Reflexion: Die aus der planetaren δορυφορία abgeleiteten Prognosen

A. Prognosen innerhalb der theoretischen Schriften

1. Der soziale Rang der Eltern

In den vorangegangenen Kapiteln haben wir uns mit der Projektion der Begriffe δορυφορεῖν, δορυφόρος und δορυφορία auf die Planeten beschäftigt. Nun verlassen wir die Ebene der Projektion, um den Vorgang der Reflexion, das heißt die vermeintliche Wirkung der planetaren δορυφορία, zu untersuchen. Bei den Textgattungen, die es im Folgenden zu untersuchen gilt, handelt es sich zum einen um theoretische Abhandlungen, die Anleitungen zur Deutung von Horoskopen geben, zum anderen um überlieferte Horoskope, anhand derer die astrologische Praxis geprüft werden kann (Kap. V.B).

In den theoretischen Abhandlungen spielt die Lehre von der δορυφορία vor allem in der Genethlialogie, also der Geburtshoroskopie, eine Rolle. Daneben gibt es einzelne Zeugnisse aus der Katarchenhoroskopie, die sich mit der Frage nach dem richtigen Zeitpunkt für den Beginn einer Handlung beschäftigt.[658] Bei der Genethlialogie sind es insgesamt drei Themenkomplexe, bei denen die δορυφορία berücksichtigt wird. Es geht erstens um die Frage nach den Eltern eines Geborenen, zweitens um die Frage nach dem sozialen Status des Geborenen selbst und drittens um eine allgemeine Beurteilung der Genitur. Die Deutung eines Horoskops ist ein komplexes Verfahren. Für sämtliche Prognosen sind stets mehrere Faktoren zu berücksichtigen und abzuwägen. Da es im Rahmen dieser Untersuchung nicht darum geht, genaue Analysen der Deutungsverfahren unter Berücksichtigung sämtlicher Faktoren zu erstellen, beschränken sich die folgenden Ausführungen auf zwei Punkte: Gibt es Hinweise darauf, welche Planetenstellungen der jeweilige Fachschriftsteller als δορυφορία bezeichnet? Entsprechen die Vorstellungen gegebenenfalls einer der bisher ermittelten Definitionen? Zweitens: Welche Prognosen werden abgeleitet? Und stehen diese im Zusammenhang mit dem Urbild, so dass der Vorgang der Projektion und Reflexion erkennbar wird? Ziel der folgenden Untersuchungen ist also keine Darstellung, wie generell die Fragen nach den Eltern, dem sozialen Status oder dem allgemeinen Wesen der Genitur beantwortet werden, sondern lediglich, welche Rolle die δορυφορία hierbei spielt und welche Konstellationen damit bezeichnet werden, sofern darüber Genaueres zu erfahren ist.

---

[658] Zur Katarchenhoroskopie siehe oben S. 9 mit Anm. 29.

Die ältesten Zeugnisse über die Anwendung der δορυφορία in der Prognostik stammen aus dem zweiten Jh. n.Chr. Ptolemaios benutzt die Lehre bei der Beurteilung der Eltern des Geborenen (Ptol. Apotel. 3,5) und des sozialen Status des Geborenen (Ptol. Apotel. 4,3). Wir folgen Ptolemaios in der Reihenfolge der Behandlung und beginnen mit den aus der δορυφορία abgeleiteten Prognosen über die Eltern. Weitere Zeugnisse darüber, dass diese Lehre in der Beurteilung eines Horoskops hinsichtlich der Eltern angewandt wurde, finden wir bei Hephaistion (2,4), der den Text des Ptolemaios fast wortgetreu wiedergibt, ferner in einer Epitome aus dem Werke des Rhetorios (Rhet. Epit. IV 24). Auch in dem späten pseudepigraphen Werk mit dem Titel *Liber Hermetis* hat diese Lehre ihren Niederschlag gefunden.

Obwohl Ptolemaios die Lehre der δορυφορία anwendet, erklärt er nicht, was er darunter versteht. Für ihn scheint diese Lehre zum Basiswissen zu gehören.[659] Dennoch können wir einiges aus seinem Text ableiten. Nachdem er in einer allgemeinen Einleitung erklärt hat, dass Sonne und Saturn für den Vater stehen, Mond und Venus für die Mutter (Apotel. 3,5,1),[660] legt er zunächst dar, wie man Aussagen über den sozialen Status und den Besitz der Eltern aus einem Horoskop herleiten kann (Apotel. 3,5,2-4). In einem weiteren Themenkomplex erklärt er, mit welchen Methoden man Prognosen über die Lebensdauer und die Gesundheit der Eltern erstellt (Apotel. 3,5,5-12).[661]

Die δορυφορία ist für die Beurteilung des sozialen Status und des Besitzes der Eltern relevant und spielt hier die zentrale Rolle. Ptolemaios baut seine Darstellung folgendermaßen auf: Zuerst stellt er Extremsituationen dar, wobei er von einer besonders gut zu bewertenden Konstellation ausgeht und dann zu einer besonders schlechten übergeht. Nach diesen Extre-

---

[659] Vgl. M. Riley: Theoretical and Practical Astrology (1987), 246. Ders.: Science and Tradition (1988), 80.

[660] Soziomorphe Metaphern aus dem Bereich der Familie sind in der Planetenastrologie weit verbreitet. Zu Sonne und Saturn (bzw. nur Sonne) als Vater sowie Mond und Venus (bzw. nur Mond) als Mutter vgl. Plut. Isis et Osiris 43 (368^{C-D}). Dor. G I 12 p. 328,24-329,1 Pingree. Val. 2,31,2-4. Mich. Pap. 149 col. ix 29. Firm. math. 5 praef. 5. 7,9,1. Macr. Sat. 1,17,53. Rhet. 5,57 p. 156,17-19. Rhet. 5,97 p. 218,10-12. Herm. 19,1.11. Bei Firmicus Maternus (Firm. math. 2,19,13) findet sich die Vorstellung von Sonne und Mond als Vater und Mutter und Venus und Mars als Ehefrau und Ehemann. Vgl. auch Hermes Trismegistos bei F. Boll, C. Bezold und W. Gundel: Sternglaube (^{3}1926), 68: Die Sonne ist der Vater, der Mond die Mutter und die Erde die Amme.

[661] Zu Ptol. Apotel. 3,5, vgl. M. Riley: Theoretical and Practical Astrology (1987), 240. Ders.: Science and Tradition (1988), 80f.

men führt er mittelmäßige Konstellationen an. Im ersten Abschnitt heißt es (Ptol. Apotel. 3,5,2 [≈ Heph. 2,4,3; Text 80]):

> τὰ μὲν γὰρ περὶ τῆς τύχης καὶ κτήσεως αὐτῶν [sc. τῶν γονέων] ἐπισκεπτέον ἐκ τῆς δορυφορίας τῶν φώτων, ἐπειδήπερ περιεχόμενα μὲν ὑπὸ τῶν ἀγαθοποιεῖν δυναμένων καὶ τῶν τῆς αὐτῆς αἱρέσεως ἤτοι ἐν τοῖς αὐτοῖς ζῳδίοις ἢ καὶ ἐν τοῖς ἐφεξῆς ἐπιφανῆ καὶ λαμπρὰ τὰ περὶ τοὺς γονέας διασημαίνει, καὶ μάλιστα ὅταν τὸν μὲν ἥλιον ἑῷοι δορυφορῶσιν ἀστέρες, τὴν δὲ σελήνην ἑσπέριοι, καλῶς καὶ αὐτοὶ διακείμενοι, καθ' ὃν εἰρήκαμεν τρόπον.

> 1f. „Die Umstände nämlich bezüglich ihres [sc. der Eltern]
> Glücks und ihres Besitzes muss man aus der Speertragung
> 3-6 der Luminare ersehen, da sie nämlich, wenn sie von denen,
> die Gutes tun können, und von denen derselben Partei entweder in denselben Zeichen oder in den angrenzenden umgeben werden, auf ausgezeichnete und stattliche Umstände
> 6-9 hinsichtlich der Eltern hinweisen, und besonders, immer wenn die Sonne östliche [das heißt vorangehende] Planeten als Speerträger begleiten, den Mond aber westliche [das heißt folgende], während sie [sc. die Planeten] auch selbst gut gestellt sind, gemäß der Art und Weise, die wir besprochen haben.“[662]

Die δορυφορία erscheint hier als alleiniges Kriterium zur Beurteilung des Schicksals und des Besitzes der Eltern. Bedeutende und angesehene Verhältnisse werden angezeigt, wenn die Luminare von Planeten, die Gutes tun können, und von denen, die zu ihrer Partei gehören, umgeben werden. Als Speerträger der Sonne kommen in diesem Fall Saturn, Jupiter (Partei), Venus (Wohltäter) sowie der ambivalente Merkur in Frage, beim Mond Mars,

---

[662] Vgl. Ptol. Apotel. 2,4,7: Als wirkungsvolle Stellungen der Planeten gelten a) die Stellung in ihren eigenen oder ihnen verwandten Zeichen (Ptol. spricht von τόποι, meint aber wohl ζῴδια, = zodiakale Stellung), b) die Phase der Sichtbarkeit und der Rechtläufigkeit (= Stellung zur Sonne), c) die Stellung in einem Kentron oder in einer Epanaphora, besonders im Aszendenten oder der Himmelsmitte (= mundane Stellung).

Venus (Partei), Jupiter (Wohltäter) und der ambivalente Merkur.[663] Die Speerträger sollen entweder in demselben Zeichen stehen wie die Luminare oder in den angrenzenden. Der Terminus technicus, der diese Stellung beschreibt, ist περιεχόμενα (Z. 3). In den einführenden Handbüchern wird die „Umschließung" (περίσχεσις oder ἐμπερίσχεσις) von der δορυφορία unterschieden: δορυφορία findet gewöhnlich auf einer Seite statt, „Umgebung" dagegen auf beiden Seiten.[664] Ptolemaios scheint hier nicht zwischen diesen beiden Lehren zu differenzieren.[665] Dies erinnert an die Definition des Sextus Empiricus, der eben diese Umschließung als Definition von δορυφορία angibt, sowie an die indische Vorstellung der *daurudhura* des Mondes. Hier finden wir nun einen weiteren Hinweis dafür, dass die „Umschließung" eine Form der δορυφορία darstellt. Die Umschließung wirkt sich positiv aus, wenn die Luminare von Wohltätern und von Planeten ihrer eigenen Partei umgeben sind.

Noch besser sind die Verhältnisse der Eltern, wenn die Sonne von östlichen Planeten als Speerträgern begleitet wird, der Mond von westlichen: καὶ μάλιστα ὅταν τὸν μὲν ἥλιον ἑῷοι δορυφορῶσιν ἀστέρες, τὴν δὲ σελήνην ἑσπέριοι (Z. 6-8).[666] Hier findet nun die Speertragung nicht auf beiden Seiten eines Luminars statt, sondern auf einer: Der Sonne gehen die Speerträger voran (ἑῷοι), dem Mond folgen sie (ἑσπέριοι). Dies entspricht der ältesten und am häufigsten bezeugten Anschauung von δορυφορία. Die Vermischung der Lehre von der Umschließung der Planeten und von der δορυφορία führt hier zu einer merkwürdigen Aussage: Gut ist es, wenn die Luminare umgeben werden, noch besser, wenn die Sonne von östlichen, also vorangehenden Planeten als Speerträgern begleitet wird, der Mond von west-

---

663 Es ist wohl kaum so zu verstehen, dass nur die Wohltäter von derselben Partei Speerträger sind. Denn dann könnte die Sonne lediglich von Jupiter und Merkur umgeben werden, der Mond von Venus und Merkur.

664 Siehe dazu oben S. 192f. mit Text 69.

665 Den Terminus technicus ἐμπερίσχεσις benutzt Ptolemaios in seinem Werk nicht. Das Verb περιέχειν verwendet er zwar einige Male (siehe den Index bei W. Hübner [ed.]: Claudius Ptolemaeus [1998], 414), doch an keiner Stelle in der technischen Bedeutung der Umschließung eines Planeten durch zwei andere.

666 In einer dem Proklos zugeschriebenen Paraphrase heißt es: (Ps.Prokl. in Ptol. Apotel. p. 163): ὅτ' ἂν ὁ μὲν Ἥλιος ὑπὸ ἀνατολικῶν ἀστέρων δορυφόρηται, ἡ δὲ Σελήνη ὑπὸ δυτικῶν. Demnach wären die Planeten Speerträger der Sonne, die in der Phase ihrer Sichtbarkeit sind (vgl. dazu auch die Definition von Olympdior, oben S. 69, Text 19, Z. 3f. und die Besprechung S. 79-81), Speerträger des Mondes wären die, die in der Phase ihrer Unsichtbarkeit sind. Offenbar verwechselt der Verfasser die Begriffe ἑῷοι und ἀνατολικοί sowie ἑσπέριοι und δυτικοί. Dass derartige Verwechselungen nicht selten zu finden sind, wird unten in der Appendix I ausführlich dargelegt. Siehe unten S. 456-467.

lichen, also von Planeten, die ihm folgen. Die Steigerung der Umgebung auf beiden Seiten ist demnach die Begleitung auf nur einer Seite.

Extrem schlechte Verhältnisse erkennt man folgendermaßen (Ptol. Apotel. 3,5,3 [≈ Heph. 2,4,4; Text 81]):

> τὸ δὲ ἐναντίον, ἐὰν κενοδρομοῦντα ᾖ τὰ φῶτα καὶ ἀδορυφόρητα τυγχάνοντα, ταπεινότητος καὶ ἀδοξίας τοῖς γονεῦσί ἐστι δηλωτικά, καὶ μάλιστα ὅταν ὁ τῆς ᾿Αφροδίτης ἢ καὶ ὁ τοῦ Κρόνου μὴ καλῶς φαίνωνται διακείμενοι.

> „Wenn die Luminare ohne Begleitung sind und ohne Speerträger, bezeichnet es im Gegenteil ärmliche Verhältnisse und Ruhmlosigkeit für die Eltern und besonders, immer wenn sich Venus oder auch Saturn nicht gut gestellt zeigen."

Haben die Luminare keine Begleitung, dann zeigt dies ärmliche Verhältnisse und Ruhmlosigkeit. Gesteigert wird dies, wenn Venus und Saturn schlecht gestellt sind. Ptolemaios benutzt zwei Begriffe, um das Fehlen der Begleitung anzuzeigen: κενοδρομοῦντα (Z. 1) und ἀδορυφόρητα (Z. 1f.). κενοδρομεῖν bzw. κενοδρομία ist ein Fachbegriff, der sich auf den Mond bezieht[667] und im engeren Sinne bedeutet, dass sich der Mond keinem anderen Planeten annähert. Die Quellen nennen einen Wert von 30° für den Bereich hinter dem Mond (im Sinne der Tagesrotation), in dem keine συναφή stattfinden darf.[668] Ptolemaios scheint den Begriff hier in einem weiteren Sinne

---

[667] κενοδρομεῖν bezogen auf den Mond verwenden: Serap. apud Rhet. 6 p. 229,19f. Dor. G V 25 p. 400,1f.5f. Pingree. Dor. V 35 p. 408,3 Pingree. Maneth. II[I] 486. Firm math. 4,8,1: *si per vacuum currens, quam Graeci cenodromon dicunt* et al. Heph. 3,5,48 (vgl. Heph. Epit. I 31,22). 3,9,47 (vgl. Heph. Epit. I 33,18) *et al.* Zahel CCAG V 3 (1910) p. 99,12f. Ps.Palchos CCAG VIII 1 (1912) p. 182,3. Herm. 33 *passim* (*vacuitas, vacua* [sc. *Luna*]) Anon. De stellis fixis VI 8,2 Hübner.

[668] Vgl. Ant. Epit. II 39 ex Thes. (≈ Rhet. 5,39) p. 159,2f.: κενοδρομία δέ ἐστιν Σελήνης, ὅταν μηδενὶ συνάπτῃ μήτε σωματικῶς μήτε κατὰ σχῆμα (≈ Rhet. Epit. III*a* p. 107,24f.). Den Wert von 30° nennen: Ant. Epit. I 11 ex Isag. p. 114,19-22. (≈ Rhet. Epit. III*a* p. 110,30-32). Porph. Isag. 23 p. 202,5-9. Der Begriff scheint jedoch in unterschiedlichen Bedeutungen verwendet worden zu sein: Im weiteren Sinne wird er gebraucht, wenn weder ein Planet vor noch hinter dem Mond steht. So erklären jedenfalls diesen Terminus technicus A. Bouché-Leclercq: L'astrologie (1899), 255 mit Anm. 1 und D. Pingree: From Astral Omens (1997), 35. Später scheint der Begriff unter arabischem Einfluss weiter ausgeweitet worden zu sein: Wenn der Mond im Leerlauf ist, steht kein Planet in seiner Nähe, und er wird auch von keinem Planeten aspektiert. Siehe dazu D. Pingree: From Astral Omens (1997), 72.

für das Fehlen von δορυφορία (auch in Bezug auf die Sonne) zu verwenden, gleichbedeutend mit dem untechnischen Begriff ἀδορυφόρητος.[669] Wir haben oben bereits gesehen, dass Ptolemaios die „Umschließung" (vgl. περιεχόμενα; oben S. 294, Text 80, Z. 3) mit der δορυφορία gleichsetzt. An dieser Stelle verwendet er das Verb κενοδρομεῖν untechnisch. Eventuell ist hier ein längerer Gedanke stark verkürzt worden: Wenn wir für κενοδρομεῖν die technische Bedeutung unterstellen, dass der Mond sich keinem Planeten annähert, dann ist dies die Umkehrung der ältesten Form der δορυφορία des Mondes. Steht ein Planet im Sinne der Tagesrotation hinter dem Mond, liegt δορυφορία vor; Steht kein Planet hinter dem Mond, befindet sich dieser im „Leerlauf" bzw. ist ohne Begleitung.[670] Ptolemaios scheint hier einige Termini technici durcheinander gebracht zu haben. Der Inhalt seiner Aussage ist dennoch klar: Haben Sonne und Mond keine Speerträger als Begleitung, dann deutet dies auf niedrige Verhältnisse der Eltern hin.

Nachdem Ptolemaios beide Extremsituationen beschrieben hat, kommt er zu den zwischen den Extremen liegenden Konstellationen (Ptol. Apotel. 3,5,4 [≈ Heph. 2,4,5; Text 82]):

> ἐὰν δὲ δορυφορῆται μέν, μὴ μέντοι ὑπὸ τῶν τῆς αὐτῆς αἱρέσεως (ὡς ὅταν Ἄρης μὲν ἐπαναφέρηται τῷ ἡλίῳ ἢ τῇ σελήνῃ Κρόνος) ἢ μὴ καλῶς κειμένων τῶν ἀγαθοποιῶν καὶ κατὰ τὴν αὐτὴν αἵρεσιν, μετριότητα καὶ ἀνωμαλίαν περὶ τὸν βίον αὐτῶν ὑπονοητέον.
>
> „Wenn sie von Speerträgern begleitet werden, aber nun nicht von denen derselben Partei (wie wenn Mars der Sonne folgt oder dem Mond Saturn), oder wenn die Wohltäter und die, die von derselben Partei sind, nicht gut liegen, lege dies als Mittelmäßigkeit und Unregelmäßigkeit hinsichtlich ihres Lebens aus."

Mittelmäßig sind die Verhältnisse der Eltern, wenn die Luminare zwar Speerträger haben, diese aber nicht zu derselben Partei gehören. Als Beispiel für eine Speertragung gegen die Parteizugehörigkeit fügt er an, dass Mars

---

[669] Zu ἀδορυφόρητος „ohne Speerträger" vgl. Arist. Pol. $1315^{B}28$, ferner auch den anonymen Kommentar zu unserer Stelle (Anon. in Ptol. p. 98 Wolf): κενοδρομεῖν οὐ λέγει τὸ μηδένα τῶν ἀστέρων σχηματίζεσθαι, ἀλλὰ τὸ ἐστερῆσθαι δορυφορίας.

[670] Auch Rhetorios 5,57 p. 138,3-17 (oben S. 93, Text 23) vergleicht die Wirkungen des Mondes (im Aszendenten), wenn er sich keinem Planeten annähert, mit seiner Wirkung, wenn δορυφορία vorliegt. Siehe die Besprechung oben S. 94f.

der Sonne folgt, dem Mond Saturn,[671] wählt also ein Beispiel, in denen die beiden Übeltäter gegen ihre Partei Speerträger sind.[672] Deutlich wird, dass auch ein Planet, der der Sonne folgt, ihr Speerträger sein kann. Mittelmäßig sind die Verhältnisse ebenfalls, wenn die Luminare von den Wohltätern und denen ihrer Partei[673] begleitet werden, diese aber nicht gut gestellt sind.

Im folgenden Abschnitt geht es um den Besitz der Eltern (Ptol. Apotel. 3,5,4). Über die Konstellation, die Ptolemaios unter dem Begriff δορυφορία fasst, lässt sich nichts sagen, da es hier lediglich um die Stellung der δορυφόροι zum Glückspunkt geht: Stehen sie harmonisch zu diesem errechneten Punkt, werden die Kinder den Besitz erben, liegen sie disharmonisch oder in Opposition zum Glückspunkt, dann werden die Kinder nichts von dem Besitz der Eltern haben.[674]

Was können wir aus diesem Kapitel über die Vorstellung des Ptolemaios von δορυφορία ableiten? Als Objekt der Speertragung und somit als „Könige" in dem Bild kommen lediglich Sonne und Mond in Betracht. Offenbar zeichnen sich die Speerträger durch ihre Nähe zu den Luminaren aus. Von einer δορυφορία durch Aspekt, wie wir sie in den komplizierten Theorien des Antiochos kennen gelernt haben, finden wir bei Ptolemaios keine Spur. Wie weit die Planeten maximal entfernt sein dürfen, kann anhand dieses Kapitels nicht entschieden werden. Ptolemaios sagt, dass die Umgebung der Planeten auf einen hohen sozialen Rang der Eltern hinweist, wenn die Planeten in denselben oder den angrenzenden Zeichen stehen. Damit räumt

---

671 An anderer Stelle gilt die Konstellation als durch und durch schlecht (Ptol. Apotel. 3,10,4): βλάπτει δὲ ἐξαιρέτως κατὰ μὲν τὰς ἐπαναφορὰς ἥλιον μὲν ὁ τοῦ Ἄρεως, σελήνην δὲ ὁ τοῦ Κρόνου. Es geht hier um die Frage der Überlebenschancen eines Säuglings. Nach Ptolemaios wird ein Kind, das unter einer solchen Konstellation geboren wird, nicht überleben – aber es hätte (unserer Stelle zufolge) Eltern von mittelmäßigem Rang. Hier sehen wir deutlich, dass die Intention des Horoskopdeuters eine große Rolle spielt: Dieselbe Konstellation gilt ein Mal als durch und durch schlecht, ein anderes Mal dagegen als mittelmäßig.

672 Ptolemaios wählt hier jeweils jenen Planeten aus, den er oben für eine hervorragende δορυφορία ausgeschlossen hatte, siehe oben S. 294, Text 80: Dort spricht er von den Wohltätern.

673 S. Feraboli (ed.): Claudio Tolomeo (^{2}1989), 197 übersetzt: „o i pianeti benefici non sono dignificati e non sono della stessa setta". Doch κατὰ τὴν αὐτὴν αἵρεσιν kann kaum „nicht von derselben Partei" heißen.

674 Der Glückspunkt ist einer der errechneten „Lospunkte", dazu oben S. 75, Anm. 222. Hephaistion erklärt an der Parallelstelle, wie man den Glückspunkt berechnet: Man misst den Abstand von der Sonne zum Mond und zieht diesen dann vom Aszendenten ab (Heph. 2,4,6). Vgl. auch die Erklärung von Valens, unten S. 331f. mit Anm. 739.

er für eine günstige Form der Begleitung einen Abstand von bis zu 59,9° ein. Für eine weniger günstige Form der Begleitung könnte eventuell ein größerer Abstand möglich sein, doch darüber gibt Ptolemaios keine Auskunft.[675] Besonders gut ist die Speertragung, wenn die Speerträger der Sonne vorangehen und dem Mond folgen. Dies erinnert an die alte Lehre von der δορυφορία. Allerdings sind diese bestimmten Stellungen zu Sonne und Mond nicht zwingend notwendig, damit δορυφορία vorliegt, wie vor allem an dem Beispiel deutlich wird, in dem Mars der Sonne folgt. Weder eine bestimmte zodiakale noch eine bestimmte mundane Stellung scheint nötig zu sein. Jedoch verbessern sich die Prognosen, wenn die Speerträger gut gestellt sind. Ebenso wirkt es sich positiv aus, wenn sie zu derselben Partei gehören wie das jeweilige Luminar. Obwohl Ptolemaios den Begriff δορυφορία in einer stark ausgeweiteten Bedeutung benutzt, gilt bei ihm jene Stellung, die ursprünglich allein δορυφορία genannt wurde, als die beste.

Ähnliche Aussagen über den sozialen Status der Eltern finden wir in der Epitome IV des Rhetorios. Das Kapitel 24 ist überschrieben: Περὶ γονέων, „Über die Eltern“. Darin heißt es (Rhet. Epit. IV 24 p. 187,25-29; [Text 83]):

ζήτει δὲ καὶ τὰς τῶν φώτων δορυφορίας, ἐπὶ μὲν Ἡλίου τὰς ἑῴους, ἐπὶ δὲ Σελήνης τὰς ἑσπερίους, ἀλλὰ καὶ τὰς ἐμπεριοχὰς τῶν φώτων· ἐὰν δὲ παραιρέται δορυφορῶσι τὰ φῶτα, οὐκέτι τὴν αὐτὴν εὐτυχίαν ἕξουσι οἱ γονεῖς, μάλιστα δὲ ἐὰν Ἄρης ἐπαναφέρηται τῷ Ἡλίῳ, Κρόνος δὲ τῇ Σελήνῃ.

1 δορυφορίας coni. Kroll δυσφορίας cod. quem secutus est Olivieri || **2** post Σελήνης interpunxit Olivieri, non ita post ἑσπερίους

1-3 „Untersuche auch die Speertragungen der Luminare, bei der Sonne die östlichen, beim Mond die westlichen, aber
3-6 auch die Umschließungen der Luminare: Wenn die Planeten von der anderen Partei die Luminare als Speerträger begleiten, werden die Eltern nicht mehr dasselbe Glück ha-

[675] Vgl. den Kommentar hierzu von Hieronymos Cardanus (Card. astr. iud. 3,4,10 p. 255): *primum* [sc. *observare oportet*] *ut luminare habeat satellitium, id est, planetas propinquos ad triginta gradus.* Cardanus begrenzt das *satellitium* also auf einen maximalen Abstand von 30°. Für diese Begrenzung finden wir bei Ptolemaios keinen Anhaltspunkt.

> ben, besonders wenn Mars der Sonne folgt, Saturn dem Mond.“

Im Unterschied zu Ptolemaios unterscheidet der Verfasser hier explizit zwischen δορυφορία und ἐμπεριοχή: Man soll die Speertragung untersuchen, aber auch die Umschließung (ἀλλὰ καί, Z. 2).[676] Hervorgehoben wird der Fall, dass die Speertragung der Sonne im vorangehenden Teil stattfinden, die des Mondes im Folgenden. Wichtig für die Deutung ist die Parteizugehörigkeit der Speerträger: Wenn die Speertragung gegen die Parteizugehörigkeit verläuft, wird das Glück der Eltern nicht mehr so gut sein. Der Epitomator bietet dasselbe Beispiel wie Ptolemaios: Mars folgt der Sonne, Saturn dem Mond. Daraus können wir auch entnehmen, dass es hier nicht zu den notwendigen Kriterien gehört, dass die Speerträger der Sonne vorangehen und dem Mond folgen.

Die späte pseudepigraphe Schrift mit dem Titel *Liber Hermetis* scheint das Verb *associare* als lateinische Entsprechung für δορυφορεῖν zu verwenden. Bei der Behandlung des Themas ‚Eltern' soll man zuerst prüfen, ob sich den Luminaren Planeten ihrer Partei als Begleiter anschließen (*adsociare*).[677] Dann heißt es (Herm. 20,3f. p. 70 Feraboli [Text 84]):

> *si Saturnus et Iupiter Solem associaverint familiariter in eodem signo vel in anteriori et oriantur ante Solem eoi cum Mercurio, qui communis, Mars vero et Venus, qui non sunt de praedicta condicione, oriantur post Solem, dicimus quod pater est regi<u>s, quia hi, qui sunt eiusdem condicionis cum Sole, associaverunt eum anterius, hi vero, qui non sunt eiusdem condicionis, posterius.* (4) *in Luna vero contrarium, quod si hi qui sunt suae condicionis (videlicet Mars, Venus et Mercurius) sint hesperii orientales et oriantur post Lunam eam associantes, alii vero, qui non sunt suae condicionis, scilicet Saturnus et Iupiter, sint eoi orientales et ante Lunam, dicimus, quod mater est regina.*

---

[676] ἐμπεριοχή ist wohl gleichbedeutend mit ἐμπερίσχεσις. Siehe LSJ s.v. ἐμπεριοχή. Die Epitome bezieht sich nach D. Pingree auf Rhet. 5,97 und 99-101, wobei Rhet. 5,97 von den Eltern handelt, vgl. D. Pingree: Antiochus (1977), 218. Ein Vergleich mit diesem Kapitel (Rhet. 5,97 p. 218,9-219,35) zeigt, dass dort keine parallele Aussage zur δορυφορία oder einer ähnlichen Konstellation zu finden ist.

[677] M. Ihm: *associo* (1906), 905,33: „*ab* ad *et* socius *vel* sociare.“ Das Verb ist zuerst bei Stat. Theb. 3,454 belegt.

5 *regis* cod. quem secuta est Feraboli *regius* coni. Gundel | *quia* coni. Gundel tacite, quem secuta est Feraboli *qui* cod. || **7** *sunt* coni. Gundel tacite, quem secuta est Feraboli *fuerunt* cod. || **8** *quod si hi* Feraboli tacite *quod hi* Gundel tacite || **10** *qui* coni. Gundel, quem secuta est Feraboli *que* cod. || **12** *regina* Gundel tacite *reginae* Feraboli tacite

1-7 „Wenn sich Saturn und Jupiter der Sonne auf affine Weise in demselben Zeichen oder in dem vorangehenden als Begleiter anschließen und mit Merkur, der ambivalent ist, morgendlich sichtbar vor der Sonne aufgehen, Mars aber und Venus, die nicht von der gerade genannten Partei sind, hinter der Sonne aufgehen, sagen wir, dass der Vater königlich ist, weil sich die, die mit der Sonne zu derselben Partei gehören, ihr vorn als Begleiter anschließen, die aber,
7-12 die nicht von derselben Partei sind, hinten. (4) Beim Mond aber das Entgegengesetzte: wenn sich nun die, die von seiner Partei sind (nämlich Mars, Venus und Merkur) in der Phase ihrer abendlichen Sichtbarkeit befinden und hinter dem Mond sichtbar werden und sich ihm so als Begleiter anschließen, die anderen aber, die nicht von seiner Partei sind (nämlich Saturn und Jupiter) morgendlich sichtbar und vor dem Mond sind, sagen wir, dass die Mutter eine Königin ist."

Zunächst gilt es zu prüfen, welche Konstellationen mit folgenden Ausdrücken bezeichnet werden: *oriantur ante Solem eoi* (Z. 2), *oriantur post Solem* (Z. 4), *sint hesperii orientales et oriantur post Lunam* (Z. 9f.), *sint eoi orientales et ante Lunam* (Z. 11f.). Das Adjektiv *eoi* (Z. 2; griech.: ἑῷοι) bezeichnet die Planeten, die der Sonne vorangehen. Nicht ganz klar ist, ob das Verb *oriri* hier lediglich „aufgehen", im Sinne von „den Osthorizont überschreiten" heißt, oder aber im Sinne von „sich in der Phase der Sichtbarkeit befinden" steht. Ebenso unklar ist, ob der Ausdruck *oriantur post Solem* nur soviel bedeutet wie „hinter der Sonne den Osthorizont überschreiten" oder aber „hinter der Sonne sichtbar werden".[678] Mit Sicherheit festzuhalten ist le-

[678] In der Appendix I wird gezeigt, dass Firmicus Maternus die lateinische Wendung *matutina in ortu* in der Bedeutung „in der Phase der morgendlichen Sichtbarkeit" und *vespertina in ortu* entsprechend im Sinne von „in der Phase der abendlichen Sichtbarkeit" verwendet. Siehe unten S. 440-447 mit den Texten 126-129.

diglich, dass Saturn, Jupiter und Merkur vor der Sonne aufgehen und in demselben Zeichen oder in dem vorangehenden stehen, und dass Mars und Venus der Sonne folgen. Ob die Planeten sichtbar sind oder in Sonnennähe unsichtbar, können wir allein aus dieser Stelle nicht entscheiden.

Prüfen wir die Stellungen der Planeten zum Mond. Zunächst heißt es von Mars, Venus und Merkur: *sint hesperii orientales et oriantur post Lunam* (Z. 9f.). Die lateinische Junktur *hesperii orientales* entspricht dem griechischen Ausdruck ἑσπέριοι ἀνατολικοί. Drei Bedeutungen sind möglich:[679] Die Planeten machen einen Abendaufgang in Opposition zur Sonne. Dies ist hier auszuschließen, da Venus und Merkur keinen Abendaufgang in diesem Sinne machen können.[680] Eine zweite Bedeutung ist das Abenderst, das allerdings nur Venus, Merkur und der Mond machen können, nicht aber Mars, so dass auch diese Bedeutung ausscheidet. Die letzte Möglichkeit ist die in der astrologischen Fachsprache gebräuchliche Verwendung der Junktur im Sinne von „in der Phase der abendlichen Sichtbarkeit sein“. Die Begleiter des Mondes erfüllen hier somit zugleich eine bestimmte Stellung zur Sonne und zum Mond. Daher erklären sich auch die zweigliedrigen Ausdrücke: *sint hesperii orientales et oriantur post Lunam* und *sint eoi orientales et ante Lunam.*[681] Bei der Stellung der Begleiter zur Sonne heißt es lediglich: *oriantur ante Solem eoi* und *oriantur post Solem.* Wir dürfen wohl annehmen, dass die Begleiter der Sonne ebenfalls sichtbar sind. Die Sichtbarkeit scheint allerdings kein notwendiges Kriterium für die Begleitung zu sein, da es später heißt (Herm. 20,6 p. 71 Feraboli [Text 85]):

> *item si fuerint associantes sub radiis, amplius minora ea quae sunt de parentibus dicimus.*
>
> „Ebenso nennen wir die Umstände, die die Eltern betreffen, eher geringer, wenn die begleitenden Planeten unter den Strahlen [sc. der Sonne verborgen] sind.“

---

679 Siehe dazu oben S. 45-47 und ausführlich unten die Appendix I mit der Übersicht auf S. 473, Abb. 54.

680 Venus und Merkur können sich nicht so weit von der Sonne entfernen, vgl. oben S. 42f.

681 Auch bei Serapion könnte die Phrase ἑσπέριοι δὲ Σελήνῃ ἐπαναφερόμενοι (oben S. 49, Text 4, Z. 2f.) so gedeutet werden, dass die Speerträger des Mondes in der Phase ihrer abendlichen Sichtbarkeit sind (ἑσπέριοι), also der Sonne in einem Abstand von mehr als 15° folgen, und zugleich auch dem Mond folgen, dass also für die Speertragung des Mondes eine bestimmte Stellung zu beiden Luminaren vorliegen muss, siehe dazu oben S. 58f.

Wenn die Begleiter also in dem Bereich der Unsichtbarkeit in Sonnennähe sind (*sub radiis*, griech: δυτικοί)[682], dann schmälert dies die Prognosen hinsichtlich der Eltern. Die Sichtbarkeit ist zwar keine notwendige Bedingung für die Begleitung, aber sie wirkt sich positiv auf die Prognosen aus.

Besonders verheißungsvoll für den sozialen Rang des Vaters ist es, wenn die Tagplaneten (Saturn, Jupiter) und der ambivalente Merkur in der Phase ihrer morgendlichen Sichtbarkeit sind, wobei sie höchstens in dem der Sonne vorangehenden Zeichen stehen dürfen, die Nachtplaneten (Mars und Venus) sich dagegen in der Phase ihrer abendlichen Sichtbarkeit befinden, also der Sonne folgen (siehe Abb. 31a). Dann heißt es, dass es beim Mond umgekehrt sei (Z. 7f.): Die Planeten der Nachtpartei und der ambivalente Merkur sind abendlich sichtbar und folgen dem Mond, die Tagplaneten dagegen sind in der Phase ihrer morgendlichen Sichtbarkeit und gehen dem Mond voran (siehe Abb. 31b). Das dies der Begleitung der Sonne entgegengesetzt ist, ist nicht richtig: Denn es verändert sich lediglich die Position des ambivalenten Merkur. Sowohl der Sonne als auch dem Mond gehen Saturn und Jupiter voran, während Mars und Venus folgen, sofern es sich um die besonders günstige Begleitung handelt, die auf königliche Eltern verweist. Bei der hier dargestellten besonders günstigen Form der Begleitung handelt es sich genau genommen um eine bestimmte Art der Umschließung,[683] da Sonne und Mond jeweils von Planeten umgeben sind. Es fällt allerdings auf, dass die Speerträger des Mondes auch eine bestimmte Stellung zur Sonne einnehmen, da sie sich in der Phase ihrer morgendlichen bzw. abendlichen Sichtbarkeit befinden müssen.[684] Bei der Begleitung der Sonne spielt dagegen die Stellung ihrer Speerträger zum Mond keine Rolle. Nach diesem Verfahren der Prognostik kann also eine Genitur einen königlichen Vater verheißen, während die Mutter ruhmlos ist. Aber eine königliche Mutter wird ein Horoskopdeuter immer nur dann voraussagen können, wenn auch der Vater

[682] Siehe dazu ausführlich unten S. 440-448.

[683] Auch Ptolemaios spricht davon, dass eine Genitur, in der die Planeten die Luminare umgeben und höchstens im angrenzenden Zeichen stehen, als besonders gut für die soziale Stellung der Eltern gedeutet wird. Siehe dazu oben S. 294, Text 80, Z. 4f.

[684] Man beachte, dass sich Venus und Merkur in der Phase ihrer abendlichen Sichtbarkeit befinden und dem Mond folgen. Dies ist nur in der Zeit um Neumond (im Sinne der ersten Sichtbarkeit des Mondes) möglich, da sich Merkur maximal 27°50′ von der Sonne entfernen kann. Siehe dazu oben S. 43 mit Anm. 128. Oben wurde bereits die Vermutung angestellt, dass die Monddoryphorie eventuell auf Beobachtungen des Neumondes (im Sinne der ersten Sichtbarkeit) zurückgehen. Dieser Text könnte unsere These stärken. Siehe dazu oben S. 104-106.

königlich sein wird, da die Planeten bei der besonders günstigen Speertragung zum Mond immer auch die besonders günstige Stellung zur Sonne einnehmen – bis auf den ambivalenten Merkur.

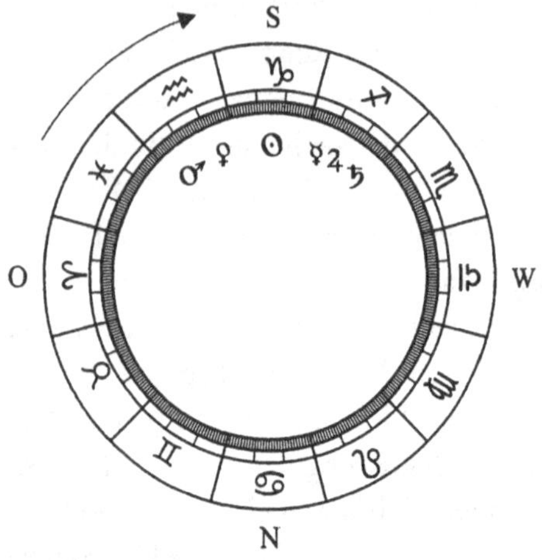

Abb. 31a: „Königliche" Speertragung der Sonne nach Hermes

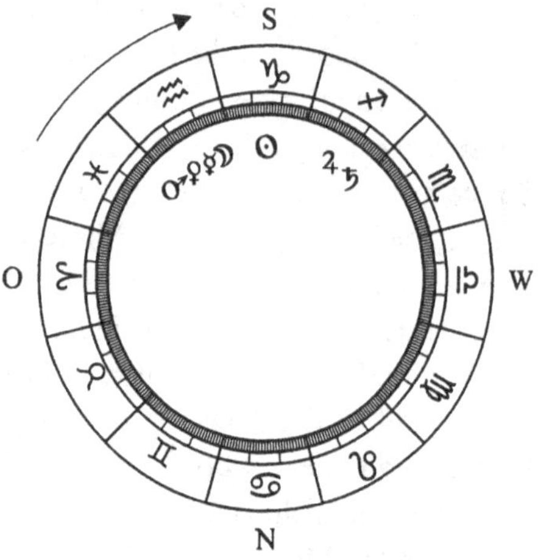

Abb. 31b: „Königliche" Speertragung des Mondes nach Hermes

Wir können festhalten, dass das lateinische Verb *associare* offenbar dem griechischen Terminus technicus δορυφορεῖν entspricht.[685] Die Speertragung kann auf beiden Seiten der Luminare stattfinden, wobei die Planeten der Tagpartei in einem besonders günstigen Fall den Luminaren vorangehen, die Nachtplaneten dagegen folgen, wobei sie sich jeweils in der Phase ihrer Sichtbarkeit befinden. Im Unterschied zu den bisher erörterten Vorstellungen haben wir hier eine weitere Abwandlung der ältesten Form von δορυφορία: Es heißt nicht, dass die Speerträger in dem besonders günstigen Fall der Sonne vorangehen und dem Mond folgen, sondern dass die Planeten, die zur Sonnenpartei gehören, vorangehen, und die Planeten, die zur Mondpartei gehören, folgen. Wenn sich die Planeten in dieser Weise der Sonne als „Kameraden" (*socii*) anschließen, dann wird der Vater königlich sein, wenn sie sich

[685] Hieronymus Cardanus gibt den Begriff δορυφορία in seinem Kommentar zu den *Apotelesmatika* des Ptolemaios mit *satellitium* wieder (Card. astr. iud. 3,4,10 p. 253 *et al.*), siehe z.B. oben S. 295 Anm. 675. Leo Allatius, der im 17. Jh. die unter dem Namen des Proklos überlieferte Paraphrase der *Apotelesmatika* ins Lateinische übersetzt, wählt den Begriff *comitatus* (Ps.Prokl. in Ptol. Apotel. p. 163 *et al.*). Zu Hieronymus Cardanus, Leo Allatius und der Proklosparaphrase siehe W. Hübner: Ptolemaios (2001), 567f.

dem Mond anschließen, wird die Mutter königlich[686] sein, wobei diese nicht ohne einen königlichen Vater prognostiziert werden kann. Es geht im Text mit verschiedenen Modifikationen weiter: Wenn zum Beispiel die Planeten der Sonnenpartei folgen, die der Mondpartei vorangehen, bedeutet dies eine Beeinträchtigung der Prognosen.[687] Ferner wirkt sich die Zahl der Begleiter auf die Prognosen aus: Die Eltern sind berühmter, wenn sich viele Planeten als Begleiter anschließen, weniger berühmt, wenn es weniger Planeten sind.[688]

Zusammenfassung und Deutung: Die Reflexion des Urbildes

Ptolemaios (und in seiner Folge Hephaistion), eine Epitome aus Rhetorios und der *Liber Hermetis* berichten, dass innerhalb der Genethlialogie die δορυφορία herangezogen wird, um Aussagen über die Eltern des Geborenen zu treffen. Als Objekte der Speertragung fungieren in diesen Texten ausschließlich die Luminare, während die Vorstellung, dass einer der echten fünf Planeten Speerträger haben kann, hier nicht nachzuweisen ist.

Die Speerträger zeichnen sich vor allem durch die Nähe zu Sonne und Mond aus, wobei ihre konkrete Stellung zu den Luminaren nicht festgelegt ist: Sie können grundsätzlich beiden Luminaren sowohl vorangehen als auch folgen. Ptolemaios spricht davon, dass die Luminare auf beiden Seiten von Speerträgern umgeben sind und vermengt hier offenbar die Lehre von der ἐμπερίσχεσις mit der δορυφορία. Sowohl Ptolemaios als auch der Verfasser der Epitome aus Rhetorios heben den Fall besonders hervor, dass die Speerträger der Sonne vorangehen und dem Mond folgen. Betont wird in diesen beiden Texten zusätzlich, dass die Speertragung den Eltern eine besonders hohe soziale Stellung verheißt, wenn die Planeten zu derselben Partei gehören wie das Luminar, dessen Speerträger sie sind. Diese beiden Kriterien (Stellung zum Luminar und Partei) werden im *Liber Hermetis* auf

686 Hier bieten W. Gundel und S. Feraboli einen unterschiedlichen Text. Überliefert ist der Genitiv *regis* „[sc. Vater] eines Königs". Ob der Genitiv *reginae* oder der Nominativ *regina* überliefert ist, kann ich nicht entscheiden, S. Feraboli schreibt stillschweigend *reginae*, W. Gundel *regina*. Näher liegt es, der Edition von W. Gundel zu folgen, der *regius* konjiziert und *regina* liest, da es um Prognosen hinsichtlich der Eltern und nicht der Kinder geht. Falls der Genitiv *reginae* überliefert ist, wie die Edition von S. Feraboli nahe legt, könnte man erwägen, vor *regis* und vor *reginae* ein *modo* zu ergänzen, im Sinne von „ist der Vater von der Art eines Königs" und entsprechend „ist die Mutter von der Art einer Königin".

687 Herm. 20,5 p. 70 Feraboli.

688 Herm. 20,5 p. 70 Feraboli.

eigentümliche Weise kombiniert: Dort heißt es, dass die Planeten, die zur Mondpartei gehören, den Luminaren folgen (auch der Sonne), die der Sonnenpartei dagegen den Luminaren vorangehen (auch dem Mond). Hier ist also nicht mehr die Stellung zu einem Luminar allein ausschlaggebend, sondern die Kombination von Stellung und Parteizugehörigkeit. Einen königlichen Vater verheiße es, wenn die Tagplaneten und Merkur der Sonne vorangehen, die Nachtplaneten folgen, eine königliche Mutter, wenn die Tagplaneten dem Mond vorangehen und die Nachtplaneten und Merkur folgen. Bei dieser besonders günstigen Form der Begleitung handelt es sich zugleich um eine Umschließung.

Das Prinzip der Reflexion ist hier leicht zu durchschauen: Sonne und Mond stehen für Vater und Mutter. Die δορυφόροι sind die Statussymbole. Sind keine Statussymbole vorhanden, dann sind die Eltern unbedeutend und ruhmlos. Haben sie dagegen Statussymbole, dann wird geprüft, wie viele es sind und wie stark sie im Horoskop gestellt sind. Daran entscheidet sich, welcher soziale Status den Eltern prognostiziert wird: Je mehr Speerträger vorhanden sind und je stärker diese gestellt sind, desto höher wird der soziale Status der Eltern sein.

2. Prognosen über den sozialen Status des Nativen

In dem zweiten Kapitel, in dem Ptolemaios die Lehre von der δορυφορία zur Deutung eines Horoskops heranzieht, geht es um den sozialen Status des Geborenen. Weitere Aussagen über die Anwendung der δορυφορία innerhalb dieser Thematik finden wir ungefähr zu derselben Zeit bei Vettius Valens, dann bei Hephaistion, der Ptolemaios fast wortgetreu wiedergibt, und in der Epitome II aus den Θησαυροί des Antiochos. Zu dem Kapitel aus der Epitome II existiert eine Parallelüberlieferung innerhalb einer Epitome aus dem Werk des Rhetorios. Ptolemaios, Valens und auch Antiochos sind in späterer Zeit stark rezipiert worden, und so finden sich einige spätere Zeugnisse mit ähnlichen Aussagen, die jedoch nicht im Einzelnen diskutiert werden müssen, da sie zu keinen tieferen Erkenntnissen über die Lehre der δορυφορία führen. Auch in der lateinischen Fachschriftstellerei scheint die Lehre ihren Niederschlag gefunden zu haben, wie eine Parallelstelle zu Ptolemaios bei Firmicus Maternus zeigt.

Die folgende Darstellung geht gemäß der Chronologie vom Text des Ptolemaios aus. Ausschlaggebend für die Beurteilung eines Horoskops in Hinsicht auf den sozialen Status des Geborenen sind nach Ptolemaios die Luminare und ihre Speerträger. Wie in dem Kapitel über die Eltern beginnt Ptolemaios auch hier mit den beiden Extremsituationen. Es heißt (Ptol. Apotel. 4,3,1 [≈ Heph. 2,18,2; Text 86]):[689]

γ̄. Περὶ τύχης ἀξιωματικῆς

τὰ δὲ τῆς ἀξίας καὶ τῆς τοιαύτης εὐδαιμονίας δεήσει σκοπεῖν ἀπό τε τῆς τῶν φώτων διαθέσεως καὶ τῆς τῶν δορυφορούντων ἀστέρων οἰκειώσεως αὐτοῖς· ἐν ἀρρενικοῖς μὲν γὰρ ζῳδίοις ὄντων ἀμφοτέρων τῶν φώτων καὶ ἐπικέντρων ἤτοι ἀμφοτέρων πάλιν ἢ καὶ τοῦ ἑτέρου, μάλιστα δὲ τοῦ τῆς αἱρέσεως, καὶ δορυφορουμένων ὑπὸ τῶν πέντε πλανωμένων ἡλίου μὲν ὑπὸ ἑῴων, σελήνη<ς> δὲ ὑπὸ ἑσπερίων, οἱ γεννώμενοι βασιλεῖς ἔσονται.

„3. Über den sozialen Status

2-4 Die Umstände in Bezug auf das Ansehen und solcherlei
Glück wird man ausgehend von der Stellung der Luminare
und der Affinität der speertragenden Planeten mit ihnen
4-10 prüfen müssen. Wenn sich nämlich beide Luminare in
männlichen Zeichen befinden und sie entweder wiederum beide kardinal gestellt sind oder auch nur das eine von beiden, besonders das von der Partei, und wenn sie von den fünf Planeten als Speerträgern begleitet werden, [sc. und zwar] die Sonne von den morgendlichen, der Mond von den abendlichen, werden die Geborenen Könige sein."

Möchte man also aus einem Horoskop Prognosen bezüglich des sozialen Status des Nativen ableiten, dann gilt es, zunächst zwei Punkte zu berücksichtigen: Die Stellung der Luminare und die Verwandtschaft der Speerträger mit ihnen. Drei Kriterien zeigen dem Horoskopdeuter an, dass ein Geborener König wird. Erstens: Beide Luminare stehen in männlichen Zeichen (zodiakale Stellung). Zweitens: Beide oder aber nur eines, besonders das Luminar, das von derselben Partei ist wie die Genitur (also bei einer Taggeburt

[689] Zu Ptol. Apotel. 4,3 vgl. auch A. Bouché-Leclercq: L'astrologie (1899), 437-442.

die Sonne, bei einer Nachtgeburt der Mond) befinden sich in einem Kentron (mundane Stellung).[690] Drittens: Sie werden von den fünf Planeten als Speerträger begleitet, wobei die Speerträger der Sonne vorangehen, dem Mond aber folgen. Nicht ganz klar ist an dieser Stelle, ob der Ausdruck ἡλίου μὲν ὑπὸ ἑῴων, σελήνη<ς> δὲ ὑπὸ ἑσπερίων (Z. 8f.) in Form einer Parenthese explikativ steht, um δορυφορουμένων zu erklären, oder ob es spezifizierend gebraucht ist, um diese Form der Speertragung von einer möglichen anderen abzuheben. Im ersten Fall (explikativ) könnte man deutlicher übersetzen: „und wenn sie [sc. die Luminare] von den fünf Planeten als Speerträgern begleitet werden ([sc. das heißt] die Sonne von den morgendlichen, der Mond von den abendlichen)", im zweiten Fall (spezifizierend): „und wenn sie von den fünf Planeten als Speerträgern begleitet werden, [sc. und zwar] die Sonne von den morgendlichen, der Mond von den abendlichen." Da Ptolemaios in diesem Kapitel keine alternative Stellung von Speerträgern und Luminaren nennt, könnte man meinen, dass es sich hier um eine das Partizip δορυφορουμένων erklärende Parenthese handelt. So hat es offenbar der anonyme Kommentator verstanden, der an dieser Stelle die oben bereits behandelte Definition einfügt,[691] die besagt, dass die Speerträger der Sonne vorangehen und nicht weiter als ein Zeichen von ihr entfernt sein dürfen, die des Mondes in derselben Distanz folgen.[692] Nehmen wir jedoch die Aussagen über die δορυφορία hinzu, die Ptolemaios in dem Kapitel über die Eltern (Ptol. Apotel. 3,5) trifft, dann wird deutlich, dass das Vorangehen der Speerträger der Sonne sowie das Folgen der Speerträger des Mondes zwar eine besonders günstige, aber keine zwingend erforderliche Bedingung für Speertragung darstellt. In der dem Proklos zugeschriebenen Paraphrase, die wohl aus by-

---

690 Vgl. auch Maneth. I[V] 26-28: Ἠέλιος κέντροισι παρὼν κερόεσσά τε Μήνη, | ὃς μὲν ἐν ἀρσενικοῖσι παρών, Μήνη δέ τ' ἐναλλάξ, | γεννῶσιν βασιλῆας ὑπερθύμους τε δυνάστας. Ebd. 277-280: ἡνίκα δ' ἡ Κερόεσσα μέσον πόλον ἀμφιβεβῶσα | νυκτερινοῦ θέματος κατὰ μοῖραν ἰοῦσα φαανθῇ | Ἠελιος τ' ἐπίκεντρος ἐν ἀρσενικοῖσι τόποισιν, | γεννῶσιν βασιλῆα, θεὸν βροτὸν ἀνθρώποισιν. Siehe auch ebd. 281-283. II[I] 387-390.391-393. III[II] 217-220.221-227. Zur Sonne im Aszendenten vgl. auch Kam. Zod. 681-683: εἰ δ' Ἥλιος φθάσειεν εἰς ὡροσκόπον, | περὶ βασιλείας τε καὶ λαμπρᾶς τύχης, | τιμήν τε πολλῶν ἀξιωμάτων φέρει. Von der Sonne in der Himmelsmitte: Kam. Zod. 703f.: ἐν τῷ δεκάτῳ τῆς βασιλείας κράτος | πολλήν τε τιμήν, ὕψος ἀξιωμάτων. Vom Mond: Kam. Zod. 900-904.

691 Siehe oben S. 98, Text 24.

692 Auch A. Bouché-Leclercq: L'astrologie (1899), 437 versteht den Ausdruck in dieser Weise. W. Hübner (ed.): Claudius Ptolemaeus (1998) legt ebenfalls dieses Verständnis nahe, da er den Ausdruck in runde Klammern setzt.

zantinischer Zeit stammt,[693] wird der Text folgendermaßen wiedergegeben (Ps.Prokl. in Ptol. Apotel. p. 244 [Text 87]):

> μάλιστα δὲ καὶ τὴν δορυφορίαν τῶν πέντε πλανήτων ποιουμένων, καὶ δορυφορουμένου μὲν τοῦ Ἡλίου ὑπὸ ἀνατολικῶν, τῆς δὲ Σελήνης ὑπὸ δυτικῶν, οἱ γεννώμενοι βασιλεῖς ἔσονται.
>
> „Besonders, wenn die fünf Planeten die Speertragung bilden, und die Sonne von den östlichen[694], der Mond von den westlichen als Speerträger begleitet wird, werden die Geborenen Könige."

Der Verfasser dieser Paraphrase scheint den ptolemäischen Ausdruck ἡλίου μὲν ὑπὸ ἑῴων, σελήνη<ς> δὲ ὑπὸ ἑσπερίων (oben S. 305, Text 86, Z. 8f.) als Spezifizierung und nicht als Definition verstanden zu haben. Da Ptolemaios in dem Kapitel über die Eltern auch andere Stellungen als δορυφορία bezeichnet, wie etwa den Fall, dass Mars der Sonne folgt, nehme auch ich an, dass der Ausdruck ἡλίου μὲν ὑπὸ ἑῴων, σελήνη<ς> δὲ ὑπὸ ἑσπερίων spezifizierend steht. Es handelt sich um die besonders positiv wirkende Speertragung.

In dem folgenden Abschnitt nennt Ptolemaios verschiedene Faktoren, die die günstige Stellung von Luminaren und Speerträgern weiter modifizieren. Da wir hieraus keine neuen Aussagen über die δορυφορία ableiten können, soll es genügen, diese Passagen kurz zu paraphrasieren: Die Genitur verheißt noch größere Macht, wenn die Speerträger selbst auch in einem Kentron stehen oder wenn sie die Himmelsmitte aspektieren. Noch besser ist es, wenn die Speerträger die Kentra von rechts aspektieren (Ptol. Apotel. 4,3,2). Wenn die Planeten so gestellt sind, der Mond sich aber nicht in einem männlichen Zeichen befindet, dann beeinträchtigt dies die so günstige Stellung. Wenn die Speerträger aber nicht in einem Kentron stehen oder die Kentra aspektieren, dann verheißt die Genitur zwar Ehre, aber nur mäßige (Ptol. Apotel. 4,3,3). Die Stellung der Luminare im Horoskop zeigt also die grundlegende Tendenz an, die Stellung der Speerträger dient zur Modifikation der Prognose.

---

693 Vgl. W. Hübner: Ptolemaios (2001), 568.

694 Hier ist erneut die Verwechselung von ἑῷοι und ἀνατολικοί sowie von ἑσπέριοι und δυτικοί zu konstatieren. Siehe auch oben S. 295 Anm. 666 und unten S. 466 mit Anm. 1010.

Nachdem Ptolemaios verschiedene positiv zu bewertende Möglichkeiten durchgespielt hat, in denen beide oder zumindest ein Luminar in einem Kentron steht, kommt er zu den extrem schlechten Prognosen, die daraus abgeleitet werden, dass kein Luminar in einem Kentron steht (Ptol. Apotel. 4,3,4 [≈ Heph. 2,18,3; Text 88]):

> ἐὰν δὲ τὰ μὲν φῶτα μὴ ᾖ ἐπίκεντρα, τῶν δὲ δορυφορούντων ἀστέρων οἱ πλεῖστοι ἤτοι ἐπίκεντροι ὦσιν ἢ συσχηματίζωνται τοῖς κέντροις, ἐν ἀξιώμασι μὲν ἐπιφανεστέροις οὐ γενήσονται, ἐν προαγωγαῖς δὲ πολιτικαῖς καὶ μετριότητι περὶ τὰς κατὰ τὸν βίον προλήψεις [...], τέλεον δὲ ταπεινοὶ καὶ κακοδαίμονες γίνονται ταῖς τύχαις, ὅταν μηδέτερον τῶν φώτων μήτε κεκεντρωμένον ᾖ μήτ' ἐν ἀρρενικῷ ζῳδίῳ τυγχάνῃ μήτε δορυφορῆται ὑπὸ τῶν ἀγαθοποιῶν.

> 1-5 „Wenn sich die Luminare nicht in einem Kentron befinden und sich die meisten von den speertragenden Planeten entweder in einem Kentron befinden oder die Kentra aspektieren, werden sie zwar nicht in besonders bedeutenden Ehrenstellungen geboren werden, aber in politischen Rängen und in Mittelmäßigkeit bezüglich der Erwartungen be-
> 6-9 treffs ihres Lebens [...], und schließlich werden sie elendig und unglücklich in ihrem Schicksal, immer wenn keines der beiden Luminare weder in einem Kentron noch in einem männlichen Zeichen steht, noch von guten Planeten als Speerträgern begleitet wird."

Auch hier modifiziert die mundane Stellung der Speerträger die Prognosen: Stehen die Luminare nicht in einem Kentron, besetzen oder aspektieren aber die Speerträger die Kentra, dann werden die Geborenen von mittelmäßigem Rang sein. Stehen die Luminaren jedoch weder in einem Kentron noch in einem männlichen Zeichen und werden sie nicht von guten Planeten als Speerträgern begleitet, dann bedeutet dies elendige Verhältnisse. Die kardinale Stellung der Luminare gehört somit nicht zu den notwendigen Bedingungen für Speertragung. In den letzten beiden Paragraphen dieses Kapitels (Ptol. Apotel. 4,3,5f.) erklärt Ptolemaios, dass man die vielen zwischen den Extremen liegenden Schicksale aus den speziellen Eigenschaften der Luminare und aus denen ihrer Speerträger erkennt. Sind die guten Planeten oder die Planeten von derselben Partei Speerträger, so wirkt sich dies positiv aus.[695] Speerträger der entgegengesetzten Partei dagegen oder Übeltäter beeinträchtigen die Prognosen. Das Kapitel endet mit einer Aufzählung der Wirkungen, die jeder Planet hat, wenn er die Herrschaft bei der Speertragung innehat (Ptol. Apotel. 4,3,6: τὴν κυρίαν δορυφορίας ἔχων). Wir dürfen wohl annehmen, dass der Planet die „Herrschaft der Speertragung" hat, der im Vergleich zu den anderen Speerträgern am stärksten gestellt ist. Doch führt Ptolemaios dies nicht weiter aus. Er lehrt, dass Saturn Macht durch Besitz bewirkt, Jupiter und Venus durch Gunst, Geschenke, Ehren und Großherzigkeit, Mars durch Feldzüge, Siege und Furcht der Untergebenen, Merkur durch Verstand, Bildung, Umsicht und Geschäftstüchtigkeit (Ptol. Apotel. 4,3,6). Als Speerträger üben die Planeten also die ihnen üblicherweise zugeschriebenen Eigenschaften in positiver Weise aus. Ähnliche Auflistungen der Wirkungen der Planeten als δορυφόροι finden sich in der Epitome II aus den Θησαυροί des Antiochos und in der Epitome IV aus Rhetorios.[696]

Über die Stellungen von Speerträgern zu den Luminaren erfahren wir hier nicht viel. Die Luminare müssen nicht zwingend in einem Kentron stehen. Die Stellung der Speerträger vor der Sonne bzw. hinter dem Mond bewertet Ptolemaios auch in diesem Kapitel als besonders gut. Über die Deutungsmethode im Allgemeinen lässt sich Folgendes festhalten: Die für die detaillierteren Analysen grundlegende Tendenz ergibt sich aus der Stellung der Luminare. Hinsichtlich der mundanen Stellung ist es wichtig, dass die Luminare in einem Kentron stehen, und zwar entweder beide oder bei Tag die Sonne und bei Nacht der Mond.[697] Wichtig ist ferner das Geschlecht der Zeichen, in denen die Luminare stehen: Die männlichen Zeichen wirken sich positiv auf den sozialen Status des Geborenen aus, die weiblichen nega-

---

695 Für diese beiden Paragraphen findet sich bei Hephaistion keine Entsprechung.

696 Ant. Epit. II 53 ex Thes. (≈ Rhet. 5,53) p. 164,8-16. Rhet. Epit. IV 28 p. 191,31-192,10. Siehe dazu unten S. 314. Zu den mythologischen Eigenschaften der Planeten vgl. auch Ptol. Apotel. 2,3 und dazu M. Riley: Science and Tradition (1988), 76f.

697 Ein Reflex dieser Lehre findet sich im 14. Jh. n.Chr. bei Eleutherios Zebelenos aus Elis, einem Schüler des Johannes Abramius: Eleuth. Zebel. 11 (p. 278 Bezza [= CCAG V I, 1904, p. 227,1-4]): 11. Περὶ τύχης ἀξιωματικῆς. ἐπιτηρεῖν δεῖ ἐὰν ὑπὲρ γῆν εὑρεθῇ ὁ ἥλιος ἐν ἡμέρᾳ, ἡ δὲ Σελήνη ἐν νυκτὶ καὶ πῶς ὑπὸ τῶν ἀστέρων δορυφοροῦνται, καθώσπερ καὶ ὁ Πτολεμαῖος φησίν. Zu Eleutherios Zebelenos siehe D. Pingree: Māshā'allāh (1997), 133 mit Anm. 44 und weiterer Literatur sowie G. Bezza: Il trattato (2002), 257-260.

tiv.[698] Modifiziert werden die einzelnen Prognosen durch die Speerträger, die sich grundsätzlich positiv auswirken. Je besser die Speerträger gestellt sind, desto besser die Prognosen.

Auch Vettius Valens, der Zeitgenosse des Ptolemaios, zieht die Lehre von der δορυφορία zur Beurteilung des sozialen Status des Geborenen heran. In einem Kapitel über ruhmvolle und ruhmlose Genituren heißt es (Val. 2,23,2 [≈ Val. App. XI 93; Text 89]):[699]

> ἐὰν ὁ Ἥλιος καὶ ἡ Σελήνη ἐν χρηματιστικοῖς ζῳδίοις ὄντες δορυφορθηῶσιν ὑπὸ τῶν πλείστων ἀνατολικῶν, μηδενὸς τῶν κακοποιῶν ἐναντιουμένου, εὐτυχεῖς καὶ ἐνδόξους, ἡγεμονικὰς καὶ βασιλικὰς τὰς γενέσεις ποιοῦσιν.

> „Wenn sich die Sonne und der Mond in wirkenden Zeichen befinden und von den meisten sichtbaren begleitet werden, wobei keiner der Übeltäter in Opposition steht, bewirken sie glückliche und ruhmvolle Geburten, Führer- und Königsgeburten.“

---

[698] Vgl. auch einen anonymen Text über die Eigenschaften der Tierkreiszeichen, in dem zwischen herrschenden, mitherrschenden und untergeordneten Tierkreiszeichen unterschieden wird, dazu W. Hübner: Die Eigenschaften (1982), 206f. Die untergeordneten sind die weiblichen. Der Text lautet (ed. F. Cumont, CCAG I [1898] p. 165,12-16): ὑποτακτικὰ δὲ τὰ θηλυκὰ (Ταῦρος, Καρκίνος, Παρθένος, Σκορπίος, Αἰγοκέρος,᾿Ιχθύες), ἐπεὶ οἱ ἔχοντες ἐν αὐτοῖς τοὺς φωστῆρας ἐπὶ τῆς γενέσεως μὴ ὄντας κεκεντρωμένους ἢ δορυφορουμένους ὑπὸ τῶν ἀγαθοποιῶν, ὑποτεταγμένοι δεσπόταις καὶ δυστυχεῖς καὶ πένητες ἔσονται. Siehe auch ebd. 22-26 über die Wirkung der herrschenden und mitherrschenden Zeichen. Ein Reflex der ptolemaischen Anschauung findet sich auch in dem byzantinischen Lehrgedicht des Johannes Kamateros, allerdings ohne Nennung des Terminus technicus δορυφορεῖν (Kam. Isag. 2911-2917): ὡροσκοπῶν <ὁ> Ἥλιος, τοῦτο δὲ καὶ Σελήνη, | καὶ μᾶλλον ἐν ἀρσενωικῷ ζῳδίῳ λέγω ταῦτα, | καὶ Δὸς ἢ Παφίας τε προσαναφερομένων, | τοῦ Κρόνου καὶ Πυρόεντος τυχόντων ἀποστρόφων | πατρὸς ἐνδόξου δείκνυσιν εὐθὺς τὸν γεννηθέντα | καὶ τοῦτον μὲν λαμπρότατον τῆς τύχης καὶ τὸν βίον | μέχρι θανάτου τοῦ δεινοῦ καὶ πλούσιον προσάγει. Etwas später heißt es dann (Kam. Isag. 2943-2945): ἢ καὶ Σελήνη τύχειεν μὴ δορυφορουμένη, | πατρὸς ἐνδόξου νόησον ταῦτα τὸν γεννηθέντα, | ὁ δὲ τεχθεὶς ἐπίσημος βασιλεύς, αὐτοκράτωρ [...]. Hier wirkt sich allerdings nicht die fehlende Speertragung des Mondes positiv aus, sondern es schadet offenbar bei einer besonders günstigen Stellung nicht, wenn der Mond nicht von Speerträgern begleitet wird.

[699] Bei der Appendix XI handelt es sich um eine Kompilation, die um ca. 1000 n.Chr. eventuell von Demophilos verfasst worden ist, vgl. dazu D. Pingree (ed.): Vettius Valens (1986) p. xv.

Nach Valens müssen die Luminare in „wirkenden Zeichen“ stehen. Wir haben oben bereits gesehen, wie schwer der Terminus technicus χρηματίζων bzw. hier χρηματιστικός zu fassen ist.[700] Valens verwendet den Begriff χρηματιστικός und auch das Verb χρηματίζειν häufig. Einige Stellen legen nahe, dass er mit χρηματιστικὰ ζῴδια die vier Kentra bezeichnet, und hier somit eine Katachrese von ζῴδιον und τόπος vorliegt.[701] Ein Beispielhoroskop des Valens zeigt, dass er entweder auch den Glückspunkt[702] zu den χρηματιστικὰ ζῴδια zählt, oder dass die Stellung der Luminare in einem χρηματιστικὸν ζῴδιον nicht zu den notwendigen Bedingungen für δορυφορία gehört. Auch die Bedeutung des Adjektivs ἀνατολικός ist in diesem Text nicht klar. Man könnte ἀνατολικός in der Weise verstehen, dass ein Planet im Osten, im Aszendenten steht, oder aber dass er sich in der Phase seiner Sichtbarkeit befindet. Valens scheint den Begriff in der zweiten Bedeutung benutzt zu haben, wie der Vergleich mit anderen Stellen zeigt.[703] Somit scheint es zumindest eine gute Form der Speertragung zu sein, wenn die Planeten mindestens 15° von der Sonne entfernt sind.[704] Wie sie genau zur Sonne oder zum Mond gestellt sind, geht aus dem Text nicht hervor.

---

700 Siehe oben S. 74f.

701 Vgl. Val. 2,2,3, wo es heißt, dass die Sonne aszendiert, kulminiert oder sich bei einem der beiden anderen „wirksamen Zeichen“ befindet: ἐπί τινος ἑτέρου τῶν χρηματιστικῶν ζῳδίων. Der Verfasser der Epitome versteht unter χρηματιστικὰ ζῴδια offenbar nur die drei sichtbaren Kentra, die Himmelstiefe scheint er nicht hinzuzuzählen. Denn etwas weiter heißt es bei ihm (Val. App. XI 95): εἰ δὲ ἐν τῷ ὑπογείῳ εὑρεθῇ τὰ φῶτα δορυφορούμενα, ποιοῦσι μὲν ἐπισήμους καὶ ἐπιφανεῖς [...]. Dies scheint der Gegensatz zu den Luminaren in „wirkenden Zeichen“ zu sein. Valens (2,23,4) behandelt zwar den Fall, dass sich Sonne oder Mond oder die meisten Planeten in der Himmelstiefe befinden, doch spricht er nicht von δορυφορία. Dieser Fall bildet bei ihm nicht den Gegensatz zu der Stellung beider Luminare in einem „wirkenden Zeichen“. Der Verfasser der Appendix spricht häufiger von δορυφορία, vgl. Val. App. XI 5.95.98. Die Passagen haben jedoch keinen erhellenden Wert für unsere Untersuchung.

702 Zum Glückspunkt siehe oben S. 298 mit Anm. 674, zum Beispielhoroskop des Valens unten S. 329-332.

703 Vgl. z.B. Val. 2,2,2; Man soll prüfen, ob sich ein Planet in einem Kentron, in einer Epanaphora oder in einem Apoklima befindet, ob er ἀνατολικός ist oder δυτικός, usw. Val. 2,15,9: Die vermeintlichen Wirkungen Merkurs unterscheiden sich, wenn er ἀνατολικός ist, von denen, wenn er ὑπ' αὐγάς ist. Siehe auch Val. 2,38,50 *et al.*

704 Zu dem Beispielhoroskop siehe unten S. 329-332. Die genaue Stellung der Planeten zur Sonne kann nicht ausgemacht werden, da die Gradangaben fehlen. Die Anschauung, dass die Speertragung besonders wirksam sei, wenn die Planeten in der Phase ihrer Sichtbarkeit sind, findet sich häufiger. Siehe dazu die Zusammenstellung unten S. 367f.

In der Epitome II aus den Θησαυροί des Antiochos finden wir ebenfalls Aussagen über die Auswirkung der Speertragungen auf den sozialen Rang des Geborenen. Das Kapitel ist überschrieben Ἀποτελέσματα τῶν δορυφοριῶν τοῦ Ἡλίου, „Wirkungen der Speertragungen zur Sonne". Eine weitere Epitome des Rhetorios[705] enthält eine ausführlichere Version des entsprechenden Kapitels. Die beiden Texte werden hier in synoptischer Form dargestellt. Sie beginnen mit einer Aufzählung der Eigenschaften, die jeder einzelne Planet als Speerträger der Sonne verkörpert.[706] Dann heißt es:

Ant. Epit. II 53 ex Thes. (≈ Rhet. 5,53) p. 164,16-21 (Text 90)	**Rhet. Epit. IV 28 p. 192,10-16 (Text 91)**
γνωστέον δὲ	τῶν μέντοι γε δορυφορούντων μὴ ὄντων ἐπικέντρων καὶ οὕτως ἐπὶ βασιλείας ἢ ἀξίας μεγάλας προσάγουσιν,
ὅτι ἐὰν ἀποκλίνωσιν οἱ δορυφοροῦντες τῶν φώτων ἐπικέντρων τετυχηκότων,	εἰ καὶ ἀποκλίνοιεν μόνον τῶν φώτων ἐπικέντρων ἢ ἐπαναφερομένων,
οὐδὲν ἧττον τῆς βασιλείας ἢ τῆς τυραννίδος προσάγουσι † τοὺς οὕτω γεννωμένους·	
τῶν δὲ φώτων δορυφορουμένων μέν, ἀποκεκλικότων δέ,	ἀποκλινάντων δὲ τῶν φώτων καὶ μηδ' ἐπαναφερομένων, δορυφορουμένων δέ, κἂν αἱ δορυφορίαι καλαὶ ὦσι καὶ κατὰ τρόπους
οὔτε βασιλεῖς οὔτε τύραννοι γενήσονται, ἀλλὰ φίλοι τῶν τοιούτων προσώπων ἔσονται.	οὔτε ἐπὶ βασιλείας οὔτε ἐπὶ τυραννίας προάγουσιν, μόνον δὲ ἀξίας ποιοῦσι καὶ φίλους προφανεῖς βασιλέων.
τὸ δὲ αὐτὸ νόει καὶ ἐπὶ τῶν παρ' αἵρεσιν δορυφορούντων.	

---

705 Zu der Epitome IV vgl. D. Pingree: From Alexandria (2001), 11.

706 Ant. Epit. II 53 ex Thes. (≈ Rhet. 5,53) p. 164,8-16. Rhet. Epit. IV 28 p. 191,31-192,10.

„Man muss wissen,	1f.	„Wenn sich nun die Speerträger nicht in einem Kentron befinden,
	3f.	führen sie auch so zu Königtümern und großen Ehren,
dass die Speerträger, wenn sie sich in einem Apoklima befinden, während die Luminare in einem Kentron stehen,	5-7	auch wenn sie sich in einem Apoklima befinden, während nur die Luminare in einem Kentron oder einer Epanaphora stehen,
nichts weniger als Königtum oder Alleinherrschaft für die Geborenen bestimmen.	8-10	
Wenn aber die Luminare zwar begleitet werden, sich aber in einem Apoklima befinden,	11-13	wenn sich aber die Luminare in einem Apoklima befinden und nicht in einer Epanaphora, aber von Speerträgern begleitet werden
	14f.	bringen sie, auch wenn die Speertragungen gut sind und gemäß [sc. ihres] Charakters,
werden weder Könige noch Alleinherrscher geboren werden, aber sie werden Freunde solcher Personen.	16-19	weder Königtümer noch Alleinherrschaft, sondern bewirken nur Ehren und bekannte Freunde von Königen.“
Dasselbe bedenke auch bei denen, die gegen die Partei Speerträger sind.“	20f.	

Tab. 18: Gegenüberstellung von Ant. Epit. II 53 ex Thes. und Rhet. Epit. IV 28

Die mundane Stellung der Luminare und der Speerträger wirkt sich auf die Prognosen hinsichtlich des sozialen Status aus: Stehen die Luminare in einem Kentron und die Speerträger in einem Apoklima, dann werden die Geborenen Könige. Es ist anzunehmen, dass Antiochos und nach ihm Rhetorios von dem Apoklima desjenigen Kentrons sprechen, in dem die Luminare stehen. Die Speerträger gehen den Luminaren dann im Sinne der Tagesbewegung voran. In der Epitome IV aus Rhetorios ist diese Passage um die Möglichkeit erweitert, dass die Luminare in einer Epanaphora stehen und die Speerträger in einem Apoklima. Auch dann gehen die Speerträger den Luminaren voran, sind allerdings weiter von ihnen entfernt. Die Prognosen sind dieselben. Es scheint also keinen Unterschied zu machen, ob Sonne und Mond in einem Kentron oder einer Epanaphora stehen. Wenn die Luminare von Speerträgern begleitet werden, aber in einem Apoklima stehen, dann beeinträchtigt dies die Prognose: Der Geborene wird nicht König, aber er wird auch nicht ganz ruhmlos, sondern ein Freund des Königs sein. Über die Speertragung erfahren wir hier, dass die beste Form vorliegt, wenn die Speerträger den Luminaren im Sinne der Tagesbewegung vorangehen. Ob dies eine notwendige Bedingung für Speertragung ist, kann aus den Texten nicht abgeleitet werden, da für den Fall, dass sich die Luminare in einem Apoklima oder einer Epanaphora befinden, nicht gesagt wird, wie die Speerträger gestellt sind. Aus der Epitome IV erfahren wir, dass es „gute" Speertragungen gibt und Speertragungen „gemäß dem Charakter" (κατὰ τρόπους, Z. 15). Dies impliziert, dass es auch weniger gute Speertragungen sowie Speertragungen gegen den Charakter gibt. κατὰ τρόπους könnte hier auf die Partei der Planeten anspielen.[707] Dem letzten Satz der Epitome II können wir entnehmen, dass eine Speertragung gegen die Partei die Prognose ebenso verschlechtert wie der Fall, dass sich die Luminare in einem Apoklima befinden.

Antiochos bietet in seinen beiden Werken Definitionen von δορυφορία, die oben ausführlich behandelt wurden. Er unterscheidet drei Arten: Zwei werden durch einen Aspekt bewirkt, eine durch körperliche Nähe. Keine der Definitionen deckt die hier angeführten Konstellationen ab. Antiochos spricht auch von δορυφορία, wenn die Luminare in einem Apoklima liegen. In allen drei Definitionen gehört jedoch die kardinale Stellung des begleiteten Planeten zu den notwendigen Bedingungen.[708]

---

[707] Die Wendung κατὰ τρόπον findet sich bei Antigonos im Horoskop von Kaiser Hadrian, siehe dazu unten S. 334, Text 99, Z. 47 und die Besprechung auf S. 343.

[708] Selbst wenn wir davon ausgehen, dass die oben geäußerte These, dass die erste Art eventuell aus einer älteren hervorgegangen ist, bei der die kardinale Stellung kein notwendiges Kriterium darstellte, können wir keinerlei Übereinstimmungen feststellen, denn bei dieser Art müssen die beteiligten Planeten in ihrem Haus oder ihrer Erhöhung stehen und einen Aspekt miteinander bilden. Davon ist hier aber keine Rede.

Zusammenfassung und Deutung: Die Ebene der Reflexion

Nach Ptolemaios, Valens, Antiochos, Hephaistion und Rhetorios wird die Speertragung der Luminare bei der Deutung eines Horoskops herangezogen, um Aussagen über den sozialen Status des Nativen zu machen. Bei allen Autoren ist die mundane Stellung der Luminare ausschlaggebend, während die Speertragung die Aussagen modifiziert. Besonders gut ist es, wenn die Luminare in einem Kentron stehen.

Ptolemaios (und in seiner Folge Hephaistion) spezifiziert die Bedingung der kardinalen Stellung der Luminare: Es reicht, wenn nur ein Luminar in einem Kentron steht. Allerdings muss es bei Taggeburt die Sonne sein, bei Nachtgeburt der Mond. Ferner spielt bei ihm das Geschlecht der Zeichen, in denen die Luminare stehen, eine Rolle: Stehen sie in einem männlichen Zeichen, so wirkt sich dies besonders positiv aus, stehen sie dagegen in weiblichen Zeichen, so beeinträchtigt dies die Prognosen erheblich. In Bezug auf die Stellung der Speerträger zu den Luminaren, hebt Ptolemaios auch hier den Fall heraus, dass die Speerträger der Sonne vorangehen, dem Mond aber folgen. Schlechter werden die Prognosen, wenn die Luminare nicht in einem Kentron stehen. Grundsätzlich bestimmt die mundane Stellung der Luminare die grundlegende Tendenz. Die Speerträger werden zur Modifikation der Prognosen herangezogen.

Nach Vettius Valens werden mächtige Menschen geboren, wenn die Luminare in „wirkenden Zeichen“ (vermutlich die Kentra) stehen und sich die Speerträger in der Phase ihrer Sichtbarkeit befinden (ἀνατολικοί).

Antiochos und Rhetorios nennen als beste Konstellation, dass die Luminare in einem Kentron stehen und die Speerträger in einem Apoklima. Die Speerträger gehen also im besten Fall voran – und zwar sowohl der Sonne als auch dem Mond. Wie bei Ptolemaios gibt auch hier die mundane Stellung den Ausschlag für die Deutung, während die Speertragung die Prognosen modifiziert.

Der Vorgang der Reflexion ist leicht zu erkennen. Die δορυφόροι dienen als Statussymbole: Wenn einer geboren wird, der die Luminare in seinem Horoskop stark gestellt hat, und die Luminare zusätzlich noch Speerträger als Statussymbole haben, so wird dies auf den Geborenen zurückbezogen: Er wird eine hohe soziale Stellung einnehmen.[709]

---

[709] Vgl. auch die Aussage des indischen Astrologen Varāha Mihira (Var. Mih. 13,6 p. 107 Wulff): „Eine im Durudhura Yoga geborene Person freut sich an allen Vergnügen, wird Reichtum und Wagen besitzen, freigebig sein und gute Diener haben.“

protegere als Entsprechung für δορυφορεῖν bei Firmicus Maternus

Firmicus Maternus bietet im siebten Buch seiner *Mathesis* eine Parallelstelle zu dem oben bereits besprochenen Text des Ptolemaios (Ptol. Apotel. 4,3,1). Die Texte sind zum leichteren Vergleich in synoptischer Form dargestellt:[710]

Ptol. Apotel. 4,3,1 (oben S. 307, Text 86, Z. 4-10)	**Firm. math. 7,22,1 (Text 92)**
ἐν ἀρρενικοῖς μὲν γὰρ ζῳδίοις ὄντων ἀμφοτέρων τῶν φώτων καὶ ἐπικέντρων ἤτοι ἀμφοτέρων πάλιν ἢ καὶ τοῦ ἑτέρου, μάλιστα δὲ τοῦ τῆς αἱρέσεως,	*si Sol et Luna in masculinis signis constituti in primis sint cardinibus collocati,*
	benivolis stellis ita positis,
καὶ δορυφορουμένων ὑπὸ τῶν πέντε πλανωμένων ἡλίου μὲν ὑπὸ ἑῴων, σελήνη<ς> δὲ ὑπὸ ἑσπερίων,	*ut Solem quidem in diurna genitura in matutino ortu constitutae protegant, in nocturna vero genitura Lunam in vespertino ortu protegant,*
οἱ γεννώμενοι βασιλεῖς ἔσονται.	*reges facient terribiles potentes, regiones vel civitates maximas subiugantes.*

1-4 „Wenn sich Sonne und Mond in männlichen Zeichen, in den ersten
5-9 Kentra befinden, und die Wohltäter so gestellt sind, dass sie freilich bei einer Taggeburt die Sonne beschützen, wenn sie sich in der Phase ihrer morgendlichen Sichtbarkeit befinden, bei einer Nachtgeburt aber den Mond beschützen, wenn sie sich in der Phase ihrer abendlichen
10f. Sichtbarkeit befinden, werden sie gefürchtete, mächtige Könige bewirken, die sehr große Gebiete oder Völker unterwerfen."

Tab. 19: Gegenüberstellung von Ptol. Apotel. 4,3,1 und Firm. math. 7,22,1

Inhaltlich sind folgende Abweichungen festzuhalten: Während bei Ptolemaios alle fünf Planeten als Speerträger angeordnet sein sollen, sind es bei Firmicus nur die Wohltäter, die die Luminare schützen. Die Luminare stehen bei Firmicus Maternus in den „ersten Kentra", das sind die beiden wirksam-

[710] Zur Übersetzung des Ptolemaios-Textes siehe oben S. 294.

sten: der Aszendent und die Himmelsmitte.[711] Bei Taggeburt gehen sie der Sonne voran und befinden sich in der Phase ihrer morgendlichen Sichtbarkeit, bei Nachtgeburt folgen sie dem Mond und befinden sich in der Phase ihrer abendlichen Sichtbarkeit. Dass Firmicus Maternus die Termini technici *matutinus in ortu* und *vespertinus in ortu* in der Bedeutung „in der Phase der morgendlichen Sichtbarkeit" und „in der Phase der abendlichen Sichtbarkeit" verwendet, wird in der Appendix ausführlich dargelegt.[712] Die Stellung der Speerträger zum Mond ist nicht eindeutig: *in vespertino ortu* bezeichnet die Sichtbarkeit der Planeten am Abend, also ihre Stellung hinter der Sonne in einem Abstand von mindestens 15°. Nicht klar ist, ob sie dem Mond folgen oder vorangehen. Während Ptolemaios angibt, dass die Speerträger der Sonne vorangehen und dem Mond folgen, sollen die Speerträger bei Firmicus in der Phase ihrer morgendlichen bzw. abendlichen Sichtbarkeit sein.

Es gibt weitere Stellen, die nahe legen, dass Firmicus Maternus *protegere* im Sinne von δορυφορεῖν verwendet: In einem Kapitel über die Sichtbarkeitsphasen der Planeten[713] erklärt er (Firm. math. 2,8,3 [Text 93]):

> *cum Sole ceterae stellae in matutino ortu constitutae gaudent; tunc numen Solis optima radiatione protegitur, quotienscumque stellarum matutino ortu fuerit ornatus.*
>
> „Mit der Sonne freuen sich die übrigen Planeten, wenn sie in der Phase ihrer morgendlichen Sichtbarkeit sind; Dann wird der Sonnengott durch die besten Strahlen[714] geschützt, sooft er mit der morgendlichen Sichtbarkeit der Planeten geschmückt ist." [715]

---

711 Vgl. Ptol. Apotel. 3,4,7.

712 Appendix I, S. 440-448.

713 Siehe dazu ausführlich unten S. 440-446 mit Text 126.

714 *radiatio* steht hier kaum als Terminus technicus für einen „Aspekt", sondern bezeichnet untechnisch das Strahlen der Planeten, die morgens sichtbar vor der Sonne aufgehen.

715 Vgl. auch Firm. math. 7,22,3: *si Sol in MC. aut in horoscopo partiliter fuerit inventus, et sit in masculino signo, Luna vero in anafora Solis fuerit inventa, benivolae vero stellae Solem in matutino ortu protexerint, reges simili ratione nascentur.* Firm. math. 3,5,1 von der Sonne im Aszendenten: *in masculino autem signo constitutus in domo sua aut in altitudine sua et benivolae stella radiatione coniunctus <aut a> benivolis protectus magnae nobilitatis largitur insignia.* Firm. math. 3,13,9: *si* [...] *Iuppiterque eam* [sc. Lunam] *oportunis radiationibus protegat, imperatores maximos faciet aut administratores potentes, quibus vitae et necis potestas facili ratione credatur* [...].

Wenn die Planeten in der Phase ihrer morgendlichen Sichtbarkeit sind, so heißt es, wird der Sonnengott durch die besten Strahlen „vorn bedeckt“ (*protegere*), das heißt „beschützt“, und ist mit der morgendlichen Sichtbarkeit der Planeten geschmückt. Die Planeten bilden also sowohl den Schutz des Sonnengottes als auch seinen Schmuck. Der Text mutet religiös an (*numen Solis*) und erinnert an die älteste Definition von δορυφορία bei Serapion und die dort geäußerte These, dass die Lehre eventuell auf die babylonische Omenliteratur zurückzuführen ist.

Firmicus scheint das Verb *protegere* allerdings nicht an allen Stellen in der Bedeutung von δορυφορεῖν benutzt zu haben. An einer Stelle heißt es zum Beispiel, dass Jupiter den Aszendenten „beschützt“ (Firm. math 3,4,17), ein anderes Mal, dass Merkur im neunten Ort von den Wohltätern durch Aspekt beschützt wird (Firm. math. 3,7,19).[716]

3. δορυφορία in der Katarchenastrologie

Auch in der Katarchenhoroskopie findet die Lehre der δορυφορία ihre Anwendung, wie Hephaistion bezeugt. Der Text ist in drei Versionen überliefert: Heph. 3,6,6. Heph. Epit. I 31,49 und Heph. Epit. IV 81,80. Da die Epitome IV hier meines Erachtens den vollständigsten und überzeugendsten Text bietet, drucke ich diesen als Haupttext ab. Die Varianten von D. Pingrees Haupttext (Heph.) und der Epitome I sind im Apparat angegeben. Das ganze Kapitel ist überschrieben (Heph. 3,6,6): Περὶ ἀπράκτων καὶ ἐμπράκτων ἡμερῶν „Über für Handlungen ungeeignete und für Handlungen geeignete Tage“ (Heph. Epit. IV 81,80 [≈ Heph. 3,6,6. Heph. Epit. I 31,49; Text 94]):

> προσεκτέον δὲ καὶ ταῖς ἄλλαις φάσεσιν αὐτῆς [sc. τῆς Σελήνης] καὶ τοῖς ἄλλοις πλανωμένοις σκοποῦντας μὴ πάντοτε τοὺς ἀγαθοποιοὺς ἀγαθῶν εἶναι ποιητικοὺς μηδ’ αὖ τοὺς κακοποιοὺς κακῶν ποιητικούς· ἐν γὰρ τοῖς ἰδίοις οἴκοις ὄντες ἢ ὁρίοις ἢ τριγώνοις ἢ ὑψώμασι καὶ δορυφοροῦντες κατὰ τὴν ἑαυτῶν αἵρεσιν (τουτέστιν ἐπὶ μὲν τῆς ἑῴας ἀνατολῆς πρὸς

---

[716] Firmicus verwendet häufig Begriffe aus den Wortfeldern Schutz und Hilfe (z.B. *praesidium, muniri, adiuvare, opitulari*). Hier würde sich eine genauere Analyse der einzelnen Begriffe lohnen.

Ἥλιον, ἐπὶ δὲ ἑσπερίας πρὸς Σελήνην) τὰ κατὰ τὴν οἰκείαν οἰκείως ἐργάζονται δύναμιν, ἀνοικείως δὲ φανέντες καὶ παρ' αἵρεσιν ἢ ἐπαναφερόμενοι ἀπροκοπίας καὶ κακῶν εἰσιν αἴτιοι.

2 πλανωμένοις Epit. IV ἄστροις Heph. ἀστράσι Epit. I || **4** μήτ' Epit. I | κακῶν ποιητικούς om. Heph. et Epit. I || **5** γὰρ om. Heph. et Epit. I | ὄντες Epit. IV καθεστῶτας Heph. et Epit. I || **6** δορυφοροῦντες Epit. IV ἐπὶ δορυφορίας φανέντας Heph. et Epit. I || **7** μὲν om. Heph. et Epit. I || **8** ἑσπερίας Epit. IV ἑσπερίας ἀνατολῆς τῆς νυκτὸς Heph. et Epit. I || **8sq.** τὰ [...] δύναμιν om. Heph. et Epit. I || **9** δὲ Epit. IV γὰρ Heph. et Epit. I || 10 παρ' αἵρεσιν Epit. IV τῆς αἱρέσεως ἀπηλλοτριωμένοι Heph. et Epit. I || **11** εἰσιν om. Heph. et Epit. I

1-4 „Man muss auch die anderen Phasen von ihm [sc. dem Mond] beachten und die anderen Planeten, bedenkend, dass nicht immer die guten Planeten das Gute bewirkend sind und andersherum auch nicht die schlechten Planeten
4-9 das Schlechte bewirkend: Denn wenn sie in ihren eigenen Häusern sind oder in ihren Bezirken oder Dreiecken oder Erhöhungen und ihrer Partei entsprechend Speerträger sind (das heißt in der morgendlichen Sichtbarkeit in Bezug auf die Sonne, in der abendlichen in Bezug auf den Mond), bewirken sie in verwandter Weise das, was ge-
9-11 mäß ihrer natürlichen Wirkung ist, wenn sie sich aber in einer ihnen nicht affinen Weise und gegen die Partei zeigen oder sich in einer Epanaphora befinden, sind sie Urheber von Verzögerung und Übel."

Wenn also die Planeten in ihren Häusern, Bezirken, Dreiecken oder Erhöhungen stehen und zusätzlich gemäß ihrer Partei Speerträger sind, dann entfalten sie ihre natürliche Wirkung.[717] Der präpositionale Ausdruck δορυφοροῦντες κατὰ τὴν ἑαυτῶν αἵρεσιν (Z. 6f.) wird mit den mehrdeutigen Junkturen ἐπὶ μὲν τῆς ἑῴας ἀνατολῆς (sc. πρὸς Ἥλιον) und ἐπὶ δὲ τῆς ἑσπερίας (sc. πρὸς Σελήνην) erklärt.[718] Entweder begleiten die Planeten die Sonne, wenn sie ihren Morgenaufgang oder ihr Morgenerst machen oder wenn sie sich in der Phase ihrer morgendlichen Sichtbarkeit befinden. Größer ist der Unterschied zwischen den drei möglichen Bedeutungen von ἑσπερία ἀνατολή: Entweder machen die Planeten ihren Abendaufgang, das heißt, sie gehen in Opposition zur Sonne auf, oder sie haben ihr Abenderst, oder aber sie befinden sich in der Phase ihrer abendlichen Sichtbarkeit und stehen dann mehr als 15° hinter der Sonne. Die Bedeutung „Aufgang" für ἀνατολή anzunehmen liegt nicht nahe, da Venus und Merkur keinen Abendaufgang machen können und somit nicht Speerträger des Mondes sein könnten. Auch die Bedeutung „Erst" ist auszuschließen, da (neben dem Mond) lediglich Venus und Merkur ein Abenderst machen und so nur diese beiden Planeten als Speerträger des Mondes in Betracht kämen. Anzunehmen ist wohl eher, dass hier die Sichtbarkeitsphasen der Planeten gemeint sind: In der Phase ihrer morgendlichen Sichtbarkeit sind sie Speerträger der Sonne, in der Phase ihrer abendlichen Sichtbarkeit sind sie Speerträger des Mondes. Wie die Speerträger zum Mond gestellt sind, ob sie ihm folgen oder vorangehen, geht aus dem Text allerdings nicht hervor.[719]

---

[717] Der Haupttext von D. Pingree ist zu übersetzen: „Man muss auch die anderen Phasen von ihm [sc. dem Mond] beachten und die anderen Planeten, bedenkend, dass nicht immer die guten Planeten das Gute bewirkend sind und wiederum nicht die schlechten Planeten, wenn sie in ihren eigenen Häusern sind oder in ihren Grenzen oder Dreiecken oder Erhöhungen und ihrer Partei entsprechend Speerträger sind." Die Partizipien ὄντες und δορυφοροῦντες sind nur auf die schlechten Planeten zu beziehen. Man könnte den Text so deuten, dass die schlechten Planeten nichts Gutes bewirken, selbst wenn sie in ihnen affinen Zeichen stehen und Speerträger sind. Die Erklärung lautet, wenn man dem Haupttext D. Pingrees folgt: „denn (γάρ, bei Heph. und Epit. I anstelle von δέ, Z. 9) wenn sie sich in einer ihnen nicht affinen Weise und gegen die Partei zeigen oder sich in einer Epanaphora befinden, sind sie Urheber von Verzögerung und Übel." Das macht nicht viel Sinn.

[718] Siehe auch den Haupttext und die Epitome I die hier ἐπὶ δὲ ἑσπερίας ἀνατολῆς τῆς νυκτὸς bieten. ἀνατολῆς τῆς νυκτός scheint mir allerdings ein Interpretament zu sein und liefert keine neuen Informationen.

[719] Vgl. den griechischen Zauberpapyrus PGM XIII 1026-1038. Dort heißt es, dass eine Handlung Erfolg habe, wenn der Mond im Aufgang (ἐν ἀνατολῇ) ist und sich einem guten Planeten annähert. Hier geht es wohl um die erste Sichtbarkeit des Mondes nach Neumond. Der gute Planet, dem er sich annähert, folgt ihm im Sinne der Tagesrotation. Kein Übeltäter soll einen Aspekt zum Mond bilden und der gute Planet, dem sich der Mond annähert, steht vorzugsweise in seinem Haus. Dies erinnert an δορυφορία, auch wenn der Begriff hier nicht genannt ist. Siehe zu dieser Stelle auch H.G. Gundel: Weltbild und Astrologie (1968), 36f.

Auch in der arabischen Astrologie scheint die Lehre von der δορυφορία in der Katarchenastrologie ihren Niederschlag gefunden zu haben, wie eine Stelle bei dem arabischen Astrologen al-Bīrūnī (973-1048 n.Chr.) zeigt (al-Bīrūnī: The Book of Instruction § 486 p. 299 Wright [Text 95]):[720]

> After conjunction, the planet, when under the rays, is like a sick person advancing to convalescence, and when oriental attains full strength and is in a position to bestow all his benefits. The Persian call this its vazirate,[1] (and any one who wishes to do a good act, does it at this time). They extend this name to the whole of the position right of the sun, until at a distance of 30° from the sun the beneficial actions begins to stop, and the indications of happiness to become moderate, till at 60° the actions changes.
>
> [1] dastūriyyah. (dastūr vazīr bud)[P] position of authority.

Nach al-Bīrūnī gleicht also ein Planet, der nach der Konjunktion mit der Sonne noch unsichtbar ist, einer kranken Person, die auf dem Weg der Genesung ist. Wenn der Planet sichtbar wird, bekommt er seine ganze Kraft und spendet seine Wohltaten. Diese erste Sichtbarkeit, um die es hier offenbar geht, nennen die Perser, so al-Bīrūnī, *dastūriyyah*. Dieser persische Begriff entspricht dem griechischen δορυφορία.[721] Die Perser dehnen den Bereich der δορυφορία aus: In einer Distanz von 30° rechts von der Sonne wird die gute Wirkung schwächer, bis sie bei 60° ganz endet. Vermutlich endet auch die δορυφορία bei der genannten Entfernung von 60°. Die Speerträger der Sonne befinden sich in der Phase ihrer morgendlichen Sichtbarkeit, gehen ihr also voran, wobei sie jedoch höchstens 60° entfernt sein dürfen.[722] Dies ist nach al-Bīrūnī der richtige Zeitpunkt für den Beginn einer Handlung.

---

[720] Zu al-Bīrūnī vgl. F. Sezgin: Die Geschichte des arabischen Schrifttums (1979), 188-192. E.S. Kennedy: al-Bīrūnī (1970). J.H. Holden: A History (1996), 126f.

[721] Siehe hierzu G. Bezza: Commento al primo libro della Tetrabiblos (1990), 137. Ders.: Arcana Mundi (1995), II 1087 s.v. *dastūriyyah.* 1087f. s.v. *doryphoria.* Bemerkenswert ist hier die Verbindung von biomorpher (Krankheit) und soziomorpher Metaphorik (Macht).

[722] Vgl. Abraham ibn Esra (Ende 12. Jh. n.Chr.): The Beginning of Wisdom, Kap. 7, S. 215 Levy: „Dignity means that if the three superior planets should be east of the Sun from the time when it begins to be visible to the naked eye, then they remain in their excellent dignity until there is between them and the Sun a sextile aspect [i.e. 60°]. [...] If those planets are east of the Sun and west of the Moon, that dignity will be as exalted as possible." Vgl. ferner Abū Ma'šar (9. Jh. n.Chr.): Liber introductorii maioris (in der Übersetzung von Hermann von Carinthia [Anfang 12. Jh.]) 7,2,3 p. 129 Lemay. Siehe auch die verschiedenen Arten von δορυφορία, die G. Vitali unter Berufung auf die Araber nennt: Lexicon Mathematicum (1668) p. 199 Bezza s.v. *ductoria* und p. 475f. s.v. *satellitium.*

4. Allgemeine Beurteilung einer Genitur

In einigen späteren Texten wird die δορυφορία zur allgemeinen Beurteilung der Genitur hinzugezogen. Hinweise darauf finden wir in dem als Appendix XVI bei Valens edierten Text, bei Rhetorios und in einer Übersetzung des Rhetorios im *Liber Hermetis*. Der Text, den D. Pingree als Appendix XVI bei Valens ediert hat, ist innerhalb der Kompilation, die unter dem Namen des Rhetorios überliefert ist, enthalten.[723] Es gilt zu prüfen, ob eine Genitur überaus glücklich (πανευδαίμων), mittelmäßig (μέση) oder gering (μετρία) ist. Man muss vor allem auf die Stellung der Luminare und der Trigonokratoren[724] achten (Val. App. XVI 4 [Text 96]):

> οὗτοι [sc. τὰ φῶτα καὶ οἱ τριγωνοκράτορες] ἐπίκεντροι ὄντες καὶ ἰδιοθρονοῦντες, καὶ μάλιστα τὰ φῶτα δορυφορούμενα ὑπὸ συναιρετῶν, κακοποιοῦ μὴ μαρτυροῦντος, [...] – πανευδαίμων ἐστὶν ἡ γένεσις· ἐν δὲ ταῖς ἐπαναφοραῖς ἧττον εὐδαίμων, ἐν δὲ τοῖς ἀποκλίμασι πενιχρά.

> „Wenn sich diese [sc. die Luminare und die Trigonokratoren] in einem Kentron und auf ihrem eigenen Thron[725] befinden, und besonders wenn die Luminare von Speerträgern von der Partei begleitet werden, während sie kein Übeltäter aspektiert [...] – ist die Geburt durch und durch glücklich, in den Epanaphorai weniger glücklich, in den Apoklimata arm."

Glück verheißt also die Stellung der Luminare und der Trigonokratoren in einem Kentron und in einem ihrer Häuser oder ihrer Erhöhung. Besonders

---

[723] Siehe dazu D. Pingree: Antiochus (1977), 216 und dens. (ed.): Vettius Valens (1986), p. xv.

[724] Zur Trigonokratie siehe oben S. 169-172 mit Text 62 und die Tafel B auf S. 477.

[725] Der Terminus technicus ἰδιοθρονεῖν bezeichnet einen Planeten, der sich auf einem θρόνος (Thron) befindet. Zu den verschiedenen Bedeutungen von θρόνος siehe oben S. 249f. Anm. 615. Serap. apud Rhet. 6 p. 231,13 berichtet, dass sich Planeten, die sich auf ihrem Thron befinden, auch freuen, wenn sie unter den Strahlen der Sonne verborgen sind: ὅτι οἱ πλανῆται ἰδιοθρονοῦντες χαίρουσι κἂν ὕπαυγοι ὦσιν (≈ Heph. 2,27,3). Der Begriff wird nicht häufig verwendet. Er findet sich noch bei Serap. apud Rhet. 6 p. 228,25. Balbillus CCAG VIII 4 (1922) p. 237,8. Paul. Alex. 36 p. 96,5. Theodor CCAG I (1899) p. 100,10. Rhet. Epit. IV 22 p. 243,12 und im Horoskop des Kaisers Konstantin VII. Porphyrogenitus (ed. D. Pingree) 4,3 p. 223 Pingree. 8,4.5 p. 226 Pingree. 9,3 p. 226 Pingree. Zu diesem Horoskop siehe unten S. 353-360.

vielversprechend soll die Genitur sein, wenn die Luminare von Speerträgern derselben Partei begleitet werden, wobei sie kein Übeltäter aspektieren darf. Befinden sie sich in den Epanaphorai, beeinträchtigt dies das Glück. In den Apoklimata zeigen sie geringes Glück an. Über die Stellung der Speerträger zu den Luminare erfahren wir nichts. Die Wirkung ist positiv und um so besser, je stärker die mundane Stellung der Luminare ist.[726]

Auch in dem Text des Rhetorios fehlen detaillierte Angaben (Rhet. 5,81 p. 206,1-4 [Text 97]):

> Καθολικὰ σχήματα εὐτυχούντων [sc. γενέσεων]
> τὰς εὐτυχεῖς γενέσεις αἱ τῶν φώτων δορυφορίαι ποιοῦσι κατὰ τὴν αἵρεσιν τυχοῦσαι καὶ αἱ τῶν ἀγαθοποιῶν πρὸς αὐτοὺς ἐμπεριοχαὶ καὶ οἱ συσχηματισμοί […].
>
> „Die allgemeinen Schemata der glücklichen [sc. Geburten]
> Die glücklichen Geburten bewirken die Speertragungen der Luminare, die gemäß der Partei sind, und die Umgebung von ihnen mit Wohltätern und die Aspekte […].“

Rhetorios unterscheidet offenbar zwischen Speertragungen (δορυφορίαι, Z. 2) und „Umschließungen“ (ἐμπεριοχαί, Z. 4).[727] Beides gilt als positiv: die Speertragung, wenn sie von den Planeten derselben Partei, die Umschließung, wenn sie von den Wohltätern bewirkt wird. Im Folgenden zählt Rhetorios weitere astrologische Kriterien auf, die sich allgemein positiv bei der Bewertung des Horoskops auswirken sollen. Bemerkenswert ist, dass die δορυφορία an erster Stelle steht.

Wenig informativ sind die Aussagen bei Rhetorios 5,54. In dem Kapitel ’Επίσκεψις πινακική „Horoskopmusterung“[728] geht es ganz allgemein

[726] Die mundane Stellung der Luminare ist auch für die Beurteilung des sozialen Status des Geborenen wichtig, siehe oben S. 317.

[727] Siehe auch oben S. 299f. mit Text 83 zur Unterscheidung von δορυφορία und ἐμπεριοχή.

[728] Als πίναξ bezeichnete man eine Stecktafel, auf der die Planetenpositionen zur Zeit der Geburt durch Steckmarken angezeigt wurden. Vgl. dazu Z.M. Packman: Instructions for the Use of Planet Markers (1988). R. Merkelbach und M. Totti (ed.): PGM II (1991) 80 mit Anm. 10 und weiterer Literatur. Siehe auch die Definition von πινακικὴ ἐπίσκεψις im cod. Paris. 2381 fol. 61^{v}, abgedruckt im CCAG VIII 4 (1922) p. 118sq. Anm. 3.

darum, wie man ein Horoskop deutet. Hierbei sei zu prüfen, ob die Luminare von Speerträgern ihrer Partei oder von solchen der entgegengesetzten Partei begleitet werden.[729]

5. Ergebnis

In den theoretischen Schriften zur astrologischen Prognostik lässt sich die δορυφορία sowohl in der Genethlialogie als auch in der Katarchenastrologie nachweisen. Ptolemaios bezeugt, dass die Speertragung im zweiten Jh. n.Chr. in der Genethlialogie herangezogen wird, um den sozialen Status der Eltern des Geborenen zu bestimmen. Weitere Zeugnisse für diese Anwendung der δορυφορία bieten Hephaistion, der Ptolemaios abschreibt, die Epitome IV aus Rhetorios und der *Liber Hermetis*. In allen drei Texten wird lediglich von der Speertragung der Luminare gesprochen. Wichtig ist zum einen die Partei der Speerträger, zum anderen ihre Stellung zu den Luminaren: Ptolemaios und der Verfasser der Epitome IV betonen, dass die Speertragung besonders gut ist, wenn die Speerträger von derselben Partei sind wie das Luminar, das sie begleiten, und wenn die Speerträger der Sonne vorangehen und dem Mond folgen. Im *Liber Hermetis* kommt es zu einer eigentümlichen Kombination dieser beiden Kriterien: Die Planeten der Sonnenpartei gehen den Luminaren voran, die Planeten der Mondpartei folgen den Luminaren. Das Vorangehen bzw. Folgen ist allerdings kein notwendiges Kriterium für δορυφορία, sondern lediglich die beste Form.

Ferner wird die δορυφορία in der Genethlialogie herangezogen, um den sozialen Status des Geborenen zu prognostizieren. Auch diese Anwendung ist im zweiten Jh. bei Ptolemaios, Valens und Antiochos bezeugt. Spätere Zeugnisse finden sich bei Hephaistion, der sich auch hier fast wörtlich an Ptolemaios anlehnt, sowie bei Rhetorios, der von Antiochos abhängt. Während die δορυφορία bei der Bestimmung des sozialen Status der Eltern das einzige Kriterium ist, aus dem Vorhersagen abgeleitet werden, spielt die δορυφορία bei der Bestimmung des sozialen Status eine etwas geringere Rolle: Grundsätzlich gibt die mundane Stellung der Luminare den Aus-

[729] Rhet. 5,54 p. 118,13f.: [sc. δεῖ ζητεῖν …] καὶ οὕτως τὰς τῶν φώτων δορυφορίας, εἰ ὑπὸ τῶν αἱρετιστῶν δορυφορεῖται ἢ τῶν ἀνθαιρετιστῶν […]. Vgl. auch die lateinische Übersetzung im *Liber Hermetis* (16,1 p. 51,3-6 Feraboli): [sc. oportet quaerere…] *luminarium familiares societates sive associantur ab his qui sunt eiusde m condicionis sive alterius* […]. Hier mit dem Substantiv *societas* für δορυφορία.

schlag, während die Speertragung modifizierend hinzukommt. Die beste Stellung ist freilich die Stellung der Luminare in einem Kentron, darauf folgt ihre Stellung in einer Epanaphora und schließlich die Stellung in einem Apoklima. Die Speertragung gilt nach Ptolemaios auch hier als besonders gut, wenn die Speerträger der Sonne vorangehen, die Speerträger des Mondes folgen. Valens dagegen hebt die Speertragung der Planeten, die in der Phase ihrer Sichtbarkeit sind, hervor. Anders als bei den Prognosen über die Eltern scheint die Partei der Speerträger eine untergeordnete Rolle zu spielen. Wichtig sind die mundanen Stellungen von Luminaren und Speerträgern.

Eine exakte Entsprechung mit einer der überlieferten Definitionen von δορυφορία ist nicht festzustellen. Ausschlaggebend ist offenbar lediglich die Nähe der Planeten zu Sonne und Mond. Grundsätzlich können die Planeten sowohl Sonne als auch Mond vorangehen oder folgen. Allerdings gilt die Stellung der Speerträger vor der Sonne und hinter dem Mond als die beste Form der Speertragung. Darin spiegelt sich die älteste Definition von δορυφορία wieder. Der Projektion-Reflexions-Mechanismus ist leicht zu durchschauen: Wie die δορυφόροι des persischen Königs als Statussymbole fungierten, so werden die planetaren δορυφόροι ebenfalls als Statussymbole gedeutet.

Erst im vierten Jh. n.Chr. ist die Anwendung der δορυφορία auch in der Katarchenhoroskopie bezeugt: Hephaistion zieht die δορυφορία bei der Behandlung der Frage heran, welche Tage für Handlungen geeignet, welche ungeeignet seien. Über die Stellung der Speerträger zu den Luminaren erfahren wir lediglich, dass es besonders gut ist, wenn die Speerträger der Sonne in der Phase ihrer morgendlichen Sichtbarkeit sind, die des Mondes in der Phase ihrer abendlichen Sichtbarkeit. Der Sonne gehen die Speerträger also bestenfalls voran. Beim Mond wissen wir nur, dass sie sichtbar sind. Der Projektion-Reflexions-Mechanismus ist hier nicht mehr unmittelbar nachzuvollziehen. Auch in der arabischen Astrologie ist die Anwendung der δορυφορία in der Katarchenastrologie nachweisbar. Nach al-Bīrūnī beginnt die δορυφορία mit der ersten Sichtbarkeit eines Planeten vor der Sonne und endet bei 60°. Sichtbarkeit, Vorangehen und Nähe sind somit die Kriterien für die Speertragung der Sonne. Diese Anschauung könnte unmittelbar aus der ältesten Lehre von δορυφορία übernommen worden sein.

Innerhalb des Kompendiums des Rhetorios finden wir Zeugnisse darüber, dass die δορυφορία für die Beurteilung der allgemeinen Grundtendenz eines Horoskops herangezogen wird. Besonders glücklich ist eine Genitur, wenn die Luminare sich in einem Kentron stehen und auf ihrem „Thron“[730] befinden und von Planeten ihrer Partei als Speerträger begleitet werden.

Festzuhalten ist, dass in allen Texten lediglich die Luminare als Objekt der Speertragung genannt werden. Die Angaben über die Stellung der Speerträger zu den Luminaren sind sehr vage. Wie es scheint, wird jeder Planet als Speerträger gedeutet, der sich in der Nähe der Luminare befindet. Ein Hinweis auf eine Speertragung mittels Aspekt ist dagegen nicht nachzuweisen. Offenbar müssen weder die Luminare noch die Speerträger zwingend eine bestimmte zodiakale bzw. mundane Position einnehmen. Die bloße Nähe eines Planeten zu Sonne oder Mond reicht aus, damit δορυφορία vorliegt. Aufschlussreich sind vor allem die Stellen, die von besonders wirkungsvollen Speertragungen sprechen: Hier spielt sowohl die mundane Stellung, als auch die zodiakale, als auch die Parteizugehörigkeit und vor allem die Stellung zu Sonne oder Mond die ausschlaggebende Rolle: Die Wirkung der Speertragung verstärkt sich, wenn die Luminare in einem Kentron stehen, wenn die Speerträger von der jeweiligen Partei sind, wenn die Luminare in einem männlichen Zeichen stehen und wenn die Sonne von vorangehenden Planeten, der Mond von folgenden begleitet wird.

In der lateinischen Fachsprache hat sich kein entsprechender Terminus technicus durchgesetzt: Firmicus Maternus übersetzt an einigen Stellen den griechischen Begriff δορυφορεῖν mit *protegere*, doch scheint er *protegere* nicht immer in diesem Sinne zu benutzen. In der späten Übersetzung des *Liber Hermetis* wird das Verb *associare* als Entsprechung verwendet.

---

[730] Zu dieser soziomorphen Metapher siehe oben S. 249f. Anm. 615.

B. Die praktische Anwendung der δορυφορία in überlieferten Horoskopen

1. Ein Beispielhoroskop bei Vettius Valens (5. März 101)

Nachdem die Texte, die sich auf der theoretischen Ebene mit der δορυφορία beschäftigen, eingehend analysiert worden sind, wenden wir uns in einem letzten Schritt der Untersuchung den überlieferten Horoskopen zu, in denen die δορυφορία ihre praktische Anwendung findet.

Die besondere Bedeutung der Anthologien des Vettius Valens, die im Ganzen recht unstrukturiert sind, liegt in der umfassenden Horoskopsammlung.[731] 140 Horoskope sind darin enthalten, die sich alle bis auf eine Ausnahme auf Geburtsjahre zwischen 50 und 173 n.Chr. beziehen.[732] Nur in einem einzigen Horoskop im zweiten Buch verwendet Valens die Lehre der δορυφορία. Es geht um die zwölf Orte und die verschiedenen „Lose“ bzw. Punkte im Horoskop, die man rechnerisch ermittelt.[733] Es heißt dort (Val. 2,27,8f. [≈ App. 11,99f.; Text 98]):[734]

> (8) ἄλλη. Ἥλιος, Ζεύς, Ἀφροδίτη Ἰχθύσιν, Σελήνη Ζυγῷ, Ἄρης Καρκίνῳ, Ἑρμῆς Ὑδροχόῳ, Κρόνος Σκορπίῳ, ὡροσκόπος Λέοντι. (9) ὁ τοιοῦτος ἔνδοξος, ἐξουσιαστικός· ἐδορυφορήθη γὰρ ὁ Ἥλιος ὑπὸ τῶν ἀγαθοποιῶν καὶ εὑρέθη ἐπικείμενος τῷ κλήρῳ τῆς τύχης σὺν τῷ οἰκοδεσπότῃ.

> 1-3 „(8) Ein weiteres Beispiel: Sonne, Jupiter und Venus in den Fischen, der Mond in der Waage, Mars im Krebs, Merkur im Wassermann, Saturn im Skorpion, der Aszen-
> 3-6 dent im Löwen. (9) Dieser so geartete [d.h. unter einer solchen Konstellation Geborene] ist ruhmvoll und herrschend,

---

[731] Vgl. W. Hübner: Vettius Valens (2002), 150f. K. von Stuckrad: Geschichte (2003), 116f.

[732] Ein Horoskop bezieht sich auf das Jahr 184 n.Chr. Vgl. hierzu W. Hübner: Vettius Valens (2002), 151. Siehe auch die Übersicht über die einzelnen Horoskope bei D. Pingree (ed.): Vettius Valens (1986) p. xviii-xx und bei M. Riley: A Survey of Vettius Valens. Appendix A [16.11.2002].

[733] Zum Inhalt des zweiten Buches siehe M. Riley: A Survey of Vettius Valens. Appendix B [16.11.2002]. Zu den Lospunkten siehe oben S. 75 Anm. 222.

[734] = L 101,III bei O. Neugebauer und H.B. van Hoesen: Greek Horoscopes (1959), 99f.

> denn die Sonne wurde von den Wohltätern begleitet und zusammen mit dem Hausherrn im Glückspunkt liegend gefunden."

Valens macht folgende Angaben über die Stellungen der Planeten und über den Aszendenten:

Aszendent	Löwe
Sonne	Fische
Mond	Waage
Saturn	Skorpion
Jupiter	Fische
Mars	Krebs
Venus	Fische
Merkur	Wassermann

Graphisch lässt sich das Horoskop so darstellen:

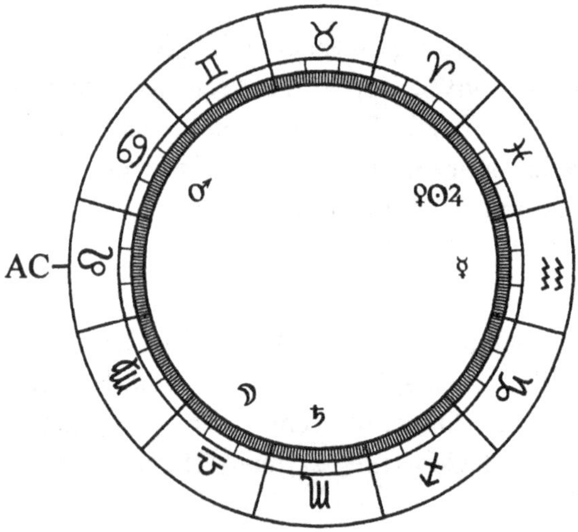

Abb. 32: Horoskop L 101,III (5. März 101 n.Chr.)[735]

[735] Die Mittelstellung der Sonne in der Abbildung soll nicht implizieren, dass die Sonne im Horoskop zwischen Venus und Jupiter steht. Da keine Gradzahlen angegeben sind, habe ich die drei Planeten nebeneinander nach ihrer Entfernung von der Erde im Mittelpunkt abgebildet.

Über die genaue Stellung der Speerträger zur Sonne macht Valens keine Angaben. Es heißt, dass die Wohltäter die Sonne als Speerträger begleiten. Wohltäter sind Venus und Jupiter, die sich zusammen mit der Sonne in den Fischen befinden. Da keine Gradzahlen angegeben sind, ist unklar, ob sie der Sonne vorangehen oder folgen. Eventuell zählt Valens auch den ambivalenten Merkur hier zu den Wohltätern und den Speerträgern der Sonne. Er steht im Wassermann, geht der Sonne also im Sinne der Tagesbewegung voran. O. Neugebauer und H.B. van Hoesen haben als Datum für dieses Horoskop den 5. März 101 n.Chr. ermittelt. Die Sonne und Venus stehen ihren Berechnungen zufolge beide bei 14° Fischen, Jupiter bei 12° Fischen.[736] Somit befinden sich sowohl Venus als auch Jupiter in der Phase ihrer Unsichtbarkeit. Jupiter geht der Sonne im Sinne der Tagesrotation voran. Venus dagegen befindet sich in Konjunktion mit der Sonne. Merkur steht nach den modernen Berechnungen bei 25° Wassermann. Somit ist er 19° von der Sonne entfernt und befindet sich in der Phase seiner morgendlichen Sichtbarkeit. Allerdings gilt es zu bedenken, dass die von O. Neugebauer und H.B. van Hoesen mit modernen Verfahren berechneten Planetenpositionen mehr oder weniger von den Werten abweichen, die den Deutungen der antiken Astrologen zugrunde lagen,[737] so dass wir aus diesen modernen Daten nicht sicher ableiten können, dass Valens auch die Konjunktion zur Speertragung rechnet, dass die Speerträger der Sonne vorangehen und dabei auch unsichtbar sein dürfen. Die einzige sichere Aussage, die wir über die δορυφορία ableiten können, ist die Nähe der Speerträger zur Sonne. Es handelt sich nicht um eine Speertragung durch Aspekt.

Weil die Wohltäter die Sonne als Speerträger begleiten, werde der unter einer solchen Konstellation Geborene berühmt und mächtig, so Valens. Aus der δορυφορία der Wohltäter zur Sonne wird also ein hoher sozialer Status des Geborenen prognostiziert. Hinzu kommt, dass die Sonne sich mit dem Hausherrn im Glückspunkt befindet. Der Hausherr ist Jupiter, da die Fische, in denen sich die Sonne befindet, das Nachthaus Jupiters sind.[738] Der Glückspunkt wird bei einer Taggeburt ermittelt, indem man die Grade von der Sonne bis zum Mond (in Richtung der Planetenbewegung) zählt. Die gefundene Zahl wird vom Aszendenten (ebenfalls in Richtung der Planetenbe-

[736] O. Neugebauer und H.B. van Hoesen: Greek Horoscopes (1959), 100.
[737] Vgl. z.B. unten S. 343, Anm. 759.
[738] Zum Häuserlehre siehe oben S. 183. Zur Bedeutungen von οἰκοδεσπότης siehe oben S. 243f..

wegung) abgetragen. Das Zeichen, in dem man auskommt, ist der Glückspunkt.[739] Hier rechnen wir also von den Fischen (Sonne) bis zur Waage (Mond) acht Zeichen (Inklusivzählung). Nun ziehen wir vom Löwen aus acht Zeichen ab und kommen in den Fischen an. Die Fische sind zusätzlich die Erhöhung der Venus, so dass beide Wohltäter eine starke zodiakale Stellung haben.

In dem Kapitel über ruhmvolle und ruhmlose Genituren (Val. 2,23,2), das oben bereits behandelt worden ist,[740] prognostiziert Valens Macht und Königtum, wenn die Luminare in wirkenden Zeichen (ἐν χρηματιστικοῖς ζῳδίοις) stehen und von den meisten sichtbaren Planeten (ὑπὸ τῶν πλείστων ἀνατολικῶν) als Speerträgern begleitet werden.[741] Über die Sichtbarkeit der Speerträger im Beispielhoroskop können wir keine sicheren Abgaben machen. Da die Sonne in diesem Horoskop im Glückspunkt liegt, dürfen wir wohl annehmen, dass Valens ihn zu den „wirkenden Zeichen“ zählt.[742]

Das Beispiel des Valens passt zu den Aussagen über die δορυφορία, die Paulus Alexandrinus macht: Er nennt die Planeten Speerträger der Sonne, die ihr bis 120° vorangehen.[743] In dem Beispielhoroskop des Valens trifft dies für Venus, Jupiter und Merkur zu. Besonders wirkungsvoll ist die Speertragung nach Paulus Alexandrinus, wenn die Speerträger in demselben Zeichen stehen wie die Sonne (hier Venus und Jupiter), wenn sie „wirkend mit der Sonne an den günstigen Orten der Genitur“ stehen (hier im Glückspunkt), wenn sie zu derselben Partei gehören wie die Sonne (hier Jupiter) oder Gastgeber der Sonne sind (hier Jupiter als Hausherr der Fische). Außerdem ist die Speertragung nach Paulus Alexandrinus besonders wirkungsvoll, wenn sich die Speerträger in der Phase ihrer morgendlichen Sichtbarkeit befinden. Im Beispielhoroskop des Valens erfüllt auf jeden Fall Merkur dieses Kriterium.

---

[739] So beschreibt Val. 2,3,1 die Berechnung unter Berufung auf „den König“ (ὁ βασιλεύς), womit üblicherweise der legendäre Nechepso bezeichnet wird. Später spricht er von Petosiris (Val. 2,3,3). Vgl. auch oben S. 298 mit Anm. 674 die Berechnung nach Hephaistion.

[740] Siehe oben S. 312, Text 89 und die Besprechung auf S. 313.

[741] Dass Valens ἀνατολικός in der Bedeutung „sichtbar“ verwendet, wurde oben gezeigt, siehe 313 mit Anm. 703.

[742] Zu den verschiedenen Anschauungen über die „wirkenden Orte“ siehe oben S. 74 mit Anm. 220. Bei Serapion findet sich ein Hinweis, dass Planeten „wirkend“ genannt werden, wenn sie in einem Lospunkt stehen. Siehe dazu oben S. 75.

[743] Siehe dazu oben S. 71-73 mit Abb. 9.

2. Die von Antigonos von Nikaia gestellten Horoskope

a. Das Horoskop von Kaiser Hadrian (24. Januar 76)

Hephaistion überliefert unter dem Namen des Antigonos von Nikaia, eines Arztes und Astrologen des zweiten Jhs. n.Chr., drei Horoskope, in denen die δορυφορία angewendet wird. Das erste ist das bekannte Horoskop des Kaisers Hadrian, das Antigonos direkt nach Hadrians Tod im Jahre 138 n.Chr. niedergeschrieben haben soll. Bei dem zweiten Horoskop handelt es sich vermutlich um die Genitur eines Verwandten Hadrians. Das dritte ist wohl das Horoskop von Pedanius Fuscus, dem Großneffen Hadrians.[744] Die folgenden Analysen der drei Horoskope beschränken sich auf die Partien, die von der δορυφορία handeln. Wir lesen (Antig. Nic. apud Heph. 2,18,21-38 Heilen [Text 99]):[745]

> (21) φέρε δὴ καὶ ἐνταῦθα προσθῶμεν τὸν τρόπον καθ' ὃν [καὶ] ἄλλοι ἐπισκέπτονται τὰς γενέσεις οἱ περὶ Πετόσιριν καὶ Νεχεψὼ καὶ ἐξ αὐτῶν 'Αντίγονος ὁ Νικαεύς. (22) ἐγένετο, φησί, τις ἔχων τὸν μὲν Ἥλιον 'Υδροχόου μοίρᾳ η̅, τὴν δὲ Σελήνην καὶ τὸν Δία καὶ τὸν ὡροσκόπον <ἅμα> τοὺς γ̅ ἐπὶ τῆς πρώτης μοίρας τοῦ αὐτοῦ ζῳδίου ['Υδροχόου], τὸν δὲ Κρόνον Αἰγόκερω μοίρᾳ ε̅, τὸν δὲ 'Ερμῆν μετ' αὐτοῦ μοίρᾳ ι̅β̅, τὴν δὲ 'Αφροδίτην 'Ιχθύων μοίρᾳ ι̅β̅, τὸν δὲ Ἄρεα μετ' αὐτῆς μοίρᾳ κ̅β̅, τὸ δὲ μεσουράνημα Σκορπίου μοίρᾳ κ̅β̅. [...]
> (26) γέγονε δὴ αὐτοκράτωρ οὗτος διὰ τὰ δύο φῶτα τὰ ὄντα ἐπὶ τοῦ ὡροσκόπου καὶ μάλιστα διὰ τὴν Σελήνην οὖσαν τῆς αἱρέσεως καὶ συνάπτουσαν μοιρικῶς τῷ τε ὡροσκόπῳ καὶ τῷ Διὶ μέλλοντι καὶ αὐτῷ ἑῴαν φάσιν ποιήσασθαι μετὰ ζ̅ ἡμέρας, καὶ αὐτῶν τῶν δορυφορούντων αὐτὴν ἀστέρων οἰκείως εὑρεθέντων, τῆς μὲν 'Αφροδίτης ἐν ἰδίῳ ὑψώματι ὑπαρχούσης, τοῦ δὲ Ἄρεως ἐν ἰδίῳ τριγώνῳ καὶ ἐν ἰδίαις μοίραις τὴν στάσιν ἔχοντος, ἀμφο-

[744] Siehe zu diesen drei Horoskopen demnächst ausführlich St. Heilen: Hadriani genitura (in Vorbereitung). Zum Hadrianhoroskop siehe auch die Interpretationen von V. Stegemann: Horoskopie (1931/32), 370-372 mit der Abbildung auf S. 357. O. Neugebauer und H.B. van Hoesen: Greek Horoscopes (1959), 90f. M.R. Molnar: The Star of Bethlehem (1999), 137f.

[745] Das Horoskop L 76 Neugebauer-van Hoesen. Der griechische Text richtet sich nach der noch unveröffentlichten Edition von Stephan Heilen, der mir freundlicher Weise seinen griechischen Text samt der Epitome und dem Exzerpt sowie seine Übersetzung zur Verfügung gestellt hat. Auch die Übersetzung lehnt sich größtenteils an seine an. Ihm sei an dieser Stelle herzlich gedankt.

τέρων ἰδιοτοπούντων καὶ ἐπαναφερομένων τῇ Σελήνῃ. (27) προσέτι <δὲ> καὶ ὁ κοσμοκράτωρ Ἥλιος ἐδορυφόρει αὐτὴν ὢν ἐν ταῖς ἑξῆς αὐτῆς μοίραις καὶ αὐτὸς δορυφορούμενος παρά τε τοῦ Κρόνου ὄντος ἐν τῷ ἰδίῳ οἴκῳ καὶ Ἑρμοῦ, ἀμφοτέρων ὄντων ἐπὶ ἑῴας ἀνατολῆς. [...]

(29) εὐμεγέθης δὲ καὶ ἀνδρεῖος καὶ εὔχαρις ἐγένετο διὰ τὸ τὰ δύο φῶτα κεκεντρῶσθαι μάλιστα ἐπὶ τοῦ ὡροσκόπου καὶ ἐν ἀνθρωποειδεῖ καὶ ἀρρενικῷ εἶναι ζῳδίῳ. (30) φρόνιμος <δὲ> καὶ πεπαιδευμένος καὶ βαθὺς ὑπῆρχε διὰ τὸ τὸν Ἑρμῆν ἐπὶ ἑῴας φάσεως μετὰ Κρόνου ἐν τῷ ιβ ζῳδίῳ τυγχάνειν καὶ δορυφορεῖν τὸν Ἥλιον. [...]

(33) [...] τὸ δὲ δοξαστικὸν καὶ μεγαλόφρον καὶ δωρητικὸν καὶ ἀνυστικὸν [τοῦ προκειμένου διαθέματος] ὁ τοῦ Διὸς παρέσχεν ὢν ἐν τῷ ὡροσκόπῳ καὶ δορυφορῶν τὸν Ἥλιον καὶ ὁμόκεντρος ὢν τῇ Σελήνῃ. (34) ἡ δὲ αἰτία τοῦ πολλοὺς ἀντιδίκους καὶ ἐπιβούλους ἐσχηκέναι ἐγένετο ἐκ τοῦ τὰ δύο φῶτα <τὰ τὴν> δύναμιν παρέχοντα ἐμπεριέχεσθαι ὑπὸ τῶν δύο κακοποιῶν, τοῦ μὲν Κρόνου ὄντος ἐπὶ τῆς ἑῴας ἀνατολῆς καὶ δορυφορίας, τοῦ δὲ Ἄρεως ἐπὶ τῆς ἑσπερίας. [...]

(36) τὸ δὲ τιμᾶσθαι αὐτὸν καὶ προσκυνεῖσθαι παρὰ πάντων συνέβη διὰ τὸ τὸν τοῦ Διὸς ἀστέρα ἐπίκεντρον ὄντα δορυφορεῖν τὸν Ἥλιον· ὁ γὰρ ἀεὶ οὕτως δορυφορῶν τὸν Ἥλιον ἢ τὴν Σελήνην ποιεῖ ὑπὸ τῶν ὁμοτίμων ἢ καὶ κρειττόνων δοξάζεσθαι καὶ δορυφορεῖσθαι καὶ προσκυνεῖσθαι, καὶ τὸ εὐεργετικὸν δ' ὁμοίως ἔσχεν διὰ τὸν Δία οὕτως τυχόντα. (37) τὸ δὲ καὶ πολλοὺς οὕτως εὐεργετεῖν καὶ ὑπὸ πολλῶν, ὡς ἔφην, προσκυνεῖσθαι συνέβη διὰ <τὸ> τὴν τοῦ Ἡλίου καὶ <τῆς> Σελήνης στάσιν ἐπίκεντρον <οὖσαν> δορυφορεῖσθαι οἰκείως παρὰ τῶν ε πλανωμένων· πάντοτε γὰρ <ὁ> Ἥλιος ἢ <ἡ> Σελήνη ἢ καὶ ἀμφότεροι μάλιστα περὶ τὰ πρακτικὰ κέντρα τυχόντες (τουτέστι τὸ ὡροσκοπικὸν ἢ τὸ μεσουράνημα) καὶ κατὰ τρόπον ὑπὸ πάντων τῶν ἀστέρων δορυφορούμενοι ποιοῦσι τοὺς ἐπὶ <τῆς> τοιαύτης καταστάσεως γεννωμένους βασιλεῖς παμπόλλων ἐθνῶν κρατοῦντας. (38) Ἑρμῆς δὲ καὶ Κρόνος ἐν τῷ ιβ τυχόντες ἐπὶ ἑῴας ἀνατολῆς καὶ δορυφοροῦντες τὸν Ἥλιον ποιοῦσι φρονίμους, πεπαιδευμένους καὶ μᾶλλον οὐκ ἀγαθοθελεῖς ἀλλὰ δολερούς.

1-3 „(21) Wohlan, lasst uns hier nun die Art und Weise hinzufügen, nach der andere – die um Petosiris und Nechepso, und unter ihnen
3-9 (speziell) Antigonos von Nikaia – die Nativitäten untersuchen. (22) Da wurde jemand, wie er sagt, geboren mit der Sonne in 8° Wassermann, Mond und Jupiter und Aszendent allen dreien gemeinsam auf dem ersten Grad desselben Zeichens Wassermann, Saturn 5° Steinbock, Merkur mit ihm auf 12°, Venus 12° Fische, Mars mit ihr auf 22°, und die Himmelsmitte in 22° Skorpion. […]
10-17 (26) Diese Person wurde Kaiser aufgrund der Luminare, die sich im Aszendenten befanden, und vor allem wegen des Mondes, der von derselben Partei war [sc. wie die Genitur] und sich auf den Grad genau in Konjunktion mit dem Aszendenten und Jupiter – der selbst auch noch im Begriff war, sieben Tage später seinen heliakischen Aufgang zu machen – befand und die Planeten, die ihn [sc. den Mond] als Speerträger begleiteten, selbst in einer ihnen affinen Position ermittelt wurden, da Venus sich in ihrer eigenen Erhöhung befand und Mars in seinem eigenen Trigon und den eigenen Graden
17-21 stand, beide an ihnen eigenen Orten und dem Mond folgend. (27) Und außerdem begleitete auch die das Weltall beherrschende Sonne ihn als Speerträger, da sie sich in den auf ihn folgenden Graden befand, wobei sie ihrerseits von Saturn in seinem eigenen Haus und Merkur – beide in der Phase ihrer morgendlichen Sichtbarkeit – als Speerträger begleitet wurde. […]
22-24 (29) Von stattlicher Größe aber und mannhaft und voller Anmut war er, weil die zwei Luminare in einem der Kardinalpunkte, ja sogar im Aszendenten, standen und sich in einem männlichen Tierkreiszeichen von menschlicher Gestalt befanden. (30) Klug und kultiviert
24-27 und tiefsinnig war er, da Merkur gerade zusammen mit Saturn im 12. Zeichen in der Phase der morgendlichen Sichtbarkeit und Speerträger der Sonne war. […]
28-31 (33) […] Das Rühmenswerte aber und die erhabene Gesinnung und die Freigebigkeit und die Energie zu erfolgreicher Vollendung gewährte Jupiter, der auf dem Aszendenten stand und die Sonne als Speerträger begleitete und auf demselben Angelpunkt stand wie der
31-35 Mond. (34) Und der Grund, dass er viele Widersacher vor Gericht hatte und viele andere ihm im Geheimen nachstellten, erwuchs daraus, dass die beiden Luminare, die die Macht verleihen, von den

zwei Übeltätern rings eingeschlossen werden, da Saturn sich in der Phase seiner morgendlichen Sichtbarkeit befindet und in Speerträgerposition, Mars hingegen in der seiner abendlichen [sc. Sichtbarkeit].[746] [...]

36-41 (36) Dass er von allen geehrt und fußfällig verehrt wurde, ergab sich daraus, dass Jupiter in kardinaler Position Speerträger der Sonne war: Dieser bewirkt nämlich immer, wenn er so die Sonne oder den Mond als Speerträger begleitet, dass Personen von gleicher oder sogar vornehmerer Ehrenstellung einen rühmen und als Speerträger begleiten und fußfällig verehren; und den wohltätigen Wesenszug erhielt er in gleicher Weise dadurch, daß Jupiter gerade so stand.

41-49 (37) Und dass er sowohl vielen auf diese Weise Wohltaten erwies, als auch von vielen, wie ich sagte, fußfällig verehrt wurde, resultierte daraus, dass die kardinale Position der Sonne und des Mondes gemäß ihres Charakters von den fünf Planeten als Speerträgern begleitet wurde: Denn immer, wenn die Sonne oder auch der Mond oder auch beide sich zufällig nahe bei Kardinalpunkten, ganz besonders bei den wirkmächtigen befinden – das heißt beim Aszendenten oder bei der Himmelsmitte – und in geeigneter Weise von allen Planeten als Speerträgern begleitet werden, machen sie immer die unter einer solchen Konstellation Geborenen zu Königen, die über sehr viele

49-52 Völker herrschen. (38) Und Merkur und Saturn im 12. [sc. Ort] in der Phase ihrer morgendlichen Sichtbarkeit und die Sonne als Speerträger begleitend machen klug, kultiviert und weniger auf Gutes bedacht, sondern viel mehr listig."

---

[746] Mars befindet sich in der Phase seiner abendlichen Sichtbarkeit, siehe Abb. 33. R.H. Schmidt (transl.): Hephaistio of Thebes (1998), 59 ergänzt stattdessen „setting". Er denkt hier also an den sichtbaren Abenduntergang und legt die eher astronomische Terminologie zugrunde. Dass Antigonos jedoch offensichtlich die Termini technici ἀνατολή und δύσις zur Bezeichnung der Sichtbarkeits- bzw. Unsichtbarkeitsphasen benutzt hat, wird sich noch an anderen Stellen dieser drei Horoskope zeigen, an denen die Begriffe ebenfalls zu Missverständnissen geführt haben. Siehe unten S. 346f.

Prüfen wir zunächst, wie die Planeten in dem Horoskop gestellt sind. Folgende Daten sind gegeben:

Aszendent	1° Wassermann
Himmelsmitte	22° Skorpion
Sonne	8° Wassermann
Mond	1° Wassermann
Saturn	5° Steinbock
Jupiter	1° Wassermann
Mars	22° Fische
Venus	12° Fische
Merkur	12° Steinbock

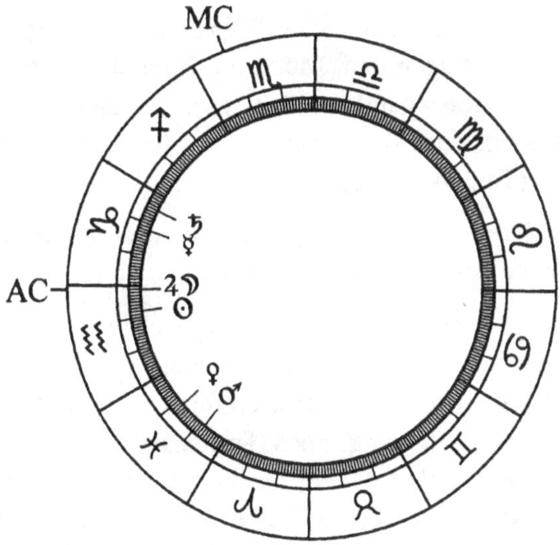

Abb. 33: Das von Antigonos gestellte Horoskop des Kaisers Hadrian

Zunächst sei die Stellung der Speerträger zum Mond genauer untersucht: In einem Genitivus absolutus stellt Antigonos Venus und Mars als Speerträger des Mondes dar (Text 99, Z. 13-17):

> καὶ αὐτῶν τῶν δορυφορούντων αὐτὴν [sc. Σελήνην][747]
> ἀστέρων οἰκείως εὑρεθέντων, τῆς μὲν ᾿Αφροδίτης ἐν

[747] D. Pingree liest an dieser Stelle statt αὐτὴν mit **P** αὐτῶν. Hier ist St. Heilens Text vorzuziehen, der mit der Epitome IV αὐτὴν liest. Es handelt sich hier eindeutig um die Speerträger des Mondes.

> ἰδίῳ ὑψώματι ὑπαρχούσης, τοῦ δὲ Ἄρεως ἐν ἰδίῳ τριγώνῳ καὶ ἐν ἰδίαις μοίραις τὴν στάσιν ἔχοντος, ἀμφοτέρων ἰδιοτοπούντων καὶ ἐπαναφερομένων τῇ Σελήνῃ.

Der Mond steht bei 1° Wassermann, Venus bei 12° Fische, Mars bei 22° Fische. Venus befindet sich somit 41° vom Mond entfernt und folgt ihm im Sinne der Tagesrotation. Auch Mars folgt dem Mond, und zwar in einem Abstand von 51°. Beide Speerträger des Mondes folgen ihm somit im Sinne der Tagesrotation und stehen in dem angrenzenden Zeichen. Antigonos konstatiert in diesem Zusammenhang, dass beide Speerträger in einer ihnen affinen Position (οἰκείως) stehen: Venus befindet sich in den Fischen in ihrer Erhöhung,[748] Mars in seinem Trigon[749] und in seinen Graden.[750] Ob eine bestimmte zodiakale Stellung notwendig ist, damit δορυφορία vorliegt, können wir aus dieser Stelle nicht entnehmen. Die Position der Speerträger zum Mond ist eindeutig: Sie folgen dem Mond im Sinne der Tagesrotation (ἐπαναφερομένων [sc. ἀμφοτέρων] τῇ Σελήνῃ). Zu den Speerträgern des Mondes zählt Antigonos auch die Sonne, die er hier κοσμοκράτωρ („Weltherrscher“)[751] nennt (Text 99, Z. 18f.):

> προσέτι <δὲ> καὶ ὁ κοσμοκράτωρ Ἥλιος ἐδορυφόρει αὐτὴν ὢν ἐν ταῖς ἑξῆς αὐτῆς μοίραις [...].

Auch die Sonne folgt dem Mond: Sie befindet sich in den ihm folgenden Graden (ἐν ταῖς ἑξῆς αὐτῆς μοίραις) in demselben Zeichen wie der Mond (Wassermann) und ist genau 7° von ihm entfernt. Da der Wassermann jedoch weder Haus, noch Erhöhung, noch Trigon der Sonne ist, zeigt sich, dass eine bestimmte zodiakale Stellung für die Speertragung zum Mond offenbar nicht zwingend erforderlich ist. Es genügt, dass die Speerträger dem Mond folgen. Dies entspricht der ältesten Definition des Serapion (oben S. 49, Text 4, Z. 2f.): ἑσπέριοι δὲ Σελήνῃ ἐπαναφερόμενοι.

---

[748] Siehe die Appendix Tafel A auf S. 477.

[749] Zur Trigonokratie siehe die Tafel B, S. 477.

[750] Zusätzlich zu den Häusern und den Erhöhungen werden den fünf echten Planeten in jedem Tierkreiszeichen bestimmte Bezirke zugesprochen, in denen sie ihre vermeintliche Wirkung gut entfalten können. Dabei sind verschiedene Systeme zu unterscheiden. Siehe hierzu A. Bouché-Leclercq: L'astrologie (1899), 206-215.

[751] Zur Sonne als Weltherrscher siehe oben S. 107-122.

Kommen wir nun zu der Stellung der Speerträger zur Sonne, denn die Sonne fungiert nicht nur als Speerträger des Mondes, sondern wird auch selbst von Speerträgern begleitet (Text 99, Z. 19-21):

> καὶ αὐτὸς [sc. Ἥλιος] δορυφορούμενος παρά τε τοῦ Κρόνου ὄντος ἐν τῷ ἰδίῳ οἴκῳ καὶ Ἑρμοῦ, ἀμφοτέρων ὄντων ἐπὶ ἑῴας ἀνατολῆς.

Saturn und Merkur sind Speerträger der Sonne. Saturn befindet sich bei 5° Steinbock und steht somit 33° von der Sonne entfernt in dem ihr vorangehenden Zeichen. Merkur steht bei 12° Steinbock und ist somit 26° von der Sonne entfernt, wobei auch er der Sonne im Sinne der Tagesrotation vorangeht. Saturn ist zusätzlich in seinem Taghaus (Steinbock) stark gestellt. Merkur steht jedoch weder in seinem Haus, noch in seiner Erhöhung, noch in seinem Trigon. Somit ist auch bei der Speertragung zur Sonne eine bestimmte zodiakale Stellung der Speerträger nicht zwingend notwendig. Beide Speerträger sind in der Phase ihrer morgendlichen Sichtbarkeit (ἐπὶ ἑῴας ἀνατολῆς), da sie weiter als 15° von der Sonne entfernt sind. Die Speerträger der Sonne gehen ihr also voran und sind morgendlich sichtbar.

Auch Jupiter fungiert, so Antigonos, als Speerträger der Sonne (Text 99, Z. 29f.): ὁ τοῦ Διὸς [...] δορυφορῶν τὸν Ἥλιον. Jupiter steht bei 1° Wassermann und befindet sich somit im Sinne der Tagesrotation vor der Sonne. Er ist nur 7° von ihr entfernt und somit in der Phase seiner morgendlichen Unsichtbarkeit. Daraus können wir schließen, dass für Antigonos die Sichtbarkeit kein notwendiges Kriterium für δορυφορία ist. Die Planeten müssen lediglich der Sonne vorangehen, um Speerträger zu sein. Die Lehre, die Antigonos hier offenbar zugrunde legt, besagt, dass die Speerträger dem Mond folgen und der Sonne vorangehen. Dies entspricht der ältesten Form der Speertragung.

Obwohl der Mond der Sonne ebenfalls vorangeht, zählt Antigonos ihn nicht zu den δορυφόροι der Sonne. Das mag daran liegen, dass der Mond in der Genitur eine besondere Stellung einnimmt, da er das Luminar der Partei ist (Text 99, Z. 11f.): διὰ τὴν Σελήνην οὖσαν τῆς αἱρέσεως. Es handelt sich um eine Nachtgeburt, da die Sonne noch unter dem Horizont steht. Vermutlich beginnt Antigonos auch aus diesem Grunde die Besprechung des Horoskops mit dem Mond.

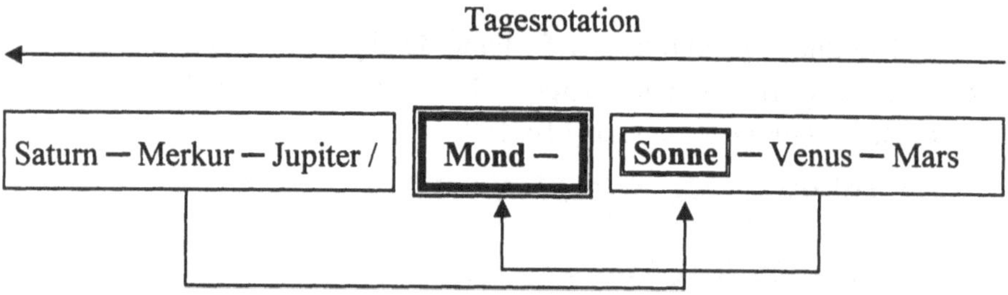

Abb. 34: Die Doryphorie im Hadrianshoroskop[752]

Welche Prognosen leitet Antigonos aus der δορυφορία ab? An zwei Stellen geht er auf die Wirkung Merkurs und Saturns ein, die beide Speerträger der Sonne sind. Zunächst heißt es (Z. 24-27):

> φρόνιμος <δὲ> καὶ πεπαιδευμένος καὶ βαθὺς ὑπῆρχε διὰ τὸ τὸν Ἑρμῆν ἐπὶ ἑῴας φάσεως μετὰ Κρόνου ἐν τῷ ιβ ζῳδίῳ τυγχάνειν καὶ δορυφορεῖν τὸν Ἥλιον.

In dieser Darstellung ist Merkur der Hauptakteur (Subjektsakkusativ). Er bewirkte, dass Hadrian „klug, kultiviert und tiefsinnig" war, weil er sich zusammen mit Saturn in der Phase seiner morgendlichen Sichtbarkeit im zwölften Ort (also im Apoklima des Aszendenten) befand und die Sonne als Speerträger begleitete. Antigonos begründet die Wirkung Merkurs nicht ausschließlich mit seiner Funktion als Speerträger, sondern auch mit anderen astrologischen Kriterien. Ptolemaios, Antiochos und Rhetorios schreiben Merkur ähnliche Wirkungen zu, wenn er Speerträger der Sonne ist, auch wenn er keine weiteren günstigen Kriterien erfüllt.[753] Später heißt es über die gemeinsame Wirkung der Speertragung von Merkur und Saturn (Z. 50-52):

> Ἑρμῆς δὲ καὶ Κρόνος ἐν τῷ ιβ τυχόντες ἐπὶ ἑῴας ἀνατολῆς καὶ δορυφοροῦντες τὸν Ἥλιον ποιοῦσι φρονίμους, πεπαιδευμένους καὶ μᾶλλον οὐκ ἀγαθοθελεῖς ἀλλὰ δολερούς.

752 Der Mond steht nicht genau in der Mitte der sieben Planeten, da er mit Jupiter zusammen auf einem Grad steht. Dies ist in der Abbildung durch den Schrägstrich hinter Jupiter angedeutet.

753 Vgl. Ptol. Apotel. 4,3,6: ὁ δὲ τοῦ Ἑρμοῦ διὰ σύνεσιν ἢ παιδείαν καὶ ἐπιμέλειαν καὶ οἰκονομίαν τῶν πραγμάτων [sc. τὰς δυναστείας ποιεῖ]. Vgl. auch Ant. Epit. II 53 ex Thes. (≈ Rhet. 5,53) p. 164,16 (λογικόν) und mit wörtlichem Anklang an Antigonos Rhet. Epit. IV 28 p. 192,8-10: ὁ δὲ τοῦ Ἑρμοῦ ἐπὶ δορυφορίαν τυχὼν […] πεπαιδευμένους, φρονίμους, ἀγχίνους [sc. ἀποδείκνυσιν], μάλιστα ἑῷος ἀνατολικός. Bei Antiochos und Rhetorios wird als besonders günstiges Moment die Phase der morgendlichen Sichtbarkeit hervorgehoben.

Merkur und Saturn, die im Apoklima des Aszendenten standen und in der Phase ihrer Sichtbarkeit waren, machten klug, kultiviert und weniger auf Gutes bedacht (μᾶλλον οὐκ ἀγαθοθελεῖς), sondern viel mehr listig. Antigonos nimmt hier Saturn als aktiven Teil der Speertragung auf und leitet nun, anders als oben, zwei Eigenschaften ab, die nicht durch und durch positiv sind, nämlich „weniger auf Gutes bedacht“ und „listig“ zu sein.

Jupiter bewirkte mit dem Mond zusammen im Aszendenten und als Speerträger der Sonne „das Rühmenswerte [...] und die erhabene Gesinnung und die Freigebigkeit und die Energie zu erfolgreicher Vollendung“ (Z. 28f.). Etwas später führt Antigonos über die Wirkung Jupiters als Speerträger der Sonne weiter aus (Z. 36-38):

> τὸ δὲ τιμᾶσθαι αὐτὸν καὶ προσκυνεῖσθαι παρὰ πάντων συνέβη διὰ τὸ τὸν τοῦ Διὸς ἀστέρα ἐπίκεντρον ὄντα δορυφορεῖν τὸν Ἥλιον.

Jupiter bewirkte demnach, dass Hadrian von allen geehrt und fußfällig verehrt wurde, weil er in einem Kentron (und zwar gradgenau im Aszendenten) stand und zugleich Speerträger der Sonne war. Die kardinale Stellung Jupiters ist für die besonders gute Wirkung seiner Speertragung offenbar entscheidend, wie aus dem Folgenden hervorgeht (Z. 38-41):

> ὁ γὰρ ἀεὶ οὕτως δορυφορῶν τὸν Ἥλιον ἢ τὴν Σελήνην ποιεῖ ὑπὸ τῶν ὁμοτίμων ἢ καὶ κρειττόνων δοξάζεσθαι καὶ δορυφορεῖσθαι καὶ προσκυνεῖσθαι, καὶ τὸ εὐεργετικὸν δ' ὁμοίως ἔσχεν διὰ τὸν Δία οὕτως τυχόντα.

Jupiter bewirkt nämlich immer (ἀεί), wenn er in dieser Weise (οὕτως) – also in kardinaler Stellung – die Sonne oder den Mond als Speerträger begleitet, dass gleichrangige oder sogar höher gestellte Personen den Geborenen rühmen, ihn als Speerträger begleiten (!) und fußfällig verehren, so Antigonos. Der Vorgang der Reflexion wird hier besonders deutlich: Immer wenn Jupiter in einem Kentron stehend Speerträger von Sonne oder Mond ist, wird der Geborene selbst von Speerträgern begleitet und fußfällig verehrt.[754]

---

[754] Wie die δορυφορία entstammt auch das Zeremoniell der προσκύνησις, der fußfälligen Verehrung des Königs, einer persischen Tradition. Siehe dazu J.P.V.D. Balsdon: The 'Divinity' of Alexander (1950), 371-382. J.R Fears: The Solar Monarchy (1976), 495. P. Kingsley: Meetings with Magi (1995), 204f.

Durch die Kombination der Speertragungen von Sonne und Mond kommt es zu einer „Umschließung" (Z. 31-35):

> ἡ δὲ αἰτία τοῦ πολλοὺς ἀντιδίκους καὶ ἐπιβούλους ἐσχηκέναι ἐγένετο ἐκ τοῦ τὰ δύο φῶτα <τὰ τὴν> δύναμιν παρέχοντα ἐμπεριέχεσθαι ὑπὸ τῶν δύο κακοποιῶν, τοῦ μὲν Κρόνου ὄντος ἐπὶ τῆς ἑῴας ἀνατολῆς καὶ δορυφορίας, τοῦ δὲ Ἄρεως ἐπὶ τῆς ἑσπερίας.

Die beiden Übeltäter Saturn und Mars schließen die beiden Luminare ein (ἐμπεριέχεσθαι): Saturn befindet sich in der Phase seiner morgendlichen Sichtbarkeit und ist Speerträger der Sonne, Mars befindet sich in der Phase seiner abendlichen Sichtbarkeit und ist Speerträger des Mondes (vgl. Abb. 33 und 34). Diese Umschließung von den Übeltätern bewertet Antigonos als schlecht.[755] Sie sei der Grund dafür, dass Hadrian viele Widersacher vor Gericht hatte und ihm viele andere heimlich nachstellten.[756] Insgesamt ist die Kombination der Speertragungen allerdings als durch und durch positiv zu bewerten (Z. 10-19):

> γέγονε δὴ αὐτοκράτωρ οὗτος διὰ τὰ δύο φῶτα τὰ ὄντα ἐπὶ τοῦ ὡροσκόπου καὶ μάλιστα διὰ τὴν Σελήνην οὖσαν τῆς αἱρέσεως [...] καὶ αὐτῶν τῶν δορυφορούντων αὐτὴν ἀστέρων οἰκείως εὑρεθέντων [...]. (27) προσέτι <δὲ> καὶ ὁ κοσμοκράτωρ Ἥλιος ἐδορυφόρει αὐτὴν ὢν ἐν ταῖς ἑξῆς αὐτῆς μοίραις καὶ αὐτὸς δορυφορούμενος [...].

Hadrian wurde demnach Kaiser, weil bei seiner Geburt beide Luminare im Aszendenten standen, besonders aber weil der Mond als Luminar der Partei – es handelt sich um eine Nachtgeburt – im Aszendenten stand und von Speerträgern auf günstige Weise begleitet wurde. Darüber hinaus begleitete die Sonne den Mond als Speerträger und hatte wiederum auch selbst Speerträger. Beide Luminare werden somit von Speerträgern begleitet, und die Sonne fungiert zusätzlich als Speerträger des Mondes. Wir haben gewissermaßen eine doppelte Speertragung.

Später geht der Autor erneut auf die zentrale Bedeutung der δορυφορία bei der Legitimation Hadrians ein (Z. 41-49):

---

[755] Bei Antiochos heißt es, dass die Umschließung von Wohltätern gut zu bewerten ist, die von Übeltätern schlecht. Siehe dazu oben S. 192f. mit Text 69.

[756] Zu den biographischen Hintergründen siehe demnächst St. Heilen: Hadriani genitura.

(37) τὸ δὲ καὶ πολλοὺς οὕτως εὐεργετεῖν καὶ ὑπὸ πολλῶν, ὡς ἔφην, προσκυνεῖσθαι συνέβη διὰ <τὸ> τὴν τοῦ Ἡλίου καὶ <τῆς> Σελήνης στάσιν ἐπίκεντρον <οὖσαν> δορυφορεῖσθαι οἰκείως παρὰ τῶν ε̄ πλανωμένων· πάντοτε γὰρ <ὁ> Ἥλιος ἢ <ἡ> Σελήνη ἢ καὶ ἀμφότεροι μάλιστα περὶ τὰ πρακτικὰ κέντρα τυχόντες (τουτέστι τὸ ὡροσκοπικὸν ἢ τὸ μεσουράνημα) καὶ κατὰ τρόπον ὑπὸ πάντων τῶν ἀστέρων δορυφορούμενοι ποιοῦσι τοὺς ἐπὶ <τῆς> τοιαύτης καταστάσεως γεννωμένους βασιλεῖς παμπόλλων ἐθνῶν κρατοῦντας.

Besonders wirksam ist die Speertragung, weil Sonne und Mond im Aszendenten stehen und alle fünf Planeten als ihre Speerträger fungieren. Denn immer – es folgt eine allgemeine Regel – machen die Luminare einen Geborenen zum König, wenn sie im Aszendenten oder in der Himmelsmitte stehen und von allen fünf Planeten κατὰ τρόπον begleitet werden. κατὰ τρόπον könnte sich hier auf die Partei der Planeten beziehen: Die Planeten der Tagpartei und der ambivalente Merkur sind Speerträger der Sonne, die Planeten der Nachtpartei Speerträger des Mondes.[757] Die Ausführungen des Antigonos erinnern an die Erklärung des Ptolemaios, dass der Geborene König werde, wenn die Luminare in einem männlichen Zeichen[758] in einem Kentron stehen und von den fünf Planeten als Speerträgern begleitet werden, wobei die Speerträger der Sonne vorangehen und dem Mond folgen (oben S. 307, Text 86). Dies ist in dem Horoskop von Kaiser Hadrian genau erfüllt. Da also in Hadrians Horoskop Sonne und Mond die anderen fünf Planeten als Speerträger bei sich haben, musste Hadrian geradezu Kaiser werden – so Antigonos.[759]

---

757 Siehe zu dieser Wendung auch oben S. 316.

758 Der Wassermann, in dem Sonne und Mond stehen, ist ein männliches Zeichen: Wohl nach pythagoreischer Zahlenspekulation sind die ungeraden Zeichen (vom Widder aus gezählt) männlich, die geraden weiblich. Siehe dazu W. Hübner: Die Eigenschaften (1982), 479-482.

759 O. Neugebauer und H.B. van Hoesen haben die exakten Positionen der Planeten für den 24. Januar 76 berechnet und festgestellt, dass die Werte nur in geringem Maße von denen, die Antigonos gibt, abweichen: Sie geben folgende Werte an: ♄ bei 0° ♑; ☿ bei 7° ♑; ♃ bei 27° ♑; ☽ bei 28° ♑; ☉ bei 3° ♒; ♀ bei 15° ♓; ♂ bei 19° ♓. Wenn der Aszendent bei 1° ♒ liegt, handelt es sich um eine Geburtszeit von ungefähr 6 Uhr morgens. Vgl. O. Neugebauer und H.B. van Hoesen: Greek Horoscopes (1959), 91. Eventuell hat Antigonos den Aszendenten, der von der Geburtszeit abhängt, frei gewählt und ihn möglichst günstig gelegt, aber die Reihenfolge der Planeten und ihre Stellungen zu den Luminaren, die für die Speertragung ausschlaggebend sind, stimmen ziemlich genau mit den Angaben des Antigonos überein.

b. Das Horoskop eines Familienangehörigen Hadrians (5. April 40)

Das zweite Horoskop, das bei Hephaistion unter dem Namen des Antigonos überliefert ist, haben O. Neugebauer und H.B. van Hoesen auf den 5. April 40 n.Chr. datiert.[760] Da sich die Angaben auf die geographische Breite von Nordspanien beziehen,[761] liegt es nahe, dass es sich hierbei (wie auch bei der dritten Genitur) um das Horoskop eines Angehörigen von Hadrian handelt (Antig. Nic. apud Heph. 2,18,54. 58 Heilen [Text 100]):[762]

> (54) ἔστω τινὰ ἔχειν τὸν Ἥλιον ἐν Κριῷ περὶ μοίρας ιθ ὁρίοις Ἑρμοῦ, Σελήνην ἐν Διδύμοις μοίρᾳ ιε ὁρίοις Ἀφροδίτης, Κρόνον <ἐν> Ζυγῷ περὶ μοίρας κ <ὁρίοις Διὸς> ἀκρόνυχον, Δία <ἐν> Ὑδροχόῳ μοίρᾳ ϛ ὁρίοις Ἑρμοῦ ἐπ' ἀνατολῆς ἑῴας, Ἄρην δὲ ἐν Κριῷ περὶ μοίρας ιε ὁρίοις Ἑρμοῦ, Ἀφροδίτην ὁμοίως <ἐν> Κριῷ περὶ μοίρας ε ὁρίοις Διός, Ἑρμῆν δὲ ἐν Κριῷ περὶ μοίρας ϛ ὁρίοις Διός, τῶν τριῶν [sc. Ἑρμοῦ, Ἀφροδίτης, Ἄρεως] ἔτι ὑπὸ δύσιν ὄντων, καὶ ὁ μὲν ὡροσκόπος Καρκίνου μοίρᾳ κδ, <τὸ δὲ δῦνον ὡσαύτως Αἰγόκερω μοίρᾳ κδ, καὶ τὸ μὲν ὑπέργειον μεσουράνημα Κριοῦ μοίρα ι, τὸ δ' ὑπόγειον Ζυγοῦ ι >· οἰκοδεσποτήσει τῆς <γενέσεως>, φησίν, ὁ Ἄρης. [...]
>
> (58) ὁ δὲ Ἥλιος ἐπὶ τοῦ ἰδίου ὑψώματος ὢν καὶ ἐπὶ τοῦ μεσουρανήματος καὶ δορυφορούμενος παρά τε τῶν προανηνεγμένων αὐτοῦ ἀστέρων ἔν τε τῷ αὐτῷ ζῳδίῳ καὶ τοῦ Διὸς ἐν Ὑδροχόῳ (ἀεὶ γὰρ δορυφοροῦσιν ἕως <τῆς> τετραγώνου στάσεως τῆς προανηνεγμένης) λαμπρὸν καὶ ἔνδοξον τὸ θέμα ἀπετέλεσεν.

1-13 „(54) Angenommen, jemand hat die Sonne im Widder um 19° im Bereich Merkurs, den Mond in den Zwillingen auf 15° im Bereich der Venus, Saturn in der Waage um 20° <im Bereich Jupiters> akronychisch, Jupiter im Wassermann auf 6° im Bereich Merkurs in der Phase seiner mor-

---

[760] Vgl. O. Neugebauer und H.B. van Hoesen: Greek Horoscopes (1959), 80.

[761] Zu den verschiedenen Klimata siehe oben S. 197, Anm. 559.

[762] Es ist das Horoskop L 40 bei Neugebauer-van Hoesen. Eventuell handelt es sich hier um das Horoskop von Iulius Servanus, dem Schwager Hadrians und dem Großvater des Pedanius. O. Neugebauer und H.B. van Hoesen (Greek Horoscopes [1959], 80) erwägen, ob es vielleicht das Horoskop von Hadrians Vater ist.

gendlichen Sichtbarkeit, Mars im Widder um 15° im Bereich Merkurs, Venus gleichfalls im Widder um 5° im Bereich Jupiters, und Merkur im Widder um 6° im Bereich Jupiters, wobei diese drei [sc. Mars, Venus und Merkur] noch in der Phase ihrer Unsichtbarkeit sind, und den Aszendenten in 24° Krebs: Hausherr der <Nativität> sagt er, wird Mars sein. [...]

14-19 (58) Die Sonne, die in ihrer eigenen Erhöhung stand und auf der Himmelsmitte und die von den vor ihr aufgegangenen Planeten im selben Tierkreiszeichen sowie von Jupiter im Wassermann als Speerträger begleitet wurde (sie sind nämlich immer Speerträger bis zur im Geviertschein befindlichen zuvor aufgegangenen Position), machte die Nativität zu einer so glänzenden, wie ich sagte, und sehr ruhmvollen."

Folgende Konstellation ist gegeben:

Aszendent	24° Krebs
Himmelsmitte	10° Widder
Sonne	19° Widder
Mond	15° Zwillinge
Saturn	20° Waage
Jupiter	6° Wassermann
Mars	15° Widder
Venus	5° Widder
Merkur	6° Widder

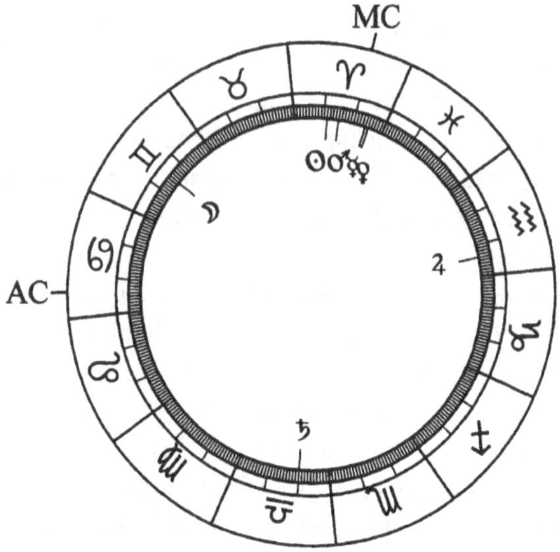

Abb. 35: Horoskop eines Familienangehörigen von Hadrian

Zunächst kurz zum Verständnis des Ausdrucks τῶν τριῶν ἔτι ὑπὸ δύσιν ὄντων (Z. 8f.). Die Epitome IV bietet an dieser Stelle (Epit. IV 26,44 Heilen): τῶν γ̅ ʽΕρμοῦ, ʼΑφροδίτης, Διὸς ἔτι πρὸς δύσιν ὄντων. O. Neugebauer und H.B. van Hoesen, die sich auf die von I. Heeg im CCAG VIII 2 (1911) p. 84,1-85,10 edierte Version der Epitome IV stützen, übersetzen: „and the three (planets) Mercury, Venus, Jupiter are (located) towards setting".[763] Der Verfasser der Epitome IV hat offenbar den Begriff δύσις im Sinne von „Untergang" verstanden und den ganzen Ausdruck folgendermaßen gedeutet: „die drei (Merkur, Venus und Jupiter) neigen sich zum Untergang". Daher schreibt er auch πρὸς δύσιν anstelle von ὑπὸ δύσιν. Ich vermute allerdings, dass es sich hier um eine Fehldeutung handelt, die auf einem Missverständnis beruht, den der Terminus technicus δύσις hervorruft: Antigonos behandelt die Positionen der Planeten in der üblichen Folge, beginnend mit den Luminaren Sonne und Mond. Die Planeten werden ausgehend von Saturn in absteigender Reihenfolge genannt: Saturn, Jupiter, Mars, Venus und Merkur. Hieran schließt sich der Ausdruck τῶν τριῶν ἔτι ὑπὸ δύσιν ὄντων an. „Die drei" sind inhaltlich auf die drei zuletzt behandelten Planeten Mars, Venus und Merkur zu beziehen. Diese sind noch (ἔτι) in der Phase ihrer Unsichtbarkeit (ὑπὸ δύσιν), da sie dicht bei der Sonne stehen:

[763] O. Neugebauer und H.B. van Hoesen: Greek Horoscopes (1959), 79.

Mars ist 4° von der Sonne entfernt, Venus 14° und Merkur 13°. Alle drei stehen somit innerhalb der gewöhnlich als Arcus visionis angenommenen Entfernung von 15°.[764] δύσις steht hier in der Bedeutung „Phase der Unsichtbarkeit".[765] Für diese Deutung spricht ferner, dass auch bei Saturn und Jupiter Angaben über ihre Stellung zur Sonne gemacht wurden: Saturn geht akronychisch, also in Opposition zur Sonne, auf, Jupiter ist in der Phase seiner morgendlichen Sichtbarkeit (ἐπ' ἀνατολῆς ἑῴας). Hier sieht man ganz deutlich, dass Antigonos die Begriffe ἀνατολή und δύσις offenbar in der in astrologischen Texten häufig verwendeten Bedeutung von „Phase der Sichtbarkeit" bzw. „Phase der Unsichtbarkeit" benutzt: Jupiter ist immerhin 73° von der Sonne entfernt. An ein Morgenerst ist daher nicht zu denken. Erneut zeigt sich, welche Missverständnisse die Doppeldeutigkeit der Ausdrücke δύσις und ἀνατολή provoziert. R.H. Schmidt stützt sich bei seiner Übersetzung auf den von D. Pingree edierten Haupttext und liest τῶν τριῶν ἔτι ὑπὸ δύσιν ὄντων. Doch auch er deutet δύσις als „Untergang" anstelle von „Unsichtbarkeit": „with these three furthermore being subject to setting".[766]

Nun zur δορυφορία. Es heißt (Antig. Nic. apud Heph. 2,18,58 Heilen [Text 100, Z. 14-19]):

> ὁ δὲ Ἥλιος ἐπὶ τοῦ ἰδίου ὑψώματος ὢν καὶ ἐπὶ τοῦ μεσουρανήματος καὶ δορυφορούμενος παρά τε τῶν προανηνεγμένων αὐτοῦ ἀστέρων ἔν τε τῷ αὐτῷ ζῳδίῳ καὶ τοῦ Διὸς ἐν Ὑδροχόῳ (ἀεὶ γὰρ δορυφοροῦσιν ἕως <τῆς> τετραγώνου στάσεως τῆς προανηνεγμένης) λαμπρὸν καὶ ἔνδοξον τὸ θέμα ἀπετέλεσεν.

Die Sonne ist im Widder in ihrer Erhöhung und befindet sich in der Himmelsmitte. Somit ist sie besonders stark gestellt. Zusätzlich wird sie von den Planeten als Speerträgern begleitet, die ihr in demselben Zeichen vorangehen (παρά τε τῶν προανηνεγμένων αὐτοῦ ἀστέρων ἔν τε τῷ αὐτῷ ζῳδίῳ). Das sind freilich Mars, Venus und Merkur. Außerdem fungiert Jupiter, der ihr im Sinne der Tagesrotation um 73° vorangeht, als Speerträger der Sonne. Das Vorangehen der Planeten im Sinne der Tagesbewegung ist das relevante Kriterium für die Speertragung. Antigonos gibt in einer allgemeinen Regel

[764] Siehe oben S. 39 mit Anm. 121.
[765] Zu dieser Bedeutung von δύσις siehe unten S. 436.
[766] R.H. Schmidt (trad.): Hephaistio of Thebes (1998), 62.

die maximale Distanz an, die ein Speerträger zur Sonne haben darf: Es ist der Geviertschein, also 90°. Diese Begrenzung wird in keinem anderen Text genannt: Paulus Alexandrinus nennt den Gedrittschein, also 120°, arabische Astrologen lassen die Speertragung bei 60° enden.[767] Eventuell basiert die Begrenzung „bis zum Geviertschein“ auf der in der hellenistischen Astrologie üblichen schlechten Wertung dieses Aspekts: Der schlechte Geviertschein beendet die günstige δορυφορία.

Die Sonne machte die Genitur zu einer glänzenden und ruhmvollen (λαμπρὸν καὶ ἔνδοξον, Z. 18f.), so Antigonons, da sie in ihrer Erhöhung im Widder in der Himmelsmitte stand und von den vor ihr in demselben Zeichen aufgegangenen Planeten sowie von Jupiter, der sich in der Phase seiner Sichtbarkeit befand, als Speeträger begleitet wurde. Die Sonne ist also sowohl zodiakal als auch mundan stark gestellt. Nach der Deutungsmethode des Ptolemaios ist die Speertragung wirkungsvoll, wenn die Luminare in einem männlichen Zeichen (hier: Sonne im Widder) und in einem Kentron stehen (hier: Sonne in der Himmelsmitte) und von den fünf Planeten als Speerträgern begleitet werden.[768] Hier hat nun nur die Sonne vier Planeten als Speerträger. Drei davon (Mars, Venus und Merkur) sind in der Phase ihrer Unsichtbarkeit, Jupiter in der Phase seiner morgendlichen Sichtbarkeit (ἐπ' ἀνατολῆς ἑῴας; Z. 5). Gewöhnlich wird die Sichtbarkeit der Speerträger als besonders günstig gewertet.[769] Mars, Venus und Merkur sind zwar nicht sichtbar, aber befinden sich immerhin in demselben Zeichen wie die Sonne (ἔν τε τῷ αὐτῷ ζῳδίῳ, Z. 16). Auch die Nähe der Speerträger zu dem betreffenden Luminar gilt als günstiges Kriterium.[770]

---

767 Siehe oben S. 322f. mit Text 95 und Anm. 722.

768 Siehe oben S. 307-309 mit Text 86.

769 Vgl. Val. (S. 312, Text 89, Z. 2). Heph. (S. 320, Text 94, Z. 7f.). Paul. Alex. (S. 67, Text 14, Z. 7f.). Herm. 20,6 p. 71 Feraboli (S. 302, Text 85).

770 Vgl. Ptol. (S. 294, Text 80, Z. 4f.). Paul. Alex. (S. 67, Text 14, Z. 7). Herm. (S. 300, Text 84, Z. 1f.).

c. Das Horoskop von Pedanius Fuscus (6. April 113)

Das dritte von Antigonos gestellte Horoskop ist die Genitur von Pedanius Fuscus, dem Großneffen Hadrians, die auf den 6. April 113 n.Chr. datiert ist (Antig. Nic. apud Heph. 2,18,63. 66 Heilen [Text 101]):[771]

> (63) τὸν μὲν Ἥλιον καὶ τὸν ὡροσκόπον εἶχε <ἐν> Κριῷ, Σελήνην <ἐν> Ταύρῳ, Κρόνον <ἐν> Κριῷ, μετὰ ἡμέρας τρεῖς ἐπὶ ἑῴας ἀνατολῆς τὴν φάσιν ποιούμενον, Ἑρμῆν ὁμοίως ἐν Κριῷ ἐπὶ ἑῴας δύσεως, Δία ἐν Ἰχθύσιν ἐπὶ ἑῴας ἀνατολῆς, Ἀφροδίτην ἐν Ἰχθύσιν ἐπὶ στηριγμοῦ ἑῴου, Ἄρεα <ἐν> Ὑδροχόῳ ἐπὶ ἀνατολῆς ἑῴας [...].
> (66) τὸ μὲν οὖν προφανῆ αὐτὸν γεγενῆσθαι διὰ τὸ τὸν Ἥλιον ἐν τῷ ὡροσκόπῳ εἶναι καὶ δορυφορεῖσθαι [...].

> 1-6 „(63) Die Sonne und den Aszendenten hatte er im Widder, den Mond im Stier, Saturn im Widder, wobei er nach drei Tagen bei seinem heliakischen Aufgang sichtbar wurde, Merkur gleichfalls im Widder in der Phase der morgendlichen Unsichtbarkeit, Jupiter in den Fischen in der Phase der morgendlichen Sichtbarkeit, Venus in den Fischen bei morgendlichem Stillstand, Mars im Wassermann in der Phase der morgendlichen Sichtbarkeit [...].
> 7f. (66) Dass er nun zu einer hervorragenden Person wurde, lag daran, dass die Sonne im Aszendenten stand und von Speerträgern begleitet wurde [...]."

Antigonos gibt in diesem Horoskop keine Gradangaben für die Planetenpositionen an.[772] Da er jedoch bei jedem Planeten die Phase angibt, in der sich dieser Planet befindet, können wir die relative Stellung der Planeten zur Sonne durchaus erschließen:

---

[771] O. Neugebauer und H.B. van Hoesen: Greek Horoscops (1959), 108 Horoskop L 113,IV.

[772] O. Neugebauer und H.B. van Hoesen haben bei allen Horoskopen die exakten Gradangaben errechnet. Dem antiken Leser standen diese exakten Angaben jedoch nicht zur Verfügung. Er musste somit aufgrund der gegebenen Daten die einzelnen Kriterien, die in den Analysen der verschiedenen Horoskope besprochen werden, auch ohne sie nachvollziehen können. Im Folgenden wird zu zeigen sein, dass wir den Angaben des Antigonos die für die δορυφορία wesentlichen Bedingungen entnehmen können, auch ohne die gradgenauen Positionen der einzelnen Planeten zu kennen.

Die Sonne steht im Widder, der Mond im Stier.

- Saturn befindet sich im Widder und hat nach drei Tagen seinen heliakischen Aufgang (Z. 2f.: μετὰ ἡμέρας τρεῖς ἐπὶ ἑῴας ἀνατολῆς τὴν φάσιν ποιούμενον). Wenn wir von dem allgemein angenommenen Arcus visionis von 15° ausgehen und von einer durchschnittlichen Tagesbewegung der Sonne von 1°, muss Saturn ungefähr 12° vor der Sonne stehen, da sich die Sonne im Sinne der Planetenbewegung von Saturn entfernt[773] und somit die Distanz zwischen Sonne und Saturn pro Tag um 1° größer wird.
- Jupiter steht in den Fischen in der Phase seiner morgendlichen Sichtbarkeit (ἐπὶ ἑῴας ἀνατολῆς; Z. 4f.). Er ist also weiter als 15° von der Sonne entfernt.
- Mars befindet sich im Wassermann in der Phase seiner morgendlichen Sichtbarkeit (ἐπὶ ἀνατολῆς ἑῴας, Z. 6).
- Venus macht ihren morgendlichen Stillstand in den Fischen. Sie hat also ihre größte Elongation erreicht und ist ungefähr 47° von der Sonne entfernt.
- Merkur ist im Widder in der Phase seiner morgendlichen Unsichtbarkeit. Somit ist er weniger als 15° von der Sonne entfernt.

Wir haben also folgende Daten:

Aszendent	Widder	
Sonne	Widder	
Mond	Stier	
Saturn	Widder	~ 12° vor der Sonne
Jupiter	Fische	mehr als 15° vor der Sonne
Mars	Wassermann	mehr als 15° vor der Sonne
Venus	Fische	~ 47° von der Sonne entfernt
Merkur	Widder	weniger als 15° vor der Sonne

Graphisch lässt sich das Horoskop so darstellen:

[773] Die Eigenbewegung Saturns dürfen wir bei diesem Versuch, die Planetenstellungen grob zu konstruieren, außer Acht lassen, zumal sich der langsame Saturn innerhalb von drei Tagen kaum bewegt.

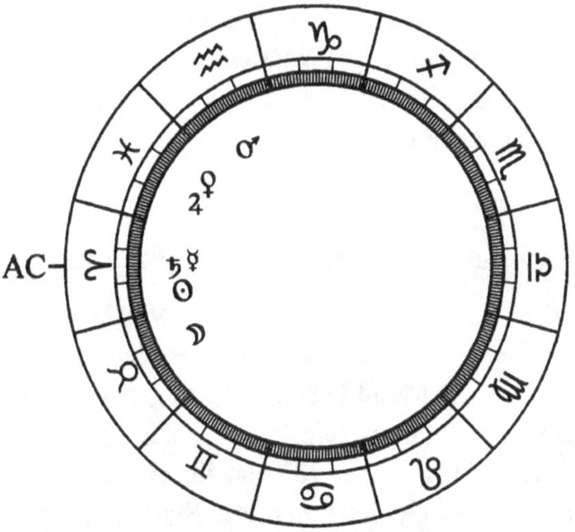

Abb. 36: Das von Antigonos gestellte Horoskop von Pedanius Fuscus

Alle echten Planeten gehen der Sonne im Sinne der Tagesbewegung voran und sind nicht weiter als 90° von ihr entfernt. Somit sind nach Antigonos, der den Geviertschein als Begrenzung für die Speertragung nennt, hier alle fünf Planeten δορυφόροι der Sonne. Doch wertet er die Speertragung hier nicht im Detail aus. Es heißt lediglich, dass der Native hervorragend werde (προφανῆ, Z. 7), weil die Sonne im Aszendenten von Speerträgern begleitet werde. Nach den astrologischen Kriterien, die Antigonos in den anderen beiden Horoskopen anwendet, ist die Speertragung hier durchaus viel versprechend: Die Sonne steht im Widder in ihrer Erhöhung und im Aszendenten. Alle fünf echten Planeten fungieren als ihre Speerträger: Saturn und Merkur sind zwar unsichtbar, befinden sich aber in demselben Zeichen wie die Sonne. Mars, Jupiter und Venus sind in der Phase ihrer morgendlichen Sichtbarkeit, wobei Jupiter in den Fischen in seinem Nachthaus und Venus in ihrer Erhöhung stehen.

Wie stark die einzelnen Details ausgewertet oder ob sie sogar ganz vernachlässigt werden, liegt ganz im Ermessen des Astrologen und hängt sicherlich mit seiner Intention zusammen: Der Horoskopeigner (Pedanius Fuscus) sei – so Antigonos – schon auf die Kaiserwürde zugegangen, als er im 25. Lebensjahr unbesonnen und schließlich getötet wurde.[774] Dass Anti-

[774] Siehe Antig. Nic. apud Heph. 2,18,65 Heilen: οὗτος γὰρ [...] δοκῶν ἤδη ἐπὶ βασιλείαν ἐλθεῖν, κακόβουλος γενόμενος [...] ἀνῃρέθη.

gonos, der das Horoskop erst nach dem Tod von Pedanius Fuscus gestellt hat, aus der δορυφορία keine glänzenden Prognosen ableitet, ist verständlich: Schließlich soll die astrologische Deutung des Horoskops dem Leben des Horoskopeigners entsprechen.

d. Zusammenfassung: Die δορυφορία bei Antigonos

In allen drei unter dem Namen des Antigonos von Nikaia überlieferten Horoskopen wird die δορυφορία bei der Deutung der Genitur angewendet. Sowohl die Sonne als auch der Mond haben Speerträger, wobei sie auch selbst Speerträger des anderen Luminars sein können. Die Speerträger der Sonne gehen ihr voran, wobei sie maximal 90° von ihr entfernt sein dürfen, denn nach Antigonos beendet der Geviertschein die Speertragung. Ob die Planeten sichtbar sind oder in Sonnennähe unsichtbar, ist nicht entscheidend. Die Speerträger des Mondes folgen dem Mond. Eine maximale Entfernung nennt Antigonos nicht, aber im Horoskop des Kaisers Hadrian zeigt sich, dass die Speerträger auch in dem dem Mond benachbarten Zeichen stehen dürfen. Die Distanz zwischen Mond und seinem Speerträger Mars beträgt dort 51°. Diese grundlegenden Bestimmungen entsprechen der ältesten Definition von Speertragung. Eine Speertragung durch Aspekt, die in den komplizierten Definitionen des Antiochos beschrieben werden, können bei Antigonos dagegen nicht nachgewiesen werden. Folgende astrologische Kriterien beeinflussen die Speertragung günstig: Die Speerträger stehen in einem Zeichen, das ihnen affin ist (Haus, Erhöhung, Trigon) bzw. in ihnen affinen Graden eines Zeichens.[775] Die Speerträger der Sonne sind morgendlich sichtbar.[776] Sie befinden sich in demselben Zeichen wie die Sonne.[777] Außerdem wirkt es sich positiv aus, wenn das Luminar, das von Speerträgern begleitet wird, in einem Kentron steht,[778] wenn das Luminar der Partei (also bei Taggeburt die

---

[775] Vgl. oben S. 333, Text 99, Z. 13-16 und die Besprechung S. 338: Venus steht in ihrer Erhöhung, Mars in seinem Trigon und in seinen Graden. Ebd. Z. 20 und die Besprechung S. 339: Saturn befindet sich in seinem Taghaus.

[776] Siehe oben S. 334, Text 99, Z. 20f. und die Besprechung S. 339: Saturn und Merkur sind in der Phase ihrer morgendlichen Sichtbarkeit.

[777] Vgl. oben S. 345, Text 100, Z. 16 und die Besprechung auf S. 347.

[778] Siehe oben S. 342f.

Sonne, bei Nachtgeburt der Mond) von Speerträgern begleitet wird[779] und wenn das Luminar in einem ihm affinen Zeichen steht.[780]

Antigonos wendet die Lehre von der Speertragung in allen drei Horoskopen an, um Aussagen über den sozialen Status des Nativen zu begründen. Das Prinzip der Projektion und Reflexion soziomorpher Modelle wird besonders deutlich: Die Luminare werden als Abbild des irdischen Königs aufgefasst. Sie sind die, „die Macht verleihen" (τὰ δύο φῶτα <τὰ τὴν > δύναμιν παρέχοντα; S. 334, Text 99, Z. 32f.). Die Planeten werden als Abbilder der irdischen Speerträger des Königs gedeutet. Sind nun in einer Genitur die Luminare stark gestellt und haben viele Planeten als Speerträger, so wird auf die Erde rückbezogen, dass ein unter dieser Konstellation Geborener mächtig werden muss, wobei die genaue Position von Luminaren und Speerträgern die Prognosen modifiziert: Stehen Luminare und Speerträger besonders stark, deutet dies auf einen sehr hohen sozialen Status. Das Horoskop von Kaiser Hadrian stellt ein mustergültiges Beispiel für die δορυφορία dar.

Hephaistion, der diese drei von Antigonos von Nikaia gestellten Horoskope überliefert, betont in seiner Einleitung, dass er darstellt, wie οἱ περὶ Πετόσιριν καὶ Νεχεψὼ καὶ ἐξ αὐτῶν 'Αντίγονος ὁ Νικαεύς (oben S. 333, Text 99, Z. 2f.) „die um Petosiris und Nechepso, und unter ihnen Antigonos von Nikaia" Horoskope deuten. Die Lehre der δορυφορία zählt also offenbar zu denen, die die Astrologen um Nechepso und Petosiris für ihre Deutungen benutzten. Dies bestärkt die oben bereits geäußerte These, dass Serapion die Definition aus dem pseudepigraphen Werk von Nechepso und Petosiris geschöpft haben könnte, und bezeugt, dass sie zu den sehr alten astrologischen Lehre gehört.

3. Das anonyme Horoskop von Konstantin VII. Porphyrogenitus (3. September 905)

Das folgende Horoskop ist im Codex Parisinus gr. 2244 aus dem 14. Jh. n.Chr. erhalten. D. Pingree konnte es auf den 3. September 905 datieren und glaubhaft aufzeigen, dass es sich hierbei um die Genitur von Kaiser Konstantin VII. Porphyrogenitus handelt. Das Horoskop scheint vor dem Tod von Konstantins Vater (Leo VI.) am 12. Mai 912 gestellt worden zu sein, da

[779] Vgl. oben S. 333 Text 99 11f. und die Besprechung 342f.
[780] Siehe oben S. 345, Text 100, Z. 14 und die Besprechung S. 347.

der Tod des Vaters im Horoskop unberücksichtigt bleibt.[781] Es handelt sich um das einzige überlieferte byzantinische Kaiserhoroskop.[782] Die δορυφορία wird im ersten und neunten Kapitel behandelt. Der Text enthält keine Angaben über die Stellung der Planeten. Überliefert ist lediglich die Interpretation. D. Pingree konnte jedoch folgende Positionen aus den bei der Deutung gemachten Angaben extrahieren:[783]

Aszendent	5°23′ Waage
Sonne	Jungfrau
Mond	Jungfrau
Saturn	29°42′ Wassermann
Jupiter	0° Steinbock
Mars	2°39′ Krebs
Venus	13°12′ Waage
Merkur	25° Löwe

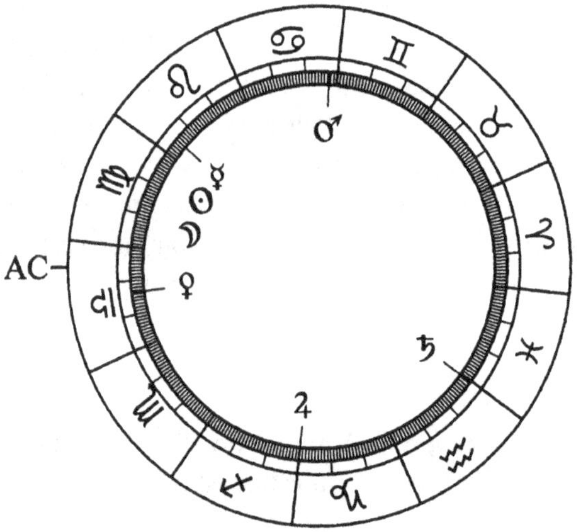

Abb. 37: Das Horoskop von Kaiser Konstantin VII. Porphyrogenitus

781 Vgl. D. Pingree: The Horoscope of Constantine (1973), 229f. Leo VI. wurde im September 866 geboren. Von 886 bis zu seinem Tode im Jahre 912 war er Kaiser.

782 Hierzu D. Pingree: The Horoscope of Constantine (1973), 230.

783 Siehe D. Pingree: The Horoscope of Constantine (1973), 220. Auch hier richte ich mich nur nach den Daten, die sich aus der Textanalyse ergeben, nicht nach den von D. Pingree exakt berechneten tatsächlichen Planetenpositionen.

Im ersten Kapitel heißt es (Horosc. Const. 1 p. 222 Pingree [Text 102]):

Περὶ γονέων

<κατ>ὰ μὲν Πτολεμαῖον ὁ πατὴρ ἔνδοξος καὶ λαμπρότατος καὶ χρόνιος <ἔστ>αι διὰ τὸ τὸν Ἥλιον καὶ τὸν τοῦ Κρόνου τοὺς τῷ πατρικῷ <προσ>ώπῳ συνοικειουμένους ὑπὸ τῶν ἀγαθοποιῶν ἐπιθεωρεῖσθαι, <τοῦ> τε Διὸς καὶ τῆς Ἀφροδίτης, ἔτι δὲ καὶ διὰ τὴν τῶν φώτων ἐμ<περ>ίσχεσιν καὶ τὴν τῶν ἀστέρων δορυφορίαν. ἡ δὲ μήτηρ ἧττον ἔνδοξος <καὶ> πολυχρόνιος ἔσται διὰ τὸ παρ' αἵρεσιν τὴν Σελήνην ὑπὸ τῶν ἀστέρων <δο>ρυφορεῖσθαι τὴν τῷ μητρικῷ προσώπῳ μετὰ τῆς Ἀφροδίτης συνοικει<ουμ>ένην.

„Über die Eltern
2-7 Nach Ptolemaios wird der Vater berühmt und sehr angese-
hen und langlebig sein, weil die Sonne und Saturn, die zur
Rolle des Vaters in Beziehung gesetzt werden, von den
Wohltätern aspektiert werden, von Jupiter und von Venus,
ferner auch wegen der Umschließung der Luminare und
8-11 der Speertragung der Planeten. Die Mutter wird weniger
berühmt und langlebig sein, weil der Mond, der zusammen
mit Venus in Beziehung zur Rolle der Mutter gesetzt wird,
gegen die Partei von den Planeten als Speerträgern beglei-
tet wird."

Es geht um Prognosen, die die Eltern des Geborenen betreffen. Gleich zu Anfang beruft sich der anonyme Verfasser dieser Genitur auf Ptolemaios und lässt so erwarten, dass er die von Ptolemaios dargestellten Deutungsmethoden anwendet. Über den Vater heißt es, er werde berühmt, sehr angesehen und langlebig sein, weil Sonne und Saturn von den Wohltätern, freilich Jupiter und Venus, aspektiert werden. Der Gedanke, dass Sonne und Saturn als Indikatoren für das Geschick des Vaters gedeutet werden, ist nicht neu.[784] Jupiter im Steinbock aspektiert die Sonne in der Jungfrau im günstigen Ge-

[784] Siehe dazu oben S. 293 mit Anm. 660 und beachte den wörtlichen Anklang an Ptol. Apotel. 3,5,1: ὁ μὲν τοίνυν ἥλιος καὶ ὁ τοῦ Κρόνου ἀστὴρ τῷ πατρικῷ προσώπῳ συνοικειοῦνται.

drittschein, Venus in der Waage den Saturn im Wassermann ebenfalls im Gedrittschein. Somit aspektiert jeweils ein Wohltäter einen Indikator.

Recht knapp fügt der Horoskopsteller an (Z. 6f.): „ferner auch wegen der Umschließung der Luminare und der Speertragung". Dass die Luminare von anderen Planeten umschlossen sind, ist oben Abb. 37 leicht zu erkennen: Merkur und Venus stehen in den beiden angrenzenden Zeichen. Ob der Autor noch andere Planeten als an der Umschließung beteiligt deutet, kann nicht beurteilt werden. Was versteht er nun unter der δορυφορία? Nehmen wir an, dass er tatsächlich nach der Deutungsmethode des Ptolemaios vorgeht:[785] Danach wird Merkur als besonders günstig gestellter Speerträger der Sonne gedeutet, da er der Sonne vorangeht und sich zwar nicht in demselben, aber doch in dem angrenzenden Zeichen befindet. Venus steht als Speerträger des Mondes besonders wirkungsvoll, da sie dem Mond folgt und in dem angrenzenden Zeichen steht. Zudem ist sie von derselben Partei wie der Mond und gehört zu den Wohltätern. Da Ptolemaios keine maximale Entfernung für die Speertragung angibt und bei ihm die Speerträger der Sonne auch folgen (vermutlich dem Mond auch vorangehen) können,[786] bleibt unklar, welche Planeten der Verfasser dieses Horoskops noch als Speerträger eines Luminars ansieht.

Zu Beginn spricht der Verfasser davon, dass die Wohltäter Saturn und die Sonne aspektieren. Könnte es sein, dass er eine durch Aspekt bewirkte δορυφορία zugrunde legt? Da er sich auf Ptolemaios beruft und dort keine Speertragung durch Aspekt nachgewiesen werden kann, halte ich dies für nicht plausibel. Vielmehr stellt der Horoskopsteller hier zwei verschiedene Methoden für verschiedene Prognosen in sehr kurzer Form dar: Neben dem sozialen Status der Eltern des Geborenen geht es auch um deren Alter (χρόνιος, Z. 3), das Ptolemaios nicht aus der Speertragung ableitet. Ptolemaios berichtet vielmehr, dass er aus den Aspekten von Jupiter und Venus zu Sonne und Saturn Schlüsse über das Alter des Vaters zieht. Hierin scheint unser Horoskopsteller Ptolemaios zu folgen: Langlebig werde der Vater, weil Sonne und Saturn von den Wohltätern aspektiert werden, berühmt und sehr angesehen (ἔνδοξος καὶ λαμπρότατος, Z. 2f.) wegen der Umschließung und der Speertragung. Da Leo VI., der Vater von Konstantin VII. Por-

785 Siehe dazu oben S. 294-296. Ptolemaios spricht ebenfalls von Umschließung und Speertragung. Als günstige Kriterien der Speertragung gelten bei ihm, wenn die Speerträger Wohltäter sind, wenn sie von derselben Partei sind, wie das Luminar, wenn sie der Sonne vorangehen, wenn sie dem Mond folgen.

786 Siehe das Beispiel bei Ptolemaios oben S. 297, Text 82, Z. 2f.: Mars folgt der Sonne.

phyrogenitus, kein hohes Alter erreicht hat (er starb im Alter von 46 Jahren), ist es plausibel, dass dieses Horoskop vor seinem Tod gestellt worden ist.

Schlüsse über die Mutter, Zoe Carbonopsina,[787] zieht der Verfasser allein aus der Speertragung des Mondes. Sie werde weniger berühmt und weniger langlebig sein (Z. 8-11),

> ἔσται διὰ τὸ παρ' αἵρεσιν τὴν Σελήνην ὑπὸ τῶν ἀστέρων <δο>ρυφορεῖσθαι τὴν τῷ μητρικῷ προσώπῳ μετὰ τῆς 'Αφροδίτης συνοικει<ουμ>ένην.[788]

Saturn und Jupiter (Tagplaneten) werden hier offenbar als Speerträger des Mondes gedeutet. Sie folgen dem Mond zwar, aber in einer recht großen Distanz: Jupiter steht am Anfang des Steinbocks, ist also im dritten Zeichen vom Mond aus gezählt, Saturn im Wassermann im vierten Zeichen. Hier könnte man nun erwägen, ob der Deuter dieses Horoskops doch eine Speertragung mittels Aspekt zugrunde legt. Die komplizierten Definitionen des Antiochos beschreiben zwei Arten von Speertragung, die durch Aspekt bewirkt werden. Bei der ersten Art, bei der grundsätzlich jeder Planet Speerträger haben kann, müssen beide Planeten in ihrem Haus oder ihrer Erhöhung stehen.[789] Das ist hier nicht erfüllt: Der Mond hat weder sein Haus, noch seine Erhöhung in der Jungfrau. Bei der zweiten Art, bei der nur Sonne und Mond Speerträger haben können, müssen diese entweder im Aszendenten oder in der Himmelsmitte stehen.[790] Der Mond steht im Horoskop von Konstantin VII. Porphyrogenitus allerdings in dem Apoklima des Aszendenten. Es findet sich also keinerlei Entsprechung zu einer anderen Auffassung einer durch Aspekt bewirkten δορυφορία.

Ptolemaios deutet die Speertragung der Luminare gegen die Partei als Zeichen für Mittelmäßigkeit, so dass die aus der Speertragung gegen die Partei abgeleiteten Prognosen, tatsächlich mit der Lehre des Ptolemaios übereinstimmen.[791] Allerdings wäre hier nach Ptolemaios besonders Venus, die dem Mond folgt und sich im angrenzenden Zeichen befindet, als Speer-

---

787 Siehe D. Pingree: The Horoscope of Constantine (1973), 229.
788 Vgl. Ptol. Apotel. 3,5,1.
789 Siehe dazu oben S. 286f.
790 Vgl. oben S. 287f.
791 Vgl. oben S. 297 mit Text 82 und die Besprechung. Dort wird als Beispiel angegeben, dass Saturn dem Mond folgt.

träger des Mondes zu nennen. Sie ist von derselben Partei wie der Mond und steht sogar stark gestellt im Aszendenten und in ihrem Taghaus.

Es scheint, dass die Deutung der Speertragung stark von der Intention des Horoskopstellers beeinflusst ist: Beim Mond wird nur die Speertragung gegen die Partei genannt, um die Aussage, die Mutter sei weniger berühmt als der Vater, zu legitimieren. Nach der üblichen Auffassung wäre vor allem Venus als Speerträger des Mondes zu nennen, die zudem in ihrem Taghaus und im Aszendenten stark gestellt ist. Doch das lässt der Verfasser unerwähnt. Da er offenbar den Bereich der Speertragung weit fasst, wäre auch Mars, der zur Nachtpartei gehört, zu den Speerträgern der Sonne zu rechnen. Hier spricht der Horoskopsteller jedoch nicht von Speertragung gegen die Partei. Nach Ptolemaios ist dies nämlich ein Zeichen für Mittelmäßigkeit. Die Deutung bezogen auf den Vater durfte aber nicht beeinträchtigt werden. Schließlich war Leo VI. zu dem Zeitpunkt, als Konstantin geboren wurde und als das Horoskop gestellt wurde, amtierender Kaiser.

Im neunten Kapitel spricht der Verfasser ebenfalls von Speertragung (Horosc. Const. 9 p. 226 Pingree [Text 103]):

> Περὶ τύχης ἀξιωματικῆς
>
> κατὰ μὲν Πτολεμαῖον ἔσται τὸ τεχθὲν ἐν ἀξιώμασιν ἐπιφανεστάτοις τε καὶ λαμπροτάτοις διὰ τὸ τὰ μὲν φῶτα ἐν θηλυκῷ ζῳδίῳ ὑπάρχειν κ<αὶ> ἀποκεκλικέναι τοῦ ἀνατολικοῦ κέντρου, τοὺς δὲ δορυφοροῦντας αὐτὰ ἀστέρας τοὺς μὲν ἐπικέντρους εἶναι, τοὺς δὲ μαρτυροῦντας τοῖς κέντροις.
>
> „Über die soziale Stellung
>
> 2-5 Nach Ptolemaios wird das Geborene in sehr hervorragenden und sehr glänzenden Ehren stehen, weil sich die Luminare in einem weiblichen Zeichen befinden und sich vom
> 5-7 aszendieren Zeichen weggeneigt haben, die Planeten aber, die sie [sc. die Luminare] als Speerträger begleiten, teils in den Kentra stehen, teils die Kentra aspektieren.“

Erneut leitet der Horoskopsteller Prognosen unter Berufung auf Ptolemaios ab: Der Geborene werde zu sehr hohem sozialen Rang gelangen, weil die Luminare in einem weiblichen Zeichen stehen und sich im Apoklima des Aszendenten befinden. Dies ist der Aussage des Ptolemaios geradezu entgegengesetzt. Nach seiner Lehre verheißt es eine hohe soziale Stellung, wenn beide Luminare in einem männlichen Zeichen und beide oder aber nur ein Luminar in einem Kentron stehen.[792] Die Stellung der Speerträger wird in dem Horoskop positiv gedeutet, weil sie in einem Kentron stehen oder die Kentra aspektieren. Prüfen wir, für welche Planeten dies zutrifft: Mars steht in der Himmelsmitte,[793] Venus befindet sich im Aszendenten.[794] Saturn aspektiert den Aszendenten im Gedrittschein,[795] Jupiter die Himmelsmitte[796] und Merkur den Aszendenten.[797] Es weisen also alle fünf echten Planeten einen Bezug zu einem Kentron auf. Somit ist auch hier nicht eindeutig bestimmbar, welche Planeten der Horoskopsteller als Speerträger wertet.

Deutlich wird jedoch erneut, dass letztlich allein die Intention des Verfassers den Ausschlag für die Deutung des Horoskops gibt, denn die dieser Konstellation entsprechende Stelle bei Ptolemaios heißt (oben S. 310 Text 88):

> „Wenn sich die Luminare nicht in einem Kentron befinden und sich die meisten von den speertragenden Planeten entweder in einem Kentron befinden oder die Kentra aspektieren, werden sie zwar nicht in besonders bedeutenden Ehrenstellungen geboren werden, aber in politischen Rängen und in Mittelmäßigkeit bezüglich der Erwartungen betreffs ihres Lebens."

Diese Prognose wollte ein Astrologe sicherlich nicht für den Sohn des Kaisers abgeben. So beruft er sich zwar auf die Autorität des Ptolemaios und nennt die von diesem angewandten Methoden. Doch in der konkreten Deutung weicht er in erheblichem Maße von ihm ab. Er hat sich wohl davon leiten lassen, seinem Auftraggeber (eventuell Leo VI.) eine Deutung zu präsentieren, mit der dieser zufrieden ist. Vermutlich hätte er sogar mit Sanktionen rechnen müssen, wenn er dem Sohn des Kaisers ein nur mäßiges Schicksal verheißen hätte. Einem an Astrologie interessierten Laien waren die astrolo-

---

792 Vgl. oben S. 307, Text 86, Z. 4-6.

793 Horosc. Const. 10,1 p. 226 Pingree: τὸν τ<οῦ> Ἄρεως [...] ἐν τῷ μεσουρανήματι τυγχάνοντα.

794 Horosc. Const. 14,2 p. 228 Pingree: τὴν Ἀφροδίτην [...] ἐπίκεντρον.

795 Siehe oben S. 355: Saturn wird von Venus aspektiert, die sich im Aszendenten befindet.

796 Vgl. Horosc. Const. 2,3 p. 222 Pingree: ἐπιθεωρεῖσθαι τὸ μὲν μεσουράνημα <ὑπ>ὸ τοῦ Διός.

797 Vgl. Horosc. Const. 4,10 p. 223 Pingree (vom 25° der Waage): διά τε τὸ σύμφωνον σχῆμα τοῦ Ἑρμοῦ.

gischen Details und die genauen Deutungsmethoden des Ptolemaios sicherlich unbekannt. Es genügte zu hören, dass das Horoskop mit den Methoden der Autorität Ptolemaios gedeutet wurde und Gutes verheißt.

Schlüsse über die Konstellation, die hier δορυφορία genannt wird, können wir nicht ziehen. Aber dieses Horoskop verdeutlicht, dass die δορυφορία offenbar eine wichtige Rolle bei der Legitimation von Herrschaft spielte: Sowohl die Macht des Vaters Leo VI. als auch eine mögliche künftige Herrschaft Konstantins werden unter Inanspruchnahme dieser astrologischen Lehre legitimiert.

4. Das anonyme Horoskop eines vornehmen venezianischen Gesandten (4. Februar 1345)

Das letzte Horoskop, das in dieser Untersuchung herangezogen wird, ist in dem Codex Laurentianus 28,14 überliefert und stammt aus der Schule des Johannes Abramius.[798] Es wurde für einen vornehmen venezianischen Gesandten gestellt, der am 4. Februar 1345 geboren wurde.[799] D. Pingree hat aufgezeigt, dass die angegebenen Planetenpositionen in erheblichem Maß von den tatsächlichen Stellungen der Planeten abweichen. Dies führt er auf die Unfähigkeit des Astrologen zurück und nicht auf Fehler in der Überlieferung, so dass wir für die folgende Untersuchung die überlieferten Daten zugrunde legen dürfen, denn auf ihnen beruht die Deutung des Astrologen:

Aszendent	23° Stier
Sonne	25°14′ Wassermann
Mond	28°29′ Stier
Saturn	28°56′ Wassermann
Jupiter	2°2′ Jungfrau
Mars	5°39′ Schütze
Venus	19°16′ Fische
Merkur	1°47′ Wassermann

798 Zu Johannes Abramius und seiner Schule siehe D. Pingree: The Astrological School (1971).

799 Siehe hierzu D. Pingree: The Astrological School (1971), 194f. In einer Appendix zu diesem Aufsatz hat D. Pingree das Horoskop ediert, ebd. 207-209, Übersetzung 214f.

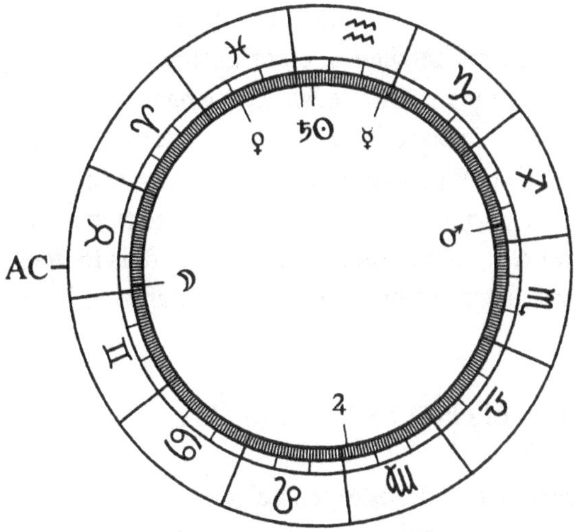

Abb. 38: Horoskop eines vornehmen venezianischen Gesandten

In der astrologischen Analyse des Horoskops heißt es (Horosc. Anon. p. 208 Pingree [Text 104]):

> καὶ ἔνδοξος καὶ περιφανὴς καὶ ἀξιωματικὸς διὰ τὸν Ἥλιον δορυφορούμενον ὑπὸ τοῦ Ἑρμοῦ ἑῴαν ἀνατολὴν ποιουμένου καὶ ἐν τῷ αὐτῷ κέντρῳ ὄντος τῷ ὑπὲρ γῆν.

> „und [sc. er wird] berühmt, wohlbekannt und in Ehren stehen, weil die Sonne von Merkur als Speerträger begleitet wird, der sich in der Phase seiner morgendlichen Sichtbarkeit und in demselben Kentron, der Himmelsmitte, befindet.“

Merkur befindet sich in einem Abstand von 23°27′ vor der Sonne in der Phase seiner morgendlichen Sichtbarkeit.[800] Saturn ist nur 3°42′ von der Sonne entfernt, befindet sich aber im Sinne der Tagesbewegung hinter der Sonne, ebenso wie Venus, die der Sonne in einer Distanz von 24°02′ folgt. Der Horoskopsteller nennt allein Merkur als Speerträger der Sonne. Daraus können wir schließen, dass offensichtlich das Vorangehen des Speerträgers den Aus-

800 Hier zeigt sich erneut, dass ἑῴα ἀνατολή die Phase der morgendlichen Sichtbarkeit bezeichnet und nicht das Morgenerst: Merkur hat fast seine größte Elongation von der Sonne erreicht (27°50′).

schlag gibt, wobei die Nähe von Merkur und Sonne ebenfalls bedeutend ist: Mars, der im übernächsten Zeichen in einer Entfernung von 79°35′ der Sonne vorangeht, wird nicht mehr ihr Speerträger genannt.

Auch hier wird die δορυφορία herangezogen, um Aussagen über die soziale Stellung des Geborenen zu machen: Dieser wird in öffentlichem Ansehen stehen, weil die Sonne in der Himmelsmitte stark gestellt ist und einen Planeten, hier Merkur, als Speerträger hat, der ebenfalls in der Himmelsmitte steht. Das Deutungsmuster entspricht dem des Ptolemaios.[801]

5. Ergebnis: Die praktische Anwendung der δορυφορία

Von den sechs untersuchten Horoskopen zeigen vier, dass die δορυφορία im zweiten Jh. n.Chr. in der astrologischen Praxis angewendet wird. In dem Beispielhoroskop von Vettius Valens, das O. Neugebauer und H.B. van Hoesen auf den 5. März 101 n.Chr. datiert haben, steht die Sonne in den Fischen im Glückspunkt. Als ihre Speerträger fungieren die Wohltäter, also Jupiter und Venus, die in demselben Zeichen stehen wie die Sonne. Ob die Speerträger der Sonne vorangehen oder ihr folgen, ob sie sichtbar sind oder nicht, geht aus dem Text nicht hervor. Als einzige sichere Kriterien der Speertragung können wir die Nähe zur Sonne ausmachen sowie die Stellung von Sonne und Speerträgern im Glückspunkt. Valens leitet aus der δορυφορία Ruhm und Herrschaft des Nativen ab.

Die drei von Antigonos von Nikaia gestellten Horoskope veranschaulichen mustergültig die älteste Lehre der δορυφορία: Die Speerträger der Sonne gehen voran, die des Mondes folgen. Antigonos begrenzt die Speertragung der Sonne auf einen Bereich von 90°, wobei die Sichtbarkeit der Planeten zwar als günstig gewertet wird, aber nicht zwingend notwendig ist. Das Horoskop von Kaiser Hadrian ist besonders bemerkenswert, da es eine Kombination von Mond- und eine Sonnenspeertragung aufweist, die zahlreiche, positiv zu bewertende Kriterien der Speertragung zeigt. Antigonos soll nach Hephaistion in der Tradition von Nechepso und Petosiris gestanden haben. Es findet sich hier somit ein weiteres Indiz dafür, dass die

---

[801] Vgl. auch oben S. 311 Anm. 697 mit dem Zitat aus Eleutherius Zebelenus, einem Schüler des Johannes Abramius. Dort mit Berufung auf Ptolemaios.

Lehre von der δορυφορία zu den ältesten astrologischen Lehren gehört.[802] In allen drei Horoskopen wendet Antigonos die δορυφορία an, um Aussagen über den sozialen Status des Geborenen zu machen. Je besser die Luminare und die Speerträger im Horoskop gestellt sind, desto höher wird der soziale Status des Geborenen.

Zwei späte Horoskope bezeugen die Verwendung der Lehre in byzantinischer Zeit. Der Astrologe, der das Horoskop von Kaiser Konstantin VII. Porphyrogenitus auslegt, beruft sich bei seiner Interpretation auf Ptolemaios. Da er nicht expliziert, welche Planeten er als δορυφόροι deutet, können wir keine genauen Aussagen über die Stellung der Speerträger zu den Luminaren ableiten. Der Horoskopsteller leitet zum einen Aussagen über die Eltern des Geborenen, Leo VI. und Zoe Carbonopsina, ab, zum anderen Aussagen über den zukünftigen sozialen Status des Geborenen. Dabei geht er zwar nach dem ptolemaischen Deutungsmuster vor, verkehrt die Aussagen des Ptolemaios jedoch teilweise sogar ins Gegenteil, um die gewünschten Prognosen ableiten zu können. Die Intention des Horoskopstellers gibt hier offensichtlich den Ausschlag für die abgeleiteten Prognosen.

In dem letzten Horoskop dieser Untersuchung, das aus der Schule des Johannes Abramius stammt, fungiert Merkur, der sich in der Phase seiner morgendlichen Sichtbarkeit befindet, als Speerträger der Sonne. Beide stehen in der Himmelsmitte. Hier scheinen eindeutig das Vorangehen und die Nähe ausschlaggebende Kriterien für die Speertragung zu sein, denn die Planeten, die der Sonne (sogar in einer geringen Distanz) folgen sowie die, die ihr in einer größeren Distanz vorangehen, werden nicht mehr als ihre Speerträger bezeichnet. Auch hier leitet der Horoskopsteller Ruhm, Ehre und Bekanntheit aus der δορυφορία ab.

---

802 Auch Serapion, der die älteste Definition dieser Lehre bietet, soll aus dem Pseudepigraph geschöpft haben, siehe dazu oben S. 59f.

VI. Vergleich der verschiedenen Anschauungen von δορυφορία und ihrer Anwendung in Theorie und Praxis

A. Die verschiedenen Formen der planetaren δορυφορία – Gemeinsamkeiten und Unterschiede

Abschließend werden nun die in den Kapiteln III-V erzielten Ergebnisse miteinander in Beziehung gesetzt. Zuerst geht es um die verschiedenen Lehren, die sich hinter dem Begriff δορυφορία verbergen. Welche Formen der Speertragung lassen sich bei welchen Autoren nachweisen? Welche Entsprechungen und welche Unterschiede gibt es zwischen den Darstellungen der Lehre in den definitorischen Texten, den theoretischen Anweisungen zur Horoskopdeutung und der praktischen Anwendung in den Horoskopen? In einem zweiten Schritt geht es abschließend um die aus der δορυφορία abgeleiteten Prognosen: Entsprechen die Schlüsse, die in den Horoskopen aus der Speertragung gezogen werden, den theoretischen Anleitungen? Ist das Prinzip der Projektion und Reflexion soziomorpher Modelle anhand der astrologischen Lehre der Speertragung nachzuvollziehen?

Zuerst zu den verschiedenen Verwendungen des Begriff δορυφορία in der Astrologie:[803]

(1) Die Speerträger der Sonne gehen ihr voran, die des Mondes folgen ihm.

So lautet die älteste Definition, die sich bei Serapion (Text 4) im zweiten oder ersten Jh. v.Chr. findet.

Im zweiten Jh. n.Chr. wendet Antigonos von Nikaia die astrologische Lehre der δορυφορία in eben diesem Sinne praktisch an, wie die von ihm gestellten Horoskope, die Hephaistion überliefert, zeigen (Texte 99-101). Als maximale Distanz, die die Speerträger zur Sonne haben dürfen, nennt Antigonos den Geviertschein, also 90° (Text 100). Somit sind die Planeten Speerträger der Sonne, die ihr bis zu 90° vorangehen. Welchen maximalen Abstand die Speerträger zum Mond haben dürfen, wird nicht gesagt.

[803] Die Verwendung, die sich in den Texten des Philon von Alexandreia und des Proklos nachweisen lässt, wird bei dieser Zusammenstellung ausgelassen, da sie, wie oben nachgewiesen wurde, keineswegs astrologisch geprägt ist, sondern in einer philosophisch-theologischen Tradition steht, die von Platon ausgeht. Siehe dazu ausführlich oben S. 123-163.

Das Horoskop des Kaisers Hadrian zeigt, dass sie zumindest auch noch in dem dem Mond benachbarten Zeichen stehen dürfen.

Im vierten Jahrhundert definiert Paulus Alexandrinus (Text 14) die δορυφορία folgendermaßen: Die Speerträger der Sonne gehen ihr bis zu einer Distanz von 120° voran, die Speerträger des Mondes folgen ihm und stehen in demselben Zeichen wie der Mond.[804]

Die Lehre, dass die Speerträger der Sonne vorangehen und dem Mond folgen, legen auch der Verfasser der Glosse, die in den Rhetorios-Text geflossen ist (Text 23), sowie der anonyme Kommentator des Ptolemaios zugrunde (Text 24). Während in der Glosse keine maximalen Abstände der Speerträger angegeben werden, heißt es bei dem Anonymos, dass die Speerträger der Sonne nicht weiter als ein Tierkreiszeichen vor ihr, die des Mondes nicht weiter als ein Tierkreiszeichen hinter ihm stehen.

Mit einer Modifikation findet sich die Vorstellung von der Speertragung der Sonne im 10 Jh. n.Chr. bei dem arabischen Astrologen al-Bīrūnī (Text 95): Er erklärt, dass die Speertragung der Planeten zur Sonne mit ihrem Morgenerst beginnt und bei einem Sonnenabstand von 60° endet. Die Speerträger stehen also im Sinne der Tagesrotation ca. 15° bis 60° vor der Sonne. Neu ist hier neben der Begrenzung des maximalen Sonnenabstandes auf 60°, dass die Planeten sichtbar sein müssen, um Speerträger der Sonne zu sein. Aus der Definition des Serapion geht nicht eindeutig hervor, ob die Planeten sichtbar sein müssen oder ob auch die in Sonnennähe unsichtbaren Planeten Speerträger sind. Bei Antigonos von Nikaia und bei Paulus Alexandrinus sind eindeutig auch die Planeten Speerträger, die der Sonne zwar vorangehen, aber aufgrund ihrer Nähe zur Sonne unsichtbar sind.

In dem anonymen Horoskop des venezianischen Gesandten wird Merkur Speerträger der Sonne genannt (Text 104). Er befindet sich in der Phase seiner morgendlichen Sichtbarkeit und ist ca. 23° von der Sonne entfernt. Die Planeten, die der Sonne folgen, werden jedoch nicht als Speerträger bezeichnet. Auch Mars, der der Sonne um ca. 79½° vorangeht, wird nicht mehr ihr Speerträger genannt. Das entscheidende Kriterium der Speertragung ist hier eindeutig das Vorangehen. Ob die Sichtbarkeit hier ein not-

[804] In der Nachfolge des Paulus Alexandrinus kommt es vor allem in Bezug auf die Speertragung des Mondes zu einigen Verwirrungen: In einem Scholion (Text 15) heißt es, Speerträger des Mondes seien die Planeten, die in demselben Zeichen stehen wie der Mond, gleichgültig, ob sie ihm vorangehen oder folgen. In der Inhaltsangabe heißt es, die Speerträger des Mondes stehen in demselben Zeichen wie der Mond und in den folgenden (Texte 20).

wendiges Kriterium darstellt wie bei al-Bīrūnī, kann nicht geklärt werden. Der Horoskopdeuter begrenzt die Speertragung offenbar auf einen Bereich, der kleiner ist als 90° (so Antigonos). al-Bīrūnī nennt 60° als maximale Distanz. Diese Vorstellung könnte auch hier zugrunde liegen.[805]

Über die Bereiche, in denen die Speertragungen vor der Sonne stattfinden, liegen folgende Werte vor:

Serapion	vor der Sonne
Antigonos von Nikaia	vor der Sonne bis 90°
Paulus Alexandrinus	vor der Sonne bis 120°
al-Bīrūnī	sichtbar vor der Sonne bis 60°
Anonymos	vor der Sonne, nicht weiter als ein Zeichen

Folgende Angaben haben wir über die Bereiche, in denen die Speertragung des Mondes stattfindet:

Serapion	hinter dem Mond
Antigonos von Nikaia	hinter dem Mond, maximaler Abstand mindestens das angrenzende Zeichen
Paulus Alexandrinus	hinter dem Mond in demselben Zeichen
Anonymos	hinter dem Mond, nicht weiter als ein Zeichen

(1a) Die Speertragung ist besonders wirksam, wenn die Speerträger der Sonne vorangehen und dem Mond folgen.

In einigen Texten lässt sich eine Auffassung von δορυφορία konstatieren, in der das Vorangehen bzw. das Folgen der Speerträger kein notwendiges Kriterium ist, aber dennoch als beste Form der Speertragung gewertet wird. Unklar ist, was die konstitutiven Elemente der Speertragung sind. Es handelt sich hier ausschließlich um die Texte, die sich auf der theoretischen Ebene mit der Deutung von Horoskopen beschäftigen. Ptolemaios und (nach ihm Hephaistion) nennt in den beiden Kapiteln, in denen er darlegt, welche Schlüsse man aus der δορυφορία ziehen kann, die Form der Speertragung

[805] Wenngleich verschiedene Angaben über die maximale Distanz der Planeten zur Sonne gegeben werden, so wird die Nähe von Planet und Sonne in der Regel als besonders positiv gewertet. Vgl. Ptolemaios (Text 80), *Liber Hermetis* (Text 84). Paulus Alexandrinus und in seiner Folge Olympiodor nennen es als besonders günstig, wenn die Speerträger in demselben Zeichen stehen wie das Luminar (Text 14 und 19, vgl. auch Antigonos [Text 100]).

die beste, wenn die Speerträger der Sonne vorangehen und dem Mond folgen (Texte 80 und 86). Für eine weniger günstige Art liefert Ptolemaios das Beispiel, dass Mars der Sonne folgt (Text 82).

Diese Aussage findet sich auch in der Epitome IV aus Rhetorios (Text 83), die hier wohl von Ptolemaios (bzw. Hephaistion) beeinflusst ist. Sie bietet dasselbe Beispiel einer weniger günstigen Speertragung: Mars folgt der Sonne.

Auch in der dem Proklos zugeschriebenen Paraphrase der 'Ἀποτελεσματικά des Ptolemaios (Text 87) wird der Fall als besonders günstig hervorgehoben, dass die Speerträger der Sonne vorangehen und dem Mond folgen (mit einer Verwechselung der Begriffe ἑῷος und ἀνατολικός sowie ἑσπέριος und δυτικός). Das impliziert, dass er auch weniger günstige Formen kennt, in denen die Speerträger anders zu den Luminaren gestellt sein können.

Die Texte, in denen sich diese Vorstellung nachweisen lässt, hängen offensichtlich alle von Ptolemaios ab. In der Praxis ist kein Beispiel belegt, in dem Speerträger der Sonne folgen (bzw. dem Mond vorangehen). Letztlich scheint auch Ptolemaios von der ältesten Art der δορυφορία beeinflusst zu sein, die bei ihm als die beste Form der Speertragung weiterwirkt. Aus welchem Grund er sie in der Theorie ausweitet, bleibt im Dunkeln – vielleicht um den Horoskopdeutern mehr Deutungsmöglichkeiten zu lassen. Vielleicht handelt es sich auch bloß um eine Ungenauigkeit bei Ptolemaios, die sich dann weiter tradiert.

(1b) Die Speerträger sind in der Phase ihrer Sichtbarkeit.

In einer Reihe von Texten wird die Sichtbarkeit der Speerträger hervorgehoben, ohne dass ihre jeweilige Stellung zu den Luminaren genauer expliziert wird.

Bei Vettius Valens (2. Jh.) heißt es in dem Kapitel über ruhmvolle und ruhmlose Geburten (Text 89), dass eine Genitur Königsgeburten verheißt, wenn die Luminare (in wirkenden Zeichen) von den meisten sichtbaren Planeten als Speerträgern begleitet werden. Die genaue Stellung zu Sonne oder Mond wird nicht deutlich. Klar ist lediglich, dass es besonders gut ist, wenn die Planeten weiter als 15° von der Sonne entfernt sind (auch die Speerträger des Mondes). Das in den Anthologien von Valens enthaltene Beispielhoroskop (Text 98) gibt keine genauen Gradangaben für die Planetenpositionen an. Da die Speerträger der Sonne dort in demselben Zeichen stehen wie die Sonne, kann weder überprüft werden, ob sie der Sonne vorangehen, noch ob sie in der Phase ihrer Sichtbarkeit sind.

Firmicus Maternus (4. Jh.) bietet eine lateinische Parallelversion zu dem Kapitel des Ptolemaios über Königsgeburten (Text 92). Ptolemaios bewertet die Form der Speertragung als besonders verheißungsvoll, wenn die Planeten der Sonne vorangehen und dem Mond folgen (Text 86; siehe oben Punkt 1a dieser Zusammenstellung). Die entsprechende Passage bei Firmicus Maternus lautet, die Speertragung sei viel versprechend, wenn die Speerträger der Sonne in der Phase ihrer morgendlichen Sichtbarkeit, die des Mondes in der ihrer abendlichen Sichtbarkeit seien. Wie die Planeten genau zum Mond gestellt sind, legt Firmicus nicht dar. Die „Phase der abendlichen Sichtbarkeit" bezeichnet lediglich eine Stellung zur Sonne, nämlich eine Distanz von 15°-120° hinter der Sonne. Eventuell gibt Firmicus, der sich hier sehr eng an Ptolemaios anlehnt, die griechischen Begriffe ἑῷος und ἑσπέριος fälschlich mit *matutinus in ortu* (= griech.: ἑῷος ἀνατολικός) bzw. *vespertinus in ortu* (griech.: ἑσπέριος ἀνατολικός) wieder.

Auch Hephaistion (4. Jh.) hebt den Fall hervor, dass die Speerträger der Sonne sich in der Phase ihrer morgendlichen Sichtbarkeit befinden, die des Mondes in der ihrer abendlichen Sichtbarkeit (Text 94). Die Speerträger der Sonne gehen ihr somit in einer Distanz von 15° bis 120° voran, die Speerträger des Mondes folgen der Sonne in eben dieser Entfernung. Auch hier wird (wie bei Firmicus Maternus) keine genaue Stellung der Speerträger zum Mond angegeben.

Im sechsten Jh. erklärt Olympiodor (Text 19) den Text des Paulus Alexandrinus (Text 14), in dem dieser darlegt, dass die Speerträger der Sonne ἑῷοι sind, ihr also im Sinne der Tagesbewegung vorangehen. Olympiodor verwechselt den Terminus technicus ἑῷος mit ἀνατολικός und macht so die Planeten zu Speerträgern der Sonne, die ihr in einer Distanz von 15°-120° vorangehen oder auch folgen.

Bei Olympiodor ist die Ausweitung der Lehre auch auf den Bereich hinter der Sonne eindeutig auf ein Missverständnis zurückzuführen, das der Begriff ἑῷος hervorruft. Es scheint hier keine eigenständige, von der ältesten unabhängig entstandene Anschauung zugrunde zu liegen. Die anderen Texte legen vermutlich die älteste Definition von Speertragung zugrunde und heben den Fall hervor, dass die Planeten zusätzlich in der Phase ihrer Sichtbarkeit sind: Die Speerträger der Sonne, die ihr per definitionem vorangehen, sind zusätzlich in der Phase ihrer morgendlichen Sichtbarkeit. Die Speerträger des Mondes, die ihm per definitionem folgen, sind zusätzlich in der Phase ihrer abendlichen Sichtbarkeit.[806] Oder aber es kommt ebenfalls durch die Mehrdeutigkeit der Begriffe ἑῷος und ἑσπέριος zu Ungenauigkeiten: Bezogen auf die Speerträger der Sonne steht dann „in der Phase der morgendlichen Sichtbarkeit" anstelle von „östlich" bzw. „vor" [sc. der Sonne], bezogen auf die Speerträger des Mondes „in der Phase der abendlichen Sichtbarkeit" anstelle von „westlich" bzw. „hinter" [sc. dem Mond]. Welches der beiden möglichen Erklärungsmodelle die tatsächlichen Ursachen für die Ungenauigkeiten aufdeckt, ist nicht mehr zu klären. Deutlich ist jedoch, dass die hier dargestellten Anschauungen alle von der ältesten Form der Speertragung abhängen und keineswegs eigene, davon unabhängige Lehren wiedergeben.

(1c) Reflexe der ältesten Art der Speertragung in anderen Vorstellungen von δορυφορία

Auf Antiochos von Athen gehen drei komplizierte Arten von Speertragungen zurück. Alle drei stellen jeweils ein System aus verschiedenen Kriterien dar, die zusammen die δορυφορία konstituieren. Bei den Ausführungen zu zwei von den drei Arten werden Zusätze gemacht, die von der ältesten Lehre der Speertragung beeinflusst zu sein scheinen (Texte 72-75): Bei der zweiten Art der Speertragung heißt es allgemein: Das Luminar steht im Aszendenten oder der Himmelsmitte, und der Speerträger aspektiert es durch Strahlenwurf und ist von derselben Partei wie das Luminar. Der Speerträger folgt hier den Luminaren im Sinne der Tagesbewegung (Strahlenwurf). Nun heißt es in einem Beispiel, dass die Speerträger der Sonne einen Aspekt zu einem der Sonne vorangehenden Grad, die des Mondes zu einem dem Mond folgenden Grad bilden. Hier könnte die Anschauung zugrunde liegen, dass die Planeten auch durch Aspekt an den Stellen wirken, die sie aspektieren. Sie stehen dann zwar nicht körperlich vor der Sonne oder hinter dem Mond, sind aber durch Aspekt dort vertreten.

Bei der dritten Art der Speertragung nach Antiochos begleiten Tagplaneten tags und Nachtplaneten nachts einen anderen Planeten als Speerträ-

[806] Die Sichtbarkeit wird öfter als Faktor einer besonders wirkungsvollen δορυφορία genannt: Im Horoskop des Kaisers Hadrian hebt Antigonos hervor, dass Saturn und Merkur als Speerträger der Sonne in der Phase ihrer morgendlichen Sichtbarkeit sind (Text 99, Z. 19-21). Auch Paulus Alexandrinus (Text 14) und der *Liber Hermetis* (Text 84) bewerten die Sichtbarkeit der Planeten als günstig. Der Astrologe, der das Horoskop des venezianischen Gesandten deutet (Text 104), hebt die Sichtbarkeit Merkurs als Speerträger hervor.

ger, der sich im Aszendenten oder der Himmelsmitte befindet. Im speziellen Teil heißt es, dass nach dieser Art die Sonne von einem vorangehenden, der Mond von einem innerhalb von 7° folgenden Planeten als Speerträger begleitet wird. Hier zeigt sich offenbar ebenfalls ein Reflex der ältesten Form der Speertragung, wenngleich hier die Bedingung hinzukommt, dass das Luminar im Aszendenten oder der Himmelsmitte stehen muss und die Speerträger von der Partei der Genitur sein müssen. Außerdem ist die Speertragung des Mondes hier auf einen Bereich von 7° hinter dem Mond beschränkt. Wenn die Planeten so gestellt sind, liegt auf jeden Fall auch nach der ältesten Anschauung Speertragung vor.

Der *Liber Hermetis* (Text 84) verheißt königliche Eltern, wenn die Tagplaneten den Luminaren vorangehen und die Nachtplaneten folgen, wobei sie sich in der Phase ihrer Sichtbarkeit befinden. Hier kommt es zu einer eigentümlichen Kombination von Parteizugehörigkeit, Stellung zu den Luminaren und Sichtbarkeit. Auch diese Anschauung scheint von der ältesten Art der Speertragung beeinflusst zu sein, nur heißt es hier nicht, dass die Speerträger der Sonne vorangehen und dem Mond folgen, sondern dass die Speerträger, die von der Partei der Sonne sind, vorangehen, die Speerträger von der Partei des Mondes folgen.[807] Die Sichtbarkeit kommt als wirkungsvolles Moment hinzu, ist allerdings für die Begleitung nicht notwendig.

Die älteste Lehre der δορυφορία ist von Serapion an bis zum 14. Jh. (in dem Horoskop des venezianischen Gesandten) sowohl in den theoretischen Texten als auch in den Horoskopen bezeugt. Da bei dieser Lehre die Stellung der Planeten zu den Luminaren das entscheidende Kriterium für die Speertragung ist und die Termini technici zur Beschreibung dieser Stellungen immer wieder für Verwirrungen sorgen, kommt es in einigen Texten zu Abweichungen von der zugrunde liegenden Lehre, wie besonders die Verwechselung bei Olympiodor zeigt.

---

[807] Der Verfasser benutzt das Verb *associare*, das vermutlich dem griechischen δορυφορεῖν entspricht, und an einer Stelle das Substantiv *societas* (oben S. 326, Anm. 729).

(2) Speertragung ist die Umschließung eines beliebigen Planeten durch zwei andere.

Diese Erklärung findet sich im zweiten Jh. n.Chr. bei Sextus Empiricus und in seiner Folge bei Hippolytos (Text 68). Jeder Planet kann demnach andere Planeten als Speerträger haben. Die Speerträger können in demselben oder den angrenzenden Zeichen stehen. Sextus Empiricus, der kein Fachschriftsteller ist, verwechselt hier offenbar die astrologische Lehre der ἐμπερίσχεσις mit der δορυφορία.

Ptolemaios bringt zwar die „Umschließung" der Luminare mit der Speertragung in Zusammenhang (Text 80), wenn er erklärt, man solle bei der Speertragung prüfen, ob die Luminare „umgeben" sind. Aus diesem Text geht jedoch eindeutig hervor, dass die beidseitige „Umschließung" keineswegs zu den konstitutiven Elementen der Speertragung gehört. (Dann wären stets drei Planeten an der Speertragung beteiligt: der mittlere Planet und die beiden ihn umschließenden Speerträger.) Als bester Fall gilt nämlich bei Ptolemaios, dass die Speerträger der Sonne vorangehen und dem Mond folgen. Dass die Kombination von zwei Speertragungen durchaus zu einer „Umschließung" führen kann, zeigt das Horoskop des Kaisers Hadrian (Text 99): Saturn ist Speerträger der Sonne und geht ihr somit im Sinne der Tagesbewegung voran. Mars folgt dem Mond und ist sein Speerträger. Da Sonne und Mond nicht weit voneinander entfernt stehen, bilden diese beiden Übeltäter eine Umschließung der Luminare. Deutlich wird in der Analyse des Horoskops durch Antigonos, dass die Umschließung nicht mit der Speertragung identisch ist, sondern dass hier zufällig zwei Speertragungen eine Umschließung konstituieren. Eventuell hat Ptolemaios ebenfalls einen solchen Fall vor Augen, wenn er die Umschließung und die Speertragung in Verbindung bringt. Und auch in dem späten Pseudepigraph *Liber Hermetis* (Text 84) wird eine besonders günstige Form der „Begleitung" dargestellt, die ebenfalls zu einer Umschließung führt: Die Tagplaneten gehen dem entsprechenden Luminar voran, die Nachtplaneten folgen (siehe oben zu Punkt 1c).

In der indischen Astrologie lässt sich ab dem dritten Jh. eine Anschauung nachweisen, nach welcher die Umschließung des Mondes eine δορυφορία darstellt: Sphujidhvaja (Text 12) und Varāha Mihira (sechstes Jh.; Text 13) kennen eine *daurudhura* (δορυροριά) des Mondes, wenn der Mond von einem Planeten abfließt (ἀπόρροια) und sich einem anderen annähert (συναφή). Der Mond steht somit zwischen zwei Planeten. Hier scheint nun tatsächlich die Umgebung des Mondes auf beiden Seiten das konstitutive Kriterium der *daurudhura* zu sein.

Nur in der indischen Astrologie scheint *daurudhura* (griech.: δορυφορία) der Terminus technicus für eine „Umschließung", und zwar speziell für eine Umschließung des Mondes zu sein. Sextus Empiricus, der kein Fachmann in astrologischen Themen ist, verwechselt die δορυφορία mit der ἐμπερίσχεσις. In der hellenistischen Astrologie ist der Begriff δορυφορία als Terminus technicus für die Umschließung eines Planeten bei den Fachschriftstellern nicht nachzuweisen, wenngleich es besonders günstige Formen von Speertragungen gibt, die zusätzlich eine Umschließung bilden (wie zum Beispiel im Horoskop von Kaiser Hadrian [Text 99]).

(3) Die Sonne hat die Tagplaneten als Speerträger, der Mond die Nachtplaneten.

Diese Anschauung bezeugt für das zweite Jh. der Michigan Papyrus 149 (Text 63). Im vierten Jh. findet sich diese Vorstellung auch bei Paulus Alexandrinus (Text 64). δορυφόρος wird in beiden Texten synonym zu συναιρέτης verwendet. Es handelt sich hierbei um einen untechnischen Gebrauch von δορυφόρος. Eine solche starre Einteilung der Planeten, ohne dass weitere Kriterien gefordert sind, hätte für die astrologische Praxis auch gar keine Relevanz, da die Sonne in jedem Horoskop die Tagplaneten als Speerträger hätte, der Mond entsprechend die Nachtplaneten.

Nur in den Systemen von δορυφορία, die aus der Kombination mehrerer Kriterien bestehen, und lediglich bei Antiochos von Athen und den von ihm abhängigen Fachschriftstellern bezeugt sind, gehört neben anderen die Parteizugehörigkeit bei der zweiten und der dritten Art zu den notwendigen Kriterien (Texte 72-75): Bei der zweiten Art begleiten die Tagplaneten die Sonne unter bestimmten anderen Bedingungen als Speerträger, die Nachtplaneten den Mond. Bei der dritten Art fungieren tags die Tagplaneten als Speerträger, nachts die Nachtplaneten, sofern noch andere Kriterien erfüllt sind. Auch eine Speertragung gegen die Parteizugehörigkeit wird dort erwähnt. Sonst ist die Parteizugehörigkeit als notwendiges Kriterium der δορυφορία nicht belegt. Allerdings wird die Speertragung als besonders positiv gedeutet, wenn die Speerträger zur Partei des Luminars gehören.[808]

(4) Die Speerträger begleiten aus ihren Häusern heraus Sonne und Mond als Speerträger.

Auch diese Vorstellung lässt sich im zweiten Jahrhundert im Michigan Papyrus 149 (Text 67) nachweisen. Mehr über diese Art der Speertragung können wir dem Text nicht entnehmen. Eventuell liegt hier die Vorstellung einer Speertragung durch Aspekt zugrunde: Jeder Planet aspektiert aus einem seiner Häuser das Haus des Mondes, aus dem anderen das Haus der Sonne. Die Lehre könnte etwa so gelautet haben: δορυφορία liegt vor, wenn ein Planet in seinem Haus steht und Sonne oder Mond, die ebenfalls in ihrem Haus stehen, aspektiert. Allerdings kann dies nicht mit Bestimmtheit nachgewiesen werden.

(4a) Zwei Planeten befinden sich in ihrem Haus oder ihrer Erhöhung und bilden einen Aspekt miteinander.

Bei der ersten Art der drei komplexen Formen der δορυφορία, die auf Antiochos von Athen zurückgehen (Texte 72-75), könnte es sich um eine Ausweitung der im Michigan Papyrus 149 angedeuteten Lehre handeln: Erstens ist die Speertragung nicht mehr auf die Luminare begrenzt. Grundsätzlich kann jeder Planet Speerträger haben. Zweitens können Speerträger und „König" auch in ihrer Erhöhung stehen. Daraus ergibt sich hier nun die Frage, welcher Planet König ist und welcher als Speerträger fungiert. Die verschiedenen Texte, die die Definitionen des Antiochos überliefern, weisen genau in diesem Punkt Unstimmigkeiten auf, die die These von einer Weiterentwicklung zu bestätigen scheinen: Bei den späteren Textzeugen heißt es,

808 Wenn der Speerträger die Partei des „Königs" hat, ist die Speertragung wirkungsvoll, heißt es bei Ptolemaios (Text 80), Hephaistion (Text 94), Paulus Alexandrinus (Text 14), Rhetorios (Text 97) und in der Appendix XVI bei Valens (Text 96). Wenn der Speerträger nicht die Partei des Königs hat, beeinträchtigt dies die Prognosen, heißt es bei Ptolemaios (Text 82), in der Epitome II aus Antiochos (Text 90), bei Hephaistion (Text 94), in der Epitome IV aus Rhetorios (Text 83) und im Horoskop des Kaisers Konstantin VII. Porphyrogenitus (Text 102). Etwas anders wird die Speertragung als besonders wirkungsvoll bezeichnet, wenn der „König" von der Partei der Genitur ist. Diese Vorstellung findet sich bei Antigonos im Horoskop des Kaisers Hadrian (Text 99, Z. 11f.) und bei Porphyrios (Text 73, Zusatz zur ersten Art). Bei Ptolemaios (Text 80), in dem Beispielhoroskop des Valens (Text 98) und bei Firmicus Maternus (Text 92) findet sich außerdem die Vorstellung, dass die Speertragung von den Wohltätern besonders gut zu bewerten ist.

dass der „König" zusätzlich in einem Kentron stehen und dem Speerträger im Sinne der Tagesbewegung vorangehen muss. In der Epitome I aus Antiochos heißt es zwar, dass der Speerträger dem König folgt. In der Regel aber der Planet „König" ist, der näher an einem Kentron steht. Die gut strukturierten Beispiele zeigen, dass das Vorangehen des Königs kein notwendiges Kriterium dieser Form von Speertragung ist. Eventuell heißt die zugrunde liegende Regel: Wenn ein Planet im Kentron liegt, ist dieser König, wenn keiner in einem Kentron liegt, ist derjenige König, der vorangeht. In den späteren Texten werden diese beiden Kriterien kombiniert: Der König muss vorangehen und in einem Kentron liegen.

Als notwendige Bedingung für die δορυφορία kommt eine bestimmte zodiakale Stellung der Speerträger in anderen Texten nicht vor. Gleichwohl wird es als besonders günstig bewertet, wenn die Speerträger in ihnen affinen Zeichen stehen.[809]

(5) Die mundane Stellung verbunden mit anderen Kriterien

Die erste Art der Speertragung nach Antiochos stellt eine der komplexen Formen von δορυφορία dar, in denen mehrere astrologische Kriterien kombiniert werden. Sie könnte sich eventuell aus einer Lehre entwickelt haben, die dem Michigan Papyrus 149 zugrunde zu liegen scheint, und ist daher oben bereits behandelt worden (siehe Punkt 4a). Es gibt weitere komplexe Formen der Speertragung, bei denen die „Könige" im Aszendenten oder der Himmelsmitte stehen und weitere Kriterien erfüllt sein müssen.

(5a) Ein Luminar befindet sich im Aszendenten oder der Himmelsmitte und ein Planet seiner Partei aspektiert ihn durch Strahlenwurf.

So heißt der allgemeine Teil der zweiten Art der Speertragung, die auf Antiochos zurückgeht (Texte 72-75). Ein Planet muss zusätzlich in seinem

---

809 Vgl. Valens (ἰδιοθρονοῦντες [Text 96]), Antigonos (Text 99, Z. 13-16), Hephaistion (Text 94). Als gut bewerten es Antigonos (Text 100) sowie Porphyrios (Text 73, Zusatz zur 1. Art), wenn der „König" in seinem Haus oder seiner Erhöhung steht. Ptolemaios (Text 86, vgl. Text 88) und Firmicus Maternus (Text 92) heben das Geschlecht der Zeichen hervor: Stehen die Luminare in männlichen Zeichen, so ist dies besonders gut (vgl. aber die Verkehrung dieser Aussage bei dem Anonymos, der das Horoskop von Konstantin gestellt hat [Text 103]). Valens betont in dem Beispielhoroskop, dass die Sonne zusammen mit dem Speerträger in dessen Haus steht. Auch nach Paulus Alexandrinus und Olympiodor (Texte 14 und 19) ist die Speertragung besonders wirkungsvoll, wenn die Sonne in dem Haus des Speerträgers steht.

Haus stehen. Die verschiedenen Textzeugen weichen in diesem Punkt voneinander ab, so dass nicht klar ist, ob das Luminar in seinem Haus stehen muss oder der Speerträger. Der Speerträger folgt jedoch dem Luminar im Sinne der Tagesbewegung und muss von derselben Partei sein. Hierbei könnte es sich eventuell um eine Abwandlung der ersten Art nach Antiochos handeln.[810] Der spezielle Teil dieser Definition wiederum könnte von der ältesten Lehre der Speertragung beeinflusst sein (siehe oben zu Punkt 1c). Die δορυφορία besteht hier aus einer Kombination von mundaner Stellung des Luminars, Parteizugehörigkeit des Speerträgers und Aspekt durch Strahlenwurf.

(5b) Bei Tag begleiten Tagplaneten einen anderen Planeten, der im Aszendenten oder in der Himmelsmitte steht, als Speerträger, bei Nacht Nachtplaneten.

So lautet der allgemeine Teil der dritten Art von Speertragung des Antiochos (Texte 72-75). Über die Anordnung der Speerträger zum „König" heißt es, dass sie vorangehen oder folgen. Grundsätzlich kann nach dieser Form jeder Planet andere Planeten als Speerträger haben. Der spezielle Teil scheint wiederum von der ältesten Lehre der Speertragung beeinflusst zu sein (siehe oben zu Punkt 1c). Hier spielt die mundane Stellung des Königs, die Parteizugehörigkeit der Genitur und des Speerträgers die ausschlaggebende Rolle.

Diese komplexen Formen der Speertragung können lediglich bei den von Antiochos abhängigen Fachschriftstellern nachgewiesen werden. In der Praxis haben sie sich offenbar nicht durchgesetzt. Die mundane Stellung des begleiteten Planeten oder auch des Speerträgers wird in anderen Texten zwar als positiv gewertet,[811] gehört jedoch sonst nicht zu den notwendigen Kriterien.

---

810 Siehe dazu ausführlich oben S. 262f.

811 Vgl. Ptolemaios (Text 86, vgl. Text 88) Valens (Text 89) spricht von χρηματιστικὰ ζῴδια, in seinem Beispielhoroskop steht die Sonne im Glückspunkt (Text 98). Siehe auch die Epitome II aus Antiochos (Text 90). Antigonos (Text 99, bes. Z.43-47. Texte 100-101), Firmicus Maternus (Text 92), Paulus Alexandrinus (ἐπίκαιροι τόποι; χρηματίζων [Text 14]), Olympiodor (Text 19), die Epitome IV aus Rhetorios (Text 91), die Appendix XVI bei Valens (Text 96) und das anonyme Horoskop des venezianischen Gesandten (Text 104). Vgl. das Horoskop von Kaiser Konstantin VII. Porphyrogenitus (Text 103): Der Anonymos verkehrt die Aussage ins Gegenteil und hebt die Stellung der Luminare in einem Apoklima hervor, was freilich die schwächste mundane Stellung ist.

Weder die Ausweitung der Speertragung auf alle Planeten, noch die Speertragung durch Aspekt haben in der hellenistischen Astrologie Ausbreitung gefunden. Während in den Definitionen von δορυφορία die Anschauung überwiegt, dass die Speerträger der Sonne vorangehen und dem Mond folgen, weiten vereinzelte Autoren, die sich mit der astrologischen Prognostik beschäftigen, in der Nachfolge des Ptolemaios den Anwendungsbereich aus. Danach können die Speerträger sowohl der Sonne als auch dem Mond vorangehen oder folgen, was dem Astrologen, der ein Horoskop analysiert, einen größeren Spielraum für seine Deutungen gewährt. Bei der Sonne liegt nach diesen Regeln in jedem Horoskop δορυφορία vor, da zumindest Venus und Merkur der Sonne immer in einer geringen Distanz vorangehen oder folgen. In der astrologischen Praxis zeichnet sich ein einheitlicheres Bild ab. Während wir dem Beispielhoroskop des Valens (Text 98) nichts über die relative Stellung der Speerträger zur Sonne entnehmen können, zeigt das Hadrianshoroskop (Text 99) in geradezu idealtypischer Weise die älteste Form der Speertragung: Die Speerträger der Sonne gehen ihr voran, die Speerträger des Mondes folgen diesem. In dem Horoskop des Familienangehörigen von Hadrian (Text 100) sowie in dem Horoskop von Pedanius Fuscus (Text 101) liegt nur eine δορυφορία der Sonne vor. In beiden Horoskopen gehen die Speerträger der Sonne voran. In der Genitur von Kaiser Konstantin VII. Porphyrogenitus (Texte 102 und 103) liegt sowohl Sonnen- als auch Monddoryphorie vor. Welche Planeten der Horoskopdeuter als δορυφόροι der Sonne ansieht, kann dem Text nicht entnommen werden. Speerträger des Mondes sind die Tagplaneten, die diesem im Sinne der Tagesbewegung folgen – jedoch in einem großen Abstand: Saturn steht fast in Opposition. Allerdings muss dieses Horoskop mit Vorsicht behandelt werden, da wir oben zeigen konnten, dass der Astrologe, der das Horoskop gedeutet hat, eher durch die Intention, eine vielversprechende Prognose zu erstellen, geleitet wurde, als durch astrologische Deutungsmethoden. So beruft er sich zwar ausdrücklich auf Ptolemaios, kehrt jedoch dessen Aussagen ins Gegenteil um. In dem späten Horoskop, das für den venezianischen Gesandten gestellt wurde (Text 104), findet die alte Lehre der δορυφορία Anwendung: Nur Merkur, der der Sonne im Sinne der Tagesrotation vorangeht, wird ihr Speerträger genannt, Venus dagegen, die der Sonne folgt, nicht.

In der Praxis hat sich somit offenbar die älteste bezeugte Anschauung von δορυφορία durchgesetzt. Hephaistion, der die drei von Antigonos gestellten Horoskope überliefert, rechnet Antigonos zu den Astrologen um Nechepso und Petosiris (Text 99). Auch Serapion steht in der Tradition von Nechepso und Petosiris und hängt vermutlich direkt von ihnen ab.[812] Es liegt daher nahe anzunehmen, dass die δορυφορία in dem pseudepigraphen Werk von Nechepso und Petosiris bereits thematisiert wurde.

Zusammenfassend lässt sich festhalten: Die älteste Form der δορυφορία ist zugleich die am weitesten verbreitete, die sich nicht nur in der Theorie, sondern auch in der praktischen Anwendung nachweisen lässt. Serapion bietet das älteste Zeugnis für diese Lehre, die sich bis in byzantinische Zeit nachweisen lässt und mit Modifikationen auch Eingang in die arabische Astrologie gefunden hat, wie das Zeugnis des al-Bīrūnī zeigt.

Die δορυφορία bzw. *daurudhura* ist lediglich in der indischen Astrologie als Terminus technicus für die „Umschließung" des Mondes durch zwei Planeten belegt. Bei hellenistischen Fachschriftstellern ist diese Vorstellung dagegen nicht bezeugt. Nur der Laie Sextus Empiricus definiert innerhalb seiner Darstellung der skeptischen Philosophie die Speertragung als Umschließung eines beliebigen Planeten durch zwei andere. Hier handelt es sich um eine Verwechselung, die sich dann bei Hippolytos (ebenfalls einem Laien) niederschlägt, da er Sextus Empiricus abschreibt.

Bei der Gleichsetzung von συναιρέτης (oder ähnlich) mit δορυφόρος, die sich nur im Michigan Papyrus 149 und bei Paulus Alexandrinus nachweisen lässt, handelt es sich um einen untechnischen Gebrauch von δορυφόρος.

Die Verbindung der Häuserlehre mit der δορυφορία, die im Michigan Papyrus hergestellt wird, könnte eventuell eine zweite astrologische Verwendung erkennen lassen, die allerdings nur noch sehr schemenhaft nachzuvollziehen ist. Sie beruht auf der Stellung der Planeten sowie der Luminare in den Häusern und der Aspektbildung. Eine Weiterentwicklung dieser Vorstellung könnte das erste der drei komplexen Systeme von δορυφορία darstellen, das bei Antiochos und seinen Nachfolgern überliefert ist.

Die beiden anderen komplexen Systeme von δορυφορία, von denen das eine ebenfalls auf Aspektbildung beruht und wiederum eine Abwandlung der ersten Art nach Antiochos sein könnte, während das andere offenbar durch körperliche Nähe der Planeten bewirkt wird, sind in der hellenistischen Astrologie nur bei Antiochos und seinen Abschreibern bezeugt. In der Praxis dagegen scheinen sie sich nicht niedergeschlagen zu haben. Aller-

---

[812] Siehe oben S. 59f.

dings bezeugt die lateinische Parallelversion von Hugo von Santalla, der einen arabischen Text von Māshā'allāh übersetzt, dass diese komplexen Systeme der Speertragung wohl durch die Vermittlung des Rhetorios Eingang in die arabische Astrologie gefunden haben.

B. Die aus der δορυφορία abgeleiteten Prognosen in Theorie und Praxis

Nachdem wir die verschiedenen bezeugten Verwendungen der Metapher δορυφορία in astrologischen Texten miteinander verglichen haben, kommen wir kurz zu einem Vergleich der vermeintlichen Prognosen in Theorie und Praxis. Insgesamt können in der Theorie vier Bereiche der Prognostik bestimmt werden, in denen die δορυφορία zur Deutung eines Horoskops herangezogen wird: Im Bereich der Genethlialogie sind dies Aussagen über den sozialen Status der Eltern, des Geborenen oder allgemeine Aussagen über die grundlegende Tendenz des gesamten Horoskops. Bei Hephaistion (Text 94) findet sich ein Beleg, dass die δορυφορία auch in der Katarchenhoroskopie zu prognostischen Zwecken ihre Anwendung findet. Innerhalb der hellenistischen Astrologie existiert dazu keine Parallele. Erst bei dem arabischen Astrologen al-Bīrūnī (10. Jh. n.Chr.; Text 95) lässt sich eine ähnliche Vorstellung konstatieren.

In der Praxis lässt sich kein Nachweis erbringen, dass die δορυφορία zur allgemeinen Beurteilung eines Horoskops oder in der Katarchenastrologie herangezogen wird. In allen untersuchten Horoskopen zieht der Astrologe, der das Horoskop stellt, Schlüsse über den sozialen Status des Geborenen. Nur der byzantinische Astrologe, der das Horoskop von Kaiser Konstantin VII. Porphyrogenitus (Text 103) analysiert, leitet aus der δορυφορία auch Prognosen über die Eltern ab, wobei er sich bei seinen Analysen auf Ptolemaios beruft.

In den theoretischen Anleitungen zur Horoskopdeutung heißt es übereinstimmend, dass, wenn man Aussagen über den sozialen Status der Eltern ableiten möchte, die Parteizugehörigkeit der Speerträger besonders zu berücksichtigen ist. Der byzantinische Astrologe wendet genau diese Regel an und leitet aus der Speertragung gegen die Parteizugehörigkeit für die Mutter Konstantins nur mittelmäßige Prognosen ab (Text 104).

Für die Bestimmung des sozialen Status des Nativen muss man bei der astrologischen Analyse besonders die mundane Stellung der Luminare beachten, so heißt es in den theoretischen Anleitungen. Die mundane Stellung zeige die grundlegende Tendenz an, während die δορυφορία hinzuzuziehen sei, um die Prognosen zu modifizieren: Sind die Luminare mundan stark gestellt, so wird dies als Grundlage für einen hohen sozialen Status gedeutet. Liegt zudem Speertragung vor, wird geprüft, wie stark die Speerträger gestellt sind. Je stärker sie sind, desto mächtiger wird der Geborene. Es gibt demnach unzählige Abstufungen, je nachdem, welche Kombination von mundaner Stellung der Luminare und der Speerträger vorliegt und welche positiv zu bewertenden Kriterien (wie zodiakale Stellung, Partei, etc.) noch hinzukommen.

Die überlieferten Horoskope belegen, dass diese Deutungsmethode in der Praxis angewendet wurde: Bei Valens (Text 98) steht die Sonne mit den Speerträgern im Glückspunkt, der zwar hier nicht in ein Kentron fällt, aber häufig wie ein Kentron gewertet wird. Daraus leitet Valens Ruhm und Herrschaft ab. Antigonos begründet die Herrschaft von Kaiser Hadrian damit, dass die Luminare in einem Kentron liegen und von den fünf Planeten als Speerträgern begleitet werden (Text 99, bes. Z. 41-49). Und auch bei der Analyse der beiden anderen Horoskope leitet Antigonos aus der kardinalen Stellung der Sonne und der Speertragung positive Prognosen bezüglich des sozialen Status ab (Texte 100-101). Der Astrologe, der das Horoskop des venezianischen Gesandten deutet, begründet seine Aussage über die soziale Stellung des Nativen ebenfalls mit der Stellung von Sonne und Speerträger in der Himmelsmitte. Die praktische Deutung der δορυφορία in den Horoskopen entspricht somit den Methoden, die in der Theorie vorgeschrieben sind.

Dass die δορυφορία hauptsächlich in der Genethlialogie und hier vor allem bezogen auf den sozialen Status des Geborenen angewendet wird, lässt sich gut mit dem anfangs beschriebenen Vorgang der Projektion und Reflexion erklären. In dem Urbild der δορυφορία, dem persischen Hof, fungieren die Speerträger auch als Statussymbol des Königs. Bei der Repräsentation des Königs in der Öffentlichkeit dienen sie als sichtbares Zeichen königlicher Autorität. Nachdem man dieses Bild in den Himmel projiziert und somit in den Planeten, je nach ihrer Stellung zueinander, ein Abbild des irdischen Hofstaates gesehen hat, ordnet man in einem zweiten Schritt das Erdenleben dem kosmischen Abbild unter: Der Kosmos wird zum Vorbild des irdischen Lebens. Wenn bei einer Geburt die Planeten so gestellt sind, dass man darin einen König und seine δορυφόροι sehen kann, dann leitet man daraus Aussagen über den sozialen Status des Geborenen ab. Sind es besonders viele Speerträger und ist der König stark gestellt, dann deutet dieses kosmische Vorbild auf einen mächtigen König.

Die der astrologischen Lehre der δορυφορία zugrunde liegende Denkstruktur lässt geradezu idealtypisch den Vorgang der Projektion und Reflexion soziomorpher Modelle erkennen und zeigt deutlich das paradoxe Verhältnis von mythischer und aufgeklärter Naturbetrachtung. Zuerst macht man sich das Fernliegende, „Unheimliche" heimisch, indem man es mit vertrauten Begriffen aus der bekannten Welt bezeichnet. Diese Auseinandersetzung mit dem „Unbekannten" ist bereits der erste Schritt der Aufklärung. Doch dadurch, dass man das gerade vertraut Gemachte in einem zweiten Schritt wieder dem Bekannten überordnet und es so erneut in den Bereich des Transzendenten verlegt, schlägt die Aufklärung in Mythos zurück. Horkheimer und Adorno nennen dies Dialektik der Aufklärung.[813]

[813] M. Horkheimer und T.W. Adorno: Dialektik der Aufklärung (1947).

VII. Zusammenfassung

Als Vorbild der planetaren δορυφορία diente der persische Hof: Bei der Repräsentation des persischen Großkönigs in der Öffentlichkeit spielen die δορυφόροι eine große Rolle: Sie waren sichtbares Zeichen königlicher Autorität. Die Darstellung des Königsspiels des Kyros bei Herodot zeigt deutlich die symbolische Kraft: Wer δορυφόροι hat, ist König. Daneben fungieren die Speerträger des Großkönigs auch als Mittelsmänner zwischen König und Volk: Sie bringen die Botschaften des Königs ins Volk hinaus und übermitteln andersherum dem König die Nachrichten vom Volk.

Die Untersuchung sämtlicher Stellen, in denen der Begriff δορυφόρος auf die Planeten projiziert wird, zeigt, dass nicht gleich eine astrologische Lehre zugrunde liegen muss. Der jüdische Schriftsteller Philon (ca. 15 v.Chr. – ca. 50 n.Chr.) sowie der Neuplatoniker Proklos (5. Jh. n.Chr.) stellen die Planeten im Zusammenhang mit der chaldäischen Planetenreihe als δορυφόροι der Sonne dar. In der Sekundärliteratur wird hier immer wieder auf den Einfluss einer astrologischen Lehre von der δορυφορία verwiesen. Dies ist zu korrigieren. Die genaue Analyse der Verwendung der Metapher δορυφόρος bei beiden Autoren hat ergeben, dass sie in einer philosophisch-religiösen Tradition stehen, die von Platon ausgeht. Ein Charakteristikum dieser δορυφόροι ist ihre Funktion, als Vermittler zwischen zwei Instanzen zu wirken: Wie in der stoischen Rezeption der platonischen Metapher die Sinne als δορυφόροι des Verstandes dienen, so fungieren in den Weltbildern Philons und Proklos' die Planeten als Diener Gottes bzw. des Einen, des Demiurgen. Beeinflusst sind diese Vorstellungen von der zunehmenden Astralisierung und Dämonisierung der Religion.

Innerhalb der astrologischen Fachschriftstellerei ist die Übertragung des Begriffs δορυφόρος auf die Planeten seit dem zweiten oder ersten Jh. v.Chr. belegt (Serapion). Dabei zeigt sich zunächst eine äußerst heterogene Verwendung dieser Metapher. Die älteste bei Serapion bezeugte Anschauung besagt, dass die Speerträger der Sonne vorangehen, dem Mond aber folgen. Hierbei handelt es sich um die am weitesten verbreitete und am häufigsten bezeugte Lehre der astrologischen δορυφορία.

Bei der Gleichsetzung der Speertragung mit der „Umschließung" eines beliebigen Planeten durch zwei andere bei Sextus Empiricus (2. Jh.

n.Chr.) handelt es sich um eine Verwechselung von δορυφορία und ἐμπερίσχεσις. In der indischen Astrologie ist zwar seit dem dritten Jh. n.Chr. (Sphujidvhaja) die Lehre von der *daurudhura* (griech.: δορυφορία) bezeugt, die besagt, dass der Mond von zwei Planeten umgeben ist. In der hellenistischen Astrologie existiert dazu jedoch keine Parallele. Und so muss die Gleichsetzung von ἐμπερίσχεσις und δορυφορία in den modernen Handbüchern zurückgewiesen werden.

Im Michigan Papyrus 149 (2. Jh. n.Chr.) und bei Paulus Alexandrinus (4. Jh. n.Chr.) steht der Begriff δορυφόρος im Zusammenhang mit der astrologischen Lehre von der Tag- und der Nachtpartei synonym zu αἱρέτης bzw. συναιρέτης im Sinne von „Parteiangehöriger". Maßgeblich für diese Verwendung ist die Intention der Verfasser, die absolute Herrschaft von Sonne und Mond über den gesamten Kosmos nachdrücklich hervorzuheben. Die Luminare fungieren hier als Anführer je einer Partei, die Parteiangehörigen sind ihre δορυφόροι. In anderen Texten ist dieser untechnische Gebrauch nicht nachzuweisen. Paulus Alexandrinus erläutert an anderer Stelle die δορυφορία ausführlich und ist dabei ganz der ältesten Tradition der Lehre verhaftet.

Ebenfalls im Michigan Papyrus 149 wird die δορυφορία mit der astrologischen Lehre der Planetenhäuser in Zusammenhang gebracht. Es könnte hier eine Vorstellung von Speertragung durch Aspekt zugrunde liegen, die allerdings nur noch schemenhaft fassbar ist: Jeder Planet aspektiert aus jedem seiner Häuser entweder das Haus der Sonne oder das des Mondes.

Auf Antiochos von Athen (2. Jh. n.Chr.) gehen drei komplizierte Systeme von δορυφορία zurück. Die Definitionen sind nur in Form von Epitomai auf uns gekommen sowie durch die Zeugnisse von Porphyrios und Hephaistion, der wiederum stark von Porphyrios abhängt. Im Detail lassen sich diese Systeme aufgrund der schlechten Überlieferungslage nicht mehr entwirren. Grundlegende Linien sind jedoch aufzuzeigen: Bei der ersten Art von Speertragung zeigt sich eine gewisse Verwandtschaft zu der Speertragung der Planeten, die im Michigan Papyrus angedeutet ist: Beide beteiligten Planeten (jeder Planet kann Objekt der Speertragung sein) stehen in einem ihrer Häuser oder ihrer Erhöhung und bilden einen Aspekt miteinander. Die zweite Art wiederum könnte eine Abwandlung der ersten darstellen. Auch hier handelt es sich um Speertragung durch Aspekt, wobei jedoch lediglich Sonne oder Mond als „Könige" fungieren. Bei der dritten Art von δορυφορία kann wiederum jeder beliebige Planet als Objekt der Speertragung dienen, während bei Tag Tagplaneten δορυφόροι sind, bei Nacht Nachtplaneten. Zur zweiten und dritten Art der δορυφορία werden Zusätze gemacht, die von der ältesten Lehre der Speertragung beeinflusst zu sein scheinen. Innerhalb der hellenistischen Astrologie legen nur diese Definitionen Zeugnis dieser komplexen Systeme von δορυφορία ab. Es scheint sich lediglich um theoretische Konstrukte zu handeln. Allerdings hat dieses System offenbar über Rhetorios, der Antiochos epitomiert hat, Eingang in die arabische Astrologie gefunden, wie die lateinische Übersetzung eines arabischen Werkes von Māshā'allāh durch Hugo von Santalla zeigt. Die lateinische Version des Hugo von Santalla zeigt neben einigen Übereinstimmungen auch Abweichungen von den überlieferten griechischen Definitionen. Um die Weiterentwicklung dieser Lehre zu klären, wäre eine genaue Analyse sämtlicher arabischer Quellen lohnenswert.

A. Bouché-Leclercq hat im Jahre 1899 die drei komplizierten Definitionen zum Ausgangspunkt seiner Darstellung der δορυφορία gemacht. Seither werden diese Lehren in der Sekundärliteratur bisweilen behandelt, als böten sie die maßgeblichen Definitionen von δορυφορία.[814] Dies ist zu korrigieren, denn es handelt sich dabei nur um Sonderlehren. Weder in der Praxis noch in den theoretischen Anleitungen zur Deutung von Horoskopen kann ein Reflex dieser Lehren innerhalb der hellenistischen Astrologie nachgewiesen werden.

Durchgesetzt hat sich in der Praxis (teils mit kleineren Modifikationen) die Lehre, die bereits Serapion bezeugt. Er soll aus dem in nur wenigen Fragmenten teilweise erhaltenen pseudepigraphen Werk von Nechepso und Petosiris geschöpft haben, die wiederum Teile der babylonischen Omensammlung *Enūma Anu Enlil* ins Griechische übersetzt haben, wie es heißt. Da die Vorstellung von einem König und seinen Speerträgern eindeutig der babylonischen Kultur zuzuweisen ist, könnte es sein, dass die griechische Lehre der planetaren δορυφορία letztlich auf babylonische Vorstellungen zurückgeht. Auch inhaltlich weist diese Lehre auf ein sehr hohes Alter, da sie keine spezifisch astrologischen Elemente enthält: Es geht lediglich um Planeten, die der Sonne vorangehen, sowie um die, die dem Mond folgen. Weder eine bestimmte zodiakale Stellung, noch eine bestimmte mundane

---

814 So zum Beispiel bei S. Feraboli (ed.): Claudio Tolomeo (^{2}1989), 421f. (ad Ptol. Apotel. 3,5): „gli astrologi antichi menzionano tre tipi di δορυφορία scorta di elementi celesti satelliti". Im Folgenden zählt sie die drei bei Antiochos überlieferten Arten auf.

Stellung der Planeten, noch sonst irgendeine astrologische Speziallehre wird erwähnt. Die These, dass sich die astrologische Lehre aus babylonischen Omina entwickelt haben könnte, kann zwar nicht bewiesen werden. Erwägenswert ist sie dennoch: Der Sonnenaufgang und die erste Sichtbarkeit des Mondes nach seiner Phase der Unsichtbarkeit werden als Ankunft des Königs mythisch ausgedeutet. Dass bei Sonnenaufgang naturgemäß lediglich Planeten vor der Sonne sichtbar sind, bei der ersten Sichtbarkeit des Mondes in aller Regel nur Planeten hinter dem Mond, könnte der Grund für die angenommene Stellung der Speerträger zu den Luminaren sein. Doch dies muss Spekulation bleiben. Dass die Lehre sehr alt ist und tatsächlich auf Ps.Nechepso und Petosiris zurückzugehen scheint, legt auch Hephaistion nahe, der drei von Antigonos von Nikaia (2. Jh.) gestellte Horoskope überliefert. Anhand dieser Horoskope möchte Hephaistion demonstrieren, wie die Astrologen um Nechepso und Petosiris Horoskope gedeutet haben. In allen drei Horoskopen findet die älteste Lehre der δορυφορία ihre Anwendung.

Einige Abweichungen von der Definition des Serapion, die auch bei anderen Fachschriftstellern bezeugt ist, kann auf die Verwechslung der Begriffe ἑῷος („östlich“, im Sinne von „vorangehend“) und ἀνατολικός („aufgehend“ im Sinne von „in einer Phase der Sichtbarkeit“) zurückgeführt werden. In den definierenden Texten kommt es besonders bei der Stellung der Speerträger zum Mond zu Ausweitungen, die teilweise auf Missverständnisse zurückzuführen sind. Auch in den Texten, die theoretische Anleitungen zur astrologischen Prognostik geben, zeigen sich Ausweitungen der ursprünglichen Anschauung: Speertragung kann auf beiden Seiten von Sonne und Mond stattfinden. Doch selbst in diesen Fällen gilt die Stellung der Speerträger vor der Sonne und hinter dem Mond als die beste. Die alte Lehre wirkt in der Bewertung der Speertragung weiter. Die Horoskope halten sich streng an die alte Regel: Nur die Planeten, die der Sonne vorangehen, werden als ihre Speerträger gedeutet und nur die Planeten, die dem Mond folgen, als seine Speerträger. Während sich also in der Theorie eben jene für die Astrologie so typische Entwicklung zeigt, eine bestehende Lehre zu modifizieren und auszuweiten, bleiben die praktischen Astrologen der alten Tradition verhaftet. Dies gilt ebenso im Bereich der Prognostik: In der Praxis wird die δορυφορία vor allem herangezogen, um Aussagen über den sozialen Status des Geborenen zu treffen. Die Verbindung zum Urbild des persischen Hofes ist deutlich zu erkennen: Die δορυφόροι fungieren als Statussymbole, die irdischen ebenso wie die planetaren.

Die Weiterentwicklung dieser Lehre aufzuzeigen muss künftiger Forschung überlassen werden: Mehrere Quellen bezeugen, dass sie Eingang in die arabische Astrologie gefunden hat. Und noch Johannes Kepler kannte sie, wie sein Brief an Herwart von Hohenburg zeigt, und nimmt sie sogar selber bei der Deutung seines Augustushoroskops in Anspruch.[815] Damit zeigt sich noch in der Renaissance die Nachwirkung der alten astrologischen Lehre der δορυφορία.

[815] J. Kepler: Genethliacum Augustj, ed. Max Caspar: Johannes Kepler. Gesammelte Werke, Bd. 13, München 1945, 320-322. Siehe die ausführliche Behandlung dieses Horoskops von S. Terio: Keplers Horoskop (2005), im Druck.

Appendix I:
Die Begriffe ἑῴα ἀνατολή, ἑῴα δύσις, ἑσπερία ἀνατολή und ἑσπερία δύσις

A. Morgenaufgang, Abendaufgang, Morgenuntergang, Abenduntergang

Bei der Untersuchung der Begriffspaare ἑῴα ἀνατολή, ἑσπερία ἀνατολή, ἑῴα δύσις und ἑσπερία δύσις scheint es sinnvoll, zwischen einer im modernen Sinne eher astronomischen und einer eher astrologischen[816] Verwendung zu differenzieren. Innerhalb der astronomischen Literatur sind zwei verschiedene Bedeutungen auseinander zu halten. Die erste, die in diesem Kapitel dargestellt wird, ist vor allem in den Abhandlungen über die Auf- und Untergänge der Fixsterne greifbar, die zweite in den Ausführungen über den synodischen Umlauf der Planeten. Im Folgenden geht es zunächst um die Morgen- und Abendaufgänge sowie die Morgen- und Abenduntergänge der Fixsterne. Dabei bezieht sich die Komponente „Aufgang" bzw. „Untergang" auf den Auf- oder Untergang des jeweiligen Sterns im eigentlichen Sinne als Überschreiten des Horizonts im Osten bzw. Hinabsteigen unter den Horizont im Westen. Die Komponente „Morgen-" bzw. „Abend-" bezieht sich auf den Sonnenauf- bzw. Sonnenuntergang, also auf die Tageszeit.[817]

Die älteste überlieferte Abhandlung über die verschiedenen Auf- und Untergänge der Fixsterne mit dem Titel Περὶ ἐπιτολῶν καὶ δύσεων stammt von Autolykos von Pitane, der um 310 v.Chr. gewirkt hat.[818] Von ihm ist außerdem das Werk Περὶ κινουμένης σφαίρας erhalten. Bei diesen beiden Werken handelt es sich um die ältesten vollständig erhaltenen mathematischen Abhandlungen der Antike.[819] In der erstgenannten Abhandlung unter-

---

816 In der Antike gab es freilich diese begriffliche Differenzierung von Astronomie und Astrologie noch nicht, vgl. die Monographie von W. Hübner: Die Begriffe (1989).

817 Die folgende Untersuchung beschränkt sich auf die Quellen, die eine Definition oder eine Erklärung der zu untersuchenden Begriffe bieten.

818 Vgl. [F.] Hultsch: Autolykos (1896), 2602,46-2604,27. O. Neugebauer: A History (1975), II 744-750. B.L. van der Waerden: Die Astronomie (1988), 124f. Á. Szabó: Das geozentrische Weltbild (1992), 33. M. Folkerts: Autolykos (1997), 356f.

819 Dazu O. Neugebauer: A History (1975), II 761. 829. Á. Szabó: Das geozentrische Weltbild (1992), 33.

scheidet Autolykos insgesamt vier verschiedene Arten von Auf- und Untergängen der Fixsterne (1 praef. p. 214,4-10 Mogenet [Text 105]):

> τῶν ἀπλανῶν ἄστρων αἱ ἐπιτολαί τε καὶ δύσεις αἱ μὲν λέγονται ἀληθιναί, αἱ δὲ φαινόμεναι.
>
> τῶν δὲ ἀληθινῶν ἑῴα μέν ἐστιν ἐπιτολή, ὅταν ἅμα τῷ ἡλίῳ ἀνατέλλοντι ἄστρον τι συνανατέλλῃ· ἑῴα δὲ δύσις, ὅταν ἅμα τῷ ἡλίῳ ἀνατέλλοντι ἄστρον τι δύνῃ· ἑσπερία δὲ ἀνατολή[820], ὅταν ἅμα τῷ ἡλίῳ δύνοντι ἄστρον τι ἀνατέλλῃ· ἑσπερία δὲ δύσις, ὅταν ἅμα τῷ ἡλίῳ δύνοντι ἄστρον τι συνδύνῃ.

1f. „Von den Auf- und Untergängen [αἱ ἐπιτολαί τε καὶ δύσεις] der Fixsterne werden die einen ‚wahr', die anderen ‚sichtbar' genannt.
3f. Von den wahren [sc. Aufgängen] ist ein Aufgang [ἐπιτολή] morgendlich, immer wenn irgendein Stern gleichzeitig
4f. mit der aufgehenden Sonne aufgeht [vgl. Abb. 39a], ein Untergang [δύσις] morgendlich, immer wenn irgendein Stern gleichzeitig mit Sonnenaufgang untergeht [vgl. Abb.
6f. 39a], ein Aufgang [ἀνατολή] abendlich, immer wenn irgendein Stern gleichzeitig mit Sonnenuntergang aufgeht
7f. [vgl. Abb. 39b], ein Untergang [δύσις] abendlich, immer wenn irgendein Stern gleichzeitig mit der untergehenden Sonne untergeht [vgl. Abb. 39b]."

Autolykos nennt die Aufgänge ἐπιτολαί (Z. 1. 3) oder ἀνατολαί (Z. 6), die Untergänge δύσεις und unterscheidet bei den verschiedenen Auf- und Untergängen zwischen den wahren (ἀληθιναί)[821] und den sichtbaren (φαινόμεναι).

---

820 Aujac konjiziert (ἑσπερία δὲ) ἐπιτολή. Zu dieser Konjektur siehe unten S. 397f. mit Anm. 832.

821 Im Deutschen klingt der Begriff „wahr" etwas pathetisch. A.C. Bowen und B.R. Goldstein: Meton of Athens (1988), 54 schlagen vor, ihn durch „theoretisch [sc. errechnet]" zu ersetzen. Da sich jedoch der Begriff „wahr" in der modernen deutschen astronomischen Fachterminologie durchgesetzt hat, halte ich an diesem nicht ganz gelungenen Begriff fest. Vgl. H. Zimmermann und A. Weigert: Lexikon (^{8}1995), 30 s.v. Aufgang.

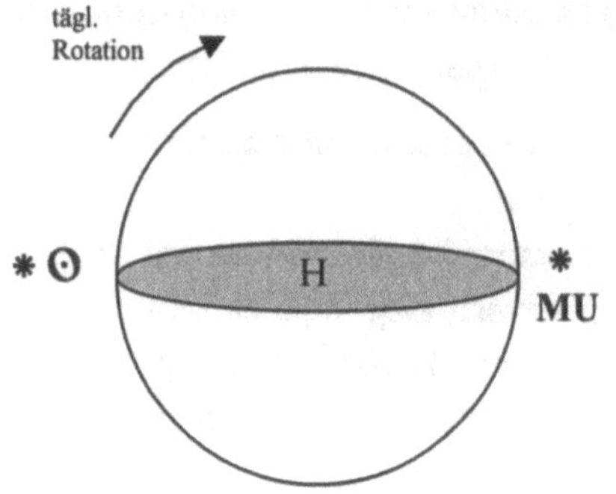

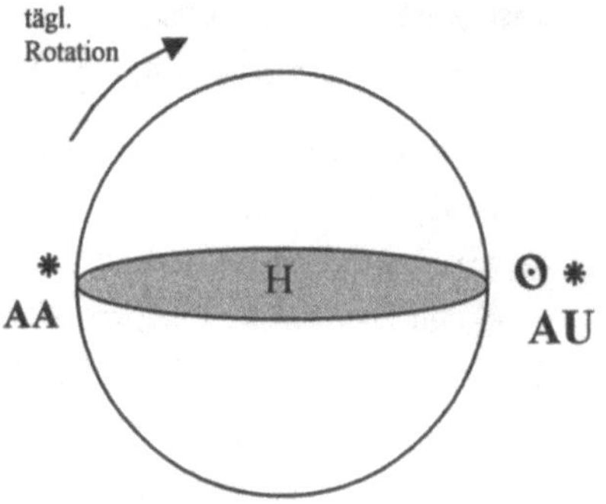

Abb. 39a: ***H:*** *Horizont* ***MA****: Morgenaufgang*
MU*: Morgenuntergang*

Abb. 39b: ***AA****: Abendaufgang*
AU*: Abenduntergang*

Die wahren Auf- und Untergänge finden statt, wenn ein Stern und die Sonne gleichzeitig im Horizont stehen (siehe Abb. a von Abb. 40-43).

Über die sichtbaren Auf- und Untergänge schreibt Autolykos weiter (1 praef. p. 214,11-16 Mogenet [Text 106]):

τῶν δὲ φαινομένων ἑῴα μέν ἐστιν ἐπιτολή, ὅταν πρὶν τὸν ἥλιον ἀνατεῖλαι ἄστρον τι πρώτως φανῇ ἀνατέλλον· ἑῴα δὲ δύσις, ὅταν πρὶν τὸν ἥλιον ἀνατεῖλαι ἄστρον τι πρώτως φανῇ δῦνον· ἑσπερία δὲ ἐπιτολή, ὅταν μετὰ τὸ τὸν ἥλιον δῦναι ἄστρον τι ἐσχάτως φανῇ ἀνατέλλον· ἑσπερία δὲ δύσις, ὅταν μετὰ τὸ τὸν ἥλιον δῦναι ἄστρον τι ἐσχάτως φανῇ δῦνον.

1-3 „Von den sichtbaren [sc. Aufgängen] ist ein Aufgang [ἐπιτολή] morgendlich, immer wenn irgendein Stern vor Sonnenaufgang zum ersten Mal[822] als aufgehender sichtbar ist" (siehe Abb. 40b),

[822] „Zum ersten Mal" (πρώτως) bezieht sich auf den Jahresverlauf. Die Aufgänge des Sterns waren an den vorangegangenen Tagen wegen seiner Nähe zur Sonne nicht sichtbar. Zu der zeitlichen Abfolge von sichtbaren und unsichtbaren Auf- und Untergängen der Fixsterne im Jahresverlauf siehe ausführlich unten S. 392-394 mit Abb. 44 und 45.

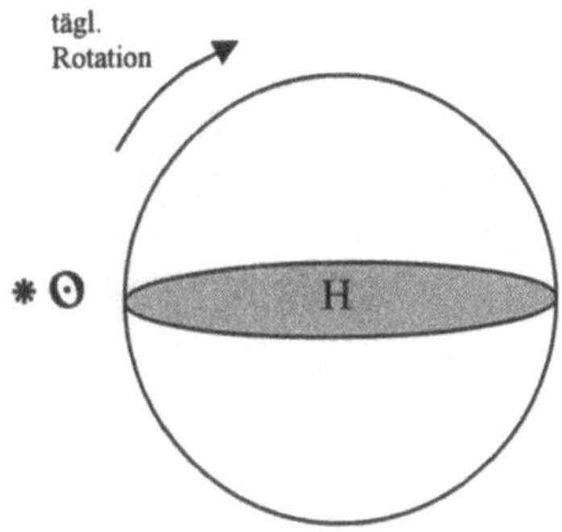

Abb. 40a: wahrer MA

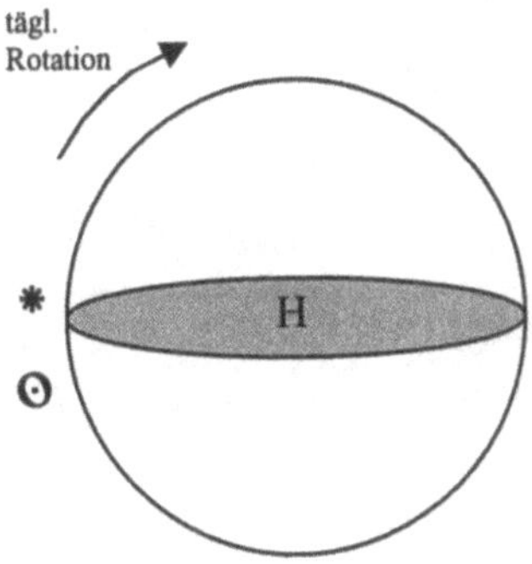

Abb. 40b: sichtbarer MA

3f. „ein Untergang [δύσις; sc. von den sichtbaren] morgendlich, immer wenn irgendein Stern vor Sonnenaufgang zum ersten Mal als untergehender sichtbar ist“ (siehe Abb. 41b),

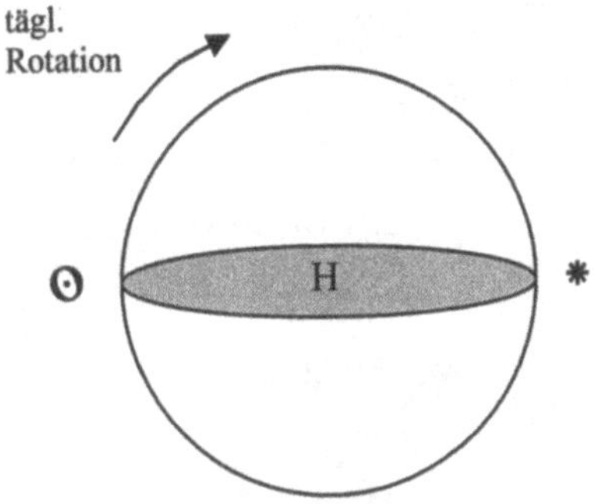

Abb. 41a: wahrer MU

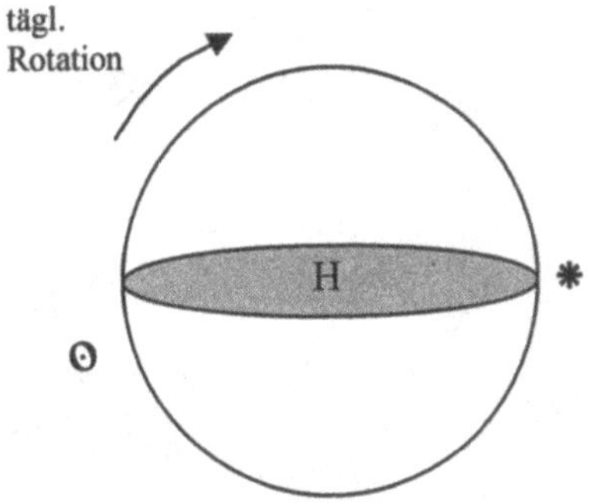

Abb. 41b: sichtbarer MU

4-6 „ein Aufgang [ἐπιτολή; sc. von den sichtbaren] abendlich, immer wenn irgendein Stern nach Sonnenuntergang zum letzten Mal als aufgehender sichtbar ist“ (siehe Abb. 42b),

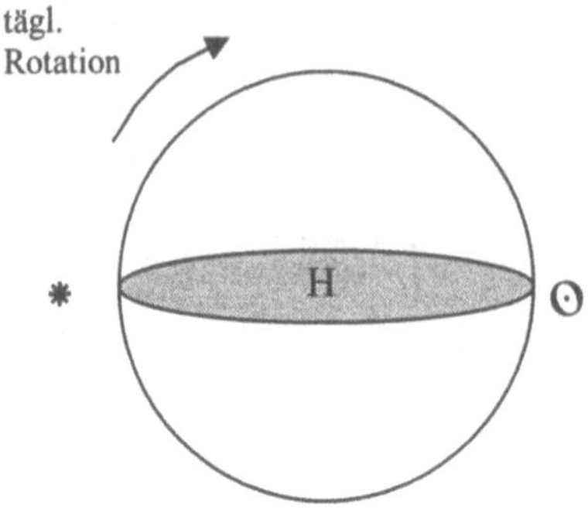

Abb. 42a: wahrer AA

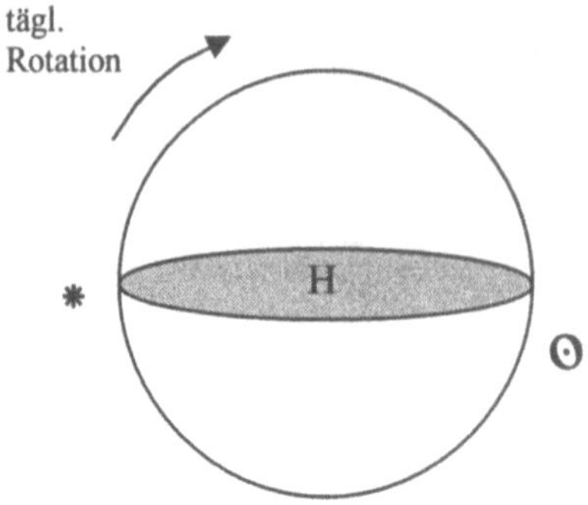

Abb. 42b: sichtbarer AA

6f. „ein Untergang [δύσις; sc. von den sichtbaren] abendlich, immer wenn irgendein Stern nach Sonnenuntergang zum letzten Mal als untergehender sichtbar ist“ (siehe Abb. 43b).

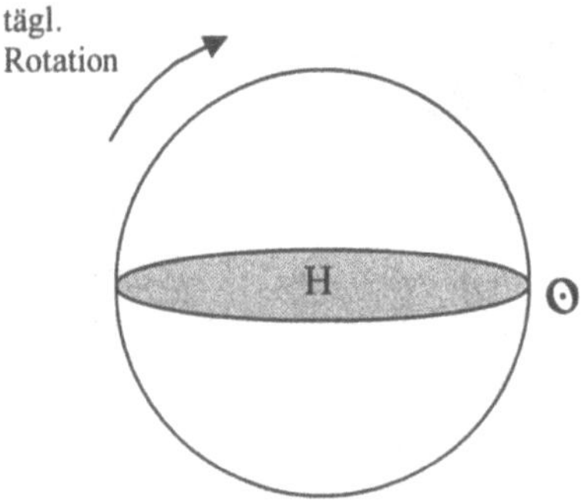

Abb. 43a: wahrer AU

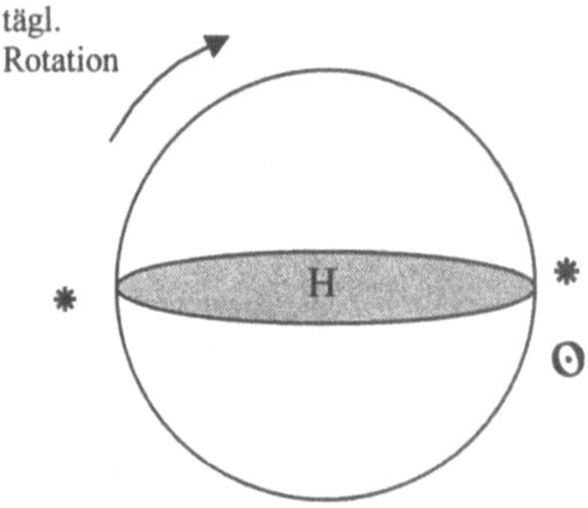

Abb. 43b: sichtbarer AU

Die von Autolykos beschriebenen verschiedenen Auf- und Untergänge der Sterne resultieren aus dem scheinbaren Jahreslauf der Sonne von Westen nach Osten. Dadurch verändert sich täglich die Stellung der Sonne zu den Fixsternen. Autolykos hat deren verschiedene Auf- und Untergänge nicht nur beschrieben, sondern auch in eine zeitliche Abfolge gebracht. Dabei unterscheidet er wie üblich zwischen den im Zodiak befindlichen Fixsternen und denen, die nördlich oder südlich davon liegen.[823] Hier soll es zur Verdeutlichung der einzelnen Erscheinungen ausreichen, die Auf- und Untergänge der auf dem Zodiak befindlichen Fixsterne weiter zu untersuchen. Allgemein formuliert Autolykos (1,1 p. 214,18-21 Mogenet [Text 107]):

> ἑκάστου τῶν ἀπλανῶν ἄστρων αἱ ἑῷαι ἐπιτολαί τε καὶ δύσεις αἱ φαινόμεναι ὕστεραί εἰσιν τῶν ἀληθινῶν, αἱ δὲ ἑσπέριαι ἐπιτολαί τε καὶ δύσεις αἱ φαινόμεναι πρότεραί εἰσι τῶν ἀληθινῶν.
>
> 3 ἑσπέριαι *P, quem secutus est Hultsch* ἑσπέριοι *codd., quos secuti sunt Mogenet Aujac*
>
> „Von einem jeden der Fixsterne sind die sichtbaren Morgenauf- und -untergänge später als die wahren, die sichtbaren Abendauf- und -untergänge sind früher als die wahren."

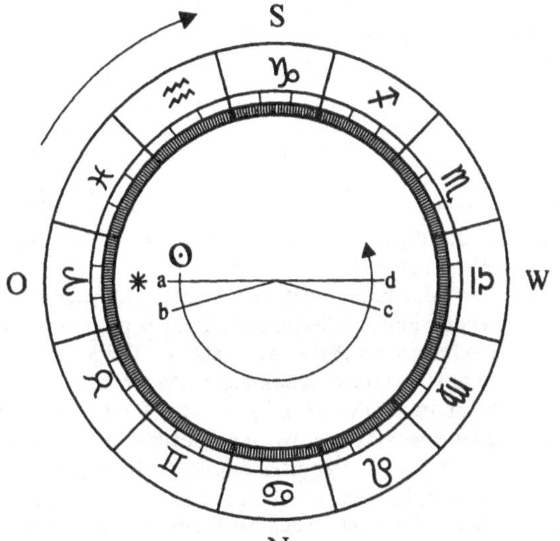

Abb. 44a: Die Aufgänge eines Fixsterns im Jahresverlauf

Abb. 44a zeigt den zeitlichen Ablauf der verschiedenen Aufgänge eines Fixsterns im Jahresverlauf: Nehmen wir an, ein Stern auf der Ekliptik (bei 15°

[823] So z.B. 1,5 p. 223,9-12 Mogenet: τῶν ἀπλανῶν ἄστρων ὅσα μέν ἐστιν ἐπὶ τοῦ τῶν ζῳδίων κύκλου [...], τὰ δὲ πρὸς ταῖς ἄρκτοις [...], τὰ δὲ πρὸς μεσημβρίαν.

Jungfrau) geht zusammen mit der Sonne im Osten auf (Sonnenstand = Position a in der Abb. 44a). Dieser Stern hat seinen wahren Morgenaufgang. Die Sonne läuft nun entgegen der Tagesbewegung jeden Tag um ca. einen Grad weiter. Sobald sie sich in 15° Entfernung zum Horizont befindet[824] – etwa nach 15 Tagen – (Position b), steht sie im Sinne der Tagesbewegung so weit hinter dem Stern zurück, dass dieser seinen ersten sichtbaren Morgenaufgang hat, auch ‚heliakischer Aufgang' genannt.[825] Die Sonne vergrößert ihren Abstand zu diesem Stern täglich, bis sie eine der Position c in Abb. 44a entsprechende Distanz einnimmt. Der Stern geht abends nach Sonnenuntergang zum letzten Mal sichtbar auf. In den folgenden Tagen vergrößert die Sonne den Abstand weiter, bis sie beim Aufgang des Sterns genau in dessen Opposition steht (Position d). Damit hat der Stern seinen wahren Abendaufgang. Im Jahresverlauf lautet demnach die Reihenfolge der Aufgänge:

1. wahrer Morgenaufgang (a),
2. heliakischer Aufgang oder erster sichtbarer Morgenaufgang (b),
3. letzter sichtbarer Abendaufgang (c) und
4. wahrer Abendaufgang (d).

---

824 Zu dem Wert von 15° als allgemein angenommener Wert für die Sichtbarkeitsgrenze der Sterne in Sonnennähe siehe oben S. 38 mit Anm. 121.

825 Der Begriff ‚heliakisch' wird in der modernen Sekundärliteratur zur antiken Astronomie unterschiedlich verwendet. Einige Wissenschaftler nennen sämtliche Auf- und Untergänge in Bezug auf den Sonnenstand ‚heliakisch' (also als Gegensatz zu den täglichen Aufgängen), so etwa Manitius in seiner Übersetzung von Geminos 13,3f. oder die Übersetzung von G. Aujac Περὶ ἐπιτολῶν καὶ δύσεων mit „Levers et couchers héliaques". So spricht G. Aujac in ihrer Praefatio auch von dem „lever ou [...] coucher héliaque vrai" (S. 21). Einen anderen Gebrauch des Begriffes fordert G. Hofmann: Ueber die bei griechischen und römischen Schriftstellern erwähnten Auf- und Untergänge (1879), 11. Demnach sollen alle sichtbaren Aufgänge ‚heliakisch' genannt werden im Unterschied zu den wahren Aufgängen, die er ‚kosmisch' nennen möchte. J. Wilson: A Complete Dictionary (1880), 157 s.v. Heliacal rising bezeichnet nicht nur die erste Sichtbarkeit am Morgen, sondern auch die erste Sichtbarkeit am Abend (z.B. beim Mond) als heliakischen Aufgang. Innerhalb der astronomischen Fachterminologie wird mit dem Ausdruck ‚heliakischer Aufgang' allerdings einheitlich das erste Sichtbarwerden eines Sterns oder Planeten in der Morgendämmerung bezeichnet. Entsprechend ist der ‚heliakische Untergang' der letzte sichtbare Untergang in der Abenddämmerung. In dieser Bedeutung wird der Begriff auch hier benutzt. Vgl. A. Drechsler: Illustriertes Lexikon (1881), s.vv. Aufgang. Heliakischer Untergang und Aufgang. Scheinbarer Aufgang und Untergang. H. Zimmermann und A. Weigert: Lexikon (^{8}1995), 30 s.v. Aufgang.

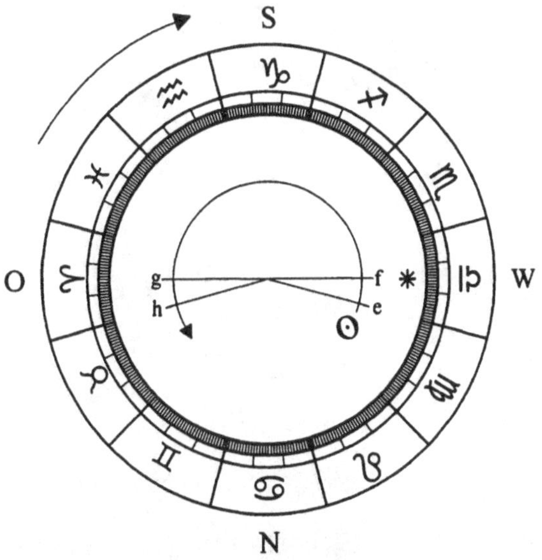

Abb. 44b: Die Untergänge eines Fixsterns im Jahresverlauf

Abb. 44b zeigt die verschiedenen Untergänge im Jahresverlauf: Den letzten sichtbaren Abenduntergang, also den heliakischen Untergang, hat der Stern, wenn die Sonne am Abend vor ihm untergegangen ist (Position e). In den nächsten Tagen verkürzt die Sonne in ihrem gegen die Tagesbewegung gerichteten Lauf allmählich die Entfernung zu ihm, bis der Stern genau gleichzeitig mit ihr untergeht (Position f). Der Stern macht seinen wahren Abenduntergang. Die Sonne entfernt sich nun wieder von dem Stern, und wenn sie genau in Opposition steht, hat der Stern seinen wahren Morgenuntergang (Position g). Einige Tage später geht er dann zum ersten Mal morgens sichtbar unter (Position h). Im Jahresverlauf ergibt sich demnach folgende Reihenfolge der Untergänge:

1. heliakischer Untergang oder letzter sichtbarer Abenduntergang (e),
2. wahrer Abenduntergang (f),
3. wahrer Morgenuntergang (g) und
4. erster sichtbarer Morgenuntergang (h).

Der von Autolykos angegebene zeitliche Ablauf, nämlich dass bei den Morgenauf- und -untergängen zuerst die wahren, dann die sichtbaren stattfinden, bei den Abendauf- und -untergängen erst die sichtbaren und dann die wahren, ist also richtig. Das folgende Schema fasst alle Positionen im Jahresverlauf in einem Bild zusammen (Abb. 45):

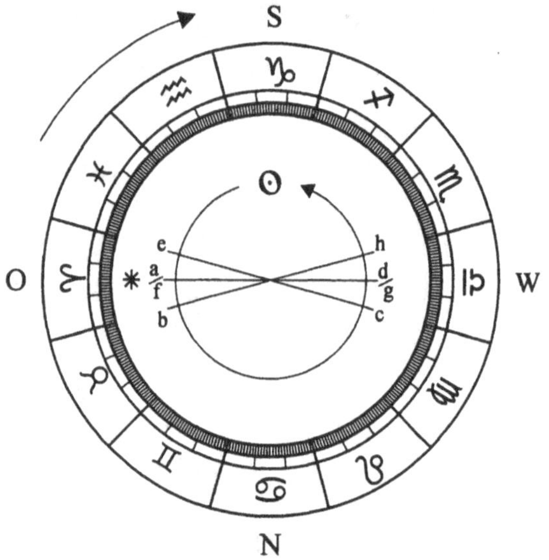

Abb. 45: Die Auf- und Untergänge eines Fixsterns im Jahresverlauf

Im Jahresverlauf ergibt sich somit folgende Reihenfolge der Auf- und Untergänge:[826]

1. An dem Tag, an dem ein Stern seinen wahren Morgenaufgang hat, hat er auch seinen wahren Abenduntergang (Position a/f).
2. Einige Tage später hat der Stern seinen heliakischen Aufgang (Position b).
3. Darauf folgt dann der letzte sichtbare Abendaufgang (Position c).
4. Einige Tage später hat der Stern seinen wahren Abendaufgang und an demselben Tag auch seinen wahren Morgenuntergang (Position d/g).
5. Dann folgt der erste sichtbare Morgenuntergang des Sternes (Position h).
6. Einige Zeit später hat der Stern seinen heliakischen Untergang (Position e).
7. Dann folgt wieder der wahre Abenduntergang (Position f). An diesem Tag hat der Stern auch seinen wahren Morgenaufgang (Position a).

---

826 Vgl. die Auflistung bei G. Hofmann: Ueber die bei griechischen und römischen Schriftstellern erwähnten Auf- und Untergänge (1879), 11 und bei F. Boll: Fixsterne (1909), 2424,20-2425,38.

Den zeitlichen Ablauf der sichtbaren Auf- und Untergänge und die damit verbundenen Phasen der Sichtbarkeit bzw. Unsichtbarkeit der Sterne beschreibt Autolykos folgendermaßen (2,6 p. 243,8-21 Mogenet [Text 108]):[827]

ἕκαστον τῶν ἐπὶ τοῦ ζῳδιακοῦ τεταγμένων ἄστρων ἀπὸ τῆς ἑῴας ἐπιτολῆς ἐπὶ τὴν ἑσπερίαν ἐπιτολὴν παραγίγνεται, ἀπὸ δὲ τῆς ἑσπερίας ἐπιτολῆς ἐπὶ τὴν ἑῴαν δύσιν παραγίγνεται, ἀπὸ δὲ τῆς ἑῴας δύσεως ἐπὶ τὴν ἑσπερίαν δύσιν, ἀπὸ δὲ τῆς ἑσπερίας δύσεως ἐπὶ τὴν ἑῴαν ἐπιτολήν· καὶ ἀπὸ μὲν τῆς ἑσπερίας δύσεως ἐπὶ τὴν ἑῴαν ἐπιτολὴν [sc. παραγίγνεται] δι' ἡμερῶν τριάκοντα καὶ τοῦτον τὸν χρόνον οὔτε ἀνατέλλον οὔτε δῦνον ὁρᾶται, ἀπὸ δὲ τῆς ἑῴας ἐπιτολῆς ἐπὶ τὴν ἑσπερίαν ἐπιτολὴν διὰ πέντε μηνῶν παραγίγνεται καὶ τοῦτον τὸν χρόνον ἀνατέλλον θεωρηθήσεται, ἀπὸ δὲ τῆς ἑσπερίας ἐπιτολῆς ἐπὶ τὴν ἑῴαν δύσιν πάρεσται δι' ἡμερῶν τριάκοντα καὶ οὔτε ἀνατέλλον οὔτε δυόμενον φαίνεται, ἀπὸ δὲ τῆς ἑῴας δύσεως ἐπὶ τὴν ἑσπερίαν δύσιν διὰ πέντε μηνῶν παραγίγνεται καὶ τοῦτον τὸν χρόνον δυόμενον ὁρᾶται.

1-6 „Jeder der auf dem Tierkreis gelegenen Sterne gelangt von seinem Morgenaufgang zum Abendaufgang, vom Abendaufgang zum Morgenuntergang, vom Morgenuntergang zum Abenduntergang, vom Abenduntergang zum Morgen-

[827] Die Abhandlung ist in zwei Büchern überliefert, wobei es sich allerdings nur um zwei Versionen desselben Traktates handelt. Das zweite Buch ist sowohl detaillierter als auch strukturierter, weshalb die Annahme nahe liegt, dass es sich bei Buch II um die revidierte Fassung einer früheren Version handelt, vgl. dazu O. Neugebauer: A History (1975), II 751. III 1365 mit Schema 47, in dem Neugebauer die inhaltlichen Entsprechungen der einzelnen Kapitel von Buch I und II aufzeigt, ferner B.L. van der Waerden: Die Astronomie (1988), 124f. Autolykos trifft nur in der als Buch I überlieferten Version unseres Textes eine Unterscheidung zwischen den wahren und den sichtbaren Auf- und Untergängen. In der zweiten Version des Textes, die als Buch II in den Ausgaben erscheint, spricht er nur von den sichtbaren Auf- und Untergängen, ohne dies durch einen entsprechenden Zusatz wie φαινόμεναι zu kennzeichnen. Hier erscheinen die Begriffe ἑῷαι ἐπιτολαί, etc. immer schon in der Bedeutung von „sichtbaren Morgenaufgängen", usw. Vielleicht könnte eine genauere Untersuchung der Unterschiede in der Benutzung der Fachbegriffe in Buch I und Buch II nähere Auskunft über die Frage geben, ob die zweite Version des Textes von Autolykos selbst oder eher von einem anderen, späteren Autor stammt.

6-8 aufgang. Und vom Abenduntergang zum Morgenaufgang
[sc. gelangt er] in 30 Tagen, und in dieser Zeit wird er weder gesehen, wenn er aufgeht, noch, wenn er untergeht,
9-11 vom Morgenaufgang zum Abendaufgang gelangt er in fünf
Monaten, und in dieser Zeit wird er gesehen werden, wenn
11-13 er aufgeht, vom Abendaufgang zum Morgenuntergang
wird er in 30 Tagen gelangen, und er ist weder sichtbar,
13-16 wenn er aufgeht, noch, wenn er untergeht, vom Morgenuntergang zum Abenduntergang gelangt er in fünf Monaten,
und er wird in dieser Zeit gesehen, wenn er untergeht.“

Die Reihenfolge der sichtbaren Auf- und Untergänge der beim Zodiak gelegenen Fixsterne ist: Morgenaufgang, Abendaufgang, Morgenuntergang, Abenduntergang und dann wieder Morgenaufgang. Vom letzten sichtbaren Abenduntergang bis zum ersten sichtbaren Morgenaufgang verstreichen 30 Tage (Z. 6f.).[828] Da die Sonne in einem Jahr, also innerhalb von ca. 365¼ Tagen, einmal den gesamten Tierkreis (360°) durchläuft, rechnete man grob mit einem Grad als Entfernung, die die Sonne an einem Tag zurücklegt. Hat der Stern seinen letzten sichtbaren Abenduntergang, steht die Sonne etwa 15° vor ihm in Richtung der Tagesbewegung. Die Sonne wandert jeden Tag ungefähr um 1° auf den Stern zu, überholt ihn und, wenn sie im Sinne der Tagesbewegung etwa 15° hinter ihm steht, geht der Stern zum ersten Mal vor ihr sichtbar auf. Die Sonne durchläuft also in der Zeit zwischen dem letzten sichtbaren Abenduntergang bis zum ersten sichtbaren Morgenaufgang eines Sternes 30°. Dies entspricht etwa einem Zeitraum von 30 Tagen. In dieser Zeit kann man den Stern weder aufgehen noch untergehen sehen (Z. 7f.).

Vom ersten sichtbaren Morgenaufgang bis zum letzten sichtbaren Abendaufgang verstreichen fünf Monate (Z. 9f.). In dieser Zeit durchläuft die Sonne fünf Zeichen (vgl. oben S. 394, Abb. 45, Positionen b-c). Weil die Sonne in einem Jahr, also in zwölf Monaten, den gesamten Tierkreis mit seinen zwölf Zeichen durchläuft, hat man als Zeit, die sie braucht, um ein Zeichen zu durchlaufen, einen Monat anzunehmen.[829] In diesen fünf Monaten geht der Stern jeden Abend sichtbar auf (Z. 10f.).

---

828 Den Zeitraum von 30 Tagen nennt auch Ps.Eudox. ars 17,7-15 p. 22 Blass.
829 Vgl. Cens. 2,4. Vitr. 9,1,6.

Vom letzten sichtbaren Abendaufgang bis zum ersten sichtbaren Morgenuntergang vergehen 30 Tage (Z. 11f.). Dies ist die Zeit, die die Sonne benötigt, um einen Bogen von 30° zurückzulegen (vgl. Abb. 45, Positionen c-h). In dieser Zeit ist der Stern weder beim Auf- noch beim Untergang sichtbar (Z. 13).

Vom ersten sichtbaren Morgenuntergang bis zum letzten sichtbaren Abenduntergang vergehen fünf Monate (Z. 13-15), da die Sonne in dieser Zeit einen Weg von fünf Zeichen zurücklegt (Abb. 45, Positionen h-e). Während dieser Zeit sieht man den Stern untergehen (Z. 15f.).

Autolykos beschreibt also mit den Begriffen ἑῴα ἐπιτολή (bzw. ἀνατολή), ἑσπερία ἐπιτολή (bzw. ἀνατολή), ἑῴα δύσις und ἑσπερία δύσις die Auf- und Untergänge eines Sterns in Relation zum jeweiligen Sonnenauf- oder Sonnenuntergang. Diese Auf- und Untergänge werden innerhalb der vorliegenden Untersuchung in Abgrenzung von den täglichen Auf- und Untergängen auch als ‚jährliche' bezeichnet.[830] In Bezug auf die Begriffswahl des Autolykos ist die Tendenz spürbar, die jährlichen Aufgänge als ἐπιτολαί zu bezeichnen, die täglichen als ἀνατολαί. Doch führt er diese Terminologie noch nicht ganz konsequent durch: So spricht er zum Beispiel in seiner Praefatio in Buch 1 von der ἑσπερία ἀνατολή.[831] Aujac konjiziert in all den Fällen, in denen ἀνατολή überliefert ist, und sofern damit ein Aufgang in Bezug auf Sonnenauf- oder Sonnenuntergang gemeint ist, ἐπιτολή.[832] Diese Konjekturen sind aber meines Erachtens nicht nur unnötig, sondern sie verschleiern geradezu den Entwicklungsstand der Fachsprache. Terminologisch scheint hier noch keine konsequente Unterscheidung von ἐπιτολή als jährlichem Aufgang eines Sterns und ἀνατολή als täglichem Aufgang

---

830 Damit schließe ich mich einem von L. Ideler: Handbuch (1825), I 50, geprägten Sprachgebrauch an. Vgl. auch die Definition bei F.K. Ginzel: Handbuch (1906), I 23-27.

831 Siehe oben S. 387, Text 105, Z. 6.

832 In folgenden Fällen konjiziert Aujac ein überliefertes ἀνατολή in ἐπιτολή (die folgenden Angaben beziehen sich auf die Ausgabe von Mogenet): Autol. **1,1** p. 215,11.22. p. 216,13.20f. **2,1** p. 238,22f. **2,4** p. 241,7.8. **2,5** p. 241,23. p. 242,11 (*bis*). p. 243,1. **2,6** p. 244,24. **2,7** p. 245,25.26. p. 246,6.9. **2,8** p. 246,15f.27. p. 247,2.3.19.20.23.24. **2,10** p. 249,14.18. **2,11** p. 250,5.24.28. p. 251,4. **2,12** p. 251,27.30. p. 252,1.4.5.9. **2,13** p. 253,1.2.4.7 (*bis*).8.9. **2,14** p. 253,27. p. 254,2.3.4.7.8. **2,15** p. 255,2.6.7.8. **2,16** p. 256,2.3.5. **2,17** p. 257,1.5.7.8. **2,18** p. 258,2.3. Auch der umgekehrte Fall kommt vor: Überliefert ist ἐπιτολή bzw. eine Form von ἐπιτέλλειν, und Aujac konjiziert ἀνατολή bzw. ἀνατέλλειν: **1,2** p. 217,24.26. p. 218,17.19. **2,1** p. 238,6.8. **2,2** p. 239,17. **2,7** p. 246,2.3.4. **2,15** p. 254,15.24f. **2,18** p. 257,18.

stattgefunden zu haben, wenn auch Autolykos tendenziell diese Unterscheidung angestrebt zu haben scheint. Die Leistung des Autolykos von Pitane liegt vor allem in der präzisen Beschreibung der einzelnen Auf- und Untergänge der Sterne im Jahresverlauf.[833]

Das älteste Zeugnis, das explizit zwischen ἀνατολή und ἐπιτολή differenziert, liefert ein Fragment des Stoikers Chrysipp aus dem dritten Jh. v.Chr.[834] Das Fragment ist bei dem Doxographen Areios Didymos überliefert, der vermutlich mit dem Hofphilosophen und engen Vertrauten des Kaisers Augustus identisch ist und somit im ersten Jh. v.Chr. gelebt hat.[835] Areios Didymos hat in einer philosophischen Enzyklopädie die physikalischen und ethischen Lehren der platonischen, der aristotelischen und der stoischen Schule wiedergegeben.[836] Unter seinen physikalischen Fragmenten, die Diels in den *Doxographi graeci* gesammelt hat, finden wir die dem Chrysipp zugeschriebene Aussage über die terminologische und inhaltliche Unterscheidung von ἀνατολή und ἐπιτολή (Chrysipp SVF II 683 p. 200,21-27 von Arnim = Ar. Did. Epit. Frg. Phys. 32 p. 466,22-26 Diels = Stob. Ecl. 1,14 p. 206,25-207,4 Wachsmuth [Text 109]):

> Χρυσίππου· ἀνατολὴν δ' εἶναί φησιν ὁ Χρύσιππος ἐν ταῖς Φυσικαῖς τέχναις ὑπεροχὴν ἄστρου ὑπὲρ γῆς, δύσιν δὲ κρύψιν ἄστρου ὑπὸ γῆν. [...] ἐπιτολὴν δὲ <τὴν> ἄστρου ἅμα ἡλίῳ ἀνατολήν, δύσιν δὲ τὴν ἅμα ἡλίῳ δύσιν. διχῶς γὰρ λέγεσθαι δύσιν· τὴν μὲν κατὰ τὴν ἀνατολήν, τὴν δὲ κατὰ τὴν ἐπιτολήν.

3 τὴν *suppl. Wachsmuth, quem secutus est von Arnim*

---

833 Vgl. dagegen die recht undifferenzierte Beschreibung seines Zeitgenossen Theophrast, der ebenfalls zwischen zwei verschiedenen Auf- und Untergängen unterscheidet (Theophr. Sign. 2 p. 389,19-24 Wimmer): εἰσὶ δὲ δύσεις διτταί· οἵ τε γὰρ ἀφανισμοὶ δύσεις εἰσί· τοῦτο δέ ἐστιν ὅταν ἅμα συνδύνῃ τῷ ἡλίῳ τὸ ἄστρον, καὶ ὅταν ἀνατέλλοντος δύνῃ. ὁμοίως δὲ καὶ ἀνατολαὶ διτταί· αἱ μὲν ἑῷοι [*sic*] ὅταν προανατέλλῃ τοῦ ἡλίου τὸ ἄστρον, αἱ δ' ἀκρόνυχοι ὅταν ἅμα δυομένῳ ἀνατέλλῃ.

834 Zu Chrysipp vgl. J. von Arnim: Chrysippos (1899), 2502,14-2509,50. B. Inwood: Chrysippos (1997), 1177-1183.

835 Zu Areios Didymos vgl. Ch.H. Kahn: Arius (1983), 3-13, bes. 5. A.A. Long: Arius Didymus (1983), 41. D.E. Hahm: The Ethical Doxography (1990), 2976. 3035. D.T. Ruina: Areios (1996), 104f. Die Identität des Doxographen und des engen Vertrauten des Augustus wird neuerdings bezweifelt von T. Göransson: Albinus (1995), 211-218.

836 Vgl. Ch.H. Kahn: Arius (1983), 3-5. D.E. Hahm: The Ethical Doxography (1990), 2976.

1-3 „Chrysipp: Chrysipp sagt in seiner Naturkunde, dass Aufgang [ἀνατολή] das Hervorragen eines Sterns über die Erde ist, Untergang [δύσις], das Verschwinden eines Sterns
3-6 unter der Erde. [...] Morgenaufgang [ἐπιτολή] dagegen ist der Aufgang eines Sterns zusammen mit der Sonne, Abenduntergang [δύσις] eines Sterns ist der Untergang zusammen mit der Sonne. In zweifacher Weise werde nämlich ‚Untergang' gesagt: einmal entsprechend dem täglichen Aufgang [ἀνατολή], einmal entsprechend dem Morgenaufgang [ἐπιτολή]."

Chrysipp hat demnach in seiner Naturkunde ἀνατολή als den ‚täglichen Aufgang' definiert (Z. 1f.), δύσις als den ‚täglichen Untergang' (Z. 2f.). ἐπιτολή wird definiert als Morgenaufgang (Z. 3f.). Es wird nicht zwischen dem wahren und dem sichtbaren Morgenaufgang unterschieden, so dass nicht mit Sicherheit behauptet werden kann, welchen der beiden Morgenaufgänge Chrysipp mit ἐπιτολή bezeichnet.[837] Dennoch scheint es aus folgenden Gründen näherliegend, an den heliakischen Aufgang zu denken: Es handelt sich hier nicht um eine differenzierte Darstellung der verschiedenen Aufgänge, wie sie Autolykos geliefert hat. Daher werden auch die anderen im Jahresverlauf stattfindenden Aufgänge nicht genannt. Wenn nun ein einzelner jährlicher Aufgang hervorgehoben wird, liegt es nahe, an den heliakischen Aufgang zu denken, der schon in frühester Zeit im Kalenderwesen eine herausragende Rolle spielte, da er beobachtet werden und nicht, wie der wahre Morgenaufgang, nur berechnet werden konnte. Besonders weil diese Auf- und Untergänge – im Unterschied zu den zivilen Kalendern – einen allgemein verbindlichen Kalender darstellten,[838] wurde die Beobachtung der heliakischen Auf- und Untergänge verschiedener Fixsterne schon früh für prakti-

[837] Das Adverb ἅμα muss nicht notwendigerweise so verstanden werden, dass der Aufgang genau gleichzeitig mit Sonnenaufgang stattfindet. Auch bei Demokrit lesen wir (Demokr. apud Gem. Kalend. p. 220,5f. Manitius = FVS II p. 143,9f. D.-K.): ἐπιτέλλει ἅμα ἡλίῳ ἀνίσχοντι, in der Bedeutung von „heliakisch aufgehen", vgl. dazu F. Boll: Fixsterne (1909), 2424,64-66: „unzweifelhaft vom sichtbaren Frühaufgang".

[838] Zur Ungenauigkeit der zivilen im Gegensatz zu den auf den heliakischen Aufgängen von Fixsternen beruhenden Kalendern vgl. J. Rüpke: *Quis vetat et stellas ...?* (1996), 295-300.

sche Zwecke nutzbar gemacht.[839] Eine entsprechende terminologische Differenzierung für die verschiedenen Untergänge fehlt bei Chrysipp. Der Begriff δύσις ist demnach doppeldeutig (Text 109, Z. 5f.): Er wird zum einen entsprechend dem Begriff ἀνατολή verwendet, das heißt für den täglichen Untergang, zum anderen entsprechend dem Begriff ἐπιτολή, also – wie man vermuten darf – für den heliakischen Untergang.

Der Astronom Geminos, der seine Schrift Εἰσαγωγὴ εἰς τὰ φαινόμενα zwischen 90 und 25 v.Chr. verfasst hat,[840] beklagt eine undifferenzierte Verwendungsweise der Begriffe ἀνατολή und ἐπιτολή (Gem. 13,3) und postuliert eine exakte Differenzierung (Gem. 13,2-4 [Text 110]):

(2) καὶ ἔστιν ἀνατολὴ μὲν ἡ καθ' ἑκάστην ἡμέραν γινομένη πρὸς τὸν ὁρίζοντα φάσις, δύσις δὲ ἡ καθ' ἑκάστην ἡμέραν γινομένη ὑπὸ τὸν ὁρίζοντα κρύψις.

(3) ἄλλως δὲ λέγονται ἐπιτολαὶ καὶ δύσεις, ἃς ἔνιοι ἀγνοοῦντες κατὰ τὴν αὐτὴν ἔννοιαν ὑπολαμβάνουσι λέγεσθαι. μεγάλη δέ ἐστι διαφορὰ ἀνατολῆς καὶ ἐπιτολῆς. ἀνατολὴ μὲν γάρ ἐστιν ἡ προειρημένη, ἐπιτολὴ δὲ ἡ γινομένη πρὸς τὸν ὁρίζοντα φάσις μετὰ τῆς πρὸς τὸν ἥλιον ἀποστάσεως ἀπολαμβανομένη. **(4)** ὁ δὲ αὐτὸς λόγος καὶ ἐπὶ τῆς δύσεως. ἄλλως μὲν γὰρ λέγεται δύσις ἡ καθ' ἑκάστην ἡμέραν γινομένη ὑπὸ τὸν ὁρίζοντα κρύψις, ἄλλως δὲ ἡ γινομένη πρός τε τὸν ὁρίζοντα ἅμα καὶ τὸν ἥλιον.

---

839 So kennzeichnete z.B. der heliakische Aufgang des Sirius in Ägypten den Beginn eines neuen Jahres, da er mit dem Anschwellen des Nils zusammenfiel St. Weinstock: A New Greek Calendar (1948), 40. E. Rosen: Cosmology from Antiquity (1968), 536. A. Pichot: Die Geburt der Wissenschaft (1995), 204. F. Krafft: Astronomie (1997), 131. Zur Bedeutung des Sirius vgl. auch O. Ricoux: Sirius (1996), bes. 131-146. A. Spalinger: Egyptian Time (1999), 269f. Dem heliakischen Aufgang der Pleiaden kam vor allem bei den Griechen und Römern eine besondere Bedeutung zu: Er kündigte den Sommer an, ihr Morgenuntergang den Winter. Dazu G. Hofmann: Ueber die bei griechischen und römischen Schriftstellern erwähnten Auf- und Untergänge (1879), 27-34 zu Hesiods Bauernkalender. A. Le Bœuffle: Astronomie (1987), 217 s.v. Pleiades. W. Hübner: Pleiaden (2000), 1127f. Zu der Bedeutung der heliakischen Auf- und Untergänge allgemein vgl. F.K. Ginzel: Handbuch (1911), II 308-315. A. Rehm: Parapegmastudien (1941). Ders.: Parapegma (1949), 1295,53-1366,67. K. Lippincott: Calendars (1999), 60.

840 Zur Datierung siehe A. Jones: Geminus (1999), 255-267, bes. 266. Überholt ist die Datierung ins erste Jh. n.Chr. bei O. Neugebauer: A History (1975), II 580.

Dazu die Übersetzung von Manitius, Leipzig 1898 (S. 147):[841]

1-3 „(2) Und zwar ist Aufgang das täglich stattfindende Erscheinen im Hinblick auf den Horizont, Untergang das täglich stattfindende Verschwinden unter dem Horizonte.
4-9 (3) Etwas anderes versteht man dagegen unter jährlichen Auf- und Untergängen,[842] welche Bezeichnungen einige aus mangelhafter Sachkenntnis in demselben Sinne gebraucht wissen wollen. Es ist aber ein grosser Unterschied zwischen dem täglichen Aufgange und dem jährlichen. Täglicher Aufgang ist nämlich die eben erklärte Erscheinung; jährlicher Aufgang aber ist das im Hinblick auf den Horizont stattfindende Erscheinen mit Berücksichtigung
9-13 des Abstandes von der Sonne. (4) Dasselbe gilt auch von dem Untergange. Denn wohl zu scheiden ist der Untergang, verstanden als das täglich stattfindende Verschwinden unter dem Horizonte, von dem Unsichtbarwerden, welches sowohl im Hinblick auf den Horizont stattfindet, als auch zugleich mit Rücksicht auf die Sonne.“

Zunächst definiert Geminos den Begriff ἀνατολή als „das tägliche Aufgehen“, δύσις als „das tägliche Untergehen“. Dann konstatiert er, dass in anderer Bedeutung von ἐπιτολαί und δύσεις gesprochen wird, und beklagt, dass einige Unwissende glauben, ἐπιτολαί und δύσεις würden in derselben Bedeutung verwendet wie ἀνατολαί und δύσεις. Doch es bestehe ein großer Unterschied zwischen ἀνατολή und ἐπιτολή. ἀνατολή ist der tägliche Aufgang, ἐπιτολή dagegen ist der Aufgang eines Sterns in Relation zum Sonnenstand, also ein jährlicher Aufgang.[843] Für die Untergänge gilt dasselbe:

---

[841] Auch die folgenden Stellen aus Geminos zitiere ich nach der Übersetzung des Manitius, Abweichungen werden kenntlich gemacht. Vgl. die Übersetzung von G. Aujac (1975).

[842] Hier weiche ich von der Übersetzung des Manitius ab, der anstelle von „jährlichen Auf- und Untergängen“ „heliakischen Auf- und Untergängen“ schreibt. Zur Unterscheidung dieser Begriffe siehe oben S. 392, Anm. 825. Auch im Folgenden hat Manitius überall, wo ich von „jährlich“ spreche, „heliakisch“ übersetzt.

[843] Dass Geminos hier allgemein von Sternen spricht und nicht von Planeten wird im Folgenden deutlich, siehe dazu unten S. 402f. und die Übersetzung von Manitius (1898). Zum Gebrauch von ἀστήρ und ἄστρον vgl. Ar. Did. Epit. frg. Phys. 32 p. 466,18-21 Diels (= Stob. Ecl. 1,24,5 p. 206,19-24 Wachsmuth = Pos. frg. 271a Theiler, frg. 127 Edelstein-Kidd). Ach. Isag. 14 p. 41,12-42,7 Maass (= Pos. frg. 128 Edelstein-Kidd) und die ausführliche Behandlung bei R. Caldini-Monatanari: Étoile (1996). Zur Bedeutung und Verwechslung von lat. *stella, sidus* und *astrum* vgl. Isid. orig. 3,60 und siehe A. Le Bœuffle: Les noms latins (1977), 5-23. 31-40.

Einerseits bezeichnet man mit δύσις den täglichen Untergang, andererseits den Untergang eines Sterns in Relation zum jeweiligen Sonnenstand. Hier findet also keine terminologische Differenzierung zwischen einem täglichen und einem jährlichen Untergang statt. Beide heißen δύσις.

Die folgenden Ausführungen entsprechen denen des Autolykos von Pitane: Geminos unterscheidet zunächst zwischen den Morgen- und den Abendaufgängen (Gem. 13,5 [Text 111]):

> εἰσὶ δὲ περὶ ἕκαστον τῶν ἀστέρων ἐπιτολαὶ δύο. αἱ μὲν γὰρ αὐτῶν λέγονται ἑωθιναί, αἱ δὲ ἑσπέριαι. καὶ ἔστιν ἑῴα μὲν ἐπιτολή, ὅταν ἅμα τῷ ἡλίῳ ἀνατέλλοντι συνανατέλλῃ τις ἀστὴρ κατὰ τὸν αὐτὸν χρόνον γενόμενος ἐπὶ τοῦ ὁρίζοντος. ἑσπερία δέ ἐστιν ἐπιτολή, ὅταν τοῦ ἡλίου δύνοντος ἐπιτέλλῃ τις ἀστὴρ ἅμα κατὰ τὸν ὁρίζοντα γινόμενος.

1f. „Jeder Stern hat zwei jährliche Aufgänge: der eine heisst der
2-5 Morgenaufgang,[844] der andere der Abendaufgang. Morgenaufgang findet statt, wenn ein Stern gleichzeitig mit Sonnenaufgang aufgeht, indem er zu derselben Zeit in den Hori-
5-7 zont gelangt. Abendaufgang findet statt, wenn ein Stern mit Sonnenuntergang aufgeht, indem er gleichzeitig in den Horizont gelangt."

In bereits bekannter Weise differenziert Geminos zunächst zwischen den Aufgängen, die „morgendlich" (ἑωθιναί)[845], und denen, die „abendlich" (ἑσπέριαι) genannt werden. Der Morgenaufgang, der stattfindet, wenn ein Stern morgens mit der Sonne aufgeht, heißt bei Geminos – wie auch bei Autolykos – ἑῴα ἐπιτολή, der Abendaufgang, also der Aufgang eines Sterns, der bei Sonnenuntergang stattfindet, heißt ἑσπερία ἐπιτολή. Dass sich die Beschreibung auf die Sterne im Allgemeinen bezieht und nicht auf die Planeten, wird daran deutlich, dass jeder Stern (περὶ ἕκαστον τῶν

[844] Manitius hat hier „Frühaufgang". Auch im Folgenden ersetze ich die bei Manitius verwendeten Begriffe „Früh-" bzw. „Spätauf-" oder „-untergang" durch „Morgen-" bzw. „Abendauf-" oder „-untergang".

[845] ἑωθιναί hier als Synonym zu ἑῷαι. Im Folgenden spricht Geminos jedoch von der ἑῴα ἐπιτολή, vgl. Text 111, Z. 3 und Gem. 13,6.10.19-29.

ἀστέρων, Z. 1) zwei Aufgänge macht. Diese Aussage auf die Planeten zu beziehen wäre falsch: Venus und Merkur können keinen Abendaufgang im hier geschilderten Sinne machen, da sie sich niemals in Opposition zur Sonne befinden.[846] Entsprechend unterscheidet er zwischen den Morgen- und Abenduntergängen (Gem. 13,14 [Text 112]):

> ὁμοίως δὲ καὶ τῶν δύσεων διαφοραὶ λέγονται δύο· αἱ μὲν γὰρ αὐτῶν ἑῷαί εἰσιν, αἱ δὲ ἑσπέριαι. ἑῷαι μὲν οὖν λέγονται δύσεις, ὅταν τοῦ ἡλίου ἀνατέλλοντος δύνῃ τις ἀστήρ. ἑσπερία δὲ δύσις λέγεται, ὅταν τοῦ ἡλίου δύνοντος συγκαταφέρηταί τις ἀστὴρ ἅμα γινόμενος ὑπὸ τὸν ὁρίζοντα.

> 1f. „In entsprechender Weise sind auch bei den Untergängen zwei Unterschiede zu machen: Es sind teils Morgenunter-
> 2-4 gänge, teils Abenduntergänge. Morgenuntergang heisst
> 4-6 es, wenn ein Stern bei Sonnenaufgang untergeht, Abenduntergang, wenn ein Stern bei Sonnenuntergang untergeht, indem er gleichzeitig unter den Horizont tritt."

Des Weiteren differenziert er, wie Autolykos, zwischen den wahren und den sichtbaren Aufgängen (Gem. 13,6-13) und Untergängen (Gem. 13,15-18), so dass auch er insgesamt zwischen vier ἐπιτολαί unterscheidet: zwischen dem wahren Morgenaufgang, dem sichtbaren Morgenaufgang, dem wahren Abendaufgang und dem sichtbaren Abendaufgang. Entsprechend kennt er vier jährliche Untergänge: den wahren Morgenuntergang, den sichtbaren Morgenuntergang, den wahren Abenduntergang und den sichtbaren Abenduntergang.

Wie Autolykos bezeichnet also auch Geminos mit ἑῴα ἐπιτολή den Aufgang eines Sterns am Morgen zusammen mit der Sonne, mit ἑσπερία ἐπιτολή den Aufgang eines Sterns bei Sonnenuntergang, mit ἑῴα δύσις den Untergang eines Sterns am Morgen und mit ἑσπερία δύσις den Untergang eines Sterns am Abend zusammen mit der Sonne.

---

[846] Vgl. zu dem Lauf dieser beiden Planeten oben S. 42-45 mit Abb. 4a-f.

Eine andere Terminologie benutzt im zweiten Jh. n.Chr. Ptolemaios in seinem Werk Φάσεις ἀπλανῶν ἀστέρων καὶ συναγωγὴ ἐπισημασιῶν.[847] Auch er unterscheidet zwischen Morgen- und Abendaufgängen sowie Morgen- und Abenduntergängen der Fixsterne[848] (Phas. 2 p. 5,17-6,2 Heiberg [Text 113]):

> [...] διόπερ, ὅταν μὲν καὶ τὸν ἀστέρα καὶ τὸν ἥλιον ἐπὶ τοῦ πρὸς ἀνατολὰς ἡμικυκλίου λαμβάνωμεν, τὸν τοιοῦτον σχηματισμὸν καλοῦμεν κοινῶς ἑῴαν ἀνατολήν, ὅταν δὲ ἀμφοτέρους πάλιν ἐπὶ τοῦ πρὸς δυσμάς [sc. ἡμικυκλίου λαμβάνωμεν], καὶ τοῦτον τὸν σχηματισμὸν καλοῦμεν ἑσπερίαν δύσιν, ἐναλλὰξ δὲ ἐχόντων, ὅταν μὲν τὸν ἀστέρα νοῶμεν ἐπὶ τοῦ πρὸς ἀνατολὰς ἡμικυκλίου καὶ τὸν ἥλιον ἐπὶ τοῦ πρὸς δυσμάς, τὸν τοιοῦτον σχηματισμὸν καλοῦμεν ἑσπερίαν ἀνατολήν, ὅταν δὲ ἀνάπαλιν τὸν ἥλιον ἐπὶ τοῦ πρὸς ἀνατολὰς [sc. ἡμικυκλίου] καὶ τὸν ἀστέρα ἐπὶ τοῦ πρὸς δυσμάς [sc. ἡμικυκλίου νοῶμεν], καὶ τοῦτον τὸν σχηματισμὸν καλοῦμεν ἑῴαν δύσιν.

1-3 „[…] eben deshalb nennen wir, immer wenn wir sowohl den Stern als auch die Sonne auf dem zum Aufgang hin gelegenen Halbkreis[849] finden, eine solche Stellung ge-

[847] Von den Φάσεις ist lediglich das zweite Buch erhalten. Der einleitende Teil beinhaltet eine kurze Zusammenfassung von Buch I. Die hier zu untersuchenden Stellen stammen sämtlich aus dieser Einleitung, an die sich dann ein Katalog anschließt, der die verschiedenen sichtbaren Auf- und Untergänge von 30 Fixsternen und die damit verbundenen Witterungszeichen verzeichnet, vgl. H. Vogt: Der Kalender (1920). B.L. van der Waerden: Ptolemaios (1959), 1813,31-1815,68. O. Neugebauer: A History (1975), II 926f. 928-931. G.J. Toomer: Ptolemy (1975), 197. M. Folkerts: Ptolemaios (2001), 560. Einzelne Textkritische Erörterungen bei G.F. Unger: Zu Ptolemäus (1869), 11-39. Zur Schwierigkeit der zeitlichen Einordnung dieses Werkes siehe G. Graßhoff: The Babylonian Tradition (1993), 96.

[848] Gewöhnlich bezeichnet Ptolemaios mit ἀστήρ einen Planeten, in diesem Werk jedoch einen Fixstern, wie bereits aus dem Titel Φάσεις ἀπλανῶν ἀστέρων deutlich wird, vgl. auch seine Definition von φάσις, die unten S. 407, Anm. 853 abgedruckt ist.

[849] Der Ausdruck ἐπὶ τοῦ πρὸς ἀνατολὰς ἡμικυκλίου steht hier in der Bedeutung „Aszendent". ἡμικύκλιον scheint in der Fachsprache auch in der Bedeutung „Kentron" benutzt worden zu sein: Bei Theodosius (erste Hälfte des ersten Jh. v.Chr.) lesen wir (Dieb. 10 p. 128,9f. Fecht): ἐν τῷ μεταξὺ τόπῳ τοῦ τε πρὸς ἀνατολὰς ἡμικυκλίου καὶ τοῦ μεσημβρινοῦ. Theodos. Dieb. 12 p. 136,20f. Fecht: τοῦ τε πρὸς δυσμὰς ἡμικυκλίου καὶ τοῦ μεσημβρινοῦ.

4-6 wöhnlich Morgenaufgang; immer wenn wir wiederum bei-
de auf dem zum Untergang hin gelegenen [sc. Halbkreis
finden],[850] nennen wir diese so geartete Stellung Abendun-
6-9 tergang; wenn sie sich aber genau entgegengesetzt verhal-
ten, nennen wir eine solche Stellung, immer wenn wir den
Stern beim Halbkreis zum Aufgang hin und die Sonne bei
9-13 dem zum Untergang hin sehen, Abendaufgang; immer
wenn wird andersherum die Sonne bei dem zum Aufgang
gelegenen [sc. Halbkreis] und den Stern bei dem zum
Untergang gelegenen [sc. Halbkreis sehen], nennen wir
diese Stellung Morgenuntergang."

Immer wenn ein Stern mit der Sonne zusammen am östlichen Horizont steht, nennt man dies ganz allgemein „Morgenaufgang" (ἑῴα ἀνατολή, Z. 1-3), wenn beide am westlichen Horizont stehen, „Abenduntergang" (ἑσπερία δύσις, Z. 4-6). Steht der Stern am östlichen Horizont, die Sonne aber am westlichen, nennt man diese Stellung „Abendaufgang" (ἑσπερία ἀνατολή, Z. 6-9), steht umgekehrt die Sonne am östlichen Horizont und der Stern am westlichen, spricht man von dem „Morgenuntergang" (ἑῴα δύσις, Z. 9-13).

Im Unterschied zu dem Sprachgebrauch des Geminos nennt Ptolemaios somit die jährlichen Aufgänge eines Sternes ἀνατολαί und nicht ἐπιτολαί.[851] Wie Autolykos und Geminos unterscheidet er zwischen den wahren und den sichtbaren Auf- bzw. Untergängen und beschreibt in allgemeiner Weise (Phas. 3 p. 6,5-11 Heiberg [Text 114]):

τοὺς μὲν γὰρ αὐτῶν καλοῦμεν ἀληθινούς, τοὺς δὲ φαινομένους. καὶ κοινότερον ἀληθινοὶ μέν εἰσιν, ὅσοι μὴ τὸν ἀστέρα μόνον ἀλλὰ καὶ τὸν ἥλιον ἔχουσι κατ' αὐτὸν ἀκριβῶς τὸν ὁρίζοντα, φαινόμενοι δέ, ὅσοι τὸν μὲν ἀστέρα κατ' αὐτὸν τὸν ὁρίζοντα, τὸν δὲ ἥλιον ὑπὸ γῆν, οὐ μὴν οὕτως ἁπλῶς, ἀλλ' ἤτοι πρὸ τῆς ἀνατολῆς αὐτῆς ἢ μετ' αὐτὴν τὴν δύσιν.

1-4 „Die einen von ihnen nennen wir wahr, die anderen sicht-
bar. Und im allgemeinen sind alle die wahr, die nicht nur
den Stern, sondern auch die Sonne ganz genau am Hori-

[850] Gemeint ist der Deszendent, siehe die vorige Anmerkung.

[851] Zu dem wechselnden Gebrauch ἀνατολή und ἐπιτολή bei Autolykos siehe oben S. 397f.

4-7 zont haben, sichtbar aber alle die, die den Stern genau im Horizont, die Sonne aber unter dem Horizont haben, und zwar nicht nur einfach so, sondern freilich vor dem Aufgang selbst oder nach dem Untergang selbst."

Die einen Auf- und Untergänge werden „wahr" genannt, die anderen „sichtbar", erläutert Ptolemaios. „Wahr" sind sie, wenn nicht nur der Stern, sondern auch die Sonne genau am Horizont, das heißt am Aszendenten oder Deszendenten, stehen, „sichtbar", wenn der Stern am Horizont, die Sonne aber unter der Erde, also unter dem Horizont, steht, und zwar entweder vor ihrem Aufgang oder nach ihrem Untergang.

Im weiteren Verlauf dieses Werkes beschreibt Ptolemaios die zeitliche Abfolge der verschiedenen Auf- und Untergänge der Sterne, die im Bereich des Zodiaks liegen, innerhalb des Sonnenjahres und legt dar, ob und wann die Sterne in den Zeiträumen zwischen den jeweiligen Auf- und Untergängen sichtbar sind (Ptol. Phas. 5 p. 8,3-15 Heiberg [Text 115]):

ἐπὶ μὲν οὖν τῶν περὶ αὐτὸν τὸν διὰ μέσων τῶν ζῳδίων κύκλον τὰς θέσεις ἐχόντων ἀπλανῶν ἡ τάξις τῶν φάσεων τὸν ἐκκείμενον περιέχει τρόπον· κατὰ μὲν τὸν ἀπὸ τῆς ἑῴας ἀνατολῆς ἕως τῆς ἑσπερίας ἀνατολῆς χρόνον οἱ ἀστέρες ἀνατέλλοντες καὶ οὐ δύνοντες φαίνονται, τὸν δὲ μεταξὺ τῆς ἑσπερίας ἀνατολῆς καὶ τῆς ἑῴας δύσεως φαίνονται μέν, οὔτε δ' ἀνατέλλοντες οὔτε δύνοντες, τὸν δ' ἀπὸ τῆς ἑσπερίας δύσεως ἕως τῆς ἑῴας ἀνατολῆς ὅλως οὐ φαίνονται. τούτους δέ, ὅτε μὲν ἀφανίζονταί τινα χρόνον, καλοῦμεν ἐπιτέλλοντας καὶ κρυπτομένους, καὶ τὴν μὲν ἑῴαν αὐτῶν ἀνατολὴν ἁπλῶς ἐπιτολὴν καλοῦμεν, τὴν δ' ἑσπερίαν δύσιν ἁπλῶς κρύψιν.

1-3 „Bei den Sternen folglich, die in der Nähe des Kreises, der durch die Mitte des Zodiaks läuft, ihre Standorte haben, hält sich die Reihenfolge der ersten und letzten Sichtbar-
3-6 keiten an die bekannte Art und Weise: Während der Zeit vom Morgenaufgang bis zum Abendaufgang sind die Sterne sichtbar, wenn sie aufgehen, aber nicht, wenn sie unter-
6-8 gehen, in der Zeit zwischen dem Abendaufgang und dem

> Morgenuntergang sind sie zwar sichtbar, aber weder wenn
> 8f. sie aufgehen noch wenn sie untergehen, in der Zeit vom
> Abenduntergang bis zum Morgenaufgang sind sie über-
> 9-13 haupt nicht sichtbar. Diese aber nennen wir, weil sie eine
> Zeit lang nicht sichtbar sind, ‚heliakisch aufgehend' und ‚heliakisch untergehend', und ihren Morgenaufgang nennen wir einfach ‚heliakischen Aufgang', ihren Abenduntergang einfach ‚heliakischen Untergang'."[852]

In der Zeit zwischen dem ersten sichtbaren[853] Morgenaufgang und dem letzten sichtbaren Abendaufgang sind die Sterne, die sich auf oder in der Nähe der Ekliptik befinden, sichtbar, wenn sie aufgehen, aber nicht wenn sie untergehen (Z. 3-6).[854] Zwischen dem letzten sichtbaren Abendaufgang und dem ersten sichtbaren Morgenuntergang sind die Sterne zwar sichtbar, aber weder wenn sie aufgehen, noch wenn sie untergehen (Z. 6-8).[855] Die Zeit zwischen dem ersten sichtbaren Morgenuntergang und dem letzten sichtbaren Abenduntergang erwähnt Ptolemaios an dieser Stelle merkwürdigerweise nicht. In dieser Zeit sind die Sterne sichtbar, wenn sie untergehen, aber nicht, wenn sie aufgehen.[856] In der Zeit zwischen dem letzten sichtbaren Abenduntergang und dem ersten sichtbaren Morgenaufgang sind die Sterne überhaupt nicht sichtbar (Z. 8f.).[857] An dieser Stelle führt Ptolemaios die Begriffe ἐπιτολή und κρύψις ein (Z. 9-13): Da die Sterne zeitweise wegen ihrer Sonnennähe überhaupt nicht sichtbar sind, nennt Ptolemaios sie „heliakisch aufgehend" (ἐπιτέλλοντας; Z. 10) und „heliakisch untergehend" (κρυπτομένους; Z. 10f.). Dieser Satz könnte Anlass zu Missverständnissen geben. So über-

---

852 Vgl. die Ausführungen des Autolykos 2,6 p. 243,8-21 Mogenet (S. 395, Text 108).

853 Dass es sich in diesem Abschnitt jeweils um die ersten und letzten sichtbaren Auf- bzw. Untergänge handelt, geht aus dem einleitenden Satz hervor (Text 115, Z. 1-3). Ptolemaios will im Folgenden die Reihenfolge der ersten und letzten Sichtbarkeiten der Sterne, die auf der Ekliptik liegen, darlegen: τάξις τῶν φάσεων. Den Begriff φάσις hat er zuvor definiert (Phas. 2 p. 5,4-6 Heiberg): φάσιν μὲν δὴ καλοῦμεν ἀπλανοῦς ἀστέρος τὸν πρὸς ἥλιον καὶ τὸν ὁρίζοντα λαμβανόμενον αὐτοῦ σχηματισμὸν τὸν πρῶτον ἢ ἔσχατον τῶν φαινομένων. Zu dieser Bedeutung von φάσις vgl. Autol. 1,8 p. 226,8-10 Mogenet. 1,9 p. 228,24f. Mogenet. Anders bei Gem. 13,2f. (S. 400, Text 110, Z. 8.). Siehe auch C. Orlando: Lessico (1991), 301 mit Anm. 24 und LSJ s.v. φάσις (A) II 1.

854 Vgl. dazu die ähnlichen Ausführungen bei Autolykos 2,6 (oben S. 395, Text 108, Z. 9-11) und die Erläuterungen dazu oben S. 396.

855 Vgl. Autolykos 2,6 (oben S. 395, Text 108, Z. 11-13) und oben S. 397.

856 Vgl. Autolykos 2,6 (ebd., Z. 13-15) und oben S. 397.

857 Vgl. Autolykos 2,6 (ebd., Z. 6-8) und oben S. 396.

setzt der Abbé Halma (1819) den Satz τούτους δέ, ὅτε μὲν ἀφανίζονταί τινα χρόνον, καλοῦμεν ἐπιτέλλοντας καὶ κρυπτομένους (Z. 9-11): „Nous disons de ces étoiles, quand elles disparoissent pendant quelque temps, qu'elles se lèvent et se cachent".[858] Halma zieht somit an dieser Stelle die temporale Bedeutung von ὅτε der kausalen vor. Inhaltlich hieße dies, dass die Sterne, wenn sie eine Zeit lang unsichtbar sind, ἐπιτέλλοντας καὶ κρυπτομένους genannt werden, oder deutlicher: mit den Partizipien ἐπιτέλλων und κρυπτόμενος wird ein Stern bezeichnet, der sich in seiner Phase der Unsichtbarkeit befindet. Grammatisch lässt sich zunächst dagegenhalten, dass Ptolemaios einen solchen Temporalsatz zur Angabe eines allgemeingültigen Geschehens gewöhnlich ganz nach den Regeln der klassischen griechischen Grammatik mit ὅταν und prospektivem Konjunktiv bildet.[859] Auch inhaltliche Argumente sprechen gegen ein solches Verständnis dieses Satzes. Es werde zunächst die zweite Satzhälfte hinzugezogen. Ptolemaios schließt an (Z. 11-13): „und ihren [sc. ersten sichtbaren[860]] Morgenaufgang nennen wir einfach ‚heliakischen Aufgang' [ἐπιτολή], den [sc. letzten sichtbaren] Abenduntergang einfach ‚heliakischen Untergang' [κρύψις]." Dass es sich in der zweiten Satzhälfte jeweils um den heliakischen Auf- und Untergang handelt, ist unbezweifelt.[861] Es liegt daher nahe, auch die Partizipien ἐπιτέλλοντας und κρυπτομένους in der Bedeutung „heliakisch aufgehend" bzw. „heliakisch untergehend" zu verstehen. Hier einen anderen Sinn wie etwa „unsichtbar aufgehend am Morgen" bzw. „unsichtbar untergehend am Abend" zu unterstellen, ist wenig zufriedenstellend. Somit scheint es sowohl aus grammatischen als auch aus inhaltlichen Gründen kaum möglich, ὅτε temporal zu verstehen. Fassen wir ὅτε also kausal auf.[862] Die Frage, die sich

---

858 Abbé Halma in seiner Übersetzung, S. 16.

859 Vgl. z.B. oben S. 404, Text 113, Z. 1f. 6-8. Siehe auch G.F. Unger: Zu Ptolemäus (1869), 17f. zur Regelmäßigkeit der Konstruktion ὅταν mit Konjunktiv bei Ptolemaios.

860 In dem gesamten Abschnitt bezeichnet Ptolemaios mit ἑῴα ἀνατολή den ersten sichtbaren Morgenaufgang. Es wäre seltsam, hier nun eine andere Bedeutung unterstellen zu wollen.

861 So versteht es auch Abbé Halma (S. 16f.): „et nous nommons simplement leur (anatole) lever du matin, émergence (épitole), et leur coucher occidental, immergence, dépression." Vgl. auch Abbé Halma in seiner Praefatio (p. 5): „Seulement, quand l'étoile est dans le voisinage de la route du soleil, ou dans le ciel austral, et par conséquent demeure pendant quelque temps cachée dans les rayons du soleil, l'expression technique pour le lever matutinal est ἐπιτέλλει, et pour le coucher vespertinal, κρυπτέται (*sic!*)."

862 Zur kausalen Verwendung von ὅτε vgl. E. Schwyzer: Griechische Grammatik II (1950), 661. R. Kühner und B. Gerth: Ausführliche griechische Grammatik II (1904), §569,1a p. 460-462.

nun stellt, lautet: Inwiefern begründet die Unsichtbarkeit der Sterne, die sich in der Zeit zwischen ihrem letzten sichtbaren Abenduntergang und ihrem ersten sichtbaren Morgenaufgang einstellt, die Termini technici ἐπιτέλλειν bzw. κρύπτεσθαι und ἐπιτολή bzw. κρύψις? Eine plausibele Erklärung scheint folgende zu sein: Haben sich die Begriffe ἀνατολή und δύσις (modifiziert durch die Zusätze ἑῴα bzw. ἑσπερία und ἀληθινή bzw. φαινομένη) bei Ptolemaios immer auf das Überschreiten des Horizonts bezogen, scheinen die Begriffe ἐπιτολή und κρύψις samt der dazugehörigen Verbalformen das Augenmerk auf das Sichtbarwerden bzw. das Unsichtbarwerden in Sonnennähe zu lenken. Diese Bedeutung wird später bei der Besprechung der Terminologie in Bezug auf die Planetenphasen noch ausführlicher behandelt, doch haben wir bereits in der einleitenden Darstellung der Planetenphasen gesehen, dass zum Beispiel der Mond zum ersten Mal nach der Phase seiner Unsichtbarkeit im Westen wieder sichtbar wird und dort sein „Abenderst" hat, wie auch die Planeten Venus und Merkur, wenn sie in ihrer rechtläufigen Phase sind.[863] Daher liegt es nahe, den Satz: „Diese aber nennen wir, weil sie eine Zeit lang unsichtbar sind, ‚heliakisch aufgehend' und ‚heliakisch untergehend'" im Sinne von „Diese aber nennen wir, weil sie eine Zeit lang unsichtbar sind, ‚zum ersten Mal sichtbar werdend' (das heißt heliakisch aufgehend) und ‚zum letzten Mal sichtbar seiend' (das heißt heliakisch untergehend)" zu verstehen.[864]

In seinem astronomischen Hauptwerk, der *Syntaxis mathematica*, das auch unter dem abgekürzten arabischen Titel *Almagest* bekannt ist,[865] definiert Ptolemaios die Begriffe ἐπιτολή und κρύψις folgendermaßen (Synt. 8,4 p. 186,11-15 Heiberg [Text 116]):

> κρύψιν μὲν γὰρ καλοῦμεν, ὅταν ἄρχηταί τις ὑπὸ τὰς αὐγὰς γινόμενος τῶν φώτων ἀφανίζεσθαι [...], ἐπιτολὴν δέ, ὅταν ἐκφυγὼν τὰς αὐγὰς αὐτῶν ἄρχηται φαίνεσθαι.
>
> „‚Letzte Sichtbarkeit' nennen wir es, wenn irgendein Stern unter die Strahlen der Luminare fällt und anfängt

---

863 Siehe oben S. 38f. mit Abb. 2 zum Mond, S. 42-45 mit Abb. 4a-f zu Venus und Merkur.

864 Zu ἐπιτολή in der Bedeutung „heliakischer Aufgang" vgl. oben S. 399f. zu Chrysipp (Text 109) und unten S. 411 zu Achilles (Text 118).

865 Zu diesem Werk vgl. M. Folkerts: Ptolemaios (2001), 559f., ferner B.L. van der Waerden: Ptolemaios (1959), 1797,42-1813,30. G.J. Toomer: Ptolemy (1975), 187-197.

> unsichtbar zu werden, […] ‚erste Sichtbarkeit', wenn er den Strahlen der Luminare entflieht und anfängt sichtbar zu sein."[866]

Ptolemaios verwendet an dieser Stelle den Terminus technicus ἐπιτολή in der Bedeutung „erstes Sichtbarwerden" eines Fixsterns in Sonnen- oder Mondnähe.[867] Der Begriff κρύψις heißt entsprechend „erste Unsichtbarkeit" eines Fixsterns in Sonnen- oder Mondnähe.[868]

Achilles, der auch als Achilles Tatios bekannt ist[869] und vermutlich um 250 n.Chr. gelebt hat, hat eine *Einführung in die Phainomena des Arat* verfasst,[870] in der er je zwei verschiedene Auf- und Untergänge unterscheidet (Ach. Isag. 38 p. 74,19-25 Maass [Text 117])[871]:

> 38. Ὅτι δύσεις διτταὶ καὶ ἀνατολαί.
>
> δύσις δὲ ἄστρων ἐστὶ διττὴ καὶ ἀνατολή, καὶ ἡ μὲν ἑῴα λέγεται, ἡ δὲ ἑσπερία, ἑῴα μὲν ἀνατολή, ὅταν συνανατέλλῃ τῷ ἡλίῳ ἄστρα καὶ μὴ μετ' αὐτόν, ἑσπερία δέ, ὅταν δύνοντος ἡλίου ἀνατέλλῃ τινὰ τῶν ἄστρων. δύσις δὲ ἑῴα ἐστίν, ὅταν ἡλίου ἀνατέλλοντος δύνῃ τὰ ἄστρα τάδε ἢ τάδε, ἑσπερία δέ, ὅταν συγκαταδύῃ[872] αὐτῷ.
>
> „38. Dass die Untergänge und Aufgänge zweifach [sc. sind]
>
> 2f. Der Untergang der Sterne und der Aufgang sind zweifach, und der eine wird morgendlich genannt, der andere abend-
> 3f. lich, Morgenaufgang, immer wenn Sterne mit der Sonne

866 Vgl. die Übersetzung von G.J. Toomer: Ptolemy's Almagest (1998), 407.

867 Die Vorstellung, dass die Planeten auch in Mondnähe unsichtbar werden ist selten, doch siehe auch oben zu Olymp. 9 (S. 86, Text 22), der die Stellungen der Planeten zum Mond mit ihren Stellungen zur Sonne parallelisiert.

868 Zu der Bedeutung von κρύψις siehe Ptol. Synt. 8,4 p. 189,16-18. p. 193,7-9 Heiberg, zu der Bedeutung von ἐπιτολή Ptol. Synt. 8,4 p. 189,21-190,2. p. 193,11-13 Heiberg.

869 Der Beiname Tatios ist umstritten, vgl. Schaefer: Achilleus Tatios (1893), 247,20-26. O. Neugebauer: A History (1975), II 950f.

870 Zu Achilles und seinem Werk siehe Schaefer: Achilleus Tatios (1893), 247,44-248,2. O. Neugebauer: A History (1975), II 950f. K. Brodersen: Achilleus Tatios (1996), 84.

871 Die bei Maass gedruckten *Jota adscripta* werden hier durch *Jota subscripta* ersetzt.

872 Zu συγκαταδύνειν vgl. Ptol. Synt. 8,4, ἐπικαταδύνειν bei Theon Smyrn. (S. 425, Text 112a, Z. 4f.). 5,52, ἀντικαταδύνειν bei Theon Smyrn. (S. 424, Text 122a, Z. 27f.).

4f. zusammen aufgehen und nicht nach ihr, Abendaufgang, immer wenn, während die Sonne untergeht, irgendwelche
5-7 von den Sternen aufgehen. Morgenuntergang ist es, immer wenn, während die Sonne aufgeht, diese oder jene Sterne
7 untergehen, Abenduntergang, immer wenn sie zusammen mit ihr untergehen."

Achilles unterscheidet also – in bereits bekannter Weise – je zwei Auf- und Untergänge und nennt wie Ptolemaios den Morgenaufgang ἑῴα ἀνατολή, den Abendaufgang ἑσπερία [sc. ἀνατολή], den Morgenuntergang δύσις ἑῴα und den Abenduntergang ἑσπερία [sc. δύσις]. Weitere Differenzierungen der einzelnen Auf- und Untergänge nimmt er hier nicht vor.

In Kapitel 39 konstatiert er dann eine Unterscheidung von ἀνατολή und ἐπιτολή (Ach. Isag. 39 p. 74,26-29 Maass [Text 118]):

> 39. Ὅτι διαφέρει ἀνατολὴ ἐπιτολῆς
>
> διαφέρει δὲ ἀνατολὴ ἐπιτολῆς· ἀνατολὴ μὲν γάρ ἐστιν ἡ ἅμα τῷ ἡλίῳ ὑπὲρ τὸν ὁρίζοντα ἀναφορά, ἐπιτολὴ δέ, ὅταν πρὸ ἡλίου ὑπὸ τὴν ἕω ἀνατείλῃ ἄστρον [...].
>
> „39. Dass es einen Unterschied zwischen ἀνατολή und ἐπιτολή gibt
>
> Es gibt einen Unterschied zwischen ἀνατολή und ἐπιτολή: ἀνατολή ist nämlich die Erhebung über den Horizont zusammen mit der Sonne, ἐπιτολή aber, immer wenn ein Stern vor der Sonne über den Osten aufgeht [...]."

ἀνατολή bezeichnet hier den „wahren Morgenaufgang," der Zusatz ἑῴα fehlt, obwohl Achilles im Kapitel zuvor (Text 117) zwischen der ἑῴα ἀνατολή und der ἑσπερία ἀνατολή unterschieden hat. Im Unterschied zu ἀνατολή bezeichnet ἐπιτολή den „Aufgang eines Sterns vor Sonnenaufgang". Vermutlich ist hier – wie sicher bei Ptolemaios und wahrscheinlich auch schon bei Chrysipp[873] – der heliakische, also der erste sichtbare Morgenaufgang gemeint.[874]

---

873 Siehe oben S. 399 zu Chrysipp (Text 109) und S. 406-409 zu Ptolemaios (Text 115).

874 An dieser Stelle deutet auch G. Aujac ad Gem. 13,3 ἐπιτολή als heliakischen Aufgang.

Fassen wir die wichtigsten Punkte zusammen. Die astronomischen Fachschriftsteller haben bereits früh zwischen den Begriffen ἀνατολή und ἐπιτολή als Termini technici für verschiedene Formen von Aufgängen der Fixsterne differenziert. Autolykos von Pitane unterscheidet zwar noch nicht streng zwischen ἀνατολή und ἐπιτολή, dennoch ist die Tendenz deutlich zu erkennen, mit ἀνατολή ganz allgemein den täglichen Aufgang eines Sterns zu bezeichnen, mit ἐπιτολή dagegen den Aufgang eines Sterns relativ zu Sonnenauf- oder Sonnenuntergang. Diese letzte Form des Aufgangs wird durch die adjektivischen Attribute ἑῴα und ἑσπερία spezifiziert: Aufgänge am Morgen sind ἑῷαι, Aufgänge am Abend ἑσπέριαι. Dies gilt entsprechend für die Untergänge, wobei dort terminologisch nicht zwischen dem täglichen Untergang und dem jährlichen Untergang differenziert wird, beide Formen von Untergängen werden mit δύσις bezeichnet.

Bei Chrysipp wird ein leicht abweichender Sprachgebrauch deutlich: ἀνατολή bezeichnet ebenfalls den täglichen Aufgang, ἐπιτολή jedoch nicht mehr sämtliche Aufgänge in Bezug zum Sonnenstand, sondern nur den Morgenaufgang. Es liegt nahe, dabei an den heliakischen Aufgang zu denken, der bei der Himmelsbeobachtung von frühester Zeit an stets eine besondere Rolle spielte.

Bei Geminos findet die bei Autolykos bereits angedeutete Unterscheidung von ἀνατολή und ἐπιτολή konsequent ihre Anwendung. Er fordert eindringlich die Benutzung von ἀνατολή im Sinne von ‚täglicher Aufgang' im Unterschied zu ἐπιτολή als ‚jährlicher Aufgang'.[875] Die Junkturen ἑῴα ἐπιτολή, ἑσπερία ἐπιτολή sowie ἑῴα δύσις und ἑσπερία δύσις benutzt er in derselben Weise wie Autolykos. Auch Geminos differenziert terminologisch nicht zwischen dem täglichen Untergang und dem jährlichem Untergang.

Ptolemaios folgt in den Φάσεις einem anderen Sprachgebrauch. Die täglichen Aufgänge thematisiert er gar nicht, die jährlichen bezeichnet er als ἀνατολαί. Der Bezug zum Sonnenstand wird durch die Attribute ἑῴα bzw. ἑσπερία hergestellt. So spricht er von ἑῴα ἀνατολή, wenn Autolykos und Geminos von ἑῴα ἐπιτολή sprechen,[876] und von ἑσπερία ἀνατολή, wenn

---

875 Vgl. LSJ s.v. ἐπιτολή 1.

876 Vgl. Autolykos: oben S. 387, Text 105, Z. 3. S. 388, Text 106, Z. 1. S. 391, Text 107, Z. 1. S. 395, Text 108, Z. 2. 5f. 6f. 8f. Geminos: oben S. 402, Text 111, Z. 3.

die beiden anderen von ἑσπερία ἐπιτολή sprechen.[877] Den Begriff ἐπιτολή führt er als Terminus technicus für den heliakischen Aufgang eines Sterns an. Diese Bedeutung für ἐπιτολή war offenbar bereits bei Chrysipp in Gebrauch und findet sich auch später bei Achilles wieder. Den heliakischen Untergang nennt Ptolemaios κρύψις. Auch in seiner *Syntaxis* benutzt Ptolemaios die Begriffe ἐπιτολή und κρύψις für die erste bzw. letzte Sichtbarkeit der Fixsterne, allerdings nicht nur in Sonnen-, sondern auch in Mondnähe.

Insgesamt konnten in den untersuchten Texten zwei verschiedene Bedeutungen von ἀνατολή herausgearbeitet werden, nämlich zum einen die Bedeutung „täglicher Aufgang“ (bei Chrysipp, Geminos und tendenziell bei Autolykos, der manchmal auch ἐπιτολή in dieser Bedeutung verwendet), zum anderen die Bedeutung „jährlicher Aufgang“ (bei Ptolemaios und Achilles). Ebenfalls zwei Bedeutungen hat der Begriff ἐπιτολή. Erstens wird damit der jährliche Aufgang bezeichnet (tendenziell bei Autolykos und bei Geminos), zweitens der heliakische Aufgang (vermutlich bei Chrysipp, sicher bei Ptolemaios und Achilles). Dabei fällt auf, dass ἀνατολή immer die allgemeinere Form von Aufgang bezeichnet, ἐπιτολή die speziellere.[878] So steht bei Geminos und tendenziell auch bei Autolykos ἀνατολή für den täglichen, ἐπιτολή für den jährlichen Aufgang. Chrysipp unterscheidet zwischen dem täglichen Aufgang ἀνατολή und dem (vermutlich sichtbaren) jährlichen Morgenaufgang ἐπιτολή. Bei Ptolemaios und Achilles steht ἀνατολή für den jährlichen Aufgang und bei Ptolemaios ebenfalls für den täglichen Aufgang, ἐπιτολή für einen bestimmten jährlichen, nämlich den heliakischen (bzw. den lunaren) Aufgang. Eine entsprechende terminologische Unterscheidung für die Untergänge fehlt. Nur Ptolemaios differenziert zwischen δύσις im Sinne von ‚jährlicher' aber auch ‚täglicher Untergang' und κρύψις in der Bedeutung von ‚heliakischer (bzw. lunarer) Untergang'.

---

[877] Vgl. Autolykos: oben S. 388, Text 106, Z. 4. S. 391, Text 107, Z. 3. S. 395, Text 108, Z. 3. 9. 11 (aber ἑσπερία ἀνατολή: S. 387, Text 105, Z. 6). Geminos: oben S. 402, Text 111, Z. 5.

[878] ἀνατέλλω war das in der Alltagssprache gebräuchliche Verb, von dem dann bei der Herausbildung der Fachsprache verschiedene andere Begriffe, unter anderem ἐπιτολή und ἐπιτέλλω, abgeleitet wurden. Vgl. dazu mit weiteren Ableitungen von ἀνατέλλω P. Radici Colace: Astrologia (2002), 106.

Während der Gebrauch von ἀνατολή und ἐπιτολή variiert und das Wort δύσις ambivalent ist, steht fest, dass, sobald die Attribute ἑῴα und ἑσπερία hinzutreten, immer der Bezug zum Sonnenstand gegeben ist, so dass die Junkturen ἑῴα ἀνατολή bzw. ἐπιτολή, ἑσπερία ἀνατολή bzw. ἐπιτολή, ἑῴα δύσις und ἑσπερία δύσις unabhängig vom sonstigen Sprachgebrauch immer die Auf- und Untergänge von Fixsternen im Jahresverlauf relativ zum jeweiligen Sonnenauf- oder Sonnenuntergang bezeichnen.

B. Die ersten und letzten Sichtbarkeiten

Im Folgenden wird anhand repräsentativer Quellen untersucht, in welcher Bedeutung die Junkturen ἑῴα ἀνατολή, ἑσπερία ἀνατολή, ἑῴα δύσις und ἑσπερία δύσις innerhalb der astronomischen Literatur bei der Beschreibung des synodischen Umlaufs der Planeten verwendet werden. Die äußeren drei Planeten (Saturn, Jupiter und Mars) nehmen in einem synodischen Umlauf jeden Abstand zur Sonne ein und haben daher wie die Fixsterne einen Morgenaufgang, einen Morgenuntergang, einen Abendaufgang und einen Abenduntergang. Die beiden inneren Planeten Venus und Merkur können dagegen nicht in Opposition zur Sonne gelangen. Obwohl sie daher keinen Morgenuntergang und keinen Abendaufgang im oben genannten Sinne haben können, wird ihnen dennoch eine ἑῴα δύσις und eine ἑσπερία ἀνατολή zugeschrieben.

Der Platoniker und Astronom Theon von Smyrna,[879] ein Zeitgenosse des Ptolemaios, behandelt in seiner Schrift Τὰ κατὰ τὸ μαθηματικὸν χρήσιμα εἰς τὴν Πλάτωνος ἀνάγνωσιν (lat.: *Expositio rerum mathematicarum ad legendum Platonem utilium*), einer allgemeinen Einführung in die Mathematik und die platonische Philosophie,[880] auch die Planeten. Theon exzerpiert zum großen Teil den Timaioskommentar des Peripatetikers Adrastos aus Aphrodisias (erste Hälfte des zweiten Jhs. n.Chr.), der im Original verlo-

---

[879] Zu Theon von Smyrna vgl. K. von Fritz: Theon (1934), 2067,14-2075,29. M. Folkerts: Theon (2002), 374.

[880] Zum Inhalt des Werkes siehe K. von Fritz: Theon (1934), 2070,41-2075,2. M. Folkerts: Theon (2002), 374f. Zu den verschiedenen Editionen und Übersetzungen vgl. J. Delattre: Théon de Smyrne (1998), 372.

ren ist.[881] Die für uns relevante Stelle erscheint fast wörtlich in dem lateinischen Kommentar des Calcidius zu Platons Timaios.[882] Calcidius, der wohl aus der ersten Hälfte des vierten Jhs. n.Chr. stammt, hat in seinem kompilatorischen Werk ebenfalls viel Material aus dem Timaioskommentar des Adrastos geschöpft.[883] Es gilt als gesichert, dass beide die vorliegende Stelle aus Adrastos exzerpiert bzw. abgeschrieben haben.[884] Zur besseren Übersicht werden hier der griechische und der lateinische Text in synoptischer Form dargeboten:[885]

Adrast. apud Theon. Smyrn. p. 136,10-24 Hiller (Text 119a)	**Adrast. apud Calc. comm. 70 p. 117,18-118,8 Waszink (Text 119b)**
διὸ καὶ τὰς πρὸς τὸν ἥλιον συνόδους καὶ φάσεις καὶ κρύψεις, ἃς καὶ αὐτὰς ἀνατολὰς καλοῦσι	*proptereaque solis peragrationibus*[886] *effulsionibusque et obscurationibus, quas ortus et occasus*

[881] Siehe K. von Fritz: Theon (1934), 2070,34-40. O. Neugebauer: A History (1975), II 949f. 958 mit Anm. 34. H. Gottschalk: Adrastos (1996), 131. Wenn im Folgenden von „Adrastos" gesprochen wird, muss berücksichtigt werden, dass es sich im Wortlaut immer um einen von Theon verfassten Text handelt.

[882] Der Name Calcidius hat sich gegen Chalcidius durchgesetzt. Daher weiche ich im Folgenden von der im ThLL benutzten Abkürzung Chalc. ab und kürze stattdessen mit Calc. ab, vgl. F. Zaminer: Calcidius (1997), 934.

[883] Siehe O. Neugebauer: A History (1975), II 958.

[884] Vgl. J.H. Waszink in seiner Calcidius-Edition (1962), p. xxxvisq. Ders.: Studien (1964), 1. P. Hadot: Calcidius (1997), 934f. Als nähere Quelle vermutet W. Switalski: Des Chalcidius Kommentar (1902), 89, Adrastos als Urquelle Poseidonios. B. Bakhouche: Les Textes latins (1996), 86-89 und 292 mit dem Stemma 293 nimmt dagegen an, Calcidius habe aus Theon exzerpiert, der seinerseits aus Adrastos geschöpft habe. Diese These wurde 1849 von Th.H. Martin in seiner Edition des Theon von Smyrna (p. 18-21) aufgestellt, danach jedoch bereits 1871 überzeugend von E. Hiller widerlegt, siehe E. Hiller: De Adrasti commentario (1871), bes. 584-589 mit dem Ergebnis (589): „Quicunque igitur Theonis et Chalcidii loci tantam inter se congruentiam habent, ut de communi origine cogitare iubeamur, Adrasto sunt tribuendi." Vgl. dazu die Besprechung bei W. Switalski: Des Chalcidius Kommentar (1902), 58-64.

[885] Die sich anschließende Übersetzung und Besprechung bezieht sich – wenn nicht anders angegeben – auf den griechischen Text, der als der zuverlässigere Zeuge gilt. Der lateinische Text wird nicht weiter berücksichtigt, da er nichts Wesentliches enthält, was im griechischen Text fehlt oder zur Erhellung des Textes dienen könnte. Zum Vergleich wird der lateinische Text mit einigen wenigen Anmerkungen abgedruckt.

[886] Das lateinische *peragrationibus* entspricht nicht dem griechischen συνόδους, siehe J. Schwind: *peragratio* (1994), 1182,11-28 mit folgendem Hinweis auf unsere Stelle (1182, 23): „male vertit Theon. Smyrn. p. 136,10 τὰς πρὸς τὸν ἥλιον ", der offenbar davon ausgeht, dass Calcidius den Theon übersetzt habe.

καὶ δύσεις, οὐχ ὁμοίως πάντες [sc. ἀστέρες] ποιοῦνται.

σελήνη μὲν γὰρ μετὰ τὴν πρὸς τὸν ἥλιον σύνοδον, ἐπειδὴ θᾶττον αὐτοῦ τὴν εἰς τὰ ἑπόμενα [sc. ζῴδια][888] ποιεῖται κίνησιν, ἀεὶ ἑσπερία πρώτως φαινομένη καὶ ἀνατέλλουσα, ἑῴα κρύπτεται καὶ δύνει.

φαίνων δὲ καὶ φαέθων καὶ πυρόεις ἀνάπαλιν ἐπειδὴ βράδιον ἡλίου τὸν τῶν ζῳδίων ἀνύουσιν εἰς τὰ ἑπόμενα [sc. ζῴδια] κύκλον, οἷον αὐτοὶ καταλαμβανόμενοι ὑπ' αὐτοῦ καὶ παριέμενοι, ἀεὶ ἑσπέριοι δύνοντες [δὲ] ἑῷοι ἀνατέλλουσιν.

vocamus, minime concurrunt[887] [sc. stellae errantes].

quippe luna quidem post conventum coitumque solis, quia prior convenit ad destinatum[889], *prior vesperi semper apparens et exoriens, matutina conditur in occasum,*

contra Phaenon et Phaethon et Pyrois, quia tardius quam sol signorum spatia[890] *peragunt, tamquam ab eo comprehensi et praeteriti semper vespere occidentes exoriuntur matutinae lucis auspicio*[891];

---

887 *Minime concurrunt* entspricht dem griechischen Ausdruck οὐχ ὁμοίως [...] ποιοῦνται. *Concurrere* mit Dativ steht in der Bedeutung von *respondere, convenire.* F.X. Burger: *concurro* (1906), 112,58, vgl. auch *congruunt* als Glosse zu *concurrunt*: F.X. Burger: *concurro* (1906), 106,82.

888 Der Ausdruck εἰς τὰ ἑπόμενα ist ein geläufiger Ausdruck für die Planetenbewegung von West nach Ost, vgl. Adrast. apud Theon. Smyrn. p. 134,13-15 Hiller: εἴς τε γὰρ τὰ ἑπόμενα τῶν ζῳδίων μετίασι καὶ οὐκ εἰς τὰ προηγούμενα κατὰ τὴν ἰδίαν πορείαν. Hier bietet Calcidius (comm. 59 p. 116,10f. Waszink): *cum vel in praetereuntis signi locum migrant.*

889 Ebenfalls ungewöhnlich ist der Präpositionalausdruck *ad destinatum*, der im Sinne des griechischen εἰς τὰ ἑπόμενα [sc. ζῴδια] steht, vgl. A. Gudemann: *destino* (1911), 755,33-761,65, bes. 761,50f. zu unserer Stelle.

890 Der Ausdruck *signorum spatia* steht als Entsprechung des griechischen εἰς τὰ ἑπόμενα [sc. ζῴδια]. *Signorum* ist hier als Genitivus definitivus zu verstehen: „die Abschnitte, die aus den Tierkreiszeichen bestehen". Es sind nicht „Abschnitte der Tierkreiszeichen".

891 Hier hat *auspicium* die Bedeutung „exordium, principium", vgl. W. Bannier: *auspicium* (1904), 1548,29 und die ähnliche Junktur bei Amm. 20,6,3: *matutinae lucis exordio.* Die Junktur *lucis* [...] *auspicium* sonst nur bei Silius, *lucis* allerdings in anderer Bedeutung (Sil. 9,403): *lucis* [i.e. vitae] *idem auspicium.* Bei Calcidius steht *auspicium* wohl mit positiver Konnotation. Siehe auch Varro. ling. 6,4: *diei principium mane* [...] *nisi potius quod bonum antiqui dicebant manum* und den Kommentar von P. Flobert (Paris 1985), 629 ad loc.

ὁ φωσφόρος δὲ καὶ στίλβων ἰσόδρομοι ὄντες ἡλίῳ καὶ περὶ αὐτὸν ἀεὶ βλεπόμενοι, καταλαμβάνοντες αὐτὸν καὶ καταλαμβανόμενοι ὑπ' αὐτοῦ, ἑκατέρως ἑσπέριοι μὲν ἀνατείλαντες ἑσπέριοι πάλιν κρύπτονται, ἑῷοι δὲ φανέντες ἑῷοι δύνουσι καὶ ἀφανίζονται.

Lucifer porro et Stilbon concurrentes soli[892] *iuxtaque eum plerumque comitantes*[893], *comprehendentes etiam et ab eo invicem comprehensi si quidem vespere orientur, condentur in aliam vesperam, si matutino illucescent, in aliud mane mergentur.*

1-5 „Daher machen sie [sc. die Planeten] die Konjunktionen mit der Sonne und das Sichtbarwerden und das Unsichtbarwerden, die manche auch ‚Aufgänge' und ‚Untergänge' nennen, nicht alle auf die gleiche Weise.

6-12 Denn der Mond verbirgt sich, nachdem er nach der Konjunktion mit der Sonne – da er schneller als sie die Bewegung zu den folgenden [sc. Zeichen] hin macht – immer abends zum ersten Mal sichtbar geworden und aufgegangen ist, morgens und geht unter.

13-20 Saturn, Jupiter und Mars aber gehen umgekehrt, da sie langsamer als die Sonne den Tierkreis zu den folgenden [sc. Zeichen] hin vollenden, immer abends unter und dann morgens auf, da sie selbst gleichsam von ihr eingeholt und überholt werden.

21-29 Venus und Merkur aber, die mit der Sonne gleichlaufend sind und immer in ihrer Nähe beobachtet werden und sie einholen und von ihr eingeholt werden, gehen auf beide Arten einerseits abends erst auf und dann wieder abends unter, andererseits werden sie morgens erst sichtbar und gehen dann morgens unter und werden unsichtbar."

---

[892] *Concurrentes soli* für ἰσόδρομοι ὄντες ἡλίῳ bei Theon, vgl. Plat. Tim. 38^{D}: εἰς τὸν τάχει μὲν ἰσόδρομον ἡλίῳ κύκλον ἰόντας (unten S. 421, Text 121, Z. 2f.) und die Übersetzung des Calcidius (p. 31,1f. Waszink): *in eo motu qui concurrit quidem solstitiali circuitione.*

[893] Zu *comitari iuxta solem* vgl. auch Calc. comm. 109 p. 157,3 Waszink: *sic enim fere semper iuxta solem comitari videntur* [sc. Mercurius et Lucifer]. Die Bahnen von Venus und Merkur begleiten die Sonne wie *comites* bei Cic. rep. 6,17, siehe dazu oben S. 159, Text 55 mit der Besprechung.

Wie die Referate von Theon und Calcidius zeigen, hat Adrastos zuvor über die verschiedenen siderischen Umlaufzeiten der Planeten, einschließlich Sonne und Mond, gesprochen.[894] Nun knüpft er an, dass die Planeten aufgrund eben dieser verschiedenen Umlaufzeiten die Konjunktion mit der Sonne und ihre „Sichtbarkeiten" und „Unsichtbarkeiten" in unterschiedlicher Weise machen. Die „Sichtbarkeiten", die Adrastos φάσεις nennt (Z. 2), werden auch „Aufgänge" genannt (ἀνατολάς, Z. 3), die Unsichtbarkeiten (κρύψεις, Z. 2) werden auch „Untergänge" genannt (δύσεις, Z. 4). Adrastos beginnt seine Darstellung der unterschiedlichen Auf- und Untergänge der Planeten mit denen des Mondes (Z. 7-12). Im zweiten Abschnitt werden die äußeren Planeten Saturn, Jupiter und Mars behandelt (Z. 13-20), im dritten dann die inneren Planeten Venus und Merkur (Z. 21-29). Die Planeten werden also nicht in der üblichen Abfolge nach ihren Abständen zur Erde behandelt.[895] Der Grund für die Reihenfolge dieser Darstellung liegt in den unterschiedlich komplizierten Planetenphasen. Der Mond, dessen Phasen am leichtesten zu beobachten sind, steht am Anfang. Venus und Merkur, die beiden Planeten mit den kompliziertesten Phasen, werden am Ende behandelt.

Nach Adrastos hat der Mond eine siderische Umlaufzeit von 27⅓ Tagen,[896] durchläuft also wesentlich schneller den Tierkreis als die Sonne, die eine siderische Umlaufzeit von 365¼ Tagen hat.[897] Nach einer Konjunktion mit der Sonne entfernt sich daher der Mond gegen die Tagesbewegung von der Sonne und wird zum ersten Mal wieder sichtbar, wenn er im Sinne der Tagesbewegung so weit hinter der Sonne steht, dass er nach ihrem Untergang abends am Westhimmel als schmale Sichel wieder zu sehen ist (vgl. Abb. 46). Dieses Wiedererscheinen des Mondes abends am Westhimmel umschreibt Adrastos mit den Partizipien φαινομένη καὶ ἀνατέλλουσα (Z. 10f.) und greift damit die beiden Synonyme φάσεις und ἀνατολαί (Z. 2. 3) auf. Hier stehen also φάσις und ἀνατολή für das Abenderst des Mondes.[898]

---

894 Adrast. apud Theon. Smyrn. p. 135,21-136,9 Hiller. Siehe auch Adrast. apud Calc. comm. 70 p. 117,11-18 Waszink.

895 Zuvor hatte Adrastos (apud Theon. Smyrn. p. 135,21-136,9 Hiller) bei der Angabe der siderischen Umlaufzeiten der Planeten die platonische Reihenfolge mit der Sonne an zweiter Stelle eingehalten. Zur platonischen Planetenreihe siehe oben S. 107-109 mit Abb. 13.

896 Adrast. apud Theon. Smyrn. p. 136,1-3 Hiller.

897 Adrast. apud Theon. Smyrn. p. 136,3 Hiller.

898 φάσις steht hier somit in anderer Bedeutung als bei Ptolemaios. Siehe oben S. 407, Anm. 853. Zu ἀνατολή als erste Sichtbarkeit des Mondes vgl. Ptol. Apotel. 1,8,1: ἥ τε γὰρ σελήνη κατὰ μὲν τὴν ἀπὸ ἀνατολῆς μέχρι τῆς πρώτης διχοτόμου und den Kom-

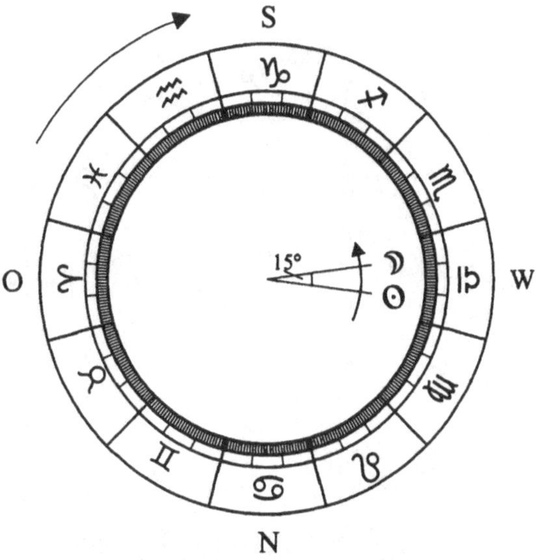

Abb. 46: Die ἀνατολή des Mondes

Am Ende seines synodischen Umlaufs bewegt sich der Mond immer weiter auf die Sonne zu. Im Sinne der Tagesbewegung steht er vor der Sonne und wird daher morgens vor Sonnenaufgang zum letzten Mal gesehen, bevor er sich der Sonne so weit angenähert hat, dass er aufgrund ihrer Helligkeit für kurze Zeit überhaupt nicht sichtbar ist (vgl. Abb. 47). Bei Adrastos lesen wir: [sc. ἡ σελήνη] ἑῴα κρύπτεται καὶ δύνει (Text 119a, Z. 11f.). Auch hier nimmt er die beiden anfangs als Synonyme genannten Begriffe κρύψεις und δύσεις wieder auf (Text 119a, Z. 2. 4).

---

mentar von S. Feraboli: Claudio Tolomeo ([2]1989), 373f. ad loc. Val. 2,36,2 mit Schol. byz. ad loc. (= p. 367,6-11 Pingree). Porph. Isag. 2 p.192,7f. Rhet. 5,79 p. 203,23-204,1. Ferner Rhet. Plan. Nat. p. 223,27f., wo ἀνατολή die dritte Phase des Mondes nach der Konjunktion (σύνοδος) und der „Geburt" (γέννα) im Sinne von „sichtbares Wiedererscheinen" bezeichnet. Zur Unterscheidung von γέννα und ἀνατολή vgl. schon Ach. Isag. 21 p. 49,14-16 und Rhet. Plan. Nat. p. 223,4f.: γέννα δέ, ὅταν τὸν Ἥλιον παρέλθῃ μοῖραν μίαν. ἀνατολὴ δέ, ὅταν μοίρας ιε̅ παραλλάξῃ mit der Übersetzung von G. Bezza: Arcana mundi (1995), 85. Siehe auch W.H. Roscher: Ueber Selene und Verwandtes (1890), 77-79. Ders.: Nachträge (1894/5), 15 und oben S. 31, Anm. 80.

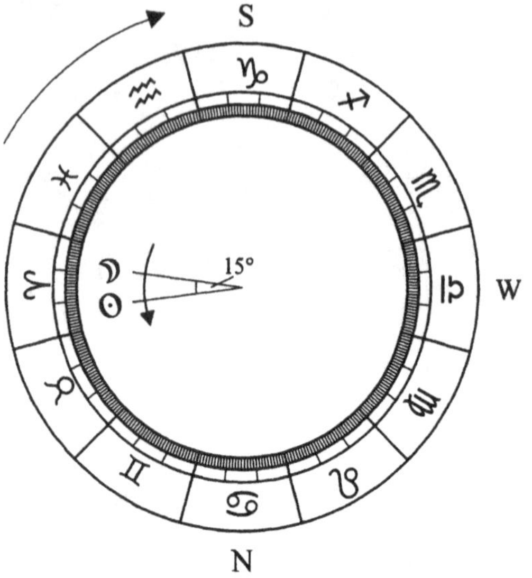

Abb. 47: Die δύσις des Mondes

Im zweiten Abschnitt behandelt Adrastos die drei äußeren Planeten Saturn, Jupiter und Mars.[899] Diese laufen im Gegensatz zum Mond langsamer als die Sonne durch den Tierkreis. Für Mars hatte Adrastos eine siderische Umlaufzeit von fast zwei Jahren angegeben, für Jupiter eine von ungefähr zwölf Jahren und für Saturn eine von fast 30 Jahren.[900] Die Sonne läuft daher in Richtung der Planetenbewegung auf diese Planeten zu, holt sie ein[901] und läuft an ihnen vorbei. Im Sinne der Tagesbewegung stehen Mars, Jupiter und Saturn hinter der Sonne, wenn sich diese ihnen annähert. Daher sind sie abends zum letzten Mal am Westhimmel sichtbar, wenn sie kurz nach Sonnenuntergang selber untergehen (ἀεὶ ἑσπέριοι δύνοντες, Z. 19). In den folgenden Tagen läuft die Sonne an ihnen vorbei, so dass die Planeten im Sinne der Tagesbewegung vor der Sonne stehen. Sie sind dann zum ersten Mal wieder morgens vor Sonnenaufgang am Osthimmel sichtbar (ἑῷοι ἀνατέλλουσιν, Z. 19f.).

---

899 Zu den Bezeichnungen Phaenon, Phaethon und Pyrois vgl. A. Bouché-Leclercq: L'astrologie (1899), 66-70. F. Cumont: Les noms (1935), 5-43, ferner die Darstellung der Phasen der drei äußeren Planeten bei Plin. nat. 2,59 und siehe dazu A. Jones: Pliny (1991), 148-161.

900 Siehe auch Adrast. apud Theon. Smyrn. p. 136,8f. Hiller.

901 Zu καταλαμβανόμενοι (Z. 17f., vgl. Z. 23f. 24f.) siehe unten S. 421f. mit Text 120 und Text 121.

Nun folgt die Darstellung der Auf- und Untergänge von Venus und Merkur (Z. 21-29).[902] Diese durchlaufen den Zodiak ungefähr in derselben Zeit wie die Sonne. Der gesamte Ausdruck ἰσόδρομοι ὄντες ἡλίῳ καὶ περὶ αὐτὸν ἀεὶ βλεπόμενοι, καταλαμβάνοντες αὐτὸν καὶ καταλαμβανόμενοι ὑπ' αὐτοῦ (Z. 21-25) erinnert an die Ausführungen des Adrastos zu der siderischen Umlaufzeit von Venus und Merkur (Adrast. apud Theon. Smyrn. p. 136,4-7 Hiller [Text 120]):

> φωσφόρος δὲ καὶ στίλβων [...] ὀλίγον παραλλάττοντες τοῖς χρόνοις, ὡς δὲ τὸ ὅλον εἰπεῖν ἰσόδρομοι ἡλίῳ εἰσίν, ἀεὶ περὶ τοῦτον ὁρώμενοι· διὸ καταλαμβάνουσί τε αὐτὸν καὶ καταλαμβάνονται.
>
> „Venus und Merkur aber, [...] die in der Zeit nur ein wenig abweichen (um es kurz zu sagen: sie sind mit der Sonne gleichlaufend) und immer in der Umgebung von dieser gesehen werden, überholen sie deshalb sowohl als sie auch überholt werden."

Hier liegt eine deutliche Platon-Reminiszenz vor. Platon hatte in seinem Timaios über Venus und Merkur geschrieben (Plat. Tim. 38^{D} [Text 121]):

> [sc. ὁ θεὸς ἔθηκεν] ἑωσφόρον δὲ καὶ τὸν ἱερὸν Ἑρμοῦ λεγόμενον εἰς τὸν τάχει μὲν ἰσόδρομον ἡλίῳ κύκλον ἰόντας, τὴν δὲ ἐναντίαν εἰληχότας αὐτῷ δύναμιν· ὅθεν καταλαμβάνουσίν τε καὶ καταλαμβάνονται κατὰ ταὐτὰ ὑπ' ἀλλήλων ἥλιός τε καὶ ὁ τοῦ Ἑρμοῦ καὶ ἑωσφόρος.
>
> „[sc. Gott setzte] den Morgenstern und den sogenannten heiligen Stern des Hermes auf Kreise, die an Geschwindigkeit mit dem Kreis der Sonne übereinstimmen, aber die zu ihr gegenläufige Kraft bekamen; daher holen Sonne, Stern des Hermes und Morgenstern einander auf gleiche Weise ein und werden voneinander eingeholt."[903]

[902] Vgl. die Darstellung bei Plin. nat. 2,61 und A. Jones: Pliny (1991), 148-161.

[903] Übersetzung von Th. Paulsen und R. Rehn: Platon. Timaios (2003), 57f.

Adrastos lehnt sich hier also eng an den Platontext an.[904] Das erweiterte Participium coniunctum περὶ αὐτὸν ἀεὶ βλεπόμενοι (Text 119a, Z. 22f.) bringt zum Ausdruck, dass sich Venus und Merkur nie weit von der Sonne entfernen,[905] die Phrase καταλαμβάνοντες αὐτὸν καὶ καταλαμβανόμενοι ὑπ' αὐτοῦ (ebd., Z. 23-25) spielt darauf an, dass sie bald vor der Sonne, bald hinter ihr sichtbar sind. Nach der Konjunktion mit der Sonne werden Venus und Merkur, wenn sie in ihrer rechtläufigen Phase sind, zum ersten Mal am Abend kurz nach Sonnenuntergang am Westhimmel wieder sichtbar (ἑσπέριοι μὲν ἀνατείλαντες, ebd., Z. 26), da sie sich gegen die Tagesbewegung von der Sonne wegbewegen. Haben sie ihre größte Elongation erreicht, werden sie rückläufig und haben ihr Abendletzt, wenn sie zum letzten Mal abends am Westhimmel gesehen werden (ἑσπέριοι πάλιν κρύπτονται, ebd., Z. 26f.). Nach der dann stattfindenden Konjunktion mit der Sonne werden Venus und Merkur morgens vor Sonnenaufgang zum ersten Mal wieder am Osthimmel sichtbar (ἑῷοι δὲ φανέντες, ebd., Z. 27f.), da sie sich in ihrer rückläufigen Phase befinden und sich somit in Richtung der Tagesbewegung von der Sonne entfernen. Haben sie ihre größte Elongation erreicht, werden sie wieder rechtläufig, laufen hinter der Sonne her und haben ihr Morgenletzt, wenn sie morgens zum letzten Mal vor Sonnenaufgang gesehen werden (ἑῷοι δύνουσι καὶ ἀφανίζονται, ebd., Z. 28f.).

Wir können festhalten, dass die Begriffe ἀνατολή und φάσις sowie die Verben ἀνατέλλειν und φαίνεσθαι in dem hier vorgestellten Text die Bedeutung von „erste Sichtbarkeit“ bzw. „zum ersten Mal sichtbar werden“ haben. In Analogie dazu bedeuten δύσις und κρύψις samt der abgeleiteten Verbformen „letzte Sichtbarkeit“ bzw. „erste Unsichtbarkeit“ und „zum

---

904 Bei Platon sind die Kreisbahnen der Planeten ἰσόδρομοι, bei Adrastos die Planeten selbst. Der schwierige Ausdruck (Plat. Tim. 38^D, oben Text 121, Z. 3f.) τὴν δὲ ἐναντίαν εἰληχότας αὐτῷ δύναμιν· ὅθεν καταλαμβάνουσίν τε καὶ καταλαμβάνονται hat zu zahlreichen Versuchen geführt, bereits dem Platon die Epizykeltheorie zu unterstellen, vgl. die sprachlichen sowie inhaltlichen Erläuterungen und die Übersetzung von W. Burkert: Weisheit und Wissenschaft (1962), 302f. Anm. 8. Ferner W. Saltzer: Zum Problem der inneren Planeten (1970), bes. 149-156. B. Bakhouche: Le difficile commentaire (1990), 133-141.

905 Siehe oben S. 42-45 mit Abb. 4a bis f.

letzten Mal sichtbar sein“ bzw. „zum ersten Mal unsichtbar sein“.[906] Die Mehrdeutigkeit der Begriffe ἀνατολή und δύσις wurde auch von Adrastos als erklärungsbedürftig empfunden, und so hat er folgende Definitionen dieser Begriffe aufgestellt:

Adrast. apud Theon. Smyrn. p. 137,7-138,8 Hiller (Text 122a)

ἀνατολὴ δὲ λέγεται πλεοναχῶς· κυρίως μὲν καὶ κοινῶς ἐπί τε ἡλίου καὶ τῶν ἄλλων ἄστρων ἡ πρώτη ἀναφορὰ ὑπὲρ τὸν ὁρίζοντα·
ἕτερον δὲ τρόπον ἐπὶ τῶν ἄλλων ἡ πρώτη φαῦσις ἐκ τῶν τοῦ ἡλίου αὐγῶν, ἥτις καὶ κυρίως <φάσις>[907] ὀνομάζεται·

Adrast. apud Calc. comm. 71 p. 118,14-119,10 Waszink (Text 122b)

ortus autem varie dicitur,
proprie quidem prima stellarum et solis effulsio et ultra finalem circulum elatio,
promisce vero primus splendor invehentis solis diem – hunc poetae iubar[908] *et interdum auroram cognominant –,*

---

[906] Ob jeweils der Zeitpunkt gemeint ist, an dem der Planet zum ersten Mal unsichtbar ist, oder der, an dem er zum letzten Mal sichtbar ist, wird hier nicht näher erläutert. Später wird jedoch klar, dass Adrastos die erste Unsichtbarkeit meint: siehe unten Text 122a, Z. 20f. Obwohl die deutschen Termini technici „Morgen-“ bzw. „Abendletzt“ implizieren, dass es sich jeweils um die letzte Sichtbarkeit handelt, wird in Ermangelung an anderen Fachbegriffen an den Ausdrücken „Morgen-“ bzw. „Abendletzt“ als nicht ganz treffende Übersetzungen von ἑῴα bzw. ἑσπερία δύσις festgehalten.

[907] Im Text scheint die übliche Bezeichnung für das erste Erscheinen zu fehlen. Hiller ergänzt φαῦσις, Dupuis folgt ihm. Mir scheint es, als sei φάσις ausgefallen, nicht φαῦσις. Zum einen wird die Wiederholung vermieden (φαῦσις, Text 122a, Z. 7). Außerdem heißt es bereits vorher bei Adrast (oben S. 415f., Text 119a, Z. 2-4): καὶ φάσεις καὶ κρύψεις, ἃς καὶ αὐτὰς ἀνατολὰς καλοῦσι καὶ δύσεις. Hier sind also sowohl φάσις und ἀνατολή als auch κρύψις und δύσις synonym gebraucht. Bei der Beschreibung der verschiedenen Bedeutungen von δύσις nennt Adrastos als gewöhnliche Bezeichnung für die letzte Sichtbarkeit κρύψις (Text 122a, Z. 23). Daher scheint es nahe liegend, bei der üblichen Bezeichnung für das erste Sichtbarsein an das vorher bereits genannte Pendant φάσις zu denken. Vgl. aber auch Text 122a, Z. 31f.: τουτέστι φαύσεων καὶ κρύψεων, wo man vielleicht φάσεων konjizieren sollte. Das seltene Substantiv φαῦσις wird nur an dieser Theon-Stelle in astronomischer Bedeutung verwendet. LSJ s.v. φαῦσις 2. Sonst kommt es lediglich im Alten Testament in der Bedeutung „lightening, illumination“ vor: Ge. 1,15 und Ju. 13,13.

[908] *iubar* hier in der Bedeutung „nitor, splendor, fulgor, sim.“, siehe dazu E. Baer: *iubar* (1967), 572,17. Der Begriff scheint von Pacuvius und Ennius zu stammen und bereits bei Vergil (Aen. 4,130) ein Archaismus zu sein. Dazu C. De Meo: Lingue tecniche (1983), 243. *iubar* als Bezeichnung für Venus als Morgenstern: Varro. ling. 6,6. Vgl. auch A. Le Bœuffle: Le vocabulaire (1973), 650-653. Ders.: Les noms latins (1977), 238-242.

λοιπὴ δὲ ἡ καλουμένη ἀκρόνυχος, ἐπειδὰν ἡλίου δύνοντος τὸ κατὰ διάμετρον ἄστρον ἐπὶ τῆς ἀνατολῆς βλέπηται·	*tertia quae appellatur acronychos, cum sole occidente astrum diametro distans in parte orientis videtur.*
καλεῖται δὲ ἀκρόνυχος, ἐπειδὴ ἡ τοιαύτη ἀνατολὴ γίνεται ἄκρας νυκτός, τουτέστιν ἀρχομένης.	
παραπλησίως δὲ καὶ δύσις	*similiter occasus*
κοινῶς μὲν ἡ πρώτη κάθοδος ἡ ὑπὸ τὸν ὁρίζοντα·	*proprie quidem primus descensus infra circulum limitantem,*
τρόπον δὲ ἄλλον ὁ πρῶτος ἀφανισμὸς ἄστρου τινὸς ὑπὸ τῶν τοῦ ἡλίου αὐγῶν, ἥτις καὶ κυρίως κρύψις πάλιν προσαγορεύεται·	*aliter tamen etiam prima stellae alicuius obscuratio sole obumbrante,*
λοιπὴ δὲ καὶ ἀκρόνυχος, ἐπειδὰν ἡλίου ἀνατέλλοντος τὸ κατὰ διάμετρον ἄστρον ἀντικαταδύνῃ.	*tertia acronychos, cum sole oriente diametro distans mergitur stella.*
τῶν δὲ διὰ τὰς τοῦ ἡλίου αὐγὰς λεγομένων ἀνατολῶν καὶ δύσεων, τουτέστι φαύσεων καὶ κρύψεων, αἱ μέν εἰσιν ἑῷαι, αἱ δὲ ἑσπέριαι.	*ortuum vero et occasuum quorum sol auctor est, hoc est effulsionum et occultationum, quidam matutini, quidam vespertini sunt.*
ἑῴα μὲν οὖν ἐστιν ἀνατολὴ ἄστρου, ἐπειδὰν ἐκφεῦγον τὰς τοῦ ἡλίου αὐγὰς προανατέλλον αὐτοῦ πρώτως ὁραθῇ, καθάπερ καὶ ἡ τοῦ κυνὸς ἐπιτολὴ λέγεται·	*matutinus ortus dicitur, quotiens solis splendore praevento stella quaepiam ante ortum eius apparet, ut Canicula,*
ἑσπερία δέ, ἐπειδὰν μετὰ τὴν δύσιν τοῦ ἡλίου πρώτως φανῇ, καθάπερ τὴν σελήνην ταῖς νεομηνίαις φαμὲν ἀνατέλλειν.	*vespertinus, cum post occasum solis primitus exoriens astrum videtur, ut lunam novam dicimus exoriri.*
παραπλησίως δὲ καὶ δύσεις ἑῷαι μέν, ἐπειδὰν ταῖς ἔμπροσθεν ἡμέραις τι προανατέλλον ἡλίου συνεγγίσαντος αὐτῷ πρώτως	*similiter occasus matutinus quidem, quotiens stella, quae pridie ante solem orta est, proximante sibi sole splendore eius obumbrata*

ἀφανισθῇ, καθάπερ ἡ σελήνη· ἑσπερία δέ, ἐπειδὰν ἐπικαταδυομένῳ τινὶ συνεγγίσας ὁ ἥλιος πρώτως διὰ τὰς αὐγὰς ἀφανὲς αὐτὸ καταστήσῃ.

obscuratur et latet, ut lunam videmus, vespertinus vero, cum in occasu positam stellam aliquam sol consecutus primam eam corusco splendore condit.

7 φαῦσις *Martin suspicans „an* φαῦσις *mutandum in* φάσις? *Certe Ptol. nominat* φάσεις ἀπλανῶν" || **8sq.** φάσις *supplevi coll. Adrast. apud Theon. Smyrn. p. 136,10sq. Hiller:* καὶ φάσεις καὶ κρύψεις, ἃς καὶ αὐτὰς ἀνατολὰς καλοῦσι καὶ δύσεις φαῦσις *suppl. Hiller, quem secutus est Dupuis* || **31** *an* φαύσεων *mutandum in* φάσεων?

1 „ ‚Aufgang' nennt man in verschiedenen Bedeutungen:

2-5 hauptsächlich und allgemein bei der Sonne und den anderen Sternen den Beginn der Erhebung über den Horizont,

6-9 in anderer Bedeutung bei den anderen [sc. Sternen] das erste Aufleuchten aus den Strahlen der Sonne, welches auch hauptsächlich ‚Erscheinen' genannt wird,

10-13 als letztes den sogenannten akronychischen, wenn bei Sonnenuntergang ein in Opposition stehender Stern im Osten erblickt wird.

14-16 Er wird akronychisch genannt, weil dieser so geartete Aufgang sich am äußersten Rande der Nacht ereignet, das heißt, wenn die Nacht beginnt.

17 Auf gleiche Weise [sc. nennt man] auch ‚Untergang'

18f. allgemein den Beginn des Hinabsteigens unter den Horizont,

20-24 in anderer Bedeutung jedoch das erste Verschwinden irgendeines Sterns unter den Strahlen der Sonne, das hauptsächlich auch ‚Sich-verbergen' genannt wird.

25-28 als weiteren den akronychischen, immer wenn bei Sonnenaufgang der in Opposition stehende Stern auf der anderen Seite untergeht.

29-33 Von den sogenannten Auf- und Untergängen durch die Strahlen der Sonne, das heißt von dem ‚Erscheinen' und dem ‚Sich-verbergen', sind die einen morgendlich, die anderen abendlich.

34-38 Morgenerst eines Sterns ist es freilich immer, wenn er, den Strahlen der Sonne entfliehend, ihr vorangehend, zum erstenmal gesehen wird, wie man zum Beispiel ‚Aufgang des Hundsterns' sagt:

39-42 Abenderst, immer wenn einer sich nach Sonnenuntergang zum ersten Mal zeigt, wie wir zum Beispiel sagen, dass der Mond bei Neumond[909] ‚aufgeht'.

43-47 In gleicher Weise [sc. ist es] auch ein Morgenletzt, immer wenn einer, der an den vorangegangenen Tagen vor der Sonne aufgegangen ist, die sich ihm annähert, zum ersten Mal unsichtbar wird, wie der Mond.

48-52 Abendletzt aber, immer wenn die Sonne einen, der untergeht, erreicht hat und ihn zum ersten Mal durch ihre Strahlen unsichtbar macht."

Drei verschiedene Bedeutungen von ἀνατολή bzw. *ortus* und von δύσις bzw. *occasus* werden hier voneinander geschieden: Als erste Bedeutung von ἀνατολή nennt Adrastos den täglichen Aufgang (Z. 2-5). Die zweite Bedeutung ist das „erste Erscheinen aus den Strahlen der Sonne", also das erste Sichtbarwerden nach der Phase der Unsichtbarkeit. Dieses wird gewöhnlich auch φάσις genannt (Z. 6-9).[910] Die dritte Bedeutung, die hier angeführt wird, ist „akronychischer Aufgang" (Z. 10-13), der hier als sichtbarer Abendaufgang beschrieben wird (βλέπηται bzw. *videtur* [Z. 13]).[911] Bei Theon

---

909 In der modernen Terminologie bezeichnet man mit „Neumond" die genaue Konjunktion von Sonne und Mond, vgl. H. Zimmermann und A. Weigert: Lexikon (^{8}1995), 263 s.v. Mondphase. Die Griechen dagegen kannten neben der noch heute gebräuchlichen auch die Bedeutung „erste Sichtbarkeit" nach der Konjunktion. Zu den verschiedenen Bedeutungen von νουμηνία siehe C. Préaux: La lune (1973), 68-70 mit weiterer Literatur und zum lateinischen Ausdruck *nova luna* im Sinne von „erste Sichtbarkeit" D. Conso: Sur les noms latins (1994), 129. Siehe auch oben S. 31 mit Anm. 82.

910 Die zweite Bedeutung von ἀνατολή wird von Calcidius völlig anders beschrieben. Der Irrtum scheint allerdings bei Calcidius zu liegen, vgl. dazu W. Switalski: Des Chalcidius Kommentar (1902), 66 mit Anm. Plin. nat. 18,218f. unterscheidet zwischen zwei verschiedenen „Aufgängen" (*exortus*), nämlich dem täglichen Aufgang und der ersten Sichtbarkeit nach der Phase der Unsichtbarkeit. Zu den verschiedenen Bedeutungen von *ortus* siehe B. Löschhorn: *ortus* (1980), 1063,18-1070,52, bes. 1063,63-75 zur Stelle.

911 Auch die Verwendung des Begriffs ἀκρόνυχος (bzw. ἀκρόνυκτος) ist in der antiken Fachsprache uneinheitlich. In der Bedeutung „sichtbarer Abendaufgang" steht es auch bei Paul. Alex. 15 p. 31,29-31: ἀκρόνυκτοι δὲ λέγονται, ἐπειδὴ κατὰ διάμετρον τοῦ Ἡλίου τυχόντες μετὰ δύσιν αὐτοῦ ἀνατέλλουσι. Der sichtbare Abendaufgang wurde bereits in der babylonischen Omenliteratur berücksichtigt, während die exakte Opposition von 180° dort noch keine Bedeutung hatte. Dazu O. Neugebauer: Babylonian Planetary Theory (1954), 62. N.M. Swerdlow: The Babylonian Theory (1998), 50. D. Brown: Mesopotamian Planetary Astronomy-Astrology (2000). N.M. Swerdlow: Acronychal Risings (1999), 49-65, bes. 55. In der Bedeutung „Abendaufgang" ohne Bezeichnung der Sichtbarkeit erscheint der Begriff bei Porph. Isag. 2 p. 193,30f. Firm. math. 2,8,1 (unten S. 440,

findet sich die Erklärung, dass der Aufgang akronychisch genannt wird, weil er am äußersten Rande der Nacht (ἄκρας νυκτός, Z. 15f.),[912] nämlich zu Beginn der Nacht stattfindet (Z. 16). Auch für den Begriff δύσις gibt Adrastos drei Bedeutungen an: Zuerst nennt er „den täglichen Untergang" (Z. 18f.), dann „das Verschwinden unter den Strahlen der Sonne", also das Unsichtbarwerden in Sonnennähe (Z. 20-22).[913] Hier wird das Verschwinden eindeutig als „erste Unsichtbarkeit"[914] charakterisiert (Z. 20f.). In der Wiedergabe des Adrastos bei Theon findet sich der Zusatz, dass diese Art von Untergang gewöhnlich κρύψις genannt wird (Z. 22-24).[915] Als dritte Bedeutung wird „akronychischer Untergang" genannt (Z. 25-28). Dieser findet statt, wenn ein Stern untergeht, während die Sonne aufgeht.[916] Demnach bezeichnet der Begriff akronychisch einen Stern oder einen Planeten, der in Opposition zur Sonne steht.

Nach diesem allgemeinen Überblick über die verschiedenen Bedeutungen von ἀνατολή und δύσις folgt eine differenziertere Darstellung des „Sichtbarwerdens" und des „Unsichtbarwerdens" (Z. 29-52). Von diesen ἀνατολαί und δύσεις, die aus der Sonnenstrahlung resultieren, sind die

---

Text 126). Schol. 21 ad Paul. Alex. 14 p. 109,15f., vgl. G. Bezza: Arcana Mundi (1995), II 1083. Als Bezeichnung für die Opposition zur Sonne, also auch für den Morgenuntergang, steht der Begriff bei Olymp. 9 p. 14,9-14 sowie 12 p. 20,13-15. Schol. 21 ad Paul. Alex. 14 p. 110,17-20. Siehe auch die verschiedenen Erklärungen innerhalb der modernen Terminologie: F. Gettings: The Arkana Dictionary (^{2}1990), 5 s.v acronycal, nennt einen Planeten *„acronycal"*, der den sichtbaren Abendaufgang oder den sichtbaren Morgenuntergang macht. Eine andere Terminologie findet sich bei J. Wilson sowie H. Zimmermann und A. Weigert, die einen Aufgang oder Untergang genau gleichzeitig mit Sonnenuntergang akronychisch nennen. J. Wilson: A Complete Dictionary (1880), 1 s.vv. Acronycal rising. Acronycal setting. H. Zimmermann und A. Weigert: Lexikon (^{8}1995), 30 s.v. Aufgang.

912 Vgl. auch die Erklärung bei Olymp. 9 p. 14,10-14: οὕτως δὲ λέγεται, ἐπειδὴ δύνοντος τοῦ Ἡλίου ἐκεῖνος εἰς τὸ[ν] [*conieci*] ἄκρον τῆς νυκτός, τουτέστι ἐν τῇ ἀρχῇ, ἀνατέλλει, καὶ πάλιν ἀνατέλλοντος τοῦ Ἡλίου ἐκεῖνος εἰς τὸ ἄκρον τῆς νυκτός, τούτεστι ἐν τῷ τέλει, δύνει.

913 Plin. nat. 18,218f. unterscheidet ebenfalls zwischen dem täglichen Untergang und dem Unsichtbarwerden in Sonnennähe.

914 Im Unterschied zur letzten Sichtbarkeit, siehe oben Anm. 906.

915 Vgl. auch Adrast. apud Theon. Smyrn. p. 136,10f. Hiller (oben S. 415f., Text 119a, Z. 2-4).

916 Im Unterschied zum akronychischen Aufgang, der explizit als sichtbarer Aufgang beschrieben wurde (s.o.), bleibt hier unausgesprochen, ob der akronychische Untergang der sichtbare oder der wahre Morgenuntergang ist.

einen morgendlich, die anderen abendlich (Z. 29-33). Als „morgendliche ἀνατολή" wird der erste sichtbare Aufgang eines Sterns morgens vor Sonnenaufgang beschrieben, also der heliakische Aufgang oder das Morgenerst. Als Beispiel wird der heliakische Aufgang des Hundsterns, also des Sirius, angeführt, der hier als ἡ τοῦ κυνὸς ἐπιτολή (Z. 38) bezeichnet wird. Hier erscheint nun das Substantiv ἐπιτολή in der Bedeutung „heliakischer Aufgang".[917] Als „abendliche ἀνατολή" bezeichnet Adrastos es, wenn ein Planet[918] nach Sonnenuntergang zum ersten Mal sichtbar wird (φανῇ, Z. 40). Es geht dabei nicht um den Aufgang eines Sterns am Abend, sondern um das Abenderst, also das Sichtbarwerden eines Planeten am Westhimmel nach Sonnenuntergang. Dies wird durch das Beispiel des Mondes veranschaulicht: Der Mond wird nach seiner Phase der Unsichtbarkeit als schmale Sichel immer zum ersten Mal am Westhimmel sichtbar (ἀνατέλλειν, Z. 42).[919]

Die δύσεις werden in entsprechender Weise unterteilt. „Morgendliche δύσεις" finden statt, wenn ein Planet, der an den Tagen zuvor morgens vor der Sonne aufgegangen ist, zum ersten Mal unsichtbar ist, da die Sonne ihm nun näher steht (Z. 43-47). Die Formulierung συνεγγίσαντος αὐτῷ (Z. 46) ist unpräzise.[920] Wenn der Planet an den Tagen vorher vor der Sonne aufgegangen ist, so entfernt sich die Sonne in ihrem gegen die Tagesbewegung gerichteten Lauf von diesem Planeten. Nur Mond, Venus und Merkur verringern in dieser Stellung den Abstand zur Sonne, weil sie schneller sind und die Sonne einholen. Daher nähert sich nicht die Sonne dem Planeten an, sondern umgekehrt der Planet nähert sich der Sonne. Als Beispiel nennt Adrastos den Mond, der am Morgen vor Sonnenaufgang zum letzten Mal vor der Konjunktion mit der Sonne am Osthimmel zu sehen ist (Z. 47). ἑῴα δύσις heißt an dieser Stelle also „Morgenletzt". „Abendliche δύσις" bezeichnet den heliakischen Untergang oder das Abendletzt, das sich ereignet,

---

917 Die Junktur ἡ τοῦ κυνὸς ἐπιτολή für den heliakischen Aufgang des Sirius scheint zu einer festen Wendung geworden zu sein, vgl. Ps.Nech. et Petos. frg. 12 Riess. Anon. 379 p. 204,19f., der berichtet, diesen heliakischen Aufgang habe als erster Hermes Trismegistos beobachtet. Zu der Wendung siehe auch Ptol. Apotel. 2,11,4. Heph. 1,23. Der Ausdruck ἡ τοῦ κυνὸς ἀνατολή kann dagegen nicht nachgewiesen werden.

918 Adrastos differenziert hier terminologisch nicht zwischen Stern und Planet. Dennoch wird hier „Planet" übersetzt, weil nur diese (und zwar nur der Mond, Venus und Merkur) ein Abendletzt haben.

919 Hier zeigt sich ganz deutlich, dass es keine Trennung im Gebrauch der Junkturen bezogen auf Fixsterne oder Planeten gibt: Hatte Adrastos gerade vom heliakischen Aufgang des Sirius gesprochen, spricht er nun vom Abenderst des Mondes.

920 Im Lateinischen entsprechend unscharf: *proximante sibi sole* (Z. 45f.).

wenn ein Planet oder ein Stern zum letzten Mal nach Sonnenuntergang am Westhimmel sichtbar ist, bevor er von der sich nähernden Sonne überstrahlt wird (Z. 48-52).

Als Bedeutungen für ἀνατολή wurden in diesem Text also der „tägliche Aufgang", das „erste Sichtbarwerden in Sonnennähe", das weiter in „Morgenerst" und „Abenderst" differenziert wurde, und der „akronychische Aufgang" genannt. In Analogie dazu wurden drei Bedeutungen von δύσις unterschieden: „der tägliche Untergang", das „Unsichtbarwerden in Sonnennähe", das weiter unterteilt wurde in das „Morgenletzt" und das „Abendletzt", und der sogenannte „akronychische Untergang". Besonders beachtenswert ist dabei die jeweils als zweites genannte Bedeutung: das „Sichtbarwerden" bzw. „Unsichtbarwerden in Sonnennähe". Hier impliziert ἀνατολή keineswegs das Überschreiten des Horizontes oder den Stand eines Planeten im Osten, wie das Beispiel vom Neumond und die Ausführungen zum Abenderst von Venus und Merkur klar zeigen. Ebenso wenig impliziert δύσις das Hinabtauchen unter den Horizont oder den Stand im Westen, wie ebenfalls durch die Beispiele vom verschwindenden Mond und dem Morgenletzt von Venus und Merkur deutlich wird.

Vergleichen wir nun diese Terminologie mit der im vorangegangenen Kapitel dargestellten, fällt folgender gravierender Unterschied auf: Während sich die Begriffe ἀνατολή bzw. ἐπιτολή und δύσις bzw. κρύψις oben auf das Überschreiten des Horizontes bezogen haben, bezeichnen dieselben Begriffe hier nun die erste (ἀνατολή bzw. φάσις) oder letzte Sichtbarkeit (δύσις bzw. κρύψις) eines Planeten oder Sterns in Sonnennähe. Besonders schwer wiegend sind die Unterschiede im Gebrauch der Junkturen ἑσπερία ἀνατολή und ἑῴα δύσις: ἑσπερία ἀνατολή kann „Abendaufgang" heißen und die Stellung eines Sterns in Opposition zur Sonne bezeichnen. Bezogen auf Mond, Merkur und Venus kann es aber auch „Abenderst" heißen und bezeichnet dann die erste Sichtbarkeit des Planeten abends am Westhimmel (vgl. Abb. 48).[921]

[921] Vgl. auch die Doppeldeutigkeit bei Plinius: Der Aufgang eines der drei äußeren Planeten in Opposition zur Sonne heißt „*exortus vespertinus*" (nat. 2,59). Das Abenderst von Venus oder Merkur umschreibt er mit „*vespere exoriuntur*" (nat. 2,61).

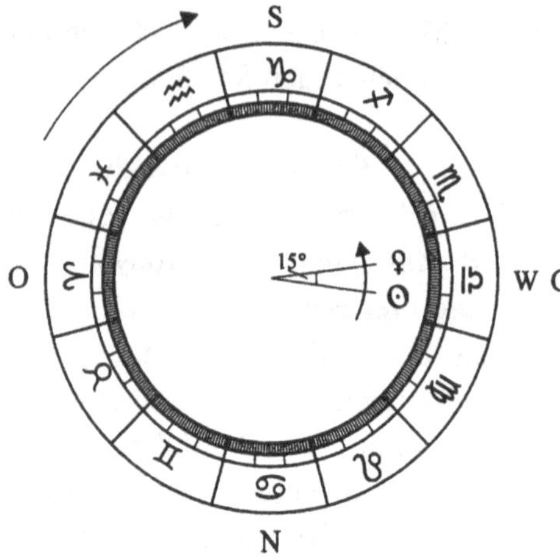

Abb. 48a: Die ἑσπερία ἀνατολή von Venus

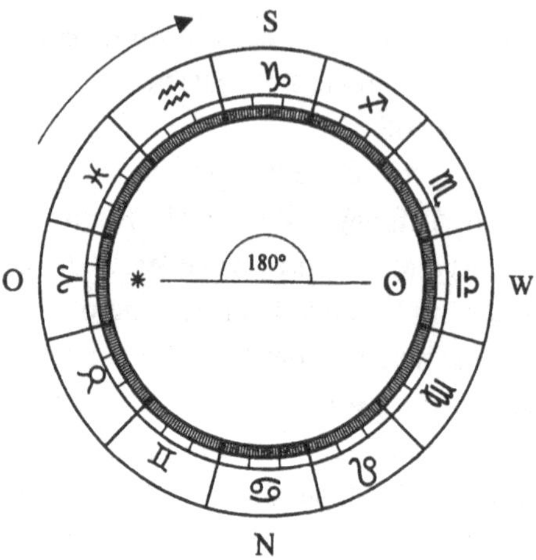

Abb. 48b: Die ἑσπερία ἀνατολή eines Fixsterns

Entsprechend unterschiedlich ist der Gebrauch der Junktur ἑῴα δύσις. Diese kann einerseits in der Bedeutung „(wahrer oder sichtbarer) Morgenuntergang" stehen und kennzeichnet dann einen Stern, der bei Sonnenaufgang untergeht, also in Opposition zur Sonne steht. In der Beschreibung der Planetenphasen bei Adrastos bezeichnet dieselbe Junktur das „Morgenletzt" von Mond, Venus oder Merkur, also das Unsichtbarwerden morgens im Osten (vgl. Abb. 49).

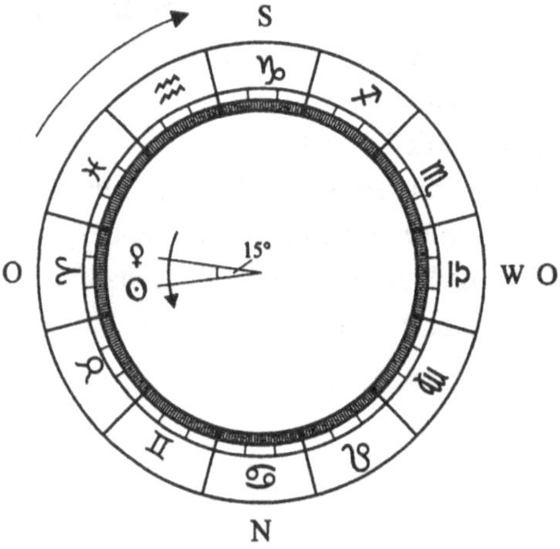

Abb. 49a: Die ἑῴα δύσις von Venus

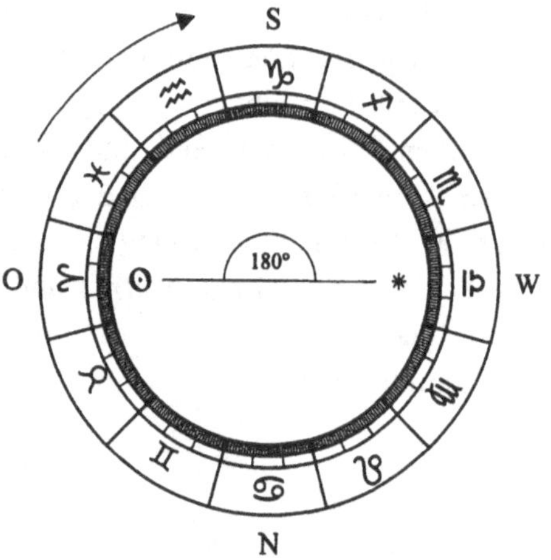

Abb. 49b: Die ἑῴα δύσις eines Fixsterns

C. Die Sichtbarkeits- und Unsichtbarkeitsperioden

Die bislang aufgezeigten Bedeutungen von ἀνατολή bzw. ἐπιτολή und δύσις bzw. κρύψις haben eine Gemeinsamkeit: Sie bezeichnen einen ganz bestimmten Zeitpunkt, nämlich entweder das Überschreiten des Horizonts eines Sterns bzw. Planeten oder die erste bzw. letzte Sichtbarkeit eines Sterns oder Planeten in Sonnennähe. In der astrologischen Fachsprache können wir einen weiteren, davon grundsätzlich verschiedenen Gebrauch von ἀνατολή und δύσις und den dazu gehörigen Wortfamilien feststellen.

Der Klarheit zuliebe wird hier nun ausnahmsweise gegen die Chronologie die Erklärung des Paulus Alexandrinus (2. Hälfte 4. Jh. n.Chr.) vorangestellt, da dieser in seinen Εἰσαγωγικά die detaillierteste und verständlichste Erklärung bietet (Paul. Alex. 14 p. 28,13-29,16 [Text 123]):[922]

> <ιδ> Περὶ ὧν ποιοῦνται φάσεων οἱ πέντε ἀστέρες πρὸς τὸν Ἥλιον
>
> ποιοῦνται δὲ φάσεις πρὸς τὸν Ἥλιον οἱ περιπολοῦντες ἀστέρες, ὁτὲ μὲν ἑῴας ἀνατολὰς καὶ ἑσπερίας δύσεις, ὁτὲ δὲ ἑσπερίας ἀνατολὰς καὶ ἑῴας δύσεις τῆς αὐτῶν πορείας ἐπὶ πρῶτον καὶ δεύτερον στηριγμὸν φερομένης, ἀφ' ὧν καὶ τοῖς ἀριθμοῖς ὁτὲ μὲν ἀφαιρετικοὶ καὶ ἀκρόνυκτοι γίνονται, ὁτὲ δὲ προσθετικοὶ καταλαμβάνονται. [...]
>
> ἑῷοι δὲ ἀνατολικοὶ οἱ ἀστέρες γίνονται, ὅταν ἀποδιαστῶσι τοῦ Ἡλίου μοίρας ιε ἐν ταῖς προηγουμέναις μοίραις ἢ καὶ τοῖς προηγουμένοις ζῳδίοις, ἕως ἂν εἰς τὸ δεξιὸν αὐτοῦ τρίγωνον τὴν κίνησιν ποιούμενοι εὑρεθῶσιν, ἑσπέριοι δέ [sc. ἀνατολικοί], ὅταν ἐν ταῖς ἑπομέναις μοίραις ἢ καὶ ἐν τοῖς ἑπομένοις ζῳδίοις τοῦ Ἡλίου ἀποδιαστῶσι τὰς προειρημένας μοίρας ιε, ἕως ἂν εἰς τὸ εὐώνυμον αὐτοῦ τρίγωνον [sc. τὴν κίνησιν ποιούμενοι] εὑρεθῶσιν, ἐντὸς δὲ τῶν προειρημένων μοιρῶν ιε τὴν διάστασιν πρὸς τὸν Ἥλιον ἐσχηκότες ἐν μὲν ταῖς προαναφερομέναις μοίραις τοῦ Ἡλίου παρόντες ἑῴαν

[922] Zu Paulus Alexandrinus siehe oben S. 16 und 66.

δύσιν ποιοῦνται, ἐν δὲ ταῖς ἐπαναφερομέναις [sc. μοίραις] ἑσπερίαν.

1-2 „14. Über die Phasen, die die fünf Planeten in Bezug zur Sonne machen

3-9 Die umherwandelnden Planeten machen als Phasen in Bezug zur Sonne bald die morgendlichen Sichtbarkeiten und die abendlichen Unsichtbarkeiten, bald die abendlichen Sichtbarkeiten und die morgendlichen Unsichtbarkeiten, während ihr Lauf zum ersten und zweiten Stillstand eilt, von denen aus sie bald rückläufig und akronychisch werden, bald rechtläufig beobachtet werden. [...]
10-14 Morgendlich sichtbar werden die Planeten, immer wenn sie sich von der Sonne aus 15° in den vorangehenden Graden oder auch den vorangehenden Zeichen entfernt haben, bis man sieht, dass sie sich bis zu ihrem [sc. der Sonne]
14-18 rechten Gedrittschein bewegt haben, abendlich [sc. sichtbar] jedoch, immer wenn sie sich in den der Sonne folgenden Graden oder auch in den ihr folgenden Zeichen die genannten 15° entfernt haben, bis man sieht, dass sie sich zu
18-21 ihrem linken Gedrittschein [sc. bewegt haben], wenn sie einen Abstand innerhalb der genannten 15° zur Sonne haben und sich in den ihr vorangehenden Graden befinden,
21f. machen sie ihre morgendliche Unsichtbarkeit, in den folgenden [sc. Graden] ihre abendliche.“

In der Überschrift kündigt Paulus Alexandrinus die Behandlung der φάσεις der fünf Planeten an. Im ersten Satz spricht er dann von den περιπολοῦντες ἀστέρες. Spätere Kommentatoren wie Olympiodor, die Scholiasten und der Verfasser der ’Ανακεφαλαίωσις fassen unter den Begriff περιπολοῦντες nur die drei äußeren Planeten Saturn, Jupiter und Mars.[923] Allerdings ver-

[923] Olymp. 10 p. 17,23f.: περιπολοῦντας δὲ καλεῖ τοὺς τρεῖς ἀστέρας, φημὶ δὴ Ἄρη, Κρόνον, Δία. Schol. 19 ad Paul. Alex. 14 p. 109,5f.: περιπολεύοντας λέγει τοὺς τρεῖς Κρόνον, Δία καὶ Ἄρην, vgl. auch Schol. 20 ad Paul. Alex. 14 p. 109,8-10. ’Ανακεφαλαίωσις p. xxii, l. 22sq.: καὶ ὅτι τῶν πλανωμένων Κρόνος καὶ Ζεὺς καὶ Ἄρης λέγονται περιπολεῖν. Näheres zu diesen Texten und ihrem Verhältnis zu Paulus Alexandrinus siehe oben S. 66.

wundert es, dass Paulus Alexandrinus einerseits eine Behandlung der φάσεις aller fünf Planeten ankündigt, dann aber nur die der äußeren drei Planeten bespricht, denn den περιπολοῦντες werden in dem ganzen Kapitel keine anderen Planeten entgegengesetzt. Untersucht man den Sprachgebrauch des Paulus Alexandrinus daraufhin genauer, stellt man fest, dass er an sämtlichen Stellen, an denen er von περιπολοῦντες ἀστέρες spricht, eindeutig alle fünf Planeten meint.[924] So können wir wohl davon ausgehen, dass er auch hier alle fünf Planeten meint und nicht zwischen den äußeren und inneren Planeten differenziert.[925] Alle fünf Planeten haben – so Paulus Alexandrinus – eine ἑῴα ἀνατολή, eine ἑσπερία δύσις, eine ἑσπερία ἀνατολή und eine ἑῴα δύσις (Z. 4f.). Oben konnte gezeigt werden, dass diese Junkturen zum einen in der Bedeutung „Morgenaufgang", „Abenduntergang", „Abendaufgang" und „Morgenuntergang" benutzt werden und dann das Überschreiten des Horizonts bzw. das Hinabsteigen unter den Horizont am Morgen oder Abend bezeichnen. Zum anderen können die Junkturen in der Bedeutung „Morgenerst", „Abendletzt", „Abenderst" und „Morgenletzt" stehen und die erste bzw. letzte Sichtbarkeit eines Planeten in Sonnennähe bezeichnen. Auf alle fünf Planeten angewandt passt allerdings weder die eine noch die andere Möglichkeit: Venus und Merkur machen keinen „Abendaufgang" und keinen „Morgenuntergang", da sie nie in Opposition zur Sonne stehen. Saturn, Jupiter und Mars haben kein „Abenderst" und kein „Morgenletzt", da sie in Sonnennähe immer morgens zum ersten Mal und abends zum letzten Mal zu sehen sind. Was Paulus Alexandrinus mit diesen Junkturen genau bezeichnet, erklärt er selbst etwas später. Zunächst erwähnt er in dem Genitivus absolutus τῆς – φερομένης (Z. 5f.) die beiden Stillstände, die alle fünf Planeten während eines synodischen Umlaufs machen. Beim ersten Stillstand werden die Planeten rückläufig. Paulus Alexandrinus beschreibt diese Rückläu-

---

924 So heißt z.B. die Überschrift des dritten Kapitels (p. 11,4f.): Περὶ ὧν ἐκληρώθησαν ὁρίων οἱ περιπολοῦντες πέντε ἀστέρες ἐν τοῖς δώδεκα ζῳδίοις. Dort behandelt er die Bezirke aller fünf Planeten. Siehe auch die Überschrift von Kapitel 17 p. 36,1f.: Περὶ ἧς ποιεῖται ἀπορροίας καὶ συναφῆς ἡ Σελήνη πρὸς τοὺς περιπολοῦντας ἀστέρας. Auch in diesem Kapitel berücksichtigt Paulus Alexandrinus alle fünf Planeten.

925 Auch G. Bezza und J.H. Holden verstehen περιπολοῦντες ἀστέρες in dieser Weise: G. Bezza (transl.): Paolo D'Alessandro (1993), 76: „Gli astri erranti" und J.H. Holden (transl.): Paul of Alexandria (2003), 14: „The revolving stars" mit Anm. 2: „The five planets", vgl. dagegen W. Gundel, der dieses ganze Kapitel nur auf die äußeren drei Planeten beziehen will: W. Gundel: Paulus (1949), 2381,50-57. Bereits in der Antike hat die fehlende Differenzierung zwischen den äußeren und den inneren Planeten zu Missverständnissen geführt, siehe dazu ausführlicher unten S. 456-467.

figkeit mit der innerhalb der astrologischen Fachsprache nicht ungewöhnlichen Junktur τοῖς ἀριθμοῖς [...] ἀφαιρετικοί (Z. 7).[926] Beim zweiten Stillstand werden sie wieder rechtläufig.[927] In der Zeit zwischen den beiden Stillständen, in der die Planeten rückläufig sind, gelangen die äußeren drei Planeten in Opposition zur Sonne, sie werden ἀκρόνυκτοι.[928] Venus und Merkur dagegen können, wie gezeigt, nie akronychisch werden, da sie nie in Opposition zur Sonne gelangen. Wollte man nun daraus schließen, dass Paulus Alexandrinus mit den περιπολοῦντες ἀστέρες eben doch nur die äußeren drei Planeten Saturn, Jupiter und Mars bezeichnet, sei schon einmal vorweggenommen, dass der Genitivus absolutus auch dann sachlich nicht ganz richtig ist. Bevor wir das aufzeigen, müssen wir zuerst untersuchen, welche Bedeutungen die Junkturen ἑῴα ἀνατολή bzw. ἑῷος ἀνατολικός, ἑσπερία ἀνατολή bzw. ἑσπέριοι ἀνατολικοί und ἑσπερία bzw. ἑῴα δύσις bei Paulus Alexandrinus haben.

In der Passage, die oben im Text ausgelassen wurde, beschreibt Paulus Alexandrinus kurz die vermeintlichen astrologischen Wirkungen, die die Planeten in den einzelnen Phasen haben. Dann erst erklärt er, wann die Planeten ἑῷοι ἀνατολικοί, wann ἑσπέριοι ἀνατολικοί sind und wann ihre ἑῴα δύσις, wann ihre ἑσπερία δύσις stattfindet. Ein Planet wird nach Paulus Alexandrinus ἑῷος ἀνατολικός, wenn er 15° von der Sonne entfernt in den ihr vorangehenden Graden oder Zeichen steht (Text 123, Z. 10-12). Obwohl die Richtungsangaben oft zweideutig sind und zu Missverständnissen führen,

---

926 Vgl. Porph. Isag. 2 p. 193,31f. Die „Zahlen" sind die Gradzahlen, die die Planeten durchlaufen. Vgl. LSJ s.v. ἀριθμός XII: „degrees traversed in a given time". Diese Grade werden gegen den Uhrzeigersinn gezählt, so dass in der Tagesbewegung zuerst der erste Grad, dann der zweite usw. aufgeht. Daher gelangen die Planeten, wenn sie rechtläufig sind, von einer kleineren zu einer größeren Gradzahl. Sind sie dagegen rückläufig, verringern sich die Gradzahlen, in denen sich der Planet befindet. Oft steht nur ἀφαιρετικός ohne Ergänzung im Sinne von rückläufig, vgl. Ptol. Apotel. 1,24,3. 3,5,8. Porph. Isag. 2 p. 195,1f. Vgl. LSJ s.v. ἀφαιρετικός II: „retrograde".

927 Der Terminus technicus προσθετικός ist in der Fachsprache das Antonym zu ἀφαιρετικός und bezeichnet einen Planeten, der rechtläufig ist, so z.B. Ptol. Apotel. 3,4,7. Porph. Isag. 2 p. 194,1f.: τοῖς ἀριθμοῖς προστιθέντες. Vgl. Rhet. Plan. Nat. p. 218,7f.

928 ἀκρόνυκτοι wird ohne Bedeutungsunterschied zu ἀκρόνυχοι verwendet. ἀκρόνυκτοι lesen wir auch bei Ptol. Apotel. 1,8,2 (*bis*, vgl. aber auch den app. crit.). 2,7,4 (*bis*). Val. 4,8,16 (aber ἀκρονυχία Val. 4,11,15. 4,14,5). Heph. 1,20,9 (*bis*), wo er Ptol. Apotel. 2,7,4 abschreibt. In seinem Referat des Antigonos 2,18,54 hat Heph. dagegen ἀκρόνυχος. Ebenfalls beide Formen bietet Olympiodor (siehe den Index bei E. Boer). Zur Bedeutung siehe oben S. 426 mit Anm. 911.

da ihnen zwar meistens die Tagesbewegung, manchmal aber eben auch die (entgegengesetzte) Planetenbewegung zugrunde liegt, ist der Bezug zur Tagesbewegung hier eindeutig angegeben: „in den vorangehenden Graden oder auch in den vorangehenden Zeichen" (Z. 11f.). Bezieht sich die Richtungsangabe auf Grade oder Zeichen, ist immer die Tagesbewegung gemeint, lediglich bei den Richtungsangaben, die sich auf Planeten beziehen, muss genauer geprüft werden, ob die Tagesbewegung oder die Planetenbewegung gemeint ist. Der Wert von 15° erscheint hier offenbar als allgemeiner Wert des Arcus visionis der Planeten,[929] also als der Mindestabstand, den ein Planet zur Sonne haben muss, um in ihrer Nähe noch oder wieder sichtbar zu sein. Der Planet ist solange ἑῷος ἀνατολικός, bis er im rechten Gedrittschein zur Sonne steht (Z. 12-14). Der Begriff τρίγωνον stammt aus der astrologischen Lehre von den Aspekten, das heißt „die Winkelabstände zweier Punkte von der zentral gedachten Erde aus",[930] und bezeichnet einen Abstand von 120°. Dieser sogenannte „Gedrittschein" gilt als besonders wirksam. Allerdings scheint mir für die Grenze von 120° hier weniger die astrologische Aspektlehre ausschlaggebend zu sein als vielmehr die Tatsache, dass die äußeren Planeten bei durchschnittlich 120° Abstand zur Sonne ihre (scheinbaren) Stillstände haben. Vermutlich resultiert die herausragende Bedeutung des Gedrittscheins nicht zuletzt auf eben dieser Beobachtung.

Der Gedrittschein, bis zu dem der Planet ἑῷος ἀνατολικός ist, wird weiter als ein δεξιὸν τρίγωνον gekennzeichnet (Z. 12f.). Die Richtungsangabe „rechts" im Zodiak bezeichnet ein Vorangehen im Sinne der Tagesbewegung.[931] Ein Planet ist also ἑῷος ἀνατολικός, wenn er sich in einem Abstand zwischen 15° und 120° vor der Sonne befindet. ἑσπέριοι ἀνατολικοί sind die Planeten, wenn sie sich innerhalb derselben Distanz, also zwischen 15° und 120°, hinter der Sonne befinden. Das Adjektiv ἀνατολικός bezeichnet demnach immer einen Planeten, der sichtbar und nicht weiter als 120°

929 Zum Arcus visionis siehe oben S. 38 mit Anm. 121.

930 W. Hübner: Antike in der Astrologie (1993), 107. Zur Aspektlehre siehe oben S. 11 und unten die Tafel C auf S. 478.

931 Zu der Bestimmung „rechts" und „links" siehe die Erklärungen in astrologischen Schriften: Serap. apud Rhet. 6 p. 227,22f. Manil. 2,284-286. 293. Plin. nat. 2,32. Ant. Epit. 1,7 ex Isag. p. 113,33f. Ant. Epit. II 22 ex Thes. (≈ Rhet. 5,22) p. 155,27-156,6. Porph. Isag. 9 p. 198,12-21. Firm. math. 2,22,4-8. Heph. 1,16,1. Rhet. Epit. III*a* p. 106,25f. Vgl. auch W. Hübner: Raum, Zeit und soziales Rollenspiel (2003), 13.

von der Sonne entfernt ist.[932] Im Unterschied zu den bisher dargestellten Bedeutungen von ἀνατολή und ἀνατέλλω bzw. ἐπιτολή und ἐπιτέλλω bezeichnet ἀνατολικός hier also nicht ein punktuelles Ereignis, sondern eine Phase.[933] Innerhalb der genannten 15° sind die Planeten aufgrund ihrer Sonnennähe unsichtbar. Gehen sie der Sonne voraus, machen sie ihre ἑῴα δύσις, folgen sie ihr innerhalb von 15°, machen sie ihre ἑσπερία δύσις. Dem Adjektiv ἀνατολικός stellt Paulus Alexandrinus nicht, wie man erwartet, δυτικός entgegen, sondern das Substantiv δύσις. Dieses bezeichnet hier also die Phase der Unsichtbarkeit, die in die „morgendliche" und „abendliche" unterteilt wird.

Wir können die bei Paulus Alexandrinus vorgetragene Lehre folgendermaßen zusammenfassen: Ein Planet ist ἑῷος, wenn er der Sonne im Sinne der Tagesbewegung vorangeht. Befindet er sich dabei in einem Abstand bis zu 15° zur Sonne, ist er ἑῷος δυτικός, in einem Abstand von 15° bis 120° ist er ἑῷος ἀνατολικός. In Analogie dazu sind die der Sonne folgenden Planeten ἑσπέριοι, und zwar bis zu einem Abstand von 15° ἑσπέριοι δυτικοί, von 15° bis 120° ἑσπέριοι ἀνατολικοί. Schematisch lassen sich die Phasen der Planeten nach Paulus Alexandrinus folgendermaßen darstellen:[934]

[932] Adjektive mit dem Suffix -ικός sind für die wissenschaftliche Sprache charakteristisch. Sie sind entweder von einem Verb bzw. einer Wurzel abgeleitet und bezeichnen dann „meistens eine Fähigkeit und Tauglichkeit in transitiver Bedeutung". R. Kühner und B. Gerth: Ausführliche Grammatik I (1890), § 332,3 S. 287 mit Beispielen. Oder diese Adjektive sind von einem Substantiv abgeleitet und bezeichnen dann „insbesondere die Gattung oder Klasse, der ein Gegenstand, zu dem das Adj. tritt, angehört, in Bezug auf das Wort aber, von dem es abgeleitet ist, das zu diesem in Beziehung stehenden, dazu Gehörige, seine Art tragende." R. Kühner und B. Gerth: Ausführliche Grammatik I (1890), 294 §334,5. Diese letzte Bedeutung liegt wohl bei ἀνατολικός vor. Es ist somit von ἀνατολή abgeleitet, nicht von ἀνατέλλω und stellt eine Art Gattungsbegriff dar.

[933] φάσις hat hier also die Bedeutung „Phase". Oben haben wir bereits verschiedene Bedeutungen für φάσις herausgestellt. Alle beziehen sich im Unterschied zu diesem Fall auf ein punktuelles Ereignis: Bei Ptol. Phas. 2 p. 5,4-6 hat φάσις die Bedeutung „erste und letzte Sichtbarkeit" in Bezug auf die jährlichen Auf- und Untergänge der Fixsterne (oben S. 407, Anm. 853). Bei Gem. 13,2-4 (oben S. 400, Text 110) steht φάσις in der Bedeutung „Erscheinen am Horizont" als Umschreibung für den täglichen Aufgang, und bei Adrast. apud Theon. Smyrn. (oben S. 415, Text 119a, Z. 2) ist φάσις die erste Sichtbarkeit eines Planeten in Sonnennähe.

[934] Paulus Alexandrinus fasst diese Lehre etwas später in demselben Kapitel noch einmal zur Verdeutlichung zusammen, vgl. Paul. Alex. 14 p. 30,7-14.

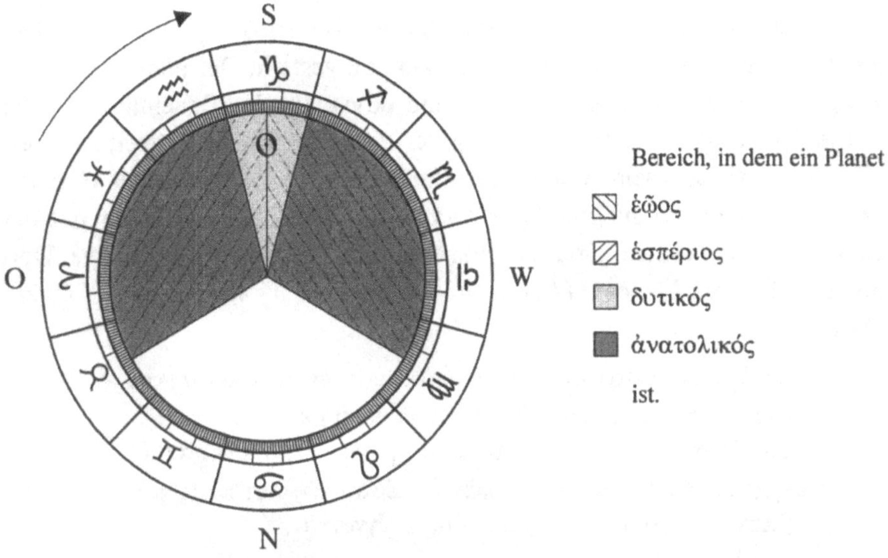

Abb. 50: Die Phasen der Planeten nach Paulus Alexandrinus

Kommen wir nun kurz auf den sachlich nicht ganz korrekten Genitivus absolutus τῆς – φερομένης (Text 123, Z. 5f.) zurück: Paulus Alexandrinus hatte behauptet, die Planeten machen die gerade beschriebenen Phasen „während ihr Lauf zum ersten und zweiten Stillstand eilt, von denen aus sie bald rückläufig und akronychisch werden, bald rechtläufig beobachtet werden“ (Z. 5-9). Die beiden inneren Planeten Venus und Merkur können nie akronychisch werden. Auf die äußeren Planeten angewandt ist es zwar richtig, dass sie in ihrer rückläufigen Phase zwischen dem ersten und zweiten Stillstand in Opposition zur Sonne gelangen und somit akronychisch werden. Allerdings machen sie die vier von Paulus Alexandrinus genannt Phasen nicht, „während ihr Lauf zum ersten und zweiten Stillstand eilt“. Während die Planeten zum zweiten Stillstand eilen, sind sie nämlich in keiner der beschriebenen Phasen, sie machen weder eine δύσις, noch sind sie ἀνατολικοί. Für die inneren Planeten Venus und Merkur dagegen ist die Aussage sachlich richtig, da sich diese nie weiter als 27°50′ (Merkur) bzw. 48° (Venus) von der Sonne entfernen und sich somit immer in einer der vier Phasen befinden. Doch können sie eben nicht akronychisch werden. Hier wird deutlich, dass die Gleichbehandlung von inneren und äußeren Planeten in Bezug auf ihre Phasen zwangsläufig zu Ungenauigkeiten führt.

Wie oben angekündigt, wurde diese späte Erklärung des Paulus Alexandrinus der Klarheit zuliebe an den Anfang gestellt. Der älteste erhaltene Zeuge, der die Verben ἀνατέλλειν und δύνειν in der Bedeutung „in der Phase der Sichtbarkeit sein" bzw. „in der Phase der Unsichtbarkeit sein" erklärt, ist Antiochos von Athen (2. Hälfte 2. Jh. n.Chr.).[935] In seinen Θησαυροί erläutert er die Junktur ἑῷοι ἀνατολικοί im Zusammenhang mit der Einteilung der Zeichen, Orte und Planeten in männliche und weibliche. Dort heißt es über die Planeten (Ant. Epit. II 1 ex Thes. [≈ Rhet. 5,1] p. 145,2-6 [Text 124]):

> καὶ ἀρρενοῦνται μὲν οἱ ἀστέρες, ἐὰν ἑῷοι ἀνατολικοὶ τυγχάνωσι πρὸς τὸν Ἥλιον, τοῦτ' ἐστιν ἐν τοῖς ἡγουμένοις ζῳδίοις τοῦ Ἡλίου τετυχηκότες ἀπὸ μοίρας ιε̅ ἔγγιστα· θηλύνονται δέ, ἐπὰν ἑσπέριοι τύχωσι πρὸς τὸν Ἥλιον τετυχηκότες ἀπὸ μοίρας ιε̅ ἔγγιστα.

1-4 „Männlich werden die Planeten, wenn sie bezogen auf die Sonne in der Phase ihrer morgendlichen Sichtbarkeit sind, das heißt, wenn sie sich ungefähr vom 15. Grad an in den
4f. der Sonne vorangehenden Zeichen befinden: weiblich werden sie, wenn sie sich in Bezug auf die Sonne in der abendlichen Phase vom ungefähr 15. Grad an befinden."

Der explikative Relativsatz τοῦτ' ἐστιν ἐν τοῖς ἡγουμένοις ζῳδίοις τοῦ Ηλίου τετυχηκότες ἀπὸ μοίρας ιε̅ ἔγγιστα (Z. 2-4) erklärt den Ausdruck ἑῷοι ἀνατολικοὶ [...] πρὸς τὸν Ἥλιον (Z. 1f.). Als Mindestabstand für einen Planeten, der ἑῷος ἀνατολικός ist, wird der ungefähre Wert von 15° genannt. Dass es sich um einen Mindestabstand handelt, entnehme ich zum einen der Präposition ἀπό.[936] Gestützt wird diese Annahme dadurch, dass sich die Planeten „in den der Sonne vorangehenden Zeichen" (Plural!) befinden, wenn sie ἑῷοι ἀνατολικοί genannt werden. Wäre hier nur der heliakische Aufgang gemeint, also das Morgenerst, dann könnten sich die Planeten höchstens im angrenzenden Zeichen befinden. Die Aussage ist folgende: Die Planeten sind ἑῷοι ἀνατολικοί, wenn sie der Sonne vorangehen. Allerdings dürfen sie der Sonne nicht näher stehen als ungefähr 15°. Im zweiten Teil erklärt Antiochos, dass die Planeten weiblich werden, wenn sie sich in ihrer

---

[935] Zu Antiochos von Athen siehe oben S. 13 und S. 197-200.

[936] ἀπό bezeichnet hier einen Ausgangspunkt. Siehe dazu E. Schwyzer: Griechische Grammatik II (1950), 446.

abendlichen Phase befinden, das heißt, wenn sie der Sonne folgen und mindestens ca. 15° entfernt sind. Die Eigenschaft ἑσπέριοι nennt Antiochos ohne den Zusatz ἀνατολικοί. Stattdessen fügt er direkt den gleichbedeutenden Partizipialausdruck τετυχηκότες ἀπὸ μοίρας ιε̅ ἔγγιστα an. Weitere Erklärungen – etwa dass die Planeten sich in den der Sonne folgenden Zeichen (und Graden) befinden müssen – bleiben aus, können aber leicht aus den vorangehenden Ausführungen zu ἑῷοι ἀνατολικοί abgeleitet werden. ἀνατολικός steht hier eindeutig für die Sichtbarkeit eines Planeten.

In den Εἰσαγωγικά des Antiochos finden wir in Kapitel 15 eine Erklärung von δύνειν und ἀνατέλλειν (Ant. Epit. I 15 ex Isag. p. 115,1-3 [Text 125]):

> ιε̅. ὡς ἅπας ἀστὴρ ὡς ἐπίπαν ἐντὸς ιε̅ μοιρῶν Ἡλίου γενόμενος δύνει, ἀνατέλλει δὲ ὅταν πλέον διαστῇ· καὶ ἑῴαν μὲν ἀνατολὴν ποιεῖται ὅταν προαναφέρηται τοῦ Ἡλίου, ἑσπερίαν δὲ ὅταν ἐπικαταφέρηται.
>
> „15. Dass jeder Planet, der innerhalb von gewöhnlich ca. 15° zur Sonne steht, unsichtbar ist, sichtbar aber, immer wenn er sich weiter entfernt. Und die morgendliche Sichtbarkeit macht er, immer wenn er der Sonne vorangeht, die abendliche, immer wenn er [sc. ihr] folgt."[937]

Ein Planet wird gewöhnlich unsichtbar (δύνειν), wenn er sich innerhalb eines Abstandes von 15° zur Sonne befindet.[938] Der adverbiale Ausdruck ὡς ἐπίπαν spielt vermutlich auf die unterschiedlichen Arcus visionis der Planeten an.[939] Die Phase der Sichtbarkeit, die beginnt, wenn der Planet weiter als 15° entfernt ist, unterteilt Antiochos in die Phase der morgendlichen Sichtbarkeit, die stattfindet, wenn der Planet der Sonne vorangeht, und die der abendlichen Sichtbarkeit, in der der Planet der Sonne folgt. Auch hier gibt Antiochos keine maximale Distanz für die Phase der Sichtbarkeit.

---

937 ἐπικαταφέρεσθαι (pass.) ist in der Bedeutung „der Sonne folgen" schon bei Ps.Nech. et Petos. frg. 21,78 p. 220f. Riess belegt. Später ist τὸ ἐπικαταφερόμενον auch als Name des 8. Ortes belegt: Thras. p. 101,7, vgl. LSJ s.v. ἐπικαταφέρω II.

938 Dass Antiochos hier tatsächlich von den Phasen und nicht den Kardinalpunkten spricht, legt neben der zuerst besprochenen Passage aus den Θησαυροί (Text 124) vor allem der Hinweis nahe, dass die Terminologe für jeden Planeten gilt (ἅπας ἀστήρ, Z. 1).

939 Vgl. Ptol. Synt. 13,7 p. 593,3 Heiberg und dazu H. Vogt: Der Kalender (1920), 38.

Fassen wir zusammen: Antiochos bezeichnet mit ἀνατολικός einen Planeten, der mindestens 15° von der Sonne entfernt ist. Geht er der Sonne voran, ist er ἑῷος ἀνατολικός, in der Phase seiner morgendlichen Sichtbarkeit. Folgt er ihr im Sinne der täglichen Rotation, ist er ἑσπέριος ἀνατολικός, abendlich sichtbar. Wenn der Planet weniger als 15° von der Sonne entfernt ist, ist er unsichtbar.[940] Insgesamt differenziert Antiochos also zwischen drei Phasen: der Phase der Unsichtbarkeit, der der morgendlichen Sichtbarkeit und der der abendlichen Sichtbarkeit. Die Phase der Unsichtbarkeit wird nicht genauer in „morgendlich" und „abendlich" differenziert.

Der römische Astrologe Firmicus Maternus (1. Hälfte 4. Jh. n.Chr.) schreibt im zweiten Buch seiner *Mathesis*, das eine Einführung in die Elementarbegriffe der Astrologie darstellt,[941] über die Planeten (Firm. math. 2,8,1 [Text 126]):[942]

> VIII. *De stellis quando sint matutinae vel quando vespertinae*
>
> *stellae quinque idest Saturnus Iuppiter Mars Venus Mercurius matutinae sunt aut vespertinae aut occiduales aut absconsae, quae a Graecis afaneis et synodicae dicuntur, aut acronyctae. qua autem ratione tales fiant vel qua ex causa haec accipiant nomina, explicemus. matutinae sunt in ortu, quae praecedentes orbem Solis oriuntur; vespertinae vero in ortu, quae orientem Solem sequuntur; absconsae vero, quas <Solis> orbis tegit; acronyctae, quae tunc oriuntur, cum Sol occidit.*
>
> „8. Über die Planeten, wann sie morgendlich sind, wann abendlich
>
> 3-6 Die fünf Planeten, das sind Saturn, Jupiter, Mars, Venus und Merkur, sind morgendlich oder abendlich oder unsichtbar oder verborgen, was die Griechen ‚unsichtbar'

[940] Auch in babylonischen Horoskopen heißt es: Ein Planet „ist untergegangen" (ŠÚ = rabû), immer wenn er in Sonnennähe unsichtbar ist, vgl. dazu F. Rochberg: Babylonian Horoscopes (1998), 7.

[941] Zum Inhalt des zweiten Buches vgl. F. Boll: Firmicus (1909), 2369,66-2370,30. W. und H.G. Gundel: Astrologumena (1966), 230. P. Monat (ed.): Firmicus Maternus. Mathesis, Bd. I (1992), 13f.

[942] Zu Firmicus Maternus siehe oben S. 15.

> (ἀφανεῖς) und ‚in Konjunktion' (συνοδικαί) nennen, oder
> 6f. akronychisch. Auf welche Weise sie aber so werden oder
> aus welchem Grunde sie diese Namen erhalten, wollen wir
> 7f. erklären. Morgendlich im Aufgang sind die, die dem Rund
> 8f. der Sonne vorangehend aufgehen. Abendlich im Aufgang
> 9f. aber sind die, die der aufgehenden Sonne folgen. Verbor-
> 10f. gen aber, die das Rund der Sonne bedeckt; akronychisch,
> die dann aufgehen, wenn die Sonne untergeht."[943]

Die Herausgeber Kroll, Skutsch und Ziegler äußerten sich im Apparat ihrer Edition folgendermaßen zu dieser Stelle: „astronomiae plane ignarus est Firmicus". Monat schließt sich in seinem Kommentar zur Stelle diesem Urteil ausdrücklich an. Betrachten wir den Text genauer: Firmicus nennt fünf Termini technici als mögliche Eigenschaften der Planeten: *matutinae*, *vespertinae*, *occiduales*, *absconsae* und *acronyctae*. Während Firmicus im Folgenden die Begriffe *matutinae*, *vespertinae*, *absconsae* und *acronyctae* erläutert, bespricht er das seltene Adjektiv *occiduales* nicht.

Zuerst erklärt Firmicus: *matutinae sunt in ortu, quae praecedentes orbem Solis oriuntur* (Z. 7f.). Dies entspricht sachlich der Erklärung des Antiochos: καὶ ἑῴαν μὲν ἀνατολὴν ποιεῖται ὅταν προαναφέρηται τοῦ Ηλίου (S. 439, Text 125, Z. 2-4). Die Darstellung: *vespertinae vero in ortu, quae orientem Solem sequuntur* (Text 126, Z. 8f.) entspricht ἑσπερίαν δὲ ὅταν ἐπικαταφέρηται (S. 439, Text 125, Z. 4). Inhaltlich ist gegen den Text des Firmicus nichts einzuwenden, wenn auch bei der abendlichen Sichtbarkeit der Zusatz *orientem* (*Solem*) verwundert. Man erwartet hier eher *occidentem*, da die Planeten ja erst nach Sonnenuntergang sichtbar werden. Dennoch bleibt der Satz sachlich richtig.[944] Im Unterschied zu Antiochos fehlt bei Firmicus jedoch in diesem Kapitel die konkrete Angabe, wie weit entfernt ein Planet vor der Sonne aufgehen muss, um *matutina in ortu* zu sein. In dem folgenden Kapitel 2,9: *Quibus partibus matutinae stellae vel vespertinae fiant* nennt Firmicus dann unterschiedliche Werte für den Mindestabstand der Planeten zur Sonne, in dem sie morgens vor der Sonne oder abends

---

943 Vgl. die leicht abweichende Übersetzung von P. Monat (ed.): Firmicus Maternus. Mathesis, Bd. I (1992). Unbrauchbar sind die Übersetzungen von H. Thorsonn (1927) und J.R. Bram (1972) und (1975).

944 Allerdings verlagert sich hier der Akzent von der Sichtbarkeit am Abend auf die westliche Stellung zur Sonne beim Aufgang.

hinter der Sonne sichtbar sind.[945] Der Ausdruck *matutinae in ortu* entspricht also dem griechischen Ausdruck ἑῷοι ἀνατολικοί, *vespertinae in ortu* entspricht ἑσπέριοι ἀνατολικοί.

Anschließend erklärt Firmicus den Begriff *absconsae* (Text 126, Z. 9f.): „Verborgen" sind die Planeten, „die das Rund der Sonne verdeckt". Inhaltlich umschreibt er mit dem Adjektiv *absconsae* die Unsichtbarkeit der Planeten in Sonnennähe, die im Griechischen δυτικοί genannt werden.[946] Im ersten Abschnitt von Kapitel 2,8,1 (Text 126) schließt sich ein explikativer Relativsatz an das Adjektiv *absconsae* an (Z. 5): *quae a Graecis afaneis et synodicae dicuntur*. Das Adjektiv *afaneis* (ἀφανεῖς) ist zwar sachlich richtig, denn die Planeten, die „verborgen" (*absconsae*) sind, sind nicht sichtbar, doch ist ἀφανεῖς in der Fachsprache der Griechen kein Terminus technicus für die Unsichtbarkeit eines Planeten in Sonnennähe. Wenn überhaupt, dann wird es eher unspezifisch im Sinne von „nicht sichtbar" verwendet.[947] Das Adjektiv *synodicae* (συνοδικαί) dagegen ist ein Terminus technicus, der vom griechischen Substantiv σύνοδος abgeleitet ist.[948] Gewöhnlich heißt σύνοδος „Konjunktion" und bezeichnet das (genaue) Zusammenstehen zweier Planeten.[949] Doch gibt es auch Hinweise auf weitere Bedeutungen des

945 Siehe unten S. 446, Text 128.

946 Bei Firm. math. 1,4,8 heißt es: *scimus, quando* [sc. stellae] *vespertino, quando matutino ortu nobis appareant, quando Solis orbe absconsae lateant, quando ex radii eius splendore liberatae lucido sui nitore praefulgeant.* Das Verb *abscondere* im Sinne von *praefulgendo obumbrare* ist seit Seneca (z.B. Sen. nat. 1,1,11) belegt und wirkte in dem Bild der alles überstrahlenden Sonne vor allem in der christlichen Literatur weiter, vgl. Ambr. off. 2,1,1 (Migne 16,109): *sicut exortus sol lunae globum et cetera stellarum abscondit lumina, fulgor honestatis* [...] *cetera quae putantur bona* [...] *obumbrat.* H. Oertel: *abscondo* (1900), 161,11-31 mit weiteren Quellen. Allerdings wird hier *abscondere* nicht speziell für die Unsichtbarkeit in direkter Sonnennähe, sondern eher allgemein für die Unsichtbarkeit aller Sterne am Tag gebraucht. Zu unserer Stelle vgl. H. Oertel: *abscondo* (1900), 165,65f. zu *absconditus* und *absconsus* ohne weitere Erklärung.

947 Allgemein von der Unsichtbarkeit z.B. Ptol. Apotel. 2,14,9 (≈ Heph. 1,25,11). Val. 1,2,8. 89. Paul. Alex. 2 *passim.* 12 p. 26,7. 33 p. 89,15. In ähnlichem Zusammenhang zur Beschreibung der κρύψις des Mondes Val. 1,13 *passim* (cf. Val. App. V *passim*). Als Erklärung der ἑσπερία δύσις: Adrast. apud Theon. Smyrn. p. 138,7 Hiller (oben S. 425, Text 122a, Z. 51).

948 Vgl. LSJ s.v. συνοδικός: „Astron.: *of* or *from a conjunction* of Sun and Moon [...]; *in astral conjunction with*". Zur Bedeutung der Adjektive mit dem Suffix -ικός siehe oben S. 436, Anm. 932. Siehe auch Ant. Epit. II 35 ex Thes. (≈ Rhet. 5,35) p. 158,17f. Rhet. Epit. III*a* p. 105,14-18.

949 Siehe LSJ s.v. σύνοδος. So z.B. Ptol. Apotel. 1,2,5. 2,14,4. 3,3,3. 3,11,7 *et al.* Val. 1,8. 1,17,17. 1,22,15. 2,26,15 *et al.* Porph. Isag. 2 p. 193,24-26. Paul. Alex 14 p. 29,16-21 gibt einen maximalen Abstand von 0°59′, vgl. auch Olymp. 11 p. 18,21-27. Rhet. 5,79 p. 203,23-204,6. Ps.Rhet. CCAG VII (1908) p. 222,28. 223,3f. Vgl. auch oben S. 31, Anm. 80 und S. 419, Anm. 898.

Begriffs. An einer Stelle scheint Serapion mit σύνοδος den gesamten Bereich der Unsichtbarkeit in Sonnennähe zu bezeichnen.[950] Antiochos bezeichnet einen Abstand zwischen 3° und 15° als σύνοδος. Die genaue Konjunktion ist bei ihm also eben keine.[951] Obwohl die verschiedenen Bedeutungen des Begriffs σύνοδος noch nicht hinreichend geklärt sind, kann doch schon jetzt festgestellt werden, dass σύνοδος gewöhnlich nicht den gesamten Bereich der Unsichtbarkeit in Sonnennähe bezeichnet und συνοδικός somit in der Regel kein Synonym zu δυτικός ist. Die bei Firmicus genannten griechischen Begriffe ἀφανεῖς und συνοδικοί sind also in der griechischen Fachsprache keinesfalls die Pendants zu *absconsae*.

In der griechischen Fachsprache wird zur Bezeichnung der Unsichtbarkeit in Sonnennähe neben δυτικός auch das Adjektiv ὕπαυγος benutzt.[952] Dass Firmicus Maternus diesen griechischen Terminus technicus gekannt und mit *absconsus* übersetzt hat, zeigen einige Stelle aus seinem sechsten Buch. Zu diesem existieren zwei griechische Parallelen. Eine hat W. Kroll 1900 im CCAG II p. 159-180 ediert. Als Quelle hatte er den griechischen Dichter Anubion vermutet, der im zweiten oder dritten Jh. n.Chr. ein astrologisches Gedicht im elegischen Versmaß verfasst hat.[953] Anubion soll hauptsächlich aus dem in Hexametern verfassten astrologischen Gedicht des Dorotheos von Sidon geschöpft habe.[954] Diesen von W. Kroll edierten Text hat D. Pingree 1986 in seiner Edition der Anthologien des Vettius Valens als Appendix I neu abgedruckt (p. 369-389). Im Folgenden wird der Text nach der Ausgabe von D. Pingree als Val. App. I zitiert. Die zweite Parallele stammt aus einer von A. Olivieri 1900 teilweise im CCAG II p. 204-212 edierten Prosaparaphrase des astrologischen Gedichtes von Anubion, die Pingree 1976 in seiner Ausgabe des Dorotheos vollständig ediert hat (p. 345-

950 Serap. apud Rhet. 6 p. 227,15f. (oben S. 54, Text 6). An anderer Stelle wiederum unterscheidet Serapion zwischen der Wirkung von Planeten, die ὕπαυγοι sind, und der Wirkung derer, die συνοδικοί sind: Serap. apud Rhet. 6 p. 230,16-21.

951 Ant. Epit. I 9 ex Isag. p. 114,6-8: σύνοδος δὲ ὅταν μηδέπω μὲν ᾖ κεκολλημένος, μέλλῃ δὲ κολλᾶσθαι, πλέον μὲν ἀπέχων τῶν γ̄ μοιρῶν, οὐ πλέον δὲ διιστάμενος τῶν πεντεκαίδεκα μοιρῶν.

952 Zu der weiten Verbreitung dieses Begriffs siehe C. Orlando: Lessico (1991), 297-299 mit Anm. 20. Eine Definition bei Ant. Epit. II 45 ex Thes. (≈ Rhet. 5,45) p. 160,1-4: 45. Περὶ τῶν ὑπαύγων ἀστέρων. ὕπαυγοι δὲ λέγονται εἶναι ὅσοι ὑπὸ τὰς αὐγὰς τοῦ Ἡλίου τυγχάνουσιν ὄντες ἐπὶ πρόσω ἢ ὀπίσω. τοῦτο δὲ γνωστέον ἀπὸ τῆς τῶν φάσεων ψηφοφορίας (vgl. die Zusammenfassung bei Rhet. Epit. III*a* p. 108,1f).

953 Vgl. W. Kroll: CCAG II (1900) p. 160.

954 D. Pingree (ed.): Dorotheos (1976), praef. xisq. und 344. A.M. Urso: La letteratura (2002), 112.

357). J. Heeg[955] und nach ihm V. Stegemann[956] kamen durch Hinzuziehen dieser Anubionparaphrase zu dem Schluss, nicht Anubion, sondern Dorotheos sei die Quelle für Firmicus und den Anonymos. D. Pingree dagegen kommt bei der Bearbeitung der Dorotheos-Fragmente zu dem Ergebnis, Anubion sei als Quelle sowohl für die anonyme Prosaparaphrase des Anubiongedichts, als auch für Firmicus Maternus, als auch für den Anonymos anzunehmen. Anubion selber schöpfe allerdings aus Dorotheos.[957] Die Paraphrase wird im Folgenden nach der Dorotheos-Edition von D. Pingree zitiert. Die beiden griechischen Texte und der lateinische des Firmicus werden zum besseren Vergleich in synoptischer Form dargeboten. Zur Vervollständigung wird auch der dem Anubion vermutlich zugrunde liegende DorotheosText in der englischen Übersetzung der arabischen Paraphrase, die D. Pingree ediert hat, abgedruckt:

Dor. A II 19,3 (Text 127a)	**Val. App. I 114 (Text 127b)**	**Dor. G II 19 p. 355,17f. P. (T 127c)**	**Firm. math. 6,23, 3 (Text 127d)**
If Jupiter is with the Sun	ὁ δὲ Ζεὺς σὺν Ἡλίῳ,	ὁ Ζεὺς σὺν Ἡλίῳ	*si Iuppiter et Sol in eodem signo pariter fuerint constituti,*
under its [the Sun's] rays,	εἰ μὲν ὕπαυγος εἴη,	ὕπαυγος μὲν	*et sit Iuppiter radiis Solis absconsus,*
it indicates a decrease of everything.	πάντων τῶν ἀγαθῶν σπάνις ἔσται.	ἐλαττοῖ τὰ ἀγαθά.	*omnem felicitatis ordinem variis deiectionibus minuit.*

Tab. 20: absonsus als Entsprechung für griechisch ὕπαυγος

Als Entsprechung des griechischen Terminus technicus ὕπαυγος schreibt Firmicus *radiis Solis absconsus.*[958] Auch wenn Firmicus nicht den hier angeführten griechischen Text, sondern eine allen gemeinsame Quelle übersetzt

955 J. Heeg: Dorotheos von Sidon (1910).

956 V. Stegemann: Dorotheos von Sidon (1943).

957 D. Pingree (ed.): Dorotheos (1976), praef. xisq. und 344. S. Feraboli: Un utile confronto (1991), 201. A.M. Urso: La letteratura (2002), 112.

958 Vgl. auch Firm. math. 6,15,17: *vel si Mercurius radiis <Solis> absconsus*, dem entspricht Val. App. I 78: καὶ μάλιστα τοῦ Ἑρμοῦ ὑπαύγου ὄντος, dem entspricht Dor. G. II 16 p. 352,2 Pingree: ἢ ὑπαύγου und Dor. A II 16,12: „and is under the Sun's rays". Ebenso Firm. math. 6,24,7. Val. App. I 165. Dor. G. II 19,119. Dor. A II 19,20. Auch der englischen Übersetzung der arabischen Paraphrase „under the rays" scheint ein entsprechender arabischer Begriff zugrunde zu liegen.

hat, dürfen wir wohl davon ausgehen, dass ihm der Terminus technicus ὕπαυγος bekannt war und seine Quelle ihn ebenfalls benutzt hat.[959] Um so mehr verwundert es, dass Firmicus (oben S. 440, Text 126, Z. 5) als griechische Pendants für *absconsae* die Begriffe *afaneis* und *synodicae* nennt und nicht die gebräuchlicheren δυτικοί und ὕπαυγοι.

Zuletzt erklärt Firmicus den akronychischen Aufgang in der bereits bekannten Weise als Aufgang eines Planeten bei Sonnenuntergang. Eine Erklärung des Begriffes *occiduales* bleibt er schuldig. P. Monat, dessen Kommentar zu dem gesamten Kapitel 2,8 nicht zufrieden stellt,[960] äußert zwei Vermutungen, warum Firmicus den Begriff *occiduales* nicht erklärt:

> Firmicus n'explique pas, soit parce qu'il le considère comme synonyme de *vespertinus*, soit parce que sa source, en ce passage, l'utilisait sans l'expliquer davantage: on peut supposer qu'il s'appliquait à une cinqième position des planètes par rapport au soleil, correspondant peut-être au *coucher du soir* des astronomes.[961]

Mir scheint es näher liegend, das Adjektiv *occiduales* als Übersetzung des griechischen δυτικοί zu verstehen.[962] Somit ist *occiduales* nicht, wie Monat vorschlägt, als Synonym zu *vespertinae*, sondern als Synonym für *absconsae* (ὕπαυγοι) zu verstehen.[963] Damit ließe sich begründen, warum eine eigene Erklärung fehlt. Man würde im lateinischen Text daher als Verbindung zwischen *occiduales* und *absconsae* eher ein *vel* als ein ausschließendes *aut* erwarten: *matutinae sunt aut vespertinae aut occiduales* *v e l* *absconsae* (oben S. 440, Text 126, Z. 4f.). „Sie sind entweder morgendlich [sc. sicht-

---

959 Die Stelle des Anonymos (Val. App. I 114, Text 127b) weist metrische Spuren auf: πάντων τῶν ἀγαθῶν σπάνις ἔσται ist ein Hexameteranfang bis zur bukolischen Diärese.

960 Schon die Grundvoraussetzung P. Monats, dass Firmicus Maternus hier von den ersten und letzten Sichtbarkeiten der Planeten spricht, ist falsch. Bei seinen Erklärungen verstrickt sich Monat dann selbst in ungenauen Darstellungen und differenziert weder zwischen „Aufgang" und „erster Sichtbarkeit" noch zwischen „Untergang" und „letzter Sichtbarkeit". So benutzt er z.B. den Ausdruck „lever du soir" im Sinne von „Abendaufgang", also dem Aufgang der äußeren Planeten in Opposition zur Sonne, und im Sinne von „Abenderst" ohne auf die Doppeldeutigkeit hinzuweisen.

961 P. Monat (ed.): Firmicus Maternus. Mathesis, Bd. I (1992), 160 ad loc.

962 Selbst die Bildung des Adjektivs ist ähnlich, bezeichnet doch das Suffix *–alis* im Lateinischen ebenso die Zugehörigkeit wie das Suffix -ικός im Griechischen. Zur Wortbildung mit dem Suffix *–alis*: M. Leumann, I.B. Hofmann und A. Szantyr: Lateinische Grammatik (1977), I 263.

963 Zur Synonymik von ὕπαυγος und δυτικός vgl. Olymp. 9 p. 11, 18-20 (siehe unten S. 448, Text 130, Z. 4-6) und Anon. in Ptol. Apotel. p. 140 Wolf: δυκτικοί. τούτεστιν ὕπαυγοι.

bar] oder abendlich [sc. sichtbar] oder nicht sichtbar bzw. [sc. unter den Strahlen der Sonne] verborgen." Die Adjektive *occiduales* und *absconsae* scheinen also die Übersetzungen der griechischen Termini technici δυτικός und ὕπαυγος zu sein. Dass Firmicus nun in dem Relativsatz als griechische Pendants *afaneis* und *synodicae* nennt, ist kaum nachzuvollziehen. Eventuell wurde hier eine Glosse in den Text eingeschoben.

Ein Planet kann also – so Firmicus – morgendlich sichtbar sein (*matutina in ortu*, griech.: ἑῷος ἀνατολικός), abendlich sichtbar sein (*vespertina in ortu*, griech.: ἑσπέριος ἀνατολικός) oder in Sonnennähe nicht sichtbar sein (*occidualis*, griech.: δυτικός oder *absconsa*, griech.: ὕπαυγος). Wie Antiochos unterteilt er diese Phase nicht weiter in „morgendlich" und „abendlich".

In dem folgenden Kapitel 2,9 erklärt Firmicus, wie die Planeten *matutinae* bzw. *vespertinae* werden. Dort heißt es (Firm. math. 2,9 [Text 128]):

> [...] *Saturni stella cum a Sole XV recesserit partibus idest cum praecedens orta fuerit, matutina est. simili modo etiam Iovis XII partibus recedens* <*se*> *matutinum facit praecedentem, Venus VIII. Mars etiam praecedens et in VIII. parte constitutus matutinus efficitur. Mercurius praecedens et in XVIII. parte constitutus matutinus est. vespertinae vero sunt, cum in isto partium numero constitutae Solem fuerint subsecutae.*
>
> 3 se *addidit Monat* ortum *addiderunt Kroll, Skutsch, Ziegler* || 4 praecedentem *uncis rectis incluserunt Kroll, Skutsch, Ziegler*

1f. „[...] Saturn ist morgendlich [sc. sichtbar], wenn er 15°
von der Sonne weggerückt ist,[964] das heißt, wenn er ihr
2-4 vorangehend aufgegangen ist. Auf ähnliche Weise macht
sich auch Jupiter morgendlich [sc. sichtbar], wenn er 12°
4f. entfernt ist, Venus, wenn 8°.[965] Mars wird ebenfalls vor-
5f. ausgehend und im 8.° stehend morgendlich. Merkur ist
6-8 vorangehend und im 18.° stehend morgendlich. Abendlich

[964] Der Nebensatz *cum a Sole* [...] *recesserit* (Text 128, Z. 1) entspricht nicht ganz den astronomischen Tatsachen, da sich genau genommen die Sonne von Saturn entfernt und ihn im Sinne der Planetenbewegung zurücklässt.

[965] Die Reihenfolge der Nennung der Planeten ist ungewöhnlich, da hier Venus vor Mars genannt wird.

aber sind sie, wenn sie in eben jener Zahl an Graden stehend der Sonne folgend sind.“

Die genannten Abstände sind hier sicher als Arcus visionis der Planeten zu verstehen.[966] Wenn die Planeten in den von Firmicus genannten Abständen morgens vor der Sonne aufgehen, gehen sie sichtbar auf. Sie sind *matutinae*, morgendlich sichtbar. Folgen sie der Sonne im Sinne der Tagesbewegung in dem entsprechenden Abstand, sind sie abends am Abendhimmel sichtbar, sie sind *vespertinae*.[967] *matutina* [sc. *stella*] scheint hier schon in der Bedeutung *matutina in ortu*, *vespertina* in der Bedeutung *vespertina in ortu* zu stehen. Ob die Adjektive *matutina* und *vespertina* bei Firmicus bereits immer die Sichtbarkeit implizieren, ist nicht genau festzustellen, da Firmicus sie manchmal mit dem Zusatz *in ortu*, manchmal dagegen auch ohne den Zusatz verwendet. Fehlt der Zusatz *in ortu*, ist nicht immer eindeutig, ob der Planet sichtbar ist oder nicht. Allerdings benutzt Firmicus an einer anderen Stelle *matutina* ohne den Zusatz *in ortu* als Gegensatz zu *Solis sociata luminibus* (Firm. math. 3,6,33 [Text 129]):[968]

male enim constituitur Venus, si cum illo [sc. Sole] *fuerit collocata; non enim gaudet Solis sociata luminibus, et quicquid in rebus humanis malum videtur ac miserum, hoc totum hominibus cum Sole posita decernit. gaudet vero retro Solem collocata, idest matutina.*

„Schlecht gestellt ist nämlich Venus, wenn sie mit jener [sc. mit der Sonne] gestellt ist; denn sie freut sich nicht,

966 Zum Arcus visionis oben S. 38 mit Anm. 121. Zu den hier genannten Werten vgl. A. Bouché-Leclercq: L'astrologie (1899), 111 mit Anm. 3 und O. Neugebauer: A History (1975), II 831f.

967 An dieser Stelle könnte man in Zweifel geraten, ob Firmicus wirklich von Sichtbarkeitsphasen spricht oder vom Morgen- bzw. Abenderst der Planeten. Doch weil er hier von allen fünf Planeten spricht, ist klar, dass er die Sichtbarkeitsphasen meint und nicht die erste Sichtbarkeit der Planeten am Morgen bzw. am Abend, da nur Venus und Merkur in der genannten Distanz hinter der Sonne stehend zum ersten Mal sichtbar werden.

968 Im modernen angloamerikanischen Sprachgebrauch der Astrologen steht „matutine“ und „vespertine“ ohne Zusatz – wie hier bei Firmicus – in der Bedeutung „morgendlich sichtbar“, vgl. J. Wilson: A Complete Dictionary (1880), 283f. s.v. matutine: „appearing in the morning. The stars called matutine when they rise before the ☉ in the morning, until they arrive at their first station, where they become retrograde“ und dens. ebd., 400 s.v. vespertine. Deutschsprachige Astrologen dagegen bezeichnen mit „matutinal“ den heliakischen Aufgang, mit „vesperal“ den heliakische Untergang. U. Becker: Lexikon (1997), 186 s.v. matutinal, 293 s.v. vesperal.

> wenn sie mit dem Licht der Sonne vereinigt ist, und was auch immer bei den menschlichen Angelegenheiten als schlecht und elendig erscheint, dies Ganze bestimmt sie für die Menschen, wenn sie mit der Sonne zusammen gestellt ist. Sie freut sich aber, wenn sie hinter[969] die Sonne gestellt ist, das heißt morgendlich."

Präzise erklärt im sechsten Jahrhundert n.Chr. Olympiodor in seinem Kommentar zu Paulus Alexandrinus[970] die Begriffe ἑῷος, ἑσπέριος, ἀνατολικός und δυτικός (Olymp. 9 p. 12,15-23 [Text 130]):

> καὶ λέγομεν, ὅτι φάσις ἑῴα λέγεται ἁπλῶς, ὅταν ἐν προηγουμένοις ζῳδίοις τοῦ Ἡλίου ὑπάρχῃ τις τῶν ἀστέρων, φάσις δὲ ἑσπερία, ὅταν ἐν τοῖς ἑπομένοις· ἀλλ' εἰ μὲν ἐντὸς τῶν ιε̅ μοιρῶν ᾖ τοῦ Ἡλίου ὁ ἀστήρ, ὥστε μὴ φαίνεσθαι ἀλλ' εἶναι αὐτὸν ὕπαυγον, τηνικαῦτα δυτικὸς λέγεται ἢ ἑῷος ἢ ἑσπέριος. εἰ δὲ ὑπεξέλθοι τὰς ιε̅ μοίρας, ὥστε φαίνεσθαι ἡμῖν, τηνικαῦτα ἀνατολικός [sc. λέγεται]· εἰ μὲν ἐν τοῖς ἑπομένοις [sc. ζῳδίοις] ἑσπέριος ἀνατολικός, εἰ δὲ ἐν τοῖς προηγουμένοις [sc. ζῳδίοις] ἑῷος ἀνατολικός.

1-3 „Und wir sagen, dass ‚morgendliche Phase' einfach gesagt
wird, immer wenn irgendeiner der Planeten in den der
3 Sonne vorangehenden Zeichen ist, ‚abendliche Phase' da-
3-6 gegen, immer wenn in den folgenden: Aber wenn sich der
Planet innerhalb von 15° von der Sonne aus befindet, so
dass er nicht sichtbar ist, sondern ‚unter ihren Strahlen',
dann wird er ‚in der Phase seiner Unsichtbarkeit' genannt,
6-8 und zwar entweder morgendlich oder abendlich. Wenn er
aus diesen 15° herausgetreten ist, so dass er für uns sicht-
bar ist, dann [sc. wird er] ‚in der Phase seiner Sichtbarkeit'
8f. [sc. genannt]: wenn in den folgenden [sc. Zeichen], in der
9f. Phase seiner abendlichen Sichtbarkeit', wenn in den vor-
angehenden [sc. Zeichen], in der Phase seiner morgend-
lichen Sichtbarkeit'."

---

[969] *Retro* verwundert hier und kann nur auf die Planetenbewegung bezogen sein.

[970] Es handelt sich hierbei um eine Vorlesungsmitschrift. Zu Olympiodor, dieser Vorlesungsreihe und ihrem Verhältnis zu Paulus Alexandrinus siehe oben S. 66.

Olympiodor gibt kurz und präzise die Lehrmeinung des Paulus Alexandrinus wieder. Von „morgendlicher Phase“[971] spricht er, wenn sich ein Planet in den der Sonne vorangehenden Zeichen befindet. Der Ausdruck in den „vorangehenden Zeichen“ ist ungenau. Sicherlich sind auch die Planeten gemeint, die der Sonne vorausgehen, sich aber in demselben Zeichen befinden wie sie. Dies wird in den folgenden Ausführungen deutlich: Befindet sich ein Planet innerhalb eines Abstands von 15° zur Sonne, dann ist er unsichtbar und ὕπαυγος „unter ihren Strahlen“. Ein solcher Planet wird – so Olympiodor – δυτικός, „in der Phase der Unsichtbarkeit“, genannt, und zwar entweder ἑῷος, „in der morgendlichen Phase der Unsichtbarkeit“, das heißt, in der Phase, in der er bis zu 15° vor der Sonne steht, oder ἑσπέριος, „in der Phase der abendlichen Unsichtbarkeit“, wenn er sich innerhalb der genannten Distanz hinter der Sonne befindet. An anderer Stelle nennt Olympiodor, wie Paulus Alexandrinus, den Gedrittschein als maximale Distanz eines Planeten zur Sonne, der als ἀνατολικός bezeichnet wird.[972]

Zusammenfassung: Die Sichtbarkeitsphasen der Planeten

Die astrologische Lehre, die den untersuchten Texten zugrunde liegt, lässt sich folgendermaßen zusammenfassen: Jeder Planet, der der Sonne im Sinne der Tagesbewegung um mehr als 15° vorangeht, ist ἑῷος ἀνατολικός bzw. *matutina in ortu*, jeder, der ihr in einem Abstand von mehr als 15° folgt, ist ἑσπέριος ἀνατολικός bzw. *vespertina in ortu* (vgl. Abb. 51a). Einen Höchstabstand für die Entfernung nennen nur die späten Quellen Paulus Alexandrinus und Olympiodor, nämlich den Gedrittschein, also 120°. Antiochos und Firmicus Maternus hingegen setzen keine Höchstgrenze. Befindet sich der Planet innerhalb des Abstandes von 15° ist er δυτικός bzw. *occidualis* (vgl. Abb. 51b).

---

971 φάσις hier in derselben Bedeutung wie bei Paulus Alexandrinus, vgl. oben S. 436, Anm. 933.

972 Siehe Olymp. 9 p. 13,15-22 (unten S. 452, Text 131) mit der Besprechung.

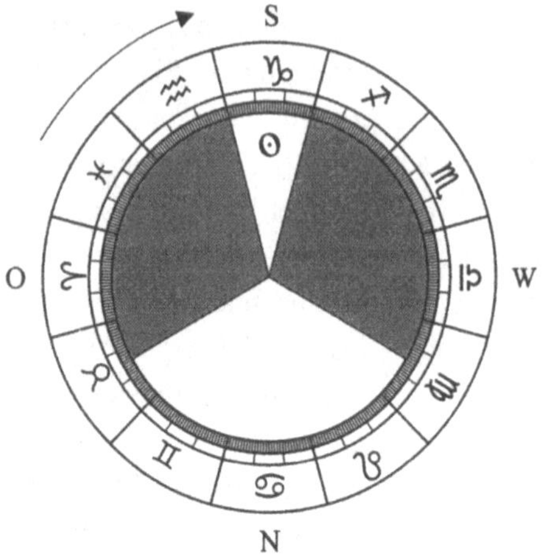

Abb. 51a: Bereiche, in denen die Planeten ἀνατολικοί sind

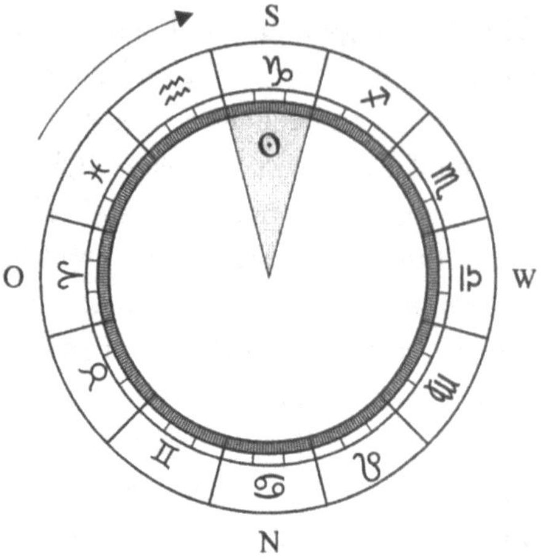

Abb. 51b: Bereich, in dem die Planeten δυτικοί sind

Paulus Alexandrinus und Olympiodor unterteilen diese Phase der Unsichtbarkeit weiter in die der „morgendlichen Unsichtbarkeit“ (ἑῴα δύσις) und die der „abendlichen Unsichtbarkeit“ (ἑσπερία δύσις). Diese Klassifizierung der in Sonnennähe unsichtbaren Planeten fehlt bei Antiochos und Firmicus Maternus.

Erklärung der einzelnen Elemente der Lehre

Die Einteilung der Planetenphasen in sichtbare und nicht sichtbare und die weitere Unterteilung der sichtbaren Planeten in die, die morgens vor Sonnenaufgang sichtbar sind, und die, die abends nach Sonnenuntergang sichtbar sind, ist einfach, mit bloßem Auge feststellbar und schon in der babylonischen Omensammlung *Enūma Anu Enlil* nachzuweisen. In dem Text der Venus–Tafel (Tafel 63, wohl 2. Jt. v.Chr.)[973] wird die Sichtbarkeit der Venus am Morgen als Omen gedeutet, ebenso wie ihre Sichtbarkeit am Abend; Die Periode der Unsichtbarkeit wird zwar genannt, aber weder als Omen gewertet noch weiter unterteilt.[974] Auch in dem Text *Mul.Apin* sind die Perioden der Sichtbarkeit und Unsichtbarkeit der Planeten schon relativ genau aufge-

973 Siehe oben S. 42 mit Anm. 126.
974 Dazu N.M. Swerdlow: The Babylonian Theory (1998), 9.

zeichnet.[975] Dieselbe simple Einteilung finden wir auch in den frühen griechischen Quellen. Fragmente einer Schrift, die unter dem Namen des Petosiris und des Nechepso in der Antike kursierte[976] und als eine der ältesten in griechischer Sprache verfassten Schriften astrologischen Inhalts gilt, bezeugen einerseits die Unterscheidung von δυτικοί und ἀνατολικοί,[977] andererseits die weitere Differenzierung der sichtbaren Planeten in ἑῷοι ἀνατολικοί und ἑσπέριοι ἀνατολικοί.[978] Die aufgrund ihrer Sonnennähe nicht sichtbaren Planeten werden dagegen nicht weiter unterschieden. Auch bei Serapion finden wir nur die Unterscheidung von ἑῷοι ἀνατολικοί, ἑσπέριοι ἀνατολικοί und ὕπαυγοι.[979] Die weitere Klassifizierung der in Sonnennähe nicht sichtbaren Planeten in ἑῷοι und ἑσπέριοι hat offenbar erst in späterer Zeit in Analogie zu der Unterscheidung der sichtbaren Planeten in ἑῷοι und ἑσπέριοι stattgefunden. Diese Tendenz, ein vorgegebenes Schema stetig durch Analogien oder Extrapolationen zu erweitern, ist eine typische astrologische Vorgehensweise.[980]

Der Wert von 15°, der in den Quellen als Mindestabstand eines Planeten von der Sonne angegeben wird, damit dieser sichtbar (ἀνατολικός) ist, der Arcus visionis, ist schon früh belegt. Die maximale Distanz von 120° dagegen ist zuerst bei Paulus Alexandrinus bezeugt. Hier handelt es sich vermutlich um eine spätere Modifikation der Lehre, wobei die Sichtbarkeitsperioden mit den Kardinalpunkten[981] der Planeten in Zusammenhang gebracht werden. In der ursprünglichen, schon in babylonischen Texten vorhandenen Lehre von den Sichtbarkeitsperioden der Planeten wurde dieser Zusammenhang noch nicht gesehen:

---

975 Vgl. N.M. Swerdlow: The Babylonian Theory (1998), 26.

976 Zu Ps.Nechepso und Petosiris siehe oben S. 8 mit Anm. 26.

977 Ps.Nech. et Petos. frg. 18,42f. p. 361 Riess.

978 Ps.Nech. et Petos. frg. 12,79 Riess p. 353. Siehe z.B. auch Serap. apud Rhet. 6 p. 230,7.8f.10.12f. Ant. Epit. II 1 (≈ Rhet. 5,1) ex Thes. p. 145,23-26.

979 Vgl. Serap. apud Rhet. 6 p. 230,7. 8f.: ἑῷοι ἀνατολικοί, ebd. 10. 12f: ἑσπέριοι ἀνατολικοί und ebd. 16: ὕπαυγοι.

980 Hierzu W. Hübner: Raum, Zeit und soziales Rollenspiel (2003), 23f.

981 Unter „Kardinalpunkt“ verstehe ich einen der markanten Punkte innerhalb eines synodischen Umlauf der Planeten: Bei den oberen drei Planeten sind die Kardinalpunkte das Morgenerst, der erste Stillstand, die Opposition, der zweite Stillstand und das Abendletzt. Bei den beiden unteren Planeten sind es das Morgenerst, der Morgenkehrpunkt, das Morgenletzt, das Abenderst, der Abendkehrpunkt und das Abendletzt. Vgl. zu diesem Sprachgebrauch B.L. van der Waerden: Babylonische Planetenrechnung (1957), 39.

> What is thus far missing is the recognition of a correspondence of the lengths of periods of visibility and invisibility, or synodic periods, to locations of first and last visibilities, either in the vicinity of conjunctions with stars and constellations recognized as ominous in Enūma Anu Enlil, or, what amounts to the same thing, to months of the year, which both determine the ominous significance of phenomena and correspond approximately to locations of the sun and thus of the phases.[982]

Die Grenze von 120° als maximale Entfernung eines Planeten, der als ἀνατολικός bezeichnet wird, hängt offenbar mit der Beobachtung zusammen, dass die Planeten, wenn sie 120° von der Sonne entfernt sind, stillzustehen und dann ihre Bewegungsrichtung zu ändern scheinen. Diesen Zusammenhang schildert Olympiodor (9 p. 13,15-22 [Text 131]):

> ἀλλ' ἄξιόν ἐστι ζητῆσαι, μέχρι πόσου διαστήματος ἀποστὰς τοῦ Ἡλίου ἕκαστος τῶν ἀστέρων λέγεται ἑῷος ἀνατολικός, καὶ πῶς ἅπαντα τὸν χρόνον ἑῷος ἀνατολικὸς διαμένει. καὶ λέγομεν, ὅτι [sc. ἑῷος ἀνατολικὸς διαμένει] μέχρις οὗ φθάσει τὴν τριγωνικὴν πλευράν, ταὐτὸν δὲ εἰπεῖν, μέχρις ἂν ἀποστῇ αὐτοῦ ὁ Ἥλιος ρκ̅ μοίρας. μέχρι γὰρ τότε ἑῷος ἀνατολικὸς λέγεται ὁ ἀστήρ· ἐπὰν δὲ τριγωνίσῃ τὸν Ἥλιον, τηνικαῦτα στηρίζει ὁ Ζεύς.

1-4 „Aber es lohnt sich zu untersuchen, bis zu welcher Distanz ein jeder der Planeten von der Sonne entfernt stehend ‚morgendlich sichtbar' genannt wird, und wie er die ganze
4-7 Zeit hindurch ‚morgendlich sichtbar' bleibt. Und wir sagen, dass [sc. er] bis dorthin [sc. ‚morgendlich sichtbar' bleibt], wo er den Gedrittschein erreichen wird, das ist dasselbe zu sagen wie: bis die Sonne von ihm 120° entfernt
7-9 ist. Bis dahin nämlich wird ein Planet ‚morgendlich sichtbar' genannt: immer wenn er die Sonne im Gedrittschein aspektiert, dann steht Jupiter[983] still."

---

[982] N.M. Swerdlow: The Babylonian Theory (1998), 26. Vgl. auch ebd. 24: „Long before the ephemerides there were estimates of periods of visibility and invisibility based upon observational records of some kind."

[983] Jupiter wird hier als Beispiel für die äußeren drei Planeten genommen, vgl. Olymp. 9 p. 15,5f.: τὸ δ' αὐτὸ νόει καὶ ἐπὶ τῶν ἄλλων δύο ἀστέρων, Κρόνου τε καὶ Ἄρεως.

Dieser Text stammt aus demselben Kapitel wie die Wiedergabe der Lehre von den vier Sichtbarkeitsphasen der Planeten (S. 448, Text 130). An den hier abgedruckten Ausschnitt schließt sich eine detaillierte Beschreibung des Stillstandes, der Rückläufigkeit, des akronychischen Aufgangs bzw. Untergangs, dann des zweiten Stillstandes usw. an.

Über die ursprüngliche Anschauung, wie lange ein Planet vor Sonnenaufgang aufgehen durfte, damit er ἑῷος ἀνατολικός genannt wurde, bzw. wie weit ein Planet hinter der Sonne stehen durfte, damit er ἑσπέριος ἀνατολικός genannt wurde, haben wir in griechischen Quellen keine konkreten Angaben. Die Lehre von den Sichtbarkeitsperioden der Planeten verweist eindeutig auf eine babylonische Tradition.[984] In dieser Tradition ist ein Tag in Bezug auf Sonnenuntergang und Sonnenaufgang in vier Teile geteilt. Folgende Ausdrücke sind in babylonischen Horoskopen nachweisbar:

> GE_6 GIN "after sunset" (between sunset and midnight), GE_6 *ana* $ZALAG_2$ "before sunrise" (between midnight and sunrise), ME NIM "after sunrise" (between sunrise and noon), and *ana* ŠÚ *šamáš* "before sunset" (between noon and sunset).[985]

Legen wir diese Einteilung zugrunde, ist ein Planet, der in der Zeit zwischen Mitternacht bis Sonnenaufgang aufgeht, ἑῷος, ein Planet, der in der Zeit nach Sonnenuntergang bis Mitternacht untergeht, ἑσπέριος.

Die Kombination der Lehre von den Sichtbarkeitsphasen einerseits und der Lehre von den Kardinalpunkten andererseits, wie sie uns bei Paulus Alexandrinus und Olympiodor entgegentritt, führt unweigerlich zu Problemen, da die Kardinalpunkte der inneren Planeten nicht mit denen der äußeren Planeten übereinstimmen. Wenn man nun, wie Olympiodor, eine Sichtbarkeitsperiode mit der Phase eines Planeten zwischen zwei Kardinalpunkten gleichsetzt, ergeben sich aufgrund des unterschiedlichen Verhaltens der Planeten folgende Unstimmigkeiten: Wenn die äußeren Planeten ἑῷοι ἀνατολικοί sind, befinden sie sich immer in der Phase zwischen ihrem heliakischen Aufgang und ihrem ersten Stillstand und sind rechtläufig. Die beiden inneren Planeten dagegen sind entweder in der Phase zwischen ihrem Morgenerst und ihrem zweiten Stillstand, in der sie rückläufig sind, oder sie befinden sich in der Phase zwischen ihrem zweiten Stillstand und ihrem Mor-

---

984 Dazu O. Neugebauer: On a Fragment (1958), 242.

985 F. Rochberg: Babylonian Horoscopes (1998), 37, vgl. auch schon F. Rochberg-Halton: Babylonian Seasonal Hours (1989), 149.

genletzt, dann sind sie rechtläufig. Vielleicht hat diese Diskrepanz die späteren Kommentatoren dazu veranlasst, die bei Paulus Alexandrinus genannten περιπολοῦντες ἀστέρες nur auf die äußeren drei Planeten zu beziehen. Bei ihnen ist die Anpassung der beiden Lehren mit keinerlei Komplikationen verbunden, da die einzelnen Sichtbarkeitsperioden immer genau zwischen zwei Kardinalpunkten liegen.[986] Den drei äußeren Planeten stellt Olympiodor dann die beiden inneren Planeten Venus und Merkur gegenüber, die nur eine relativ geringe Entfernung zur Sonne einnehmen können (Olymp. 9 p. 15,14-19 [Text 132]):

> καὶ μόλις ἄν ποτε δυνήσονται ἑαυτοῖς ποιῆσαι σχῆμα ἑξάγωνον, τοῦ μὲν Ἑρμοῦ ἀπόσταντος [sc. τοῦ Ἡλίου] κ̅γ̅ μοίρας, τῆς δὲ Ἀφροδίτης ἀποστάσης μοίρας μ̅η̅· ἐπεί τοί γε τὸν Ἥλιον οὐ δύνανται σχηματῖσαι, ἀλλά ποτε μὲν αὐτοῦ γίνονται ὕπαυγοι, ποτὲ δὲ ἀνατολικοὶ εἴτε ἑσπέριοι εἶεν εἴτε ἑῷοι.

1-3 „Und wohl nur schwer werden sie einmal den Sextilschein zueinander machen können, wenn Merkur 23° entfernt ist
3-6 [sc. von der Sonne], Venus 48° entfernt ist,[987] da sie fürwahr die Sonne nicht aspektieren können, sondern bald unter ihren Strahlen sind, bald sichtbar sind, sei es abendlich, sei es morgendlich."

---

[986] Dass ursprünglich die Lehre von den Sichtbarkeitsphasen neben den Theorien bzgl. der Planetenbewegung gestanden hat, deuten zumindest einige Quellen noch an, indem sie selbst bei den äußeren Planeten die Sichtbarkeitsperiode neben der Planetenbewegung nennen, vgl. z.B. Ps.Nech. et Petos. frg. 12,70 p. 353 Riess: ἑῷοι ἀνατολικοὶ καὶ προσθετικοί. Ptol. Apotel. 1,24,3. 3,4,7. Val. App. I 12. Heph. 1,23,17. 2,3,4. Man beachte, dass die äußeren Planeten immer rechtläufig sind, wenn sie ἀνατολικοί im Sinne der astrologischen Terminologie sind. Wenn sie wie bei Ps.Nech. et Petos. frg. 12,70 ἑῷοι ἀνατολικοί genannt werden, ist es gleichgültig, welche Terminologie wir unterstellen: Die äußeren Planeten sind immer rechtläufig, wenn sie ihr „Morgenerst" haben, ebenso, wenn sie in der morgendlichen Phase ihrer Sichtbarkeit sind, siehe unten S. 445, Tab. 21.

[987] Die absoluten Genitive sind ungenau: Wenn Merkur 23° von der Sonne entfernt ist und Venus 48° auf der anderen Seite der Sonne steht, dann haben sie ihre größtmögliche Entfernung voneinander. Diese beträgt nach den hier genannten Werten 71°. Ein Sextilschein ist allerdings ein Abstand von 60°. Olympiodor will wohl einfach sagen, dass Venus und Merkur keinen Sextilschein zur Sonne bilden können, aber untereinander (mit dem Mond und den anderen drei Planeten können sie freilich jeden Aspekt bilden). Dieser ist recht selten, da sie beide gleichzeitig fast ihre größte Elongation zur Sonne einnehmen müssen (insgesamt muss ihr Abstand 60° betragen) und dabei auf verschiedenen Seiten der Sonne stehen müssen.

Hier wird deutlich, dass die Begriffe ἑῷος ἀνατολικός etc. nicht für eine bestimmte Phase im synodischen Lauf der Planeten stehen. Denn wenn zum Beispiel ἑῷος ἀνατολικός (wie es Olympiodor bei den äußeren drei Planeten dargestellt hat) einen Planeten bezeichnet, der sich während seines synodischen Umlaufs zwischen dem Morgenerst und dem Morgenkehrpunkt befindet, dann hieße das für die inneren Planeten zum einen, dass sie rückläufig sind – und nicht wie die äußeren Planeten rechtläufig –, zum anderen wäre die morgendliche Sichtbarkeit der inneren Planeten zwischen dem Morgenkehrpunkt und dem Morgenletzt noch nicht bezeichnet. Die Sichtbarkeitsperioden sind nicht mit einzelnen Phasen der Planeten während ihres synodischen Umlaufs identisch. Man kann lediglich einen Bezug herstellen: „Wenn die Planeten morgendlich sichtbar sind, dann sind sie in Bezug auf ihren synodischen Umlauf in dieser oder in jener Phase“ oder auch andersherum ausgedrückt: „Wenn die Planeten in dieser Phase ihres synodischen Umlaufs sind, dann sind sie (zum Beispiel) morgendlich sichtbar.“ Die folgende Tabelle soll diese Bezüge zwischen Sichtbarkeitsphasen und Kardinalpunkten veranschaulichen:

	ἑσπέριος ἀνατολικός	ἑσπέριος δυτικός	ἑῷος δυτικός	ἑῷος ἀνατολικός
♄ ♃ ♂	2. Stillst.- AL rechtläufig	AL – Konj. rechtläufig	Konj. – ME rechtläufig	ME – 1. Stillst. rechtläufig
♀ ☿	AE – 1. Stillst. rechtläufig	Konj. – AE rechtläufig	ML – Konj. rechtläufig	2. Stillst. – ML rechtläufig
	1. Stillst. – AL rückläufig	AL – Konj. rückläufig	Konj. – ME rückläufig	ME – 2. Stillst. rückläufig

AE: Abenderst. **AL**: Abendletzt. **Konj.**: Konjunktion mit der Sonne. **ME**: Morgenerst. **ML**: Morgenletzt. **Stillst.**: Stillstand

Tab. 21: Sichtbarkeitsperioden und Kardinalpunkte

D. Missverständnisse und Verwechselungen

Die einfache Lehre von den Sichtbarkeitsperioden, die bereits in den ältesten babylonischen Omentexten eine bedeutende Rolle gespielt hat, ist in hellenistischer Zeit in den komplizierten Planetentheorien aufgegangen, wobei es zwangsläufig zu Ungenauigkeiten kam. Durch die Mehrdeutigkeit der Junkturen ἑῷοι ἀνατολικοί, etc. lag es nahe, die Sichtbarkeitsphasen mit den Kardinalpunkten zu verwechseln, da den Kardinalpunkten in den Planetentheorien verständlicherweise die größere Aufmerksamkeit zukam. Zu dem Kapitel 14 von Paulus Alexandrinus (siehe oben S. 431f., Text 123) liegen verschiedene Scholien vor. In Scholion 21 lesen wir (Schol. 21 ad Paul. Alex. 14 p. 109,11-24 et 110,36-111,4 [Text 133]):

ἐπὶ μὲν τῶν τριῶν ἀστέρων [sc. Κρόνου, Διός, Ἄρεως] νοητέον τὴν ἑῴαν ἀνατολὴν καὶ τὴν ἑσπερίαν δύσιν, τὴν δὲ ἑσπερίαν ἀνατολὴν καὶ ἑσπερίαν δύσιν καὶ ἑῴαν ἀνατολὴν καὶ ἑῴαν δύσιν ἐπὶ τῶν δύο νοητέον, Ἑρμοῦ καὶ Ἀφροδίτης. ἀκρόνυκτος λέγεται, ὅταν ὁ Ἥλιος δύνῃ, οὗτος δέ, οἷον ὁ Κρόνος, ὁ Ζεὺς ἢ ὁ Ἄρης ἀνατέλλῃ.

ἐπὶ γοῦν τῶν τριῶν ἀστέρων νοεῖν δεῖ ἑῴαν φάσιν καὶ ἑσπερίαν κρύψιν. ἑῴαν γὰρ κρύψιν καὶ ἑσπερίαν φάσιν ἐπὶ τῶν τριῶν τούτων οὐκ ἄν τις εὕροι. εἰ γὰρ ἑῴα κρύψις ἐστὶ ὥσπερ ἐπὶ τῶν ἄλλων δύο, γίνεται δῆλον, ὅταν τῆς τελείας ἀπὸ τοῦ Ἡλίου ἀποστάσεως γινομένης τοῦ ἀστέρος αὖθις προποδίζῃ ὁ ἀστήρ, καὶ ἐπὶ τὸν Ἥλιον αὐτὸν χώρῃ, ἐπὶ τῶν τριῶν τούτων μὴ δυναμένου τούτου γίνεσθαι διὰ τὸ μὴ περὶ αὐτὸν τὸν Ἥλιον τοὺς ἀστέρας τούτους κινεῖσθαι. [...]

καὶ οὐκ ἔστιν εἰπεῖν ἐπὶ τῶν τριῶν τούτων ἑσπερίαν φάσιν. μάτην οὖν τούτῳ ἐρραψῴδηται τὸ καὶ ἐπὶ τῶν τριῶν τούτων λέγειν ἑσπερίαν φάσιν ἢ κρύψιν ἑῴαν, ἅπερ ἐπὶ τῶν ἄλλων δύο νοοῦνται καὶ γίνονται.

8 *alterum scholion incipere puto, mihi erit 21a* || **11** *post* ἐστὶ *interpunxit Boer* | *post* δύο *interpunxi* || **16** *post* κινεῖσθαι *lenius interpunxit Boer, fortius ego*

1f. „Bei den drei Planeten [sc. Saturn, Jupiter und Mars] muss man das Morgenerst [ἑῴα ἀνατολή] und das Abendletzt
3-5 [ἑσπερία δύσις] kennen, das Abenderst [ἑσπερία ἀνατολή], das Abendletzt [ἑσπερία δύσις], das Morgenerst [ἑῴα ἀνατολή] und das Morgenletzt [ἑῴα δύσις] muss man bei den beiden kennen, bei Merkur und Venus.
5-7 Akronychisch nennt man es, wenn die Sonne untergeht, dieser aber, wie zum Beispiel Saturn, Jupiter oder Mars aufgeht.

8f. Folglich muss man bei den drei Planeten das Morgenerst [ἑῴα φάσις] und das Abendletzt [ἑσπερία κρύψις] ken-
9f. nen. Denn das Morgenletzt [ἑῴα κρύψις] und das Abenderst [ἑσπερία φάσις] dürfte bei diesen dreien wohl keiner
10-16 finden. Denn wenn es ein Morgenletzt [ἑῴα κρύψις] ist wie bei den beiden anderen, zeigt es sich, immer wenn der Planet, sobald die größtmögliche Entfernung des Planeten von der Sonne eingetreten ist, sofort rechtläufig wird und auf die Sonne selbst zugeht, während dies bei diesen dreien nicht geschehen kann, weil sich diese Planeten nicht um die Sonne selbst bewegen.[988] [...]
17-20 Und man darf bei diesen dreien nicht ‚Abenderst' sagen. Fälschlicherweise also ist von diesem aufgesagt[989] worden, dass man auch bei diesen dreien von Abenderst [ἑσπερίαν φάσιν] und Morgenletzt [κρύψιν ἑῴαν] spricht, welche bei den beiden anderen wahrgenommen werden und stattfinden."

Die Ausführungen des ersten Teils (Z. 1-7) haben deutlich astronomischen Charakter. Der Schreiber spricht hier nicht – wie Paulus Alexandrinus – von den Sichtbarkeitsperioden der Planeten, sondern von den Kardinalpunkten: Saturn, Jupiter und Mars haben eine ἑῴα ἀνατολή und eine ἑσπερία δύσις. Merkur und Venus dagegen haben eine ἑσπερία ἀνατολή, eine ἑσπερία δύσις, eine ἑῴα ἀνατολή und eine ἑῴα δύσις. Aus dieser Aufzählung können wir schließen, dass der Schreiber hier mit ἀνατολή die „erste Sichtbarkeit

[988] Das Scholion erklärt im Folgenden die einzelnen Stellungen der Planeten zur Sonne in Verbindung mit der Epizykeltheorie und der heliosatellitischen Theorie (Schol. 21a p. 109,24-111,4). Dies ist für unsere Untersuchung jedoch nicht weiter von Belang.

[989] ἐρραψῴδηται hier wohl mit peiorativer Konnotation.

eines Planeten nach der Phase der Unsichtbarkeit in Sonnennähe“ und mit δύσις die „letzte Sichtbarkeit eines Planeten vor der Phase der Unsichtbarkeit“ bezeichnet. Legen wir diese astronomische Terminologie zugrunde, sind die Ausführungen sachlich durchaus korrekt: Die äußeren drei Planeten werden in einem synodischen Umlauf immer morgens zum ersten Mal sichtbar und haben daher ein Morgenerst. Zum letzten Mal sichtbar sind sie immer am Abend und haben deshalb ein Abendletzt. Die beiden inneren Planeten dagegen werden sowohl morgens als auch abends zum ersten Mal und zum letzten Mal sichtbar. Sie haben also zusätzlich zu den beiden genannten Kardinalpunkten, die die äußeren drei Planeten haben, auch noch ein Morgenletzt und ein Abenderst. Trotz der sachlichen Korrektheit der Darstellung wird deutlich, dass der Schreiber die von Paulus Alexandrinus benutzte astrologische Terminologie nicht verstanden hat.

Der folgende, bei E. Boer immer noch als Scholion 21 ausgewiesene Text scheint mir von einem anderen Verfasser zu stammen als der erste Teil des Scholions, da zum einen die Zeilen 8-10 den Inhalt der Zeilen 1-5 wiederholen, zum anderen eine andere Terminologie benutzt wird als im ersten Teil. Der Verfasser des ersten Scholions spricht von ἀνατολή und δύσις als erste bzw. letzte Sichtbarkeit, der Schreiber des zweiten Scholions, das ich fortan Scholion 21a nenne, dagegen stets von φάσις und κρύψις.[990] Beide Scholien sind nur durch die Codices der Klasse γ überliefert, die sämtlich aus dem 14. Jh. oder aus späterer Zeit stammen.[991] Da die Scholien teilweise ohne jegliche Trennung in den Text eingeschrieben, teilweise auch an den Rand geschrieben worden sind,[992] ist es gut möglich, dass die Grenze zweier aufeinander folgender Scholien nicht zu erkennen ist. Die Handschrift **D** (Marc. graec. 303), die als die beste der Klasse γ gilt,[993] zeigt offen-

---

990 Vgl. auch φάσις: Scholion 21a p. 110,12. p. 111,1.3. κρύψις: p. 109,24. p. 110,6.34.36. p. 111,3. J.H. Holden scheint die Begriffe ἀνατολή und φάσις in unterschiedlichen Bedeutungen zu verstehen, ebenso die Begriffe δύσις und κρύψις.

991 Zur Beschreibung der Klasse γ vgl. E. Boer (ed.): Paulus Alexandrinus (1958), p. xiisq.

992 W. Gundel: Paulus (1949), 2385,41-47.

993 E. Boer (ed.): Paulus Alexandrinus (1958), p. xii. Boer vermutet, dass der Codex **D** aus dem Umfeld von Isaak Argyros stammt. Dieser byzantinische Hauptgelehrte der ptolemaischen Tradition gehörte im 14. Jh. zu den eifrigsten mathematischen und astronomischen Autoren und verfasste u.a. die Scholien zu Buch 1-6 der *Elemente* des Euklid und zu den 'Ἀποτελεσματικά des Ptolemaios. Zu Isaak Argyros vgl. D. Pingree: The Astrological School (1971), 196f. H. Hunger: Die hochsprachliche profane Literatur (1978), 253. Besonders das Scholion 21a, das in dem oben ausgelassenen Stück detailliert auf die Epizykeltheorie eingeht, stammt sicherlich aus dem Umkreis eines kundigen Astronomen.

bar – wie dem Apparat von E. Boer ad loc. zu entnehmen ist – durch eine Zählung an, dass hier tatsächlich mehrere Scholien vorliegen.

Der Schreiber des Scholions 21a hält richtig fest, dass die drei äußeren Planeten ein Morgenerst (ἑῴα φάσις) und ein Abendletzt (ἑσπερία κρύψις) haben. Ein Morgenletzt (ἑῴα κρύψις) und ein Abenderst (ἑσπερία φάσις) haben sie dagegen nicht. Es folgt eine Erklärung dessen, was überhaupt ein Morgenletzt (ἑῴα κρύψις) ist: Ein solches findet statt, wenn Venus oder Merkur, nachdem sie ihre größte Elongation zur Sonne erreicht haben, wieder rechtläufig auf die Sonne zulaufen, und diese einholen. Bei den drei anderen, so der Verfasser weiter, kann dies nicht geschehen, da sie sich nicht um die Sonne herum bewegen. Der Schreiber dieses Scholions geht offenbar von der heliosatellitischen Theorie aus, die – vereinfacht dargestellt – besagt, dass Merkur und Venus sich nicht, wie die anderen Planeten, um die Erde bewegen, sondern um die Sonne.[994] Auch hier ist ganz deutlich, dass der Schreiber die Ausführungen des Paulus Alexandrinus in astronomischer Weise zu deuten versucht. Die astrologische Terminologie scheint ihm nicht bekannt zu sein. Vielmehr gibt er im weiteren Verlauf des Scholions detaillierte Ausführungen zu der Epizykeltheorie der Planeten und setzt diese mit den Kardinalpunkten der Planeten in Beziehung.[995] Auch hier sieht man deutlich, wie verwirrend die Mehrdeutigkeit der Termini technici war.

Nach den detaillierten Ausführungen zu den Kardinalpunkten der Planeten, die mit der Epizykeltheorie erklärt werden, wirft der Schreiber des Scholions Paulus Alexandrinus vor, dass dieser auch den äußeren dreien eine ἑσπερία φάσις und eine κρύψις ἑῴα zuspricht. Aus Sicht des Astronomen, der unter ἑσπερία φάσις das Abenderst und unter κρύψις ἑῴα das Morgenletzt versteht, tatsächlich ein gravierender Fehler! Aus der Sicht eines Astrologen dagegen durchaus richtig, da er unter ἑσπερία φάσις die Phase eines Planeten versteht, der der Sonne in einem Abstand von mindestens 15° (bis

---

994 Zur heliosatellitischen Theorie siehe W. Saltzer: Zum Problem der inneren Planeten (1970). O. Neugebauer: On the Allegedly Heliocentric Theory (1972). Ders.: A History (1975), II 694-696. B.St. Eastwood: Kepler (1982). B.L. van der Waerden: The Motion of Venus, Mercury and the Sun (1982). B. Bakhouche: Le difficile commentaire (1990). B.St. Eastwood: Heraclides (1992). F. Jürß: Zur heliodynamischen Planetentheorie [1993]. W. Hübner: Antike Kosmologie (1997), 59 mit Anm. 51 und weiterer Literatur. A. Panaino: An „Avestan" Planetary Order? (2000), 13f.

995 Vgl. dazu die Ausführungen in der Übersetzung von J.H. Holden (trans.): Paul of Alexandria (^{3}2003), 54 Anm. 6.

120°) folgt, unter κρύψις ἑῴα die Phase, in der ein Planet der Sonne bis zu 15° vorangeht. Diese Sichtbarkeitsphasen gelten in der Tat für alle Planeten.

Beide Scholien (21 und 21a) zeigen, dass hier offenbar der Text des Paulus Alexandrinus missverstanden wurde. Nun kommt es in der Übersetzung von J.H. Holden ([3]2003) zu einer weiteren Fehldeutung. Holden geht – der griechischen Edition von E. Boer folgend – davon aus, dass es sich hier um ein einziges Scholion handelt. Die unterschiedliche Terminologie (ἀνατολή / φάσις und δύσις / κρύψις) erklärt er sich offenbar damit, dass ἀνατολή in der Bedeutung „Aufgang" („rising") im Sinne von „Übersteigen des Horizonts im Osten" steht, φάσις dagegen von „erster Sichtbarkeit in Sonnennähe" („appearance"), und in Analogie dazu δύσις „Hinabsteigen unter den Horizont" („setting") und κρύψις „letzte Sichtbarkeit in Sonnennähe" („disappearance") heißt.[996] Er übersetzt (S. 54; siehe den griechischen Text oben S. 456, Text 133, Z. 1-5):

> 21. Scholium. In the case of the three stars, one must conceive of the morning rising and the evening setting, and the evening rising and the morning setting. And in the case of the two [stars], Mercury and Venus, one must conceive of the morning rising and the evening setting.

Holden konjiziert also in Zeile 3 ἑῴαν δύσιν anstelle des überlieferten ἑσπερίαν δύσιν. Er erklärt in einer Anmerkung (S. 54, Anm. 3):

> The Greek text has *hesperian* 'evening', which is wrong. It should read *heôian* 'morning'. Probably the scholiast got confused and inadvertently wrote down the wrong thing.

Holden bezieht also τὴν ἑῴαν ἀνατολὴν καὶ τὴν ἑσπερίαν δύσιν, τὴν δὲ ἑσπερίαν ἀνατολὴν καὶ ἑῴαν [coni. Holden] δύσιν (Z. 2f.) auf die äußeren drei Planeten und meint, es seien hier Morgenaufgang, Abenduntergang, Abendaufgang und Morgenuntergang der drei äußeren Planeten gemeint. Lediglich ἑῴαν ἀνατολὴν καὶ ἑῴαν δύσιν (Z. 4) will er auf Venus und Merkur beziehen. Inhaltlich versteht Holden also unter den Begriffen ἀνατολή und δύσις die jährlichen Auf- und Untergänge. Venus und Merkur machen keinen Abendaufgang und keinen Morgenuntergang in dem ge-

---

996 Eine solche Unterscheidung scheint es tatsächlich gegeben zu haben, wie bei Adrastos deutlich wird, der ἀνατολή in allgemeiner Weise benutzt und φάσις speziell als eine Form der ἀνατολή, nämlich der ersten Sichtbarkeit in Sonnennähe. Dieselbe Unterscheidung nimmt er zwischen δύσις und κρύψις vor, siehe dazu oben S. 423f., Text 122a.

nannten Sinne, da sie nie in Opposition zur Sonne stehen können. Gegen diese Deutung lässt sich Folgendes anführen: Zunächst ist der Satz klar durch die Partikel μέν (Z. 1) – δέ (Z. 3) gegliedert. Für die äußeren drei Planeten wird lediglich τὴν ἑῴαν ἀνατολὴν καὶ τὴν ἑσπερίαν δύσιν genannt, für die beiden inneren dagegen τὴν δὲ ἑσπερίαν ἀνατολὴν καὶ ἑσπερίαν δύσιν καὶ ἑῴαν ἀνατολὴν καὶ ἑῴαν δύσιν. Diese Gliederung wird zusätzlich durch die Interpunktion von E. Boer unterstrichen. Erkennt man diese Gliederung an, ist auch die doppelte Nennung von ἑσπερία δύσις zu erklären: Einmal bezeichnet sie das Abendletzt der äußeren drei Planeten, einmal das der inneren beiden. Somit ist hier keine Konjektur nötig.

In die Reihe der Erklärungen zu Paulus Alexandrinus scheint mir auch folgender Text zu gehören, dessen Urheberschaft unbekannt ist. Der Text ist in einer Epitome mit dem Titel Ἀντιόχου θησαυρῶν ἐπίλυσις καὶ διήγησις πάσης ἀστρονομικῆς τέχνης in vier Handschriften überliefert, die alle aus dem 14. und 15. Jh. stammen.[997] Bereits F. Boll hat darauf hingewiesen, dass unklar ist, was hier tatsächlich auf Antiochos zurückgeht, und was spätere Zusätze des Schreibers sind. Er hatte vermutet, dass einiges von dem hier überlieferten Text auch auf Heliodor (i.e. Olympiodor) zurückgeht,998 und edierte den Text unter dem Titel *Excerpta ex Antiocho thesauro et ex Heliodoro* 1908 im CCAG VII.[999] D. Pingree, der diese Epitome in seinem immer noch maßgeblichen Aufsatz „Antiochos and Rhetorios“ aus dem Jahre 1977 als Epitome III*b* bezeichnet, kommt zu dem Schluss:

> Although it has previously been considered to contain genuine fragments of Antiochus – even by the author of Epitome III*c* – in fact there is no reason to assume his authorship except in the case of Epitome III*b*, xvi.[1000]

Pingree kündigt in dem genannten Aufsatz an, dass er diese Epitome III*b* in seiner Rhetorios-Ausgabe edieren werde, die in Kürze erscheinen soll.[1001] Außer den bereits aufgezeigten Schwierigkeiten, die Urheberschaft der Epitome III*b* festzustellen, bereitet das Kapitel 26 dieser Epitome, das für die vorliegende Untersuchung wichtig ist, eine zusätzliche Schwierigkeit: Der

---

997 Zum Titel vgl. F. Boll: CCAG VII (1908) p. 107,18-22. D. Pingree: Antiochus (1977), 213, dort auch zur Überlieferung.
998 F. Boll: CCAG VII (1908) p. 107,22-26.
999 CCAG VII (1908) p. 107,5-122,33.
1000 D. Pingree: Antiochus (1977), 214.
1001 D. Pingree: Antiochus (1977), 222.

Anfang des Kapitels stimmt wörtlich mit dem Anfang des Kapitels 14 von Paulus Alexandrinus (oben S. 431f., Text 123) überein. F. Boll vermutet, dass es sich hierbei um einen Text aus dem Kommentar des Heliodor (i.e. Olympiodor) handelt.[1002] D. Pingree behauptet: „It is Paulus of Alexandria 14".[1003] Beide Behauptungen sind wohl nicht richtig. Untersuchen wir den Text (Rhet. Epit. III*b* xv, CCAG VII [1908] p. 118,26-119,10 [Text 134]):

κ̅ς̅. Περὶ ὧν ποιοῦνται φάσεων πρὸς τὸν Ἥλιον οἱ πέντε ἀστέρες

ποιοῦνται δὲ φάσεις πρὸς τὸν Ἥλιον οἱ περιπολεύοντες ἀστέρες ὁτὲ μὲν ἑῴας ἀνατολὰς συνόδους τε καὶ ἑῴας δύσεις, ὁτὲ δὲ ἑσπερίας ἀνατολὰς καὶ ἑσπερίας δύσεις, τῆς αὐτῶν κινητικῆς πορείας ἐπὶ πρῶτον καὶ δεύτερον στηριγμὸν φερομένης, ἀφ' ὧν καὶ τοῖς ἀριθμοῖς ὁτὲ μὲν ἀφαιρετικοὶ καὶ ἀκρόνυκτοι γίνονται <ὁτὲ δὲ προσθετικοί>. τέσσαρας οὖν ποιοῦνται φάσεις οἱ ἀστέρες πρὸς τὸν Ἥλιον τῆς τε ἑῴας καὶ τῆς ἑσπερίας ἀνατολῆς, τῆς τε ἑσπερίας δύσεως καὶ τῆς ἑῴας· καὶ αἱ μὲν δύο φάσεις ἑῷαι εἰς τὰ προηγούμενα τοῦ Ἡλίου γίνονται, αἱ δὲ δύο <ἑσπέριαι> εἰς τὰ ἑπόμενα. ἡ μὲν οὖν Ἀφροδίτη καὶ Ἑρμῆς τὰς τέσσαρας φάσεις ποιοῦνται, ὁ δὲ Κρόνος καὶ Ζεὺς καὶ Ἄρης δύο μόνον ἐκ τεσσάρων ποιοῦνται, τήν τε ἑῴαν ἀνατολὴν καὶ ἑσπερίαν δύσιν.

4 συνόδους τε *an delendum?* || **8sq.** ὁτὲ δὲ προσθετικοί *supplevit Boll ex Paulo* ||**11** ἑῴας *Boll* ἑσπερίας ἀνατολῆς *per dittographiam cod.* || **13** οὖν *Boll* γὰρ *cod.*

„26. Über die Phasen, die die fünf Planeten zur Sonne machen

3-9 Die umherwandelnden Planeten machen als Phasen in Bezug zur Sonne bald die morgendlichen Sichtbarkeiten und die Konjunktionen und die morgendlichen Unsichtbarkeiten, bald die abendlichen Sichtbarkeiten und die abendlichen Unsichtbarkeiten, während ihr bewegter Lauf zum ersten und zweiten Stillstand eilt, von denen aus sie bald

[1002] F. Boll: CCAG VII (1908) p. 118 ad l. 26. E. Boer nimmt den Text nicht mit in ihre Olympiodor-Edition (1962) auf.

[1003] D. Pingree: Antiochus (1977), 214.

9-11 rückläufig und akronychisch werden, bald rechtläufig. Vier Phasen machen folglich die Planeten in Bezug auf die Sonne: die der morgendlichen und der abendlichen Sichtbarkeiten und die der abendlichen und der morgendlichen Un-
11-13 sichtbarkeiten: Und die zwei morgendlichen Phasen ereignen sich hinsichtlich der der Sonne vorangehenden [sc. Teile], die zwei abendlichen hinsichtlich der folgenden. Zwar machen Venus und Merkur vier erste und letzte Sichtbarkeiten, Saturn, Jupiter und Mars aber machen nur
13-17 zwei von den vieren, das Morgenerst und das Abendletzt."

Der Anfang des Kapitels (Z. 1-9) stimmt fast wörtlich mit Paulus Alexandrinus überein.[1004] Darauf folgt – eingeleitet durch ein folgerndes οὖν – eine korrekte Zusammenfassung der bei Paulus Alexandrinus dargestellten Anschauung (Z. 9-13): In Bezug auf die Sonne werden vier Phasen genannt: die Phase der morgendlichen Sichtbarkeit, die Phase der morgendlichen Unsichtbarkeit, die Phase der abendlichen Sichtbarkeit und die Phase der abendlichen Unsichtbarkeit. Dabei finden die morgendlichen Phasen in dem der Sonne vorangehenden, die abendlichen Phasen in dem ihr folgenden Teil statt. Bis hierher ist die Lehre des Paulus Alexandrinus richtig zusammengefasst. Dann aber steht korrigierend, dass nur Venus und Merkur diese vier Stellungen zur Sonne einnehmen, während Saturn, Jupiter und Mars nur zwei davon machen, nämlich das Morgenerst und das Abendletzt (Z. 13-17). Hier wird also wieder, wie es schon bei den Scholien zu Paulus Alexandrinus nachgewiesen werden konnte, die astronomische Terminologie zugrunde gelegt, in der ἀνατολή als „erste Sichtbarkeit" und δύσις als „letzte Sichtbarkeit" verstanden wird. Im weiteren Verlauf dieses Kapitels werden die hier bezeichneten ersten und letzten Sichtbarkeiten aufgrund des Planetenlaufs erklärt. Dabei fällt im Unterschied zu Scholion 21a auf, dass hier nicht die Epizykeltheorie herangezogen wird, sondern die verschiedenen ersten und letzten Sichtbarkeiten der äußeren und inneren Planeten dadurch erklärt werden, dass die äußeren drei Planeten sich langsamer als die Sonne durch den Tier

[1004] Die geringfügigen Abweichungen müssen wir für unsere Zwecke nicht weiter berücksichtigen. Es handelt sich hierbei um ein leicht verändertes Zitat des Beginns von Paul. Alex. 14 (siehe oben S. 431f., Text 123). συνόδους (Z. 4) ist wohl ein späterer Zusatz, ebenso wie κινητικῆς (Z. 6).

kreis bewegen, Venus und Merkur dagegen schneller.[1005] Erneut wird deutlich, welche Verwirrungen die unterschiedlichen Verwendungsweisen der Begriffe nach sich zogen. Als Verfasser dieses Textes sind Paulus Alexandrinus, Olympiodor und auch Rhetorios mit einiger Sicherheit auszuschließen, da diese die astrologische Terminologie nachweislich gekannt haben.[1006]

Aufgrund der Doppeldeutigkeit und der daraus resultierenden Missverständnisse kam es neben den Verwechslungen von Kardinalpunkten und Phasen auch zu Verwechslungen der Begriffe ἑῷος und ἀνατολικός bzw. ἑσπέριος und δυτικός, wie einige Beispiele kurz zeigen sollen. In der arabischen Paraphrase des Dorotheos scheint es zu einer Verwechslung von ἀνατολικός und ἑῷος gekommen zu sein, wobei nicht mehr geklärt werden kann, ob der Fehler schon dem Dorotheos selbst zuzuschreiben ist oder erst durch die Übersetzung ins Arabische entstanden ist (Dor. A III 1,4f. [Text 135]):

> (4) A planet is eastern if it is behind the Sun and western if it is between its [the Sun's] hands. (5) If there are fifteen degrees between Saturn and the Sun, and similarly … degrees between Jupiter and the Sun, and eighteen degrees between Mars and the Sun, and … degrees between Venus and the Sun, and nineteen degrees between Mercury and the Sun – whenever you find them behind the Sun by these degrees, then say concerning them [that they have] the power of being eastern. If one of them is under the Sun's rays, then it will be one which will not be seen.

1005 Die Ausführungen (Rhet. Epit. III*b* xv p. 119,10-26) erinnern an die Darstellung des Adrastos apud Theon. Smyrn. p. 136,10-24 Hiller (siehe oben S. 415-417, Text 119a). Die Beschreibung (p. 119,16-18): ποτὲ μὲν βραδύτερον κινηθέντες καταλαμβάνονται ὑπὸ τοῦ Ἡλίου, ποτὲ δὲ ὀξύτερον κινηθέντες καταλαμβάνουσιν τὸν Ἥλιον […] erinnert an die Darstellung bei Plat. Tim. 38^{D} (oben S. 421, Text 121). Bei der weiteren Untersuchung über die Urheberschaft dieses Textes sollte eventuell diese sprachliche Nähe zu Platon berücksichtigt werden.

1006 Das im CCAG folgende Stück, das D. Pingree ebenfalls zu der Epitome III*b* zählt, und dem Rhetorios zugeschrieben wird, hat O. Neugebauer bereits 1958 eingehender untersucht und dabei festgestellt, dass es sich hier kaum um Heliodor (i.e. Olympiodor) handelt, da viele schwere Fehler darin enthalten sind, vgl. O. Neugebauer: On a Fragment (1958), 243.

Hier scheint ein Missverständnis vorzuliegen: In Paragraph 4 fällt auf, dass ein Planet östlich („eastern") ist, wenn er hinter der Sonne steht. Üblicherweise ist ein Planet östlich, wenn er der Sonne im Sinne der Tagesbewegung vorangeht. Dies könnte man noch zu erklären versuchen, indem man annimmt, dass hier nicht die Tages-, sondern die Planetenbewegung gemeint sei. Noch seltsamer erscheint allerdings die Aussage, dass ein Planet westlich („western") ist, wenn er zwischen den „Händen der Sonne" ist.[1007] „Hände der Sonne" ist eine Metapher für die Strahlen der Sonne. Ein Planet, der innerhalb der Reichweite der Strahlen der Sonne steht, ist aber nicht „westlich", sondern unsichtbar. Bei „eastern" denkt man zunächst an das griechische ἑῷος, bei „western" an ἑσπέριος. Bei genauerer Betrachtung des Inhalts ist jedoch eher zu vermuten, dass im griechischen Original nicht ἑῷος, sondern ἀνατολικός gestanden hat, und nicht ἑσπέριος, sondern δυτικός. Ein Planet ist also ἀνατολικός, wenn er „behind the Sun" steht. Der Gegensatz lautet: Er ist δυτικός, wenn er unter den Strahlen der Sonne steht. Dann ist er unsichtbar. Dies ist allerdings kein Gegensatz, denn auch wenn ein Planet hinter der Sonne steht, kann er unter ihren Strahlen sein. Vielmehr dürfte das griechische Original etwa folgendermaßen gelautet haben: Er ist ἀνατολικός, wenn er in einem bestimmten Abstand zur Sonne steht. Diese Vermutung wird durch das, was im Text folgt, gestützt: Nachdem Dorotheos die Reichweite der Strahlen der Sonne bei den verschiedenen Planeten angegeben hat, heißt es, dass sie immer dann, wenn sie um diese Grade hinter der Sonne („behind the Sun") stehen, die Macht haben, östlich zu sein. Man darf daher wohl annehmen, dass das Original etwa gelautet haben muss: Wenn sie um diese Grade von der Sonne entfernt sind, haben sie die Macht, sichtbar zu sein.

Auch in einer Erklärung, die innerhalb der Εἰσαγωγικά des Porphyrios überliefert ist, liegt ganz offenbar eine Verwechslung vor. In Kapitel 54, das nicht von Porphyrios stammt,[1008] heißt es (Ps.Porph. Isag. 54 p. 228,7-9 [Text 136]):

[1007] Vgl. den Ausdruck αἱ δὲ μεθ' 'Ηλίου μοῖραι bei Serapion (oben S. 57, Text 10, Z. 2f.).

[1008] Die Version der Εἰσαγωγικά, die uns heute vorliegt, stammt von Demophilos, einem Astrologen, der wohl um 990 n.Chr. in Konstantinopel tätig war. Die Kapitel 47-52 hat Demophilos aus den Θησαυροί des Antiochos eingefügt. Ebenfalls unecht sind die Kapitel 46 und 53-55. Vgl. dazu D. Pingree: The Horoscope of Constantinople (1977), 305-315 und dens.: From Alexandria (2001), 7f. Die letzten drei Kapitel sind wohl aus dem Mittelarabischen ins Griechische zurückübersetzt worden, siehe dazu E. Boer: Ptolemaios (1959), 1833, 20-26. D. Pingree: The Yavanajātaka (1978), II 348.

οἱ ἀρσενικοὶ πλανῆται χαίρουσιν, ὅταν ὦσιν ἀνατολικοί, καὶ οἱ θηλυκοί, ὅταν ὦσιν δυτικοί.

„Die männlichen Planeten freuen sich, immer wenn sie ‚sichtbar' sind, und die weiblichen, immer wenn sie ‚unsichtbar' sind."

Die weiblichen Planeten „freuen sich" in der astrologischen Lehre,[1009] wenn sie ἑσπέριοι sind, nicht wenn sie in Sonnennähe unsichtbar sind. Hier werden, ähnlich wie schon bei Dorotheos, ἀνατολικός anstelle von ἑῷος und δυτικός anstelle von ἑσπέριος benutzt.[1010]

Ähnliche Missverständnisse setzen sich in der modernen Sekundärliteratur fort. So schreibt zum Beispiel O. Neugebauer zu Olympiodor Kap. 9 (oben S. 448, Text 130):[1011]

> Der Text beginnt mit einer Ankündigung über Frühaufgang, diskutiert dann aber die Stillstände, die damit nichts zu tun haben.

Dass O. Neugebauer hier offenbar übersehen hat, dass es nicht um die Kardinalpunkte, sondern um die Sichtbarkeitsphasen geht, liegt auf der Hand. Ähnlich missinterpretiert D. Pingree das 14. Kapitel des Paulus Alexandrinus (oben S. 431f., Text 123):[1012] „He discussed the planet's heliacal risings and settings (ch. 14)". Bei seiner Besprechung der Planetenbewegungen im Michigan Papyrus 149[1013] nimmt Neugebauer Anstoß an dem Ausdruck (Mich. Pap. 149 col. xi 10): ἑσπέριον ἀκρώνυχον ἐπιτομήν, mit dem der Aufgang der äußeren drei Planeten in Opposition zur Sonne beschrieben wird. F.E. Robbins übersetzt: „western evening rising".[1014] O. Neugebauer

1009 Die Planeten „freuen sich", wenn sie in einer ihnen affinen Stellung sind, vgl. die Erklärung bei Ant. Epit. II 44 ex Thes. (≈ Rhet. 5,44) p. 159,20-29, siehe auch Serap. apud Rhet. 6 p. 231,16-23 und den Similienapparat zu Ptol. Apotel. 1,23,3.

1010 Vgl. auch Ps.Porph. Isag. 53 p. 227,2-6. Der Schreiber benutzt offenbar ἀνατολικοί in der Bedeutung von ἑῷοι, δυτικοί anstelle von ἑσπέριοι, also im Sinne von „abendlich" und nicht „unsichtbar" (ὕπαυγοι)! Ähnlich schreibt Cardanus im 16. Jh. n.Chr. in seinem Kommentar zu Ptolemaios (astr. iud. 1,5,32 p. 127): *orientales matutinas vocat, quae ante Solem exoriuntur, occidentales* [Hervorhebung S.D.] *vespertinos dicit, quae post Solem oriuntur stellae.* Siehe auch oben S. 295, Anm. 666 und S. 309, Text 87 mit der Verwechselung von ἑσπέριοι und δυτικοί sowie ἑῷοι und ἀνατολικοί.

1011 O. Neugebauer bei E. Boer (ed.): Heliodor (i.e. Olympiodor) (1962), 146.

1012 D. Pingree: Paul of Alexandria (1974), 419.

1013 O. Neugebauer: Planetary Motion (1972).

1014 F.E. Robbins (ed.): Michigan Papyrus 149 (1936), 113.

versucht zu korrigieren: „Should be either ‚eastern evening rising' or ‚western morning setting'."[1015] Sowohl die Übersetzung von F.E. Robbins ist falsch, als auch der Vorwurf von O. Neugebauer. ἑσπέριον ἀκρώνυχον ἐπιτομήν ist zu übersetzen: „der abendliche akronychische Aufgang". ἑσπέριον ist zwar pleonastisch, aber sachlich korrekt. Robbins übersetzt fälschlicherweise ἑσπέριον mit „western", also mit „westlich" statt mit „abendlich". Wenn die drei äußeren Planeten 180° von der Sonne entfernt sind, können sie aber nicht abends im Westen aufgehen. Im Westen „aufgehen" können erklärtermaßen nur der Mond, Venus und Merkur, nämlich in dem Sinne, dass sie ihr Abenderst haben. O. Neugebauer versucht die sachliche Genauigkeit durch „eastern evening rising" herzustellen, aber im griechischen Text steht nun einmal „abendlicher akronychischer Aufgang", und daran ist nichts auszusetzen.[1016]

E. Ergebnis

Die Untersuchung der Begriffe ἀνατολή, ἐπιτολή, δύσις und κρύψις innerhalb der astronomischen Literatur hat ergeben, dass grundsätzlich zwei verschiedene Verwendungsweisen zu unterscheiden sind. ἀνατολή bzw. ἐπιτολή bezeichnen zum einen das Überschreiten des Ost-Horizonts, im Deutschen gewöhnlich „Aufgang" genannt, δύσις bzw. κρύψις das Hinabsteigen unter den West-Horizont, im Deutschen „Untergang" genannt. Treten die Adjektive ἑῴα bzw. ἑσπερία hinzu, bezeichnen die Junkturen den Auf- oder Untergang eines Sterns bei Sonnenauf- bzw. Sonnenuntergang. Wir sprechen von „Morgenaufgang", „Morgenuntergang", „Abendaufgang" und „Abenduntergang". Zum anderen kann ἀνατολή auch die erste Sichtbarkeit eines Sterns oder Planeten nach seiner Phase der Unsichtbarkeit in Sonnennähe bezeichnen, δύσις bzw. κρύψις entsprechend die letzte Sichtbarkeit vor der Phase der Unsichtbarkeit, im Deutschen gewöhnlich „-erst" bzw. „-letzt". Die Adjektive ἑῴα bzw. ἑσπερία weisen auch hier auf die Tageszeit, also auf den Stand der Sonne. Die Junkturen bezeichnen somit die erste oder letzte Sichtbarkeit eines Sterns oder Planeten am Morgen im Osten (kurz vor

---

1015 O. Neugebauer: Planetary Motion (1972), 22 Anm. 4.

1016 Missverständnisse wie diese könnten noch viele aufgezeigt werden, doch sollen diese Beispiele ausreichen, um deutlich zu machen, welche Verwirrungen es aufgrund der verschiedenen Bedeutungen der Fachbegriffe gegeben hat und mit welcher Sorgfalt die einzelnen Termini technici in ihrem jeweiligen Kontext untersucht werden müssen.

Sonnenaufgang) oder am Abend im Westen (kurz nach Sonnenuntergang). Wir nennen diese Erscheinungen „Morgenerst“ (auch „heliakischer Aufgang“), „Morgenletzt“, „Abenderst“ und „Abendletzt“ (auch „heliakischer Untergang“). Durch diese verschiedenen Verwendungsweisen treten besonders bei den Junkturen ἑῴα δύσις und ἑσπερία ἀνατολή gravierende Unterschiede auf: Bezeichnet die Junktur ἑῴα δύσις im Sinne von „Morgenuntergang“ die Opposition zur Sonne, impliziert er im Sinne von „Morgenletzt“ lediglich den Abstand eines Planeten oder des Mondes von ca. 15° (i.S. der Tagesbewegung vor der Sonne). Ebenso bezeichnet die Junktur ἑσπερία ἀνατολή entweder den Abendaufgang und somit die Opposition zur Sonne oder aber das Abendletzt.

Innerhalb der astrologischen Literatur konnten wir eine dritte von den beiden anderen grundsätzlich verschiedene Bedeutung ausmachen. ἀνατολή und δύσις bezeichnen hier Phasen von Sichtbarkeiten bzw. Unsichtbarkeiten. Gewöhnlich werden die Adjektive ἀνατολικός [sc. ἀστήρ] und δυτικός verwendet. Doch auch die Substantive und die Verben werden nachweislich in dieser Bedeutung gebraucht. Ein Planet, der sich innerhalb eines Abstandes von 15° zur Sonne befindet, ist δυτικός bzw. ὕπαυγος. Dabei spielt weder seine Stellung zum Horizont, noch die der Sonne zum Horizont eine Rolle. Nur der Sonnenabstand ist ausschlaggebend. ἀνατολικός ist ein Planet, wenn er mehr als 15° von der Sonne entfernt und somit in seiner sichtbaren Phase ist. Geht er dabei der Sonne voran, ist er morgens vor Sonnenaufgang sichtbar: ἑῷος ἀνατολικός. Folgt er der Sonne um mindestens 15°, ist er abends nach Sonnenuntergang sichtbar: ἑσπέριος ἀνατολικός. Später wurde diese einfache Lehre von den Sichtbarkeitsphasen mit den Kardinalpunkten der Planeten während eines synodischen Umlaufs kombiniert. Die Grenze für die Planeten, die ἀνατολικοί sind, wird mit 120° festgelegt – das ist der Sonnenabstand, bei dem die oberen Planeten stillzustehen scheinen. Ferner wurde wohl aus Gründen der Symmetrie auch der Bereich der Unsichtbarkeit in ἑῷος und ἑσπέριος weiter unterteilt.

Die ursprüngliche Lehre von den drei Phasen der morgendlichen oder abendlichen Sichtbarkeit und der Unsichtbarkeit von Planeten entspringt eindeutig der babylonischen Tradition. So weist dann auch die Mehrdeutigkeit der griechischen Termini technici für „aufgehen“ eine Analogie zu der Omensammlung *Enūma Anu Enlil* auf. Dort heißen akkadisch IGI, IGI.LÁ und SAR entweder „aufgehen“, „heliakisch aufgehen“ oder „sichtbar sein".[1017] Später wurde die Lehre von den Sichtbarkeitsphasen dann in die hellenistischen Planetentheorien integriert, wodurch nicht immer klar ist, ob in den Texten von Kardinalpunkten oder Sichtbarkeitsphasen die Rede ist.[1018] Die folgende Übersicht soll noch einmal kurz die verschiedenen Bedeutungen von ἀνατολή und δύσις veranschaulichen:

ἀνατολή

1. täglicher Aufgang
2. jährlicher Aufgang (auch ἐπιτολή)
   - a) ἑῴα ἀνατολή oder ἐπιτολή — Morgenaufgang
     Aufgang eines Sterns oder Planeten bei Sonnenaufgang
   - b) ἑσπερία ἀνατολή oder ἐπιτολή — Abendaufgang
     Aufgang eines Sterns oder Planeten bei Sonnenuntergang, auch „akronychischer Aufgang" genannt
3. akronychischer Aufgang (= 2b)
   nach Theon von Smyrna, sonst nicht belegbar
4. erste Sichtbarkeit (-„erst")
   - a) ἑῴα ἀνατολή — Morgenerst
     erster sichtbarer Aufgang eines Sterns oder Planeten vor Sonnenaufgang, auch „heliakischer Aufgang" genannt
   - b) ἑσπερία ἀνατολή — Abenderst
     erste Sichtbarkeit eines Planeten am Abend nach Sonnenuntergang am Westhimmel (nur Mond, Venus und Merkur)
5. Phase der Sichtbarkeit
   - a) ἑῴα ἀνατολή — Phase der morgendlichen Sichtbarkeit
     15°-120° vor der Sonne, öfter adjektivisch: ἑῷος ἀνατολικός [sc. ἀστήρ]
   - b) ἑσπερία ἀνατολή — Phase der abendlichen Sichtbarkeit
     15°-120° hinter der Sonne, öfter adjektivisch: ἑσπέριος ἀνατολικός [sc. ἀστήρ]

[1017] Vgl. A.C. Bowen und B.R. Goldstein: Meton of Athens (1988), 55 mit Anm. 85.

[1018] Ein Beispiel für eine Verwechslung bei O. Neugebauer: On a Fragment (1958), siehe auch D. Pingree: Astronomy and Astrology in India (1963), 236.

δύσις

1. täglicher Untergang
2. jährlicher Untergang (auch κρύψις)

a) ἑῴα δύσις Untergang eines Sterns oder Planeten bei Sonnenaufgang, auch „akronychischer Untergang“ genannt	Morgenuntergang
b) ἑσπερία δύσις Untergang eines Sterns oder Planeten bei Sonnenuntergang	Abenduntergang

3. akronychischer Untergang (= 2a)
nach Theon von Smyrna, sonst nicht belegbar

4. letzte Sichtbarkeit (-„letzt“)

a) ἑῴα δύσις letzte Sichtbarkeit eines Planeten vor Sonnenaufgang am Osthimmel (nur Mond, Venus und Merkur)	Morgenletzt
b) ἑσπερία δύσις letzte Sichtbarkeit eines Sterns oder Planeten am Abend nach Sonnenuntergang am Westhimmel, auch „heliakischer Untergang“ genannt	Abendletzt

5. Phase der Unsichtbarkeit in Sonnennähe

a) ἑῴα δύσις bis 15° vor der Sonne, öfter adjektivisch: ἑῷος δυτικός [sc. ἀστήρ]	Phase der morgendlichen Unsichtbarkeit
b) ἑσπερία δύσις bis 15° hinter der Sonne, öfter adjektivisch: ἑσπέριος ἀνατολικός [sc. ἀστήρ]	Phase der abendlichen Unsichtbarkeit

Die Abbildungen sollen die verschiedenen Stellungen verdeutlichen, die mit den Junkturen ἑῴα ἀνατολή, ἑσπερία ἀνατολή, ἑῴα δύσις und ἑσπερία δύσις bezeichnet werden können.

Die ἑῴα ἀνατολή

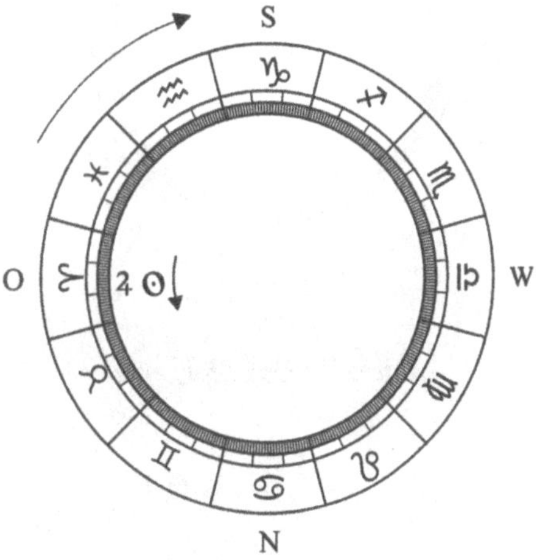

Abb. 52a: Der Morgenaufgang

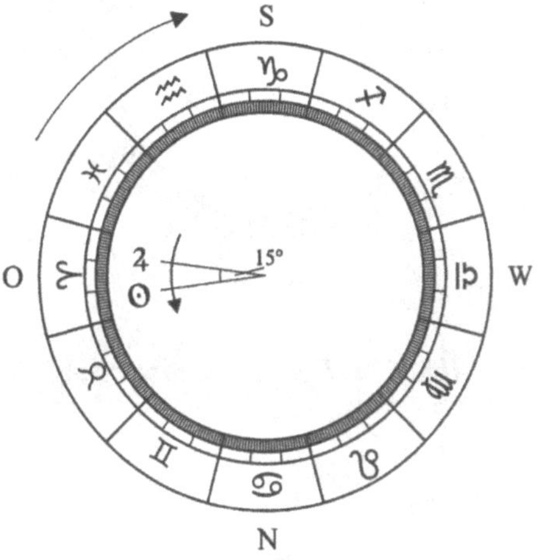

Abb. 52b: Das Morgenerst

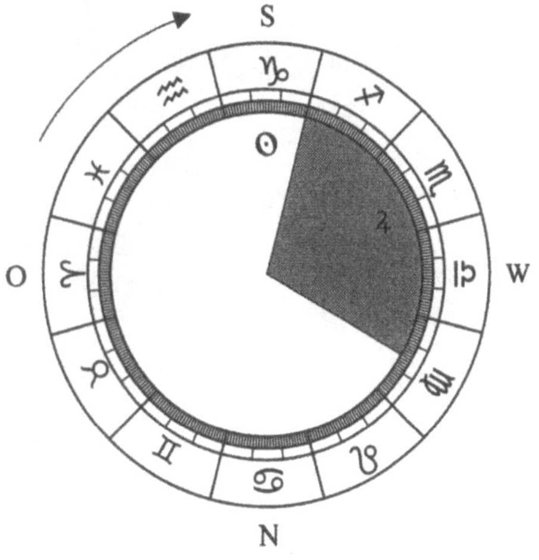

Abb. 52c: Die Phase der morgendlichen Sichtbarkeit

Die ἑῴα δύσις

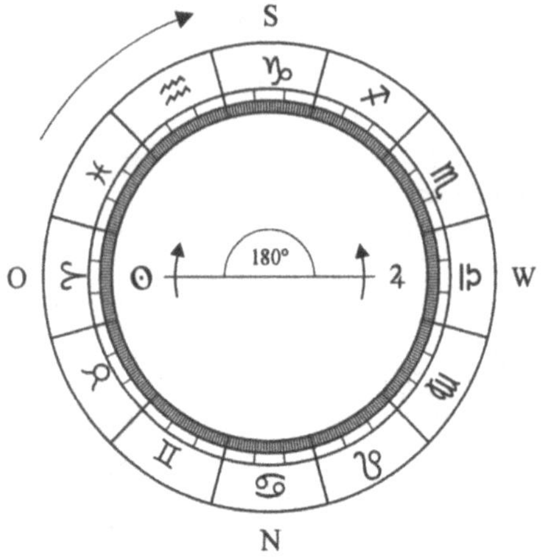

Abb. 53a: Der Morgenuntergang

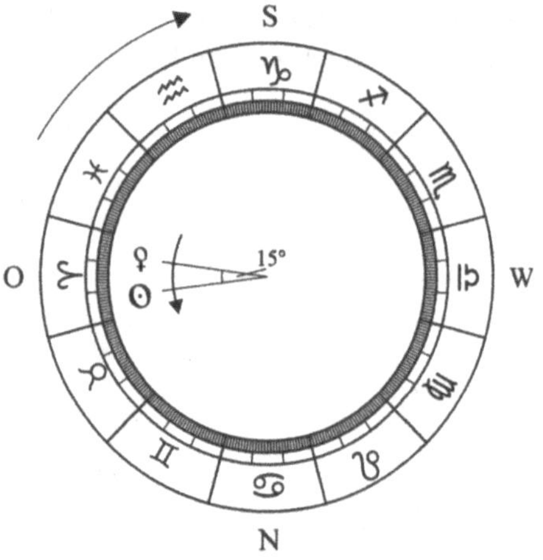

Abb. 53b: Das Morgenletzt

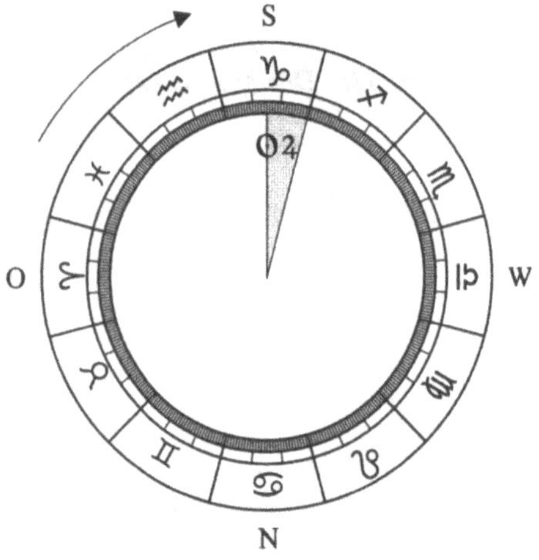

Abb. 53c: Die Phase der morgendlichen Unsichtbarkeit

Die ἑσπερία ἀνατολή

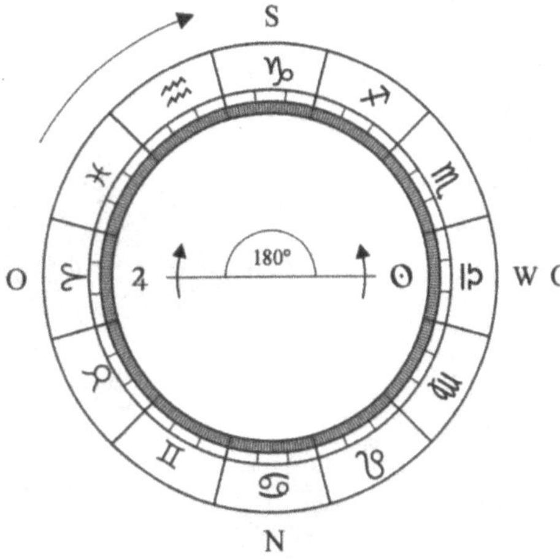

Abb. 54a: Der Abendaufgang

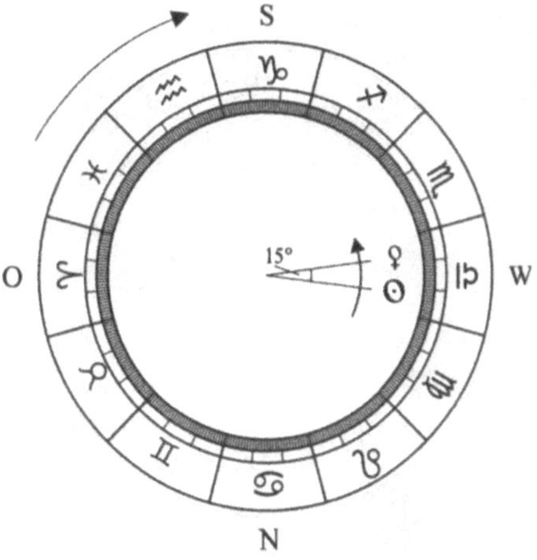

Abb. 54b: Das Abenderst

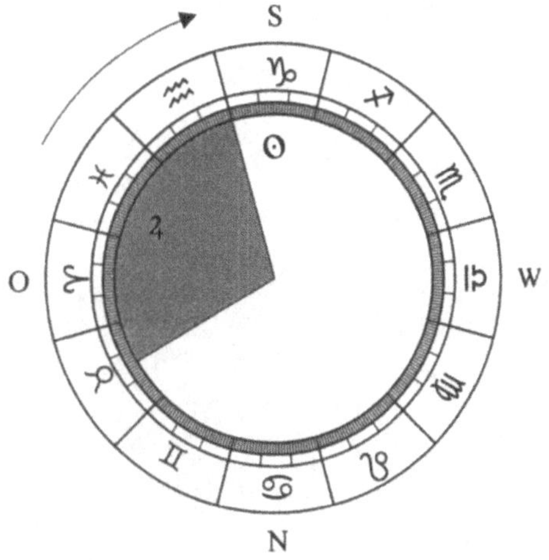

Abb. 54c: Die Phase der abendlichen Sichtbarkeit

Die ἑσπερία δύσις

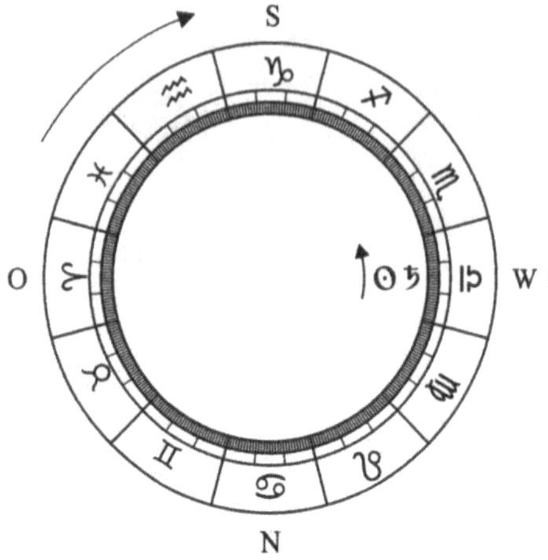

Abb. 55a: Der Abenduntergang

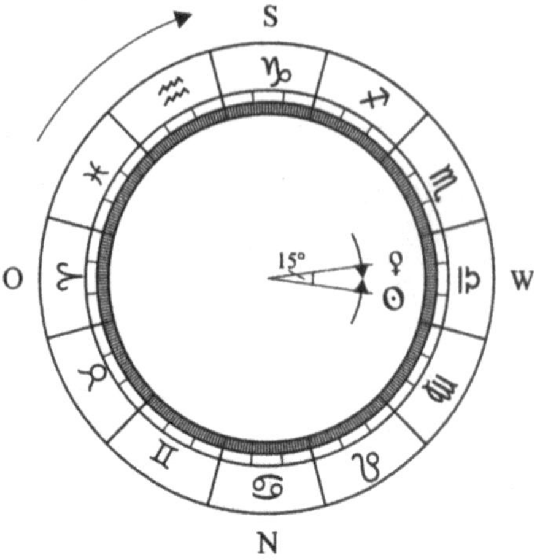

Abb. 55b: Das Abendletzt

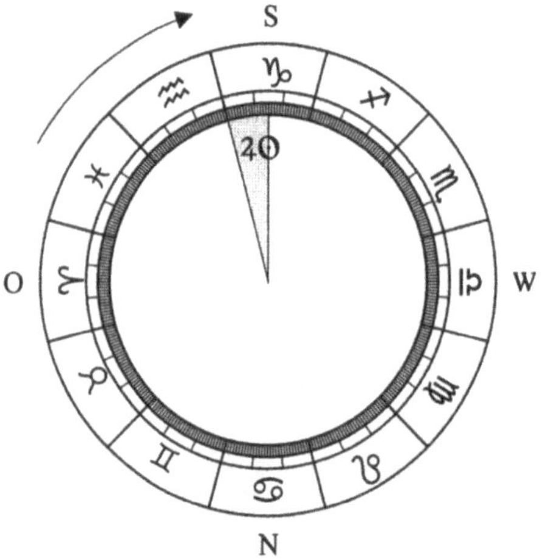

Abb. 55c: Die Phase der abendlichen Unsichtbarkeit

Appendix II: Zur Zitierweise von Antiochos und Rhetorios

A. Nach Autoren geordnet

Antiochos

Ant. Epit. I 1-28 ex Isag.: CCAG VIII 3 (1912) p. 111-118
(zu Ant. Epit. I 1 ex Isag. vgl. auch Rhet. Epit. III*b*.[16]: CCAG VII 127-128)

Ant. Epit. II 1-53 ex Thes. (≈ Rhet. 5,1-53): CCAG I (1898) p. 140-164

II 10 ex Thes.	ediert als Porph. Isag. 47: CCAG V 4 (1940) p. 220f.
II 11 ex Thes.	ediert als Porph. Isag. 48: CCAG V 4 (1940) p. 221
II 12 ex Thes.	ediert als Porph. Isag. 49: CCAG V 4 (1940) p. 222
II 14 ex Thes.	ediert als Porph. Isag. 50: CCAG V 4 (1940) p. 223
II 15 ex Thes.	ediert als Porph. Isag. 51: CCAG V 4 (1940) p. 223-225
II 46 ex Thes.	ediert als Porph. Isag. 52: CCAG V 4 (1940) p. 225f.

II 53 ex Thes. (≈ Rhet. Epit. IV 28: CCAG II [1900] p. 191f. ≈ Rhet. 5,53)

Rhetorios

Rhet. 5,1-53 (≈ Ant. Epit. II 1-53 ex Thes.): CCAG I (1898) p. 140-164

Rhet. 5,54-117:	CCAG VIII 4 (1922) p. 115-224
Rhet. Epit. III*a*:	CCAG VIII 3 (1912) p. 104-110
Rhet. Epit. III*b*:	CCAG VII (1908) p. 107-128
Rhet. Epit. IV 2:	CCAG V 1 (1904) p. 219-226
Rhet. Epit. IV 12-22:	CCAG VIII 1 (1929) p. 220-248
Rhet. Epit. IV 23:	CCAG II (1900) p. 186-187
Rhet. Epit. IV 24-28:	CCAG II (1900) p. 187-192
Rhet. 6:	Buch 6 in Par. gr. 2425, einzelne Kapitel im CCAG an verschiedenen Stellen ediert

B. Nach den Editionen im CCAG geordnet

CCAG I (1898), p. 140-164:	Ant. Epit. II 1-53 ex Thes. (≈ Rhet. 5,1-53)
CCAG II (1900) p. 186-192:	Rhet. Epit. IV
p. 186-187:	Rhet. Epit. IV 23
p. 187-192:	Rhet. Epit. IV 24-28
CCAG V 1 (1904) p. 219-226:	Rhet. Epit. IV 2 (≈ Rhet. 5,58)

CCAG VII (1908) p. 107-128: Rhet. Epit. III*b*.

p. 107-111:	Rhet. Epit. III*b*.[xv]	
p. 111-112:	Rhet. Epit. III*b*.19	≈ Rhet. 5,62
p. 112-113:	Rhet. Epit. III*b*.20	≈ Rhet. 5,63-67
p. 113-115:	Rhet. Epit. III*b*.21	≈ Rhet. 5,56 und 59
p. 115-116:	Rhet. Epit. III*b*.22	≈ Rhet. 5,68-76
p. 116-117:	Rhet. Epit. III*b*.23	≈ Rhet. 5,68-76
p. 117-118:	Rhet. Epit. III*b*.24	≈ Rhet. 5,85-96
p. 118:	Rhet. Epit. III*b*.[i]	≈ Rhet. 6,1
p. 118-119:	Rhet. Epit. III*b*.[ii]	≈ Rhet. 6,2
p. 119-122:	Rhet. Epit. III*b*.[iii]	≈ Rhet. 6,2
p. 122:	Rhet. Epit. III*b*.[iv]	≈ Rhet. 6,3
p. 123-124:	Rhet. Epit. III*b*.[viii]	
p. 126:	Rhet. Epit. III*b*.[xiii]	
p. 127-128:	Rhet. Epit. III*b*.[xvi]	≈ Ant. Epit. 1,1 ex Isag.
p. 128:	Rhet. Epit. III*b*.[ix]	≈ Rhet. 6,6

CCAG VIII 1 (1929) p. 220-248: Rhet. Epit. IV 12-23

CCAG VIII 3 (1912) 104-110: Rhet. Epit. III*a* (Par. gr. 2425)
(= Zusammenfassung von Epitome III)

Epit. III*a*. Par. gr. 2425, Buch 6,61,54-66	≈ Rhet. 5,54-66
Epit. III*a*. Par. gr. 2425, Buch 6,61,67	≈ Rhet. 5,68
Epit. III*a*. Par. gr. 2425, Buch 6,61,68	≈ Rhet. 5,69-75
Epit. III*a*. Par. gr. 2425, Buch 6,61,69-76	≈ Rhet. 5,76-83
Epit. III*a*. Par. gr. 2425, Buch 6,61,77	≈ Rhet. 5,84-96
Epit. III*a*. Par. gr. 2425, Buch 6,61,78-84	≈ Rhet. 5,97-103
Epit. III*a*. Par. gr. 2425, Buch 6,61,85	≈ Rhet. 5,104-108
Epit. III*a*. Par. gr. 2425, Buch 6,61,86	≈ Rhet. 5,109
Epit. III*a*. Par. gr. 2425, Buch 6,61,87-88	≈ Rhet. 5,111-112
Epit. III*a*. Par. gr. 2425, Buch 6,61,89	≈ Rhet. 5,113-117

CCAG VIII 3 (1912) p. 111-118: Ant. Epit. I 1-28 ex Isag.

CCAG VIII 4 (1922) p. 115-224: Rhet. 5,54-117

CCAG VIII 4 (1922) p. 224-225: Rhet. Epit. III*a*. 90

Appendix III: Tafeln

Tafel A: Die Häuser, Erhöhungen und Erniedrigungen der Planeten

(m: männlich / w: weiblich)

Planeten	Taghaus	Nachthaus	Erhöhung	Erniedrigung
☉	♌ (m)		♈ (19°)	♎ (19°)
☽		♋ (w)	♉ (3°)	♏ (3°)
♄	♑ (w)	♒ (m)	♎ (21°)	♈ (21°)
♃	♐ (m)	♓ (w)	♋ (15°)	♑ (15°)
♂	♏ (w)	♈ (m)	♑ (28°)	♋ (28°)
♀	♎ (m)	♉ (w)	♓ (27°)	♍ (27°)
☿	♍ (w)	♊ (m)	♍ (15°)	♓ (15°)

Tafel B: Die Trigonokratie

Triplizitäten	Planeten	
	nach Ptol.	nach Doroth.
Widder (m) Löwe Schütze	Mars Sonne (Tagherrscher) Jupiter (Nachtherrscher)	Saturn Sonne Jupiter
Stier (w) Jungfrau Steinbock	Venus (Tagherrscher) Mond (Nachtherrscher) Saturn	Venus Mond Mars
Zwillinge (m) Waage Wassermann	Merkur Nachtherrscher) Saturn (Tagherrscher) Jupiter	Merkur Saturn Jupiter
Krebs (w) Skorpion Fische	Mond (Nachtherrscher) Mars Venus (Tagherrscher)	Mond Mars Venus

Tafel C: Die Aspekte

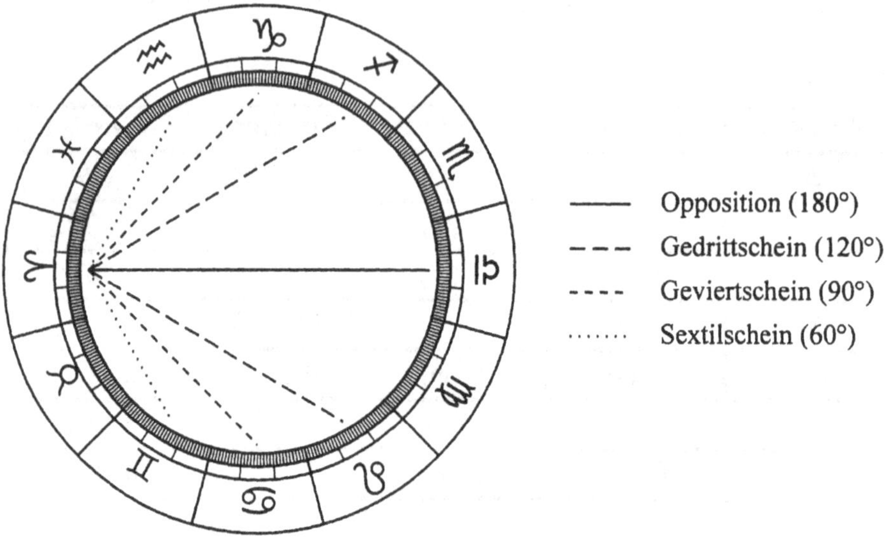

Tafel D: Die Dodekatropos

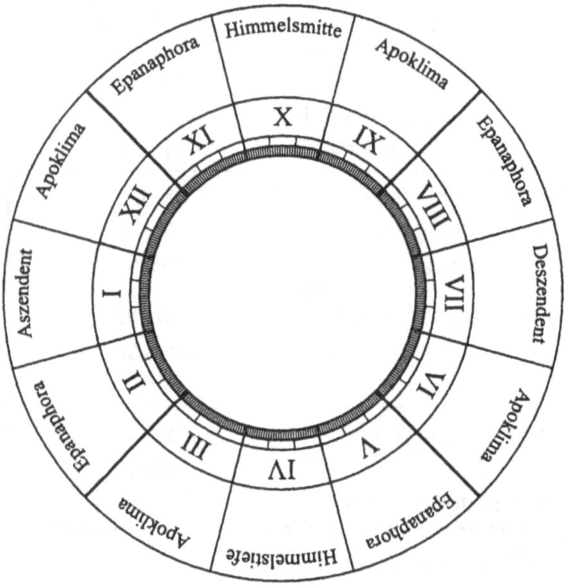

Literaturverzeichnis

I. Primärliteratur

(Editionen, kommentierte Textausgaben, Kommentare, Übersetzungen)

Die hier nicht aufgeführten Abkürzungen lateinischer Autoren richten sich nach dem *Thesaurus Linguae Latinae*, [5]Leipzig 1990, die nicht aufgeführten griechischen Autoren nach *LSJ*. Die maßgebliche Edition wird im Quellenverzeichnis zuerst genannt, weitere Editionen, Übersetzungen und Kommentare folgen in chronologischer Reihe.

weitere Abkürzungen:

CCAG	Catalogus codicum astrologorum Graecorum, vol. I-XII, Brüssel 1898-1953.
Diels	Doxographie Graeci, collegit recensuit prolegominis indicibusque instruxit Hermannus Diels, Berlin 1879.
FGrHist	Die Fragmente der griechischen Historiker, hrsg. von Felix Jacoby, Leiden, Berlin 1923-1958 (Bd. I [2]1957).
FVS	Die Fragmente der Vorsokratiker. Griechisch und deutsch von Hermann Diels, hrsg. von Walther Kranz, [6]Berlin 1951-1952. (Ndr. 1985-1992 und öfter; [1]1903).
GCS	Griechische Christliche Schriftsteller, Berlin seit 1897.
PL	Jacques Paul Migne: Patrologia cursus completus, series Latina, Paris 1844-1855, Index 1862-1865.
SVF	Stoicorum Veterum Fragmenta, collegit Ioannes von Arnim, Leipzig 1903/1904 (Ndr. Stuttgart 1964. 1979).

Abenr. Iud. Astr. — Albohazen Haly Filii Abenragel, scriptoris arabici, de iudiciis astrorum libri octo [...], Basel 1571.

Abū Ma'šar — Abū Ma'šar al-Balhī (Albumasar): Liber introductorii maioris ad scientiam judiciorum astrorum, traduction de Hermann de Carinthie, ed. Richard Lemay: Abū Ma'šar al-Balhī: Liber introductorium maioris, Bd. VIII, Neapel 1995.

Achill. Isag. — Achilles, Isagoga bis excerpta, ed. Ernestus Maass, in: Commentariorum in Aratum reliquiae, Berlin 1898, 25-75 (Ndr. 1958).

Adrast. apud Theon. Smyrn. — vide Theon. Smyrn.

Adrast. apud Calc. comm. — vide Calc. comm.

Alcabitius — Al-Qabīṣī (Alcabitius): The Introduction to Astrology. Editions of the Arabic and Latin texts and an English translation by Charles Burnett, Keiji Yamamoto and Michio Yano, London, Turin 2004 (Warburg Institute Studies and Texts. 2).

al-Bīrūnī — Abū'l-Rayhān Muhammad ibn Ahmad al-Bīrūnī: The Book of Instruction in the Elements of the Art of Astrology, written in Ghaznah 1029 a.d., übersetzt von R. Ramsay Wright, London 1934.

Anon. De stellis fixis — Anonymus, De stellis fixis, in quibus gradibus oriuntur signorum, ed. Wolfgang Hübner, Grade und Gradbezirke der Tierkreiszeichen. Der anonyme Traktat *De stellis fixis, in quibus oriuntur signorum*. Quellenkritische Edition mit Kommentar, Stuttgart, Leipzig 1995 (Sammlung Wissenschaftlicher Commentare).

Anon. in Ptol. Apotel. — Εἰς τὴν τετράβιβλον τοῦ Πτολεμαίου ἐξήγησις ἀνώνυμος. In Claudii Ptolemaei quadripartitum enarrator ignoti nominis, quem tamen

Proclum fuisse quidam existimant [...], ed. Hieronymus Wolf, Basel 1559, 1-180.

Antig. Nic. apud Heph. — Hadriani genitura. Das Kaiserhoroskop des Antigonos von Nikaia im Kontext der antiken Individualastrologie. Fragmentedition mit Übersetzung, Kommentar und einem Katalog antiker Horoskope, in Vorbereitung von Stephan Heilen, Münster.

Ant. Epit. I 1-28 ex Isag. — Epitome I ex Antiochi Atheniensis Isagoga, ed. Franz Cumont, CCAG VIII 3 (1912) p. 111-118.

Ant. Epit. II 1-53 ex Thes. — Epitome II ex Antiochi Atheniensis Thesauris, ed. Franz Boll, CCAG I (1898) p. 140-164 (≈ Rhet. 5,1-53).

Ps.Arist. Mund. — Giovanni Reale und Abraham P. Bos: Il trattato Sul cosmo per Alessandro attribuito ad Aristotele. Monografia introduttiva, testo greco con traduzione a fronte commentario, bibliografia ragionata e indici, ^{2}Mailand 1995 (Pubblicazioni del Centro di ricerche di metafisica. Collana Temi metafisici e problemi del pensiero antico. Studi e testi. 42; ^{1}Neapel 1974).

Die Schrift von der Welt. Ein Weltbild im Umriss aus dem 1. Jahrhundert nach Chr., eingeleitet und verdeutscht von Wilhelm Capelle, Jena 1907.

Aristoteles, Über die Welt, übersetzt und kommentiert von Otto Schönberger, Stuttgart 1991.

Autol. — Autolyci De Sphaera quae movetur liber, de ortibus et occasibus libri duo, una cum scholiis antiquis e libris manu scriptis edidit, latina interpretatione et commentariis instruxit Fridericus Hultsch, Leipzig 1885.

Autolykos: Rotierende Kugel und Aufgang und Untergang der Gestirne. Übersetzt und mit Anmerkungen versehen von Arthur Czwalina, Leipzig 1931 (Ostwald's Klassiker der exakten Wissenschaften. 232).

Autolycus de Pitane, Histoire du texte suivie de l'édition critique des traités de la sphère en mouvement et des levers et couchers par Jospeh Mogenet, Louvain 1950 (Recueil de travaux d'histoire et de philologie. 3. ser. 37).

Autolycos de Pitane, La sphère en mouvement. Levers et couchers héliaques. Testimonia, texte établi et traduit par Germaine Aujac, Paris 1979.

Calc. comm. — Plato Latinus, Timaeus a Calcidio translatus commentarioque instructus in societatem operis coniuncto P[ovl] J[ohannes] Jensen ed. J[an] H[endrik] Waszink, London, Leiden 1962 (Plato Latinus. 4).

Card. astr. iud. — Hieronymus Cardanus [...] De Astrorum Iudiciis [...], in: Hieronymi Cardani [...] operum tomus quintus [...], Leiden 1663, 93-368 (Faksimile-Neudruck, Stuttgart, Bad Cannstadt 1966).

Cens. — Censorini De die natali liber ad Caerellium, accedit Anonymi cuiusdam epitoma disciplinarum (Fragmentum Censorini), ed. Nicolaus Sallmann, Leipzig 1983.

CH — Corpus Hermeticum, ed. A[rthur] D[arby] Nock et trad. A[ndré Marie] J[ean] Festugière, Paris 1945-1954.

Hermetica, The ancient greek and latin writings which contains religious or philosophic teachings ascribed to Hermes Trismegistus, edited with english translation and notes by Walter Scott, Bd. 1: Introduction. Texts and Translation, Oxford 1924 (Ndr. Boulder 1982).

Das Corpus Hermeticum Deutsch. Übersetzung, Darstellung und Kommentierung in drei Teilen, bearbeitet und hrsg. von Carsten Colpe und Jens Holzhausen, Stuttgart 1997 (Clavis pansophiae. 7).

Copern. revol. Nicolaus Copernicus: De revolutionibus libri sex, besorgt von Heribert Maria Nobis und Bernhardt Sticker, Hildesheim 1984 (Nicolaus Copernicus Gesamtausgabe, Bd. 2).

Dam. in Parm. Damascii Successoris Dubitationes et Solutiones De Primis Principiis, in Platonis Parmenidem, partim secundis curis recensuit, partim primum ed. Charles Émile Ruelle, Paris 1899 (Ndr. Brüssel 1964. Amsterdam 1966).

Damascius, Commentaire du Parménide de Platon, Bd. III texte établi par Leendert Gerrit Westerink, introduit, traduit et annoté par Josephe Combès, Paris 2002.

Dor. Dorothei Sidonii Carmen Astrologicum, interpretatione arabicam in linguam anglicam una cum Dorothei fragmentis et graecis et latinis, ed. David Pingree, Leipzig 1976.

Dor. A Dorothei paraphrasis arabica p. 3-158 sive interpretatio anglica, ed. David Pingree, ibid. p. 161-322.

Dor. G Dorothei paraphrasis graeca apud Hephaistionem et alios, ed. D. Pingree, ibid. p. 323-427.

Eleuth. Zebel. Il trattato sulle natività di Eleuterio Zebeleno di Elis, hrsg. und übersetzt von Giuseppe Bezza, MHNH 2 (2002), 257-300.

Ps.Eudox. Ars	Eudoxi (Cnidii) ars astronomica qualis in charta Aegyptiaca superest denuo edita a Friderico Blass, Progr. Kiel 1887, 12-25.
Firm. math.	Iuli Firmici Materni Matheseos libri VIII, edd. Wilhelm Kroll, Franz Skutsch et Konrat Ziegler, Leipzig 1897-1913 (Ndr. Stuttgart 1968).
	Julii Firmici Materni matheseos libri VIII, verdeutscht von Hagall Thorsonn, Königsberg 1927.
	Bram, Jean Rhys: Firmicus Maternus, Mathesis. A fourth-century astrological treatise. Translation and Commentary of Books I and II, Diss. 1972 (Microfilm; Fask. Print-Ausgabe Michigan 1985).
	Firmicus Maternus, Mathesis, texte établi et traduit par Pierre Monat, Paris 1992-1997.
Galen. Plac. Hipp. Plat.	Claudii Galeni de Placitis Hippocratis et Platonis libri novem, rec. et explanavit Iwanus Mueller, Leipzig 1874.
	De Placitis Hippocratis et Platonis, ed. Phillip De Lacy, Berlin 1978-1984 (Corpus Medicorum Graecorum. 5.4.1.2).
Ps.Galen. Prognost.	Ps.Galen, Prognostica de decubitu, ed. Franz Cumont: Les "Prognostica de decubitu" attribués à Galien, BIBR 15 (1935), 119-131.
Gem.	Gemini elementa astronomiae, ad codicum fidem recensuit, germanica interpretatione et commentariis instruxit Carolus Manitius, Leipzig 1898 (Ndr. Stuttgart 1974).
	Géminos, Introduction aux Phénomènes, ed. Germaine Aujac, Paris 1975.
Gem. Kalend.	Gemini Calendarium p. 210-233 Manitius.
Heph.	Hephaistionis Thebani Apotelesmaticorum libri tres, ed. David Pingree, vol. I, Leipzig 1973.

August Engelbrecht: Hephaistion von Theben und sein astrologisches Compendium. Ein Beitrag zur Geschichte der griechischen Astrologie, Wien 1887 (Edition des ersten Buches).

Hephaistio of Thebes, Apotelesmatics Book II, Translated & Annotated by Robert H. Schmidt, Cumberland 1998 (Project Hindsight, Greek Track. 15).

Heph. Epit. — Hephaistionis Thebani Apotelesmaticorum Epitomae Quattuor, ed. David Pingree, vol. II, Leipzig 1974.

Herm. — Hermetis Trismegisti De triginta sex decanis, ed. Simonetta Feraboli, Turnholt 1994 (Corpus Christianorum, Continuatio Mediaevalis. 144. Hermes Latinus. IV 1).

Neue astrologische Texte des Hermes Trismegistos. Funde und Forschungen auf dem Gebiet der antiken Astronomie und Astrologie von Wilhelm Gundel, München 1936 (ABAW. N.F. 12; Ndr. und Nachträge von H.G. Gundel 1978).

Hippol. Ref. Haer. — Hippolytus, Refutatio omnium haeresium, ed. Miroslav Marcovich, Berlin, New York 1986 (Patristische Texte und Studien. 25).

Horosc. Anon. — ed. David Pingree: The Astrological School of John Abramius, DOP 25 (1971), 207-209 (übersetzt ebd. 214f.).

Horosc. Const. — ed. David Pingree: The Horoscopes of Constantine VII Porphyrogenitus, DOP 27 (1973), 217-231.

Hugo v. Sant.: Lib. Arist. — The Liber *Aristotilis* of Hugo of Santalla, ed. Charles Burnett und David Pingree, London 1997 (Warburg Institute Surveys and Texts. 26).

Iambl. Myst. — Iamblichi De Mysteriis Liber, rec. Gustavus Parthey, Berlin 1857.

Jamblique, Les Mystères d'Égypte, texte établi et traduit par Édouard des Places, Paris 1966.

ibn Esra — Abraham ibn Esra: The Beginning of Wisdom. An astrological Treatise, hrsg. von Raphael Levy und Francisco Cantera mit der altfranzösischen Version von 1273 und einer englischen Übersetzung des hebräischen Originals, Baltimore 1939 (The John Hopkins Studies in Romance Literatures and Languages. Sonderband. 14).

Iul. Laodic. — Iulianus Laodicensis, Περὶ καταστημάτων τῶν ζ̅ ἀστέρων, ed. Wilhelm Kroll, CCAG I (1898) p. 134-137.

Iul. Or. — The Works of the Emperor Julian, with an English Translation by Wilmer Cave Wright, Bd. 1, London 1913.

Des Kaisers Julianus Rede auf den König Helios an Sallustius, in: Kaiser Julians Philosophische Werke, übersetzt und erklärt von Rudolf Asmus, Leipzig 1908 (Philosophische Bibliothek. 116), 129-171.

Die Religionsphilosophie Kaiser Julians in seinen Reden auf König Helios und die Göttermutter. Mit einer Übersetzung der beiden Reden von Gregor Mau, Leipzig 1907.

Kam. Isag. — Johannes Kamateros, Εἰσαγωγὴ ἀστρονομίας. Ein Kompendium griechischer Astronomie und Astrologie, Meteorologie und Ethnographie in politischen Versen, ed. L[udwig] Weigl, Progr. Frankenthal 1907-1908.

Kam. Zod. — Johannes Kamateros, Περὶ ζῳδιακοῦ κύκλου καὶ τῶν ἄλλων ἁπάντων, ed. E. Miller in: No-

	tices et extraits de la bibliothèque nationale et autres bibliothèques 23,2, Paris 1872, 53-111.
Kepler	Kepler, Johannes: Gesammelte Werke, Bd. XIII. Briefe 1590-1599, hrsg. von Max Caspar, München 1945.
Maneth.	Manethonis apotelesmaticorum qui feruntur libri VI, accedunt Dorothei et Annubionis fragmenta astrologica, relegit A[rminius] Koechly, Leipzig 1858.
Mich. Pap. 149	Papyri in the University of Michigan collection III: Miscellaneous Papyri, ed. J.G. Winter; Michigan 1936; Nr. 149 ed. F[rank] E[gleston] Robbins.
„Moses"	„Moses" ed. David Pingree: Indian and Pseudo-Indian Passages in Greek and Latin Astronomical and Astrological Texts, Viator 7 (1976), 193-195.
Ps.Nech. et Petos.	Nechepsonis et Petosiridis fragmenta magica, ed. Ernst Riess [Diss. Bonn 1890], Leipzig 1891-1893 (Philologus suppl. 6), 325-394.
Olymp.	Heliodori, ut dicitur [immo Olympiodori[1]] in Paulum Alexandrinum commentarium, ed. Æ[milia] Boer, Leipzig 1962, interpretationes astronomicas addiderunt O[tto] Neugebauer et D[avid] Pingree.
Orac. Chald.	De Oraculis Chaldaicis, ed. Wilhelm Kroll, Breslau 1894 (Ndr. Hildesheim 1962).
	Oracles chaldaïques avec un choix de commentaires anciens, texte établi te traduit par Édouard des Places, Paris 1971.
	The Chaldean Oracles. Text, translation, and commentary by Ruth Majercik, Leiden, New

[1] Cf. J. Warnon, RPhL 1 (1976), 197-217; L. G. Westerink, ByzZ 64 (1971), 6-21.

York, Kopenhagen, Köln 1989 (Studies in Greek and Roman Religion. 5).

Paul. Alex. — Παύλου 'Αλεξάνδρεως Εἰσαγωγικά. Pauli Alexandrini Elementa apotelesmatica, ed. Æ[milia] Boer, interpretationes astronomicas addidit O[tto] Neugebauer, Leipzig 1958.

Paolo D'Alessandria. Lineamenti introduttivi alla scienza della previsione astronomica a cura di Giuseppe Bezza. Interpretazioni astronomiche di Salvo De Meis, Mailand 1993 (Le Melusine. 18).

Paul of Alexandria. Introduction to Astrology, translated from the Greek by James Herschel Holden, [3]Tempe 2003 ([1]Tempe 1986; bisher unveröffentlichtes Manuskript).

Paul. 'Ανακεφαλαίωσις — 'Ανακεφαλαίωσις τῆς Παύλου εἰσαγωγῆς ed. Franz Cumont, CCAG VIII 3 (1912) p. 95,20-97,38, abgedruckt bei Æ[milia] Boer (ed.): Paulus Alexandrinus (1958), p. xxi-xxiv (nach dieser wird zitiert).

PGM — Papyri Graecae Magicae. Die griechischen Zauberpapyri, hrsg. und übersetzt von Karl Preisendanz und A. Henrichs, [2]Stuttgart 1973-1974 ([1]Leipzig 1928-1931).

Abrasax. Ausgewählte Papyri religiösen und magischen Inhalts, hrsg. und erkl. von Reinhold Merkelbach und Maria Totti, Opladen 1990-1996 (Abhandlungen der rheinisch-westfälischen Akademie der Wissenschaften. Sonderreihe Papyrologica Coloniensia. 17).

Philon — Philonis Alexandrini Opera quae supersunt, edd. Leopold Cohn et Paul Wendland, Berlin 1896-1930.

	Philo von Alexandria. Die Werke in deutscher Übersetzung, hrsg. von Leopold Cohn, Issak Heinemann, Maximilian Adler und Willy Theiler, Bde I-VI Breslau 1909-1938 [Ndr. Berlin 1962], Bd. VII Berlin 1964.
Philon Heres	Philon d'Alexandrie, Quis rerum divinarum heres sit: introduction, traduction et notes par Marguérite Harl, Paris 1966 (Les œuvres de Philon d'Alexandrie. 15).
Philon LA	Philon d'Alexandrie, Legum Allegoriae I-III, introduction, traduction et notes par Claude Mondésert, Paris 1962 (Les œuvres de Philon d'Alexandrie. 2).

Die Einzelwerke Philons werden wie folgt abgekürzt:

Abr.	De Abrahamo
Cher.	De Cherubim
Conf.	De Confusione Linguarum
Cong.	De Congressu Eruditionis Gratia
Det.	Quod Deterius Potiori Insidiari soleat
Deo	De Deo
Fug.	De Fuga et Inventione
Heres	Quis rerum divinarum Heres sit
Immut.	Quod Deus sit Immutabilis
Legat.	Legatio ad Gaium
LA	Legum Allegoria
Mig.	De Migratione Abrahami
Mos.	De Vita Mosis
Opif.	De Opificio Mundi
QE	Quaestiones et Solutiones in Exodum
QG	Quaestiones et Solutiones in Genesin
Sac.	De Sacrificiis Abelis et Caini
Som.	De Somniis
Spec.	De Specialibus Legibus
Virt.	De Virtutibus

Plat. Tim.	Platonis Timaios, in: Platonis opera, recognovit brevique adnotatione critica instruxit Ioannes Burnet, vol. IV, Oxford 1902 (Ndr. 1910 und öfter).
	Platon. Timaios, Griechisch/Deutsch, Übersetzung, Anmerkungen und Nachwort von Thomas Paulsen und Rudolf Rehn, Stuttgart 2003.
Porph. Isag.	Porphyrii Philosophi Introductio in Tetrabiblum Ptolemaei, edd. Æmilia Boer – Stephanus Weinstock, CCAG V 4 (1940) p. 185-228.
Prokl. In Remp.	Proclii Diadochi in Platonis Rem publicam commentarii, ed. Wilhelm Kroll, Leipzig 1899-1901 [Ndr. 1965].
	Proclus. Commentaire sur la république, traduction et notes par A[ndré Marie] J[ean] Festugière, Paris 1970 (Bibliothèque des textes philosophiques. 21).
Prokl. In Tim.	Proclii Diadochi in Platonis Timaeum commentaria, ed. Ernst Diehl, Leipzig 1903-1906 [Ndr. Leipzig 1965].
	Proclus. Commentaire sur la Timée, traduction et notes par A[ndré Marie] J[ean] Festugière, Paris 1966-1968.
Ps.Prokl. in Ptol. Apotel.	Procli Diadochi paraphrasis in Ptolemaei libros IV de siderum effectionibus a Leone Allatio è Graeco in Latinum conversa, Leiden 1635.
Ptol. Apotel.	Claudii Ptolemaei opera quae exstant omnia, vol. III 1: Apotelesmatika, post F[ranz] Boll – Æ[miliam] Boer, secundis curis ed. Wolfgang Hübner, Stuttgart, Leipzig 1998.
	Claudius Ptolemaeus, Astrologisches System, I. – IV. Buch (Tetrabiblos). Aus dem Griechischen übersetzt von Julius Wilhelm Pfaff. Astrologisches Taschenbuch für das Jahr 1822

und das Jahr 1823, Erlangen (Ndr. hrsg. von Hubert Korsch, Düsseldorf 1938).

Ptolemy, Tetrabiblos, ed., trad. F[rank] E[gleston] Robbins, Cambridge (Mass.), London 1940 (Ndr. London 1998).

Claudio Tolemeo, Le previsioni astrologiche (Tetrabiblos), a cura di Simonetta Feraboli, [2]Milano 1989 ([1]Vicenza 1985).

Giuseppe Bezza: Commento al primo libro della Tetrabiblos di Claudio Tolomeo con una nuova traduzione e le interpretazioni dei maggiori commentatori, Mailand 1990.

Die vier Bücher des Claudius Ptolemäus. Aus dem griechischen Original neu übertragen von Wilhelm Matthiessen und Wulf Haidyl, Den Haag o. Jahr.

Ptol. Phas. — Claudii Ptolemaei Φάσεις ἀπλανῶν ἀστέρων, in: Opera quae exstant omnia, vol. II: Opera astronomica minora, ed. J[ohann] L[udvig] Heiberg, Leipzig 1907, 1-67.

Κλαυδίου Πτολεμαίου Φάσεις ἀπλανῶν ἀστέρων καὶ ἐπισημασίαι, Apparitions des fixes et annonces, traduites du grec de Ptolémée par M. L'Abbé Halma, in: Ders.: Table chronologique des règnes […] apparitions des fixes, de C. Ptolémée, Théon, etc. et introduction de Géminus aux Phénomènes Célestes, traduites pour la première fois, du Grec en français, sur les manuscrits de la bibliothèque du roi […], Paris 1819.

Ptol. Synt. — Claudii Ptolemaei opera quae exstant omnia vol. I-II: Syntaxis mathematica, ed. J[ohann] L[udvig] Heiberg, Leipzig 1898-1903.

	Ptolemäus: Handbuch der Astronomie, deutsche Übersetzung und erläuternde Anmerkungen von K[arl] Manitius, Vorwort und Berichtigungen von O[tto] Neugebauer, [2]Leipzig 1963 ([1]Leipzig 1911).
	Ptolemy's Almagest, translated and annotated by G[erald] J[ames] Toomer. With a Foreword by Owen Gingerich, London 1984.
Rhet. 5,1-53	Rhetorios, ed. Franz Boll, CCAG I (1898) p. 140-164 (≈ Ant. Epit. II 53 ex Thes.).
Rhet. 5,54-117	Rhetorios, ed. Franz Cumont, CCAG VIII 4 (1922) p. 115-224.
Rhet. 6	Rhetorios, liber VI Par. gr. 2425, fragmenta varia in CCAG edita.
Rhet. Plan. Nat.	Rhetorios, De planetarum natura ac vi, ed. Franz Boll, CCAG VII (1908) p. 213-226.
	Retorio: Della natura e virtù dei pianeti, traduzione di Giuseppe Bezza, in: Ders.: Arcana Mundi, Milano 1995, 72-86.
Rhet. Epit. III*a*	Epitome III*a* ex opere Rhetorii, ed. Franz Cumont, CCAG VIII 3 (1912) p. 104-110.
Rhet. Epit. IV 12-22	Epitome IV 12-22 ex opere Rhetorii, ed. Franz Cumont, CCAG VIII 1 (1929) p. 220-248.
Rhet. Epit. IV 23-28	Epitome IV 23-28 ex opere Rhetorii, ed. Alexander Olivieri, CCAG II (1900) p. 186,15-192,25.
Schol. ad Paul. Alex.	Scholia in Paulum Alexandrinum in: Æ[milia] Boer (ed.): Paulus Alexandrinus (1958), 102-134.
Serap. apud Rhet. 6	Sarapionis Alexandrini excerpta apud Rhetorium, ed. Franz Cumont, CCAG VIII 4 (1922) p. 225,6-232,3.

Sext. Emp.	Sexti Empirici opera III: Adversus Mathematicos libros I-VI continens, iterum ed. Jürgen Mau, Leipzig 1961 ([1]Leipzig 1954).
	Sesto Empirico, Contro gli astrologi, a cura di Emidio Spinelli, [Neapel] 2000 (Elenchos. 32).
	Sextus Empiricus, Gegen die Wissenschaftler, Buch 1-6. Aus dem Griechischen übersetzt, eingeleitet und kommentiert von Fritz Jürß, Würzburg 2001.
Sphuj. Yavanj.	The Yavanajātaka of Sphujidhvaja, ed., transl., et comm. David Pingree, Cambridge (Mass.), London 1978 (Harvard Oriental Series. 48).
Theon Smyrn.	Theonis Smyrnaei philosophi Platonici Expositio rerum mathematicarum ad legendum Platonem utilium, ed. Eduard Hiller, Leipzig 1878.
	Theonis Smyrnaei Platonici Liber de astronomia [...] ed. Th.H. Martin, Paris 1849 (Ndr. Groningen 1971).
	Théon de Smyrne, philosophe Platonicien, Exposition des connaissances mathématiques utiles pour la lecture de Platon, traduite pour la première fois du grec en français par J[ean] Dupuis, Paris 1892.
Thras.	Συγκεφαλαίωσις τοῦ πρὸς Ἱεροκλέα Θρασύλλου πίνακος, ed. Franz Cumont, CCAG VIII 3 (1912) p. 99-101.
Val.	Vettii Valentis Antiocheni Anthologiarum libri novem, ed. David Pingree, Leipzig 1986.
	Joëlle-Frédérique Bara, Vettius Valens d'Antioche, Livre I, Leiden 1989 (Études préliminaires aux religions orientales dans l'Empire Romain. 111).

Val. App. Valentis Appendices I-XXIII p. 369-455 Pingree.

Var. Mih. Varāha Mihira: Das Grosse Buch der Nativitätslehre (Bṛihat Jātaka). Nach der Englischen Übersetzung von N. Chidambaram Iyer ins Deutsche übersetzt und bearbeitet von Wilhelm Wulf, Hamburg 1925 (Ndr. Waarkirchen 1979 unter dem Titel: Varāha Mihira: Lehrbuch der Altindischen Astrologie [Urania Blaue Reihe. 4]).

II. Allgemeine Hilfsmittel

The Assyrian Dictionary of the Oriental Insitute of the University Chicago, hrsg. von Ignace J. Gelb, Benno Landsberger, A. Leo Oppenheim und Erica Reiner, Chicago (Illinois), Bd. I, Glückstadt 1964.

Denniston, John Dewar: The Greek Particles, ²Oxford 1954 (Ndr. mit Korrekturen Oxford 1959; Ndr. Oxford 1975; ¹Oxford 1934).

Kühner-Gerth: Raphael Kühner: Ausführliche Grammatik der griechischen Sprache, 2. Teil Satzlehre, 3. Aufl. bearbeitet von Bernhard Gerth, Hannover, Leipzig 1898-1904 (William M. Calder III: Index Locorum Leipzig 1965).

Lausberg, Heinrich: Handbuch der literarischen Rhetorik. Eine Grundlegung der Literaturwissenschaft mit einem Vorwort von Arnold Arens, ³Stuttgart 1990 (¹München 1960).

Leumann, Hofmannn, Santyr: Lateinische Grammatik, Bd I: Lateinische Laut- und Formenlehre von Manu Leumann, München 1977 (Neuausgabe der 1926-1928 in 5. Aufl. erschienenen Lateinischen „Laut- und Formenlehre“ (Handbuch der Altertumswissenschaft. Abt. 2, Teil 2,1).

Schwyzer, Eduard: Griechische Grammatik. Auf der Grundlage von Karl Brugmanns Griechischer Grammatik. Zweiter Band: Syntax und syntaktische Stilistik, Vervollständigt und Hrsg. von Albert Debrunner, München 1950 (Handbuch der Altertumswissenschaft. II.1.2 [3. unveränderte Aufl. München 1966]).

III. Sekundärliteratur

Die Abkürzungen von Zeitschriften und Reihenwerke erfolgen nach der *L'Année philologique*. Die dort nicht aufgenommenen Werke werden nach *Der Neue Pauly* (DNP) abgekürzt. Weitere Abkürzungen werden im Folgenden angegeben.

weitere Abkürzungen:

ASGW Abhandlungen der königlichen Sächsischen Gesellschaft der Wissenschaften, phil.-hist. Kl.

DDD Dictionary of Deities and Demons in the Bible, hrsg. von Bob Becking, Karel van der Toom und Pieter Willem van der Horst, ^{2}Leiden, Boston, Köln 1999 (^{1}Leiden, Boston, Köln 1995).

DGE Diccionario Griego-Español, hrsg. von Francisco R. Adrados, Madrid 1980 - (bisher bis Band VI [ἐκπελεκάω], Madrid 2002).

DHI Dictionary of the History of Ideas. Studies of selected pivotal ideas, hrsg. von Philip P[aul] Wiener, New York 1968-1974.

DKP Der Kleine Pauly. Lexikon der Antike. Auf der Grundlage von Pauly's Realencyclopädie der classischen Altertumswissenschaft unter Mitwirkung zahlreicher Fachgelehrter bearbeitet und hrsg. von Konrat Ziegler und Walther Sontheimer, Stuttgart 1964-1975 (Ndr. 1979).

DNP Der Neue Pauly. Enzyklopädie der Antike, hrsg. von Hubert Cancik, Helmuth Schneider und Manfred Landfester, 13 Bände Altertum A-Z. 5 Bände Rezeptionsgeschichte A-Z. 1 Registerband, Stuttgart, Weimar 1996-2003.

DSB Dictionary of Scientific Biography, hrsg. von Charles Coulston Gillispie, New York 1970-1980 (Ndr. New York 1981; Suppl. 1978-90).

LÄ Lexikon der Ägyptologie, hrsg. von Wolfgang Helck, Wiesbaden 1975-1992.

LSJ A Greek-English Lexicon, compiled by Henry George Liddell and Robert Scott, revised and augmented throughout by Sir Henry Stuart Jones et al., with a revised Supplement ed. by P.G.W. Glare, Oxford 1996.

RE Paulys Real-Encyclopädie der classischen Altertumswissenschaft, hrsg. von August Friedrich Pauly, Georg Wissowa et al, Stuttgart 1893-1980.

Roscher Ausführliches Lexikon der griechischen und römischen Mythologie, hrsg. von Wilhelm Heinrich Roscher, Leipzig 1884-1937 (Ndr. Hildesheim 1965).

Amand, David Dom: Fatalisme et liberté dans l'antiquité grecque. Recherches sur la survivance de l'argumentation morale antifataliste de Carnéade chez les philosophes grecs et les théologiens chrétiens des quatre premiers siècles, Louvain 1945 (Recueil de travaux d'histoire et de philologie. Ser. 3 – 19; Ndr. Amsterdam 1973).

Arnim, Johannes von: RE III 2 (1899), 2502,14-2509,50 s.v. Chrysippos [14].

Assmann, Jan: LÄ 5 (1984), 1087-1094 s.v. Sonnengott.

Baccani, Donata: Oroscopi greci. Documentazione papirologica, Messina 1992 (Ricerca papirologica. 1).

Baer, Eva: ThLL VII 2,1 (1956-1970), 571,57-574,12 s.v. *iubar* (1967).

Bakhouche, Béatrice: Le difficile commentaire du *Timée* 38D par Calcidius, Pallas 30 (1990), 133-144.

– Les textes latins d'astronomie. Un maillon dans la chaîne du savoir, Louvain, Paris 1996 (Bibliothèque d'études classiques).

– Arithmologie et cycles temporels: l'hebdomade de Censorinus, Euphrosyne 29 (2001), 267-275.

– L'astrologie à Rome, Louvain, Paris, Sterling (Virginia) 2002 (Bibliothèque d'études classiques. 29).

Balsdon, J[ohn] P[ercy] V[yvian] D[acre]: The 'Divinity' of Alexander, Historia 1(1950), 363-388.

Bannier, Wilhelm: ThLL II (1900-1906), 1542,36-1549,45 s.v. *auspicium* (1904).

Bara, Joëlle-Frédérique: Apotelesmatique et initiatives, in: G.R.E.C.O. Histoire du Vocabulaire Scientifique, Publications de l'instiut de la langue française, Paris 1980 (Documents pour l'histoire du vocabulaire scientifique. 1), 45-90.

Barbel, Joseph: Christos Angelos. Die Anschauung von Christus als Bote und Engel in der gelehrten und volkstümlichen Literatur des christlichen Altertums. Zugleich ein Beitrag zur Geschichte des Ursprungs und der Fortdauer des Arianismus, Bonn 1941 (Theophaneia. 3; Ndr. mit einem Anhang Bonn 1964).

Baur, Ferdinand Christian: Symbolik und Mythologie oder die Naturreligion des Altertums, Stuttgart 1824.

Bechtel, Friedrich: Die historischen Personennamen des Griechischen bis zur Kaiserzeit, Halle 1917.

Becker, Udo: Lexikon der Astrologie, Freiburg, Basel, Wien 1997.

Beutler, Rudolf: RE XXIII 1 (1957), 186,10-247,3 s.v. Proklos [4].

Bezold, Carl: Astronomie, Himmelsschau und Astrallehre bei den Babyloniern, Heidelberg 1911 (SHAW, phil. – hist. Kl. 1911-2).

Bezza, Giuseppe: Arcana Mundi. Antologia del pensiero astrologico antico, Mailand 1995.

– Il trattato sulle natività di Eleuterio Zebeleno di Elis, MHNH 2 (2002), 257-300.

– und Fumagalli, Marco: Scuola di Astrologia Classica. Fondamenti astronomici e nozioni elementari di astrologia classica, Mailand 2000 (Internetkurs).

Bichler, Reinhold: Politisches Denken im Hellenismus, in: *Pipers Handbuch der politischen Ideen*, hrsg. von Iring Fetscher und Herfried Münkler, Bd. 1: Frühe Hochkulturen und europäische Antike, München 1988, 439-483.

Bickel, E[rnst]: Neupythagoreische Kosmologie bei den Römern, Philologus 79 (1924), 355-369.

Bidez, J[oseph]: La Cité du Monde et la Cité du Soleil chez le Stoïciens, Académie royale de Belgique, BAB 18 (1932), 244-294.

Billings, Thomas H.: The Platonism of Philo Judaeus, Chicago 1919.

Boer, Emilie: RE XXIII,2 (1959), 1831,26-1839 s.v. Klaudios Ptolemaios [66. Kap. III.A.8: Astrologische Schriften].

– DKP 4 (1972), 566f. s.v. Paulus [8].

Bohleke, Briant: In Terms of Fate: a survey of the indigenous Egyptian contribution to ancient astrology in light of Papyrus CtYBR inv. 1132(B), SAK 23 (1996), 11-46.

Boll, Franz: Sphaera. Neue griechische Texte und Untersuchungen zur Geschichte der Sternbilder, Leipzig 1903 (Ndr. Hildesheim 1967).

– RE VI 2 (1909), 2407,15-2431,33 s.v. Fixsterne.

– RE VI 2 (1909), 2365,21-2379,35 s.v. Firmicus.

– RE VII 2 (1912), 2547,5-2578,67 s.v. Hebdomas.

– Neues zur babylonischen Planetenordnung, Zeitschrift für Assyriologie 28 (1914), 340-351.

– Aus der Offenbarung Johannis. Hellenistische Studien zum Weltbild der Apokalypse, Leipzig, Berlin 1914 (Stoicheia. 1; Ndr. Amsterdam 1968).

– und Bezold, Carl und Gundel, Wilhelm: Sternglaube und Sterndeutung. Die Geschichte und das Wesen der Astrologie, [3]Leipzig, Berlin 1926 ([5]Stuttgart 1966 [= Ndr. der 3. Aufl., erweitert um einen bibliographischen Anhang von H.G. Gundel. [7]Stuttgart 1977 [= Ndr. der 5. erweiterten Aufl.]. [1]Leipzig 1917; zitiert wird nach der 3. Aufl., der Anhang nach der in der 5. Aufl. beigefügten Ergänzung).

Bonnet, Hans: Reallexikon der ägyptischen Religionsgeschichte, Berlin 1952.

Bottéro, Jean: Jüdische Schöfungsmythen, in: *Die Schöpfungsmythen*, hrsg. von Mircea Eliade, Zürich 1964 (Ndr. Düsseldorf 2002. Franz. Originalausgabe: La naissance du monde, Paris 1959), 183-228.

Bouché-Leclercq, A[uguste]: L'astrologie grecque, Paris 1899 (Ndr. Brüssel 1963, Aalen 1979).

Bousset, Wilhelm: Jüdisch-Christlicher Schulbetrieb in Alexandria und Rom. Literarische Untersuchungen zu Philo und Clemens von Alexandria, Justin und Irenäus, Göttingen 1915 (Forschungen zur Religion und Literatur des Alten und Neuen Testaments. NF. 6; Ndr. Hildesheim 1975 und öfter).

– Kyrios Christos. Geschichte des Christusglaubens von den Anfängen des Christentums bis Irenaeus, [2]Göttingen 1921 (Ndr. Göttingen 1926; [1]Göttingen. 1913).

Bowen, Alan C. – Goldstein, Bernard R.: Meton of Athens and Astronomy in the Late Fifth Century B.C. in: *A Scientific Humanist*. Studies in Memory of Abraham Sachs, hrsg. von Erle Leichty, Maria deJ. Ellis, Pamela Gerardi, Philadelphia 1988 (Occasional Publications of the Samuel Noah Kramer Fund. 9), 39-81.

Boyancé, Pierre: Études sur le songe de Scipion. Essais d'histoire et de psychologie religieuses, Paris 1936 (Bibliothèque des Universités du Midi. 20).

– Études Philoniennes, REG 76 (1963), 64-110.

Bram, Jean Rhys: The Encyclopedia of Religion 14 (1987), 132-143 s.v. Sun.

– The Encyclopedia of Religion 10 (1987), 83-91 s.v. Moon.

Brand, Rafael Gil: Lehrbuch der klassischen Astrologie, Mössingen 2000.

Bréhier, Émile: Les idées philosophiques et religieuses de Philon d'Alexandrie, [3]Paris 1950 (Études de philosophie médiévale. 8; Diss. [1]Paris 1907).

Briggs jr., Ward W.: Housman and Polar Errors, AJPh 104 (1983), 268-277.

Brissonius, Barnabas: De regio Persarum principatu libri tres post CL. Sylburgii editionem, praeter complures sublatos errores, testimoniorum Graecorum versione latina auctiores, additis sparsim observationibus, adjectisque indicibus necessariis, cura et opera J. Henrici Lederlini, Argentorati 1710.

Brodersen, Kai: DNP 1 (1996), 84 s.v. Achilleus Tatios [2].

Brown, David: Mesopotamian Planetary Astronomy-Astrology, Groningen 2000 (Cuneiform Monographs. 18).

Burger, Franz Xaver: ThLL IV (1906-1909), 106,69-113,57 s.v. *concurro* (1906).

Burkert, Walter: Hellenistische Pseudophythagorica, Philologus 105 (1961), 16-43.

– Weisheit und Wissenschaft. Studien zu Pythagoras, Philolaos und Platon, Nürnberg 1962 (Erlanger Beiträge zur Sprach- und Kunstwissenschaft. 10).

Burnett, C[harles] S.F.: A Group of Arabic-Latin Translators Working in Northern Spain in the Mid-12th Century, JAS (1977), 62-108.

Caldini-Montanari, Roberta: Étoile, constellation et corps céleste dans les mentalités grecque et romaine, in: *Les Astres 1: Les astres et les mythes. La description du ciel*, Actes du colloque international de Montpellier, 23-25 Mars 1995, études rassemblées par Béatrice Bakhouche, Alain Moreau et Jean-Claude Turpin, Montpellier 1996, 245-262.

Capelle, Wilhelm: Die Schrift (1907), siehe Quellenverzeichnis s.v. Ps.Arist. Mund.

Caquot, André: Anges et démons en Israel, in: *Génies, anges et démons*, Paris 1971 (Sources Orientales. 8), 113-152.

Cassirer, Ernst: Die Begriffsform im mythischen Denken, Leipzig, Berlin 1922 (Studien der Bibliothek Warburg. 1; Ndr. in: Wesen und Wirken des Symbolbegriffs, ^{4}Darmstadt 1969).

– Logos, Dike, Kosmos in der Entwicklung der griechischen Philosophie, Göteborg 1941 (Göteborgs Högskolas Årsskrift. 47).

Conso, Danièle: Sur les noms latins des phases de la lune, in: *Mélanges François Kerlouégan*, hrsg. von Danièle Conso, Nicole Fick und Bruno Poulle, Paris 1994, 127-141.

Cramer, Frederick Henry: Astrology in Roman Law and Politics, Philadelphia 1954 (The American Philosophical Society. 37).

Cremer, Friedrich W.: Die Chaldäischen Orakel und Jamblich *de mysteriis*, Meisenheim am Glan 1969, Diss. Köln 1967 (Beiträge zur klassischen Philologie. 26).

Cumont, Franz: Babylon und die griechische Astronomie, Neue Jahrbücher für das klassische Altertum 14 (1911), 1-10.

– Astrology and Religion among the Greeks and Romans, New York 1912 (Ndr. New York 1960).

– La théologie solaire du paganisme romain, in: Mémoires présentés par divers savants à l'Académie des Inscriptions et Belles-Lettres de l'Institut de France 12 (1913), 447-479.

– Écrits Hermétiques I: Sur les douze lieux de la sphère, RPh 42 (1918), 63-79.

– Un mythe pythagoricien chez Posidonius et Philon, RPh 43 (1919), 78-85.

– Die orientalischen Religionen im römischen Heidentum. Vorlesungen am College de France. Nach der vierten französischen Aufl. unter Zugrundelegung der Übersetzung Gehrichs bearbeitet von August Burckhardt-Brandenberg, ³Leipzig, Berlin 1931 (4. franz. Aufl.: Les réligions orientales dans le paganisme romain, Paris 1929).

– Il sole vindice dei delitti ed il simbolo delle mani alzate, Atti della Pontificia Accademia Romana di Archeologia, Memorie 1 (1923), 65-80.

– Les noms des planètes et l'astrolatrie chez les grecs, AC 4 (1935), 5-43.

– Les "Prognostica de decubitu" attribués à Galien, BIBR 15 (1935), 119-131.

– L'Égypte des astrologues, Brüssel 1937 (Ndr. Brüssel 1982).

– Trajan «Kosmokrator»? RÉA 42 (1940), 408-411.

Dannenfeldt, Karl H: DSB 6 (1972), 305f. s.v. Hermes Trismegistus, philosophy, astrology, magic, alchemy.

De Jong, Albert: Traditions of the Magi. Zoroastrianism in Greek and Latin Literature, Leiden, New York, Köln 1997 (Religions in the Graeco-Roman World. 133).

De Kuyper, Jozef: Mesopotamian astronomy and astrology as seen by Greek literature: The Chaldeans, in: *Die Rolle der Astronomie in den Kulturen Mesopotamiens*. Beiträge zum 3. Grazer Morgenländischen Symposion (23.-27. September 1991), hrsg. von Hannes D. Galter, Graz 1993 (Grazer Morgenländische Studien. 3), 135-137.

Delattre, Joëlle: Théon de Smyrne: modèles mécaniques en astronomie, in: *Sciences exactes et sciences appliquées à Alexandrie*, actes du colloque international de Saint-Étienne (6-8 juin 1996), textes réunis et édités par Gilbert Argoud et Jean-Yves Guillaumin, Saint-Étienne 1998 (Centre Jean Palerne: Mémoires. 16), 371-395.

De Meo, Cesidio: Lingue tecniche del latino, Bologna 1983 (Testi e manuali per l'insegnamento universitario del Latino. 16).

Denningmann, Susanne: Die Datierung des Astrologen Serapion (demnächst).

Depuydt, Leo: A Demotic Table of Terms, Enchoria 21 (1994), 1-9.

Derchain, Philippe: Mythes et dieux lunaires en Égypte, in: *La lune. Mythes et rites,* Paris 1962 (Sources Orientales. 5), 17-68.

Dieterich, Albrecht: Abraxas. Studien zur Religionsgeschichte des spätern Altertums. Festschrift Hermann Usener, Leipzig 1891.

Dodds, E[ric] R[obertson]: The Greeks and the Irrational, Berkely, Los Angeles 1951 (Sather Classical Lectures. 25; Ndr. Berkely, Los Angeles 1956 und öfter).

Dölger, Franz Joseph: Das Sonnengleichnis in einer Weihnachtspredigt des Bischofs Zeno von Verona, Antike und Christentum 6 (1950), 1-56.

Dombart, Theodor: RE II A 2 (1923), 1578,52-1586,5 s.v. Septizonium.

Dörrie, Heinrich: Die Solar-Theologie in der kaiserzeitlichen Antike, in: *Die alte Kirche*, hrsg. von Heinzgünter Frohnes, Uwe W. Knorr, München 1974 (Kirchengeschichte als Missionsgeschichte. 1), 283-292.

Drechsler, Adolph: Illustriertes Lexikon der Astronomie und der Chronologie nebst den astrognostischen und astrologischen Benennungen und den zugehörigen Bezeichnungen aus anderen Wissenschaftszweigen, Leipzig 1881 (Ndr. Leipzig o. J.).

Eastwood, Bruce Stansfield: Heraclides and Heliocentrism: Texts, Diagrams, and Interpretations, JHA 23 (1992), 233-260.

– Kepler as Historian of Science. Precursors of Copernican Heliocentrism According to *De Revolutionibus*, I, 10, PAPhS 126 (1982), 367-394.

Ehrenberg, Viktor: Athenischer Hymnus auf Demetrios Poliorketes, Die Antike 7 (1931), 279-297, abgedruckt in: ders.: *Polis und Imperium*. Beiträge zur Alten Geschichte, Zürich, Stuttgart 1965, 503-519.

Eisler, Robert: Weltenmantel und Himmelszelt. Religionsgeschichtliche Untersuchungen zur Urgeschichte des antiken Weltbildes, München 1910.

– The Royal Art of Astrology, London 1946.

The Encyclopedia of Religion, hrsg. von Mircea Eliade, New York, London 1984-1987.

Engelbrecht, August: Hephaistion von Theben und sein astrologisches Compendium. Ein Beitrag zur Geschichte der griechischen Astrologie, Wien 1887.

Evans, James: Ptolemy's Cosmology, in: *Encyclopedia of Cosmology*. Historical, Philosophical, and Scientific Foundations of Modern Cosmology, hrsg. von Norriss S. Hetherington, New York, London 1993, 513-544.

– The History & Practice of Ancient Astronomy, New York, Oxford 1998.

Farandos, Georgios D.: Kosmos und Logos nach Philon von Alexandria, Amsterdam 1976 (Elementa. Schriften zur Philosophie und ihrer Problemgeschichte. 4).

Fauth, Wolfgang: Helios Megistos: Zur synkretistischen Theologie der Spätantike, Leiden, New York, Köln 1995 (Religions in the Graeco-Roman World. 125).

Fears, J. Rufus: The Solar Monarchy of Nero and the Imperial Panegyric of Q. Curtius Rufus, Historia 25 (1976), 494-496.

Feraboli, Simonetta: Un utile confronto tra Anubio e Firmico, Paideia 46 (1991), 201-105.

Festugière, [André Marie Jean]: La Révélation d'Hermès Trismégiste, Bd I: L'astrologie et les sciences occultes, Paris 1944. Bd II: Le dieu cosmique, Paris 1949.

– République (1970), siehe Quellenverzeichnis s.v. Proklos.

– Timée (1966-1968), siehe Quellenverzeichnis s.v. Proklos.

Flamant, J.: Sotériologie et systèmes planétaires, in: *La soteriologia dei culti orientali nell'imperio Romano,* Atti del Colloquio Internazionale su *La soteriologia die culti orientali nell' Imperio Romano* a cura di Ugo Bianchi, Maarten J. Vermaseren, Leiden 1982 (Études préliminaires aux religions orientales dans l'empire romain. 92), 223-242.

Folkerts, Menso: DNP 2 (1997), 356f. s.v. Autolykos [3].

– DNP 10 (2001), 559-564. 565-567. 568-570 s.v. Ptolemaios [65].

– DNP 12/1 (2002), 374f. s.v. Theon [5].

Forschner, Maximilian: Die stoische Ethik. Über den Zusammenhang von Natur-, Sprach- und Moralphilosophie im altstoischen System, [2]Darmstadt 1995 ([1]Stuttgart 1981; zugleich Habilitationsschrift Erlangen, Nürnberg 1979/80).

Fournet, Jean-Luc: Un fragment de Néchepso, in: *Papyri in honorem Johannis Bingen Octogenarii (P.Bingen),* hrsg. von Henri Melaerts, Leiden 2000 (Studia varia Bruxellensia ad obem graeco-latinum pertinentia. 5), 61-71.

Franke, Otto: Der kosmische Gedanke in Philosophie und Staat der Chinesen, in: *Vorträge der Bibliothek Warburg 1925-1926*, hrsg von Fritz Saxl, Leipzig, Berlin 1928, 1-44.

Fritz, K[urt] von: RE V A 2 (1934), 2067,13-2075,29 s.v. Theon [14].

Früchtel, Ursula: Die kosmologischen Vorstellungen bei Philo von Alexandrien. Ein Beitrag zur Geschichte der Genesisexegese, Leiden 1968

(Arbeiten zur Literatur und Geschichte des hellenistischen Judentums. 2).

Fuhrmann, Manfred: Das systematische Lehrbuch. Ein Beitrag zur Geschichte der Wissenschaften in der Antike, Göttingen 1960.

Garelli, Paul – Leibovici, Marcel: Akkadische Schöpfungsmythen, in: *Die Schöpfungsmythen*, hrsg. von Mircea Eliade, Zürich 1964 (Ndr. Düsseldorf 2002. Franz. Originalausgabe: La naissance du monde, Paris 1959), 119-151.

Gehrke, Hans-Joachim: Der siegreiche König. Überlegungen zur Hellenistischen Monarchie, AKG 64 (1982), 247-277.

Geneva, Ann: Astrology and the Seventeenth Century Mind. William Lilly and the Language of the Stars, Manchester, New York 1995.

Gettings, Fred: The Arkana Dictionary of Astrology, [2]London 1990 ([1]London 1985).

Geudtner, Otto: Die Seelenlehre der chaldäischen Orakel, Diss. Köln 1969, Meisenheim am Glan 1971 (Beiträge zur klassischen Philologie. 35).

Ginzel, F[riedrich] K[arl]: Handbuch der mathematischen und technischen Chronologie. Das Zeitrechnungswesen der Völker, Leipzig 1906-1914.

Gladigow, Burkhard: Macht und Religion. Formen der Herrschaftslegitimierung in den antiken Religionen, in: *Spielarten der Macht*, hrsg. von Eckart Olshausen, Stuttgart 1977 (Humanistische Bildung. 1), 1-31.

Gleichen-Russwurm, Isi Freifrau von: Ein astrologischer Lehrplan im Altertum, in: *Astrologie 1936*. Vorträge und Berichte des 3. Internationalen Astrologen-Kongresses, Düsseldorf 1936, 54-62.

Gomperz, Heinrich: Problems and Methods of Early Greek Science, JHI 4 (1943), 161-171.

Goodenough, Ervin R.: The Political Philosophy of Hellenistic Kingship, Yale Classical Studies 1 (1928), 55-102.

– By Light, light: the Mystic Gospel of Hellenistic Judaism, New Haven 1935.

Göransson, Tryggve: Albinus, Alcinous, Arius Didymus, Diss. Göteborg 1995 (Studia Graeca et Latina Gothoburgensia. 61).

Gordon, Richard L.: DDD (^{2}1999), 394-401 s.v. Helios.

– DNP 11 (2001), 692-695 s.v. Sol.

Gottschalk, Hans: DNP 1 (1996), 131 s.v. Adrastos [3].

Graßhoff, Gerd: The Babylonian Tradition of Celestial Phenomens and Ptolemy's Fixed Star Calendar, in: *Die Rolle der Astronomie in den Kulturen Mesopotamiens*. Beiträge zum 3. Grazer Morgenländischen Symposion (23.-27. September 1991), hrsg. von Hannes D. Galter, Graz 1993 (Grazer Morgenländische Studien. 3), 95-134.

Grosse, Robert: Römische Militärgeschichte von Gallienus bis zum Beginn der byzantinischen Themenverfassung, Berlin 1920.

Gudemann, Alfred: ThLL V 1 (1909-1934), 755,33-761,65 s.v. *destino* (1911).

Gundel, Wilhelm: RE V A1 (1934), 1132,15-1134,2 s.v. Teukros [5].

– Dekane und Dekansternbilder. Ein Beitrag zur Geschichte der Sternbilder der Kulturvölker, Glückstadt, Hamburg 1936 (Studien der Bibliothek Warburg. 19; Ndr. Darmstadt 1969).

– Neue astrologische Texte des Hermes Trismegistos. Funde und Forschungen auf dem Gebiet der antiken Astronomie und Astrologie, München 1936 (ABAW NF 12. Ndr. mit Berichtigungen und Ergänzungen von Hans Georg Gundel, Hildesheim 1978).

– RE XVIII 4 (1949), 2376-2386 s.v. Paulus [21].

– und Hans Georg: RE XX 2 (1950), 2017,12-2185,35 s.v. Planeten.

– Sternglaube, Sternreligion und Sternorakel. Aus der Geschichte der Astrologie, 2. Aufl. neu bearbeitet von Hans Georg Gundel, Heidelberg 1959 (^{1}Leipzig 1933).

– und Hans Georg: Astrologumena. Die astrologische Literatur in der Antike und ihre Geschichte, Wiesbaden 1966 (Sudhoffs Archiv. Beiheft 6).

rec.: Pingree, David: Gnomon 40 (1968), 276-280.

Gundel, Hans Georg: Weltbild und Astrologie in den griechischen Zauberpapyri, München 1968 (Münchener Beiträge zur Papyrusforschung und antiken Rechtsgeschichte. 53).

– Zodiakos. Tierkreisbilder im Altertum. Kosmische Bezüge und Jenseitsvorstellungen im antiken Alltagsleben, Mainz 1992 (Kulturgeschichte der antiken Welt. 54).

Haas, Volkert – Prechel, Doris: Reallexikon der Assyriologie und der Vorderasiatischen Archäologie 8 (1993-1997), 370f. s.v. Mondgott. A. II. Bei den Hethitern.

Haebler, Claus: Kosmos. Eine etymologisch-wortgeschichtliche Untersuchung, Archiv für Begriffsgeschichte 11 (1967), 101-118.

Hadot, Pierre: DNP 2 (1997), 934f. s.v. Calcidius.

Hahm, David E.: The Ethical Doxography of Arius Didymus, ANRW II 36, 4 (1990), 2935-3055.

Hamel, Jürgen: Astronomiegeschichte in Quellentexten. Von Hesiod bis Hubble, Heidelberg, Berlin, Oxford 1996.

Harl, Marguérite: Philon, Quis heres sit (1966), siehe Quellenverzeichnis.

Heeg, J[oseph]: Dorotheus von Sidon und Firmicus Maternus math. VI, Hermes 45 (1910), 315-319.

Hehn, Johannes: Siebenzahl und Sabbat bei den Babyloniern und im Alten Testament, Leipzig 1907.

Heitsch, Ernst: Drei Helioshymnen, Hermes 88 (1960), 139-158.

Helck, Wolfgang: LÄ 4 (1982), 192-196 s.v. Mond.

Hellegouarc'h, Joseph: Le vocabulaire latin des relations et des partis politiques sous la république, Paris 1963 (Publications de la Faculté des lettres et sciences humain de l'université de Lille. 11).

Hiller, E[duard]: De Adrasti Peripatetici in Platonis Timaeum commentario, RhM 26 (1871), 582-589.

Hofmann, Georg: Ueber die bei griechischen und römischen Schriftstellern erwähnten Auf- und Untergänge der Sterne, Progr. Triest 1879.

Hoheisel, Karl: DNP 4 (1998), 523f. s.v. Firmicus Maternus, Iulius.

Holden, James Herschel: The Horoscope of Cronammon, AFA Journal of Research 1 (1989), 7-10.

– A History of Horoscopic Astrology, Tempe 1996.

Honigmann, Ernst: Die sieben Klimata und die Πόλεις ἐπίσημοι. Eine Untersuchung zur Geschichte der Geographie und Astrologie im Altertum und Mittelalter, Heidelberg 1929.

Horkheimer, Max – Adorno, Theodor W.: Dialektik der Aufklärung. Philosophische Fragmente, Amsterdam 1947 (zahlreiche Neuauflagen und Nachdrucke)

Hornung, Erik: Das geheime Wissen der Ägypter und sein Einfluß auf das Abendland, München 1999.

Høyrup, Jens: Babylonian mathematics, in: *Companion Encyclopedia of the History and Philosophy of the Mathematical Sciences*, hrsg. von I. Grattan-Guiness, Bd. 1, London, New York 1994, 21-29.

House, D.K.: The Life of Sextus Empiricus, CQ 30 (1980) 227-238.

Hübner, Wolfgang: Die geometrische Theologie des Philolaos, Philologus 124 (1980), 18-32.

– Die Eigenschaften der Tierkreiszeichen in der Antike. Ihre Darstellung und Verwendung unter besonderer Berücksichtigung des Manilius, Wiesbaden 1982 (Sudhoffs Archiv, Beiheft 22).

– Religion und Wissenschaft in der antiken Astrologie, in: *Zwischen Wahn, Glaube und Wissenschaft. Magie, Astrologie, Alchemie und Wissenschaftsgeschichte*, hrsg. von Jean-François Bergier, Zürich 1988, 9-50.

– Die Begriffe „Astrologie" und „Astronomie" in der Antike. Wortgeschichte und Wissenschaftssystematik, mit einer Hypothese zum Terminus „Quadrivium", Wiesbaden, Stuttgart 1989 (Abhandlungen der Akademie der Wissenschaften und der Literatur, geistes- und sozialwiss. Klasse. 1989/7).

– Antike in der Astrologie der Gegenwart, in: *Die Antike in der europäischen Gegenwart.* Referate gehalten auf dem Symposium der Joachim Jungius-Gesellschaft der Wissenschaften Hamburg am 23. und 24. Oktober 1992, hrsg. von Walther Ludwig, Göttingen 1993

(Veröffentlichung der Joachim Jungius-Gesellschaft der Wissenschaften Hamburg. 72), 103-124 und 179.

Hören und Sehen in der Klassifikation der mathematischen Wissenschaften bei Platon und Augustin, in: *Vermittlung und Tradierung von Wissen in der griechischen Kultur*, hrsg. von Wolfgang Kullmann und Jochen Althoff, Tübingen 1993 (ScriptOralia. 61), 353-374.

Ein verschollenes System vierfach abgestufter Helligkeit ekliptikaler Grade. Aus der Arbeit an der Edition des Anonymus *De stellis fixis*, in: Antike Naturwissenschaft und ihre Rezeption I/II [1993], 77-89.

Die Dodekatropos des Manilius (MANIL. 2,856-970), Stuttgart, Weimar 1995 (AAWM 1995,6).

Antike Kosmologie bei Dante, Deutsches Dante-Jahrbuch 72 (1997), 45-81.

DNP 6 (1999), 453 s.v. Kidenas.

Hipparch, in: *Geographie und verwandte Wissenschaften*, hrsg. von dems., Stuttgart 2000 (Geschichte der Mathematik und der Naturwissenschaften in der Antike. 2), 93-101.

DNP 8 (2000), 781 s.v. Nechepso.

DNP 9 (2000), 429f. s.v. Paulos [2].

DNP 9 (2000), 1073-1079 s.v. Planeten II. Astronomie und Mythologie.

DNP 9 (2000), 1127f. s.v. Pleiaden.

The Ptolemaic View of the Universe, GRBS 41 (2000), 59-93.

Geographischer und astrologischer Zonenbegriff in der Antike, Berichte zur Wissenschaftsgeschichte 24 (2001), 13-28.

DNP 10 (2001), 567f. s.v. Ptolemaios [65 III. Wirkungsgeschichte C. Apotelesmatika].

DNP 12/1 (2002), 206 s.v. Teukros [4].

Krankheit und Heilung in der antiken Astrologie, in: *Zur Akzeptanz von Magie, Religion und Wissenschaft*. Ein medizinethnologisches

Symposium der Institute für Ethnologie und Anatomie, Westfälische Wilhelms-Universität Münster, hrsg. von A[nnemarie] Fiedermutz-Laun, F[ranz] Pera, E[lemar] T. Peuker, F. Diederich, Münster 2002 (Worte – Werke – Utopien. 17), 219-233.

– Tierkreiszeichen, Himmelsrichtungen, Säfte, Buchstaben und die sieben Zonen bei Abraham Ibn Ezra, Antike Naturwissenschaft und ihre Rezeption 12 (2002), 111-128.

– DNP 12/2 (2002), 150f. s.v. Vettius [II 9].

– Raum, Zeit und soziales Rollenspiel der vier Kardinalpunkte in der antiken Katarchenhoroskopie, München, Leipzig 2003 (BzA 194).

Hultsch [Friedrich]: RE II 2 (1896), 2602,46-2604,27 s.v. Autolykos [9].

Hunger, Herbert: Die hochsprachliche profane Literatur der Byzantiner, Bd. 2, München 1978 (Handbuch der Altertumswissenschaft. XII 5,2).

Hunger, Hermann: Astronomie und Astrologie im seleukidischen Babylonien, Jahrbuch der Ruhr-Universität Bochum 1987, 31-37.

– A 3456: eine Sammlung von Merkurbeobachtungen, in: *A Scientific Humanist*. Studies in Memory of Abraham Sachs, hrsg. von Erle Leichty, Maria deJ. Ellis, Pamela Gerardi, Philadelphia 1988 (Occasional Publications of the Samuel Noah Kramer Fund. 9), 201-223.

– Astrological Reports to Assyrian Kings. Illustrations edited by Julian Reade and Simo Parpola, Helsinki 1992 (State Archive of Assyria. 8).

– DNP 2 (1997), 123f. s.v. Astrologie A.

– Astrology and Other Predictions in Mesopotamia. Mesopotamian Astronomy in the Achaemenid and Hellenistic Periods, Rom 1997 (Conference IsMEO. 10).

– DNP 2 (1997), 127-130 s.v. Astronomie B.

– Non-mathematical Astronomical Texts and Their Relationships, in: *Ancient Astronomy and Celestial Divination* (hrsg. von Noël M. Swerdlow), Cambridge (Mass.), London 1999, 77-96.

– Reallexikon der Assyriologie und der Vorderasiatichen Archäologie 8 (1993-1997), 354-356 s.v. Mond.

– Reallexikon der Assyriologie und der Vorderasiatichen Archäologie 8 (1993-1997), 376f. s.v. Mondomina.

– und Pingree, David: Astral Sciences in Mesopotamia, Leiden, Boston, Köln 1999 (Handbuch der Orientalistik. 1. Abt. 44).

Hutchison, Keith: Towards a Political Iconology of the Copernican Revolution, in: *Astrology, Science and Society. Historical Essays*, hrsg. von Patrick Curry, Woodbridge, Suffolk 1987, 95-141.

Ideler, Ludwig: Handbuch der mathematischen und technischen Chronologie, Berlin 1825-1826.

Ihm, Max: ThLL II (1906), 905,33-90 s.v. *associo*.

Inwood, Brad: DNP 2 (1997), 1177-1183 s.v. Chrysippos [2].

Jaeger, Werner Wilhelm: Nemesios von Emesa. Quellenforschungen zum Neuplatonismus und seinen Anfängen bei Poseidonios, Berlin 1914.

Jastrow, Morris jr.: Die Religion Babyloniens und Assyriens, Gießen 1905-1912.

Jeremias, Alfred: Handbuch der altorientalischen Geisteskultur, [2]Berlin, Leipzig 1929 ([1]Leipzig 1913).

Jones, Alexander: Pliny on the Planetary Cycles, Phoenix 45 (1991), 148-161.

– Greek mathematics to AD 300, in: *Companion Encyclopedia of the History and Philosophy of the Mathematical Sciences*, hrsg. von I. Grattan-Guiness, Bd. 1, London, New York 1994, 46-57.

– Geminus and the Isia, HSPh 99 (1999), 255-267.

– DNP 9 (2000), 1064-1072 s.v. Planeten I.

Jürß, Fritz: Zur heliodynamischen Planetentheorie, in: Antike Naturwissenschaft und ihre Rezeption 3 [1993], 69-76.

Kahn, Charles H.: Arius as a Doxographer, in: *On Stoic and Peripatetic Ethics. The Work of Arius Didymus*, hrsg. von William W. Fortenbaugh, New Brunswick, London 1983 (Rutgers University Studies in Classical Humanities. 1), 3-13.

Kantorowicz, Ernst H.: Oriens Augusti – Lever du roi, DOP 17 (1963), 117-177.

Kempf, Friedrich: Papsttum und Kaisertum bei Innocenz III. Die geistigen und rechtlichen Grundlagen seiner Thronstreitpolitik, Rom 1954 (Miscellanea Historiae Pontificae. 58-19).

Kempf, Johann Georg: ThLL II (1902), 735,65-743,66 s.v. *arx*.

Kennedy, E[dward] S.: DSB 2 (1970), 562-572 s.v. al-Bīrūnī (abgedr. in: *Studies in the Islamic Exact Sciences*, hrsg. von dems., Beirut 1983, 164-184).

Kenneth, Scott: The Deification of Demetrios Poliorcetes, AJPh 49 (1928), 137-160. 217-239.

Kerényi, Karl: Astrologia Platonica. Zum Weltbilde des Phaidros, ARG 22 (1923/24), 245-256.

Kingsley, Peter: Meetings with Magi: Iranian Themes among the Greeks, from Xanthus of Lydia to Plato's Academy, JRAS 5 (1995), 173-209.

Klein, Franz-Norbert: Die Lichtterminologie bei Philon von Alexandrien und in den hermetischen Schriften. Untersuchungen zur Struktur der religiösen Sprache der hellenistischen Mystik, Leiden 1962.

Knappich, Wilhelm: Geschichte der Astrologie, 2. erg. Aufl. Frankfurt a.M. 1988 (Ndr. Frankfurt a.M. 1998; [1]Frankfurt a.M. 1967).

Köchling, Josef: De coronarum apud antiquos vi atque usu, Gießen 1914 (Religionsgeschichtliche Versuche und Vorarbeiten. 14).

Korzeniewski, Dietmar: Griechische Metrik, Darmstadt 1968.

Krafft, Fritz: Johannes Keplers Beitrag zur Himmelsphysik, in: *Internationales Kepler-Symposium*, Weil der Stadt 1971. Referate und Diskussionen, hrsg. von Fritz Krafft, Karl Meyer, Bernhard Sticker, Hildesheim 1973 (Arbor scientiarum. Reihe A. 1.), 55-139.

– Progressus retrogradis. Die 'Copernicanische Wende' als Ergebnis absoluter Paradigmatreue, in: *Die Struktur wissenschaftlicher Revolutionen und die Geschichte der Wissenschaften*. Symposion der Gesellschaft für Wissenschaftsgeschichte anläßlich ihres zehnjährigen Bestehens 8.-10. Mai 1975 in Münster, hrsg. von Alwin Diemer, Meisenheim am Glan 1977 (Studien zur Wissenschaftstheorie. 10), 20-48.

– Nicolaus Copernicus. Astronomie und Weltbild an der Wende zur Neuzeit, in: *Lebenslehren und Weltentwürfe im Übergang vom Mittelalter zur Neuzeit*. Politik - Bildung - Naturkunde - Theologie. Bericht über Kolloquien der Kommission zur Erforschung der Kultur des Spätmittelalters 1983 bis 1987, hrsg. von Hartmut Boockmann, Bernd Moeller und Karl Stackmann, redigiert von Ludger Grenzmann, Göttingen 1989 (AAWG. Phil- hist. 3-179), 282-335.

– DNP 2 (1997), 126f. 130-138 s.v. Astronomie. A. C.

Krebernik, Manfred: Reallexikon der Assyriologie und der Vorderasiatischen Archäologie 8 (1993-1997), 360-369 s.v. Mondgott. A. I. In Mesopotamien.

Kroll, Josef: RE VIII 1 (1912), 792,34-56 s.v. Hermes Trismegistos.

– Die Lehren des Hermes Trismegistos (Diss. Münster 1913), Münster 1914 (Beiträge zur Geschichte der Philosophie des Mittelalters. Texte und Untersuchungen. 12,2-4; Ndr. Münster 1928).

rez. [Wilhelm] Bousset: GGA 176 (1914), 697-755.

Kroll, Wilhelm: De Oraculis Chaldaicis (1894), siehe Quellenverzeichnis.

– Die chaldäischen Orakel, RhM N.F. 50 (1895), 636-639.

– Plinius und die Chaldäer, Hermes 65 (1930), 1-13.

Kuhn, Thomas S[amuel]: Die kopernikanische Revolution. Übersetzt von Helmut Kühnelt, Braunschweig, Wiesbaden 1981 (Facetten der Physik. 5. [Titel der Originalausgabe: The Copernican Revolution. Planetary Astronomy in the Development of Western Thought. Harvard 1957. [9]Harvard 1977]).

Lambert, W[ilfred] G.: Babylonian Astrological Omens and their Stars, JAOS 107 (1987), 93-96.

Landolfi, Luciano: Manilio e la gerarchia delle stelle (*Astr.* 5.734-745), Prometheus 17 (1991), 247-258.

Landsberger, Benno: Der kultische Kalender der Babylonier und Assyrer, Leipzig 1915 (Leipziger Semitische Studien. 6 - 1/2).

Larsen, Lars Steen – Michael, Erik – Rasmussen, Per Kjærgaard: Astrologie. Von Babylon zur Urknall-Theorie, Wien, Köln, Weimar 2000 (Dänische Originalausgabe: Astrologiens idé – Fra Babylon til Big Bang-Teorien, Nordisk 1995).

Le Bœuffle, André: Le vocabulaire latin de l'astronomie, Lille 1973 (Diss. Paris 1970).

– Les noms latins d'astres et de constellations, Paris 1977.

– Astronomie, Astrologie. Lexique Latin, Paris 1987.

Leibovici, Marcel: La lune en Babylonie, in: *La lune. Mythes et rites,* Paris 1962 (Sources Orientales. 5), 93-116.

Leisegang, Hans: RE XX 1 (1942), 1,1-50,62 s.v. Philon [41].

Lesquier, Jean: Les institutions militaires de l'Égypte sous les Lagides, Paris 1911 (Ndr. Mailand 1973).

Lewy, Hans: Chaldaean Oracles and Theurgy. Mysticism Magic and Platonism in the Later Roman Empire, ^{2}Paris 1978 (^{1}Le Caire 1956).

Lieven, Alexander von: DNP 8 (2000), 364f. s.v. Mondgottheit. III. Ägypten.

– DNP 11 (2001), 717f. s.v. Sonnengott II. Ägypten.

Lippincott, Kristen: Calendars, in: *The Story of Time*, hrsg. von ders., London 1999, 60-74.

Lloyd, Geoffrey E.R.: Polarity and Analogy. Two Types of Argumentation in Early Greek Thought, Cambridge 1966.

Long, Anthony A.: Astrology: arguments pro and contra, in: *Science and Speculation.* Studies in Hellenistic Theory and Practice, hrsg. von Jonathan Barnes, Jacques Brunschwig, Myles Burnyeat, Malcolm Schofield, Cambridge 1982, 165-192.

– Arius Didymus and the Exposition of Stoic Ethics, in: *On Stoic and Peripatetic Ethics. The Work of Arius Didymus*, hrsg. von William W. Fortenbaugh, New Brunswick, London 1983 (Rutgers University Studies in Classical Humanities. 1), 41-65.

L'Orange, Hans Peter: Studies on the Iconography of Cosmic Kingship in the Ancient World, Oslo 1953.

Löschhorn, Bernhard: ThLL IX 2 (1968-1981), 1063,18-1070,52 s.v. *ortus* (1980).

Maguire, Joseph P.: The Sources of Pseudo-Aristotle De Mundo, Yale Classical Studies 6 (1939), 111-167.

Mansfeld, Jaap: Doxography and Dialectic. The *Sitz im Leben* of the 'Placita', ANRW II 36, 4 (1990), 3056-3229.

Marcovich, M[iroslav]: Textkritisches I zu Hippolyt Refutatio B. III-X, RhM 107 (1964), 139-158 und 305-315.

Martin, Jean-Pierre: Néron et le pouvoir des astres, Pallas 30 (1983), 63-74.

Mau, Georg: Die Religionsphilosophie Kaiser Julians in seinen Reden auf König Helios und die Göttermutter. Mit einer Übersetzung der beiden Reden, Leipzig 1907.

Meissner, Bruno: Babylonien und Assyrien, Heidelberg 1920-1925 (Kulturgeschichtliche Bibliothek. 3 und 4).

Merkelbach, Reinhold: Mithras. Ein persisch-römischer Mysterienkult, Königstein 1984 (Ndr. Wiesbaden 1998).

– Astrologie, Mechanik, Alchimie und Magie im griechisch-römischen Ägypten, in: Begegnung von Heidentum und Christentum im spätantiken Ägypten (Riggisberger Berichte), Riggisberg 1993, 49-62.

Molnar, M[ichael] R.: The Star of Bethlehem. The Legacy of the Magi, New Brunswick (NJ) – London 1999.

Mondésert, Claude: Philon, Legum allegoriae (1962), siehe Quellenverzeichnis.

Montgomery, Scott L.: Science in Translation. Movements of Knowledge through Cultures and Time, Chicago, London 2000.

Moore, Thomas: The Planetary Powers, Parabola 17 (1992), 48-55.

Münter, Friedrich: Der Stern der Weisen. Untersuchungen über das Geburtsjahr Christi, Kopenhagen 1827.

Nagel, Georges: Le culte du soleil dans l'ancienne Égypte, Eranos-Jahrbuch 10 (1943), 9-56.

Nestle, Wilhelm: Griechische Religiosität in ihren Grundzügen und Hauptvertretern von Homer bis Proklos, Bd. III: Griechische Religiosität von Alexander d. Gr. bis auf Proklos, Berlin, Leipzig 1934.

Neugebauer, Otto: Demotic Horoscopes, JAOS 63 (1943), 115-126.

– Babylonian Planetary Theory, PAPhS 98 (1954), 60-89.

– The Chronology of Vettius Valens' Anthologiae, HThR 47 (1954), 65-67.

– Astronomical Cuneiform Texts. Babylonian Ephemerides of the Seleucid period for the motion of the Sun, the Moon, and the Planets, London [1955].

– The Exact Sciences in Antiquity, [2]Providence, Rhode Island 1957 (Ndr. New York 1962; [1]Copenhagen 1951).

– On a fragment of Heliodorus (?) on Planetary Motion, Sudhoffs Archiv 42 (1958), 237-244.

– und van Hoesen, H[enry] B[artlett]: Greek Horoscopes, Philadelphia 1959 (Memoirs of the American Philosophical Society. 48).

– und van Hoesen, H[enry] B[artlett]: Astrological Papyri and Ostraca: Bibliographical Notes, PAPhS 108 (1964), 57-72.

– Commentary on the Astronomical Treatise Par. gr. 2425, Brüssel 1969 (Mémoires de l'Académie Royale de Belgique, Classe des Lettres. 59,4. Brüssel 1969).

– On the Allegedly Heliocentric Theory of Venus by Heraclides Ponticus, AJPh 93 (1972), 600f. (abgedr. in: *Astronomy and History*. Selected Essays (hrsg. von Otto Neugebauer), New York, Berlin, Heidelberg, Tokio 1983.

– Planetary Motion in *P. Mich.* 149, BASP 9 (1972), 19-22.

– A History of Ancient Mathematical Astronomy, Berlin, Heidelberg, New York 1975.

Nielsen, Ditlef: Die altarabische Mondreligion und die mosaische Ueberlieferung, Strassburg 1904.

Nilsson, Martin P.: Sonnenkalender und Sonnenreligion, ARW 30 (1933), 141-173.

– The Origin of Belief among the Greeks in the Divinity of the Heavenly Bodies, HThR 33 (1940), 1-8.

– The Rise of Astrology in the Hellenistic Age, Lund 1943 (Historical Notes and Papers. 18).

Nock, Arthur Darby: The Emperor's Divine *Comes*, JRS 37 (1947), 102-116.

North, John: Viewegs Geschichte der Astronomie und Kosmologie. Aus dem Englischen übersetzt von Rainer Sengerling, Braunschweig, Wiesbaden 1997 (Originaltitel: The fontana history of Astronomy and Cosmology, London 1994).

Olivieri, Alessandro: Melotesia planetaria greca, in: Memorie della reale Accademia di archeologia, lettere ed arti. 15/4 , Neapel 1936, 19-58.

Oemisch, Christian: König und Kosmos. Studien zur Frage kosmologischer Herrschaftslegitimation in der Antike, Diss. Berlin 1977.

Oppenheim, A. Leo: Man and Nature in Mesopotamian Civilization, in: DSB 15 Suppl. (1978), 634-666.

Opsomer, Jan: Is a planet happier than a star? Cosmopolitanism in Plutarch's *On Exile*, in: *Sage and Emperor*. Plutarch, Greek Intellectuals and Roman Power in the Time of Trajan (98-117 A.D.), hrsg. von Philip A. Stadter und Luc Van der Stockt, Leiden 2002 (Symbolae Facultatis Litterarum Lovaniensis, Reihe A. 29), 281-295.

Orlando, Carmela – Torre, Rita: Lessico astronomico-astrologico greco, in: *Atti del I seminario di studi sui lessici tecnici greci e latini*, Messina, 8-10 marzo 1990, a cura di Paola Radici Colace e Maria Caccamo Caltabiano, Messina 1991, 291-309.

Oertel, Heinrich: ThLL 1 (1900), 152,83-169,22 s.v. *abscondo*.

Orth, Wolfgang: Astrologie und Öffentlichkeit in der frühen römischen Kaiserzeit, in: *Kommunikation in politischen und kultischen Gemeinschaften* Stätten und Formen der Kommunikation im Altertum V, hrsg von Gerhard Binder, Konrad Ehlich, Trier 1996 (Bochumer Altertumswissenschaftliches Colloquium. 24), 99-132.

Packman, Zola Marie: Instructions for the Use of Planet Markers on a Horoscope Bord, ZPE 74 (1988), 85-95.

Panaino, Antonio: An "Avestan" Planetary Order? in: *Astronomical Amusements*. Papers in Honor of Jean Meeus, hrsg. von Favrizio Bònoli, Salvo De Meis und Antonio Panaino, Mailand 2000, 137-140.

Papathanassiou, Maria: Astronomie, Astrologie und Physik in der Rede des Kaiser Julians auf König Helios, Klio 72 (1990), 498-507.

– Historia Alexandri Magni: astronomy, astrology and tradition, DHA 25 (1999), 113-126.

Parker, Richard A.: Egyptian Astronomy, Astrology, and Calendrical Reckoning, in: DSB 15 Suppl. (1978), 706-727.

Pérez Jiménez, Aurelio: El Mensajero Hermes y las Propiedades Astrológicas de su Planeta Mercurio, in: *Aladas Palabras*. Correos y Comunicaciones en el Mediterráneo, hrsg. von Aurelio Pérez Jiménez und Gonzalez Cruz Andreotti, Madrid 1999 (Mediterranea. 5), 95-122.

Peterson, Erik: Der Monotheismus als politisches Problem. Ein Beitrag zur Geschichte der politischen Theologie im Imperium Romanum, Leipzig 1935.

Pfeiffer, Erwin: Studien zum antiken Sternglauben, Leipzig, Berlin 1916 (ΣΤΟΧΕΙΑ. 2; Ndr. Amsterdam 1967).

Pichot, André: Die Geburt der Wissenschaft. Von den Babyloniern zu den frühen Griechen. Aus dem Französischen von Siglinde Summerer und Gerda Kurz, Frankfurt a.M., New York, Paris 1995 (Ndr. Köln 2000; Originalausgabe: La naissance de la science, Paris 1991).

Pingree, David: Astronomy and Astrology in India and Iran, Isis 54 (1963), 229-246.

– DHI 1 (1968), 118-126 s.v. Astrology.

The Astrological School of John Abramius, DOP 25 (1971), 189-215.

The Horoscope of Constantine VII Porphyrogenitus, DOP 27 (1973), 217-231.

DSB 10 (1974), 547-549 s.v. Pseudo-Petosiris.

DSB 10 (1974), 419 s.v. Paul of Alexandria.

Antiochus and Rhetorius, CPh 72 (1977), 203-223.

The Horoscope of Constantinople, in: *ΠΡΙΣΜΑΤΑ. Naturwissenschaftliche Studien*. Festschrift für Willy Hartner, hrsg. von Yasukatsu Maeyama, Walter G. Saltzer, Wiesbaden 1977, 305-315.

Mesopotamian Astronomy and Astral Omens in other Civilizations, in: *Mesopotamien und seine Nachbarn*. Politische und kulturelle Wechselbeziehungen im Alten Vorderasien vom 4. bis 1. Jahrtausend v. Chr., XXV. Rencontre assyriologique internationale Berlin, 3. bis 7. Juli 1978, hrsg. von Hans-Jörg Nissen und Johannes Renger, Berlin 1982 (Berliner Vorträge zum Vorderen Orient. 1), 613-631.

Classical and Byzantine Astrology in Sassanian Persia, DOP 43 (1989), 227-239.

Venus Phenomena In *Enūma Anu Enlil*, in: *Die Rolle der Astronomie in den Kulturen Mesopotamiens*. Beiträge zum 3. Grazer Morgenländischen Symposion (23.-27. September 1991), hrsg. von Hannes D. Galter, Graz 1993 (Grazer Morgenländische Studien. 3), 259-273.

From Astral Omens to Astrology. From Babylon to Bīkāner, Rom 1997 (Serie orientale Roma. 78).

Māshā'allāh: Greek, Pahlavī, Arabic and Latin Astrology, in: *Perspectives arabes et médiévales sur la tradition scientifique et philosophique grecque*. Actes du colloque de la SIHSPAI, hrsg. von Ahmad Hasnawi, Leuven, al. 1997, 123-136.

From Alexandria to Baghdād to Byzantium. The Transmission of Astrology, IJCT 8 (2001), 3-37.

Pohlenz, Max: Philon von Alexandreia, in: Nachrichten von der Akademie der Wissenschaften in Göttingen aus dem Jahre 1942, Philologisch-Historische Klasse, Göttingen 1942, 409-487.

Préaux, Claire: La lune dans la pensée grecque, Brüssel 1973 (Académie Royale de Belgique. Mémoires de la classe des lettres, coll. 8/2. Bd. 61/4).

Quack, Joachim: Dekane und Gliedervergottung. Altägyptische Traditionen im Apokryphon Johannis, JbAC 38 (1995), 97-122.

Radici Colace, Paola: *Gli epiteti dei pianeti nel* Carmen astrologicum *di Doroteo di Sidone tra astrolatria, cultura tecnica e retorica,* Atti della Accademia Peloritana dei Pericolanti, Classe di Lettere, Filosofia e Belle Arti 68 (1992), 187-203.

– Astrologia come linguaggio e letteratura, in: *Letteratura scientifica e tecnica di Grecia e Roma.* Direzione e coordinamento di Carlo Santini. A cura di Ida Mastrorosa e Antonino Zumbo, Rom 2002, 89-110.

Rahner, Hugo: Das christliche Mysterium von Sonne und Mond, Eranos-Jahrbuch 10 (1943), 305-404.

Regen, Frank: Apuleius philosophus Platonicus. Untersuchungen zur Apologie (De magia) und zu De mundo, Berlin, New York 1971 (Untersuchungen zur antiken Literatur und Geschichte. 10; Diss. Göttingen 1968).

– Die Residenz des persischen Grosskönigs und der Palast des Menelaos. Zu Anspielungen der pseudoaristotelischen Schrift von der Welt auf einen Vergleich Homers, Hermes 100 (1972), 206-214.

Rehm, Albert: Parapegmastudien. Mit einem Anhang: Euktemon und das Buch De signis, München 1941 (ABAW N.F. 19).

– RE XVIII 2,3 (1949), 1295,53-1366,67 s.v. Parapegma.

Reich, Karin: Die Natur der Himmelskörper. Ein Vergleich der antiken Vorstellungen mit denen der frühen Neuzeit, Antike Naturwissenschaft und ihre Rezeption 4 (1999), 81-95.

Reiner, Erica: Babylonian Celestial Divination, in: *Ancient Astronomy and Celestial Divination*, hrsg. von Noël M. Swerdlow, Cambridge (Mass.) 1999, 21-35.

Reinhardt, Karl: Kosmos und Sympathie. Neue Untersuchungen über Poseidonios, München 1926 (Ndr. Hildesheim 1976).

Reitzenstein, R[ichard]: Poimandres. Studien zur griechisch-ägyptischen und frühchristlichen Literatur, Leipzig 1904.

Ricoux, Odile: Sirius ou l'étoile des Mages, in: *Les Astres 1: Les astres et les mythes. La description du ciel*, Actes du colloque international de Montpellier, 23-25 Mars 1995, études rassemblées par Béatrice Bakhouche, Alain Moreau et Jean-Claude Turpin, Montpellier 1996, 131-154.

Riley, Mark: Theoretical and Practical Astrology: Ptolemy and his Colleagues, TAPhA 117 (1987), 235-256.

– Science and Tradition in the *Tetrabiblos*, PAPhS 132 (1988), 67-84.

– A Survey of Vettius Valens [16.11.2002], zu öffnen im Internet unter: www.csus.edu/indiv/r/rileymt/PDF_folder/ VettiusValens.PDF.

Ristow, Günter: Zum Kosmokrator im Zodiacus, ein Bildvergleich, in: Hommage à Maarten J. Vermaseren 3, hrsg. von Margreet B. de Boer, T.A. Edridge, Leiden 1978 (Études préliminaires aux religions orientales dans l'empire romain. 68,3), 985-987.

Robbins, Frank Egleston: The Tradition of Greek Arithmology, CPh 16 (1921), 97-123.

Rochberg-Halton, Francesca: New Evidence for the History of Astrology, JNES 43 (1984), 115-140.

– Benefic and Malefic Planets in Babylonian Astrology, in: *A Scientific Humanist.* Studies in Memory of Abraham Sachs, hrsg. von Erle Leichty, Maria deJ. Ellis, Pamela Gerardi, Philadelphia 1988 (Occasional Publications of the Samuel Noah Kramer Fund. 9), 323-328.

– Elements of the Babylonian Contribution to Hellenistic Astrology, JAOS 108 (1988), 51-62.

– Babylonian Horoscopes and Their Sources, Orientalia 58 (1989), 102-123.

– Babylonian Seasonal Hours, Centaurus 32 (1989) 146-170.

– Mesopotamian Cosmology, in: *Encyclopedia of Cosmology. Historical, Philosophical, and Scientific Foundations of Modern Cosmology*, hrsg. von Norriss S. Hetherington, New York, London 1993, 398-407.

Rochberg, Francesca: The Cultural Locus of Astronomy in Late Babylonia, in: *Die Rolle der Astronomie in den Kulturen Mesopotamiens*. Beiträge zum 3. Grazer Morgenländischen Symposion (23.-27. September 1991), hrsg. von Hannes D. Galter, Graz 1993 (GMS. 3), 31-45.

– Babylonian Horoscopes, Philadelphia 1998 (TAPhS 88.1).

Röllig, Wolfgang: Zum "Sakralen Königtum" im Alten Orient, in: *Staat und Religion*, hrsg. von Burkhard Gladigow, Düsseldorf 1981, 114-125.

– DNP 8 (2000), 363f. s.v. Mondgottheit. II. Alter Orient.

Rolke, Karl-Hermann: Die bildhaften Vergleiche in den Fragmenten der Stoiker von Zenon bis Panaitios, Hildesheim, New York 1975 (Spudasmata. 32; Diss. Tübingen 1974).

Roscher, Wilhelm Heinrich: Über Selene und Verwandtes, Leipzig 1890 (Studien zur griechischen Mythologie und Kulturgeschichte vom vergleichenden Standpunkte. 4). Addenda: Nachträge zu meiner Schrift über Selene und Verwandtes, Jahresbericht des Königlichen Gymnasium zu Wurzen 1894/95.

– Roscher 2 (1890-1897), 3119,63-3200,26 s.v. Mondgöttin.

– Roscher 3,2 (1902-09), 2518,63-2540,13 s.v. Planeten.

– Die enneadischen und hebdomadischen Fristen und Wochen der ältesten Griechen. Ein Beitrag zur vergleichenden Chronologie und Zahlenmystik, Leipzig 1903 (ASGW. 21,4).

– Die Hebdomadenlehren der griechischen Philosophen und Ärzte. Ein Beitrag zur Geschichte der griechischen Philosophie und Medizin, Leipzig 1906 (ASGW. 24,6).

Rosen, Edward: DHI 1 (1968), 535-554 s.v. Cosmology from Antiquity to 1850.

Rudberg, Gunnar: Forschungen zu Poseidonios, Uppsala, Leipzig 1918 (Skrifter utgifna af Kungl. Humanistiska Vetenskaps-Samfundet i Uppsala. 20,3).

Ruina, Douwe Theunis: Philo of Alexandria and the *Timaios* of Plato, Diss. 1983, Kampen 1983.

– DNP 1 (1996), 1041f. s.v. Areios [1].

– DNP 9 (2000), 850-856 s.v. Philon [12].

Rüpke, Jörg: *Quis vetat et stellas...?* Les levers des étoiles et la tradition calendaire chez Ovide, in: *Les Astres 1: Les astres et les mythes. La description du ciel*, Actes du colloque international de Montpellier, 23-25 Mars 1995, études rassemblées par Béatrice Bakhouche, Alain Moreau et Jean-Claude Turpin, Montpellier 1996, 293-306.

Sachs, Abraham J.: Babylonian Horoscopes, JCS 6 (1952), 49-75.

– Naissance de l'astrologie horoscopique en Babylonie, Archeologia 15 (1967), 13-19.

Saffrey, Henri D.: DNP 10 (2001), 383-388 s.v. Proklos 2.

Saltzer, Walter: Zum Problem der inneren Planeten in der vorptolemäischen Theorie, Sudhoffs Archiv 54 (1970), 141-172.

Santini, Carlo: La storia della disciplina, in: *Letteratura scientifica e tecnica di Grecia e Roma.* Direzione e coordinamento di Carlo Santini. A cura di Ida Mastrorosa e Antonino Zumbo, Rom 2002, 141-167.

Schaefer: RE I 1 (1893), 247,18-248,2 s.v. Achilleus Tatios [2].

Schaefer, Heinz J.: Phronesis bei Platon, Bochum 1981.

Schavernoch, Hans: Die Harmonie der Sphären. Die Geschichte der Idee des Welteinklangs und der Seeleneinstimmung, Freiburg, München 1981 (Orbis academicus. Sonderband 6).

Scherer, Anton: Gestirnnamen bei den indogermanischen Völkern, Heidelberg 1953 (Indogermanische Bibliothek. 3).

Schmidt, Brian B.: DDD (^{2}1999), 585-593 s.v. Moon.

Schnabel, Paul: Kidenas, Hipparch und die Entdeckung der Präzession, ZA N.F. 3 (1927), 1-60.

Schubart, W[ilhelm]: Griechische Inschriften aus Aegypten, Klio 12 (1912), 365-376.

Schwind, Johannes: ThLL X 1 (1982-2001), 1182,11-18 s.v. *peragratio* (1994).

Seeck, Otto: Das deutsche Gefolgswesen auf römischem Boden, Zeitschrift der Savigny-Stiftung für Rechtsgeschichte 17 (1896), 97-119.

Sezgin, Fuat: Geschichte des arabischen Schrifttums, Band VII: Astrologie – Meteorologie und Verwandtes bis ca. 430 H., Leiden 1979.

Shrimplin-Evangelidis, Valerie: Sun-Symbolism and Cosmology in Michelangelo's Last Judgment, Sixteenth Century Journal 21 (1990), 607-643.

Stahl, William Harris: Martianus Capella and the Seven Liberal Arts. Vol. 1: The Quadrivium of Martianus Capella. Latin Tradition in the Mathematical Sciences, New York 1971.

Spalinger, Anthony: Egyptian Time, in: *The Story of Time*, hrsg. von Kristen Lippincott, London 1999, 268-271.

Stegemann, Viktor: Handwörterbuch des deutschen Aberglaubens 4 (1931/32), 343-400 s.v. Horoskopie.

– Dorotheos von Sidon und Firmicus Maternus. Ein Beitrag zur Bewertung der Quellenexcerpte in den Matheseis, Hermes 78 (1943), 113-131.

Stierlin, Henri: Astrologie und Herrschaft von Platon bis Newton. Mit einem Vorwort von Pierre Grimal. Aus dem Französischen von Barbara Brumm, Frankfurt a.M. 1988 [Original: L'astrologie et le pouvoir, Paris 1986].

Stol, Marten: The Moon as seen by the Babylonians, in: *Natural Phenomena. Their Meaning, Depiction and Description in the Ancient Near East*, hrsg. von Diederick J.W. Meijer, Amsterdam 1992 (Koninklijke Nederlandse Akademie van Wetenschappen Verhandelingen, Afd. Letterkunde, N.R. 152), 245-277.

Strohm, Hans: Studien zur Schrift von der Welt, MH 9 (1952), 137-175.

Stroux, Leonhard: Vergleich und Metapher in der Lehre des Zenon von Kition, Berlin 1965 (Diss. München 1965).

Stuckrad, Kocku von: Geschichte der Astrologie. Von den Anfängen bis zur Gegenwart: Jüdische und christliche Beitrger ztum antiken Zeitverständnis, München 2003.

Swerdlow, Noël M.: The Babylonian Theory of the Planets, Princeton 1998.

– Acronychal Risings in Babylonian Planetary Theory, AHES 54 (1999), 49-65.

Switalski, W[ladislaus Bronislaus]: Des Chalcidius Kommentar zu Plato's Timaeus. Eine historisch-kritische Untersuchung, Münster 1902 (Beiträge zur Geschichte der Philosophie des Mittelalters. Texte und Untersuchungen, Bd. III. Heft 6).

Szabó, Árpárd: Das geozentrische Weltbild. Astronomie, Geographie und Mathematik der Griechen, München 1992.

Tarrant, Dorothy: Greek Metaphors of Light, CQ N.S. 10 (1960), 181-87.

Terio, Simonetta: Keplers Horoskop des Kaisers Augustus, MHNH 5 (2005), 235-254 (im Druck).

Tester, S. Jim: A History of Western Astrology, Woodbridge 1987.

Theiler, Willy: Die chaldäischen Orakel und die Hymnen des Synesios, Halle 1942 (Schriften der Königsberger Gelehrten Gesellschaft, geisteswissenschaftliche Klasse. 18,1).

Thibaut, George: Astronomie, Astrologie und Mathematik, Strassburg 1899 (Grundriss der indo-arischen Philologie und Altertumskunde. 3,9).

Thompson, Reginald Campbell: The Reports of the Magicians and the Astrologers of Nineveh and Babylon in the British Museum. The Original Texts, Printed in Cuneiform Characters, Edited with Translation, Notes, Vocabulary, Index and an Introduction, London 1900 (NDr. London 1977).

Thorndike, Lynn: A History of Magic and Experimental Science during the First Thirteen Centuries of our Era, Bd. I, New York 1923 (Ndr. New York o.J. [1964] u.ö.).

Toomer, G[erald] J.: DSB 11 (1975), 186-206 s.v. Ptolemy.

– Hipparchus and Babylonian Astronomy, in: *A Scientific Humanist.* Studies in Memory of Abraham Sachs, hrsg. von Erle Leichty, Maria deJ. Ellis, Pamela Gerardi, Philadelphia 1988 (Occasional Publications of the Samuel Noah Kramer Fund. 9), 353-362.

Topitsch, Ernst: Kosmos und Herrschaft. Ursprünge der "politischen Theologie", Wort und Wahrheit 10 (1955), 19-30.

– Vom Ursprung und Ende der Metaphysik. Eine Studie zur Weltanschauungskritik, [2]München 1972 ([1]Wien 1958).

Tubach, Jürgen: Im Schatten des Sonnengottes. Der Sonnenkult in Edessa, Harrān, Hatrā am Vorabend der christlichen Mission, Wiesbaden 1986 (Diss. Bonn 1982).

Turcan, Robert: Martianus Capella et Jamblique, REL 36 (1958), 235-254.

Ullmann, Manfred: Die Natur- und Geheimwissenschaften im Islam, Leiden, Köln 1972 (Handbuch der Orientalistik I. Ergänzungsband 6,2).

Unger, G[eorg] F[riedirch]: Zu Ptolemäus Φάσεις ἀπλανῶν, Philologus 28 (1869), 11-39.

Urso, Anna Maria: La letteratura astrologica: gli autori, in: *Letteratura scientifica e tecnica di Grecia e Roma.* Direzione e coordinamento di Carlo Santini. A cura di Ida Mastrorosa e Antonino Zumbo, Rom 2002, 111-130.

Usener, Hermann: Götternamen. Versuch einer Lehre von der religiösen Begriffsbildung, 3. unveränderte Aufl. mit einem Geleitwort von Martin P. Nilsson und Eduard Norden, Frankfurt 1948 (nach dieser wird zitiert; [1]Bonn 1896).

van der Waerden, B[artel] L[eendert]: Babylonische Planetenrechnung, Vierteljahrsschrift der Naturforschenden Gesellschaft in Zürich 102 (1957), 39-60.

- RE XXIII 2 (1959), 1793,61-1831,26. 1839,60-1853,68. 1858,63-1859,13. s.v. Ptolemaios [66 II.-III.A.8. III.B.9.-12.14].

– Erwachende Wissenschaft, Band 2: Die Anfänge der Astronomie, Basel, Stuttgart 1968 (ursprünglich unter dem Titel „Die Anfänge der Astronomie. Erwachende Wissenschaft II“, Groningen 1966 erschienen; Ndr. Stuttgart 1980 [Wissenschaft und Kultur. 23]).

– Die „Ägypter“ und die „Chaldäer“, Berlin, Heidelberg, New York 1972 (SHAW, mathematisch-naturwissenschaftliche Kl. 1972-5).

– The ‘Babylonians’ and the ‘Persians’, in: *ΠΡΙΣΜΑΤΑ. Naturwissenschaftliche Studien*. Festschrift für Willy Hartner (hrsg. von Yasukatsu Maeyama, Walter G. Saltzer), Wiesbaden 1977, 431-440.

– Mathematics and Astronomy in Mesopotamia, in: DSB 15 Suppl. (1978), 667-680.

– The Motion of Venus, Mercury and the Sun in Early Greek Astronomy, AHES 26 (1982), 99-113.

– Die Astronomie der Griechen. Eine Einführung, Darmstadt 1988.

Vermaseren, Maarten J.: La sotériologie dans les Papyri Graecae Magicae, in: *La soteriologia dei culti orientali nell'imperio Romano,* Atti del Colloquio Internazionale su *La soteriologia dei culti orientali nell' Imperio Romano* a cura di Ugo Bianchi, Maarten J. Vermaseren, Leiden 1982 (Études préliminaires aux religions orientales dans l'empire romain. 92), 17-30.

Vitali, Gerolamo: Lexicon Mathematicum Astronomicum Geometricum. Ristampa anastatica dell'edizione parigina del 1668 a cura di Giuseppe Bezza. Con una prefazione di Ornella Pompeo Faracovi, La Spezia 2003 (Medium Coeli, Testi filosofici e scientifici dei secoli XVI e XVII. 2).

Vogt, Heinrich: Der Kalender des Claudius Ptolemäus, Heidelberg 1920 (Griechische Kalender. V; SHAW, phil.-hist. Kl. 15).

Vollmer, Friedrich: ThLL I (1900), 1812,58-71 s.v. *amanuensis*.

Vore, Nicholas de: Encyclopedia of Astrology, New York 1947.

Vretska, Karl: Platonica, Gymnasium 63 (1956), 406-420.

Wallraff, Martin: Christus Verus Sol. Sonnenverehrung und Christentum in der Spätantike, Münster 2001 (JAC Ergänzungsband. 32; Habil. Bonn).

Warnon, Jean: Le commentaire attribué à Héliodore sur les Εἰσαγωγικά de Paul d'Alexandrie, Travaux de la Faculté de Philosophie et Lettres de l'Université Catholique de Louvain 2 (1967), 197-217.

Waszink, Jan H.: Studien zum Timaeoskommentar des Calcidius. I. Die erste Hälfte des Kommentars (mit Ausnahme der Kapitel über die Weltseele), Leiden 1964 (Philosophia Antiqua. 12).

Waterfield, Robin: The Evidence for Astrology in Classical Greece, Culture and Cosmos 3 (1999), 3-15.

Weber, Gregor: Herrscher, Hof und Dichter. Aspekte der Legitimierung und Repräsentation hellenistischer Könige am Beispiel der ersten drei Antigoniden, Historia 44 (1995), 283-316.

Weidner, Ernst F.: Die astrologische Serie Enûma Anu Enlil, AfO 14 (1941-44), 172-195. 308-318.

Weinstock, Stefan: A New Greek Calendar and Festivals of the Sun, JRS 38 (1948), 37-42.

Westerink, L[eendert] G.: Ein astrologisches Kolleg aus dem Jahre 564, ByzZ 34 (1971), 6-21.

Wiesehöfer, Josef: Das antike Persien. Von 550 v. Chr. bis 650 n. Chr., München 1993 (Ndr. Düsseldorf, Zürich 1998).

Wilson, James: A Complete Dictionary of Astrology, in which every technical and abstruse term belonging to the science is minutely and correctly explained, and the various systems and opinions of the most approved authors carefully collected and accurately defined. Comprising the only rational Method of calculating Nativities and The Doctrine of Horary Questions complete. Divested of their Extravagance, Contradictions, and Absurdities. With an introductory preface by Oliver Ames Goold, Ohne Ort 1880 (Ndr. New York 1969 u.ö.).

Windekens, A. Jan van: L'origine de lat. *satelles* «garde du corps; satellite», in: Orbis V (1956), 198-202 (Bulletin International de Documentations Linguistique).

Wojaczek, Günter: Die Heliosweihe des Kaisers Julian. Ein initiatorischer Text des Neuplatonismus, WJA 18 (1992), 207-235.

Wolfson, Harry Austryn: Philo. Foundations of Religious Philosophy in Judaism, Christianity, and Islam, [3]Cambridge (Mass.) 1962 ([1]Cambridge [Mass.] 1947; Nachdruck der dritten Aufl. Cambridge [Mass.] 1982).

Zaminer, Frieder: DNP 2 (1997), 934f. s.v. Calcidius.

Zehnpfennig, Barbara: Platon zur Einführung, Hamburg 1997.

Zeller, Eduard: Die Philosophie der Griechen in ihrer geschichtlichen Entwicklung, Bd. III 1: Die nacharistotelische Philosophie, [5]Leipzig 1923 (Ndr. Darmstadt 1963; [1]Tübingen 1852).

Zimmermann, Helmut – Weigert, Alfred: Lexikon der Astronomie, [8]Heidelberg, Berlin 1995 (Ndr. Rheda-Wiedenbrück 2000. 1. Aufl. unter dem Titel: ABC der Astronomie, Leipzig 1960).

Zintzen, Clemens: Die Wertung von Mystik und Magie in der neuplatonischen Philosophie, RhM N.F. 108 (1965), 71-100 (abgedr. in: Die Philosophie des Neuplatonismus, hrsg. von Clemens Zintzen, Darmstadt 1977, 393-394 und 414-418).

Verzeichnisse

I. Behandelte Texte

II. Abbildungen

III. Tabellen

Indices

I. Index vocum graecarum

Aufgeführt sind sämtliche Stellen der Primärliteratur, wobei auch die Appendix I berücksichtigt ist, ferner ausgewählte Besprechungen der Begriffe. Bei den mit * versehenen Stichworten werden lediglich die im Haupttext abgedruckten Primärtexte berücksichtigt.
(Fettdruck verweist auf eine Definition in einer Primärquelle. Reine Zahlen bedeuten Seitenzahlen, T x,x = Text x, Z. x, A = Anm.)

E

H

Θ

II. Index vocum latinarum

L

M

N

O

P

Q

R

III. Index vocum linguarum ceterarum

MIX
Papier | Fördert gute Waldnutzung
FSC® C083411

Kolibri 360 GmbH
Ferdinand-Jühlke-Straße 7
99095 Erfurt, Deutschland
produktsicherheit@kolibri360.de